Ärztliches Handbüchlein

für

hygienisch-diätetische, hydrotherapeutische mechanische und andere Verordnungen

Eine Ergänzung zu den Arzneivorschriften
für den Schreibtisch des praktischen Arztes

Von

Sanitätsrat Dr. med. Hermann Schlesinger
praktischer Arzt, Frankfurt a. M.

Zwölfte Auflage

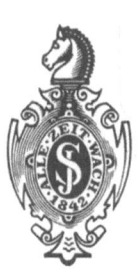

Berlin
Verlag von Julius Springer
1920

Alle Rechte vorbehalten.
Italienische und russische Übersetzung sind erschienen.

ISBN 978-3-642-90356-4   ISBN 978-3-642-92213-8 (eBook)
DOI 10.1007/ 978-3-642-92213-8

Vorwort zur elften Auflage.

Dem Wunsche des Herrn Verfassers entsprechend habe ich die zehnte Auflage des mir wohlbekannten H a n d - b ü c h l e i n s einer genauen Durchsicht unterzogen. Ich sollte, wie Verfasser wünschte, ihn auf Unstimmigkeiten und Mängel aufmerksam machen. Ich habe aber keine gefunden und kann durchaus in das Lob einstimmen, das E. v. L e y d e n in der Vorrede zur letzten Auflage aussprach. Meine Tätigkeit mußte sich darauf beschränken, an dieser und jener Stelle einige Ergänzungen als wünschenswert zu bezeichnen. Das Buch H. S c h l e s i n g e r's hat sich bereits vortrefflich eingeführt, und in der neuen Auflage wird es sich neue Freunde erwerben. Es gibt kein zweites Buch auf dem medizinischen Büchermarkt, aus dem sich der Arzt so schnell und leicht über die wichtigen Fragen der diätetischen Therapie zuverlässig unterrichten kann. Die Angaben über die Zusammensetzung der Nahrungsmittel und die Gruppierung der Diätformen, die Anweisungen über Kurorte, Trinkkuren und physikalische Therapie sind mit kritischem Verständnis den besten Quellen entnommen und in vollkommener Übersichtlichkeit geordnet.

Wie E. v. L e y d e n kann ich die kurze Einleitung mit der Überzeugung schließen, daß dem Verfasser die verdiente Anerkennung seiner dankenswerten Leistung auch bei der elften Auflage seines Werkes zuteil wird.

Carl von Noorden, Wien.

Vorwort zur zehnten Auflage.

Motto:
Regia, crede mihi,
res est, succurrere lapsis.

Gerne bin ich der Aufforderung des verdienten Begründers dieses mit großem Beifall, insbesondere von dem ärztlichen Publikum aufgenommenen „ärztlichen Handbüchleins", gefolgt, die Herausgabe der zehnten Auflage mit einer kurzen Vorrede zu begleiten. Das ärztliche Handbüchlein vertrat bereits bei seinem ersten Auftreten im Jahre 1891 eine Richtung der Therapie, welche damals noch wenig angesehen war, welche aber gegenwärtig in voller Würdigung dasteht, und welche wir jetzt als physikalisch-diätetische Therapie bezeichnen. Der junge Mediziner, wenn er in die Praxis trat, war mit den gebräuchlichsten Verordnungen der diätetischen, hydro- und balneotherapeutischen Methoden nur wenig vertraut. Heute ist es anders geworden; zweifellos hat dieses ärztliche Handbüchlein nicht wenig dazu beigetragen, diese Therapie in ihre richtige Stellung für die Praxis und im Unterricht gleichfalls zur Geltung zu bringen. Auf eine Periode öder Sterilität in der Therapie innerer Krankheiten, wie sie die in anderer Hinsicht so glorreiche Wiener Schule inauguriert hatte, folgte seit etwa einem Menschenalter ein glänzender Aufschwung. Es sei hier nur erinnert an die Serumtherapie, an die Organotherapie, an die Bereicherung des Arzneischatzes durch die große Zahl von Chemikalien und Drogen, durch welche teils gänzlich neue Heilfaktoren in die Praxis eingeführt wurden, teils altbewährte in vollkommenerer, reinerer und deshalb wirksamerer Form zur Darstellung gelangten. Hand in Hand damit ging nun auch die Ausbildung und wissenschaftliche Vertiefung der physikalischen und hygienisch-diätetischen Therapie. Diese steht heute in gleicher Berechtigung neben der in glänzender Fortentwicklung begriffenen pharmakologisch-chemischen Therapie. Beide Zweige, bisher durch ihre vorhergehende, ungleiche Entwicklung getrennt, reichen sich nunmehr die Hand zur Förderung derselben Aufgaben und Ziele: d. h. fortschreitender Vervollkommnung unserer Kenntnisse von Krankheitsprozessen, sowie der Mittel und Wege, sie zu bekämpfen, um das Leben zu erhalten und die Gesundheit herzustellen. Wie die Chemie und Physik als Wissenschaft heute nicht mehr geschieden werden kann, so soll auch die pharmakologische und die physikalische Therapie zusammengehen und die gleichen Ziele ins Auge fassen. Wenn diese Therapien heute schon immer n e b e n einander gehen, so blieben sie bisher in gewissem Sinne doch noch getrennt; hierfür liegt der Grund in der Fülle und Verschiedenheit der Forschung und nicht zum wenigsten in der großen Verschiedenheit der Mittel ihrer Anwendung. Die Mittel zur Anwendung der Physiotherapie sind äußerst mannigfach. Luft, Licht, Elektrizität, Wasser usw., sie erfordern bei ihrer Anwendung vielfach eine besondere, vollkommene Technik von seiten der praktischen Ärzte. Die Physiotherapie hat ihre Selbständigkeit gegenüber der chemischen Therapie auch dadurch bekundet, daß sie spezielle Kongresse für sich organisiert hat. Der erste dieser Kongresse fand vor drei Jahren in Brüssel statt, der zweite, vorzüglich organisierte Kongreß für Physiotherapie tagte zwei Jahre später in Rom. Unter dem glänzenden Präsidium von Exzellenz B a c c e l l i und der vorzüglichen Leitung von Professor C o l o m b o nahm er einen glänzenden Verlauf.

Herr Dr. S c h l e s i n g e r , der verdiente Begründer und Herausgeber dieses ärztlichen Handbüchleins, hat zu einer Zeit, als die Diätetik und die physikalische Medizin einen noch untergeordneten Platz einnahm und den Studierenden und jungen Ärzten ziemlich fremd geblieben war, das Bedürfnis gefühlt, diesem Mangel abzuhelfen. Er hat sich entschlossen, in diesem Sinne das ärztliche Handbüchlein zu begründen und in sorgfältiger Ausstattung der Öffentlichkeit zu übergeben. Der Erfolg von 1891—1907 ist ein so ausgezeichneter, daß gegenwärtig die zehnte Auflage erforderlich ist. Ich habe den Wert und die Bedeutung dieses Buches von vornherein gern anerkannt und habe dem Autor, wo er es wünschte, gern mit meinem Namen und meinem Rat zur Seite gestanden.

Die Anerkennung und Bedeutung, welche gegenwärtig die diätetisch-physikalische Therapie genommen hat, erfordert manche Verbesserung gegenüber der früheren Ausgabe und ebenso eine Erleichterung und Übersicht in der Gebrauchsanweisung. Nach dieser Seite hin hat Herr Dr. S c h l e - s i n g e r das Seinige getan. Ich wünsche ihm Glück und die verdiente Anerkennung zu der zehnten Auflage dieses Handbuches, welcher hoffentlich noch viele weitere Auflagen folgen werden.

E. v. Leyden.

Vorwort zur ersten Auflage.

Das vorliegende Büchlein verdankt seine Entstehung der von mir selbst und zahlreichen Kollegen gemachten Erfahrung, wie wenig der junge Mediziner, welcher in die Praxis eintritt, mit den gebräuchlichsten Verordnungen in diätetischer, hydro- und balneotherapeutischer Hinsicht, sowie mit manchen Maßnahmen nicht medikamentöser Natur vertraut ist. In den Bibliotheken der praktischen Ärzte können unmöglich alle die umfangreichen Handbücher Vertretung finden, in denen das betreffende Material aufgespeichert ist, andererseits ist es eine unerläßliche Forderung, daß man jederzeit die nötigen Verhaltungsmaßregeln zur Hand habe. Die Aufgabe dieser Schrift ist es, in kurzer präziser, dabei stets ausreichend genauer Form diejenigen Angaben zusammenzustellen, bezüglich derer am häufigsten Lücken, wie die vorher genannten, empfunden werden. Wenn sich Verfasser der Hoffnung hingeben darf, daß es ihm gelungen sei, seinem Ziele einigermaßen nahezukommen, so ist in erster Linie das rege Interesse schuld, welches der Arbeit in ihrer Entstehung von hervorragenden Ärzten geschenkt wurde. Zu ganz besonderem Danke bin ich Herrn Geheimen Medizinalrat Professor Dr. L e y d e n verpflichtet, welcher die außerordentliche Güte hatte, die Korrekturbogen einer Durchsicht zu unterziehen und mir die wertvollsten Ratschläge zu erteilen.

Ein Büchlein wie das vorliegende ist auf die tatkräftige Unterstützung der Kollegen angewiesen, ich bitte daher, mir etwaige Ausstellungen und Winke zukommen zu lassen; ich werde solche gern annehmen und hoffentlich später verwerten können.

F r a n k f u r t a. M., im Februar 1891.

Dr. med. Hermann Schlesinger.

Vorwort zur zwölften Auflage.

Infolge des Krieges hat sich die Herausgabe der zwölften Auflage stark verzögert, obgleich die vorige längst vergriffen war. Es sind dadurch ganz erhebliche Änderungen notwendig geworden, so namentlich inbezug auf die diätetischen Präparate, ferner die Kapitel „Ernährung von Säuglingen", „Ernährungsstörungen der Säuglinge", „Erkrankung der Harnorgane", „Diabetes mellitus" u. a. Bemerkt sei noch, daß dieses Mal die Preisangabe von Präparaten usw. grundsätzlich fortgelassen ist, weil unter den heutigen wirtschaftlichen Verhältnissen von fester Preisbildung keine Rede sein kann.

Wiederum hatte Herr Geheimer Medizinalrat Professor Dr. C. von Noorden die große Güte, mich durch Rat und Tat bei der Bearbeitung in jeder Weise zu fördern. Ich spreche ihm daher an dieser Stelle herzlichsten und aufrichtigen Dank aus.

Solchen Dank schulde ich auch Herrn Professor Dr. E. Schlesinger (früher in Straßburg) für seinen Rat und seine Hilfe bei der Bearbeitung der Kapitel „Ernährung von Säuglingen", „Ernährungsstörungen der Säuglinge", „Diät bei Rachitis".

Frankfurt a. M., im Januar 1920.

Sanitätsrat Dr. Hermann Schlesinger.

Inhaltsverzeichnis.

	Seite
Diätetische Verordnungen	1
A. Allgemeiner Teil	1
I. Milch	1
II. Fleisch	11
III. Leimhaltige Speisen, Gallerten	22
IV. Eier	24
V. Fette	25
Anhang: Künstliche oder extrabukkale Ernährung	28
A. Schlundsonderernährung	28
B. Magenfistelernährung	30
C. Jejunalfistelernährung	31
D. Duodenalsondenernährung	31
E. Rektale Ernährung	34
F. Parenterale Ernährung	41
a) Subkutane Injektion von Eiweißkörpern; b) Subkutane Fettinjektion; c) Subkutane und intravenöse Zuckerinjektion; d) Mineralsalzinfusionen	41
VI. Getreide und Körnerfrüchte	43
VII. Leguminosen	50
VIII. Gemüse und Salate	52
IX. Obst	54
X. Hefen	57
XI. Gewürze	59
XII. Getränke	59
B. Spezieller Teil	72
I. Ernährung von Säuglingen	72
1. An der Mutterbrust	72
2. An der Ammenbrust	76
3. Zwiemilchernährung (Allaitement mixte)	76
4. Unnatürliche oder künstliche Ernährung von Säuglingen	76
II. Diät bei Erkrankungen des Digestionsapparats	82
1. Erkrankungen des Oesophagus	82
2. Erkrankungen des Magens	82

Inhaltsverzeichnis.

	Seite
Die einzelnen Erkrankungen	87
a) Gastritis acuta, Gastro-Enteritis acuta, Enteritis acuta der Erwachsenen und Kinder (nach dem Säuglingsalter)	87
b) Ernährungsstörungen der Säuglinge	88
c) Chronische Erkrankungen des Magens	92
3. Chronische Erkrankungen des Darms	98
III. Diät bei akuten fieberhaften Erkrankungen	101
IV. Diät bei chronischem Fieber und Tuberkulose (Phthisis pulmonum)	103
V. Rekonvaleszentendiät	106
1. Übergangsdiät bei eingetretener Deferveszenz nach akuten fieberhaften Krankheiten und bei eben beginnender Heilung nach akuten Magen- und Darmerkrankungen	106
2. Eigentliche Rekonvaleszentendiät	106
VI. Diät in einigen chronischen fieberlosen Krankheiten	106
1. Rachitis	106
2. Chronische Herzkrankheiten	107
3. Chlorose, Anämie, Leukämie	109
4. Erkrankung der Harnorgane	110
5. Diabetes mellitus	114
6. Harnsaure Diathese, Gicht, Nephrolithiasis	140
VII. Entfettungsdiät	144
1. Bantingkur	145
2. Oertel'sche Kur	146
3. Felix Hirschfeld'sche Kur	147
4. Entfettung durch reine Milchkuren (Moritz), Karell'sche Kur	148
6. Entfettung durch Kartoffelkur	150
Anhang: Schrot'sche Kur, Trockendiät	151
VIII. Mastkur (Überernährung)	151

Die in der Praxis gebräuchlichen Mineralwasserkuren (Bade- und Trinkkuren) nebst ihrer Bedeutung 155

I. Einfache kalte Quellen (Akratopegen)	155
II. Einfache warme Quellen (Akratothermen)	155
III. Einfache Säuerlinge	156
IV. Erdige Säuerlinge	156
V. Alkalische Quellen	156
a) Alkalische Säuerlinge; b) Alkalisch-muriatische Quellen; c) Alkal.-salinische Quellen.	156

	Seite
VI. Kochsalzquellen	158
VII. Bitterquellen	160
VIII. Eisenquellen	160
IX. Schwefelquellen	162

Die in der Privatpraxis gebräuchlichsten hydro- und balneotherapeutischen Maßnahmen 163
  1. Hydrotherapeutische Maßnahmen 163
  2. Balneotherapeutische Maßnahmen, künstl. Bäder 172

Die wichtigsten Vorschriften über Gymnastik ... 176
  1. Einige allgemeine Regeln (nach Schreber) ... 176
  2. Einige spezielle Vorschriften (nach Schreber) .. 177
    Vorschriften zur direkten Beförderung des Stuhlgangs 177
    Vorschriften für solche Fälle, wo es keinem örtlichen, sondern einem auf die gesamte Konstitution sich beziehenden oder bloß einem vorbeugenden, gesunderhaltenden Heilzwecke gilt, also nur auf eine entsprechende Summe allseitiger Bewegung ankommt, daher gegen: allgemeine Muskel- und Nervenschwäche, Blutarmut (Bleichsucht), Skrofelkrankheit, Fettsucht u. dgl., sowie für bewegungsarme Personen überhaupt 177
    a) für den erwachsenen männlichen Körper; b) für den erwachsenen weiblichen Körper; c) für Personen über 60 Jahre beiderlei Geschlechts ... 177
  3. Mechanische Behandlung von Herzkranken (nach Oertel) 179
  4. Allgemeine Massage chronischer Herzkranker (nach Zabludowsky) 180

Die wichtigsten Vorschriften über Impfung 182
Zum Krankenzimmer und Krankenlager in der Privatpraxis 183
  1. Krankenzimmer 183
  2. Krankenbett 184
  3. Desinfektion bei ansteckenden Krankheiten .. 184
    A. Fortlaufende Desinfektion am Krankenbett (während der Erkrankung) 184
    B. Schlußdesinfektion (nach Ablauf der Krankheit) 186
  4. Anzeigepflicht des Arztes 187

Die Zusammensetzung der gebräuchlichsten Nahrungs- und Genußmittel (nach König) 188

Sachregister 192

Motto:
Qui bene nutrit, bene curat.
E. v. Leyden.

Diätetische Verordnungen.
A. Allgemeiner Teil.
I. Milch.

Vollmilch: W. 87,27%, N. 3,39% (und zwar Kasein 2,88%, Albumin 0,51%), F. 3,68%, Milchzucker 4,94%, A. 0,72%[1]). 1 Liter = 684 Kalorien.
Magermilch (Zentrifugen-Magerm., süß): W. 90,57, N. 3,61, F. 0,27, Milchzucker 4,80, A. 0,75. 1 Liter = 370 Kalorien.
Ziegenmilch: W. 86,88, N. 3,76, F. 4,07, Milchzucker 4,44, A. 0,85. 1 Liter = 715 Kalorien.
Schafmilch: W. 83,57, N. 5,15 (Kasein 4,17, Albumin 0,98), F. 6,18, Milchzucker 4,17, A. 0,93. 1 Liter = 958 Kalorien.
Spez. Gew. guter Vollmilch im Mittel 1,0313 (Schwankungen 1,0246—1,0368).
Spez. Gew. guter Magermilch 1,0340—1,0353.

Nach Renk soll Kuhmilch so auf den Markt gebracht werden, daß bei zweistündigem Stehen in Gefäßen mit durchsichtigem Boden ein Bodensatz nicht beobachtet werden kann.

Das vor und kurze Zeit nach der Geburt ausgeschiedene Kolostrum der Kuh oder Biestmilch (von mehr oder minder gelblichem Aussehen) ist für den menschlichen Genuß unbrauchbar.

Reaktion frisch entleerter Milch: Meist amphoter.

Zubereitung: Soll stets, zumal im Sommer, unmittelbar nach dem Bezuge abgekocht und dabei 10 Minuten lang im Sieden erhalten werden. Zu diesem Zwecke Milchkocher zu

---

[1]) Chemie der menschlichen Nahrungs- und Genußmittel. Von Dr. J. König. Erster Band: Chemische Zusammensetzung der menschlichen Nahrungs- und Genußmittel. Vierte verbesserte Auflage (Mittelwerte). W. bedeutet Wasser, N. Stickstoffsubstanz, F. Fett, A. Asche, Nfr. Extr. stickstofffreie Extraktivstoffe.

empfehlen, in welchem die Milch fortwährend zirkuliert (sterilisierte Milch s. unter „Ernährung von Säuglingen"). — Soda und Natrium bicarbonicum sind keine Konservierungsmittel, ebenso ist der Zusatz von Bor- und Salizylsäure, sowie von Borax und Formaldehyd selbst in kleinsten Mengen unzulässig.

Aufbewahrung: In gut gelüfteten, kühlen Räumen (nicht in Krankenzimmern). Jede Milch ist vor gelben, blauen und weißen Lichtstrahlen zu schützen, daher in Blechbüchsen zu transportieren oder in Milchflaschen mit schwarzem, rotem oder grünem Seidenpapier umhüllt. (Wird sonst talgig: Wirkung der vorher genannten Lichtstrahlen in Verbindung mit Sauerstoff auf das Milchfett.)

Schafmilch: Vom holländischen oder ostfriesischen Milchschaf enthält Eiweiß und Fett weit reichlicher als die Kuhmilch. Geschmack süß und durchaus angenehm.

Die gebräuchlichsten Zusätze zur Milch: *Wasser:* (evtl. durch Kochen sterilisiert) in verschiedenem Mengenverhältnis. (S. u. a. künstliche Ernährung des Säuglings!)

Schleimhaltige Flüssigkeiten: 1 Teil Gersten- oder Haferschleim auf 1—2 Teile Milch, bei herabgesetztem Digestionsvermögen 2 Teile Schleim auf 1 Teil Milch (s. a. künstliche Ernährung des Säuglings) vorzugsweise:

Dünner Gersten- oder Haferschleim: 2 gehäufte Kaffeelöffel voll Rollgerste oder Haferkörner werden $\frac{1}{2}$ Stunde lang mit ca. $\frac{1}{2}$ Ltr. Wasser gekocht, bis $\frac{1}{4}$ Ltr. Schleim übrigbleibt. Durchseihen durch ein feines Tuch und mit gekochtem Wasser auf $\frac{1}{2}$ Ltr. auffüllen.

Aus präparierten Mehlen läßt sich dünner Schleim folgendermaßen bequem herstellen: 1—2 Teelöffel Rademann's Kindermehl mit $\frac{1}{4}$ Ltr. Wasser aufkochen, dann durchseihen. Oder man nimmt einen Eßlöffel voll fein gemahlenes Hafer- oder Gerstenmehl auf 1 Ltr. Wasser und kocht so lange, bis es einen dünnen Schleim gibt, den man durchseiht[1]).

Zucker: Bis zu 10,0 g (etwa 2 Stück Würfelzucker) auf $\frac{1}{4}$ Ltr. (s. a. künstliche Ernährung des Säuglings) Honig, Rohr-, Trauben- und Milchzucker.

Von Milchzucker am meisten zu empfehlen das Präparat von Loeflund (Saccharum lactis recrystallisatum albissimum pulverisatum), auch Rademann's Milchzucker. Milchzucker

---

[1]) Durch Verdünnung mit Schleim wird die Kaseingerinnung der Milch im Magen feinflockiger, ebenso durch Verarbeitung mit Amylazeen zu dünnen Suppen oder Breien. Dasselbe tritt ein, wenn zu der Milch leicht verdauliche Gebäcke, wie Zwieback, Keks, Weißbrotrinde gegessen werden.

Milch. 3

als Abführmittel für Kinder und Erwachsene, für letztere in der Dosis von 10—15 g nüchtern in ca. $^1/_2$ Ltr. verdünnter warmer Milch, bei kräftigen jungen Leuten 20—30 g und mehr in wenig warmem Wasser gelöst, hernach k a l t trinken lassen. Evtl. in Limonaden oder zur Versüßung von Kakao, Tee.

Malzextrakt: (s. dieses und künstliche Ernährung des Säuglings).

Salz: 1 Prise = ca. 0,5—1,0 g auf 200 ccm Milch.

Calcium carbonicum purissimum: 1 Messerspitze voll auf 300 ccm Milch.

Aqua Calcis: 1 Eßlöffel zu 100—200 ccm Milch.

Kognak oder Arrak: 1 Teelöffel voll auf 200—250 ccm Milch, zu empfehlen mit auf Eis gekühlter Milch.

Rahm (Sahne): W. 67,61, N. 4,12, F. 23,80, Milchzucker 3,92, A. 0,55, 1 Ltr. = 2543 Kalorien[1]). Teelöffelweise zu 100—200 ccm Milch zur Vermehrung des Milchfettes ohne erhebliche Vergrößerung des Volumens. — Man reicht (nach v. Noorden) bei schwächlichen Kindern, Phthisikern, Magenkranken, Rekonvaleszenten von schweren akuten Krankheiten, bei nervöser Dyspepsie, bei akuten und chronischen Fiebern täglich größere Mengen Rahms, indem man zunächst 1 Teil Rahm auf 3 Teile Milch gibt, allmählich das Verhältnis auf 1 : 2, 1 : 1, 2 : 1 steigert, bis nach ca. 14 Tagen statt 1 Ltr. Vollmilch 1 Ltr. Rahm pro die getrunken wird. — Am besten je $^1/_4$ Ltr. frühmorgens, zum zweiten Frühstück, zum Nachmittag (Vesper) und abends vor dem Schlafen. Rahm Schluck für Schluck zu genießen. Sollten ausnahmsweise Beschwerden eintreten, so läßt man 1 Eßlöffel Kirschwasser oder dgl. nachtrinken, auch Zusatz von Kognak, starkem Kaffee oder Tee. Auch ·mit Kompott (Preißelbeeren, Erdbeeren). Hirschfeld gibt folgende Vorschrift: Die Teeblätter werden mit kochendem Wasser übergossen, das sofort abgegossen wird. Dann den Tee mit kochendem Rahm übergießen und 10 Minuten ziehen lassen.

Empfehlenswert ist der von der Dampfmolkerei durch Zentrifugen gewonnene und sterilisierte Rahm.

Rahm ist ein wichtiges Nährmittel bei Diabetes wegen des hohen Fett- und niedrigen Kohlenhydratgehalts.

Tee, Kaffee und Kakao in verschiedenem Verhältnis.

---

[1]) Der Fettgehalt des Rahms ist sehr schwankend; guter Rahm soll mindestens 20% F. enthalten, bester bis zu 30%. Als Mittel 25% F., 3,2% Milchzucker, 2,8% Eiweiß. Der durch Zentrifugen erhaltene Rahm kann sehr fettreich sein, während der nach alter Methode durch bloßes Stehen der Milch erzeugte viel fettärmer ist.

Milchspeisen: s. Kochbuch, besonders zu empfehlen *Milchsuppen* mit Semmel, Zwieback, Eiern, Reis, Grieß (Mengenverhältnis von Reis und Grieß s. „Getreide- und Körnerfrüchte").

Käse, Kaseinpräparate: *Fettkäse:* 36,31 W., 26,21 N., 29,53 F., 3,39 Milchzucker usw., 4,56 A. 100 g = 396 Kalorien. *Magerkäse:* 43,06 W., 35,59 N., 12,45 F., 4,22 Milchzucker usw., 4,68 A. 100 g = 279 Kalorien.

Quark: (Käsematte): 63,78 W., 25,98 N., 4,58 F., 3,07 Milchzucker usw., 2,59 A. 100 g = 162 Kalorien.

Fettkäse wird aus Vollmilch gewonnen; Magerkäse meist Nebenprodukt bei der Buttergewinnung.

Die Verdaulichkeit des Käses ist eine günstige in dünnen Schnitten oder dünn aufgestrichen. Fettkäse, so Rahmkäse. Fromage de Brie, Holländer (Edamer) Käse, Emmentaler Käse, Roquefort-, Romadur Käse u. a., wird besser ausgenutzt als Magerkäse, so Kümmelkäse, Parmesankäse, Vorarlberger Käse u. a. Am wenigsten fettreich ist der Sauermilchkäse (Quargel, Quark, Käsematte usw.).

Fett- und Magerkäse am besten bei feiner Verteilung (gerieben) zu genießen. Neben Milch, in mäßiger Menge genossen, verbessert er ihre Ausnutzung, ebenso die des Maismehls in der Polenta. (Maismehl [Mondamin] mit Milch gekocht.)

Nutrose oder Kaseinnatrium (Röhmann): 11,0 W., 82,2 Protein (davon lösl. 78,7), 0,4 F., 3,6 A. 100 g = 352 Kalorien.

Schneeweißes, mittelfeines, grießiges Pulver, geruch- und geschmacklos. Außerordentlich starke Bindung der Magensalzsäure, daher indiziert bei Ulc. ventric. und Hyperazidität. Dosis: 25—40 g pro die.

Auch verwendbar als Anreicherungsmittel für Suppen und Breie: 10—15 g in etwas Wasser quellen lassen. Masse innig verrühren — am besten im Porzellanmörser —, mit einem Teelöffel der Speise, nach Herstellen einer glatten Masse dann dem Hauptteil des Breies, der Suppe zufügen. Ausnützung sehr gut.

Eukasin (Salkowski): Leichtlösliche Verbindung von Kasein und Ammoniak, weißes, geruchloses, etwas fade schmeckendes Pulver: 10,7 W., 77,6 Protein (davon lösl. 65,6), 0,1 F., 6,4 Nfr. Extr., 5,2 A. 100 g = 345 Kalorien.

Sehr geeignet zum Einrühren in Schleimsuppen und Fleischbrühe, ferner zur Mischung mit Kakao und Schokolade. Ausnützung und Bekömmlichkeit sehr gut.

Sanatogen: 5% glyzerylphosphorsaures Natron dem gefällten Kasein zugesetzt. Schneeweißes, geruch- und geschmackloses Pulver: 8,1 W., 82,2 N., 0,5 F., 4,8 Nfr. Extr. (Milchzucker), 4,4 A. 100 g = 360 Kalorien.

Am besten mit kaltem Wasser quellen lassen, dann im Wasserbad erhitzen. Tee- bis eßlöffelweise mit warmer Milch, mit Tee- und Kaffeeabsud ohne Zucker, ferner mit Kakaoabkochung und Fleischbrühe zu verrühren.

Dosis: 20—30 g pro die.

Plasmon (Kaseinnatriumbikarbonat): 12,9 W., 71,6 N., 1,8 F., 5,9 Nfr. Extr., 7,8 A. 100 g = 334 Kalorien.

Weißgelbliches, geruch- und geschmackloses Pulver, leicht quellbar, in heißem Wasser opaleszierend löslich. Beim Erkalten wird Plasmonlösung je nach Konzentration immer fester, 15%ige bildet weiche Gallerte, 25—30%ige wird fester als wie gesottenes Ei. Ausnützung gut, kann in großen Mengen gereicht werden.

Benützt man statt Wasser süße Fruchtsäfte oder Schokoladenabkochung, so erhält man weiche Gallerten (sehr nahrhaft — hoher Eiweißgehalt —, schmecken, stark gekühlt, vorzüglich).

Plasmon läßt sich wie Eierklar zu Schnee schlagen. Plasmonkakao und -schokolade (Kinderpraxis) mit 10—15% Plasmon.

Plasmonbiskuits, -zwieback (Dauergebäcke). Plasmon auch geeignet als Zusatz zum Teige von frischem Weiß- oder Graubrot.

Backfähig mit Eidotter und Butter allein (ohne Mehl) für Diabetiker.

Bioson (Biosonwerke, Bensheim): Dem Kasein wird eine bei niedriger Temperatur getrocknete Menge von Kakao und Eigelb zugesetzt.

10,6 W., 69,2 N., 7,2 F., 7,1 Nfr. Extr., 1,3 Lezithin, 4,2 A. 100 g = 385 Kalorien.

Grauweißes Pulver mit Kakaogeruch, nach längerer Aufbewahrung auch Käsegeruch. Löst sich in heißem Wasser nur teilweise, bei längerem Stehen Bodensatz von Kakao. Mit Wasser, besser mit Milch gekocht — 25 g auf 0,3 Ltr. —. Frühstück- und Vespergetränk für Kinder und Rekonvaleszenten. Ausnützung gut.

Buttermilch, bei der alten Methode der Buttergewinnung (natürliche Aufrahmung durch Abstehen der Milch) zurückbleibende Flüssigkeit (sauer, Gehalt an Milchsäure): 90,09 W., 3,91 N., 1,02 F., 4,24 Milchzucker, 0,74 A. 1 Ltr. = 429 Kalorien.

In einer Dosis von $1/4$—$1/2$ Ltr. morgens nüchtern zu nehmen. (Bei chronischer Verstopfung, kann lange fortgebraucht werden.) (S. a. „Künstliche Ernährung der Säuglinge".)

Molken (die bei der Fällung des Kaseins bleibende Flüssigkeit):

Kuhmolken: 93,79 W., 0,60 N., 0,07 F., 5,10 Milchzucker. 0,44 Salze. 1 Ltr. = 240 Kalorien.

Von Kuh-, Schaf- und Ziegenmilch. Je klarer die Farbe, desto besser vertragen.

Serum lactis dulce, süße Molken: 1 Teil Lab zu 200 Teilen frischer Milch, erwärmt auf 35—40° C, durchgeseiht. (Labessenz: 1 Teelöffel zu 1 Ltr. Milch.)

Serum lactis acidum, saure Molken: Mit Tartarus depuratus bereitet, am besten mit Trochisci seripari. 1 Pastille = 0,3 Tart. depur. 200 ccm der eben aufkochenden Milch zugesetzt, dann durchseihen.

Serum lactis aluminatum. Alaunmolken: Milch gekocht, 1 Teil Alaun zu 200 Teilen Milch, durchgeseiht.

Molkenkuren: Mittlere Tagesdosis $1/2$—$4/5$ Ltr., morgens und abends je die halbe Dosis zu nehmen. Indikation: Chronische Verstopfung, Alaunmolken bei Diarrhoe, ferner bei Hämatemesis und Darmblutung eßlöffelweise empfohlen. Neuerdings die Verwendung der Molkenkuren erheblich eingeschränkt.

Milchkuren: Im allgemeinen empfiehlt es sich, innerhalb eines Tages die Milch nicht gleichmäßig, sondern bald kalt (Eismilch), bald warm, evtl. sauer, sowie mit verschiedenen Zusätzen zu reichen.

a) *Reine Milchkuren:* Bestehen in ausschließlicher oder fast ausschließlicher Darreichung von Milch. Nur ausnahmsweise und auf kurze Zeit zu empfehlen, weil damit starke Unterernährung verknüpft ist.

Beispiel:

4 mal täglich 150—180,0 ccm Milch, nach 4—8 Tagen allmähliche Steigerung der Gesamtmenge pro die auf etwas über 2 Ltr., schluck- oder löffelweise zu trinken, evtl. kann etwas starker Kaffee und 60—100 g Zwieback hinzugefügt werden. Indikation: Ulcus ventriculi, chronische Nephritis, inkompensierte Herzfehler u. a. Bei arbeitenden Patienten kontraindiziert. Bettruhe nötig, solange die Nahrungsmenge noch weit unter Bedarf.

Bemerkung: Während der reinen Milchkur wird Herabsetzung des Körpergewichts beobachtet, denn ein Mensch, der nichts als Milch genießt, würde, um sein Körpergewicht zu erhalten, ca. 3—5 Ltr. Milch brauchen.

b) *Gemischte Milchkuren:* Die Milch ist das Hauptnahrungsmittel, außerdem andere leichtverdauliche feste oder halbfeste Nahrungs- und Genußmittel verabreicht. Bis zu etwa 2 Ltr. Milch pro die.

Wo die Aufnahme großer Flüssigkeitsmengen kontraindiziert ist, dürfte Zusatz von kondensierter (nicht gezuckerter Milch) zu versuchen sein, oder man gibt eingeengte Milch (v. Leyden), die durch Kochen im Wasserbade auf $2/3$, höchstens $1/2$ ihres Volumens gebracht ist.

A n s t a t t d e r M i l c h:
Kefir: 88,86 W., 0,84 Alkohol, 2,76 F., 2,52 Milchzucker, 0,98 Milchsäure, 2,80 Kasein, 0,38 Albumin, 0,18 Hemialbumin, 0,03 Pepton (Gesamt-N. 3,39), 0,65 A. 1 Ltr. = 558 Kalorien.

Kefir, durch Einwirkung gewisser Bakterien aus Kuhmilch bereitetes, gegorenes Getränk.

Selbstbereitung des Kefir mit präpariertem Kefirferment aus frischer unabgerahmter Milch, die man 5 Minuten kochen und dann wieder erkalten läßt, in peinlich sauberen Glas- oder Porzellangefäßen. Man übergießt den Kefirgärstoff mit ungefähr $1/2$ Ltr. 30° C warmen Wassers, vom Abend bis zum Morgen in der Zimmerwärme stehen lassen. Dann abseihen, mit reinem Wasser mehrmals nachwaschen und das Ferment mit 1 Ltr. Milch übergießen. 12 Stunden in einem offenen, leicht bedeckten Topfe bei Zimmertemperatur stehen lassen. Dann rührt man um, seiht die Milch vom Ferment ab und füllt sie in 2 oder 3 gut verschlossene Flaschen (Patentverschluß oder dgl.). Die Kefirmilch bleibt jetzt ungefähr 48 Stunden bei 19—22° C liegen, täglich 3 mal kräftig zu schütteln (Flasche nicht zu voll füllen).

Das von der Milch abgeseihte Kefirferment wird gut abgewaschen, dann mit $1/2$ Ltr. Wasser übergossen, das bis zum nächsten Morgen darauf stehen bleibt. Hierauf wird es abgegossen, man gießt wieder 1 Ltr. Milch auf und verfährt wie oben. Das Kefirferment behält seine Wirkung 4—6 Wochen lang und länger.

Selbstbereitung des K e f i r s für unbemittelte Patienten (nach Oberapotheker Speth):

Eine Flasche guten Kefirs wird bis auf ein Viertel ihres Inhalts ausgetrunken, mit Milch aufgefüllt und beiseitegelegt. Oder man verteilt die Flasche Kefir auf 4 leere Flaschen, die man dann mit Milch vollfüllt und 2 Tage liegen läßt. Die Flaschen müssen absolut rein sein, einen guten Verschluß (am besten Patentverschluß) haben und werden dann an einem kühlen Ort (18—20° C) beiseitegestellt. Täglich schüttelt man den Inhalt der Flaschen 3—4 mal sanft um. Es ist für möglichst gleichbleibende Temperatur zu sorgen. — Auf diese Weise kann man wochenlang Kefir in einer und derselben Flasche durch Ergänzung des Ausgetrunkenen mit Milch darstellen.

Dosis bis zu 2 Ltr. pro die. Man beginnt mit einer Flasche ($^1/_2$ Ltr. enthaltend) täglich und steigt allmählich auf 3 Flaschen und darüber. Ein Drittel der Tagesmenge morgens nüchtern. Das zweite im Laufe des Vormittags, den Rest nachmittags schluckweise zu trinken. Meist zweitägiger und dreitägiger Kefir verwandt, ersterer wirkt leicht abführend, letzterer namentlich bei chronischer Diarrhoe zu empfehlen (Boas).

Der fertige K e f i r liegend aufzubewahren bei kühler Temperatur (15—16° C). $^1/_2$ Stunde vor dem Öffnen der Flasche gut schütteln, bei Zimmertemperatur zu trinken. Vorsicht beim Öffnen (moussiert)! Zu empfehlen: Butterbrot zum Kefir.

D a u e r d e r K u r: 5—6 Wochen und mehr.

Kumys: Echter K u m y s, aus Stutenmilch bereitetes, gegorenes Getränk, findet in Deutschland kaum Verwendung. Ihm ähnlich der aus Kuhmilch bereitete: Zu 2$^1/_2$ Ltr. frischer Milch werden 50 g gestoßener Zucker, ein nußgroßes Stück Hefe oder ein Teelöffel Bierhefe zugesetzt. Das Ganze 10 Minuten auf schwachem Feuer bis zu 32° C durcheinanderrühren, dann in starke Flaschen füllen, verkorken und verschnüren, 3—4 Tage bei ungefähr 15° C stehen lassen. Die Flaschen täglich 3—4 mal schütteln.

Maya Joghurt: Eine besondere Art geronnener Milch, hergestellt durch das Mayaferment. Aus Voll- oder Magermilch bereitet, die entweder nur aufgekocht oder auf die Hälfte ihres Volumens eingedampft wird. Nach dem Kochen Abkühlen der Milch auf 50° C im Topfe mit aufgelegtem Deckel, dann in die gereinigte Patent-Joghurt-Thermosflasche gießen und eine halbe Kapsel (Verschlußkapsel der Mayapulverflasche dient als Maß) voll Mayapulver zusetzen. Joghurtflasche mit einem sauberen Kork verschließen und sorgfältig umschütteln. Nach etwa 2 Stunden wieder gut umschütteln, nach weiterem 12 stündigem Stehen ist die Joghurtmilch gebrauchsfertig. Zum Abkühlen wird Inhalt der Flasche in ein passendes Gefäß geschüttet.

Am besten Herstellung abends, so daß Joghurt am Morgen des folgenden Tages genossen werden kann. Aufbewahrung nicht in der Flasche, weil er sonst zu sauer wird, muß kalt gestellt und vor Licht geschützt werden. Hält sich 1—2 Tage.

Joghurt ist eine geronnene weißliche Masse, von mild säuerlichem Geschmack. Wird nur oder mit wenig Zucker, geriebenem Brot, auch mit Kompott, Marmelade verzehrt. Einen guten Joghurt erhält man, wenn man, anstatt zu verdampfen, Voll-, bezw. Magermilchpulver zusetzt (1 Teil Pulver: 9 Teile Milch).

D o s i s: Täglich ¹/—1 Ltr. Joghurtmilch. Wochenlang zu nehmen.

Joghurtpräparate: Joghurt-Zaros (Zarosinstitut, Frankfurt a. M.): Joghurt-Milch-Zaros und Joghurt-Käse-Zaros. Maya-Joghurt-Tabletten (Dr. Jurock), Maya-Ferment (Dr. Jurock) u. a. Joghurt-Milch-Zaros hat etwa den doppelten Gehalt an Eiweiß, Fett, Kohlenhydraten und Nährsalzen im Vergleich zur Milch. 1 Ltr. = ca. 14—1500 Kalorien.

Indikation: Bei allen Formen der Unterernährung, namentlich den mit Anämie einhergehenden, bei Chlorose, bei Tuberkulose und allen Kachexien, bei harnsaurer Diathese, Nephritis, evtl. auch Diabetes und bei Autointoxikationen intestinalen Ursprungs.

M i l c h p r ä p a r a t e: *Kindermehle aus Milch:* Kindermehle sind aufgeschlossene Mehle, die teils als solche, teils in Mischung mit Trockenmilch oder Milchbestandteilen im Handel sind. In der Krankenkost Erwachsener wenig gebräuchlich, auch wohl entbehrlich, da so gut wie immer fein verteiltes, nicht aufgeschlossenes Mehl von den Verdauungswerkzeugen ausreichend gelöst, verzuckert und resorbiert wird. Wo küchentechnische Kunst und Sorgfalt zu wünschen übrigläßt, müssen bei Schonungsdiät gut aufgeschlossene Nährmehlpräparate für die natürlichen Mehle eintreten. Indiziert in der Privatpraxis bei der Behandlung von Cat. gastric., hartnäckiger Hyperazidität, schwer fieberhaften Zuständen usw. (v. Noorden).

Kindermehle sollen nach den Erfahrungen der Kinderärzte überhaupt nicht als a l l e i n i g e Dauernahrung gereicht werden (s. „Künstliche Ernährung des Säuglings").

Nestlésches Kindermehl: 6,0 W., 9,9 Protein, 4,5 F., 42,7 in kaltem Wasser lösl., 34,7 unlösl. Nfr. Extr., 0,3 Rohfaser, 1,7 A. 100 g = 400 Kalorien.

Infantina (Dr. Theinhardts lösl. Kindernahrung): 4,6 W., 16,3 N., 5,2 F., 69,5 Nfr. Extr. (davon 52,6 lösl.), 3,5 A. 100 g = 405 Kalorien.

Kindernahrung **Odda** (v. Mering), „Odda-K" genannt: 5,0 W., 14,5 N., 6,0 F., 71,5 Nfr. Extr., 0,4 Lezithin, 2,10 A. 100 g = 408 Kalorien.

Aus entfetteter Milch und Molken, Eidotter, Kakaobutter, sowie einer Mischung von feinstem Weizen- und Hafermehl, die teils durch Diastase in Malzzucker und Dextrin umgewandelt, teils durch Backen aufgeschlossen sind, unter Zusatz von Milchzucker und etwas Rohrzucker hergestellt. Gute Ausnützung, vom Magen gut vertragen. Für Kleinkinder: 120 g Odda : 1 Ltr. Wasser. Ältere Kinder und Erwachsene: 75 g : 1 Teller Brei = 250 g.

Odda-M. R.: 4,40 W., 16,56 Eiweiß, 8,03 F., 68,14 Kohlenhydrate, 2,87 A. (darin 0,44 Ca, 0,82 Phosphorsäure[1])), Lezithingehalt 0,4%. In der Regel als Oddasuppe (1 Eßlöffel voll auf $1/4$ Ltr. Milch unter stetigem Umrühren aufgekocht, evtl. Zusatz von Milch und Zucker je nach Geschmack) verabreicht, mehrmals täglich.

Eisen-Odda: Kombination von Fe mit Odda, Fe an Eiweiß gebunden. Wohlschmeckend und bekömmlich. Dosis für Erwachsene: 2—3 mal 1 gehäuften Teelöffel voll in 1 Tasse kalter oder warmer Milch (vorher zu dünnem gleichmäßigen Brei anrühren).

Dr. Theinhardts **Hygiama:** 4,2 W., 21,9 N., 9,0 F., 61,13 Nfr. Extr. (davon 49,40 lösl.), 1,2 Zellulose, 3,55 A. 100 g = 420 Kalorien.

Aus Milch, Malz- und Weizenmehl, Zucker, Kakao u. a. bereitet. Zusatz für Erwachsene 20 g = ca. 3 Kaffeelöffel zu $1/4$ Ltr. Milch. Die Hälfte der Milch erwärmen, das Hygiamapulver zusetzen und diese Mischung, indem man allmählich den Rest der Milch zufügt, unter beständigem Schlagen mit dem Schneebesen über gelindem Feuer zum Kochen bringen. Für Kinder 10 g Hygiama auf $1/4$ Ltr. Milch.

Sehr schmackhaft und bekömmlich, leicht verdaulich.

Hygiamatabletten: 4,27 W., 13,12 F., 21,13 N., 57,63 Nfr. Extr. (davon 44,05 lösl.), 3,85 A. Wohlschmeckend.

Mellin's food: 6,2 W., 7,8 N., 75,6 lösl., 6,9 unlösl. Nfr. Extr., 3,2 A. 100 g = 373 Kalorien.

Kindermehl Timpe: 7,3 W., 20,0 N., 5,4 F., 35,3 lösl., 29,1 unlösl. Nfr. Extr., 2,8 A. 100 g = 405 Kalorien.

Kindermehl Muffler: 5,6 W., 14,4 N., 5,8 F., 27,4 lösl., 44,2 unlösl. Nfr. Extr., 0,3 Rohfaser, 2,4 A. 100 g = 409 Kalorien.

Eulaktol (Rheinische Nährmittelwerke, Köln): Aus Vollmilch und Pflanzeneiweiß bereitetes Pulver: 33,25 Eiweiß, 14,3 F., 46 Nfr. Extr. (Milchzucker), 4,3 A. 100 g = 458 Kalorien.

---

[1]) Analyse im Laboratorium von Zuntz.

Fleisch. 11

1—2 Teelöffel mit Wasser angerührt und mit $^1/_4$ Ltr. Milch oder Kakaolösung verkocht.
Kondensierte Milch ohne Zuckerzusatz (auf $^1/_3$—$^1/_8$ des ursprünglichen Volumens eingeengt): Wo gute Milch nicht frisch zu haben ist, besonders auf Reisen. 61,46 W., 11,17 N., 11,42 F., 13,96 Milchzucker, 1,99 A. 1 Ltr. = 2092 Kalorien.
Kondensierte Milch mit Zusatz von Rohrzucker: 26,44 W., 10,47 N., 10,07 F., 14,16 Milchzucker, 36,86 Rohrzucker, 2,00 A. 1 Ltr. = 3458 Kalorien. Verwendbar zur Bereitung von Milchspeisen.
Albulaktin (J. A. Wölfing, Berlin), aus Molken gewonnen, enthält das Albumin der Milch: 11,9 W., 81,8 N., 0,3 F., 6,0 A. 100 g = 338 Kalorien.

Feines, weißgelbliches Pulver, geruchlos, unverdünnt etwas laugiger Geschmack, Reaktion alkalisch. Mit kaltem und heißem Wasser zu klarer Gallerte aufquellend. Verwendbar zum Ausgleich des Unterschiedes zwischen Kuh- und Frauenmilch (letztere mit höherem Albumingehalt als erstere), daher als Zusatz bei künstlicher Ernährung der Säuglinge verwendbar (kürzt Verweildauer der Kuhmilch im Magen ab). Auch zum Herstellen kohlenhydratefreier Milch brauchbar (für Diabetiker).

II. Fleisch.

	W.	N.	F.	Nfr. Extr.	A.	100 Gramm enthalten Kalorien
	%	%	%	%	%	
Ochsenfleisch, sehr fett	54,76	18,92	23,65	—	1,08	298
„ mittelfett	72,52	20,59	5,53	0,66	1,12	139
„ mager	76,47	20,56	1,74	—	1,17	100
Kalbfleisch, fett	72,31	18,88	7,41	0,07	1,33	146
„ mager	78,84	19,86	0,82	—	0,50	89
Hammelfleisch, halbfett	75,99	17,11	5,77	—	1,33	124
Schweinefleisch, mager	72,57	20,25	6,81	—	1,10	146
Pferdefleisch	74,27	21,71	2,35	0,46	1,01	116
Hasenfleisch	74,16	23,34	1,13	0,19	1,18	107
Rehfleisch	75,76	19,77	1,92	1,42	1,13	105
Hecht	79,84	18,33	0,47	—	1,00	80
Flußaal	57,42	12,83	28,37	0,53	0,85	318
Salzhering	46,23	18,90	16,89	1,57	16,41	241
Haushuhn (junger Hahn)	70,03	23,32	3,15	2,49	1,01	135
Taube	75,10	22,14	1,00	0,76	1,00	103
Austern, Fleisch u. Flüssigkeit	87,30	5,95	1,15	3,55	2,03	50
Schinken, westf., geräuchert	28,11	24,74	36,45	0,16	10,54	441
Zervelatwurst	37,37	17,64	38,76	0,79	5,44	436

Rotes und weißes Fleisch, letzteres ist ärmer an Blutfarbstoff, aber nicht an N.-haltigen Extraktivstoffen, welche durch **Kochen** besser als durch **Braten** dem weißen Fleische zu entziehen sind. Rote Fleischsorten: Rindfleisch, Pferdefleisch, Hammelfleisch, Schweinefleisch. Weiße Fleischsorten: Kalb, Geflügel (junger Hahn, Taube u. a.), sowie die fettarmen Fische, wie Forelle, Hecht, Barsch, Dorsch, Karpfen, Schellfisch, Scholle, Seezunge u. a. Wildbret, zwischen beiden Fleischsorten stehend, gleichfalls sehr geeignet zur Krankenkost. Ebenso Austern.

Zubereitung: Im allgemeinen „Haut goût" zu vermeiden (Gefahr der Intoxikation)! Wildbraten soll Haut goût haben, um das Fleisch weicher zu machen, muß gut gebraten sein.

Fleischbrühe (Bouillon): Von Rindfleisch, Kalbfleisch (besonders vom Schlegel), auch von Hammelfleisch und Geflügel. Auf 1 Ltr. Fleischbrühe 0,5—1,0 kg Fleisch. Kalt angesetzt und wenn das Fleisch in kleine Stücke zerschnitten ist, wird die Brühe gehaltreicher, als wenn das Fleisch in siedendes Wasser geworfen wird, das Kochfleisch verhält·sich umgekehrt.

Enthält Leim, Extraktivstoffe und anregende Salze, Stomachikum und Exzitans. Darreichung vor Aufnahme der eigentlichen Nahrung bewirkt intensive Ausscheidung eines verdauungskräftigen und in seinem Säuregehalt hochwertigen Magensaftes; daher indiziert bei Kranken, bei denen die Säurebildung herabgesetzt ist (z. B. im Fieber). Hammelfleischbrühe gilt als stopfendes Mittel.

Meist mit Zusätzen, außer den in der gewöhnlichen Küche gebräuchlichen (Reis, Grieß, Eier usw.) werden in der Krankendiät Kalbsbriesel (auch Kalbsmilcher genannt), Fleischpurée u. a., sowie zahlreiche Eiweißpräparate verwandt.

Taubenbrühe: 1 Taube in 4 Stücke geschnitten (Flügel und Beine abgetrennt, so daß die Brust ganz bleibt), dazu ein zerkleinertes Brötchen, mit etwas Butter leicht angebraten, dann 1 Ltr. kaltes Wasser darüber gegossen und 3 Stunden lang gekocht. Durch ein Haarsieb geseiht.

Soupe à la reine: Suppe aus Reismehl mit zerstoßenem und durchs Sieb geschlagenem Hühnerfleisch.

Ossosan (Extr. carnis Engelhardt): Aus Knochen bereitet. Sieht aus wie Liebig's Fleischextrakt, etwas wasserreicher, pastenartig, aber noch zähflüssig, Farbe etwas dunkler. Gut haltbar, schwacher Geruch, an Fleischextrakt erinnernd. Bedeutende Würzkraft, prägt den Suppen den Charakter der Fleischbrühe auf. 32,44 W., Trockensubstanz 67,56, organ. Subst. 53,43, Gesamt-N. 8,17, N.-Substanz 51,06, Gesamt-

Kreatinin-N. Spuren, Purinkörper Spuren, NaCl 12,72, andere Mineralstoffe 1,41.

Unter den N.-Körpern keine durch Hitze fällbaren Proteine, dagegen Albumose-, Pepton und Aminosäuren, also Eiweißbausteine. Vorteilhaft der Mangel an Kreatinin und Purinkörpern, daher angezeigt, wenn man Extraktivstoffe des Fleisches vermeiden will.

Gute Bekömmlichkeit. Dosis bis zu 20 g pro die, in der Regel 10 g in Suppen, Breien, Tunken (darin 5,1 N. als Eiweiß berechnet).

Liebig's Fleischextrakt: Zu verwenden als Zusatz zu Suppen (namentlich Mehlspeisen), $1/2$ Teelöffel voll auf 1 Teller. Dosis pro die nicht über 10 g (= 2 Teelöffel). 20,50 W., Trockensubstanz 79,50, Organ. Subst. 56,85, Gesamt-N. 8,58. N.-Substanz 53,50, Gesamt-Kreatinin-N. 1,07, Purinkörper-N. 0,03, NaCl 2,60, andere Mineralstoffe 20,05.

Oxo Bouillon der Comp. Liebig: Reine konzentrierte Fleischbrühe aus Ochsenfleisch mit dem Geschmack der üblichen Suppenkräuter. 2 Teelöffel auf 1 Tasse heißen Wassers.

Maggi's Fleischbrühwürfel geben augenblicklich nur durch Übergießen mit kochendem Wasser — $1/4$—$1/3$ Ltr. auf einen Würfel — vorzügliche Fleischbrühe, die wie hausgemachte verwendet wird zum Trinken, zum Kochen von Gemüsen, Hülsenfrüchten usw.

Maggi's Suppenwürfel, gebrauchsfertig, enthalten alle zu einer vollständigen Suppe erforderlichen Zutaten, wohlschmeckend, bekömmlich, gut verdaulich. 1 Würfel gibt, nur mit Wasser kurze Zeit gekocht, 2 Teller.

Beef-tea: 300 g frisches, fettloses Fleisch vom Rind oder Kalbe in kleine Würfel geschnitten, die ohne Zusatz von Wasser in eine reine Flasche gefüllt werden. Sie wird lose verschlossen und in ein Wasserbad gestellt, man erhitzt langsam und läßt 20 Minuten sieden. Der ausfließende Saft wird abgegossen. Nährwert größer als derjenige der Fleischbrühe.

Oder $3/4$—1 Pfund ganz mageres, frisches Ochsenfleisch, fein zerhackt (oder in der Fleischmaschine gemahlen) wird mit $1/2$—$3/4$ Ltr. kalten Wassers angerührt, 1 Stunde lang stehen gelassen und übers Feuer gestellt, bis es 2—4 Minuten gekocht hat. Darauf wird durchgeseiht und die Brühe unter Ausdrücken des Fleisches mit etwas Kochsalz gewürzt. Nach dem Erkalten das Fett abheben.

Succus Carnis recenter expressus: Fettfreies Fleisch wird fein zerhackt und in mehreren Lagen, welche durch grobe Leinwand voneinander getrennt sind, unter eine stark wirkende

Presse gebracht (sehr empfehlenswert Dr. Klein's Fleischsaftpresse). Als Geschmackskorrigens etwas Fleischextrakt; ebenso macht ein Pfefferminzplättchen oft den Fleischsaft für Kranke schmackhaft. Darf nicht erwärmt werden. Am besten als Medikament zu verordnen. Dosis: In 24 Stunden. Saft von 1 kg Fleisch = ca. 230,0 g (Eiweißgehalt 6—7%, oft nur 4%).

Für Personen, denen der Blutgeschmack des Fleischsaftes widersteht, läßt man unter Zusatz von Kognak und Vanillezucker ein **Fleischsaftgefrorenes** vom Konditor herstellen (v. Ziemßen).

Fleischpulver (früher unter der Bezeichnung „Carne pura" in den Handel gebracht). Gutes Fleisch wird, in Streifen zerschnitten, auf dem Wasserbade zur völligen Trockne eingedampft und dann im Mörser zermahlen. Enthält ca. 70% Eiweiß, 20% Salze und Extraktivstoffe, 100 g = 287 Kalorien. 20—50 g, in $\frac{1}{2}$ Ltr. Milch, eingerührt, zu verabreichen, pro die bis zu 150 g zu geben. Ohne besonderen Geschmack.

Tropon (Finkler): Feinpulverige mehlartige Substanz (zu einem Drittel aus animalischem, zu zwei Drittel aus vegetabilischem Eiweiß hergestellt). 8,57 W., 90,54 N., 0,16 F., 0.74 A. 100 g = 371 Kalorien.

Gute Ausnutzbarkeit, Zusatz zu Milch, Kakaoabkochung, Mehlschwitzen zu Gemüse, Kartoffelbrei. — 20—30 g mit etwa 100 ccm Wasser verrühren und aufkochen, dann unter stetigem Rühren die übrige Masse des Breies oder der Suppe zufügen.

Indikation: Rekonvaleszenz von schweren Krankheiten, auch bei Magen- und Darmkrankheiten, so bei Ulc. ventric., und Typh. abd. (Unlöslichkeit des Tropons bildet keine Kontraindikation.)

Troponschokolade.
Troponkeks.
Sehr empfehlenswert Tabletten von **Eisen- und Jodtropon, Fejoprot** und **Cupronat** (innige Verbindung des Fe und J sowie beider zusammen und des Cu mit dem Eiweiß).

Soson (Eiweiß-Extrakt-Kompagnie in Altona): Aus Fleischabfällen hergestellt, mit Alkohol gereinigt. Graues feines Pulver, fast geruch- und geschmacklos. 6,4 W., 92,8 organ. Substanz (darunter 91,3 N., 0,2 F.), 0,9 A. 100 g = 376 Kalorien.

Verwendung wie Tropon. Eignet sich nicht als Zusatz zu dünnen Flüssigkeiten.

Valentines Meat juice: 1 Teil auf 3 Teile kaltes oder laues Wasser. Enthält 4,9 Pepton, 1,8 Albumosen sowie 22,7 sonstige N.-Stoffe. 100 g = 27 Kalorien. Geschmack sehr angenehm.

Leurose (früher Leube-Rosenthal'sche Fleischsolution): 1000 g fettfreies Rindfleisch werden mit 1000 ccm Wasser und 20 ccm reiner HCl digeriert, dann 10—15 Stunden im Papin'schen Topf gekocht. Auf 1 Tasse Fleischbrühe (150 bis 200 ccm) 1—4 Teelöffel Solution, oder für sich allein eß- oder teelöffelweise, oder auf Toast gestrichen. 73,4 W., 17,9 N. (vornehmlich Albumosen), 1,5 F., 6,6 Nfr. Extr., 2,1 A. 100 g = 110 Kalorien.

Enthält Harnsäure bildende Purinbasen und Kreatin.

Man kann im Hause ein gleich fertiges Gericht herstellen, indem man Rindfleisch, Huhn usw. ohne HCl im Papin'schen Topf kocht.

Pepton der Compagnie Liebig: 27,5 W., 47,5 lösl. Eiweißstoffe, 16,5 Extraktivstoffe, 8,5 Salze. Teelöffelweise zu Fleischbrühe, Suppen, Wein usw. 100 g = 198 Kalorien.

Somatose: 10,91 W., 76,6 Albumose, 2,8 Peptone, 1,5 Amide, 2,1 Nfr. Substanz, 6,1 A. 100 g = etwa 340 Kalorien. Hellgelbliches feines Pulver, geruch- und geschmacklos, in Wasser löslich mit brauner Farbe.

Ausnützung nicht gut, ruft leicht Diarrhoen hervor. Dosis: 10—25 g pro die, auf 3—4 Male verteilt, meist bis 20 g gut vertragen. In Milch, Kakao, Schleimsuppe, Kaffee mit und ohne Milch, nicht in Tee und Rotwein (Ausfällung einer Gerbsäureeiweißverbindung).

Appetitanregendes Mittel, Stomachikum und Roborans. Bei Neigung zu Diarrhoen vermeiden, zu empfehlen bei chronischer Obstipation.

Flüssige Somatose, süß und herb hergestellt. 15—30 ccm pro die (auf 2—3 Male verteilt).

Pepton Witte: Weißes Pulver, in heißem Wasser leicht löslich, ohne besonderen Geschmack. 6,4 W., 47,9 Albumosen, 39,8 Peptone, 6,5 A. Reich an Hemialbumin, daher scheidet ein großer Teil der gelösten Substanz beim Erkalten wieder aus. Geeignet für Nährklistiere.

Fortose (Brückner, Lampe & Co., Berlin): Aus Pepton Witte hervorgegangen, mit Beimengung eines lösl. Kohlenhydrates. Proteinsubstanz besteht hauptsächlich aus Hemialbumose. Weißes, im Wasser leicht lösl. Pulver, leicht salziger Geschmack. 8,9 W., 52,4 Proteine, 32,3 Kohlenhydrate, 1,9 Ätherextrakt (angenehm nach Vanille duftend), 4,4 A. 100 g = 365 Kalorien.

Zur Proteinanreicherung von Milch, Milchkaffee, Süßwein, extraktreichen Bieren, Kakao, Suppen und Breien. [Reizt den Darmkanal nicht, auch bei Hyperazidität angebracht, nicht angebracht bei Neigung zu Diarrhoen. Appetit anreizend, keine Purinkörper. Dosis pro die 25—30 g. Gut brauchbar als Nährklysma: am besten 10% Lösung mit gleichen Mengen Traubenzucker und etwas NaCl.

Fortosebiskuits.

Riba: Aus Fischfleisch hergestelltes Albumosenpräparat mit geringen Spuren von Extraktivstoffen (Purinbasen usw.). Feines gelbbraunes Pulver, lösl. in 3 Teilen Wasser, nahezu geruchlos, Geschmack des Pulvers leicht bitter. Darf nicht wochenlang in unverschlossenen Gefäßen stehen bleiben. 9,2 W., 82,3 N., 0,2 F., 0,0 Nfr. Substanz (organische), 8,4 A. 100 g = 338 Kalorien. — Dosis: 30—40 g pro die, bis zu 60—100 g gut vertragen. Ausnutzung sehr gut. Rektal wird Riba gut vertragen und resorbiert. Vortreffliche Resorption bei Zusatz von Speisen.

Wird mit dicken Suppen, Kartoffelpurée, Karotten usw. verabreicht, weniger geeignet als Zusatz zu Milch und klarer Fleischbrühe. Vorteilhaft geringer Zusatz von würzigen Extrakten (Liebig, Maggi). Bei Chlorose, Ulc. chron. ventriculi u. a. indiziert, bei harnsaurer Diathese harmlos (wegen Mangels an Purinbasen).

Diabetikergebäcke, bis zu 40% mit Riba angereichert, sehr schmackhaft.

Ribamalz: Besteht aus Verbindung von 6 Teilen Riba mit 4 Teilen trockenem Malzextrakt. Vollkommen löslich, angenehmer Geschmack. Indikation wie Riba. In Wasser, Kaffee, Tee, Wein, Milch, Suppen u. dgl. 3 mal tägl. 1—2 Teelöffel und mehr.

Enterorose: Aus Weizen- und Hafermehl bereitet, deren Amylum durch hohe Hitzegrade und Einwirkung von Diastase-Malzextrakt in lösl. Dextrin übergeführt worden ist, mit Zusatz einer Fleischsolution. — Dosis für Erwachsene eßlöffelweise, für Kinder teelöffelweise, stündlich oder in längeren Intervallen, trocken oder in Oblaten oder in dünnem Schleim.

Puro (früher Fleischsaft Puro): Die Proteine aus Eierklar, die Extraktiv- und Mineralstoffe aus Rindfleisch. 38,5 W., 6,7 N. (darunter 1,0 Extrakt-N., 35,6 Proteinkörper), 12,3 A. (darunter 2,7 NaCl). 100 ccm = 146 Kalorien. — Dosis: 3 mal tägl. 5—10 ccm. Günstiger Einfluß auf Appetit, Ausnützung recht gut.

Pepton e carne (Merck): 4,3 W., 76,0 Albumosen, 15,0 Pepton, 2,5 andere N.-Substanzen (alkohollösl.), 0,8 sonstige N.-haltige Extr., 1,4 A. 100 g = 380 Kalorien.

Fleisch.

Hergestellt durch künstliche Pepsin- und nachträgliche Trypsinverdauung. Vollkommen wasserlösl., hellbraunes Pulver, leicht bitterer Geschmack, der bei Mischung mit anderen Stoffen in Suppen, Breien, Tunken schwindet.

Auch in zähflüssiger Form im Handel (mit 30% Wasser), zur Eiweißanreicherung im Haushalt, für Proviant auf Reisen das trockene Präparat bevorzugt:

100 g Pept. sicc., 300 g Mehl, 90 g Öl oder Butter oder Schmalz, etwas Kochsalz innig vermengt und mit 1 Ltr. Fleischbrühe oder Wasser nach langsamem Erwärmen aufgekocht.

Pepton Merck eignet sich auch zu Nährklistieren.

Peptonschokolade mit 25% Peptongehalt.

Nährstoff Heyden (Radebeul): 6,25 W., 81,80 N., 6,15 Nfr. Extr., 0,08 F., 5,72 A. 100 g = 360 Kalorien.

Feines, weiches, goldgelbes Pulver, fleischextraktähnlicher Geruch und Geschmack, Reaktion leicht alkalisch, etwa zu ein Viertel seiner Masse in heißem Wasser kolloidal lösl. Gemisch von Albumosen und Alkalialbuminat (aus Eiereiweiß gewonnen), gut ausnutzbar. Am besten in Kakao, Schokolade, sämigen Suppen, die gleich nach dem Einrühren genossen werden müssen, weil sonst ein Teil des Präparats sich als Niederschlag zu Boden setzt. — Dosis pro die 15—20 g.

Peptid- und Polypeptidgemische:

Erepton (Abderhalden): Dargestellt aus fett- und sehnenfreiem Fleisch, auf das man nacheinander Pepsin, Salzsäure, Trypsin und Erepsin einwirken läßt und das Endprodukt zur Trockne bringt. Bräunliches, hygroskopisches Pulver, leicht löslich in Wasser. In 100 g Erepton ca. 12 g Stickstoff ohne Biuretreaktion. (Stellt bis zu den Aminosäuren abgebautes Fleischpräparat dar.)

Wird vom Rektum aus vorzüglich resorbiert, keine Reizerscheinungen.

In 5% Lösung à 250 ccm 3 mal täglich und mehr. Auch per os als Zusatz zu Suppen, Gemüsen, Brei usw. zu verabreichen.

Hapan (Theinhardt, Stuttgart): Aus Gemisch tierischer und pflanzlicher Eiweißträger durch künstliche Pepsin-, Pankreas- und Erepsinverdauung gewonnen. Geruch und Geschmack ähnlich wie Liebigs Fleischextrakt, etwa 10% N., arm an NaCl. Kräftiger Antrieb auf Saftabscheidung bei Einführung in den Magen, gute Resorption vom Rektum, dabei gewaltiger Anstieg des gesamten Stoffwechsels trotz Mangels jeglicher Reizerscheinungen. — Dosis: 10—15 g pro die, in Suppen.

Kalodal (Heyden, Radebeul, nach B. K. Crédé hergestellt): Gemisch von Albumosen und Peptiden. Hellgelblich braunes Pulver, leicht löslich, gelöst in Suppen verrührt, geschmacklos. 95% Eiweißabbauprodukte. 100 g = 370 Kalorien. — Empfohlen zur subkutanen Eiweißernährung: 5,0 : 50,0 physiol. NaCl-Lösung. An verschiedenen Stellen zu injizieren (bei einmaliger Injektion von 20 g trat Albuminurie auf).

Blutpräparate: 1. *Reine Arzneipräparate*, die das tierische Bluteisen dem Organismus zuführen wollen: Hämol (Kobert), Hämogallol (Kobert), Krewel's Sanguinal, Hommel's Hämatogen u. a.

2. *Übergangsformen* zwischen Arznei- und Nährmitteln, mehr erstere: Fersan, Roborin, Prothämin, Fortan. — Dosis: Bis zu 30 g pro die, bei längerem Gebrauch in der Regel 10—12 g, da sonst Widerwille sich einstellt.

3. *Blutnährmittel* haben sich bisher in der Praxis noch nicht recht durchsetzen können.

a) H ä m a l b u m i n: Gelbliches Eiweißpulver aus Rinderblutserum. 7,7 W., 77,4 wasserlösl. Eiweiß, 9,7 A. 12%ge Lösung zum Kuchenbacken, Teig von Nudeln, Nockeln, Pfannkuchen. Bindemittel für Hackfleisch.

b) B o v i s a n: Gesamtblut wird mittels warmer Luft (45°) getrocknet. Staubfeines, braunrotes, in Wasser unlösl. Pulver, nicht keimfrei. 75—80% Protein. Frisch geruch- und geschmacklos, erst nach monatelangem Stehen übelriechend. Beimengsel zu Brot- und Zwiebacksteig, zu Kakao und Schokolade, zu Gemüsen und Kartoffelbrei, Blutersatz bei Blutwürsten, Zusatz zu Kartoffelsuppen. Auf diese Weise wochenlang 30 g pro die.

c) S a n o l: Aus defibriniertem Blut hergestellt. Graugelbes Pulver, leicht nach geröstetem Mehl schmeckend, kaum merklicher, etwas fader Geruch, sehr haltbar. In Wasser unlöslich, erinnert nicht mehr an Blut. 80% Eiweiß, 1,3 Ätherextrakt, 2,1 A., 5,7 W. 20 Teile Sanol : 100 Teile Mehl ohne Beeinträchtigung der Backfähigkeit.

Diätetische Bedeutung der Eiweißpräparate (mit Einschluß der aus Milch und Vegetabilien [s. Kap. VI und VII] hergestellten):

Im allgemeinen zum Zweck der Eiweißanreicherung eiweißarmer Kost in erster Linie die gewöhnlichen Nahrungsmittel (Fleisch, Milch, Eier, Käse, Leguminosen) heranziehen. Da außerdem in der Regel N.-freie Nährstoffe heranzuziehen sind (Fette, Kohlenhydrate), so entsteht ein Anwachsen der Nahrungsmasse, das oft nicht zu bewältigen ist. In solchen Fällen sind Eiweißpräparate am Platze.

Indikationen:

a) **Physiologische Zustände:** Zweite Hälfte der Schwangerschaft und Lactatio, wenn wegen Appetitmangel oder aus anderen Gründen der Eiweißgehalt der Normalkost schwer zu erhöhen ist. Hier namentlich Kaseinpräparate, ferner Getreidekeime (reich an Eiweißbausteinen), auch Albumosen (Somatose, Riba).

b) **Zehrkrankheiten**, namentlich Lungentuberkulose, weil oft Abneigung gegen die gewöhnlichen Eiweißträger besteht.

c) **Anämie.**

d) **Krankheiten der Verdauungsorgane:**

Schluckhindernisse: Genügt Milch nicht, mengt man flüssige oder fein suspendierte Eiweißpräparate bei.

Magenkrankheiten: Wird Milch vertragen, Eiweißpräparate fast immer überflüssig, andernfalls bequem zu verwenden zur Anreicherung von Suppen und Breien. Bei Hyper- und Anazidität verringern Albumosen, auch Peptone und Aminosäuren die Arbeit des Magens nicht, sondern sind kräftige Saftlocker. Ob sie die daniederliegende Saftabscheidung zu beleben vermögen, steht dahin, jedenfalls wirken sie günstig auf die Eßlust. Nicht abgebaute Eiweißkörper werden trotz mangelnder Magen-HCl im Darm später befriedigend verdaut und resorbiert, haben aber bei lustlosen Magenkranken und gerade bei Anaziden eher lähmende Wirkung auf den Appetit, hier Albumosen angebracht.

Bei Hyperaziden am bekömmlichsten Eier; Milch und Fleisch verhalten sich verschieden. Wird Milch nicht vertragen, Eiweißpräparate aus Volleiweiß oft überraschend nützlich (50—80 g pro die und mehr), sie binden reichlich Säure, ohne selbst Säurelocker zu sein (Nutrose, Plasmon, Lezithineiweiß, auch kaseinreiche Getränke wie Bioson u. a.).

Bei Ulcus ventriculi während der Periode flüssig-breiiger Kost die völlig lösl. Eiweißpräparate ebenso wie die feinkörnigen und schwer löslichen der Fleisch-, Milch- und Getreidegruppe (v. Noorden).

Carzinoma: Albumosen zu empfehlen.

Darmreizungszustände: Somatose kontraindiziert. Günstig Kaseinpräparate (Nutrose), auch Getreideeiweiß.

Pankreaskrankheiten: Besteht neben Achylia pancreatica auch Achylia gastrica, abgebaute Eiweißkörper vorzuziehen. Oft reicht man mit Albumosen aus, Riba in großen Mengen.

Rektale Ernährung s. diese.

e) **Allgemeine Ernährungsstörungen, nervöse Schwächezustände bei Rekonvaleszenten, Avitaminosen** (Krankheitserscheinungen, die auf einseitige Kost zurückgeführt werden): Getreidekeime und Hefepräparate (enthalten reichliche Eiweißbausteine).

f) **Nierenkrankheiten**: Nur selten Eiweißpräparate, allenfalls Kasein- und Getreidepräparate.

g) **Harnsaure Diathese**: Hefepräparate und Aminogemische kontraindiziert.

h) **Diabetes mellitus**: In der gewöhnlichen Diabetikerkost keine Eiweißpräparate. Im übrigen s. Diabetes mellitus.

Fleischspeisen:

Gesottenes Fleisch: Fische möglichst frisch gesotten (bei weitem verdaulicher als gebraten).

Gewichtsverlust des gesottenen Fleisches: Rindfleisch 43%, also 500,0 g rohes = 285,0 g gekochtes. 53—56% W., 34,1% Eiweiß, 7,50% F., 0,40% Extraktivstoffe, 1,2% Salze. 100 g = 210 Kalorien.

Gebratenes Fleisch: Rindfleisch (Beefsteak): ca. 60% Wa., 34,2% Eiweiß, 8,2% F., 0,7% Extraktivstoffe, 1,4% Salze. 100 g = 216 Kalorien.

Kalbfleisch (Koteletten): 29,0% Eiweiß, 11,4% F., 0,04% Extraktivstoffe, 1,43% Salze. 100 g = 225 Kalorien.

Der Gewichtsverlust des gebratenen Fleisches beträgt:

Rindfleisch: 19%, also 500,0 g rohes = 405,0 g gebratenes.
Kalbfleisch: 22%, also 500,0 g rohes = 390,0 g gebratenes.
Hammel- und Hühnerfleisch: 24%, also 500,0 g rohes = 380,0 g gebratenes.

Geringerer Gewichtsverlust des gebratenen Fleisches gegenüber dem gekochten durch Fettaufnahme bedingt.

Besonders leicht verdaulich sind folgende Stücke:
Vom Ochsen: Lende, Vorderrippe, Hüftenstücke u. a.
Vom Kalbe: Keule, Nierenstück, Vorderviertel u. a.
Vom Wild: Keule, Lendenbraten, Ziemer u. a.
Sehr empfehlenswert das Braten auf dem Roste (grill).
Ochsenfleisch und Wildbret am besten blutig gar, Kalbfleisch stärker durchzubraten.

Kaltes Fleisch wird zuweilen vorgezogen und erfahrungsgemäß besser vertragen (gekochter Schinken, warm, ruft leicht Verdauungsstörungen hervor, kalt, leicht verdaulich).

Von Drüsengeweben finden besonders die Thymus des Kalbes, das sog. *Kalbsbriesel* (*Kalbsmilcher*) gebraten oder in kleine Stücke zerschnitten mit etwas Butter verdämpft und der Fleischbrühe zugesetzt, häufige Verwendung (sehr leicht verdauliche Speise). Ferner *Kalbshirn* gebraten (fettreich), *Kalbszunge* fein geschnitten (Einlage in Gelées).
Kalbsbriesel: 70,0 W., 28,0 N., 0,4 F., 1,6 A. (Unter den 28,0 N. befinden sich 6,0 Leimbildner.) 100 g = 118 Kalorien.
Leber: 71,5 W., 20,0 N., 5,6 F., 3,3 Nfr. Extr., 1,5 A. 100 g = 148 Kalo ien.

Durch den hohen Gehalt an Nuklein steigt bei Darreichung der Thymusdrüse die Harnsäureausscheidung (Weintraud, Meyer), ebenso, wenn auch in geringerem Grade, bei Genuß von Milz, Leber und Lunge; wo eine Vermehrung der Harnsäure als Ursache von krankhaften Erscheinungen anzunehmen ist (Gicht), dürfen diese Eingeweide daher nicht gereicht werden.

Fein verteiltes Fleisch: Roh geschabtes oder fein gemahlenes Fleisch (von sichtbarem Fett befreit); 18,36 Eiweiß, 0,9 F. 100 g = 84 Kalorien. Gefahr der Einwanderung von Cysticercus (Taenia)! Aus breiweich gemahlenem Fleisch Beefsteak leicht zu formen und zu braten. Geschabter roher Schinken: Auch vortrefflicher Zusatz für Fleischbrühe.

Fein gehackter, gekochter Schinken: Ebenso.

Roher, magerer Schinken wird fein geschnitten und in Milch gekocht. Nach dem Erkalten genießen. (Leicht verdauliche Speise, namentlich Magenkranken zu empfehlen.)

Fleischpurée: Aus geschabtem Fleisch, welches durch ein grobes Sieb gestrichen wird, bereitet. Zur Fleischbrühe 20—30 g zu einer Tasse.

Potted meat: 750—1000 g mageres Rindfleisch, in Stücke geschnitten, werden in einen irdenen Topf getan. Oben darauf ein Markknochen, eine mit 1 oder 2 Nelken gespickte Zwiebel, Zugießen einer halben Tasse Wassers. Der Topf muß sehr gut verschlossen, am besten verklebt werden. Sodann, je nach der Größe der Portion, im Backofen 2—3 Stunden zum Garwerden. Darauf läßt man das Fleisch zweimal durch die Wurstmaschine gehen, die durchgesiebte Brühe wird dazu getan, ferner auf obige Portion 250 g Butter, nach Geschmack Sago, Worcester, Anchovissauce (mit letzterer Vorsicht wegen des Versalzens!), Muskatblüte oder sonstige Gewürze. Das Gemisch wird so lange mit einem Holzlöffel durchgeknetet, bis die Masse geschmeidig wie Butter sich anfühlt. Damit sie sich hält, wird zerlassene Butter darüber gegossen.

Kalbfleischhachée: Frisch gesottenes oder gedämpftes Kalbfleisch wird fein gewiegt und mit Fett und geriebener Semmel eine Zeitlang gedünstet. Hierauf wird Tunke aus Mehl und Fleischbrühe, der man etwas Wein oder Gewürz zusetzt, hinzugefügt, und das Ganze noch einige Zeit aufgekocht. Zu 9 Portionen 500,0 g gesottenes Kalbfleisch, 50,0 g Mehl oder geriebene Semmel und 1200,0 g Kalbfleischtunke (Münchener Allgemeines Krankenhaus.)

Deutsche und englische Fleischpasten (Pains): Meist stark gesalzen, sehr zart. Von deutschen Mulsow's Rindfleischpräparat zu empfehlen. Auf Weißbrot gestrichen zum Frühstück usw.

Anmerkung: Alle fein verteilten Fleischspeisen ihrer leichten Verdaulichkeit wegen sehr zu empfehlen. Wo längere Zeit zartestes Fleisch erforderlich, ist die Anschaffung einer Fleischmahlmaschine zu empfehlen.

Büchsenfleisch: Durch Kochen des Fleisches unter gleichzeitigem Luftabschluß hergestellt. Häufig konservierende Salze zugesetzt. Für Krankenkost nicht geeignet.

Wurstwaren: Sind in der Krankenkost nur mit Vorsicht zu verwenden, weil häufig minderwertige und manchmal selbst gesundheitsschädliche Fleischstücke hineingehackt werden. Außerdem enthalten sie massenhaft Bakterien, weil sich an den nicht genügend gereinigten Därmen in der Regel noch Kotpartikelchen finden. Meist sehr fettreich.

Appetitreizende Fleischsorten: Scharf gewürzte Wurst, Hamburger Rauchfleisch (Vorsicht wegen Verdeckens des „Haut goût" durch die scharfen Zusätze). Sardellen (leicht verdaulich), Anchovis, Anchovisbutter (Anchovispaste zusammen mit Butter aufs Brot gestrichen), marinierte Fische, geräucherter Lachs u. a.

Derartige Fleischsorten sind bei Nephritis wegen der Gewürze, der Salze und Extraktivstoffe, sowie des durch das Räuchern hinzugekommenen Kreosots zu meiden.

III. Leimhaltige Speisen, Gallerten.

Leimgebende Substanz in der Fleischbrühe und in dem Bratenjus enthalten. Fleisch junger Tiere leimreicher als das älterer.

Dosis: Für einen Erwachsenen nicht mehr als 25—30 g Leim pro die (etwa 3 Weingläser voll Gallerte), ein Übermaß von Leim ruft Durchfälle hervor.

Gallerten, bereitet aus:

Hausenblase: Man zerschneidet sie nach einigem Klopfen in kleine Stücke, legt letztere in Wasser, etwa 15—16 g auf $^1/_2$ Ltr., läßt 6—8—10 Stunden aufweichen und kocht etwa $^1/_4$ Stunde. Die Masse wird nunmehr ganz heiß durch ein feines Seihtuch oder besser durch feines Filtrierpapier gegeben.

Gelatine: Beste weiße Sorte wird zerschnitten, in Wasser geweicht, gekocht und heiß durchgeseiht. 5,0 g : 100 ccm Wasser.

Kalbsfüße: Die aufs sauberste gereinigten Kalbsfüße werden 3—4 Stunden in laues Wasser gelegt, wieder herausgenommen und darauf in kaltes Wasser gebracht. Nunmehr erhitzt man, doch nicht zum Sieden, bringt aufs neue kaltes Wasser hinzu, erhitzt wieder, jetzt zum Sieden, nimmt nach 3 Stunden die weichgewordenen, fast zerfallenen Kalbsfüße aus dem heißen Wasser, schäumt ab und gießt die Flüssigkeit noch heiß durch ein feines Sieb. 6 Kalbsfüße zu 1 Ltr. Gallerte.

Man kann eine Gallerte, wenn man keine Kalbsfüße hat, auch aus Kalbfleisch mit Zusatz von Gelatine herstellen.

Agar Agar (vegetabilisch): Zubereitung ähnlich der bei Gelatine. 1,0 g auf 100,0 ccm Wasser. Kotbildend und Koterweichend. (Agar-Agar ist der wesentlichste Bestandteil des Regulins.)

Agarspeisen (Wein-, Zitronen-, Kaffee-, Sahnen-, Schokoladenagar): 5 g Agar in kaltem Wasser waschen, dann mit heißem abbrühen und mit 3—400 ccm Wasser so lange kochen, bis es klar ist. Alsdann das Ganze durch ein Mulläppchen gießen und je nach Wunsch mit Weißwein, Zucker und Zitronenschale evtl. auch mit Kaffee, Sahne, Schokolade, Gelbei usw. versetzen. Erkalten lassen.

Leimhaltige Suppen: Wie die Gallerten zubereitet, nur mit geringer Menge leimgebender Substanz.

Eine vortreffliche leimhaltige Suppe stellt die aus gehacktem Kalbfleisch bereitete Fleischbrühe dar, ebenso ist eine Abkochung von Kalbsbriesel ein stark leimhaltiges Gericht.

Zu 500,0 ccm heißer Fleischbrühe von Rind- oder Taubenfleisch oder Fleischextrakt oder Maggi's Fleischbrühwürfeln Zusatz von 7,5—10,0 g zerschnittene Gelatine.

Leimhaltiger Gerstenschleim: Man kocht das Gerstenmehl oder die Graupen mit Kalbsfüßen und fügt geringe Mengen Zucker hinzu.

Leimsuppen aus Knochen: Man zerkleinert die Knochen stark und kocht sie mehrere Stunden hindurch. (Für die Armenpraxis zu empfehlen.)

Weingelée s. Kochbuch.

Zusätze zu Gelées: Sehr empfehlenswert *Einlagen von Fleisch*, besonders feine Schnitte *Kalbszunge, Geflügel, Fisch*, außerdem

Geschmackskorrigentia:

Acid. muriatic. 0,5 g in 100 ccm der durchgeseihten Flüssigkeit.

Acid. citricum. 1,0—1,5 g : 100 ccm.

Succus citri. 6,0—8,0 g : 100 ccm.

Bemerkung: Gelées mit den letztgenannten drei Zusätzen sehr empfehlenswert bei Hyperemesis gravidarum.

Rheinwein: 10 : 100 ccm. *Kognak:* 5 : 100 ccm.

Letztere beide auch zusammen mit einer Säure zugefügt.

Zucker.

Liebig's Fleischextrakt, Maggi's Fleischbrühwürfel und Bratenjus.

Milchgelée: 2 Ltr. Milch werden 5—10 Minuten lang mit 250,0 g Zucker gekocht. Zu der gut abgekühlten Lösung unter langsamem Zurühren Zusatz einer Auflösung von 30,0 g Gelatine in einer Tasse Wasser, ferner des Saftes von 3—4 Zitronen und dreier Weingläser voll guten Rheinweins (oder etwas Kognak, Arrak oder Rum).

Andere Rezepte für Gelées s. in bewährten Kochbüchern, sehr empfehlenswert Weingelée, Fleischgelée (englische Präparate, so Brand & Cie.'s Essence of Beef, teelöffelweise für sich allein oder auf Weißbrot gestrichen oder mit Wein).

Indikationen für Gelée: Akute und chronische Fieberzustände, Magenerkrankungen u. a. Bei innerlichen Blutungen, als die Gerinnung des Blutes beförderndes und lokales Hämostatikum empfohlen. Anwendung teils innerlich ($1/4$ bis $1/2$ stündlich 1 Eßlöffel einer 5—10% Lösung), teils äußerlich: Bei Epistaxis Injektion einer 2% Lösung in physiologischer Kochsalzlösung in die Nase, bei Aortenaneurysma subkutan in die Glutaealgegend, alle 2—8—14 Tage 200 ccm. Strenge Asepsis, am besten Gelatina sterilisata Merck verwenden (zugeschmolzene Glasröhrchen à 10 und 40 g).

IV. Eier.

Hühnereier: 73,67 W., 12,55 N., 12,11 F., 0,55 Nfr. Extr., 1,12 A. 100 g = 166 Kalorien.

Hühnereiweiß: 85,50 W., 12,87 N., 0,25 F., 0,77 Nfr. Extr., 0,61 A. 100 g = 68 Kalorien.

Hühnereigelb: 51,03 W., 16,12 N., 31,39 F., 0,48 Nfr. Extr., 1,01 A. 100 g = 360 Kalorien.

Hühnereier: Leicht verdaulich roh und weich gekocht, ebenso hart gekocht, wenn gut gekaut, oder in feinst verteiltem Zustande (auf einem Reibeisen fein pulverisiert). Das Eigelb ist wegen seines Fettgehaltes etwas schwerer verdaulich als das Weiße. Gewicht eines mittleren Hühnereies: der Schale 5,5 g, des Eiweißes 29,5 g, des Dotters 15,5 g.

Das Eiweiß enthält ca. 3,8 g Eiweiß bei sehr wenig Fett, der Dotter ca. 2,5 g Eiweiß und 5,0 g Fett. In einem mittelgroßen Hühnerei etwa 71 Kalorien.

Eierspeisen, Auflaufe s. bewährte Kochbücher.

Eiweißwasser: Zu dem Weißen eines Hühnereies werden 200 ccm frischen Wassers unter stetem, sorgsamem Umrühren zugesetzt. Ferner Zusatz von 15—16,0 g = ca. 4 Teelöffel gestoßenen Zuckers, für Erwachsene außerdem Zusatz von Kognak (10 ccm) oder Wein (Madeira, Tokayer, Samos).

Custard (Eierrahm): Ca. 1 Ltr. Milch wird mit 3 Eßlöffeln voll Mondamin vermischt und mit 1 oder 2 Eiern wohl geschlagen, dazu 1 Teelöffel voll Butter mit 4 Eßlöffeln Zucker (oder nach Belieben). Man würzt nach Gutdünken (Zimt) und läßt 7—10 Minuten kochen, dann gießt man in eine Kuchenform und läßt vor dem Feuer braun werden.

Kiebitzeier (sehr teuer). 7 Minuten lang kochen, mit frischer Butter reichen. (NB. Je frischer die Eier, desto schneller sinken sie in einem tiefen Gefäß mit kaltem Wasser, angebrütete sinken überhaupt nicht.)

Kaviar: 47,96 W., 29,34 N., 13,98 F., 7,42 A. 100 g = 251 Kalorien.

Russischer teurer, aber schmackhafter. Gesalzen oder ungesalzen, letzterer weit höher im Preise als ersterer. Leicht verdauliche, appetitanregende Speise. Nur in kleinen Mengen (20—40 g) verabreicht, mehr Appetit anregend als Nahrungsmittel.

V. Fette.

Butter: 13,45 W., 83,70 F., 0,76 Kasein, 0,50 Milchzucker, 1,59 A. 100 g = 783 Kalorien.

Kunstbutter (Margarine): 9,07 W., 87,59 F., 0,99 Kasein, 2,35 A. 100 g = 819 Kalorien.

Schweineschmalz: 0,70 W., 0,26 N., 99,04 F., 100 g = 922 Kalorien.

Speck (gesalzen): 10,70 W., 2,60 N., 77,80 F., 6,60 A. 100 g = 734 Kalorien.

Im allgemeinen werden die Fette mit niedrigem Schmelzpunkt (oleinreiche), wie Butter, Kunstbutter, Schweineschmalz, Speck, sowie die feinen Pflanzenöle, Oliven- und Baumöl, besser verdaut, als die mit höherem Schmelzpunkt (Talgarten), wie Rinder- und Hammelfett, letztere werden daher vorteilhaft mit Schweineschmalz gemischt.

Butter: Frisch, leichtest verdauliche Fettart, kann von den meisten Menschen dauernd in einer täglichen Dosis von 100—150 g genossen werden, manche Kranke vertragen über 200 g. (Besonders wichtig für die Ernährung bei Diabetes mellitus und Tuberkulose.)

Zur Konservierung wird die Butter gesalzen und kann dann wasserreicher sein oder ausgelassen (Butterschmalz), durch letzteres Verfahren werden die anhaftenden Milchbestandteile entfernt.

Kunstbutter (Margarine): Fast ebenso leicht verdaulich als Naturbutter, bei weitem billiger, aber nicht so wohlschmeckend, deshalb bei Überernährung zu vermeiden.

Rahm s. S. 3.

Schweineschmalz und Speck: Werden im menschlichen Darm vortrefflich ausgenutzt, letzterer nicht so gut wie ersteres.

Anmerkung: Reines Schweinefett und reine Butter werden durch Aufbewahren im Dunkeln, selbst bei Zutritt von Luft, wochenlang vor dem Ranzigwerden geschützt. Butter ist besonders sorgfältig aufzubewahren, da sie leicht Gerüche von anderen Speisen annimmt und dadurch an Appetitlichkeit verliert (am besten Eisschrank mit besonderem Butterfach).

Kraftschokolade (v. Mering): Mit Lipanin angereicherter Kakao. 4,4 N., 21,0 F., 71,4 Nfr. Extr. 100 g = 507 Kalorien. Bis zu 200 g pro die, das Fett insbesondere vorzüglich ausgenützt.

Lipogenschokolade (J. Boas) mit 10,2% Kakaobutter und 45% Zucker. 100 g = 480 Kalorien.

Eigelb: Leicht verdaulich, 1 Eigelb mit 1 Tasse Fleischbrühe (ca. 150 ccm) verrührt. (Eigelb hat außer hohem Fettgehalt auch hohen Eisengehalt.)

Von Pflanzenölen ist *Olivenöl* besonders zu empfehlen. Zusatz zu Salaten, auch zur Zubereitung von Fleisch. Von Margarinearten P a l m i n und P a l m o n a (Butterersatz), beide von reinem guten Geschmack. Ersteres sehr gut verwendbar für Nephritiker, da es NaCl-ärmer ist als ungesalzene Butter (Straßner). Ebenso *Sesamöl* in bester Qualität. Es eignet sich (v. Noorden) sehr gut zu innerlicher Darreichung, da es vollkommen geruchlos ist und kaum wahrnehmbaren Geschmack hat, für jedes Lebensalter. (Kinder bis herab zu $1/2$ Jahr.) Dosis in der Regel 2—3 Kinder- oder Eßlöffel, manchmal auch das Doppelte. Geschmackskorrigentia selten nötig, evtl. ein Schluck warmen Kaffees oder ein Schluck Kognaks, meist genügt ein Schluck Milch oder ein Bissen Brot. Bekömmlichkeit und Ausnützung vorzüglich. Indiziert bei chronischen Zehrkrankheiten und mangelhaftem Ernährungszustand aus verschiedensten Ursachen (Phthis. pulm., Skrofulose, Erschöpfungszustände nach akuten Infektionskrankheiten, außerdem bei stark abgemagerten Magenkranken, die an Magenkatarrh, Hyperazidität, Ulc., nervöser Dyspepsie litten, hier 30—60 g pro die). Ferner bewährt es sich in dreisten Dosen bei akuten Fiebern, wie bei fieberhafter Pleuritis, septischen Fiebern und namentlich Typhus abdominalis. Sogar Phthisiker mit beträchtlicher Verdauungsstörung, denen Lebertran nicht gereicht werden darf, vertragen es meist gut.

Öl läßt sich in folgender Form gut nehmen (Sternberg): Zu 1 Eßlöffel Speiseöl 1 Eigelb, etwas Zitronensaft und Salz, auf Eis zu einer Emulsion verrühren (Mayonaise).

Die Resorption von in den Mastdarm injizierten Pflanzenfetten ist minimal, wird aber durch Pankreonzusatz verbessert, dagegen sind Ölklistiere (aus feinstem Oliven-, Mohn-, oder Sesamöl) sehr zu empfehlen bei der Behandlung der Konstipation und einiger Dickdarmaffektionen, besonders wegen schmerzstillender Wirkung bei Bleikolik (Fleiner). Man läßt bei Erwachsenen 2—500 ccm auf Körpertemperatur erwärmten Öles in 15—20 Minuten durch den Irrigator einfließen. Dosis bei Kindern 50—100 ccm. Nach v. Noorden genügen meistens 60—70 ccm Sesamöl, die abends hoch ins Rektum durch Spritze oder Darmrohr eingespritzt werden. Stuhlgang am folgenden Morgen. Bei Applikation des Klysmas Rückenlage mit erhöhtem Becken. Große Ölklistiere außerdem empfohlen bei Cholelithiasis (Blum).

Lebertran (Oleum jecoris aselli): Durch den Gehalt an Ölsäure (ca. 5%) leicht im Darm sich emulgierendes Fett. — Dosis: 15—30 g für Kinder, 30—60 g für Erwachsene pro die, lange Zeit hindurch. Wem Lebertran aufstößt, nimmt ihn am besten vor dem Schlafengehen. Geschmack wird korrigiert durch Zusatz von wenigen Tropfen Ol. Menth. piperit. oder Ausspülen des Mundes mit Wasser, dem etwas Kölnisches Wasser zugesetzt ist. Auch mit schwarzem Kaffee gut zu nehmen.

Aromatischer Lebertran (des deutschen Apothekervereins): 99% Ol. jec. aselli, 1% Gemisch von Sacharin, Ol. Cinamom., Vanillin, Alkohol.

Lipanin: Gemisch von reinem Ol. Olivar. mit 6% freier Ölsäure, Calc. hypophosph., Gelatinelösung u. a.

Scott's Emulsion: 150 Ol. jec. aselli mit 50 Glyzerin, 129 Teilen Wasser, ferner etwas Alkohol und ätherische Öle. Angeblich 42,7% Ol. jec. aselli, in Wirklichkeit nur 33,38% (Gehe). 100 g = 318—366 Kalorien.

Lebertran-Emulsion des Deutschen Apothekervereins: 42% Ol. jec. aselli und 15% Syr. simpl., aromatische Zusätze. Nicht so zu empfehlen wie Lebertran.

Ossin (Strohschein): Gemisch von Ol. jec. aselli mit Hühnereigelb, aromatischer Essenz und Zucker: 9,5 W., 2,2 Lezithin, 13,4 N., 30,3 F., 28,2 Zucker, 0,7 A., 15,8 sonstige Stoffe. 100 g = 456 Kalorien.

Schwerverdauliche, fetthaltige Delikatessen:
Gänseleber, Gänseleberpasteten. Mayonnaisen.

Anhang.

Künstliche oder extrabukkale Ernährung.

A. Schlundsondenernährung.

Ist am Platze, wenn das selbständige Schlucken oder Herabgleiten der Speisen und Getränke bis zum Magen erschwert oder unmöglich, dagegen das Verarbeiten der einmal in den Magen gelangten Nahrung normal ist. Schlundsonde in der Regel per os einzuführen, manchmal dünne Sonde durch Nase und Nasenrachenraum zu leiten (Trismus, heftige Entzündung oder Geschwulst an den Kiefern).

Indikationen: Mechanische Hindernisse in Mund- und Rachenhöhle (gelegentlich gelangen feste Speisen gar nicht, Breie und Flüssigkeiten nur schwer am Hindernis vorbei, während Sonde es noch umgeht).

Schmerzhafte Erkrankungen meist entzündlicher Natur (Tonsillitis, Glossitis).

Lähmung der Kau-, Zungen- und Schlingmuskeln (postdiphtheritische Lähmungen und Bulbärparalyse). Wenn irgend möglich, Ernährung auf natürlichem Wege: langsames Essen, bzw. Trinken (auf Eis gekühlte Flüssigkeit), vorsichtige Kopfhaltung, um Eindringen von Speisen in die Luftröhre zu verhindern. Beim Gebrauch der Sonde beachten, daß der reichlich abgesonderte und keimhaltige Mundschleim nicht aspiriert wird: beim Herausziehen das freie Ende zusammenkneifen.

Künstliche oder extrabukkale Ernährung. 29

Verengerungen der Speiseröhre: Bei Ösophaguskrampf und Kardiospasmus zunächst Versuch mit planmäßiger Atropinbehandlung, beim Versagen erst Sondenernährung, die oft in 1—2 Wochen Erfolg hat. Bei narbigen Stenosen soll neben der Sondenfütterung zugleich Dehnen der Narbe versucht werden. Auch bei Carcinoma Oesophagi soll neben Fütterung durch Sonde Offenhalten der Lichtung erstrebt werden (in manchen Fällen durch frühzeitiges Einsetzen der Sonden und planmäßigen Bougierens günstige Wirkung, v. Noorden). Dauerkanülen haben sich nicht bewährt. Bei Kompressionsstenosen (Aneurysma aortae) meist keine Sondenbehandlung.

Nahrungsverweigerung: Meist bei Geisteskranken und schwerer Hysterie, vorsätzlich bei manchen Verbrechern. Zwangsfütterung vorübergehend, manchmal wochen- und monatelang. Gavage (Alimentation forcée) nach Debove.

Bei gewöhnlichen Überernährungs- (Mast-) Kuren keine Sondenfütterung, wohl aber gelegentlich bei Hyperemesis gravidarum.

Bewußtlose nicht durch Sonden ernähren (etwas anderes Ausspülungen des Magens bei Vergiftungen).

Nährstoffgemisch für Sondenernährung: Soll alle wesentlichen Nährstoffe enthalten, Nahrungszufuhr dem Vollbedarf entsprechend, manchmal Überschuß zum Aufmästen. Flüssige oder breiige Beschaffenheit des Gemisches, grob suspendierende Bestandteile meiden (cave Verstopfung des Sondenfensters!), zähflüssige Breie kann man aus einer Spritze durch den Schlauch pressen. Temperatur der Nahrung zwischen 20—35° C. Langsames Einfließen in gleichmäßigem Strome, den man durch[1]) Zusammendrücken des Schlauches regelt. Menge e i n e r Mahlzeit nicht über 600 ccm, bei ausschließlicher Sondennahrung 2—3 Mahlzeiten pro die. Eingeflößte Nahrung soll schmackhaft sein, deshalb Zusatz von Gewürzen, vor allem NaCl (Säurelocker). Milch und Suppen vertragen Alkoholzusatz (Branntweine oder schwere Süßweine). Reichen 1½ Ltr. Flüssigkeit für den Körper nicht aus, so ist das Mehr durch Tropfklistiere zu decken (wenigstens bei Bettlägerigen).

Viele Sondengefütterte klagen nach kurzer Zeit über faden und schlechten Geschmack im Munde. Dann zu empfehlen, jeder Fütterung das Zerkauen angenehm schmeckender Nahrungsmittel wie gebratenes Fleisch, geröstetes Brot, Dörrfrüchte vorausgehen oder folgen zu lassen, das Zerkaute aus-

---

[1]) Manchmal bei entzündlichen Prozessen ein langsameres Einfließen kühlerer Flüssigkeit, bisweilen bei Atonie des Magens Gebrauch zu machen von dem thermischen Reiz höherer Temperaturen (bis zu 42° C).

spucken (Anregung der Saftabscheidung im Magen, „Appetitsaft", Pawlow).
Beispiel einer Sondenfütterung (v. Noorden):
I. F ü t t e r u n g: 375 g Milch mit 125 g Rahm (25% F.), 50 g Zucker. Nach Wunsch statt einfacher Milch gleiche Mengen Tee- oder Kaffeemilch, 2 Eier in die Milch gerührt.
II. F ü t t e r u n g: 500 g Hafersuppe aus 60 g Hafermehl (zur Abwechslung auch ebensoviel Gersten- oder Leguminosenmehl) mit Fleischbrühe oder Fleischextrakt. Zusatz eines leicht verteilbaren oder löslichen Eiweißpräparates, etwa 20 g N.-Substanz enthaltend, z. B. Lezithineiweiß oder Riba. Nach Absetzen vom Feuer wird der fertigen Suppe 100 g Butter zugesetzt.
III. F ü t t e r u n g wie I.
Nährwert etwa 2900 Kalorien mit 85 g N.-Substanz. Fast immer ausreichend, evtl. Menge und Nährwert zu verringern.

B. Magenfistelernährung.

Gastrostomie indiziert bei länger dauernder Undurchgängigkeit des Ösophagus, bzw. Unmöglichkeit, durch rektale Ernährung die Kräfte einigermaßen hochzuhalten, vor allem bei narbigen Stenosen des Ösophagus, bei Carcinoma oesophagi erst dann, wenn der Ösophagus versagt.

Vorteil der Magenfistelernährung, daß dem Kranken fast unbeschränkt Energieträger zugeführt werden können und daß er seinem Berufe nachgehen kann (bei rektaler Ernährung Bettruhe).

Zum Einbringen in den Magen jede flüssig-breiige Kost geeignet. Anfangs 2 stündlich 1 Mahlzeit, nicht über 250 ccm: Milch, Sahne, verrührte Eier, butterreiche Zerealien- und Gemüsebreie, dünne Obstbreie mit Milchzucker versetzt. Nach 8—10 Tagen (wenn Fistel weit genug ist), wesentliche Verstärkung der Kost, die möglichst kalorien- und eiweißreich sein soll, jetzt auch feste Stoffe in fein bröckliger Verteilung, wie zerkrümeltes Brot, feingehacktes Fleisch, hartgekochte, feingewiegte Eier usf. 4 Mahlzeiten à 5—600 ccm. — Bei normalem Magen Verdauungskraft wie beim Gesunden, ist Magen in Mitleidenschaft gezogen, wie oft beim Carcinoma oesophagi (Anazidität, Subazidität), darauf Rücksicht nehmen.

Das Nahrungsgemenge soll appetitlich und schmackhaft sein, daher Gewürze, angemessene Reizmittel (Fleischbrühe, Extrakte, Kaffee, Tee, Alkoholika). Dem Kranken freizustellen, schmackhafte Nahrungsmittel zu kauen und davon auszuspucken, was nicht durch Ösophagus hindurchgeht (Karzinomkranke machen davon wenig Gebrauch). — Die

Patienten können auch alle festen Speisen erst gründlich kauen und dann durch ein Gummirohr in den Magen spucken (nicht unerläßlich).

C. Jejunalfistelernährung.

Bei Unwegsamkeit des Magens oder des Magens und des Ösophagus Duodenostomie, meist aber Jejunostomie. Bei solcher Fistel ist wegen laugiger Beschaffenheit des Pankreassaftes die Umgebung schwerer von Ekzemen und Reizerscheinungen freizuhalten als bei Magenfistel, die Fütterung mühseliger.

Ernährungstechnik: Bei einiger Vorsicht können die Kranken sehr bald jede vernünftig zusammengesetzte Kost vertragen. Mündet die Fistel in eine der obersten Jejunalschlingen, bleibt Resorption gut, da Pankreassaft und Galle dem Speisebrei genügend zufließen. Auf einmal nur wenig Nahrungsmasse verfüttern, anfangs 80—100 ccm, durch langsame Gewöhnung auf 200—250 ccm ansteigen (Gefahr des Ringkrampfes des Darmes).

Speisezettel nach v. Eiselsberg (etwa 125 g Eiweiß und 2270 Kalorien):

6 Uhr:	300 g Milch, 1 Ei.
8 „	desgl.
10 „	300 g Milch, 2 Eßl. Nestlé, 1 Ei, 1 Teel. Somatose, 2 Eßl. Öl.
12 „	25 g starke Fleischbrühe, 1 Ei, 1 Teel. Somatose, etwas Brei.
2 „	150 g Fleischbrühe, 1 Ei, 1 Teel. Tropon.
4 „	300 g Milch, 1 Ei, 1 Eßl. Nestlé, 1 Teel. Tropon.
6 „	300 g Milch, 1 Ei, 1 Teel. Fersan.
8 „	150 g Fleischbrühe, 10 g Fleischtee, 1 Ei, etwas Brei.
10 „	300 g Milch, 1 Ei.

D. Duodenalsondenernährung.

Lazarus'sche Sonde (Mediz. Warenhaus in Berlin), David'sche Sonde (Firma Köhler, Halle a. S., Steinstr. 9).

Einführen der Sonde: Nachdem das eingespeichelte Ende bis zur Zungenwurzel geführt ist, verschluckt der Kranke die Sonde zugleich mit etwas Wasser, am besten bei leerem Magen und in sitzender Stellung. Bei großer Reizbarkeit des Schlundes und Kehlkopfeingangs leichtes Kokainisieren. Weitere Schluckbewegungen befördern das dünne, schmiegsame Kautschukrohr in den Magen, während des Schluckens sollen die Zähne die Sonde festhalten. Saugende und schmatzende Bewegungen der Lippen regen die Speichelsekretion an und lösen dann automatisch Schlucken aus. Nachdem 50 cm Schlauchlänge die Zahnreihe passiert haben, legt sich Patient auf die rechte Seite oder halbrechts, zu empfehlen, ein dickes Kissen der rechten Hüfte unterzulegen. Jetzt schiebt er die Sonde, sie langsam weiter einsaugend, noch 20 cm bis zu einer angebrachten Marke weiter vor. Dauer dieses Einschiebens 10—15 Minuten. Sonde gleitet stets längs der Curvatura major zu. Durchschnittlich dauert es 45 Minuten, bis Pylorus das Sondenende erfaßt und ins Duodenum hineinführt. Dauer verschieden, je nach Geschicklichkeit des Patienten, ferner verkürzt bei verstärkter Magenmotilität, schlaffem Pylorus, namentlich bei Achylikern. Bei Neigung zu Pyloruskrampf, wie dies bei Duodenalulkus charakteristisch, Papaverin 0,06 und Atropin 0,0005. Ausfließen von gallig gefärbtem, stark alkalischem Saft zeigt Erreichen des Duodenums an. Alsdann Befestigung des Sondenendes durch Streifen von Emplast. adhaesiv. am Mundwinkel oder hinterm Ohr. Verschluß des freien Endes durch Klemme. Zum Einspritzen jede gute Spritze geeignet.

Bei planmäßiger Duodenalernährung Sonde am besten jeden Morgen nüchtern eingelegt und abends vor der Nachtruhe entfernt. Bisweilen kann sie tagelang liegen bleiben. Herausziehen langsam, mit leichtem, ununterbrochenem Zuge, nie stürmisch und ruckweise.

Ernährungstechnik: Nahrung flüssig, dünnbreiiger oder sämiger Konsistenz, auch feine, zarte Flocken (nicht über 1 mm dick) gehen durch die Sonde. Zum Einspritzen Spritze von 150—200 ccm Inhalt mit Schraubenregulierung, Nahrung langsam, rhythmisch in kleinen Mengen unter niedrigem Druck einfließen lassen (gemäß dem physiologischen Vorgange). Leichtes flüssiges Material — Wasser, Fleischbrühe mit klargelösten Bestandteilen, Milchkaffee, Wein usw. kann auch durch Trichter in Sonde eingegossen werden, Schnelligkeit des Einfließens durch entsprechende Änderung der Höhendifferenz regeln. Beim Stocken des Einfließens nicht durch starkes Pressen nachhelfen, rascher Wechsel von leichtem Aspirieren und leichtem Druck erforderlich. Hilft das nicht, einige Minuten warten (Ursache der Hemmung kann in krampfhaftem Zusammenziehen der Muskulatur hinter dem Bulbus duodeni, des absteigenden Duodenalastes oder des oberen Jejunum liegen). Nach der Fütterung etwas reines Wasser, sodann etwas Luft nachspritzen zum Reinigen der Sonde.

Künstliche oder extrabukkale Ernährung. 33

Fütterung alle 2—3 Stunden. Anfangs 150—200 ccm, bald auf 250—300 ccm, wenn nötig auf 400—500 ccm pro Mahlzeit steigen. Einlaufszeit 4—5 Minuten auf je 100 ccm, weniger bei kleiner, mehr bei großer Einzelmahlzeit.

Bekömmlichkeit und Resorption: Proteolyse kann durch Trypsin-Erepsinverdauung vollkommen sein, nur durch übermäßige Fütterung mit gewissen Eiweißkörpern werden durch Ausfall der Pepsin-HCl-Verdauung des Magens Unzuträglichkeiten und schlechtere Resorption bedingt.

Fettverdauung im Magen bedeutungslos, Stärkeverdauung im Munde weit zurückstehend hinter Amylolyse im Duodenum und Jejunum, durch Pankreas- und Darmsaft auch Disacharide (Rohr-, Milchzucker) gespalten. Zerkleinernde und mischende Arbeit des Magens hat Küche zu übernehmen, ebenso die desinfizierende. Zu vermeiden ungekochtes Material, die einzuspritzenden Flüssigkeiten sollen keimfrei sein (es sei denn, daß man den Darm mit gewissen Keimen beimpfen will wie Bacill. acid. lactic., Hefepilzen u. a.).

Einhorn'sches Nährgemisch: Bei 8 Einzelmahlzeiten 1600 g Milch, 8 Eier, 120—240 g Milchzucker = 103 g Eiweiß, 96 g F., 194—314 g Milchzucker. 2100—2600 Kalorien.

v. Noorden empfiehlt, täglich 60 g Zerealienmehl (z. B. feinstgepulvertes Hafermehl) und 60 g Butter oder 200 g Rahm (25% F.) mit der Milch zu verkochen oder die gleiche Menge Hafer und Butter mit Fleischbrühe und geschlagenem Ei als Suppe anzurichten: alsdann 6 mal am Tage Milch, 2 mal Hafergemisch. Auf diese Weise Zuwachs durch Hafer: 8,6 Eiweiß, 4,1 F., 39,8 Nfr. Extr. = 236 Kalorien, Zuwachs durch Butter: 49 g F. = 463 Kalorien, in Summa 700 Kalorien.

Zweckmäßig auch aufgeschlossene, dextrinisierte Mehle (Kindermehle), manchmal ein Teil des Milchzuckers durch Malzzucker oder Soxhlet's Nährzucker ersetzbar (bei Stuhlträgheit Milchzucker). Zur Eiweißanreicherung Albumosen, z. B. Riba. Vorteilhaft Friedenthal'sche staubförmige Gemüsepulver.

Durch Zusatz von HCl zum Nährgemisch wird Pankreassekretion angeregt (z. B. HCl zur Hafersuppe bis zur Konzentration von etwa 0,2%, nicht bei Diabetikern, da sonst Vermehrung der Azidosis). Solches Gemisch sehr langsam einspritzen, 250 ccm in 15 Minuten.

Recht zweckmäßig künstlich verdautes Fleisch: 50 g feingehacktes, rohes oder gekochtes Fleisch mit 250 ccm einer 0,35%igen Pepsin-HCl-Lösung in eine gut verschlossene Flasche, die $1/2$—3 Stunden mittels Schüttelapparates in

Schlesinger, Ärztl. Handbüchlein. 12. Aufl. 3

einem Bade von 38° C geschüttelt wird. Dann abfiltrieren durch feines Haarsieb oder engmaschiges Seihtuch. Azidität bestimmen (mit Probe von 10 ccm) und so viel Natr. bicarb. zusetzen, daß die peptonisierte Fleischlösung auf 0,2%iger HCl-Azidität einsteht. Genügend angewärmt ist sie zur Injektion fertig. Zusatz von etwas Süßwein zweckmäßig (jedoch nicht so viel, daß es zum Ausfällen der Albumosen kommt).

Indikationen der Duodenalernährung: Nicht indiziert, wenn durch gewöhnliche Ernährung ohne Schaden das vorgesteckte Ernährungsziel erreichbar. Vielleicht anwendbar zu Beginn einer Mastkur bei Dyspeps. nerv., Hysterie, Neurasthenie, Atonia ventriculi (psychotherapeutische Wirkung).

Halb natürliche, halb Duodenalsondenernährung nur, wenn erfahrungsgemäß Sonde so leicht einführbar, daß sie öfter am Tage herausgenommen und wieder eingeführt werden kann. Bedenklich, während des Liegens der Sonde Nahrung auf natürlichem Wege zu schlucken.

Mechanische Hindernisse beim Schlucken: Bei Schlundlähmung, schweren entzündlichen und schmerzhaften Erkrankungen am Gaumen und an den Tonsillen, am Kehlkopf hat dünne, weiche Duodenalsonde Vorteile vor den gewöhnlichen Schlundsonden, ebenso bei Aortenaneurysmen (Vorsicht bei Einführung), die den Ösophagus komprimieren. In solchen Fällen Schlauch lange liegen lassen — evtl. tagelang —, nicht erforderlich, ihn ins Duodenum gleiten zu lassen (nur bis zum Magen, 40 cm lang).

Magenschonung: Längere Zeit hindurch bei schmerzhaften und entzündlichen Magenerkrankungen — Ulcus ventriculi u. a. Gute Wirkung auch bei Ulc. duodeni, weil das weit vorgeschobene Sondenende den Inhalt unterhalb des gewöhnlichen Geschwürsitzes ausströmen läßt.

Schwere Appetitlosigkeit: Viele Fälle von Hysterie, Anorexia nervosa, depressive Psychosen, Nahrungsverweigerung der Irren und neurasthenische Phobien (Eßangst). Schlundsonde genügt hier oft nicht, weil trotz normaler Magenfunktion starke subjektive Beschwerden vorhanden sind (Dyspepsia nervosa sine dyspepsia vera).

Unmittelbares Erbrechen: Übergehung des überreizbaren Magens durch Duodenalernährung sehr vorteilhaft.

E. Rektale Ernährung.

Allgemeine Indikationen, wenn der Magen-, Mund-, Darmweg nicht gangbar ist. Dahin gehören mechanische Hindernisse, wie schwere Entzündung der Rachenteile, des Kehlkopteingangs, des Ösophagus, Magenblutung, im Anschluß an Bauchoperationen verschiedener Art, um hochgelegene Teile des Darmkanals zu schonen. Ferner unstillbares Erbrechen, schwerste Anorexia, Nahrungsverweigerung. Manchmal nur rektale Ernährung, andere Male als Unterstützung der Mundernährung qualitativ und quantitativ. Immer nur Notbehelf.

Kontraindikationen: Alle Reizzustände des Rektum, der Flexura sigmoidea, des unteren, mittleren und ganzen Dickdarms (auch entzündliche Hämorrhoidalknoten). Bei richtig ausgeführten Nährklistieren kommt es oft zu solchen Reizzuständen, dann sofort abbrechen.

Resorption: Nährklistiere fließen etwa 10—20 cm oberhalb des Schließmuskels aus der Hohlsonde aus; die eingespritzte Flüssigkeit verteilt sich durch den ganzen Dickdarm, falls feste Kotmassen oder sonstige Hindernisse nicht vorhanden.

Wasser und Salze: Fast restlos resorbiert, bis zu $1^{1}/_{2}$ Ltr. physiol. NaCl-Lösung binnen 24 Stunden. Ebenso Jodkali vortrefflich resorbiert. P in organischer Bindung recht gut resorbiert.

Eiweiß: Natives Eiweiß oder ihm nahestehende Präparate auszuschließen, so Succ. carn. expr., Eier, Milch, Blut, Kaseinpräparate, vegetabilische Eiweißkörper.

Albumosen und Peptone weit günstiger (wahrscheinlich im Unterdarm durch Erepsin zu Peptiden und Polypeptiden abgebaut)[1]).

Gelatine: Hauptsächlich bei blutenden Magengeschwüren zur Beeinflussung der Blutung. Gute Resorption. Gelatineklistier mit 10,0 : 150 Wasser beginnen (H. Strauß).

Aminogemische: Gute Resorption. Albumosenpräparate haben Vorzug der Billigkeit.

Kohlenhydrate:

a) A m y l u m: Durch Kochen verkleistert, läßt sich nur wenig einbringen (bei 6—7% ist Abkochung so fest, daß sie ungeeignet zum Klysma). Nach Leube 50—100 g Rohstärke mit 300 ccm Wasser ausspritzen, wird vom Darm sehr gut vertragen. Gleichwohl dies Verfahren in der Praxis nicht beliebt. Empfohlen, Zucker-, Pepton- und sonstigen Nährklistieren etwa 4—5 g feines Mehl zuzusetzen, weil sie den Darm weniger reizen.

---

[1]) Es gelangen ansehnliche Mengen von N.-Subst. zur Resorption. v. Noorden bevorzugt Riba, Ribamalz nicht zu empfehlen, da Malzzucker für den Dickdarm vieler schädlichen Reiz ausübt. Besser kleinere oder größere Mengen anderer Zuckerarten dem Albumosenpräparat zusetzen.

b) **Dextrin**: Kolloider Körper (wie rohe und gekochte Stärke), gut resorbierbar, geht durch die diastatischen Kräfte des Darmes in diffusible, kristalloide Di- und Monosaccharide über, reizt den Darm weniger als Zucker. Nach A. Schmidt 20%ige Dextrinlösung, Einzelklistier 250 ccm = 50 g Dextrin, pro die 3 Einzelklistiere, also maximal 150 g, gewöhnlich genügen 100 g. Noch besser Tropfklistiere mit 15% Dextrin (Wernitz), ergeben in 24 Stunden 180 g Zufuhr (da man 1200 ccm Tropfklistier einlaufen lassen kann).

Dextrinisierte Kindermehle (Theinhardt's Kindernahrung, Kufeke-Mehl) reizen den Darm mehr, sind aber leichter erhältlich.

c) **Zucker**: Sehr gute Resorption. Am gebräuchlichsten Traubenzucker, Rohr- und Milchzucker (Disaccharide) vor etwaiger Resorption in Monosaccharide gespalten (Dextrose + Lävulose, bzw. Dextrose + Galaktose). In der Regel tritt nach Zuckerklistieren kein Zucker in Urin über, auch nicht bei Diabetes (s. Diab. mellit.). Man wählt die Zuckerart, die am besten vertragen wird, am wenigsten Gärungs- und Reizerscheinungen macht, und von der man am meisten geben kann.

Nach Versuchen von A. v. Halasz:

Dextrose: Gut resorbiert und gut vertragen.

Lävulose: Gut resorbiert, aber schlecht vertragen.

Laktose: Schlecht resorbiert, aber gut vertragen.

Rohrzucker: Weniger gut resorbiert und erheblich schlechter vertragen als Dextrose.

Maltose: Erheblich schlechter resorbiert und schlechter vertragen als Dextrose.

In praxi für alle Zuckerarten 10%ige Lösung obere Grenze, bei 2 Klistieren à 250—300 ccm = 50—60 g, bei 3 Klistieren = 75—90 g Sacharum. Traubenzucker meist 8—10%, höhere Konzentration, 15—20%, weil hypertonisch, reizt den Darm (wässerige Stühle), nur anwendbar, wenn man nur mit 1 bis 2 Tagen Nährklysma rechnet. Sehr oft nicht über 6—7% hinausgehen. Mit Tropfklistieren (1200—2000 ccm Flüssigkeit pro die) erreicht man nicht viel Besseres, da Konzentration 5,2—5,4% nicht übersteigen darf.

Zu empfehlen Zusatz von Alkohol, nicht über 3% (v. Noorden).

Fett: Auf Resorption beträchtlicher Fettmengen nicht zu rechnen. Im allgemeinen Pankreatin-Fettgemische am besten, jedoch auch dann noch sehr unvollkommene Resorption. Eidotter besser als Milch ausgenutzt und als emulgiertes Öl, dann Rahm-Pankreatingemisch. v. Noorden empfiehlt Ei-

Künstliche oder extrabukkale Ernährung. 37

dotter in Rahm, weil mit jenem Peptone und Dextrin besser mischbar.

Alkohol: Wird, hoch in den Darm gebracht, restlos resorbiert, 3%ige Konzentration. Nur in starker Verdünnung die Resorption fördernd, in starker Konzentration (4—10%) hemmend. Man kann Alkohol jeder Art dem Nährgemisch zufügen.

Einen Einfluß auf die Abscheidung von HCl im Magen hat nur der Alkohol — selbst in kleinsten Mengen —, wirkt aber nicht safttreibend auf die anderen Drüsen ein (L. Metzger), daher aus Nährklistieren fortzulassen in allen Zuständen, in denen HCl-Abscheidung im Magen unerwünscht ist.

Zusammensetzung und Nährwert von Nährklistieren (v. Noorden):

1. Echte Eiweißkörper ausschalten (also auch Milch und Eier).
2. Albumosen- und Peptongemische haben sich bewährt. Günstig Nährstoff-Heyden, Pepton-Witte, namentlich Riba.
3. Peptidgemische haben sich bewährt (Hapan, Erepton), auch Milch, die durch mindestens 24 stündige Behandlung mit verläßlichen Pankreaspräparaten vorverdaut ist.
4. Kohlenhydrate: In erster Linie Dextrin, dann Dextrose.
5. Fett: Am besten feinverteilter Eidotter mit 1%iger Sodalösung und wirksamem Pankreaspräparat vorbehandelt (s. oben).
6. Alkohol: Bis zu 3% (s. oben).
7. Nährklistiere sollen möglichst isotonische Konzentration haben: d. i. bei Zucker 5%ige Lösung. Kolloidale Substanzen, wie Peptone, Dextrin, ferner Fett bedürfen Zusatz von 0,85% NaCl.

Verabfolgbare Nährstoffmengen: Tropf- oder Dauernährklistiere scheinen bessere Resorption zu geben.

Zahl der Klistiere: 2 pro die à 300 ccm (3 pro die à 250 ccm werden kaum 3—4 Tage vertragen, manchmal nur 1—2 Tage), oft nur 1 Klysma pro die zweckmäßig.

Beispiele der Zusammensetzung von Nährklistieren (v. Noorden):

		Gehalt in zwei Klistieren:	Voraussichtliche Resorption:
Riba	30 g	N.-Substanz 57 g	N.-Substanz 40 g
Dextrin	50 g	Kh. . . . 100 g	Kh. . . . 90 g
Alkohol	9 g	Fett . . . 15 g	Fett . . . 10 g
1½ Eidotter	22,3 g	Alkohol . . 18 g	Alkohol . 18 g
NaCl	2,0 g	910 Kalorien	750 Kalorien
Wasser	300 g		

Oft zweckmäßig, mit Rücksicht auf den Darm N.-Substanzen und Kh. voneinander zu trennen. Dabei Verzicht auf Eidotter, stärkere Konzentration einerseits der N.-Träger, andererseits des Dextrin.

I. Klistier:	Gehalt:	Voraussichtliche Resorption:
Riba . . . . . 60 g	N.-Substanz 57 g	N.-Substanz 40 g
Alkohol . . . 9 g	Alkohol . . 9 g	Kh. . . . 90 g
Wasser . . . 300 g	297 Kalorien	Alkohol . . 18 g
NaCl . . . 2,5 g		660 Kalorien

II. Klistier:		
Dextrin . . 100 g	Kh. . . . 100 g	
Alkohol . . . 9 g	Alkohol . . 9 g	
NaCl . . . 2,5 g	473 Kalorien	
Wasser . . . 300 g	in Summa 770 Kalorien	

Bemerkung: Die Kalorien decken den Bedarf bei kranken, schlechten Ernährungszuständen höchstens zu $^1/_3$—$^2/_5$. Vollernährung unmöglich.

Nährklysma nach K. Brandenburg: 20 g Witte-Pepton, 1 g NaCl, 200 g Wasser = ca. 17 g N.-Substanz und 70 Kalorien, auf 300 ccm berechnet: 26 g N.-Substanz und 106 Kalorien. Resorbierbar etwa 80%. Oder 20 g Erepton, Malzzucker 20 g, 200 g Wasser = 148 Kalorien, auf 300 ccm berechnet 212 Kalorien (Malzzucker nach v. Noorden bedenklich).

Nährklysma nach Jacobsohn-Rewald: 12,5 g Erepton, 250 g Wasser = etwa 10 g N.-Substanz = 40 Kalorien, auf 300 ccm berechnet 15 g Erepton mit 12 g N.-Substanz und 49 Kalorien. Resorption des Ereptons zwischen 60 und 80%.

Von anderen Seiten werden empfohlen:

v. Mering-Bial:	Gehalt in zwei Klistieren:	Voraussichtliche Resorption:
Witte-Pepton . . 30 g	N.-Substanz 53 g	N.-Substanz 42 g
Sacch. lact. . . 30 g	Kh. . . . 60 g	Kh. . . . 55 g
Alcoh. absol. . . 30 g	Alkohol . . 60 g	Alkohol . . 60 g
Tct. Opii simpl. Guttae 7	883 Kalorien	820 Kalorien
Wasser . . . . 300 g		

A. Schmidt:		
Nährstoff-Heyden 44 g	N.-Substanz 39 g	N.-Substanz 31 g
Dextrin . . . 60 g	Kh. . . 120 g	Kh. . . 111 g
NaCl . . . . . 2,7 g	664 Kalorien	582 Kalorien
Wasser . . . . 300 g		

Künstliche oder extrabukkale Ernährung. 39

C. A. Ewald:

Weizenmehl	. . 40 g	N.-Substanz 43 g	N.-Substanz 26 g
Milch	. . . . 150 g	Kh. . . . 94 g	Kh. . . . 66 g
Zwei Eier	. . . 90 g	Fett . . . 32 g	Fett . . . 12 g
Dextrose	. . . . 10 g	(Alkohol ⁻14 g)	(Alkohol .14 g)
NaCl	. . . . . 3 g	Kalorien ohne	Kalorien ohne
Rotwein	. . . . 100 g	Wein 860,	Wein 490,
		Kalorien mit	Kalorien mit
		Wein 957	Wein 590

J. Boas:

Milch	. . . . . 300 g	N.-Substanz 37 g	N.-Substanz 23 g
2½ Eidotter	. . 39 g	Kh. . . . 34 g	Kh. . . . 28 g
Rotwein	. . . . 20 g	Fett . . . 46 g	Fett . . . 12 g
Kraftmehl	. . . 5 g	Alkohol . . 3 g	Alkohol . . 3 g
NaCl	. . . . . 3 g	560 Kalorien	342 Kalorien

Leube:

I. Peptonmilchklistier: In Summa:

Milch	. . . . . 300 g	N.-Substanz 76 g	N.-Substanz 60 g
Pepton-Witte	. . 75 g	Kh. . . . 14 g	Kh. . . . 66 g
		Fett . . . 10 g	Fett . . . 6 g
		462 Kalorien	372 Kalorien

II. Zuckerklistier:

Traubenzucker	. 60 g	Kh. . . . 60 g
Wasser	. . . . 300 g	245 Kalorien

Unter einfachen Verhältnissen soll man in erster Linie zu Kohlenhydraten greifen, weil man davon mehr zur Resorption bringt als von N.-Substanzen.

Dauer- (Tropfen) Klistiere (v. Noorden):

Dextrin	. . . . 150 g		Dextrin	. . . . 150 g
NaCl	. . . . . 7 g		Riba	. . . . 50 g
Alkohol	. . . 30 g	oder	NaCl	. . . . . 7 g
Wasser	. . . 1 Ltr.		Alkohol	. . . 30 g
825 Kalorien			Wasser	. . . 1 Ltr.
			1030 Kalorien	

Dabei keine Reizwirkung beobachtet, mittlere Tagesmenge 1200 ccm, Maximum 1650 ccm. Nicht länger als 3 Tage davon Gebrauch machen.

Zusatz von Tinctura Opii: Auf jedes Einzelklistier 5 Tropfen, bei Dauerklistieren nach erfolgter Darmspülung Mikroklysma: Tct. Opii Guttar. 8, Aq. 10.0. Das Einträufeln des

Nährklysma beginnt $^1/_2$ Stunde später, zu je 1 Ltr. desselben 10 Tropfen Tct. Opii zugefügt. (Meist dann der Kot durch Reinigungsklistier zu holen). Zusatz von Desinficientia: Bei Zuckerklistieren 1 $^0/_{00}$ Thymol.

Technik der Nährklistiere:

1. **Einzelklistiere:**

a) Dem ersten Nährklistier mindestens 1 Stunde vorher Reinigungsklistier von $^3/_4$ bis 1 Ltr vorausschicken. Oft längeres Warten nötig, da bei manchen der Darm nach größeren Einläufen noch 1—2 Stunden reizbar. Ob vor dem abendlichen Nährklysma neue Spülung notwendig, hängt von der Erfahrung am Einzelfall ab. v. Noorden hält bei den eiweißpepton- und fetthaltigen Klistieren täglich 2 Spülungen ratsam, bei den Kh.-Alkoholklistieren genügt meist eine.

b) Menge der Einzelklistiere nicht über 250—300 ccm (s. oben).

c) In der Regel 2 Klistiere pro die (s. oben).

d) Nach Applikation des Klysma sollen Patienten mindestens 2 Stunden ruhig liegen und etwaigen Stuhlgang zu unterdrücken suchen (meist sind sie dauernd bettlägerig).

f) Zusatz von 5—8 Tropfen Tct. Opii zum Klysma. Besser 20—30 Minuten vorher Mikroklysma.

2. **Dauerklistiere:** Stören das Behagen bettlägeriger Kranken weniger als zweimal tägl. Einzelklistiere mit vorhergehenden Spülungen. Tropfklistierapparat von H. Strauß. Es genügt aber einfacher Irrigator, bei klarer Lösung etwa 75 cm, bei schwerer fließbarer etwa 120 cm über dem Lager anzubringen. Der den Irrigator mit dem 8—10 cm hoch eingeführten Nélaton-Katheter verbindende Schlauch muß ein mit drehbarem Hahn versehenes Zwischenstück tragen. Flüssigkeit durch Umwickeln mit heißen Tüchern vor Abkühlung schützen, Hahn so zu stellen, daß in 10 Sekunden 12—15 Tropfen abfließen (höchstens 20), d. i. pro Stunde 300—360 ccm. Nach je 2 Stunden Zufluß auf 30 bis 60 Minuten abbrechen (Katheter verbleibt während dessen im Darm).

Bedeutung der Rektalernährung: Stets nur kümmerlicher Notbehelf. Bei Freisein der oberen Wege, oder wenn sie keiner Schonung bedürfen, Duodenalsonde vorzuziehen. Länger als 10—12 Tage Ernährung durch Nährklysma ohne schwere Gefährdung des Kranken nicht durchzuführen, dann evtl. Gastrostomie oder Jejunostomie.

Künstliche oder extrabukkale Ernährung. 41

F. Die parenterale Ernährung.

a) *Subkutane Injektion von Eiweißkörpern:* Eiweißkörper sind zur subkutanen Injektion nicht geeignet.
b) *Subkutane Fettinjektion:* Ebenfalls nicht anwendbar.
c) *Subkutane und intravenöse Zuckerernährung:* Nur Monosaccharide verwendbar, d. i. Dextrose (Traubenzucker) und Lävulose oder ihre Mischung, Invertzucker. In der Regel Dextrose, die nicht überall chemisch rein erhältlich: Dextrosetabletten Merck à 5,0 sind chemisch rein. Bei Injektion von 100 g Dextrose Zucker im Urin (2—7%, v. Noorden), von 50—60 g, Urin zuckerfrei. Bei Anwendung von Lävulose mehr Zucker im Urin als bei Traubenzucker, v. Noorden braucht Lävulose nur bei Diabetikern.

Invertzucker in steriler Form als K a l a r o s e: Packung I enthält 135 ccm Invertzuckersirup mit 100 g Invertzucker, mit Aq. sterilis. bis zur gewünschten Konzentration verdünnen.

Konzentration: Wenn zu hoch, schmerzen Dextroseinjektionen. Bei intravenöser Injektion mit 5%iger Lösung beginnen (Kausch), nach Bedarf Steigerung bis zu 8—10%, nicht höher. Bei subkutaner Injektion mit 2% beginnen, dann Steigerung bis zu 5%, nicht höher. 2%ige Lösung in Aq. dest., weil stark hypotonisch mit physiol. NaCl-Lösung herstellen, bei 5% kein Zusatz von NaCl nötig (Isotonie bei 5,4%). v. Noorden empfiehlt die 5%ige Lösung, weil 2% zu geringen Nährwert hat.

Die sorgsam filtrierte, mit Aq. dest. hergestellte Lösung aufkochen und dann noch mindestens 2 Stunden in strömendem Dampfe sterilisieren. Will man gebrauchsfertige Lösung bereit halten, so bringt man sie in· Literflaschen unter, die keimsicher verschlossen an 3 nacheinanderfolgenden Tagen nach vorausgegangener Wiedererhitzung je 2 Stunden lang strömendem Dampf von 100° C ausgesetzt werden. Längeres Aufbewahren unzweckmäßig.

Subkutane oder intravenöse Injektion? Technisch beide Verfahren nicht schwierig, manches spricht für intravenöse Injektion. Temperatur in beiden Fällen = Körperwärme, langsames Einströmen. In 1 Minute bei intravenöser 35 bis 40 ccm, bei subkutaner Injektion 80—100 ccm.

S u b k u t a n lassen sich bequem an einer Stelle (Oberschenkel- oder Bauchhaut) 500 ccm einbringen. Nadelspitze genau zwischen Unterhautfettgewebe und Faszie liegend, dann bei 5%iger Lösung keine Schmerzhaftigkeit (auch nach der Injektion nicht), bei sehr empfindlichen Patienten Zusatz von 0,25 Novokain. Man kann an einem Tage bis zu 2 Ltr. injizieren, je 1 Ltr. morgens und abends, je 500 ccm an einer Stelle (v. Noorden). Die Methode ist ein bequemes und nützliches Hilfsmittel bei dringender Not, länger als 4 Tage nicht durchsetzbar.

Intravenös bequem 1000 ccm auf einmal injizieren, einfacher Venenstich wie bei Salvarsaninjektion. Bei Kollapszuständen infolge chirurgischer Operationen, sowie bei Koma diabeticum Vene durch Schnitt freilegen. Venenschnitt läßt sich beliebig oft wiederholen. Bei günstigen Venenverhältnissen kann man bald diese, bald jene Stelle auswählend, täglich 2 Infusionen à 1 Ltr. machen und so 100—200 g Traubenzucker einbringen = 410—820 Kalorien. Man kann dies längere Tage fortsetzen, obwohl Harnzuckermenge deutlich ansteigt. v. Noorden gibt einmal pro die 1 Ltr. Infusion, beginnend mit 5%, später 10% (in einem Falle 8 Tage lang).

Infusionsfieber: Bei subkutanen und intravenösen Infusionen bisweilen jäher Temperaturanstieg. Harmlos, braucht sich bei erneuter Infusion nicht zu wiederholen: Kochsalz-, Zucker-, Wasserfehlerfieber. Prophylaxe: Besonders sorgfältiges Sterilisieren und Destillieren des Wassers. Benützung chemisch reinen Traubenzuckers. Das Fieber macht auf den Kranken und dessen Umgebung beunruhigenden Eindruck, so daß weitere Infusionen meist zu unterlassen sind.

Intravenöse Infusionen belästigen den Kranken weniger als subkutane.

Indikationen der subkutanen und intravenösen Zuckerernährung: Vollernährung auf diese Weise unmöglich, zu empfehlen als wertvolle Ergänzung neben der Rektalernährung.

Im chirurgischen und gynäkologischen Operationssaal und bei Nachtbehandlung Operierter intravenöse Dextroseinfusion anstatt der früher üblichen NaCl-Infusionen. Bei Bedarf Zusatz von 4—8 Tropfen einer 1%₀ igen Suprareninlösung auf 1 Ltr. Wasser.

Ebenso bei Cholera (mit Zusatz von Suprarenin).

Bei Anurie wie im Anschluß von Aderlässen bei Urämie: 1000—1500 g 5% ige Traubenzuckerlösung.

Zur Stillung innerer Blutungen intravenöse Infusion hypertonischer Zuckerlösungen (20%) anstatt der früher üblichen hypertonischen NaCl-Lösung (E. Schreiber):

250 ccm Dextroselösung, 8—20%, gewöhnlich 15%, bei Ernährungsstörungen des Herzmuskels, besonders bei Kranken mit Stenokardie. 2—3mal wöchentlich eine Infusion (Th. Büdinger).

Bei Diabetikern im komatösen und präkomatösen Zustande Infusionen von Lävuloselösung (s. Diab. mellit.).

d) *Mineralsalzinfusionen:* 0,85%ige NaCl-Lösung durch subkutane oder intravenöse Infusion. Kann auch durch rektale Zufuhr, namentlich Tropfklistier zugeführt werden, jedoch reicht Aufnahmefähigkeit des Unterdarms nicht immer aus, so daß neben Pepton-peptid und Zuckerklysma noch Unterhautzellgewebe und Blutbahn in Anspruch zu nehmen sind.

Manchmal ratsamer, isotonische Wasser- durch isotonische Dextroselösung zu ersetzen.

Oft sehr schnelles Eingreifen notwendig und schnelles Auffüllen der Blutbahn, z. B. bei Kollapszuständen. Andere Male besteht Unbrauchbarkeit des oralen und rektalen Weges, z. B. bei Cholera und bei schweren Formen von Gastroenteritis akut infektiösen oder toxischen Ursprungs.

Auch bei NaCl-Infusionen gelegentlich Fieber, nicht so häufig wie Trauben- und namentlich Milchzuckerfieber. Gleichzeitige Ernährung mit Pflanzenkost empfohlen.

Loewi rät Ringerlösung (9,0 NaCl, 0,2 $CaCl_2$, 0,1 Natr. bicarb. in 1 Ltr. Wasser) mit Weglassung des seiner Ansicht unwesentlichen Natr. bic., bei der es viel seltener zum Fieber kommt.

Sogenanntes „künstliches Serum", ist ein Gemisch verschiedener Salze in annähernd isotonischer Gesamtkonzentration, teils mit, teils ohne Zusatz von etwas Dextrose (0,1—0,2% = Blutgehalt an Zucker), ohne Bedeutung.

VI. Getreide und Körnerfrüchte.

Brotsorten und Gebäcke.

Feineres Weizenbrot: 33,66 W., 6,81 N., 0,54 F., 2,01 Zucker, 55,79 Nfr. Extr., 0,31 Rohfaser, 0,88 A. 100 g = 270 Kalorien.

Feiner Weizenzwieback: 1,18 W., 13,31 N., 3,18 F., 7,12 Zucker, 73,96 sonstige Nfr. Extr., 0,25 Rohfaser, 1,00 A. 100 g = 416 Kalorien.

Keks: 9,60 W., 11,00 N., 4,60 F., 73,30 Nfr. Extr., 1,50 A. 100 g = 388 Kalorien.

Deutsche Biskuits: 10,07 W., 11,93 N., 7,47 F., 36,38 Zucker, 32,29 sonstige Nfr. Extr., 0,75 Rohfaser, 1,14 A. 100 g = 398 Kalorien.

Makkaroni, Nudeln: 11,89 W., 10,88 N., 0,62 F., 75,55 Nfr. Extr., 0,42 Rohfaser, 0,64 A. 100 g = 360 Kalorien.

Roggenbrot: 39,70 W., 6.43 N., 1,14 F., 2,51 Zucker, 47,93 sonstige Nfr. Extr., 0,80 Rohfaser, 1,49 A. 100 g = 244 Kalorien.
Pumpernickel: 42,22 W., 7,16 N., 1,30 F., 3,28 Zucker, 43,16 sonstige Nfr. Extr., 1,48 Rohfaser, 1,40 A. 100 g = 232 Kalorien.
Haferbrot (Haferzwieback): 9,98 W., 8,58 N., 10,40 F., 11,03 Zucker, 55,65 Nfr. Extr., 2,42 Rohfaser, 1,94 A. 100 g = 405 Kalorien.
Aleuronatbrot s. b. Diabetes mellitus.

Weißes (Weizen-) Brot wird weit besser ausgenutzt als das aus Roggenmehl allein oder mit Zusatz von Weizenmehl gebackene säuerliche Graubrot, welches wegen seines höheren Zellulosegehaltes im Darm leicht in saure Gärung übergeht und häufigere Entleerungen herbeiführt. Ein dem aus feinstem (zellulosearmen) Weizenmehl bereiteten Weißbrot zu vergleichendes Roggenbrot läßt sich nicht herstellen. Ganz altes (durch Wasserverlust ausgetrocknetes) Brot ist schwer verdaulich, altbackenes dagegen viel leichter verdaulich, frisches wohlschmeckender, Appetit anregend, nur dann leicht verdaulich, wofern es sehr gut zerkaut wird.

Rösten des Brotes (Toast) erhöht seine Verdaulichkeit; die aus Weizen hergestellten Gebäcke, wie feiner Zwieback (Friedrichsdorfer Zwieback u. a., in Blechbüchsen aufbewahrt, monatelang haltbar), Keks (Haferkeks, Weibezahn's), Biskuits, Makkaroni (Knorr's u. a.) sind gleichfalls leicht verdaulich: sehr empfehlenswert das in Stangenform gebackene, viel Rinde enthaltende Weizenbrot (für Magenkranke).

Am schlechtesten ausgenutzt werden die aus Schrot (Mehl und Kleie) hergestellten Brote, wie das *Grahambrot* (aus Weizenschrot ohne Gärung bereitet), der *Pumpernickel* und das *Kommißbrot* (aus Roggenschrot bereitet); sie regen durch den Gehalt an unverdaulicher Zellulose die Darmperistaltik an, daher zeitweiliger Genuß von 2—3 Stück ($^1/_4$—$^1/_2$ Pfund) pro die bei Obstipation (wirkt blähend).

Günstig auf die Peristaltik wirkt auch *Rademann's D-K-Brot*, welches die Kleie in besonders präparierter Form enthält und nicht bläht.

Ebenso *Simonsbrot*, welches aus dem vorher gemälzten, vollen Getreidekorn (nicht aus Mehl) hergestellt wird. Sehr wohlschmeckend, hält sich lange frisch. In einem kühlen, trockenen, luftigen Raume (nicht in Blechkasten oder geschlossenen Schränken) aufbewahren.

Kriegsbrot: Hergestellt aus Roggen, der bis zu 94% vermahlen ist (im Frieden meist nur bis 75%) mit Zusatz von

10—20% Kartoffelwalzmehl (zur Streckung des Roggens), nach Klopfer Zusatz eines Kartoffelerzeugnisses, dem der größte Teil des Wassers durch warme Luft (nicht über 60° C) entzogen ist, und das sämtliche Trockensubstanz der Kartoffel unverändert enthält, nicht über 10%.

Klopfer's Vollkornfeinbrot: Hergestellt durch eigene Methode des Vermahlens, bei welcher der innere Kern des Roggenkorns möglichst „griffig" (grießig) vermahlen wird, das äußere Kleberzellengewebe der Randschicht mechanisch weitgehend zertrümmert wird. Zu Verlust gelangt nur die äußerste, dünne Haut, etwa 3% des Korns. Ausnützung solchen Brotes wie die feinen Roggenbrotes (v. Noorden und J. Fischer).

Blutbrot („Blockbrot", „Eiweißbrot"): Zusatz von Blut zum Brotteig, Anreicherung des Brotes mit Eiweiß, 9,8—10,5%. Dunkle, schwärzliche Farbe, Geschmack wie gewöhnliches Brot. — Hofmeister läßt 10 Teile Blutmehl auf 100 Teile Kartoffelmischmehl zusetzen oder 25 : 500; Eiweißgehalt 8,94 bzw. 7,1 (gegen etwas über 4% beim Kriegsbrot). Graubraune oder braune Farbe, schöne dunkelbraune Rinde. Guter Geschmack, sättigt.

Lupinenbrot: Aus 80 Teilen Roggen- und 20 Teilen Lupinenmehl hergestellt. Gut bekömmlich, Ausnützung der Proteinstoffe der Lupinen besser als des Klebereiweißes des Roggens (Alken). Enthält 9,42% Eiweiß (Brot aus reinem Roggenmehl 5,23%). Geschmack leicht bitter, deshalb Lupinenbrot von manchen verschmäht, etwas teigige Konsistenz.

A n m e r k u n g: Lupinenmehl, gut entbittert (sonst giftig), hergestellt von Breslauer Lupinen-Verwertungs-Gesellschaft: 5—14% Zellulose, Hemizellulose, 4,6—7% Fett, 56—63% Eiweiß, geringe Mengen Extraktivstoffe und andere wenigen Kohlenhydrate.

Haferbrot: Wegen seines geringen Klebergehaltes nicht so locker wie Weizen- oder Roggenbrot.

Sehr zu empfehlen *Haferkeks* (Hohenlohe'sche usw.), schmackhaft und leicht verdaulich.

Gerstenmehl zubereitet (Knorr'sches, Hohenlohe'sches): Knorr'sches: 10,9 W., 7,9 N., 1,44 F., 77,5 Nfr. Extr., 1,1 F., 1,04 A. 100 g = 360 Kalorien.

Hafermehl, zubereitet, einschließlich Hafergrütze (Weibezahn'sches, Knorr'sches, Hohenlohe'sches): Knorr: 9,4 W., 11,1 N., 73,6 Nfr. Extr., 5,1 F., 0,7 A. 100 g = 395 Kalorien. Weibezahn: 10,3 W., 10,6 N., 71 Nfr. Extr., 7,1 F., 0,9 A. 100 g = 401 Kalorien.

Feinstes Weizenmehl: 12,63 W., 10,68 N., 1,13 F., 74,69 Nfr. Extr., 0,30 Rohfaser, 0,52 A. 100 g = 361 Kalorien.
Aleuronatmehle, Klebermehle: 7,4 W., 79,8 N., 2,9 F., 8,6 Nfr. Extr., 0,3 Rohfaser, 1,1 A. 100 g = 390 Kalorien.
Roborat: 10,6 W., 79,2 N., 4,1 F., 4,4 Nfr. Extr., 1,3 A. 100 g = 381 Kalorien.
Reis: 13,17 W., 8,13 N., 1,29 F., 75,50 Nfr. Extr., 0,88 Rohfaser, 1,03 A. 100 g = 355 Kalorien.
Weizengrieß: 13,05 W., 9,43 N., 0,94 F., 75,92 Nfr. Extr., 0,21 Rohfaser, 0,40 A. 100 g = 358 Kalorien.
Kufeke's Kindermehl: 8,4 W., 13,2 N., 1,7 F., 23,7 in kaltem Wasser lösliche, 50,2 in Wasser unlösliche Nfr. Extr., 0,6 Rohfaser, 2,2 A. 100 g = 375 Kalorien.
Kindermehl Klopfer: 7,2 W., 27,8 N., 2,6 F., 56,4 in Wasser lösliche, 2,7 unlösliche Nfr. Extr., 0,8 Rohfaser, 2,4 A. 100 g = 396 Kalorien.
Kindermehl Dr. Stelzer: 7,0 W., 10,3 N., 4,4 F., 51,4 in Wasser lösliche, 24,5 unlösliche Nfr. Extr., 0,3 Rohfaser, 2,4 A. 100 g = 392 Kalorien.
Rademann's Kindermehl: 5,6 W., 14,1 N., 5,6 F., 17,2 in Wasser lösliche und 52,7 in Wasser unlösliche Nfr. Extr., 0,7 Rohfaser, 3,9 A. 100 g = 401 Kalorien.
Reismehl, zubereitet (Knorr'sches, Hohenlohe'sches): 12,29 W., 7,39 N., 0,69 F., 78,95 Nfr. Extr., 0,10 Rohfaser, 0,58 A. 100 g = 360 Kalorien.
Reismehl (Knorr): 12,8 W., 6,9 N, 78,8 Nfr. Extr., 5,1 F., 0,07 A. 100 g = 399 Kalorien.
Maismehl (Mondamin, Maizena): Knorr's Maismehl: 11,6 W., 2,4 N., 0,2 F., 85,6 Nfr. Extr., 0,2 A. 100 g = 363 Kalorien. — Maizena: 14,3 W., 1,6 N., 83,0 Nfr. Extr., 0,0 F., 0,8 A. 100 g = 347 Kalorien.
Arrowroot, Tapioka: 16,5 W., 0,9 N., 0,0 F., 84,4 Nfr. Extr., 0,2 A. 100 g = 342 Kalorien.
Tapioka (Knorr): 7,9 W., 0 N., 91,9 Nfr. Extr., 0 F., 0,2 A. 100 g = 377 Kalorien.
Materna (Klopfer): 10,79 W., 5,86 N. (als Eiweiß berechnet 36,6), 9,98 F., 1,39 Lezithin, Zuckerarten + Dextrin 12,34, stärkeartige Stoffe 5,54, 5,14 A. (NaCl 0, Phosphorsäure 0,95). 100 g = 360—370 Kalorien.
Kastanienmehl: 9,2 W., 2,8 N., 75,8 Nfr. Extr., 3,4 F., 2,4 A. 100 g = 354 Kalorien.
Bananenmehl: 11,6 W., 3,5 N., 80,0 Nfr. Extr., 0,9 F., 2,8 A. 100 g = 351 Kalorien.
Gerstenmalzextrakt: 25,58 W., 3,60 N., 69,76 Nfr. Extr., 1,06 A. 100 g = 301 Kalorien.

Sago, Tapioka, Reis, Gerste, bzw. *Graupen, Grünkern* (unreif getrockneter Spelz, schmackhaft, aber nicht so leicht verdaulich als Gerste und Hafer), *Grieß, Hafer, Mais,* bzw. die aus ihnen bereiteten *Mehle* und *Präparate,* wie *Reismehl, Mondamin, Maizena,* d. i. indisches Maismehl, *Rademann's* und *Kufeke's Kindermehl, Weibezahn'sches Hafermehl, Haferflocken* und *Hafergrütze, Hohenlohe'sches Hafermehl* und *Haferflocken, Oat meal, Knorr's präparierte Mehle* (Reis-, Gersten-, Hafermehl), *Hohenlohe'sches Reis- und Gerstenmehl, Malzextrakt, Kaiser's, Loeflund's, Schering's* u. a., *Liebe's Malzextrakt-Pulver,* ferner *Arrow-Root,* sehr zu empfehlen zu Getreidemehlsuppen und zarten Brennsuppen. — Indiziert in fieberhaften Krankheiten, Magen- und Darmerkrankungen u. a.

Im allgemeinen 100 g Mehl auf $^5/_4$ Ltr. Wasser unter Zusatz von etwas Butter und Kochsalz gekocht.

Für einen Teller Suppe, 150—200 ccm, nimmt man ca.: Grieß 5 g = ca. 1 gehäuften Teelöffeln voll, Reis 10 g = 2 gehäuften Teelöffeln voll, Grünkern 25 g = 5 gehäuften Teelöffeln voll, Gerste und Hafer 30 g = 5, resp. 4$^1/_2$ Teelöffel voll (für dicken Schleim das doppelte).

Für einen kleinen Teller Reisbrei ca. 30 g Reis nebst $^1/_4$—$^1/_2$ Ltr. Milch, sowie etwas Butter und Salz.

Hafergrützsuppe: 250 g beste Grütze — sehr zu empfehlen *Oat meal, Quaker Oarts, Hohenlohe'sche Haferflocken, Knorr'sche, Weibezahn's Hafergrütze* — werden mit 3 Ltr. Wasser aufgesetzt, stark gekocht und durch ein feines Haarsieb geseiht. Zusatz von etwas Kochsalz und Zucker. Zur Erhöhung des Wohlgeschmacks etwa 3 Eßlöffel voll gestoßene Mandeln zugesetzt.

Sehr zu empfehlen folgende Vorschrift: Zu einer Portion von 600—700 g gebraucht man 60—70 g „schottische Hafergrütze". Deutsche Hafergrütze ist ebenso gut. Sie wird mit so viel Wasser aufgesetzt, daß die Masse nach zweistündigem Kochen ziemlich dick ist. Sobald der Brei unter stetigem Umrühren zum Kochen gebracht ist, setzt man den Topf in einen größeren mit kochendem Wasser, so daß er bis zur Hälfte darin steht, und läßt ihn weiter kochen. Auf diese Weise kann die Grütze auf dem stärksten Feuer gekocht werden, ohne anzubrennen, man braucht sie nur von Zeit zu Zeit umzurühren. Am anderen Tage vor dem Gebrauch wird sie wiederholt auf das Feuer gesetzt, nach Belieben Salz hinzugefügt, mit etwas Milch verdünnt, tüchtig umgerührt und noch ein wenig aufgekocht, dann wird die ganze Masse mit einem Kochlöffel durch ein feines Haarsieb getrieben, wozu etwa 15—20 Minuten erforderlich sind. Während des

Durchtreibens kann man noch etwas heiße Milch, aber nicht zuviel, hinzugießen. Die fertige Grütze muß ein dicker Brei sein und sofort serviert werden, da sie beim längeren Stehen dünn und flüssig wird.

Porridge von Oatmeal: 25 g Oatmehl werden mit $^3/_8$ Ltr. kaltem Wasser glatt verrührt, eine Prise Salz hinzugefügt und 15 Minuten unter Umrühren langsam gargekocht.

Gerstenschleimsuppe: Beste und feinste Perlgerste (100 g) wird abends in Wasser eingeweicht, am folgenden Morgen unter Beigabe von Butter gekocht, durchgeseiht und etwas Salz hinzugefügt. — Zu empfehlen Zusatz von etwas Fleischbrühe, Fleischextrakt oder Maggi's Würze und Bratenjus.

Oder aus Graupen bereitet: 65 g feine Graupen zu $^1/_2$ Ltr. Wasser.

Reisschleim: Ebenso zubereitet, Reis gleichfalls abends zuvor in Wasser eingelegt.

Malzextrakt: Zusatz zu Suppen, 3 Eßlöffel voll zu 350 bis 400 ccm (= etwa 1 tiefen Teller), teelöffelweise mit Wein, Bier, Milch und Fleischbrühe, 1 Eßlöffel auf 1 gewöhnliches Glas (200 ccm) Sodawasser.

Arrowroot: Zusatz zu Milch (1 Teelöffel voll auf 1 Tasse) und Getränken (3 Eßlöffel auf 1 Ltr. Wasser, mit 45 g Zucker und feingeschälter Zitronenschale gekocht).

Diasana: Pflanzennahrung mit fast vollständig gelösten Kohlenhydraten. 4,0 W., 23 N., 63 Nfr. Extr. (darunter 59 lösliche Kohlenhydrate), 6 F., 3 A. 100 g = 408 Kalorien. Angenehmer Geschmack, sehr leicht verdaulich. Mit kaltem Wasser zu einem dicken Brei anrühren, dann Zusatz zur Milch, oder mit Wein allein, oder mit Kakao, zu Suppen u. dgl.

Aleuronat (Hundhausen's): Kleberpräparat aus Weizenmehl. (R. Hundhausen, Hamm i. W.) Grauweißes, mittelfeines Pulver mit deutlichem Getreide-(Kleber-)Geruch, in kleinen Mengen geschmacklos, in stärkerer Konzentration etwas kratzend, wenig löslich und schlecht quellbar. Ausnützung gut. Als Zusatz zur Milch (1 Eßlöffel voll auf $^1/_4$ Ltr.), Fleischbrühe, Kartoffeln-, Milch-, Mehlsuppen usw., Gemüse, Tunken (1 Teil Aleuronat, 3 Teile andere Nährmittel) und Kakao (1 Teil Aleuronat, 2 Teile Kakao). Gewöhnlich Mischung von Aleuronatmehl und Weizenmehl zu gleichen Teilen verwandt. Entweder der fertigen Speise direkt eingerührt oder mit ihr gekocht oder vorher mit der doppelten Menge Wasser kurz abgekocht und dann mit der betreffenden Speise eingekocht. Bedarf mehr Salz, Gewürz, Fett usw. als gewöhnliches Mehl. Zur Herstellung von Gebäcken im Verhältnis von 1 : 5. Aleuronat zu empfehlen als Zusatz zu Hafermehlbrei.

Roborat (aus Weizen, Reis und Mais dargestellt): Feines, gelblichweißes Pulver, nahezu geschmacklos. Mit kalter oder lauwarmer Flüssigkeit vorsichtig anzurühren. Eignet sich als Zusatz zu Hafer-, Gerste- und Kartoffelsuppen (Eiweißanreicherung), sowie zu Gebäcken (zu Brot 1:3, Roboratzwieback sehr wohlschmeckend). Sehr bekömmlich, wird sehr gut ausgenützt. Dosis für Erwachsene dauernd 3—4Eßlöffel = ca. 50 g pro die, für Kinder 3—4 halbe Eßlöffel, bezw. Teelöffel. Anzuwenden bei Darmkatarrhen, anämischen Zuständen u. a.

Glidine (Klopfer): Lezithineiweiß, aus feinem Weizenmehl ohne chemische Mittel bereitet. Über 1% Lezithin. Weißgelbliches, feines, mehlig sich anfühlendes Pulver, wenig löslich in Wasser, gut quellbar, 10,0 W., 86,0 N. (inkl. Lezithin), 1,4 Rohfaser, 0,0 Nfr. Extr., 0,8 A. 100 g = 335 Kalorien.

Besonders zu empfehlen bei Diabetes (Haferkuren), vorzügliche Ausnützung (v. Noorden). Günstige Backfähigkeit, lockere Beschaffenheit der Gebäcke (Rademann- und Fritz'sche Luftbrote, Leukonbrote, sowie Diabetikerhausgebäcke vorzugsweise mit Glidin hergestellt). Reizt Magen und Darm nicht.

Jodglidine: Verbindung von J mit dem Glidin. Allmähliche, dabei kontinuierliche Abspaltung des J im Organismus, indiziert bei Arteriosklerose, Lues, Asthma u. a. Dosis: 1—6 Tabletten (à 0,05 g J) täglich.

Materna (Klopfer): 10,79 W., 5,86 N. (N.-Substanz 36,60). 9,98 F., 1,39 Lezithin, 15,54 stärkeartige Stoffe, 12,34 Zuckerarten + Dextrin, 5,14 Mineralstoffe (darunter Spur von NaCl, 0,95 Phosphorsäure). 100 g = 360 Kalorien. Dargestellt aus den Getreidekeimlingen. Enthält neben fertigen Eiweißstoffen Peptide und Polypeptide (Vitamine), aus denen die Pflanzen ihre Leibessubstanz aufbauen sollen. Die Keimlinge geben ausgepreßt schmackhaftes Speiseöl mittlerer Qualität. Das entfettete Material nach Vorschlag von Backhaus zur Herstellung von „Morgentrank" verwandt, gut resorbierbar.

Materna hat sehr günstige Ausnützung. Dosis 40—50 g pro die (mit etwa 4,0 F.). Einrühren in heißes Wasser oder Kakao, oder Abkochung von Fleischbrühwürfeln, desgleichen in dicken Suppen (Kartoffeln-, Gerste-, Hafer-, Grünkernsuppen) und in Breie (Kartoffeln, Gemüse, Apfelmus). Indikation: Gefährdete Ernährungszustände, besonders bei Rekonvaleszenten, Anämischen, Schwangeren, Stillenden und in der Wachstumsperiode.

Energin: 9,1 W., 83,7 N., 0,7 Stärke, 4.5 F., 0,3 Rohfaser. 1,0 A. 100 g = 388 Kalorien. Aus dem Protein des Reiskorns gewonnen. Gute Ausnützung. Schlechte Quellbarkeit. *Konglutin, Tutulin, Mutase, Visvit,* sämtlich bisher nur in beschränktem Maße verwendet.

Konglutin (Fromm & Co., Kötzschenbroda-Dresden): Aus Lupinen hergestellt. Wie Aleuronat zur Anreicherung von Brot mit Eiweiß, gewöhnlichem Mehl bis zu 25% zusetzen. Geeignet für Diabetiker.

Tutulin (Althen und Menk, Halle a. S.): 3,9 W., 80,8 N., 2,1 F., 8,5 Nfr. Extr., 0,7 A. 100 g = 386 Kalorien. Aus Weizeneiweiß hergestellt. Weißgelbliches Pulver, geruch- und geschmacklos, fast unlöslich in Wasser, mäßig gut quellbar. Gut zu nehmen in dicken Suppen und Breien verkocht. Zu Backzwecken nicht besonders geeignet.

Mutase (Rheinische Nährmittelfabrik in Uerdingen): 9,8 W., 54,4 N., 1,8 F., 25,1 Nfr. Extr., 8,1 A. 100 g = 343 Kalorien. Aus vegetabilischen Rohstoffen werden die löslichen Bestandteile ausgewaschen und ausgepreßt, der Saft bei niedriger Temperatur im Vakuum getrocknet und gepulvert. Weißgelbliches, wasserlösliches Pulver von etwas fadem Geschmack. Zur Eiweißanreicherung von Suppen, Breien, Tunken u. a.

Visvit (Gödecke & Co., Leipzig): 7,1 W., 74,4 N., 3,1 F., 14,2 Nfr. Extr., 1,2 A. 100 g = 392 Kalorien. Innige Mischung von Weizenprotein mit Hämoglobin und Eidotter. Graugelbes Pulver, mit dunklen, feinen Teilchen durchsetzt, fast geruch- und geschmacklos, gut quellbar und dabei rosarote Farbe annehmend (Hämoglobin).

VII. Leguminosen.

Erbsen: 13,80 W., 23,35 N., 1,88 F., 52,65 Nfr. Extr., 5,57 Rohfaser, 2,75 A. 100 g = 329 Kalorien.

Bohnen: 11,24 W., 23,66 N., 1,96 F., 55,60 Nfr. Extr., 3,88 Rohfaser, 3,66 A. 100 g = 343 Kalorien.

Linsen: 12,33 W., 25,94 N., 1,93 F., 52,84 Nfr. Extr., 3,92 Rohfaser, 3,04 A. 100 g = 341 Kalorien.

Werden in der gewöhnlichen Zubereitung (mit Hülsen) schlecht verdaut (wirken blähend, weil die Zellulose zum Teil zersetzt wird und Sumpfgas liefert).

Zur Krankenkost nur in weichgekochtem Zustande als Suppen oder Purée. Werden nur in weichem Wasser weich, hartes Wasser muß entweder vorher gekocht werden, oder es wird Natrium bicarbonicum zugesetzt (1 Messerspitze voll auf 1 Ltr.). Leguminosen sind kalt anzusetzen und langsam zu erhitzen, nicht enthülste sind so lange zu kochen, bis sie geplatzt sind, nachher durch ein Sieb durchzurühren. Zusatz von etwas Essig nach dem Garkochen zu empfehlen. Leichter verdaulich sind die

Leguminosenmehle.

Bohnenmehl (Knorr, Hohenlohe): 10,3 W., 23,2 N., 2,1 F., 59,4 Nfr. Extr., 1,7 A. 100 g = 358 Kalorien.
Erbsenmehl (Knorr, Hohenlohe): 10,4 W., 25,2 N., 2,0 F., 57,2 Nfr. Extr., 2,9 A. 100 g = 356 Kalorien.
Linsenmehl (Knorr, Hohenlohe): 10,7 W., 25,5 N., 1,8 F., 57,2 Nfr. Extr., 2,6 A. 100 g = 358 Kalorien.
Maltoleguminose (Liebig): 9,42 W., 20,47 N., 1,34 F., 16,25 lösliche und 49,41 unlösliche Nfr. Extr., 3,01 A. 100 g = 366 Kalorien.

Knorr'sches, Hohenlohe'sches Bohnen-, Erbsen-, Linsenmehl, sehr zu empfehlen für Suppen.

Maltoleguminose: 1 Eßlöffel auf 300 ccm Wasser aufgekocht oder als Zusatz zur Milch, Fleischbrühe usw.

Maltoleguminosenkakao.

Hartenstein'sche Leguminose: In 4 verschiedenen Mischungen.

Nr. I: 11,0 W., 25,5 N., 57,8 Nfr. Extr., 1,8 F., 3,1 A. 100 g = 359 Kalorien.
Nr. II: 11,6 W., 20,4 N., 63,1 Nfr. Extr., 1,9 F., 1,0 A. 100 g = 360 Kalorien.
Nr. III: 11,9 W., 17,8 N., 66,4 Nfr. Extr., 1,3 F., 1,8 A. 100 g = 358 Kalorien.
Nr. IV: ? W., 15,0 N., 72,0 Nfr. Extr., ? F., ? A. 100 g = 357 Kalorien.

Mit kaltem Wasser angerührt und dann $1/2$ Stunde, noch besser 1 Stunde lang unter Zusatz von etwas Kochsalz gekocht, 1 gehäufter Eßlöffel zur Zubereitung eines Tellers Suppe. Als Geschmackskorrigens dient Fleischextrakt, Bratenjus, Maggiwürze oder konzentrierte Fleischbrühe. Zur Erhöhung des geringen Fettgehaltes Zusatz von 1—2 Teelöffeln Rahm.

Leguminose-Maggi: 10,8 W., 23,7 N., 52,8 Nfr. Extr., 7,0 F., 3,9 A. 100 g = 378 Kalorien.

Liebe's lösliche Leguminose: Enthält 2,45 W., 24,06 Eiweiß, 67,78 Kohlenhydrate (darunter 19,8 lösliche), 1,90 F., 3,81 A. 1—2 Eßlöffel des Mehles mit kaltem Wasser zu dünnem Brei anrühren, ca. 18 Eßlöffel kochenden Wassers zusetzen (oder Fleischbrühe oder Fleischextrakt), Butter und Salz, nach Belieben etwas Gewürz. Am besten $1/4$—$1/2$ Stunde kochen lassen. Reicht für 1 Teller Suppe. Wohlschmeckend und leicht verdaulich.

Fertige Leguminosensuppe (*Maggi's Suppenwürfel*): Einfach in Wasser zu kochen.

Sojabohnenmehl: ca. 42% Protein, ca. 18% F., ca. 24% Kh., ca. 6% A. 100 g = 438 Kalorien.

Trink-Soyamamilch (normal): 3,77 N., 3,36 F., 4,26 Kh., 0,59 A. 100 ccm = 64 Kalorien. Aussehen wie das der Milch, Aufrahmen bei längerem Stehen, vor Gebrauch durchschütteln. Beim Sauerwerden ungenießbar. Bei Zusatz von etwas NaCl wird Geschmack kräftiger. Säuregerinnung der Pflanzenmilch (auch der Mandelmilch) feiner als die Säure- und Labgerinnung der Kuhmilch, geringere Absonderung von Magensaft als bei Kuhmilch, Verweilsdauer im Magen kürzer als die der Kaseinfettgerinnsel, peristaltische Arbeit geringer und schonender (A. Fischer). Indikationen: Ulc. ventriculi et duodeni, peritonitische Reizzustände, Supersekretion, Überernährungskuren, Motilitätsstörungen des Magens, harnsaure Diathesen, Nierenleiden zur Herabsetzung des NaCl-Gehaltes der Nahrung, ebenso zu gleichem Zweck bei anderen Ödemen.

Soyamarahm (normal): 2,93 N., 11,50 F., 4,40 Kh., 0,58 A. 100 ccm = 137 Kalorien.

Andere Soyamapräparate s. Diab. mellit.

Augenblicklich sind von Soyamapräparaten im Handel: „*Echte Soyama-Feinkost*": Etwa 12% Eiweiß, 5% Fett, 0,5% Lezithin, 7% Kohlenhydrate, etwa 71% Wasser, 1% phosphorsaure Erdalkalien, etwa 1,5% Rohfaser und 2% NaCl. Sehr feiner Geschmack, auch als Zusatz zu Suppen, Pastetenfüllungen, Klops und Hackfleischgerichten.

„*Echter Soyama-Pflanzenrahm*", gezuckert und kondensiert: Etwa 40% Fett, 34% Zucker, 1% Eiweiß. Verdünnung 1 : 9 Teilen Wasser, wie Milch, der sie im Geschmack ähnelt, 1 : 3 Teilen Wasser, rahmartig.

VIII. Gemüse und Salate.

Kartoffeln: 74,93 W., 1,99 N., 0,15 F., 20,86 Nfr. Extr., 0,98 Rohfaser, 1,09 A. 100 g = 95 Kalorien.

Blumenkohl: 90,89 W., 2,48 N., 0,34 F., 1,21 Zucker, 3,34 sonstige Nfr. Extr., 0,91 Holzfaser, 0,83 A. 100 g = 32 Kalorien.

Gemüse und Salate.

Spargel: 93,72 W., 1,95 N., 0,14 F., 2,40 Nfr. Extr., 1,15 Rohfaser, 0,64 A. 100 g = 19 Kalorien.
Spinat: 89,24 W., 3,71 N., 0,50 F., 0,10 Zucker, 3,51 sonstige Nfr. Extr., 0,94 Rohfaser, 2,00 A. 100 g = 34 Kalorien.
Grüne Gartenerbsen: 77,67 W., 6,59 N., 0,52 F., 12,43 Nfr. Extr., 1,94 Rohfaser, 0,85 A. 100 g = 83 Kalorien.
Schnittbohnen: 88,75 W., 2,72 N., 0,14 F., 1,16 Zucker, 5,44 sonstige Nfr. Extr., 1,18 Holzfaser, 0,61 A. 100 g = 40 Kalorien.
Kohlrübe oder Steckrübe: 88,88 W., 1,39 N., 0,18 F., 7,37 Nfr. Extr., 1,44 Rohfaser, 0,74 A. 100 g = 38 Kalorien.
Mohrrübe: 86,77 W., 1,18 N., 0,29 F., 6,42 Zucker, 2,64 sonstige Nfr. Extr., 1,67 Rohfaser, 1,03 A. 100 g = 45 Kalorien.
Weißkraut (weißer Kohl): 90,11 W., 1,83 N., 0,18 F., 1,92 Zucker, 3,13 sonstige Nfr. Extr., 1,65 Rohfaser, 1,18 A. 100 g = 30 Kalorien.
Rotkraut: 90,06 W., 1,83 N., 0,19 F., 1,74 Zucker, 4,12 sonstige Nfr. Extr., 1,29 Rohfaser, 0,77 A. 100 g = 33 Kalorien.
Savoyerkohl: 87,09 W., 3,31 N., 0,71 F., 1,29 Zucker, 4,73 sonstige Nfr. Extr., 1,23 Holzfaser, 1,64 A. 100 g = 45 Kalorien.
Steinpilze, frisch: 87,13 W., 5,39 N., 0,40 F., 5,12 Nfr. Extr., 1,01 Rohfaser, 0,95 A. 100 g = 47 Kalorien.
Steinpilze, lufttrocken: 12,81 W., 36,66 N., 2,70 F., 34,51 Nfr. Extr., 6,87 Rohfaser, 6,45 A. 100 g = 317 Kalorien.
Champignon, frisch: 89,70 W., 4,88 N., 0,20 F., 3,57 Nfr. Extr., 0,83 Rohfaser, 0,82 A. 100 g = 37 Kalorien.
Champignon, lufttrocken: 11,66 W., 41,69 N., 1,71 F., 30,55 Nfr. Extr., 7,16 Rohfaser, 7,03 A. 100 g = 312 Kalorien.
Gurken: 95,36 W., 1,09 N., 0,11 F., 1,12 Zucker, 1,09 sonstige Nfr. Extr., 0,78 Rohfaser, 0,45 A. 100 g = 15 Kalorien.
Kopfsalat: 94,33 W., 1,41 N., 0,31 F., 0,10 Zucker, 2,09 sonstige Nfr. Extr., 0,73 Rohfaser, 1,03 A. 100 g = 17 Kalorien.

Kartoffeln als Purée (mit Milch verrührt), sowie als Suppe (fein durchgeschlagen) in mäßiger Menge (A. Schmidt) leicht verdaulich, Stückkartoffeln nicht gut verdaulich, vermehren die Kotmenge. (Werden am besten im Dampfkochtopf gekocht.) Reichlicher Genuß derselben zu empfehlen, um in den Magen gelangte Fremdkörper, wie Münzen, aus dem Darmkanal zu entfernen. Mehlige, d. h. stärkemehlreiche Kartoffeln leichter verdaulich als seifige.

Ferner sind leicht verdaulich *junge Gemüse* (junge Erbsen, junge Bohnen), *Spargel, Blumenkohl, Spinat* u. a.
Zubereitung am besten *englisch*, d. h. gesotten, ohne Tunke.

Sehr zu empfehlen *Reis* in Salzwasser gebrüht (Zusatz von Butter), ferner Reis mit Äpfeln, Pflaumen, Aprikosen.

Rüben (Mohrrüben zeichnen sich durch beträchtlichen Zuckergehalt aus) und *Kohlarten* (Weißkraut, Rotkraut, Savoyerkohl, Sauerkraut) sind schwer verdaulich (stehen den Kartoffeln an Verdaulichkeit weit nach), zu verwenden bei habitueller Obstipation. Kohlarten werden, fein gewiegt, leichter verdaulich.

Pilze und *Schwämme* nur bei guter Verdauung zu genießen. Schlechte Ausnützung der N.-Substanz, auch bei getrockneten und fein vermahlenen Pilzen. (Abgießen des ersten Kochwassers bei manchen Arten, Vorsicht mit giftigen Arten!)

Salate und *Gurken*, roh verzehrt, nur für Menschen mit ganz gesunder Verdauung, weil das pflanzliche Zellgewebe noch völlig unversehrt und das Amylum roh und ungequollen (nicht aufgeschlossen) ist.

Friedenthals Gemüsepulver: Äußerst fein pulverisierte Trockenpulver.

Anmerkung: Dringend zu empfehlen Abkochen der Gemüse in der Kochkiste. Kein Abschütten des Kochwassers, weil damit wertvolle Bestandteile (namentlich Mineralstoffe) verloren gehen. Abkochen nur bei Pilzen (s. o.) und bei überwinterten, in Erdgruben aufbewahrten Kohlarten.

IX. Obst.

Äpfel, frisch: 84,37 W., 7.97 Invert-, 0,88 Rohrzucker, 0,70 freie Säure, 0,30 N. (wasserlöslich), 3.18 Pektinstoffe, 0,42 A. (0,10 in Wasser unlöslich), 1,21 Rohfaser, 0,77 sonstige Stoffe (in Wasser unlöslich).

Äpfel, getrocknet: 31,28 W., 40,88 Invert-, 3,90 Rohrzucker, 3,51 freie Säure, 1,42 N., 1,94 F., 9,38 sonstige Nfr. Extr., 6,10 Rohfaser, 1,59 A. 100 g = 236 Kalorien.

Birnen, frisch: 83,83 W., 7,61 Invert-, 1,50 Rohrzucker, 0,19 freie Säure, 0,35 N. (in Wasser löslich), 3,79 Pektinstoffe, 0,29 A., 0,05 Gerbsäure, 0,23 Rohfaser, 100 g = 58 Kalorien.

Birnen, getrocknet: 29,41 W., 24,14 Invert-, 4,94 Rohrzucker, 0,84 freie Säure, 2,07 N., 0,35 F., 29,66 sonstige Nfr. Extr., 6,87 Rohfaser, 1,67 A. 100 g = 253 Kalorien.

Obst. 55

Zwetschen, frisch: In Prozenten des Fruchtfleisches:
81,62 W., 5,92 Invert-, 5,73 Rohrzucker, 0,92 freie Säure,
0,78 N. (löslich in Wasser), 4,19 Pektinstoffe, 0,63 A. (0,08 in
Wasser unlöslich), 1,08 Pektose. — 5,34 Schalen und Steine.
100 g = 68 Kalorien.
Pflaumen, getrocknet: (Zwetschen) Fleisch derselben:
28,07 W., 43,15 Invert-, 0,22 Rohrzucker, 2,44 freie Säure,
2,37 N., 0,44 F., 19,71 Nfr. Extr., 2,14 Rohfaser, 1,46 A.
100 g = 272 Kalorien.
Weintrauben: 79,12 W., 14,36 Zucker, 0,77 freie Säure,
1,01 N., 1,03 Pektinstoffe, 0,48 A. (0,11 in Wasser unlöslich),
0,85 Pektose, 2,18 Schalen und Kerne. 100 g = 67 Kalorien.
Heidelbeeren: 81,85 W., 5,29 Invertzucker, 1,37 freie
Säure, 0,77 N., 0,49 Pektinstoffe, 0,71 A., 3,00 Pektose.
100 g = 27 Kalorien.
Kirschen: 80,57 W., 11,17 Zucker, 0,76 freie Säure,
1,29 N., 1,70 Pektinstoffe, 0,52 A., 0,43 F., 5,34 Steine.
100 g = 62 Kalorien.
Bananen, frisch: 74,95 W., 1,40 N., 0,43 F., 16,20 Zucker,
5,3 sonstige Nfr. Extr., 0,60 Rohfaser, 1,05 A. 100 g = 98 Kalorien.
Feigen (getrocknete): 28,78 W., 51,43 Zucker, 0,71 freie
Säure, 3,58 N., 1,27 F., 5,29 sonstige Nfr. Extr., 6,19 Rohfaser,
2,75 A. 100 g = 259 Kalorien.
Erdbeeren: 86,99 W., 5,13 Invert-, 1,11 Rohrzucker,
1,10 freie Säure, 0,59 N., 0,72 A. (0,26 in Wasser unlöslich),
1,56 Trester, 0,53 F. 100 g = 33 Kalorien.
Süße Mandeln: 6,27 W., 21,40 N., 53,16 F., 13,22 Nfr.
Extr., 3,65 Rohfaser 2,30 A. 100 g = 636 Kalorien.
Walnußkerne: 7,18 W., 16,74 N., 58,47 F., 12,99 Nfr.
Extr., 2,97 Rohfaser, 1,65 A. 100 g = 666 Kalorien.
Die Zusammensetzung des Obstes unterliegt je nach
Herkunft und Ausfall der Ernte in den einzelnen Jahren
weiten Schwankungen.
Die meisten Obstarten gekocht (als Kompott, Mus)
leichter verdaulich als roh. Durch den geringen Gehalt an
Kohlenhydraten sind Nüsse, Mandeln, Walderdbeeren auch
für den Diabetiker verwertbar. Befördern im allgemeinen
den Stuhlgang, mit Ausnahme der Heidelbeeren, welche verstopfen.
Mandeln und Nüsse hart, schwer zu kauen, werden
so schlecht resorbiert, daß von einem Nährwert keine Rede ist,
für den Stuhlgang indifferent, bei Stomatitis und Pharyngitis
meiden.
Obstsäfte zu Limonaden.
Obstgelée Erfrischungsmittel.

Obstsuppen.
Aus frischem oder getrocknetem Obst bereitet. Zu empfehlen in akut fieberhaften Krankheiten, bei gänzlich daniederliegender Verdauung. Leicht abführende Wirkung.

Äpfelsuppe: 3—4 ungeschälte zerschnittene Äpfel (Stiel und Krone zuvor entfernt) mit ca. 0,4 Ltr. kalten Wassers aufs Feuer gesetzt und so lange gekocht, bis die Äpfel weich sind. Durchseihen, Zusatz von Zucker und etwas Mehl.

Bananen: Nahrhaft, feiner Geschmack, sehr geeignet zu Obstspeisen (Bananenpfannkuchen u. a.). Namentlich für Kinder zu empfehlen.

Bananenmehl (Deutsche koloniale Bananen-Mühlwerke, Mannheim): Hellere Sorte (gereinigte Form): 13,1 W., 1,81 A., 0,63 F., 2,64 N., 0,81 Rohfaser, 81,01 Nrf. Extr. (darunter 77,30 Stärke, 0,41 Dextrin, 0,68 Invertzucker, 0,03 Rohrzucker). Dunklere Sorte (entspricht den nicht völlig von Kleber und Kleie gereinigten Weizen- und Roggenbackmehlen): 13,03 W., 2,10 A., 5,1 Protein, 1,43 Rohfaser, 0,69 F., 77,65 Nfr. Extr.

Bananen, bzw. Bananenmehl indiz. bei Diabetes (s. dieses Kapitel), Gicht und harnsauren Konkrementen (frei von Purinbasen), Nierenkrankheiten bei eiweißarmer Nahrung, dysenterieartigen Erkrankungen, Entfettungskuren (s. d.).

Suppe aus etwa 30—40 g Melban (i. e. Bananenmehl) mit Fruchtsaft oder Sirup sehr gern genommen.

Traubenkuren: Reife, zuckerreiche Trauben von Tirol, dem Rhein und dem Genfersee, Italien, Ungarn, Spanien.

Kleinere Mengen (1,5—2 kg) Trauben neben entsprechender Nahrung befördern den Eiweiß- und Fettansatz, größere (bis zu 3 kg und mehr) wirken diarrhoisch und führen durch Verschlechterung der Resorption, durch auslaugende und wasserentziehende Wirkung zur Abnahme des Körpergewichts. Wird Schale und Kern mitgenossen, so bleibt der Darmkanal bei manchen unbeeinflußt, indem der Gerbsäuregehalt der Hülsen eher stopfend wirkt, meist hat die in den Schalen enthaltene Zellulose abführende Wirkung (Laquer).

Beginn der Kur mit geringen Mengen, allmähliches, sehr vorsichtiges Steigen. Tagesmengen in 3 Portionen, die erste (etwa $1/2$ der Gesamtmenge) in der Regel nüchtern, die zweite gegen 11 Uhr, die dritte nachmittags. Nach dem Genuß Reinigung der Zähne und des Mundes. Die Trauben vorher reinigen, nicht zu kalt, langsam genießen.

Leicht verdauliche, eiweißreiche (außer bei Nephritis) Diät, Fette (Butter, Rahm u. a.) sind bei Traubenkuren erlaubt, ebenso geringe Mengen Wein, Milch. Nahrungsmenge je nach der Erkrankung zu regulieren (Laquer).

Dauer der Kur: Im Mittel ca. 4 Wochen. (Im September, Oktober, November.)

Indikation: Chronische Obstipation, Plethora abdominalis, chronischer Blasenkatarrh, Nierenleiden, Adipositas, Gicht, namentlich uratische Diathese (nicht bei Oxalurie).

Traubenkurorte: Rüdesheim, Wiesbaden, Kreuznach, Dürkheim, Neustadt a. d. Haardt, Edenkoben, Vevey, Montreux, Bozen, Gries, Meran.

Kirsch- und Erdbeerkuren werden (Ebstein) bei Gicht und Lithiasis, letztere auch bei Hautkrankheiten (besonders Psoriasis), empfohlen. Erdbeeren sind reich an Eisen, daher bei Chlorose indiziert.

Nach Genuß von Erdbeeren, Himbeeren, Johannisbeeren tritt gelegentlich Urticaria auf.

Die *Zitronenkur* kann bei uratischer Diathese und Gicht vielleicht von Nutzen sein, doch übertreiben die reklamehaften Anpreisungen bei weitem den wirklichen Nutzen dieser Kur, welche für den Magen leicht schädlich werden kann.

X. Hefen.

In den Hefen herrscht Eiweiß vor. Hefe in Nährlösungen von schwefelsaurem Ammoniak, den nötigen Nährsalzen und Zucker gedeiht vortrefflich (Salz und Zucker liefert die Melasse, N der Luftstickstoff). Man wählt Rassen, die sich besonders schnell vermehren, aus den genannten Grundstoffen Eiweiß aufbauen, und bei denen man durch reichliche Luftzufuhr die Alkoholbildung gänzlich unterdrücken konnte. Binnen 7 Stunden ist die ganze Nährmasse verbraucht und Hefezellen daraus entstanden. Die gewaschene, ausgepreßte Masse und gereinigte Substanz, „*Mineralhefe*" genannt, hat reineren Geschmack als Bierhefe.

	Brauerei-Nährhefe			Mineralhefe	
	Inst. f. Gärungsgew., Berlin	Cenovis, München	Vis.-Nährhefe	Inst. f. Gärungsgew.	Harburger Stärkefabr.
Wasser	8	6	6	8	9
N-Substanz ..	54	56	58	50	47
Kohlenhydrate	28	24	25	25	26
Fett	3	6	$1/2$	5	3
Asche	7	8	10	12	15
100 Gew.-Kal.	364	402	345	354	327

N - Substanzen: Bestehen zu 63,8% aus Protein, 26,1 Nukleinsubstanz, 10,1 Peptone und Aminosäuren. Die P-haltigen Nukleoproteide sind zum Teil Fe-haltig. Im Gegensatz zu vielen anderen Nukleoproteiden pflanzlicher Zellen auch Purinkörper, daher Hefe kontraindiziert bei harnsaurer Diathese. Die freien und aus den Hefealbuminen und -globulinen abspaltbaren Aminosäuren sind mannigfaltiger Art, darauf Wirkung der Hefe beruhend als hochwertiger „Ergänzungsstoff" (Vitamin) bei einseitiger Zufuhr „unvollständiger" Proteine: daher Hefe prophylaktisch gegen Ausbruch von Beriberi, Polyneuritis, Skorbut, bei Reiskost, auch heilend in solchen Fällen.

Kohlenhydrate: Hemizellulose, aus Mannose und Glykose aufgebaut, ferner das ihr ähnliche Hefegummi; reichlich Glykogen (bis zu 35% der Trockensubstanz).

Phosphatide (Lezithin) und Phytosterine.

Fett: Fettsäuren und Glyzerin.

Mineralstoffe: darunter Phosphorsäure mit 64% und Kali mit 32%.

Ausnutzung der Brauereihefe ziemlich gut, ebenso der Mineralhefe, nicht so gut wie die animalischer, aber besser als die der meisten pflanzlichen Nahrungsmittel.

Eigenartiger Geschmack der Brauereihefe, stark würziger Geruch, der bei der Mineralhefe erheblich gemildert ist. Erstere zu brauchen als Würze für Getreide-, Kartoffel- und Gemüsesuppen, Breie, Gemüsegerichte und Tunken. — Dosis pro die nicht mehr als 10—20 g. Da sie leicht widersteht, nur 3—4 mal wöchentlich. Mineralhefe kann man oft bis zu 25 g, höchstens 30 g pro die steigern (v. Noorden). Sehr zu empfehlen zur Eiweißanreicherung von Brot, „N-Brot" (Rußmann und Mayer), auch im Haushalt herzustellen: 315 g Roggenmehl, 35 g Mineralhefe für ein Brot von 500 g, sehr schmackhaft.

Destra (geräucherte Edelhefe, Sayama-Marke) als Zusatz zu Suppen und Gemüsen usw.

Fetthefe (Lindner): Bei besonderer Züchtungsart, z. B. auf Melasse, der Hefe Endomyces vernalis wird reichlich Fett aufgespeichert (18—40% in der getrockneten Pilzernte). 80 g pro die in Suppen, angenehmer Geruch und Geschmack.

Hefeextrakte rechnen nicht zu den Eiweißpräparaten.

Zu warnen vor Darreichung von Hefe bei Urikolithiasis (s. o.), auch für Diabetiker nicht geeignet (v. Noorden). Bei Magen- und Darmkranken kein ungünstiger Einfluß. Nur scheint bei Durchfällen infolge Darmkatarrhen Mineralhefe die Durchfälle zu vermehren.

XI. Gewürze.

Die milderen, wie Kochsalz, Zitronenschale, Pflanzensäuren u. a. von wesentlicher Bedeutung für Kranke und Rekonvaleszenten mit darniederliegender Verdauung. Kochsalz wird eine gerinnungserhöhende Wirkung zugeschrieben, daher kann man mehrere Wochen vor dem Partus Gaben von 5 g Kochsalz verabreichen. Auch bei Lungenblutungen indiziert.

Bei Tympanites und Atonie des Darmes die schärferen, wie Pfeffer, Paprika, Senf, Muskatnuß usw., ferner zur Anregung der Magensekretion, zumal bei Fleischspeisen, zu empfehlen, bei Reizung der Schleimhäute des Mundes und des Halses zu vermeiden, bzw. zu beschränken, ebenso bei Nierenleiden.

Manche käufliche Würzen, so Trüffelsoße, japanische Soja, Knorr-Sos u. a. sind nach denselben Grundsätzen auch in der Krankenkost gut verwendbar. Sehr zu empfehlen Maggi's Würze, appetitanregend, fördert die Magensaftsekretion. Sparsame Verwendung, billig.

Zitronenscheibe mit Zucker bestreut, lange im Munde zu halten. Mittel bei schlechtem Geschmack und stark belegter Zunge zur Anregung der Speichelsekretion, ohne Zucker Mittel gegen starken Durst bei Diabetikern.

Zitronensaft auch als Zusatz für Fleisch (Koteletten, Bratfische).

XII. Getränke.

1. Wasser.

Gutes Trinkwasser soll klar, farb- und geruchlos sein, zugleich von reinem, erfrischendem Geschmack. Das beste Trinkwasser, gesund und erfrischend ist *Quellwasser*, *Brunnenwasser* soll hygienisch-bakteriologisch geprüft sein. Nach Tiemann-Gärtner darf 1 Ltr. nicht mehr als 0,5 g feste Bestandteile enthalten (darunter höchstens 180—200 mg Kalzium- und Magnesiumoxyd = 18—20 Härtegrade, 20 bis 30 mg Chlor, 80—100 mg Schwefelsäure und 5—15 mg Salpetersäure, Ammoniak und salpetrige Säure kaum in Spuren, organische Bestandteile minimal), ferner soll in 1 ccm Wasser die Zahl der Bakterien eine bestimmte Grenze nicht überschreiten (Quellwasser 50, Wasser durch Sandfilter gereinigt 100, Brunnenwasser 500).

Nach Flügge ist der Wert des Wassers nie nach einer Probe zu beurteilen, sondern der Begutachter muß die betreffende Entnahmestelle selbst und deren Umgebung in Augenschein nehmen. Nur auf Grund großer Erfahrung auf diesem Wissensgebiete kann dann ein Urteil abgegebenen werden, ob eine Verunreinigung eine nur zufällige ist oder nicht.

Vielfach wird für die Wasserversorgung das Grundwasser verwandt und durch Anlage von Brunnen zutage gefördert, evtl. ist das Trinkwasser aus weiter Entfernung durch Leitungen herbeizuschaffen (in großen Städten, wo eine Verunreinigung des Bodens stattgefunden hat).

Wo das Wasser den hygienischen Anforderungen nicht entspricht, soll es aufgekocht werden (nimmt, wenn man es einige Stunden mit der Luft in Berührung läßt, aufs neue Gas auf und erhält auf diese Weise wieder seinen erfrischenden Geschmack). Oder man läßt es durch Kohlenfilter laufen, die öfter gewechselt werden müssen. Mineralwässer und künstliche Tafelwässer siehe unten.

Eis: Nur aus reinem Quellwasser stammend oder künstlich nach hygienischen Grundsätzen dargestellt. (Sonst Gefahr wegen pathogener Bakterien!) Zerkleinerung vorteilhaft durch Aufdrücken einer Stecknadel vermittels eines Fingerhutes, die einzelnen Stücke werden auf einen in ein leeres Glas gehängten wollenen Lappen gelegt.

Fruchteis: An Stelle von Eispillen als wohlschmeckendes lokales Antiphlogisticum (wenn nicht zu süß) gelegentlich zu verwenden.

2. Alkoholika.

a) Weine.

Reine Naturweine soll man von vertrauenswürdiger Seite beziehen, und zwar von einer Weinhandlung, die in der Lage ist, alte und gepflegte Weine zu führen.

Es empfiehlt sich, den Wein in kleine Gefäße ($1/1$, und $1/2$ Flaschen) einzufüllen. Mit dem Alter eines Weines nimmt der Gehalt an Alkohol nach Jahrzehnten ab, der an Extrakt zu.

Bei Weinen, welche absetzen, sind die Flaschen stehend aufzubewahren. Namentlich setzen ab: Bordeauxweine, Tokayer, Port- und andere Südweine, ebenso zeigen Moselweine nach längerem Lager kleine Flocken und Ähnliches. Indessen sind die genannten Erscheinungen keine Qualitäts-, sondern Schönheitsfehler.

Die passende Temperatur für Rotwein ist im allgemeinen 15° R (Zimmertemperatur), für leichten Weißwein 12° R, für schweren Weißwein 8° R (Wiel), für Champagner 6—8° R. Bei besonderer Indikation reicht man den Wein heiß (Glüh-

Getränke. 61

wein) oder kühl, selbst eiskalt. Glühwein bis zu ca. 48° R als Stimulans, eiskalter Champagner von 2° R als Mittel gegen Erbrechen.

Glühwein am besten mit etwas Wasser verdünnen, da er sonst manchmal bei nicht an Alkohol gewöhnten Patienten nachträglich starken Durchfall auslöst.

B e m e r k u n g: Um dem Rotwein Zimmertemperatur zu verleihen, wird er am besten 24 Stunden vor dem Genuß ins gewärmte Zimmer gestellt, das Erwärmen im Wasser oder am Ofen schädigt den Wein. Eventuell schenkt man ihn in ein dünnwandiges Glas und erwärmt mit der Hand.

Rheingauweißweine: Müssen für Kranke alt sein (die heutige Geschmacksrichtung zieht junge und frische Weine vor). Flaschen liegend aufbewahren mit luftdicht schließendem Korke.

Gute ältere Jahrgänge: 1884, 1886, 1893 (ganz vorzüglich, gehaltvoll), 1895 (leicht, flüchtig, bukettreich), 1904, 1905, 1906, 1907, 1908, so Rüdesheimer und Steinberger Kabinett (sehr körperreicher, d. h. alkohol- und extraktreicher Wein), Johannisberger (sehr bukettreich), Rauenthaler, Eltviller.

Gute jüngere Jahrgänge für billigere Preislagen: 1909, 1910, 1911, 1912, 1914, 1915, 1917 sind mittlere Jahrgänge. Eine hervorragende Stellung nimmt 1911er ein, der in bezug auf Reife und Körper alle Jahrgänge seit 100 Jahren übertrifft.

Dieselben Sorten, auch Markobrunner, Geisenheimer und Gräfenberger, Hochheimer.

Rheinhessische, wie Niersteiner, Oppenheimer und *pfälzische* Weine, wie Deidesheimer, Forster zu empfehlen. Rheinhessische und namentlich pfälzische Weine sind schwerer, süßer und weicher als die Rheingauweine. Der Jahrgang 1911 ist gleichfalls von vorzüglicher Qualität, 1912, 1914, 1915, 1916, 1917.

Weißer Bordeaux (süßlich, für Damen), wie Haut Barsac, Haut Sauternes, Château Yquem.

Moselweine, und zwar die leichteren, an Pflanzensäure reicheren, von geringerem Extraktgehalt als die Rheinweine. Sie jung und spritzig zu trinken, ist, obwohl es Mode ist, nicht zu empfehlen. Empfehlenswert von den letzten Jahrgängen ist besonders der 1908er, gute jüngere Jahrgänge der 1915er, 1916er, 1917er, zum Teil der 1907er. 1908er ist besser als 1909er und 1910er, vom 1911er zeigt sich nur vereinzelt in den höheren Preislagen der gute Jahrgang. Sehr empfehlenswert ferner der 1895er und 1897er, auch 1899er, vortrefflich und sehr reif ist der 1893er und 1900er. Zu empfehlen Piesporter, Zeltinger, Brauneberger, Scharzberger, Eitelsbacher.

Zu empfehlen sind auch die *Frankenweine*, besonders gut abgelagerte Stein- und Leistenweine (Bocksbeutel). Ein guter Jahrgang 1915 er.

Ungarweine: Sehr extraktreich, fett, meist süß (es gibt auch herbe Sorten).

Ruster Ausbruch, ein billiger, angenehmer Ersatz.

	Spez. Gewicht	100 ccm Wein enthalten Gramm							
		Alkohol	Extrakt	Ges.-Säure (Weinsäure)	Flucht. Saure (Essigsäure)	Weinsäure	Zucker	Glyzerin	Mineralstoffe
Rhein- u. Maingau-Weine (Weißwein)	0,9977	8,12	2,91	0,77	0,05	0,18	0,23	0,85	0,20
Pfälzer Weißweine	0,9966	8,54	2,26	0,64	0,05	0,19	0,13	0,71	0,21
Mosel- u. Saarweine	0,9963	7,36	2,31	0,77	0,05	0,34	0,20	0,66	0,16
Rheinhess. Weißweine	0,9960	7,42	2,15	0,58	0,04	0,19	0,08	0,63	0,22
Franken-Weine	0,9972	7,01	2,17	0,69	0,05	0,21	0,07	0,64	0,19
Französische Weißweine	0,9963	9,48	3,03	0,66	0,090	—	0,84	0,97	0,25
Tokayer, herb	0,9964	12,37	3.50	0,56	0,093	—	—	—	0,19
„ Ausbruch	1,0354	11,19	12,72	0,60	0,101	—	9,01	1,11	0,27
Ruster-Ausbruch	1,0800	9,55	26,05	0,44	0,29	—	23,77	—	0,32
Rheinhess. Rotweine	0,9957	8,80	2,58	0,45	0,07	0,18	0,19	0,70	0,29
Französische Rotweine	0,9958	8,16	2,42	0,58	0,098	—	0,23	0,78	0,25
Portwein	1,0088	16,18	8,25	0,42	0,085	—	6,04	0,34	0,22
Madeira	0,9996	14,47	5,23	0,49	—	—	2,95	0,67	0,25
Marsala-Weine	1,0047	11,59	6,40	0,58	0,153	—	—	3,25	0,72	0,36
Sherry-Weine	0,9932	16,09	4,06	0,41	—	Weinstein 0,071	2,40	0,51	0,46
Schaumweine (deutsche u. französ.) trocken	0,9925	10,42	2,36	0,61	—	—	0,53	0,71	0,14
süß	1,0347	9,50	12,88	0,63	—	—	10,92	0,70	0,15
Äpfelwein, deutscher	1,0019	5,09	2,52	0,63	0,038	Gerbstoff 0,038	0,21	0,47	0,27
Heidelbeerwein herb	0,9965	7,56	2,28	0,68	0,146	—	0,11	0,42	0,20
süß	1,0116	7,86	9,21	0,71	0,047	0,056	7,96	0,47	0,17

Rotweine:

D e u t s c h e r : Besonders zu empfehlen die sehr schweren Aßmannshäuser, 1911, 1912, 1914, 1915.

Empfehlenswert sind auch die leichteren Affenthaler, Ingelheimer, Walporzheimer, Aarbleichert, Pfälzer-Portugieser Weine.

Getränke.

Französischer[1]): Bordeauxweine (liegend aufzubewahren) sind am bekömmlichsten. Zu berücksichtigen ist das Alter (gut abgelagerte Weine älteren Jahrgangs von weniger edlem Gewächs sind manchmal denen jüngeren Jahrgangs von edlerem Gewächs vorzuziehen).

Empfehlenswerte Sorten: Château Latour, Château Margaux, Château Lafite, Château Haut-Brion.

Bemerkung: Frauen ziehen in der Regel die weißen Bordeaux-Weine vor (Graves, Chablis, herb. u. a.).

Burgunder, körperreicher, anregend. Empfehlenswert: Clos, Chambertin, Corton.

Italienischer: Guter Ersatz für leichtere Rotweine.

Griechischer: Herbe.

Südweine: Süß und herb, alkoholreich (häufig mit Alkohol versetzt, am wenigsten Madeira).

Sherry, süß und herb, sehr belebend, Portwein in der Wirkung ebenso, gilt als appetitanregend, sehr angenehm im Geschmack und Kranken meist zusagender als Sherry. Bei Portweinen gilt das Absetzen als Zeichen des Alters und der Güte der Qualität, so Old Crusted Port. Madeira, ausgezeichnet durch zartes Bukett.

Angebrochene Südweine halten sich gut verkorkt Monate lang.

Champagner: Für Kranke am vorteilhaftesten in kleiner Flasche ($1/2$—$1/4$) zu kaufen. Der Wein soll herb (dry oder sec), nicht zu süß sein.

Deutscher Schaumwein: Kupferberg, Mathaeus Müller, Burgeff, Schultz, Deinhardt, Henkel.

Französischer Champagner, abgegeben in $1/1$, $1/2$, auch $1/4$ Flaschen (Moët et Chandon, White Star (sec). Anzuraten die teuersten, trockensten (extra dry oder extra sec, nature) und ältesten Weine von guten Jahrgängen.

Obstweine:

Äpfelwein: Leicht abführende Wirkung. (Adam Rackles, Frankfurt a. M.)

Äpfelwein-Champagner: Angenehmes und billiges Getränk.

Heidelbeerwein: Wirkt stopfend, sehr zu empfehlen als Ersatz des Rotweins (Armenpraxis, Krankenhäuser).

Johannisbeerwein, roter und weißer. Vorzüglicher Geschmack, sehr bekömmlich. Oft sehr alkoholreich. Zu empfehlen als Ersatz für Tokayer.

---

[1]) Über die ausländischen Weine läßt sich bezüglich der Jahrgänge nichts Genaueres aussagen, da sie durch die Kriegsverhältnisse nicht auf den deutschen Markt gelangt sind

Malton-Weine:
Aus Maltose hergestellt, welche durch Milchsäuregärung leicht angesäuert ist, zur Alkoholgärung reine Heferassen von Trauben aus südlichen Gegenden mit hohem Zuckergehalt verwandt. Geschmack und Alkoholgehalt fast gleich den Weinen, von denen die Hefen stammen. Als Ersatz für die Südweine zu empfehlen (Ewald).

b) Branntweine und Liköre.

Kognak: 42,36—69.50 Vol.-%, 40,27—66,12 Gew.-% Alkohol.
Rum: 34,69—77,00 Vol.-%, 28,69—69,61 Gew.-% Alkohol.
Arrak: 56,55—60,50 Vol.-%, 48,74—52,50 Gew.-% Alkohol.
Gewöhnlicher Branntwein: Im Mittel 39,39 Vol.-%, 33,03 Gew.-% Alkohol.

Branntwein: Nur reiner Kornbranntwein zu verwenden.

Kognak: Über Bezug gilt dasselbe wie bei Weinen, besonders ist zu beachten, daß Kognak nicht durch Zusatz von Likör oder Zucker versüßt ist. Für Kranke reiner französischer Kognak (nur bei bewährten Firmen) sehr zu empfehlen. Alte Kognaks sind geringer an Alkoholgehalt und reicher an Bukett, eignen sich am besten für Kranke.

Die Prüfung des Geruchs und des Geschmacks des Kognaks von seiten wirklich sachverständiger Fachleute ermöglicht in den weitaus meisten Fällen eine sicherere Beurteilung, als sie mit Hilfe der chemischen Analyse gewonnen werden kann (Sell, B. Fischer).

Rum aus Zuckerrohrmelasse hergestellt. Auf Alter und Milde zu achten, sowie auf echten Ursprung.

Arrak: Aus Reis und Palmwein bereitet. Auch hier auf Alter und Echtheit zu achten.

Rum und Arrak zur Bereitung von Grog.

Whisky (aus Gerste bereitet), 42—52% Alkohol enthaltend. ebenfalls zur Bereitung von Grog geeignet. Für Kranke besonders Scotch Whisky zu empfehlen. (Charakteristisch der rauchige Geschmack.)

Liköre (20—25—40% Alkohol, sehr hoher Zuckergehalt und Pflanzenextraktivstoffe); sehr wechselnde Zusammensetzung, für Krankendiät im allgemeinen ungeeignet.

Bemerkung: Wo Wein oder Branntwein nicht in tadelloser Qualität zu beschaffen ist, reicht man vorteilhaft Alcohol absolutus verdünnt, mit entsprechenden Zusätzen als Mixtur. (Tinct. amar. 5,0: 100,0 Mixtur. Ol. Menth. piper. tropfenweis.)

Getränke. 65

c) Bier.[1])

Leichtere Biere: Spez. Gewicht 1,0130, Alkohol (Gew.-%) 3,69, Extrakt 5,39, N.-Substanz 0,52, Alkohol 1,26, Dextrin 3,07, Säure (= Milchsäure) 0,178, Glyzerin 0,181, A. 0,207, Phosphorsäure 0,063, Kohlensäure 0,207.

Schwerere Biere (Export-Biere, wie Bayrische Biere, Pilsener u. a.): Spez. Gewicht 1,0178, Alkohol (Gew.-%) 4,29. Extrakt 6,50, N.-Substanz 0,66, Maltose 1,65, Glyzerin 0,17. Säure (= Milchsäure) 0,174, A. 0,239, Phosphorsäure 0,078, Kohlensäure 0,207, Dextrin usw. 3,61.

Doppelbiere (Bock-, Märzen-, Salvatorbier usw.): Spez. Gewicht 1,0255, Alkohol (Gew.-%) 4,64, Extrakt 8,34, N-Substanz 0,72, Maltose 2,77, Dextrin 4,09, Säure (= Milchsäure) 0,181, A. 0,276, Phosphorsäure 0,095, Kohlensäure 0,221.

Ale: Spez. Gewicht 1,0219, Alkohol (Gew.-%) 5,27. Extrakt 5,99, N.-Substanz 0,60, Maltose 1,07, Dextrin 1,81. Säure (= Milchsäure) 0,284, A. 0,32, Phosphorsäure 0,055. flüchtige Säure (= Essigsäure) 0,089, Kohlensäure 0,255.

Porter (Stout): Spez. Gewicht 1,0256, Alkohol (Gew.-%) 5,16, Extrakt 7,97, N.-Substanz 0,63, Maltose 2,06, Dextrin 3,08, Säure (= Milchsäure) 0,325, A. 0,380, Phosphorsäure 0,086, flüchtige Säure (= Essigsäure) 0,040, Kohlensäure 0,383.

Weißbier (obergärig): Spez. Gewicht 1,0141, Alkohol (Gew.-%) 2,79, Extrakt 5,29, N.-Substanz 0,54, Maltose 1,56, Glyzerin 2,43, Säure (= Milchsäure) 0,353, A. 0,142. Phosphorsäure 0,036, Kohlensäure 0,299.

Bier verträgt sich nicht mit gleichzeitiger Milchdiät.

Die passendste Temperatur für Bier ist ca. 10° R, das Trinken eiskalten Bieres vermeiden.

Berliner Weißbier (obergärig): sehr erfrischend.

Malz-Kraft-Bier (Blankenhainer): 17,68—18,93 Extrakt. 1,96—2,64 Alkohol. Sehr angenehmer Geschmack, sehr bekömmlich, Monate lang haltbar (pasteurisiert). Geringer Alkoholgehalt, extraktreich. — Dosis für Erwachsene 2—4 Weingläser pro die.

3. Alkaloidhaltige und sonstige anregende Getränke.

Kaffee: Wirkt bei vielen Menschen leicht abführend, bei Reizungszuständen des Digestionstraktus meist zu vermeiden. Sehr empfehlenswert gegen die Nachwirkung der

---

[1]) Das jetzt gebraute Bier (Kriegsbier) enthält kaum 1% Kohlenhydrate. Alkoholgehalt nur 0,5%.

Schlafmittel, besonders des Morphiums, und als Excitans. (Sehr starker Kaffee: 35 g gebrannte Bohnen auf $^1/_4$ Ltr. Absud.) Türkischer Kaffee in Mokkatassen.

Aufbewahrung des Kaffees in luftdicht verschließbaren Gefäßen. Vor neuer Füllung ausreiben mit weichem Papier. Zubereitung durch Aufgießen von frisch und kräftig siedendem Wasser. Hartem Wasser eine Messerspitze von Salz oder Natr. bicarb. zufügen.

Hag-Kaffee (Kaffee-Handels-Aktiengesellschaft, Bremen): Koffeinarm 0,05—0,25% gegenüber 1,2—1,5% und mehr Koffeingehalt beim gewöhnlichen Kaffee. Wohlschmeckend, ohne Reizwirkungen, auch in starken Aufgüssen.

Thum-Kaffee (Thum-Maschinengesellschaft m. b. H., Dresden): Die Bohne (d. i. die Handelsware) wird wenige Minuten lang in einer Trommel mit Wasser von 65—70° C einem energischen Bürstprozeß unterworfen und dadurch gesäubert, d. h. von einer erstaunlichen Menge unnützer Stoffe an der Oberfläche befreit. Unmittelbar darauf wird sie nach Ablassen des Schmutzwassers in der nämlichen Trommel etwa 10 Minuten lang soweit getrocknet, daß sie leicht feucht ist. In diesem Zustande kommt sie sofort in den Röstapparat. Koffeingehalt im Thumkaffee bleibt erhalten, er liefert ein Getränk von reinerem Geschmack, das vom Magen besser vertragen wird (Harnack).

Tee: Bei Reizungszuständen des Digestionstraktus meist gut ertragen, durch Gehalt an Gerbsäure leicht stopfend. Dünnster Tee (kalt) vortreffliches Durststillungsmittel bei Diarrhoe. Ist, weil er keine Röstprodukte wie Kaffee enthält, ein milderes Reizmittel als dieser und darf in größeren Mengen gestattet werden. Ein Infus von 5—6 g Tee (ca. 3 gestrichene Teelöffel voll) auf 300 ccm Wasser (1 große Tasse Tee) enthält durchschnittlich ebensoviel Thein wie eine Tasse Kaffee von 17 g Bohnen (Rubner).

Grüner und schwarzer Tee unterscheiden sich durch die Herstellungsweise, letzterer macht vor dem Trocknen eine Fermentation durch, ersterer nicht. Durch die Fermentation wird ein Teil des Tannins in unlösliche Verbindungen übergeführt, schwarzer Tee ist deshalb weniger bitter als grüner. Außerdem wird ein Teil des Koffeins zerstört, schwarzer Tee wirkt daher weniger aufregend.

Für Europa kommt fast nur der schwarze Tee in Betracht. Produktionsländer sind China, Japan, Indien, Ceylon, Java (Japanischer Tee fast nur nach Amerika exportiert). Die Hauptsorten des schwarzen Tees sind: Congos und Souchongs, die in eine Anzahl Unterabteilungen zerfallen. Congos haben

Getränke. 67

milden, lieblichen Geschmack, Souchongs sind mehr herbe. Erstere haben den geringsten Tanningehalt, für Gesunde am bekömmlichsten; Ceylon-, Java- und indische Tees gehören in ihrem Charakter zusammen (höherer Tanningehalt, daher bei Darmkatarrhen zu empfehlen). Von den großen Importeuren werden aus den verschiedenen Provenienzen Mischungen hergestellt, die dem Geschmack mehr zusagen, als reine Teesorten. Billigste Teesorten nicht empfehlenswert.

Teebereitung: In einem heiß ausgespülten Porzellandeckeltopf (Teekanne) bereite man einen kräftigen Extrakt durch Übergießen der Teeblätter mit springend kochendem Wasser. Die Teeblätter sollen vom Wasser eben bedeckt sein und sich gut aufrollen können. Nach 4—5 Minuten wird der Extrakt mit kochend gehaltenem Wasser in der Tasse oder im Glase zu Tee von beliebiger Stärke verdünnt.

Aufbewahrung des Tees geschlossen, an trockenen, nicht zu heißen Stellen, frei von Gerüchen (nicht in der Nähe von Gewürzen, Schokolade u. a.).

Kaffee-Ersatzstoffe: Cichorien, Feigenkaffee (enthalten reichlich Zucker), ferner gebrannte Cerealien (stärkereich), wie Kathreiners Malzkaffee u. a. Geschmack angenehm, mit Milch zu mischen.

Kakaopulver: 5,54 W., 20,33 N. (1,88 Theobromin), 28,35 F., 2,52 Zucker, 15,60 Stärke, 16,05 sonstige Nfr. Extr., 5,37 Rohfaser, 6,24 A. 100 g = 479 Kalorien.

Haferkakao (Kasseler, Weibezahn'scher, Rademann's): 11,64 W., 16,68 N. (inkl. Theobromin), 15,38 F., 48,73 Nfr. Extr., 3,03 Rohfaser, 4,54 A. 100 g = 411 Kalorien.

Eine Tasse Kakao (1 Teil : 8 Teilen Wasser) von 150 ccm Inhalt: 3 g Eiweiß, 3 g F., 6 g Kohlehydrate, 0,3 g Theobromin.

Bei Genuß von Kakao wird der Kot wasserärmer (daher zu empfehlen bei bestehender oder drohender Diarrhoe), die Ausnützung des Fettes verbessert, die der N.-Substanzen verschlechtert sich, Kohlenhydrate werden wie das Fett vorzüglich ausgenützt. Aus dem Magen verschwinden mäßige Mengen von Kakaoabkochungen mit Wasser und Zucker (bis zu 200 g) in 1—2 Stunden. Kakao gehört also zu den leicht verdaulichen Nahrungsmitteln.

Schokolade, reine (d. h. nur aus Kakaomasse, Zucker und Gewürz hergestellt): 1,59 W., 6,27 N., 0,62 Theobromin, 22,20 F., 53,70 Zucker, 4,74 Stärke, 8,57 sonstige Nfr. Extr., 1,67 Rohfaser, 2,26 A. 100 g = 505 Kalorien.

Zusammensetzung der Schokolade sehr wechselnd, da die billigeren Sorten mehr Zucker (die teueren mehr Kakao), ferner noch Stärke enthalten. Ausnutzung der Schokolade im Darm, namentlich des Fettes, eine sehr gute. Für Kranke ist die Schokolade nur von bewährten Firmen zu beziehen wie Stollwerk, van Houten, Suchard, de Georgi u. a.

Eichelkakao mit Zucker und präpariertem Mehl, Dr. Michaelis':
Stopfendes Mittel bei Diarrhoe.

Eichelkaffee (stark gerbsäurehaltig):
Ebenso. Sehr billig! 4—8 g (= 1—2 Teelöffel) auf 1 Tasse Wassers leicht aufgekocht mit Zusatz von Zucker, evtl. von Milch.

Alkoholfreie Ersatzgetränke für Wein und Bier:
Frada: Allg. Deutsche Frada-Ges., Mainz-Mombach:
Apfelfrada: Spez. Gewicht 1,0307, Extrakt 7,637, Invertzucker 4,762, Rohrzucker 0,873, freie Fruchtsäure (Äpfelsäure) 0,268, Flüchtige Säure 0,004, Mineralstoffe 0,180. Das Getränk ist durch CO_2 schwach moussierend, Alkohol 0, sterilisiert.

Sehr angenehmer Fruchtgeschmack. Dosis im allgemeinen 200—300 ccm. Zu empfehlen für sehr nervöse Personen, denen Alkohol schädlich ist, so Epileptikern, Alkoholikern u. a. Größere Dosen evtl. zum Zweck der Überernährung bei herabgekommenen Personen, namentlich bei Kindern verwenden, dagegen Vorsicht bei wohlgenährten Individuen, die sich wenig Bewegung machen (Gefahr der Glykosurie!) (Hirschfeld).

Traubenfrada: Spez. Gew. 1,0580, Extrakt 15,103, Invertzucker 13,467, freie Fruchtsäure (Weinsäure) 0,685, flüchtige Säure 0,003, Mineralstoffe 0,268, Alkohol 0. Sehr schwach mit CO_2 imprägniert.

Es gibt noch Kirsch-, Weichsel-, Heidelbeer-, Ananasfrada u. a.

Hierzu gehören noch Pomril, Ceres, Äpfelmost (Adam Rackles, Frankfurt a. M.), sterilisiert, ferner Nektarweine, alkoholfreie Wormser u. a.

Alkoholfreies Bier: Spez. Gewicht 1,0264, Extrakt 6,64, Alkohol 0,0, Mineralstoffe 0,234, Phosphorsäure 0,080, Gesamtsäure 0,117, Maltose 3,350, Dextrin 0,520 (in 100 ccm).

Ursprünglich normal vergorenes, reines Bier, welches seines Alkoholgehaltes beraubt ist und durch Imprägnierung mit CO_2 zu einem angenehmen Genußmittel gestaltet wurde. Indikation und Dosis wie bei Frada.

Kwas (russisches Nationalgetränk): 4 Pfund Schwarzbrot werden in handgroße Stücke geschnitten und auf beiden Seiten bräunlich geröstet. Das Brot kommt dann in ca. 50 Ltr. kochenden Wassers, in welchem man es einige Stunden ziehen (nicht kochen) läßt. Dazu 6—8 zerschnittene Zitronen und 3—4 Pfund Zucker. Die Flüssigkeit seiht man durch ein Sieb, läßt sie abkühlen, bis sie kaum mehr lauwarm ist, und löst darauf 6—8—10 g Hefe (Preßhefe) darin auf, die gut vermengt und gleichmäßig verrührt werden muß. Nunmehr wird die Flüssigkeit in fest verkorkte Flaschen (sehr geeignet Sodawasserflaschen) gefüllt. Sie dürfen nicht zu voll gefüllt sein, der halbe Hals der Flasche soll leer bleiben. Nachdem der Kwas am ersten Tage seiner schnellen Entwicklung wegen im Warmen, z. B. in der Küche, gestanden hat, wird er kühl aufbewahrt. Nach 3—4 Tagen ist er trinkbar, schmeckt aber nur gut, wenn er kalt ist. (Im Sommer Flaschen in den Eisschrank stellen.)

K w a s kann auch ohne Hefe bereitet werden. Er braucht dann ungleich längere Zeit, bis er trinkbar wird, hält sich aber auch verhältnismäßig länger. Mit Hefe bereitet, bleibt er 3—4 Wochen gut, nach längerer Zeit verliert er seine Süßigkeit und wird herber. Man kann dem Kwas wie dem Sodawasser Fruchtsätze zusetzen, sehr gut z. B. schmeckt er mit Himbeersaft oder Orangearoma (moussiert wie Champagner).

Nach dem Originalrezept sollen jeder Flasche 1—2 große Rosinen zugesetzt werden, wodurch natürlich die Herstellung verteuert wird.

Die Bereitung des Kwas wird erleichtert, indem man einen kleinen Sack aus Nesselstoff für die Zitronen, einen großen für das Brot anfertigt, der Raum genug bieten muß, damit dasselbe gut aufquellen und durchziehen kann. Auf diese Weise spart man sich das Durchseihen der Flüssigkeit, das Brot kann evtl. zu Brotsuppe oder dergleichen verwandt werden.

Anmerkung: Man erhält auf die angegebene Weise 130—140 Sodaflaschen voll Kwas. Da diese Menge auf die Zeit von 3—4 Wochen häufig eine zu große sein dürfte, so kann man sich so helfen, daß man diejenigen Flaschen, die sich länger halten sollen, vor dem Zusatz von Hefe auffüllt.

Kwas enthält 0,1—0,5% Milchsäure, 0—1,0% Essigsäure, 0—1,0% Alkohol und 2% Extrakt, der im wesentlichen aus Glykose und Dextrin besteht. Je höher die Temperatur und je länger die Gärungszeit, um so größer ist der Alkohol-, Essig- und Milchsäuregehalt. — Von Kobert als billiges, unschuldiges und dabei sehr erfrischendes Getränk empfohlen.

Kola-Nuß (enthält 2,09 Alkaloid, hauptsächlich Koffein): Als Infusum (10:150) oder Kolapastillen.

Brotwasser: Geröstete Scheiben von Weizen- oder Roggenfeinbrot (125 g) werden noch warm mit 1 Ltr. kochenden

Wassers übergossen und 20 g Zucker, evtl. auch Zitronensaft oder Kognak (1 Eßlöffel voll), hinzugefügt. Nach dem Erkalten durchgeseiht. Farbe des Brotwassers gelblich.

Reiswasser: 200 g Reis werden auf ein feines Haarsieb gebracht und mit siedendem Wasser (1 Ltr.) übergossen. Kalt zu trinken, jeden Tag frisch zu bereiten! Oder man setzt 1 Eßlöffel voll Reis mit $1/2$ Ltr. kalten Wassers auf und kocht so lange, bis der Reis springt. Durchseihen. Oder ein Kaffeelöffel voll Reis wird mit feuchtem Tuche abgerieben, sodann auf einer reinen, heißen Eisenplatte gelb (nicht braun) geröstet, zerstoßen und mit einer Tasse Wassers $1/4$ Stunde gekocht. Durchseihen.

Gerstenwasser: 125 g Gerste, 1 Prise Salz, 1 Ltr. Wasser. Die Gerste wird sauber gewaschen, mit einem Tuche trocken gerieben und im Bratofen trocken geröstet. Dann zerstößt man sie und kocht sie mit Wasser und Salz im irdenen Topf 2 Stunden lang, gießt durch ein Haarsieb. Zusatz von Zucker. Mischt sich gut mit Wein und Saft.

Mandelmilch (Vorschrift von A. Fischer): 250 g süße Mandeln, 1 Ltr. gekochtes, kalt gestelltes Wasser. — Die Mandeln mit kochendem Wasser gebrüht, die Haut abgezogen, die Kerne getrocknet. Die so vorbereiteten Mandeln unter Zusatz einer bitteren Mandel in einer Mandelmühle zerrieben, dann im Mörser mit 3—4 Eßlöffeln kalten Wassers möglichst klein gestoßen und zerrieben, die Masse in eine Schüssel gegeben und mit dem Rest des gekochten, erkalteten Wassers verrührt. Nach 2 Stunden Stehen in der Kälte wird die Masse durch ein feines Tuch geseiht. Die jetzt genußfertige Mandelmilch in reine, ausgekochte Flaschen gefüllt und in Eis gestellt, hält sich 24 Stunden lang frisch. 3,3 N., 8,1 F., 1,1 Kh., 0,5 A. 100 ccm = 93 Kalorien.

50 g rohe Marzipanmasse (beim Konditor käuflich, an einem kühlen, luftigen, nicht zu trockenen Orte aufbewahren), wird zuerst mit sehr wenig, dann nach und nach mit $1/4$ Ltr. Wasser verrührt. Absetzen lassen oder durchseihen.

Paranußmilch: 250 g nach kurzem Abbrühen geschälte Paranüsse, 1 Ltr. gekochtes, erkaltetes Wasser. Weiterbehandlung (ohne Zusatz der bitteren Mandel) wie Mandelmilch (nach Vorschrift von A. Fischer). 2,9 N., 10,7 F., 0,8 Kh., 0,5 A. 100 ccm = 115 Kalorien.

Indikationen der Mandel- und Paranußmilch wie die der Soyamamilch.

Natürliche und künstliche kohlensaure Wässer: Allein und als Vehikel für Pflanzensäfte. Künstliche kohlensaure Wasser

Getränke. 71

können schädliche Organismen enthalten, wenn sie nicht aus reinem Quellwasser oder destilliertem Wasser (Struve & Soltmann) bereitet werden. (Künstliche Soda-, bzw. Selterswasser).

Limonaden: Auf $^1/_2$ Ltr. frischen Wassers $1^1/_2$ Eßlöffel Zitronensaft oder 1 Eßlöffel Weinessig oder $^1/_2$ Teelöffel gepulverter Weinsteinsäure. Dazu 50 g Zucker.

A b f ü h r l i m o n a d e bereitet aus einer Zitrone und 50,0 g Milchzucker, der zweckmäßig in heißem Wasser gelöst wird.

O r a n g e a t e: Der Saft von 1 Orange auf 1 Ltr. Wasser mit Zusatz von etwas Zucker.

S e l t e r s - L i m o n a d e: Der Saft von $^1/_2$ Zitrone auf ca. $^1/_2$ Ltr. Sodawasser mit Zusatz von Eisstücken und etwas Zucker.

Zu B r a u s e l i m o n a d e n die natürlichen Fruchtsäfte und Sirupe (Himbeer-, Erdbeer-, Zitronensirupe u. a.) nur frisch zu verwenden. Ein sehr guter Ersatz die künstlich hergestellten Brauselimonadensirupe, die aus dem Destillat der betr. Früchte, reiner Fruchtsäure, unschädlichem Teerfarbstoff und bestem Zucker bereitet werden.

H i m b e e r -, Z i t r o n e n - und O r a n g e n - B r a u s e l i m o n a d e n - S i r u p e (J. Steigerwald & Comp., Heilbronn a. N.), 30—40 g zu $^1/_3$ Literflasche Limonade. Ebenso Y o g h u r a - S i r u p, mit Milchsäure bereitet, sehr angenehmer Geschmack, durststillend. F r u c h t t r a n k - U r s t o f f e, M a r k e I s c o, sehr geeignet zu Heißfruchtgetränken.

Z i t r o n e n - M o s t ohne Zucker (frisch ausgepreßter Zitronensaft), haltbar, bequeme Zubereitung. Auch für Diabetiker verwendbar.

B. Spezieller Teil.
I. Ernährung von Säuglingen.

Sehr wichtig sind die Säuglingsfürsorgestellen (Mutterberatungsstellen), in denen sich namentlich auch die werdenden Mütter Rat erholen sollen.

1. An der Mutterbrust.

Die natürliche Ernährung durch Frauenmilch ist jeder anderen Ernährungsart weitaus überlegen, es gibt keinen vollkommenen Ersatz für sie. Deshalb muß der Arzt im Interesse des Kindes so gut wie immer darauf dringen, daß die Mutter stillt, leichte Beschwerden oder Erkrankungen derselben dürften sie von dieser Pflicht nicht entbinden.

Eigenschaften der Frauenmilch: Etwa 87 W., 13 Trockensubstanz, 1,0—1,5 Eiweiß (im Mittel 0,6—1.0 Kasein und 0,5 Laktalbumin und Laktoglobulin), 4,0 F., 7 Milchzucker, 0,14—0,28 A. 1 Ltr. = 650—750 Kalorien.

Zusammensetzung im allgemeinen sehr konstant.

Der Salzgehalt der Frauenmilch beträgt etwa $1/4$ desjenigen der Kuhmilch, der Gehalt an Eisen ist sehr gering.

Reaktion: Alkalisch.

Spez. Gewicht bei 15° C: Im Mittel 1032. Bestimmung durch Laktodensimeter. Oder Bestimmung der Tropfenzahl nach Héliot: 35 Tropfen guter Frauenmilch geben bei 16° R dasselbe Volum wie 30 Tropfen Aqua destillata.

Prüfung des Fettgehalts durch das Marchand'sche Laktobutyrometer.

Mikroskopische Untersuchungen auf normale und pathologische Bestandteile: Die Fettkügelchen müssen dicht aneinander liegen, rund sein, die mittleren Größen sollen überwiegen.

Blut, Eiterkörperchen, Bakterien.

Milchmenge: Eine gute Brust liefert so viel, als von ihr verlangt wird, mehr als 1 Ltr. Milch pro die braucht ein Kind nicht zu trinken. Die Milchmenge wird festgestellt durch Wiegen des Säuglings unmittelbar vor und nach der Mahlzeit.

Stillfähigkeit: Eine physiologische Stillunfähigkeit gibt es nicht. In den ersten Tagen kommt die Milchsekretion nur langsam in Gang. **Das beste Mittel, um reichliche Sekretion zu erzielen, ist das Saugen eines kräftigen Kindes.** Laktagoga können höchstens suggestiv wirken. Absolute Kontraindikation bildet offene Tuberkulose, ferner schwere Erkrankungen, wie Puerperalfieber, Diabetes, Nephritis, Eklampsie, Pneumonie, dekompensierter Herzfehler, manche Fälle von schwerer Neuropathie (Psychosen und Epilepsie), selten Hohlwarzen (hier ist stets sorgsamer und wiederholter Stillversuch am Platze). Doch soll die Entscheidung stets dem Arzte vorbehalten bleiben. Ein luetisches Kind darf und soll nur von der eigenen Mutter angelegt werden (Ernährung durch Amme nur, wenn ihr die Milch abgedrückt wird). Auch bei Mastitis soll in der Regel zur Verhütung von Stauungen gestillt werden, solange keine Eiterkörperchen in der Milch auftreten.

Erstes Anlegen des Kindes: 24 Stunden nach der Geburt. Am ersten Lebenstage erhält es nichts, ist es unruhig, so kann man einige Löffel dünnen, mit Zucker oder Sacharin gesüßten und mit einer Prise Salz versehenen Tees reichen (russischer oder Fencheltee). Da bei manchen Frauen das Einschießen der Milch erst nach 3—4 Tagen eintritt, kann 4—6 mal Teeaufguß gereicht werden. Man kann bis zum fünften, ja sechsten Tage mit der Verabreichung künstlicher Nahrung warten.

Technik des Anlegens: Anfangs läßt man bei einer Mahlzeit an beiden Brüsten trinken (ist eine Brust weniger ergiebig oder hat sie weniger gut faßbare Warze, so beginnt man mit ihr), sobald die Sekretion im Gange ist, immer nur an einer. Ausnahme nur gestattet bei leicht ermüdenden Kindern (z. B. Frühgeburten) oder wenn Milchproduktion nicht sehr reichlich ist. Wird eine Brust vom Kinde nicht gänzlich ausgesogen, so ist der Rest künstlich zu entleeren. — Vor dem Anlegen jedesmal etwas Milch ausdrücken (zur Entfernung der in die Ausführungsgänge der Brustdrüse eingedrungenen Bakterien). Das Kind muß die Nase frei haben, um in der Atmung nicht behindert zu sein. Darauf zu achten, daß dem Kinde außer der Warze auch ein Teil des Warzenhofes in den Mund gesteckt wird, um Einrisse am Ansatz der Mamilla zu vermeiden. — Der Mund des Kindes wird n i c h t ausgewaschen.

Kinder unter 2 kg Körpergewicht saugen manchmal nicht. In dem Falle ist die Milch abzuziehen und löffelweise zu reichen.

Mechanische Entleerung der Brust:
a) D u r c h A b d r ü c k e n: Die Mutter nimmt die Brust in die Hand und übt vom Rand her nach der Warze zu einen gleichmäßigen Druck aus, oder sie nimmt die Brust in Gegend des Warzenhofes zwischen Daumen und Zeigefinger und spritzt durch rhythmischen Druck die Milch ab. Oder eine zweite Person setzt sich der Frau gegenüber, nimmt die Brustwarze so in die sauber gewaschene Hand, daß der Daumen unterhalb, die übrigen 4 Finger oberhalb der Warze liegen. Durch einen Druck, der vom kleinen Finger an die übrigen weitergegeben wird, spritzt man die Milch ab.

b) D u r c h A u s p u m p e n: Notwendig, wenn die Mutter das Abspritzen nicht erlernt oder die Entleerung durch Abspritzen unvollkommen ist. Zu empfehlen die Ballonmilchpumpen, Ibrahimsches Modell (Firma C. Desage, Heidelberg), ferner die von Jaschke-Scherbek (Firma Backheimer und Schreiner, Wien IX, Lackiererstraße 8, oder Schellenbergs Nachf. [L. Roth], Gießen, Seltersweg 83 a). (S. Kleinschmidts Therap. Vademecum für die Kinderpraxis.)

Auffangen der ausgespritzten oder ausgepumpten Milch in ein oben breites, graduiertes Spitzglas von etwa 300 ccm Inhalt.

Häufigkeit des Anlegens: Am zweiten Tage 2—3 mal, am dritten 4 mal. Im ersten Monat 6 mal, später 5 mal.

Regelmäßigkeit des Anlegens: In der ersten Zeit alle 3 Stunden mit 5—8 stündiger Nachtpause. Später 4 stündige Pausen (mit entsprechender Nachtpause).

Dauer der Mahlzeit: Durchschnittlich 15—20, bei elenden Kindern bis zu 30 Minuten.

Pflege der Brüste: Vor und nach jedem Anlegen mit sterilem Wasser oder mit 2% Borlösung abwaschen und mit reinem weichen Leinen oder Wundwatte abtupfen. Vor Druck bewahren, warm halten.

Zeitdauer der ausschließlichen natürlichen Ernährung: 6 bis höchstens 8 Monate.

Unter physiologischen Verhältnissen wird eine frühere Entwöhnung bedingt nach den ersten Monaten einer neuen Schwangerschaft. Menstruation ist kein Grund zur Entwöhnung.

Von Medikamenten gehen in die Milch über (zumeist nur bei Verabreichung großer Dosen): Salizylsäure, Jod, Quecksilber, Arsen (nur in Spuren ohne Schädigung des Kindes).

Entwöhnung des Kindes: Die langsame Entwöhnung ist für die Stillende und das Kind am angenehmsten und bekömmlichsten.

Wenn möglich heiße Jahreszeit, stärkere Dentition zu vermeiden.

Im Verlaufe von 3 Wochen alle 3—4 Tage eine Mahlzeit an der Brust entziehen, statt dessen Kuhmilch, 2 Teile auf 1 Teil Wasser oder Schleim, Zusatz von Milch-, Rohr- oder Nährzucker und von Aufschlußmehlen (Infantina u. a.). Nach vollzogener Entwöhnung allmählicher Übergang zu Vollmilch, Beinahrung: dünne Fleischsuppen mit Einlage von etwas Reis, Grieß, Sago. Sodann Kakao, Zwieback, Brei aus Aufschlußmehlen, Milchmenge pro die etwa 0,8 Ltr. Heubner empfiehlt, möglichst frühzeitig eisenreiche Vegetabilien, wie Spinat, Obstmus u. a. zu reichen. Gegen Ende des ersten Lebensjahres auch leichte Mehlspeisen und im zweiten Lebensjahre fein gewiegtes Fleisch.

Oder folgendes Régime (Kleinschmidt, Therap. Vademecum für die Kinderpraxis):

Im 6. *Monate*: 4 mal Brust, 1 mal Grießbrühe (Brühsuppe — Fleischbrühe oder Wurzelbrühe —, mit Einlage von Grieß von der Konsistenz eines dünnen Breies in der Menge von 150 bis 200 g).

Im 9. *Monate:* 3 mal Brust, 1 mal Grießbrühe und Gemüse, 1 mal Zwiebackbrei von 200 g (2—3 Zwiebacke mit 100 g Wasser aufgebrüht und 100 g Milch zugesetzt, später mit 200 g Milch aufgebrüht).

Im 10. *Monate:* 3 mal Flasche 200 g: $1/2$ Milch, $1/2$ Mehlabkochung; später 200 g Milch, 1 mal Grießbrühe und Gemüse, 1 mal Zwiebackbrei von 200 g Milch.

Im 12. *Monate:* 2 mal Flasche 200 g Milch, 1 mal Grießbrühe (Gemüse, Kartoffelbrei, Obst), 2 mal Milchbrei von 200 g Milch.

Oder in 4 Mahlzeiten (bei manchen Kindern gut durchzuführen): 1 mal Flasche 250 g Milch, 1 mal Gemüse, Kartoffelbrei, Obst, 2 mal Grieß- oder Zwiebackbrei von 250 g Milch.

Diät der Wöchnerinnen: Am ersten, vielleicht auch zweiten Tage mehr flüssige Diät (Milch, Milch-Hygiama, Milchsuppen, kräftige Fleischbrühe mit Ei usw.), dann sofort unter Zufügung leicht verdaulicher Fleischspeisen allmählicher Übergang zur Diät der Stillenden.

Diät der Stillenden (und Ammen): In der Qualität werde die gewohnte Kost beibehalten. In bezug auf Quantität merke man, daß pro die etwa ein Plus von 750 Kalorien zu liefern ist, ferner sorge man für reichliche Zufuhr von Flüssigkeit: Gesamtmenge 2 Ltr. inkl. des in der Nahrung enthaltenen Wassers. 1 Ltr. Milch jedenfalls besser als 1 Ltr. Bier. (Vorsicht mit Alkoholika!) Bei der Amme werde zunächst ihre gewohnte Kost beibehalten (bei raschem Kostwechsel kann die Milchsekretion leiden), allmählicher Übergang zu einfacher gemischter (animalisch-vegetabilischer) Kost.

2. An der Ammenbrust.

Ammenernährung angebracht bei Unmöglichkeit der Ernährung durch die Mutterbrust, ferner notwendig bei manchen Krankheiten. Warm zu empfehlen, auch aus sozialen Gründen, das Kind der Amme mit aufzunehmen, insofern ein Vorzug, weil dann die Brust stets leer getrunken wird. Andernfalls ist die Amme anzuhalten, die in der Brust etwa verbliebenen Milchreste auszudrücken.

Amme am besten durch Kinderanstalt zu beziehen, in der sie Wochen und Monate beobachtet wurde, nicht durch Vermietsbureaus. Pluripare sind Primiparen vorzuziehen.

Untersuchung der Amme: Stets den ganzen unbekleideten Körper untersuchen, namentlich auch Brüste, Brustwarzen, außerdem Milchmenge feststellen.

Pathologische Zustände: Zu berücksichtigen vorzugsweise: Tuberkulose, Lues, Gonorrhoe, Ernährungszustand, Haut (Ungeziefer). Wassermann'sche Reaktion stets auszuführen, bei positivem Ausfall ist Amme zu verwerfen.

Kind der Amme: Hat die Amme ihr Kind gestillt? Allgemeiner Ernährungszustand desselben, Körpergewicht, Lues. (Nates, Palma, Planta!) (Braucht nicht gleichaltrig mit dem zu nährenden Kinde zu sein.)

Kost der Amme (s. Diät der Stillenden).

3. Zwiemilchernährung (Allaitement mixte).

Entschieden der künstlichen Ernährung vorzuziehen.

Menge und Beschaffenheit der Beinahrung richtet sich nach Alter, Gewicht und Gesundheitszustand des Kindes und der zur Verfügung stehenden Muttermilch, deren Menge sorgfältig zu ermitteln ist. Das Fehlende wird mit künstlicher Nahrung ersetzt; man läßt zunächst an der Brust trinken und reicht dann die Flasche, oder 1 mal die Brust, 1 mal die Flasche. Sehr empfehlenswert holländische Säuglingsnahrung (s. u.).

4. Unnatürliche oder künstliche Ernährung von Säuglingen.

Meist *Kuhmilch* verwandt, die Milch der Ziegen durchaus empfehlenswert, da sie fast immun gegen Tuberkulose sind und eine saubere Milchgewinnung erleichtern (kaum Verunreinigung durch Kotpartikel).

Eigenschaften der Kuhmilch s. allgemeinen Teil.
An Kindermilch sind folgende Anforderungen zu stellen:
1. Die Kühe sollen gesund sein (tierärztliche Überwachung). Trockenfütterung ist nicht unbedingt erforderlich. Absolute Reinlichkeit bei der Haltung der Kühe, Luft und Licht in den Stallungen.
2. Absolute Reinlichkeit bei der Milchgewinnung, d. h. beim Melken („aseptische" Milchgewinnung).
3. Schnelle Abkühlung der Milch gleich nach dem Melken und Aufbewahrung bei niedriger Temperatur (10° C) bis zum Verbrauch.

Mischmilch der Milch von einem Tiere vorzuziehen. — Nur richtig geleitete Milchkuranstalten, in denen die Tuberkulinimpfung obligatorisch ist, sind vollkommen zuverlässig. Gewöhnliche Markt- und Ladenmilch ist, namentlich im Sommer, für die künstliche Ernährung der Säuglinge nicht verwendbar.

Bemerkung: Reinlich gewonnene Milch hält sich ca. 60 Stunden ohne besondere Veränderung, wenn sie bei ca. 10° C gehalten wird. Da die Milchsäurebazillen und die peptonisierenden Bazillen bei 12—15° C nur geringes Wachstum zeigen, kann diese saubere Milch bei ca. 12° so lange aufbewahrt werden, bis sie in Gebrauch genommen wird (Soxhlet).

Einfaches Verfahren zum Nachweis von Milchveränderungen: 68—69%iger Alkohol (darf denaturiert sein) mit gleichen Teilen Milch vermischt, bringt diese sofort zum Gerinnen, wenn durch Bakterienwirkung bereits eine Milchveränderung bestimmten Grades — Umwandlung von Milchzucker in Milchsäure — eingetreten ist. Sauber gewonnene Milch, die kühl aufbewahrt ist (s. o.), zeigt keine Gerinnung. — Von jeder Mutter ist diese Probe ohne Mühe selbst vorzunehmen. Am besten in der Apotheke „Spiritus zur Milchprüfung" vorrätig zu halten, mit zwei Reagensgläsern abzugeben, eines für die Alkoholprobe, das andere für die Schmutzprobe. Mit Milch gefüllt 24 Stunden kühl stellen, um festzustellen, ob sich Bodensatz gebildet hat, s. S. 1.

Von vielen wird die am Produktionsorte unter peinlichster Sauberkeit gewonnene und sofort nach dem Melken sterilisierte Milch empfohlen. Bei einer mit groben Schmutzpartikeln verunreinigten Milch ist Keimfreiheit nicht zu erzielen.

Ein Mangel ist es, daß bei längerem Aufbewahren der Milch nach dem Sterilisieren das Fett sich allmählich aufrahmt. Anfangs läßt es sich zwar durch Schütteln mit der

Milch vereinigen, nach den ersten Wochen aber ist dies nicht mehr möglich.

Da der Geschmack der bei zu hoher Temperatur sterilisierten Milch sich verändert, wird sie von manchen Kindern verweigert.

Da die hoch sterilisierte Milch auch sonstige Veränderungen in ihrer Beschaffenheit erleidet, so genügt bei richtiger Behandlung die partielle Sterilisierung durch kurzes Abkochen (10 Minuten lang, nach W. Camerer im Winter 2—5, im Sommer 5—10 Minuten lang), falls die Milch innerhalb 24, spätestens 48 Stunden nach ihrer Gewinnung verbraucht wird. Zu diesem Zwecke Soxhlet's Apparat sehr zu empfehlen.

In *Thermosgefäßen* (Thermossterilisator) kann man die vorher abgekochte und dann gut abgekühlte Milch 20—22 Stunden kühl aufbewahren. Bei Lufttemperatur von nicht mehr als 14° C kommt man mit einer Kühlung gut aus, an heißen Tagen soll man die Milch nach einigen Stunden herausnehmen und noch einmal kühlen (Bickel u. Roeder).

Bemerkung: Von größter Wichtigkeit ist, daß die abgekochte Milch, sobald ihre Temperatur auf ca. 60° C gesunken ist, in möglichst raschem Tempo (Eisschrank oder Einstellen in kaltes, laufendes Wasser) abgekühlt und dauernd kühl gehalten wird, weil Temperaturen von 20—60° C am günstigsten für die Vermehrung der Bakterien, bzw. das Auskeimen der Sporen sind.

Pasteurisieren der Milch hat keinen Vorteil vor dem Abkochen (ist im Hause weit schwieriger durchzuführen).

Zubereitung der künstlichen Säuglingsnahrung.

1. *Vollmilch:* Wird von deutschen Ärzten verworfen.
2. *Verdünnte Milch:*

Zusätze:

a) Abgekochtes Wasser mit Zuckerzusatz.

b) Schleime:

30 g (= 2 Eßlöffel) } Haferflocken, Graupen (Gerste),
15 g (= 1 Eßlöffel) }

Reis mit einem (oder ½) Ltr. Wasser ca. 1 Stunde auf kleinem Feuer gekocht und heiß durch ein Haarsieb bei mäßigem Druck durchgetrieben. Will man dünneren Schleim, so wird das verdampfte Wasser wieder aufgefüllt.

c) Mehlabkochungen (3—5%):

30 g (= 2 Eßlöffel) } Hafer-, Reis-, Gerstenmehl (sehr
15 g (= 1 Eßlöffel) }

zu empfehlen (Knorr'sche, Weibezahn'sche, Hohenlohe'sche Präparate s. S. 45 ff), Weizenmehl, entöltes Maismehl (Maizena, Mondamin) werden mit kaltem Wasser zu einer feinen Suspension angerührt und 20 Minuten unter Umrühren mit 1 Ltr. (oder $^1/_2$ Ltr.) Wasser auf schwachem Feuer gekocht. Durchtreiben durchs Sieb unnötig.

Zu Schleimen und Mehlabkochungen stets eine Prise Salz ($1^0/_{00}$). Von den Aufschlußmehlen kann man auch die sog. Kindermehle benutzen, wie Nestlé, Infantina, Muffler's sterilisierte Kindernahrung u. a.

d) Zusatz von Zucker: Milchzucker, Rohrzucker, Maltose, letztere namentlich in Form von Soxhlet's Nährzucker, der nach dem Prinzip der Liebig'schen Suppe aus eiweißfreien, reinen Umwandlungsprodukten der Stärke hergestellt ist. Er enthält neben gleichen Teilen Dextrin und Maltose etwa 2% NaCl und hat einen durch den Geschmack nicht wahrnehmbaren, gleichmäßigen Säuregrad und Gehalt an löslichen Kalksalzen (NaCl wegen der besseren Verdaulichkeit und der Chlorarmut der Milch). Weißes, wenig hygroskopisches Pulver, leicht löslich in Wasser, $^1/_4$ mal so süß wie Rohrzucker. In warmem Wasser unter Umrühren lösen, mit der Milch mischen, dann sterilisieren.

Im allgemeinen ist so viel Zucker hinzuzufügen, daß der Gehalt des Nahrungsgemisches etwa 7—8% an Kohlenhydraten beträgt. (Malzextrakt: 1 Teelöffel voll auf je 100 ccm Zusatzflüssigkeit.) Ein Übermaß von Zucker ist zu meiden (Durchfall). Bei häufigen Stühlen Nährzucker. Bis zum 4. Lebensmonat Höchstmaß der Kohlenhydrate (Mehl + Zucker) $^1/_{100}$ des Körpergewichts.

e) Zusatz von Rahm. Zu empfehlen Biedert's Ramogen. — Vorsicht mit Fettzusatz, der Gesamtgehalt der Nahrung nicht über 3—4% Fettgehalt, wenigstens im ersten Halbjahr (Finkelstein).

Ramogen: 7,4% Eiweiß, 16,8% F., 36% Zucker, 1,6% Nährsalze.

In der Regel mit Wasser verrührt und mit Milch verabreicht:

Mischung I: 1 Eßl. Kons., 13 Eßl. Wasser, 2 Eßl. Milch
„ II: 1 „ „ 13 „ „ 3 „ „
„ III: 1 „ „ 13 „ „ 4 „ „

usw. bis Mischung XV—XX. Aufsteigen zu den stärkeren Mischungen durchschnittlich nach 1—3 Wochen, wenn das Kind guten Stuhl hat und nicht genug zunimmt. Von Mischung XV geht man meist zu Kuhmilch, 3 : 1 Wasser, über.

Strengste Regelmäßigkeit in der Verabreichung der Mahlzeiten, keine Überfütterung. Im Sommer ist dem Kinde in der Zwischenzeit Wasser oder Tee zu reichen.
Temperatur der Nahrung: 36—37° C. (Die ans Augenlid gehaltene Flasche darf weder als zu heiß noch als zu kalt, sondern soll gerade behaglich empfunden werden.)
Verdünnungsverhältnis der Milch. Nahrungsmenge und Zahl der Mahlzeiten: Nicht schematisch vorgehen, man soll sich von dem Gesundheitszustande und der Verdauungskraft des Kindes leiten lassen. Kein plötzlicher, sondern allmählicher Übergang zu stärkerer Konzentration. Kontrolle durch Wägung: Man soll stets nüchtern, nackt oder mit möglichst sparsamer Bekleidung wiegen. Geburtsgewicht normaler, gesunder, deutscher Kinder des Mittelstandes für Knaben 3400 g, für Mädchen 3200 g. In den ersten Lebenstagen 200 g Gewichtsverlust, vom dritten Tage an schon geringe Zunahme, am 8.—14. Tage bereits wieder Geburtsgewicht.

Zur Berechnung des Wärmewertes der Säuglingsnahrung Kaloriskop (von Mettenheimer).

Bedarf des Kindes nach Energiequotient: Die Anzahl Kalorien, welche ein Kilogramm Säugling haben muß in seiner täglichen Nahrung, um Ansatz zu erzielen, beträgt ca. 120, für debile Säuglinge (Frühgeburten) ca. 120—130, für atrophische 140—150.

Pfaundler's Formel: Nimm den zehnten Teil des jeweiligen kindlichen Körpergewichts an frischer Milch, füge den hundertsten Teil des jeweiligen Körpergewichts an Kohlenhydraten hinzu, bringe das Ganze mit Wasser auf 1 Liter, teile in 5 Mahlzeiten ab und reiche von jeder so viel, als das Kind mit Lust trinkt.

Budin'sche Zahl: Die Menge der zu verabreichenden Milch ist vom Körper des Kindes abhängig zu machen. Die pure Milch soll im allgemeinen nicht mehr als $1/10$ desselben betragen.

Ernährung nach Heubner: Die Nahrung enthält pro Liter in

	„Eindrittelmilch"	„Halbmilch"	„Zweidrittelmilch"
Milch . . .	330	500	660
Wasser . .	660	500	330
Milchzucker	53 (=660 ccm einer 8% Lös.)	50 (=500 ccm einer 10% Lös.)	40 (=330 ccm einer 12% Lös.)

Finkelstein gibt im ersten Monat 5—600 ccm Eindrittelmilch, steigert im zweiten auf 7—900 ccm, dann (dritten Monat) 900 ccm Halbmilch, von da allmählich Steigerung auf 1000 ccm Halbmilch, später gelangt er zu 1000 ccm Zweidrittelmilch. Er geht über 5, höchstens 6 Mahlzeiten in

Ernährung von Säuglingen.

den ersten Lebensmonaten (alle 4 Stunden) nicht hinaus. Czerny-Keller gewähren 5 Mahlzeiten.

Manche Kinder kommen mit 4 Mahlzeiten aus.

Auf dem Prinzip, die Nahrung quantitativ, zum Teil auch qualitativ der Frauenmilch gleich zu machen, beruhen folgende Präparate (humanisierte Milch):

Gärtner'sche Fettmilch: 89,60 W., 1,46 Kasein, 3,20 F., 5,15 Milchzucker, 0,33 A. (Hergestellt durch Verdünnung der Kuhmilch mit Wasser, bis Kaseingehalt gleich dem der Muttermilch, dann Gemisch so zentrifugiert, daß die aus dem Rahmrohre abfließende Milch den Fettgehalt der Muttermilch besitzt. Zuckergehalt durch entsprechenden Zusatz von Milchzucker reguliert.)

Die Erfahrungen mit Gärtner'scher Fettmilch werden von einem Teil der Beobachter andauernd als befriedigend bezeichnet.

Dasselbe gilt von der *Backhaus'schen Kindermilch.* Durch Zusatz von Labferment und Trypsin zur Kuhmilch wird ein großer Teil des Kaseins gefällt, ein Bruchteil aber löslich und besser resorbierbar gemacht. Zu der so entstehenden Molke von 1,25% Eiweiß werden Rahm und Milchzucker in entsprechender Menge hinzugefügt. Es werden 4 Sorten hergestellt: Bei Nr. I und II für den 1. bis 2. und 3. bis 4. Lebensmonat

Tabelle der Gewichtszunahme (nach W. Camerer).

	Brustkinder		Künstlich ernährte Knaben und Mädchen
	Knaben	Mädchen	
Geburtsgewicht.....	3480	3240	3390
Ende der 5. Woche ..	4170	3840	3730
,, ,, 8. ,, ..	5080	4560	4340
,, ,, 12. ,, ..	5870	5270	4950
,, ,, 16. ,, ..	6580	5900	5610
,, ,, 20. ,, ..	7140	6520	6270
,, ,, 24. ,, ..	7650	6920	6900
,, ,, 28. ,, ..	8140	7380	7300
,, ,, 32. ,, ..	8540	7800	7750
,, ,, 36. ,, ..	8900	8090	8130
,, ,, 40. ,, ..	9220	8400	8270
,, ,, 44. ,, ..	9650	8720	8650
,, ,, 48. ,, ..	9970	8970	8910
,, ,, 52. ,, ..	10210	9660	9980

Ernährung des ernährungsgestörten Säuglings s. S. 88.

ist der Kaseingehalt entsprechend dem Gehalt der Frauenmilch vermindert und teilweise in lösliches Eiweiß umgewandelt. Nr. III und IV für den 5. bis 8. und 9. bis 12. Lebensmonat stellen Übergangsformen zur gewöhnlichen Vollmilch dar.

Gärtner'sche Fettmilch und Backhaus'sche Kindermilch sind vom 8. Monate an gegen gute unverdünnte Kuhmilch zu ersetzen (Rehn).

II. Diät bei Erkrankungen des Digestionsapparates.

1. Erkrankungen des Ösophagus.

a) **Entzündungen (Verätzungen):** Schleimige, wenig gesalzene Suppen, mit Nährpräparaten (Tropon, Riba u. a.), vorzugsweise Milch (die gekochte Milch durchseihen, von allen Spuren von Gerinnseln und Häutchen befreien). Beimischung von Rahm und sorgfältig verrührten Eiern zu empfehlen, ferner Zufuhr von Öl und Butter. Als Getränk frisches, eisgekühltes Wasser, kohlensäurehaltige Wässer meist nicht vertragen. Kein Alkohol, höchstens Bier in mäßigen Mengen, mit Eiern verrührt. Halbflüssige Diät reizt leicht. Zimmertemperatur der Nahrung.

b) **Carcinoma Oesophagi:** Möglichst reichliche Ernährung, flüssig-breiige Form: Milch, Kefir, Leguminosen- und Getreidemehlsuppen mit Butter und Ei, noch besser Rahm. Oliven- oder Sesamöl, 2—3 Eßlöffel pro die, fein geschabtes Rindfleisch von der Lende, weiche Eierschaumspeisen, Leimsuppen usw. Nährpräparate. Evtl. Ernährungsklistiere.

2. Erkrankungen des Magens.

Allgemeine Regeln: Strenge Regelung der Diät: Genaue Mahlzeitenordnung, in der Regel häufige, kleine Mahlzeiten, sorgfältige Zubereitung der Speisen (feine Verteilung, einfache, nicht komplizierte Gerichte), extreme Temperaturen vermeiden (am schnellsten geht die Entleerung des Magens bei Körpertemperatur vor sich, sehr kalte und heiße Flüssigkeiten verlassen den Magen langsamer). Quantitäten ausprobieren mit aufsteigender Tendenz, Rücksicht auf die subjektiven Erfahrungen des Patienten. Gut kauen (Zähne nachsehen!). Kaffee bei den meisten Magenerkrankungen verbieten, dafür Tee. Brot am besten in Stangenform. Beim Frühstück zuerst das Backwerk sorgfältig gekaut zu sich nehmen, dann das Getränk nachfolgen lassen. Nach der Mahl-

Diät bei Erkrankungen des Digestionsapparates. 83

zeit Ruhe (Siesta), kein Schlaf, insbesondere soll der Kranke bei Gastrektasie nicht stehen, sondern liegen in rechter Seitenlage.

Normale Reihe der leicht zu schwerer ausnutzbaren Nahrungsmittel: Fleisch, Eier, Makkaroni, Weißbrot, Milch, Reis, Mais, gelbe Rüben, Wirsing, Kartoffeln, Schwarzbrot.

Größere Nahrungsmengen verringern die Ausnützung.

Kohlenhydrate im allgemeinen gut ausgenützt, Skala: Weißbrot, Reis, Makkaroni, Mais, Kartoffeln, Schwarzbrot, Wirsing, gelbe Rüben.

Skala der Ausnutzung des Eiweißes: Fleisch, Eier, Milch, Leguminosen, Makkaroni, Wirsing, Weißbrot, Mais, Reis, Schwarzbrot, Kartoffel, gelbe Rüben (Penzoldt).

Die *Leubeschen Kostformen* (nach der Dauer des Verweilens im Magen Kranker, sowie nach Bekömmlichkeit und Einfluß auf das Magenleiden aufgestellt):

I. Gekochte Milch, Fleischsolution, Fleischbrühe, eingeweichter Zwieback (nicht gezuckert), englische Keks, natürliches Selterswasser.

II. Weiche und rohe Eier, Reis und Sago in Milch weich gekocht, weiche Suppen (Schleim, Einlaufsuppe u. a., dagegen nicht Grieß, Graupenkörner, Gemüse in den Suppen), Hirn, Briesel, Huhn, Taube (gekocht).

III. Kalbsfüße gekocht, geschabter roher Schinken, geschabtes Beefsteak (halbroh), Kartoffelbrei, Fleischbrühereisbrei, Biskuit, wenig Kaffee und Tee.

IV. a) Austern, Roastbeef, rosa gebacken, gebratenes Huhn oder Taube ohne Tunke (besonders kalt), Reh, Rebhühner, längere Zeit abgehängt, wenig Weißbrot, Makkaroni, geschnittene Nudeln, abgeseiht.

b) Kaviar, Schill gesotten, Hecht gesotten, Hase, Kalbfleisch gebraten, besonders kalt, leichteste Aufzüge (gedämpfte Äpfel, Obstgelée), starker reiner Wein, nicht süß.

Gemüse (mit Ausnahme des Spinats) und Fette sind nach Leube für die meisten Magenkranken nicht geeignet.

Penzoldt stellt nach der Dauer des Verweilens im Magen Gesunder folgende Gruppen auf:

Es verließen den Magen in 1—2 Stunden inkl.:

100—200 g Wasser rein.
200 ,, Wasser kohlensäurehaltig.
200 ,, Tee ⎫
200 ,, Kaffee ⎬ ohne Zutat.
200 ,, Kakao ⎭
200 ,, Bier.

200 g leichte Weine.
100—200 ,, Milch gesotten.
200 ,, Fleischbrühe ohne Zutat.
200 ,, Peptone aller Art mit Wasser.
100 ,, Eier weich.

2—3 Stunden:

- 200 g Kaffee m. Sahne.
- 200 „ Kakao mit Milch.
- 200 „ Malaga.
- 200 „ Ofner Wein.
- 300—500 „ Wasser.
- 300—500 „ Bier.
- 300—500 „ Milch gesotten.
- 100 „ Eier roh und Rührei, hart oder Omelette.
- 100 „ Rindfleischwurst.
- 250 „ Kalbshirn gesotten.
- 250 „ Kalbsbries gesotten.
- 200 „ Karpfen gesotten.

- 200 g Schellfisch gesotten.
- 200 „ Stockfisch gesotten.
- 150 „ Blumenkohl gesotten.
- 150 „ Blumenkohl als Salat.
- 150 „ Spargel gesotten.
- 150 „ Kartoffel, Salzkartoffel.
- 150 „ Kartoffel als Brei.
- 150 „ Kirschenkompott.
- 150 „ Kirschen roh.
- 70 „ Weißbrot frisch und alt, trocken oder mit Tee.
- 70 „ Zwieback frisch und alt, trocken oder mit Tee.
- 70 „ Bretzel.
- 50 „ Albertbiskuits.

3—4 Stunden:

- 230 g Junge Hühner gesotten.
- 230 „ Rebhühner gebraten.
- 220—260 „ Tauben gesotten.
- 195 „ Tauben gebraten.
- 250 „ Rindfleisch roh, gekocht.
- 250 „ Kalbsfüße gesotten.
- 160 „ Schinken roh, gekocht.
- 100 „ Kalbsbraten warm und kalt.
- 100 „ Beefsteak gebraten, warm oder kalt, mager.
- 100 „ Beefsteak roh, geschabt.

- 100 g Lendenbraten.
- 200 „ Rheinsalm gesotten.
- 72 „ Kaviar gesalzen.
- 200 „ Neunaugen in Essig, Bücklinge geräuchert.
- 150 „ Schwarzbrot.
- 150 „ Schrotbrot.
- 150 „ Weißbrot.
- 100—150 „ Albertbiskuits.
- 150 „ Kartoffelgemüse.
- 150 „ Reis gesotten.
- 150 „ Kohlrabi gesotten.
- 150 „ Möhren gesotten.
- 150 „ Spinat gesotten.
- 150 „ Gurkensalat.
- 150 „ Radieschen roh.
- 150 „ Äpfel.

Diät bei Erkrankungen des Digestionsapparates.

4—5 Stunden:

210 g Taube gebraten.	240 g Rebhühner gebraten.
250 „ Rindsfilet gebraten.	250 „ Gans gebraten.
250 „ Beefsteak gebraten.	280 „ Ente gebraten.
250 „ Rindszunge geräuch.	200 „ Heringe in Salz.
100 „ Rauchfleisch in Scheiben.	200 „ Erbsen als Brei.
	150 „ Schnittbohnen gesotten.
250 „ Hase gebraten.	

Auf Grund dieser Gruppen gibt Penzoldt folgende Kostformen:

Speisen oder Getränke:	Größte Menge auf einmal	Zubereitung	Beschaffenheit	Wie zu nehmen
I. Kost:				
Fleischbrühe	250 g (¼ Ltr.)	Aus Rindfleisch	Fettlos, wenig od. nicht gesalzen	Langsam
Kuhmilch	250 g (¼ Ltr.)	Gut abgesotten ev. sterilisiert (Soxhlet-App.)	Vollmilch (ev. ⅓ Kalkwasser, ⅔ Milch)	Event. mit etwas Tee
Eier	1—2 St.	Ganz weich, eben nur erwärmt oder roh	Frisch	Wenn roh i. d. warmen, nicht kochenden Fleischbrühe völlig verrührt
Leurose	30—40 g	—	Darf nur einen schwachen Fleischbrühgeruch haben	Teelöffelweise in der Fleischbr. verrührt.
Kakes (Albert-Biskuits)	6 St.	—	Ohne Zucker	Nicht eingeweicht, sond. gut kauen und einspeicheln
Wasser	⅛ Ltr.	—	Gewöhnliches oder natürliches kohlensaures mit schwachem Kohlens.-Gehalt (Selterswasser)	Nicht zu kalt
II. Kost:				
Kalbshirn	100 g	Gesotten	Von allem Hautartigen befreit	Am besten in d. Fleischbrühe
Kalbsbries (Thymusdrüse)	100 g	Gesotten	Ebenso, besonders sorgfältig herausgeschält	Ebenso
Tauben	1 St.	Gesotten	Nur jung, ohne Haut, Sehnen und Ähnliches	Ebenso

Speisen oder Getränke:	Größte Menge auf einmal	Zubereitung	Beschaffenheit	Wie zu nehmen
Hühner . . .	1 St. von Taubengröße	Gesotten	Nur jung, ohne Haut, Sehnen und Ähnliches (keine Masthühner)	Am besten in d. Fleischbrühe
Rohes Rindfleisch . . .	100 g	Fein gehackt oder geschabt mit wenig Salz	Vom Filet zu nehmen	Mit Keks zu essen
Rohe Rinderwurst . . .	100 g	Ohne Zutat	Wenig geräuchert	Ebenso
Tapioka . . .	30 g	Mit Milch als Brei gekocht	—	—
III. Kost:				
Taube	1 St.	Mit frischer Butter gebraten, nicht zu scharf	Nur junge, ohne Haut usw.	Ohne Tunke
Huhn	1 St.	Ebenso	Ebenso	Ebenso
Beefsteak . .	100 g	Mit frischer Butter, halbroh (englisch)	Das Fleisch von Filet, gut gekocht	Ebenso
Schinken . .	100 g	Roh, fein geschabt	Schwach geräuchert, ohne Knochen, sog. Lachsschinken	Mit Weißbrot
Milchbrot . . od. Zwieback od. Freiberg. Bretzeln	50 g	Knusperig gebacken	Altbacken (sog. Semmeln, Weck usw.)	Sehr sorgfältig zu kauen, gut einspeicheln
Kartoffeln . .	50 g	a) als Brei durchgeschlagen b) als Salzkart. zerdrückt	Die Kartoffeln müssen mehlig, beim Zerdrücken krümelig sein	—
Blumenkohl .	50 g	Als Gemüse in Salzwasser gekocht	Nur die „Blumen" zu verwenden	—
IV. Kost:				
Reh	100 g	Gebraten	Rücken abgehängt, doch ohne „Haut goût"	—
Rebhuhn . .	1 St.	Gebraten, ohne Speck	Junge Tiere ohne Haut, Sehnen, die Läufe usw. abgehängt	—
Roastbeef . .	100 g	Rosa gebraten	Von gutem Mastvieh, geklopft	Warm oder kalt
Filet	100 g	Ebenso	Ebenso	Ebenso
Kalbfleisch . .	100 g	Gebraten	Rücken od. Keule	Ebenso
Hecht . . . Schill . . . Karpfen . . Forelle . .	100 g	Gebraten, in Salzwasser ohne Zusatz	Sorgfältige Entfernung der Gräten	In der Fischsauce

Diät bei Erkrankungen des Digestionsapparates.

Speisen oder Getränke:	Größte Menge auf einmal	Zubereitung	Beschaffenheit	Wie zu nehmen
Kaviar....	50 g	Roh	Wenig gesalzener, russischer Kaviar	—
Reis.....	50 g	Als Brei durchgeschlagen	Weich kochender Reis	—
Spargel...	50 g	Gesotten	Weich ohne die harten Teile	Mit wenig zerlassener Butter
Rührei....	2 St.	Mit wenig frisch. Butter und Salz	—	
Eierauflauf..	2 St.	Mit etwa 20 g Zucker	Muß gut aufgegangen sein	Sofort zu essen
Obstmus...	50 g	Frisch gesotten durchgeschlagen	Von allen Schalen und Kernen befreit	—
Rotwein...	160 g	Leichter reiner Bordeaux	Oder eine entsprechend reine Rotweinsorte	Leicht angewärmt

Im übrigen gelten folgende allgemeine Regeln:

Mit dem Zuwachs von Nahrung wächst auch jedesmal die Aufenthaltsdauer: beim Fleisch kommt auf ein Mehr von 50 g eine Erhöhung der letzteren auf etwa 1 Stunde, beim Gebäck auf 50 g anfangs 70 Minuten, später $1/2$ Stunde. Bei Flüssigkeiten Erhöhung der Aufenthaltsdauer viel geringer, auf ein Mehr von 100 g etwa 15—25 Minuten.

„Es ist demnach für die Größe der Aufenthaltsdauer nicht allein die Größe der Gewichtserhöhung, sondern die Art der Nahrung maßgebend. Der absolut größere Zuwachs an Gewicht bei den Flüssigkeiten bewirkt einen absolut geringeren Zuwachs an Aufenthaltszeit als der kleinere Zuwachs bei den festen Speisen."

„Die relative Erhöhung der Aufenthaltsdauer ist stets viel geringer als die der Nahrungsmenge." Ganz gering ist die relative Erhöhung bei den Getränken: 200 ccm Milch bewirkten nur eine Zunahme um $1/7$, Wasser um $1/5$, Bier um $1/{11}$ der Aufenthaltsdauer gegenüber 100 ccm.

Die einzelnen Erkrankungen.

a) Gastritis acuta, Gastro-Enteritis acuta, Enteritis acuta der Erwachsenen und Kinder (nach dem Säuglingsalter).

Strengstes Régime, nur flüssige, leicht verdauliche Nahrung, reine Milch fast immer kontraindiziert. Die Nahrung enthalte alle Nährstoffe, mit Einschränkung der Fette.

Bei Gastritis und Enteritis acuta am besten mit völliger Abstinenz beginnen, durchschnittlich 24 Stunden (Vorsicht bei Greisen), evtl. ernährende Klistiere, per os nur Eis in kleinen Stücken und Eiswasser, leichtes Tee-Infus.

Zumal nach Aufhören des Erbrechens Eiereiweißwasser (teelöffelweise), Getreidemehlsuppen, nur kleine Mengen auf einmal, allmählich Darreichung der Übergangsdiät (s. diese).

Kaffee, Bier verbieten, Wein nur in kleinen Dosen und mit großer Vorsicht reichen, Rot- und Heidelbeerwein vorzugsweise bei Enteritis.

Schleimige Getränke (Reis-, Gerstenwasser) bei Enteritis, ebenso Eichelkakao und Eichelkaffee.

Ein empfehlenswertes Präparat ist *Soxhlet's Nährzuckerkakao*, bestehend aus 6 Teilen Nährzucker (salzfrei hergestellt) und 1 Teil Kakaopulver: 5 gehäufte Kaffeelöffel voll = 35 g auf 1 Tasse heißen Wassers oder Milch verrührt.

b) Ernährungsstörungen der Säuglinge:

a) *Ernährungsstörungen bei Brustkindern*: Meist durch Überfütterung herbeigeführt.

Therapie: Einhaltung der früher beschriebenen Stilltechnik oder Beschränkung der Mahlzeiten auf 4 in 24 Stunden mit kurzer Stilldauer. Wenn nötig für 12—24 Stunden ausschließlich Darreichung von Tee mit Sacharin, dann allmählicher Übergang zu regelmäßiger Brustnahrung.

b) *Nährschäden bei künstlicher Ernährung:*

α) Milchnährschaden: Vorübergehend Aussetzen der Milch, Ernährung mit Hafermehlsuppen, die mit Sacharin gesüßt sind, später solche mit Zuckerzusatz oder Suppen aus Aufschlußmehlen (Infantina und Infantina milchfrei, Rademann, Kufeke, Muffler u. a.) Eine derartige Ernährungsweise ist eine Unterernährung und darf nicht zu lange ausgedehnt werden, höchstens einige Tage (Heubner), bei ganz kleinen Kindern (einmonatlichen) nur 2 Tage. Deshalb so bald wie möglich Milchzusatz zu den Suppen, beginnend mit $1/3$ Milch, allmählich steigend bis zu $1/2$ Milch.

Vorzügliche Dienste leistet Soxhlet's Nährzucker bei Milchnährschäden.

Ferner *Buttermilch:*

Zubereitung: Einige Eßlöffel frischer Buttermilch (nicht älter als 24 Stunden nach dem Buttern) mit 15 g Weizenmehl angerührt, dann der Rest eines Liters zugegossen. Das Ganze kommt in einem weiten Kochgefäß aufs Feuer und wird unter fortwährendem Umrühren in ca. 15—20 Minuten langsam bis zum Aufwallen erhitzt. Dann vom Feuer

Diät bei Erkrankungen des Digestionsapparates. 89

abziehen, etwas abkühlen lassen, wieder ans Feuer bringen, aufwallen lassen, dann zum drittenmal wiederholen. Vor dem letzten Aufwallen Zusatz von 60 g Rohrzucker oder Soxhlet's Nährzucker. — Dauer der Zubereitung etwa 30 Minuten. — Energiegehalt der Nahrung 414 Kalorien (Salge).
NB. Stets f r i s c h e Buttermilch verwenden, die bei Händlern käufliche ist, weil meist unsauber, nicht brauchbar.
Im Haushalt vorzuziehen sind fertige Präparate:
Vilbeler H. S. Holländische Säuglingsnahrung nach Prof. Dr. Koeppe: 3,3% Eiweiß, 9,5% Kh., 0,55% A. 1 Ltr. = ca. 600 Kalorien. Lange haltbares Buttermilchpräparat, trinkfertig in ¹/₄-Liter-Flaschen oder in Pulverform. Letzteres wird in Wasser aufgelöst und kurz aufgekocht. Verträgt sich anfangs im Magen des Kindes nicht mit Resten anderer Nahrung (außer Muttermilch). Daher Beginn der Darreichung erst 4 Stunden nach der letzten Nahrungsaufnahme.
Vilbeler H. A. nach Prof. Dr. Rietschel: 3% Eiweiß., 3,2% Zucker, 0,55% A. 1 Ltr. = ca. 290 Kalorien. Bei Störungen leichter Art, nur vorübergehend anwenden. In ¹/₄-Liter-Flaschen.
Biedert-Selter'sche Buttermilchkonserve, Bu-Co: 2 Arten: Die eine ist bereits mit Weizenmehl versetzt, 1 Teil mit 4 Teilen Wasser verdünnen. Die andere ist ohne Weizenmehl fabriziert, evtl. Zusatz von Kindermehlen. Chem. Fabrik Zwingenberg in Zwingenberg.

Von einigen Seiten wird *alkalisierte Buttermilch* empfohlen: Zusatz von: Sacch. lact. 20 g, Rohrzucker 20 g, Knorr's diastasiertes Reismehl 9 g, Natr. carbon. sicc. 3 g auf 1 Ltr. Buttermilch.

Bei einigermaßen schweren Fällen und besonders bei schwachen Kindern in den ersten Lebensmonaten ist völlige oder wenigstens teilweise Ernährung mit Frauenmilch bei weitem vorzuziehen.

β) M e h l n ä h r s c h ä d e n (bei lange fortgesetzter ausschließlicher oder wesentlicher Ernährung mit Mehl oder Kindermehl ohne oder mit nur wenig Milch):

Vorsichtiger Übergang zur Milch und Steigerung derselben bis zur Norm. Verdünnung der Milch mit schwer gärungsfähigen Mehlsorten (Weizen, Gerste, Reis).

Ernährung mit *Eiweißmilch* nach Prof. Dr. Finkelstein und Dr. Ludwig F. Meyer: 1 Ltr. Milch wird der Labung unterworfen, dadurch im Käsegerinnsel das Kasein und das Fett gewonnen, während die Molkenbestandteile (Sa. und Salze) durch Filtration entfernt werden. Zu dem nunmehr in ¹/₂ Ltr. Wasser gut verteilbarem Kasein und Fett wird

$^1/_2$ Ltr. Buttermilch hinzugefügt. Dann kurzes Aufkochen der Mischung. 3% Eiweiß, 2,5% F., 1,0—1,5% Milchzucker, 0,4—0,5% A. 1 Ltr. = ca. 450 Kalorien.

Die Labung geschieht durch Zusatz von 1 Eßlöffel Simon's Labessenz : 1 Ltr. roher Vollmilch oder, durch v. Dungern's Pegnin (Höchster Farbwerke), 1 Messerspitze voll auf 200 ccm Milch. Die gelabte Milch bleibt etwa $^1/_2$ Stunde in der Wärme stehen (40—45° C).

Zusatz von Soxhlet's Nährzucker oder Löflund's Nährmaltose (von dieser doppelte Dosis bei Abmessung in Löffeln) oder von Mehl, bzw. Kindermehlen, kein Milchzucker. Auf 100 g zunächst 1 Messerspitze (1—2 g), möglichst rasch steigen bis zu 1 gestrichenem bis vollem Teelöffel, bis Gewichtszunahme beginnt. Einen oder die ersten Tage in der Regel kein Zusatz.

Im Haushalt vorzuziehen:

Eiweißmilch in $^1/_4$-Liter-Flaschen trinkfertig und 350 g-Dosen konzentriert (mit Wasser verdünnen) von M. Töpfer, Trockenmilchwerke zu beziehen; Vilbel, Böhlen, Freyburg a. d. U.).

Dosis: Zuerst längere Stunden Tee mit Sacharin gesüßt, dann Beginn mit $^3/_{10}$ Ltr. Eiweißmilch in 5—6 Mahlzeiten. In den folgenden Tagen rasch Steigerung bis zu einer Tagesmenge von 180—200 g pro Kilo Körpergewicht.

Dauer der Ernährung mit Eiweißmilch beim über 3 Monate alten Säugling bis 6—8 Wochen, bei jüngeren bis 10 Wochen, dann sofort die üblichen Milchmischungen.

Die Erfolge mit Eiweißmilch werden als sehr günstig bezeichnet.

Bei jungen und sehr schwächlichen Kindern oder bei Komplikationen durch infektiöse Erkrankungen bietet die Ernährung mit Frauenmilch oder auch Zwiemilchernährung die besten Aussichten.

c) *Akute Ernährungsstörungen* (Dyspepsie, Magen-Darmkatarrh, Cholera infantum, Intoxikation):

Grundsätze der Diät (s. a. Kleinschmidt: Therapeut. Vademekum für die Kinderpraxis):

α) Ausschaltung der leicht gärungsfähigen Zuckerarten (Milch-, Rohrzucker), dafür Soxhlet's Nährzucker, ferner der leicht gärungsfähigen Mehle (Hafermehl), dafür Weizen-, Gersten-, Reismehl.

β) Verringerung des Fettgehalts der Nahrung durch Reduktion der Milchmenge oder Verwendung fettarmer Milch (Buttermilch).

γ) Anreicherung der Nahrung mit Eiweiß und Ca (Quark, Plasmon, Larosan).

Diät bei Erkrankungen des Digestionsapparates. 91

Zunächst Teediät für 12—24 Stunden, hierauf Schleime mit Soxhlet's Nährzucker. Dann vorsichtiger Milchzusatz. Bei schon durch frühere Erkrankung heruntergekommenen Säuglingen Eiweißmilch nach der Teediät. Bei jungen und debilen Säuglingen Buttermilch (s. o.) nach kurzer Teediät. Von K e l l e r ist für m a g e n - d a r m - k r a n k e Säuglinge eine M a l z s u p p e (auf dem Prinzip der Liebig'schen Malzsuppe beruhend) empfohlen worden, mit der auch günstige Resultate erzielt wurden, namentlich bei mangelhafter Fettverdauung (Fettseifenstühle) und auch bei infektiöser Enteritis follicularis.

In $1/3$ Ltr. Milch werden 50 g Weizenmehl kalt eingequirlt und erwärmt. Gleichzeitig werden in $2/3$ Ltr. warmen Wassers 100 g Löflund's Malzsuppenextrakt gelöst. Beide Flüssigkeiten werden vereinigt und 2 bis 3 Minuten lang unter Umrühren gekocht. — Für jüngere Kinder kann die Menge des Malzsuppenextraktes nach Bedarf heruntergesetzt, für ältere der Zusatz von Milch gesteigert werden.

Bei Kindern unter $1/4$ Jahr, sowie bei schwerkranken Säuglingen ist die Suppe zunächst mit Wasser zu verdünnen.

Die Ernährung mit Malzsuppe kann monatelang fortgesetzt werden.

Sehr bequem läßt sich eine Malzsuppe bereiten aus: *Liebe's Neutralnahrung für magen-darm-kranke Kinder* (2,38 W.. 8.85 N., 0,49 F., 86,02 Kohlenhydrate, 2,26 A.). 4 Eßlöffel voll (= 55 g) mit $1/6$ Ltr. Milch und $1/3$ Ltr. Wasser angerührt, wird einmal aufgekocht und durch ein Siebchen gegossen.

Oder aus *Soxhlet's verbesserter Liebigsuppe* (enthält ca. 10% Eiweiß, Dextrin und Maltose im Verhältnis von 1 : 4): 1 mäßig gehäufter Kaffeelöffel voll in $1/10$—$2/10$ Ltr. s i e d e n d h e i ß e n Wassers zu lösen, mit $1/10$ Ltr. Milch zu mischen, dann zu sterilisieren.

Bei allen ernsteren Erkrankungen ist wiederum gänzliche oder wenigstens teilweise Ernährung mit Frauenmilch vorzuziehen.

d) *Ernährung bei angeborener Lebensschwäche* (*Frühgeburt, Debilitas*): Zum mindesten in den ersten Lebenswochen Frauenmilchernährung unentbehrlich, unter Umständen abgedrückte Muttermilch (s. S 74). Werden nur minimale Mengen Milch mit einer Mahlzeit aufgenommen. so müssen 6—10 Mahlzeiten pro die verabreicht werden.

Bei Undurchführbarkeit der ausschließlichen natürlichen Ernährung, wenn möglich Zwiemilchernährung. Ist auch diese unmöglich, dann Buttermehlnahrung nach Czerny:

Auf je 100 g Wasser kommen 5—7 g Butter, die in einem Kochtopf über gelindem Feuer unter starkem Umrühren 3—5 Minuten lang gekocht wird. Dann wird sie vermengt mit der gleichen Menge Weizenmehls und etwas weniger Kochzucker und dies zusammen auf gelindem Feuer 4—5 Minuten gekocht. Jetzt wird das Wasser zugegossen, nochmals aufgekocht und der abgekochten Kuhmilch zugesetzt. Bei Kindern weit unter 3000 g Körpergewicht beginnt man mit $1/3$ Milch, $2/3$ Buttermehlabkochung, weiterhin allmähliches Steigen der Milch.

Immer muß die Milchmenge weit unter der Budin'schen Zahl (s. S. 80) bleiben, die Gesamtnahrungsmenge soll höchstens 200 ccm pro Kilogramm Körpergewicht betragen.

c) Chronische Erkrankungen des Magens.

Gastritis chronica: Prinzip: Möglichst leicht verdauliche Eiweiß-, Kohlenhydrate- und Fettnahrung, mit Überwiegen des Eiweißes, Kohlenhydrate hauptsächlich in Gestalt von Zwieback, Suppenmehlen, Tapioka, möglichst reichlich Milch. Alle Speisen sollen der Hitzeeinwirkung ausgesetzt und sorgsam zerkleinert sein (A. Schmidt). Albumosen, Kaseinpräparate, Roborat, Riba, Enterorose u. a. Eiweißpräparate versuchen.

Bei diesen Fällen wird der Arzt versuchen müssen, was vertragen wird, viele Kranke nehmen süße Milch nicht, dagegen saure, ferner Kefyr, Jogurtmilch, Pegninmilch zu empfehlen, sowie Hygiama, Nährkakao, Kufeke's Kindermehl, als Zusatz zur Milch (v. Noorden). Kleine Mengen Kohlenhydrate werden sehr gut vertragen, am besten immer mit etwas Eiweiß (kalten Braten, mageren Schinken, Sardellen usw.), größere hingegen zersetzen sich leicht. Alkoholika in mäßigen Mengen (keine starken Alkoholika, kein Bier) wirken anregend, Gewürze (auch Kochsalz) öfters günstig.

Speisezettel nach Boas:

8 Uhr: 200 g Milch mit 40 g Kakao + 30 g Zucker, oder 50 g Keks, 50 g Zwieback mit Butter.

10—11 „ 50 g Weißbrot mit 30 g Butter, 1 Ei oder 50 g gekochter, kalter Kalbsbraten.

1 „ Suppe aus 30 g Tapiokamehl, 10 g Butter, 1 Ei, 100 g Nudeln oder 100 g Spinat, 100 g Bohnenpurée, 100 g Karotten, 50 g Kartoffelbrei. 100 g Brustfleisch von jungem Huhn.

Diät bei Erkrankungen des Digestionsapparates. 93

Oder: 100 g Kalbskotelett, dafür auch 100 g Kalbfleisch (geschmort) oder Taube, Wild, Fisch, geschabtes Rindfleisch (gebraten), 100 g Grießauflauf, auch Omelette, Eierkuchen mit Schinken u. a.

4 Uhr: 100 g Milch (mit Tee) + 20 g Zucker, 25 g Keks oder Butterbrot.

8 „ 50 g Weizenbrot + 30 g Butter, 2—3 Eier in verschiedenen Formen, 50 g von Bindegewebe befreites Schabefleisch oder Gervaiskäse, Tee mit Milch und Sahne.

Pseudodyspepsie (*nervöse Dyspepsie, Neurasthenia gastrica* s. *dyspeptica*).

Keine besonderen Diätvorschriften. Am besten Anstaltsbehandlung, evtl. Mastkur (Überernährung), s. diese.

Anorexie: Wohlschmeckende, pikante oder stark gewürzte Speisen (vorausgesetzt, daß keine schweren Magen- oder Darmaffektionen bestehen). Kleine Mengen Alkohols oft nützlich, jeden Bissen mit einem Schluck Wein, bei Kindern Kompott, hinunterschlucken lassen.

Ulcus ventriculi und *Hämatemesis:* Kost nach dem Schonungsprinzip: soll den Magen so wenig und so kurz wie möglich belästigen, dabei auf etwaigen übersauren Magensaft, sowie vorhandene Obstipation einwirken. — Bei der Ulcuskur Bettruhe und heiße oder warme Umschläge.

Nahrungsentziehung nur notwendig in sehr schweren Fällen mit starker Blutung, anhaltendem Erbrechen oder so heftigen Schmerzen, daß Verdacht drohender Perforation besteht. Penzoldt will völlige Abstinenz nur einen Tag, Abstinenz mit Flüssigkeitszufuhr (Eis, subkutane Infusion, Kochsalzklistiere) und Nährklistieren nur mehrere Tage durchführen. Nach Lenhartz soll gleich von Anfang an, auch beim ersten Tage der Blutung Nahrung zugeführt werden. Jedenfalls bei günstigem Verlauf nur allmähliche qualitative und quantitative Steigerung der Nahrung, cave übermäßige Ernährung.

Nach Beendigung der Kur darf man unter keinen Umständen mit einem Schlage zur Kost des Gesunden zurückkehren.

Hämatemesis: Von den meisten Autoren bei stärkerer Blutung neben völliger körperlicher und geistiger Ruhe völlige Abstinenz empfohlen. Nur im Notfall möglichst wenig Eispillen. Bei andauernder Blutung Infusionen mit 0,85% Kochsalzlösung, evtl. Versuch mit Nährklistieren. Nach 1—2 Tagen Lenhartz'sche Kur.

Lenhartz'sche Diät:

Behandlungstage	1.	2.	3.	4.	5.	6.	7.	8.	9.	10.	11.	12.	13.
Eier . Stück	1	2	3	4	5	6	7	8	8	8	8	8	8
Milch ccm	200	200	300	400	500	600	700	800	900	1000	1000	1000	1000
Zucker . g	—	—	—	20	20	30	30	40	40	50	50	50	80
Hackfleisch . g	—	—	—	—	—	—	35	2×35	2×35	2×35	2×35	2×35	70
Milchreis g	—	—	—	—	—	—	—	100	100	200	200	300	300
Zwieback g	—	—	—	—	—	—	—	—	20	40	40	60	80
Rohschinken . . g	—	—	—	—	—	—	—	—	—	—	50	50	50
Butter . g	—	—	—	—	—	—	—	—	—	—	20	40	40
Kalorien (abgerundet) . . .	220	280	420	460	780	950	1130	1590	1720	2140	2480	2940	3000

In den folgenden Wochen gilt Kost des 12. Tages; mit allmählicher Vermehrung der festen Stoffe (Zwieback usw.), neue Speisen wie Reis, Hafermehl- und Kartoffelbrei. Gemüse und Fleisch in den kommenden Monaten nur breiig und feingehackt.
NB. Wichtig, Eier stets in tadellosem Zustande zu beschaffen (schwierig im Winter).

Beim Hungernden tritt Vermehrung des Azetons auf, welche ohne jede Bedeutung ist und prompt bei Verwendung von Kohlenhydraten (Zuckerlösung, Stärkeklistiere) schwindet.

Anmerkung: Die Hungerkur hat sich auch bei exzessivem Erbrechen und exzessiver Schmerzhaftigkeit bewährt.

Carcinoma ventriculi: Allgemeine gültige Regeln nicht aufzustellen. Besteht Ekel vor Fleisch, statt dessen Nährpräparate wie Plasmon, Riba, Somatose u. a. Zu meiden grobe, sich schwer verkleinernde, von den Verdauungssäften unangreifbare Stoffe wie hartes tierisches Gewebe und zellulosereiche Pflanzenteile. Zu empfehlen gemischte, weich-breiige Kost. Ausprobieren (evtl. mit Hilfe der Sonde, was der Kranke am besten verträgt; mancher Kranke verträgt schwer Verdauliches besser als leicht Verdauliches). Gastroenterostomie.

Magenerweiterung und gutartige Pylorusverengerung: Prinzip: Möglichst nahrhafte Kost bei möglichst geringem Volumen, möglichst feiner Verteilung und leicht verdaulichem Zustande. Breiform, Einschränkung der Flüssigkeitszufuhr. Kohlensäurehaltige Getränke verboten, Alkohol meist überflüssig. Nur nahrhafte Getränke verabreichen: Fleischbrühe mit Eiern, Fleischlösung, Peptone, Kakao in Milch gekocht, Milch, bis 5 mal täglich in kleinen Mengen (nicht über $1/4$ Ltr.), nur eine

Diät bei Erkrankungen des Digestionsapparates.

Speisezettel nach Penzoldt:

Uhr	1. Dekade	2. Dekade	3. Dekade	4. Dekade
6—7	250,0 lauwarmes Wasser oder Karlsbader Mühlbrunnen mit ½—1 Teelöffel Karlsbader Salz, 250,0 abgekochte Milch, 1 Keks.	Ebenso.	Ebenso.	250,0 Milch.
7—8	200,0 leere Fleischbrühe oder mit Fleischlösung, 1 Keks.	250 Milch, 2 Keks.	300 Milch, 3 Zwieback.	500,0 Milch, 1 Milchbrot.
9—10	Fleischbrühe mit 1 Ei oder Fleischsolution, evtl. Kindermehlsuppe, Fleischgelée, 1 Keks.	250,0 Milch, 2 Keks, etwas geschabtes Rindfleisch.	Fleischbrühe mit Ei, 1 Milchbrot (50,0) mit 100,0 geschabt. Lachsschinken oder roher Rindfleischwurst.	Fleischbrühe mit Ei, 1 Milchbrot mit 100,0 kaltem Filet oder Kalbsbraten.
12—1	Fleischbrühe mit 100,0 gesottenem Kalbshirn, Bries, Junghuhn oder Taube mit Ei ohne Fett und Haut usw.		Fleischbrühe mit Hirn, 100,0 Beefsteak, durchgeschlagenen Kartoffelbrei, 1 Milchbrot.	Fleischbrühe m. Bries od. Taube, evtl. etwas Forelle oder ähnlicher Fisch, 100,0 Roastbeef mit Kartoffel- oder Reisbrei, Milchbrot.
3—4	250,0 Milch.	250,0 Milch, 2 Keks. Wie Mittag oder Tapiokabrei (von 30,0).	250,0 Milch, 3 Zwieback. 1 gebratene Taube oder Junghuhn, Kartoffelbrei, 1 Milchbrot.	250,0 Milch, 3 Zwieback. 100,0 Beefsteak, Geflügel oder kalter Braten, Kartoffelbrei, Obstmus, 1 Milchbrot.
6—7	Ebenso, oder Fleischbrühe mit Ei, 1 Keks.			
Nachts	Evtl. 250,0 Milch.	250,0 Milch.	250,0 Milch.	250,0 Milch.
Minimaler Nährwert der Nahrung	Eiweiß . . . . ca. 45 g Fett . . . . . „ 40 g Kohlenhydrate „ 60 g Verbrennungswert ca. 800 Kalorien	Eiweiß . . . . ca. 75 g Fett . . . . . „ 45 g Kohlenhydrate „ 90 g Verbrennungswert ca. 1080 Kalorien	Eiweiß . . . . ca. 100 g Fett . . . . . „ 50 g Kohlenhydrate „ 180 g Verbrennungswert ca. 1600 Kalorien	Eiweiß . . . . ca. 150 g Fett . . . . . „ 55 g Kohlenhydrate „ 200 g Verbrennungswert ca. 1900 Kalorien

Evtl. kann man den Nährwert der Nahrung bei zu starker Abnahme des Gewichts erhöhen durch Hinzufügung größerer Portionen der erlaubten Speisen.

oder mehrere Stunden vor der Magenwaschung sind größere Mengen erlaubt. Nach der abendlichen Spülung nur wenig Nahrung, am besten ein paar weiche Eier. Milch pro die in der Regel 0,5, höchstens bis 1 Ltr., die übrigen Speisen möglichst in dünner Breiform; namentlich Eidotter, sorgfältig mit etwas Fleischbrühe verrührt, Fleischlösung, Fleischpuréesuppe, Hachées und Gelées, geschabtes rohes Fleisch, Beefsteak von roh gemahlenem Fleisch. Von Kohlenhydraten kleine Mengen Keks, Milchreisbrei, Tapiokabrei, Kartoffelbrei, Hafermehl, Leguminosen. Fett nur in kleinen Mengen und in fein verteiltem Zustande (Milch, Rahm, Eier), da es meist lange im Magen verweilt. Größere Mengen Nahrung darf man nur einige Stunden vor der Ausspülung geben.

Beispiel eines Speisezettels für einen schweren Fall, auf einige Wochen beibehalten, dann quantitativ erweitern (Penzoldt):

6—7 Uhr: 200 g Milch oder Milchkakao mit 1 Eidotter, 2 Keks.

9—10 „ 100 g geschabtes Fleisch, Gelée oder Hachée. 1 rohes oder weiches Ei, 2 Keks.

12—1 „ 200 g Fleischpuréesuppe mit 1 Ei, 150 g geschabtes Beefsteak, 100 g Reis oder Kartoffelbrei.

3—4 „ 250 g Milch, 4 Keks (evtl. bis 500 g Milch).

6 „ Ausspülung.

7 „ 150 g Puréesuppe oder 2 weiche Eier.

9 „ Evtl. 150 g Milch.

In ganz schweren Fällen völlige Abstinenz mit Nährklistieren und Flüssigkeitszufuhr vom Rektum aus.

In jedem Falle soll Diät auf Grund der Ergebnisse der Magenspülung festgesetzt werden. Jeden Mittag außer den leicht verdaulichen Speisen eine andere verordnen und deren Verhalten 6 Stunden später bei der Ausspülung kontrollieren.

Atonie des Magens: Kleine, häufige (alle 2—3 Stunden) Mahlzeiten, leicht verdaulich und reich an Nährstoffen. Rücksicht auf die sekretorischen Verhältnisse des Magens: bei normaler und erhöhter Säureproduktion Fleisch- und andere eiweißreiche Speisen, bei Subazidität Amylazeen überwiegen lassen. Reichliches Trinken, zumal beim Essen verboten, Flüssigkeitsmenge pro die nicht über $1\frac{1}{2}$ Ltr. Alkoholika im allgemeinen meiden. Nach etwas größeren Mahlzeiten Rückenlage einnehmen lassen oder halbrechte Seitenlage.

Diät bei Erkrankungen des Digestionsapparates.

Beispiel eines Speisezettels (nach Boas):

8 Uhr:	100 g Milch mit Tee + 50 g Weizenbrot + 30 g Butter (bei Obstipation 50 g Milchzucker)	401,2 Kal.
10 ,,	50 g Weizenbrot + 30 g Butter . . .	343,7 ,,
	60 g Schabefleisch (roh) . . . . oder gebraten (128,3) oder 60 g Schinken (262,2)	71,5 ,,
12 ,,	150 g gekochtes Ochsenfleisch mit 50 g Makkaroni . . . . (statt dessen 100 g Reis-, Grieß-, Kartoffelbrei)	439,3 ,,
3 ,,	100 g Milch mit Tee + 50 g Weizenbrot + 30 g Butter	401,2 ,,
8 ,,	100 g kaltes Ochsenfleisch	213,8 ,,
	50 g Weißbrot + 30 g Butter	347,7 ,,
	Summa	2214,4 Kal.

Gastroptosis: Nahrhafte und reichliche Ernährung. Schonungsdiät nur bei gleichzeitiger Erkrankung der Magenschleimhaut angezeigt. Reichliche, mittelgut verdauliche gemischte Kost arbeitet am besten der Dehnung des Bauchfelles und der Schlaffheit der Bauchmuskeln entgegen. Fettansatz begünstigen, bei Mageren evtl. förmliche Mastkur. Diätetische Behandlung der Verstopfung.

Übersekretion. Perazidität (Superazidität, Hyperchlorhydrie) und Magensaftfluß (Per- oder Supersekretion): Eiweißreichere (Fleisch-) Nahrung bindet mehr Säure als Kohlenhydrate, ruft aber auch höhere Säureabscheidung hervor, Fett setzt sie herab. Gekochtes Fleisch erhöht die Sekretion weniger als rohes und gebratenes. Trotzdem hat sich eine vorwiegende Kohlenhydrat-Fettdiät nicht bewährt. Fett selbst wird nicht immer gut vertragen (Penzoldt), von anderen Seiten wird es empfohlen, namentlich Olivenöl. Vorwiegende Fleischkost pflegt die Beschwerden meist herabzusetzen. Im übrigen ist für jeden Kranken ein passender Speisezettel mit den verschiedenen Speisen, also eine gemischte Diät, zusammenzustellen. Stets solche Speisen, die nicht lange im Magen verweilen.

Fleischspeisen: Die leicht verdaulichen in Breiform, besser gekocht als gebraten. Weißbrot, Zwieback, grünes Gemüse und aus Mehl bereiteten Brei probieren. Milch nicht immer gut vertragen, zu empfehlen Zusatz von Aq. Calcis, $1/4$—$1/3$, auch als Milchhaferbrei, Milchkakao und ähnliches. Oft ein Glas Milch, wenn der Magen leer wird, oder nachts (in der

Thermosflasche warm halten) günstig (Penzoldt). Zu meiden scharfe und saure Speisen, stärkere Alkoholika, kalte (Eis) und zu heiße Getränke, grobe, unverdauliche Kost. Wichtig ist, dem Kranken häufig kleinen Imbiß zu gewähren.

Mangelhafte Sekretion (Sub- und Inazidität, Achylia gastrica): Reichliche Amylaceennahrung (wegen schnellerer Umwandlung der Stärke in Zucker, die durch freie HCl nicht gestört wird). Eiweiß in nicht zu großen Mengen und leicht verdaulicher Form, flüssige und breiige Eiweißnahrung, also Milch, Eier, geschabtes, gemahlenes, gehacktes Fleisch. Fett in mäßigen Mengen, leicht verdaulich, wie Butter, Rahm.

3. Chronische Erkrankungen des Darms.

Zur Prüfung der Darmfunktion ist von Ad. S c h m i d t eine Probekost empfohlen worden, die mindestens 3 Tage innezuhalten ist. Evtl. Abgrenzung der zu erzielenden Fäzes durch 0,3 g gepulverten Karmins in Oblate vor Beginn des Versuches. Untersuchung des Kotes auf Farbe, Geruch, Konsistenz, Menge, chemische und mikroskopische Beschaffenheit. (Ein abnorm hoher Fettgehalt des Kots verrät sich zumeist schon bei der mikroskopischen Betrachtung).

Grundlagen der Kost sind:

1. Ein gewisses, nicht zu kleines Quantum Milch (0,5 bis 1,5 Ltr.), das ganz in den Speisen verkocht werden darf.
2. Etwa 100 g Weißbrot (Semmel, Zwieback, Keks usw.).
3. Eine gute Portion Kartoffelbrei (100—250 g).
4. 125 g gehacktes Rindfleisch, von dem wenigstens ein Teil roh oder halbroh sein muß.

Morgens: $1/2$ Ltr. Milch oder Tee oder Kakao (wenn möglich mit viel Milch). Dazu 1 Semmel (Toast oder Keks) mit Butter und 1 weiches Ei.

Frühstück: 1 Teller Haferschleimsuppe, mit Milch gekocht und durchgeseiht, oder Mehlsuppe oder Porridge (Salz- und Zuckerzusatz erlaubt).

Mittags: 125 g gut gehacktes, mageres Rindfleisch, mit Butter leicht überbraten (inwendig roh), dazu Kartoffelbrei (fein durchgerührt).

Nachmittags: Wie morgens, aber kein Ei.

Abends: $1/2$ Ltr. Milch oder 1 Teller Suppe (wie zum Frühstück), dazu 1 Semmel mit Butter und 1—2 weiche Eier (oder Rührei).

Die einzelnen Mahlzeiten können untereinander vertauscht oder kombiniert werden. Man kann unter Umständen gestatten: Etwas Wein, dünnen Kaffee zur Milch, mittags Fleischbrühe, abends etwas gewiegten, kalten Kalbsbraten.

Diät bei Erkrankungen des Digestionsapparates. 99

Probekost von *Ewald:* 100—150 g Kakao oder Schokolade, mit Milch oder Wasser gekocht, 75—100 g Zwieback, 300 g Reis, mit Milch, Wasser oder Fleischbrühe kochen (evtl. Menge verringern). Zur Zubereitung 1—1¼ Ltr. Flüssigkeit, das Ganze auf die einzelnen Mahlzeiten verteilen.

Bei guter Funktion gibt diese Diät keine geformten Stuhlelemente. Wird 2—3 Tage durchgeführt, dann zur Aufdeckung etwaiger Verdauungsanomalien Zugabe von Fleisch oder Kartoffelbrei, Spinat, durchgetriebenem Gemüse und jedesmal die jeweilige Funktionstüchtigkeit für das betreffende Nahrungsmittel durch genaue Stuhluntersuchung prüfen (Mikroskop).

Wenn nach der Probekost Kohlenhydratereste in den Fäzes gefunden werden und Gärungserscheinungen auftreten, Einschränkung der Kohlenhydratenahrung, bei reichlichem Muskelfasergehalt der Fäzes und Fäulniserscheinungen Fleisch verbieten. In der Regel nur leicht verdauliche Fleisch- und Fischsorten erlaubt (Kost II, S. 85) für schwere, Kost III (S. 86) für leichte Fälle. Fleisch von Fett, Sehnen und Faszien befreien, gut zerkleinern, Gelées, Fleischpuréesuppen, Hachées zu empfehlen. Ferner Eier (roh und weich gekocht, Rühreier, Eierauflauf). Milch bestes Mittel, um Fett zuzuführen, am besten 3—4wöchentliche Milchkur (1—1½ bis 2 Ltr. pro die neben anderen leichten Speisen). Wird Milch nicht vertragen trotz Zusätzen, kann man nach Gabe einer ausreichenden Kalomeldosis und einigen Tagen Schleimsuppendiät den Versuch mit sterilisierter Milch wiederholen. Außerdem Fettzufuhr durch frische Butter, kein fettes Fleisch (Penzoldt).

Bei Ikterus Fettzufuhr stark einschränken, Ersatz durch reichliche Zufuhr leichtverdaulicher Kohlenhydrate.

Gemüse nur in Breiform, ebenso Leguminosen (Knorr's, Hartenstein's Präparate), Zwieback, Keks, Semmel erlaubt, Schwarzbrot, Kuchen verboten, frisches Obst ganz meiden. Zucker, Süßigkeiten (als Ersatz Sacharin), organische Säuren, Bier, moussierende Getränke, Eisgetränke und Fruchteis meiden, auch Kaffee und Tabak.

Als stopfende Speisen und Getränke zu empfehlen: Gerstenschleimsuppe, getrocknete Heidelbeeren, Rotwein, Heidelbeerwein, Tee, Reiswasser, Eichelkakao, Eichelkaffee, Alaunmolken. Hammelfleischsuppe (mit Grieß oder Reis) gilt empirisch als stopfend.

Regelmäßige, öftere, dabei kleinere Mahlzeiten.

Chronische Atonie, habituelle Stuhlverstopfung: Leichtverdauliche Eiweiß-, Fett- und Stärkesubstanzen, die gut resorbierbar sind und daher wenig Kot machen, sollen in der Diät zurücktreten. Dafür die mehr oder weniger zellulosehaltigen Vegetabilien bevorzugen, ebenso Gewürze (von einigen sind weiße Senfkörner empfohlen). Besonders vorteilhaft frische Gemüse (Rüben, Kohl), Salate (Krautsalat, Selleriesalat, rote Rüben), Gurken, Kleienbrot (D. K-Brot). Buttermilch, eintägiger Kefyr, saure und süße Molken, Obst, roh und zubereitet, sehr gut wirkend, wenn es vor dem Schlafengehen genommen wird, auch als Kompott, 2—3 mal täglich als besonderes Gericht reichen, Honig (Honigkuchen), ferner 20—30 g Milchzucker (s. S. 3) oder 10—20 g Mannit. Individualisieren, Dinge, die nicht vertragen werden, streichen.

Getränke: Frühmorgens nüchtern ein Glas kalten Wassers, kohlensaure Wässer, Apfelwein, Weißwein, Abführlimonade, Kaffee, gewisse Weißbiere.

Bemerkung: Für manche Menschen wirkt der Rauchtabak (Zigarre, Zigarette, Pfeife), namentlich morgens früh, stuhlbefördernd.

Bei der mit habitueller Obstipation oder chronischem Darmkatarrh einhergehenden Flatulenz sollen alle Nahrungs- und Genußmittel, roh und gekocht, auf ihre flatulenzbildende Wirkung ausprobiert werden. Zu den am häufigsten gasbildenden und auch stinkende oder säuerlich riechende Gase bildenden Nahrungsmitteln gehört die Milch, ebenso Kefyr, Buttermilch, auch Joghurtmilch. Ferner wirken Eier und Eierspeisen oft stark gasbildend, namentlich im Winter, wenn frische Eier schwer zu beschaffen sind. Zu achten auf Blutgehalt des Fleisches, da sich Blut im Darm sehr leicht faulig zersetzt (Boas).

Hämorrhoiden: Kost mit Rücksicht auf den zu fördernden Stuhlgang, scharfe Gewürze und starke Alkoholika, starken Kaffee meiden, ebenso reichliche Fleischmahlzeiten und Wildbret mit Haut goût. Im übrigen richtet sich die Diät nach dem Grundprozeß. — Langsam essen.

Bandwurmkur: Diätetische Vorkur unnötig. Bei der Bandwurmkur Bettruhe. Frühstück aus gezuckertem Kaffee und Zwieback bestehend. Bandwurmmittel $^1/_2$—1 Stunde nach dem Frühstück.

Perityphlitis: In akuten Anfällen ein- oder mehrtägige völlige Abstinenz, Durst mit Eisstückchen bekämpfen, evtl. Tropfklystier. Hernach Milch in kleinen, öfters, etwa stündlich wiederholten Mengen, gut abgekocht und eisgekühlt, sowie gute Fleischbrühe mit sorgfältig verrührtem Ei. Flüssige und von Amylazeen freie Nahrung in akuten Fällen so lange, bis etwa 8 Tage fieberlos gewesen sind.

III. Diät bei akuten fieberhaften Erkrankungen.

Bei Symptomen eines ausgesprochenen Magen- oder Darmkatarrhs Diät wie bei diesen Krankheiten.

Im allgemeinen wird eine flüssige Diät bevorzugt, welche alle Nährstoffe enthält, und zwar 100 g Eiweiß, 100 g Fett, 100 g Kohlenhydrate (v. Leyden) und mehr. Namentlich Milch (in der Regel 1—2 Ltr. pro die), Zucker und Limonaden, Kaffee und Tee, Mehlsuppen, Obstsuppen, von anderen Speisen feinverteiltes Fleisch (geschabtes, Fleischpulver), Breie, Zwieback (eingeweicht) u. a. empfohlen. Nach Schittenhelm ist eine möglichst kalorienreiche, die Verdauungsorgane wenig in Anspruch nehmende Kost zu reichen, die relativ viel Eiweiß in gut verdaulicher Form enthält (Fleisch dabei nicht zu entbehren). Von Fetten besonders Rahm und Sesamöl empfohlen (s. S. 3 u. 26). Temperatur der Speisen und Getränke kühl, gelegentlich eiskalt wünschenswert.

Bei einigen akuten Infektionskrankheiten (Typhus abdominalis) reichliche Wasserzufuhr empfohlen (um die Bakteriengifte aus dem Körper auszuschwemmen), indessen Vorsicht wegen möglicher Schädigung des Magens und besonders wegen drohender Herzschwäche.

Abwechslung in der Kost.

Nahrungsmenge: In den ersten Tagen der Erkrankung geringere Mengen reichen, langsam vorgehen, erproben, was vertragen wird (Milch), hernach besonders bei längerer Dauer der Krankheit (z. B. Typhus abdominalis) so reichlich als möglich (Zustand des Intestinaltraktus berücksichtigen).

Regelmäßigkeit der Mahlzeiten mit Rücksicht auf den Schlaf.

Zahl der Mahlzeiten: ca. 10, alle 1—1½ Stunden.

Die nahrhaften Mahlzeiten mit Rücksicht auf die Re- und Intermissionen des Fiebers vorzugsweise morgens reichen, evtl. Bekämpfung des Fiebers mit Antipyretika (Dettweiler), um reichliche Ernährung zu ermöglichen, besonders bei Tuberkulose.

Langsame Nahrungsaufnahme (schluckweise).

Besonderheiten:

Gerstenschleim bei Erkrankung der Respirationsorgane mehrfach empfohlen. Ebenso werden einige „Aufschlußmehle" wie Kufeke's und Rademann's Kindermehl, Hygiama, Odda, Diasana von vielen Magen- und

Typhuskranken gut ertragen. 2 Teelöffel voll auf ¼ Ltr. Milch.

Kaffee, Tee, Alkoholika: Zu empfehlen Kaffee mit Zusatz von reichlicher Milch oder auch Rahm, ebenso Tee, ferner Kaffee mit Ei. Kinder nehmen gern Kognak mit Sodawasser und Zucker, für Erwachsene Rotwein mit Ei, Tee oder Kaffee mit Kognak.

Alkoholika in der Regel bei Pneumonie frühzeitig reichen, in starken Dosen bei Diphtherie und Puerperalfieber empfohlen, bei letzterem von anderer Seite widerraten, weil der Alkohol ungünstig auf die Bildung von Schutzstoffen einwirke (Teilhaber). Vorsicht mit Alkoholizis bei Meningitis und Meningitis cerebrospinalis. Kognak, Glühwein, Grog, Champagner, starker heißer Kaffee (60—63° C) bei Kollaps zu empfehlen.

Dosis der Alkoholika: Für einen Erwachsenen täglich etwa 1 Flasche Rotwein oder 100 ccm Kognak oder 150 ccm Branntwein = ca. 60 g Alkohol. Diese Dosis ist bei schweren Fällen oder schwerer Herzschwäche zu erhöhen.

Für Kinder: In den meisten Fällen die schweren Weine (Tokaier, Portwein, Madeira, Sherry, Marsala), 20 Tropfen für ein 3, 50 für ein 6-, 1 Teelöffel voll für ein 9-, 1½ Teelöffel für ein 12monatiges, 1 Kinderlöffel voll für ein 2—3jähriges Kind, 3—4 mal täglich (Ewald).

Kohlensäurehaltige Wasser kontraindiziert bei Peritonitis.

Bei akut fiebernden Greisen und schwächlichen Personen frühzeitig starke Alkoholika und kräftige Fleischbrühe neben der erforderlichen Nahrung, bei fiebernden Potatoren sehr große Mengen von Alkohol als Herzkräftigungsmittel und als Prophylaktikum gegen den Ausbruch des Deliriums.

Akutfiebernde Kinder: Säuglinge in der Regel an der Brust lassen, künstlich genährte Kinder wo möglich mit Milch weiter ernähren, sonst Eierweißwasser, Schleimsuppen, künstliche Nährpräparate. Als Stimulantia: Fleischbrühe, Flaschenfleischbrühe, Beeftea, Kaffee, zuletzt Alkoholika.

Typhus abdominalis: Es gilt als Regel, den Kranken während des fieberhaften Stadiums flüssige Nahrung zu reichen (Milch, Rahm, Limonaden usw.). Indessen darf man auch in passenden Fällen (z. B. wenn Milch nicht vertragen wird) ausnahmsweise andere Speisen reichen, jedoch nur in sehr fein verteiltem Zustande (geschabtes Fleisch, aufgeweichtes Weißbrot, weichgekochtes

Ei, Reisbrei, Kartoffelpurée u. a.), und dies auch in verhältnismäßig k l e i n e n P o r t i o n e n. Dabei ist jede einzelne Speise vorsichtig auszuprobieren (v. Leyden, Klemperer).

Nahrungszufuhr eines fiebernden Kranken nach Felix Hirschfeld:

1 Ltr. Milch.
100 ccm Rahm (mit Tee, Kakao und Kaffee).
100—150 ccm Kognak.
50 g Traubenzucker.
400 ccm Schleimsuppe.
Reichlich Obst in Form von Kompott.
2 Eier in Suppe, Kognak oder Wein.
50 g geschabtes Fleisch oder gemahlenen Zwieback.

Enthält 63 g Eiweiß, 65 g Fett, 105 g Kohlenhydrate, 60 g Alkohol = ca. 1800 Kalorien.

IV. Diät bei chronischem Fieber und Tuberkulose (Phthisis pulmonum).

Leicht verdauliche, alle Nährstoffe, mit besonderer Berücksichtigung der Fette (bis zu 100 g und darüber im Tage, namentlich Rahm und Sesamöl), enthaltende, flüssige, breiige, bis weich konsistente Kost.

Sehr warm empfohlen in der Therapie der Tuberkulose wird das rohe Fleisch, namentlich Pferdefleisch, welches reicher an Stickstoff als Ochsen- und Hammelfleisch und frei von Tänien ist. (Pferde sind nur ausnahmsweise tuberkulös.) Dosis für Erwachsene 300—500 g, für Kinder bis zu 250 g pro die. (Bernheim.)

Oft Eiweißpräparate indiziert, wenn Abneigung gegen die natürlichen Eiweißträger besteht (s. S. 19).

Regelmäßige Mahlzeiten, 5—8 pro die, mit größter Rücksicht auf Re- und Intermission des Fiebers (s. a. akutes Fieber).

Temperatur: Gewöhnlich lauwarm (20—40° C), häufig auch kalt oder heiß.

Im Mittelpunkt der Diät steht die Milch (reine und gemischte Milchkuren).

Außerdem alle leicht verdaulichen Nahrungsmittel (s. allgemeinen Teil), ferner Alkoholika, Kaffee, Tee, Kakao oder Schokolade und maßvolle Gewürze.

Beispiel:

Diät eines seit Monaten hoch fiebernden Kranken (Pneumothorax) (Dettweiler): 1 Milchkaffee mit Zucker, 1½ Scheiben Butter, 1 Hörnchen, 2 Glas Milch. — 1 Zwieback mit Butter, 2 Glas Milch, 1 Gläschen Kognak. — ½ Teller Erbsensuppe, 1 Stück Kalbshirn gebraten, 1 Stück Lendenbraten, ½ Löffel Kohlrabi, ½ Frankfurter Würstchen, 1 Stück Entenbraten, 5 Prünellen, 2 Löffel Kompott, 1 Windbeutel, 1 Glas Wein, 1 Glas Milch, 1 Gläschen Kognak. — 1 Stück Kalbsbraten, 1 Löffel Bratkartoffeln, 1 Stück Zunge, ½ Scheibe Butter, ½ Weißbrot, 1½ Glas Weißwein. — 1 Glas Milch, 1 Gläschen Kognak. — In Summa 2638 Kalorien.

Tuberkulose, Phthisis pulmonum:
Prinzip der Diät das gleiche wie oben, in der afebrilen Periode dreist kräftige, konsistente Kost neben der Milch.

Nahrungsmenge soll womöglich über das Normalmaß hinausgehen (Überernährung).

Besonders zu empfehlen, reichliche Fette (Lebertran), von Genußmitteln Kakao oder Schokolade (sättigt warm zu sehr, daher auf Eis gekühlt besonders vor dem Schlafengehen) und Alkohol.

Beispiel:

Diät eines fieberfreien Phthisikers (Dettweiler):
Morgens 8 Uhr: 1 Tasse halb Milch (65 ccm) halb Kaffee, 1 Glas Milch (210 ccm), 1 Brötchen, 5 Zwieback, 12,5 g Butter, 40 g Honig.

Morgens 10 Uhr: 2 Eier, 1 Glas Milch, ½ Salzstange, ½ Brötchen, 12,5 g Butter.

Mittages 1 Uhr: ½ Brötchen, 5 Eßlöffel Nudelsuppe, 1½ Eßlöffel Fisch, 2 Eßlöffel Kartoffeln, 10 g Butter, 1 Stück Ochsenfleisch, 1 Löffel Bohnen, ½ Karbonade, 1 Stück Hahnenbraten, 1½ Eßlöffel Äpfelkompott, ½ Stück Linzer Torte, 1 Feige (20 g), 2 Stück Zucker (Kaffee ohne Milch), 2 Glas Deidesheimer.

Nachmittags 4 Uhr: 2 Glas Milch.

Nachmittags 7 Uhr: 3 Eßlöffel Schleimsuppe, 1 Stück Roastbeef, 1 Stück gekochter Schinken, 1 Stück geräucherte Zunge, 1 Löffel Kartoffelsalat, 1 Brötchen, 1 Löffel Kompott, 1 Glas Deidesheimer.

Abends 9 Uhr: 1 Glas Milch.

Summa = 3394 Kalorien.

Für einfachere Verhältnisse zu empfehlen das *Régime von Felix Hirschfeld*, welches bietet:

Diät bei chronischem Fieber und Tuberkulose.

95 g Eiweiß, 125 g Fett, 330 g Kohlenhydrate, 20 g Alkohol, und zwar: 1 Ltr. Milch, 2 Eier, 300 g Semmel und Schwarzbrot, 60 g Butter (zu den Eiern und den Semmeln), 60 g Rohrzucker (in Limonaden, Kaffee und Tee). 100 g Fleisch, 200 g Kartoffeln, 30 g Fett (zu dem Fleisch und den Kartoffeln), $1/2$ Ltr. Bier (= ca. 3050 Kalorien).

Diät tuberkulöser Kinder in Heilstätten (A. Baginsky): Fiebernde Kinder erhalten eine flüssige Diät, fieberlose auch konsistente Speisen. Sorgsam auf die Verdauungskraft des Kindes achten. Im allgemeinen ist ein gewisses Maß von Überernährung angebracht.

Reizende Nahrung zu vermeiden.

Diät für fiebernde Kinder von 9—14 Jahren:
I. Frühstück: 500 ccm — bei Überernährung 750 ccm Milch.
II. Frühstück: Ebenso.
Mittagbrot: $1/3$ Ltr. Fleischbrühe oder Milchsuppe, 1 Ei.
Vesper: 500 ccm Milch.
Abendbrot: $1/3$ Ltr. Milchsuppe — bei Überernährung $1/2$ Ltr.
Summa 1175,3 bzw. 1769,3 Kalorien. Nh.: Nfr. Nährstoffe = 1 : 5,2.

Diätform für fiebernde Kinder von 5—9 Jahren:
I. Frühstück: $1/3$ Ltr. — bei Überernährung $2/3$ Ltr. Milch.
II. Frühstück: Ebenso.
Mittagbrot: $1/4$ Ltr. Fleischbrühe oder Milchsuppe, 1 Ei.
Vesper: Wie Frühstück.
Abendbrot: $1/3$ Ltr. Milchsuppe.
Summa: 1059,86, bzw. 1653,83 Kalorien. Nh.: Nfr. = 1 : 5.

Diätform für fieberlose Kinder von 9—14 Jahren:
I. Frühstück: $1/3$ Ltr. — bei Überernährung $2/3$ Ltr. Milch — 130 g Semmel.
II. Frühstück: 180 g Brot, 15 g Butter, 30 g Fleisch (Schinken u. dgl.) $1/3$ Ltr. — bei Überernährung $2/3$ Ltr. Milch.
Mittagbrot: $1/4$ Ltr. Fleischbrühe oder Milchsuppe, 660 g Gemüse, 150 g Fleisch, 25 g Kompott.
Vesper: Wie I. Frühstück.
Abendbrot: $1/3$ Ltr. Milchsuppe, 120 g Brot.
Summa: 3172,5 bzw. 3766 Kalorien. Nh.: Nfr. = 1 : 5,3.

Diätform für fieberlose Kinder von 5—9 Jahren:
I. Frühstück: $1/3$ Ltr. — bei Überernährung $2/3$ Ltr. Milch — 130 g Semmel.
II. Frühstück: 120 g Brot, 10 g Butter, 20 g Fleisch, $1/3$ bzw. $2/3$ Ltr. Milch.

Mittagbrot: ¼ Ltr. Suppe oder Fleischbrühe, 500 g Gemüse (auch Hülsenfrüchte), 125 g Fleisch.
Vesper: Wie I. Frühstück.
Abendbrot: ⅓ Ltr. Milchsuppe, 60 g Brot.
Summa: 2614,70 bzw. 3208,70 Kalorien. Nh.: Nfr. = 1 : 5,2.

Finkelsteinsche Diät (salzarme Kost bei skrofulösen Kindern, die an Kopf- und Gesichtsekzemen leiden): 1 Ltr. Milch oder ein anderes dem Alter des Kindes entsprechendes Quantum wird mit Pegnin oder Labessenz ausgelabt. Ein Fünftel der sich bildenden Molke wird mit Haferschleim auf das ursprüngliche Volum aufgefüllt, das derbe Gerinnsel durch ein feines Haarsieb gerührt, mehrfach mit Wasser gewaschen und dann der Molke-Haferschleimmischung zugesetzt, dazu noch 20—40 g Streuzucker.

V. Rekonvaleszentendiät.

1. Übergangsdiät bei eingetretener Deferveszens nach akuten fieberhaften Krankheiten und bei eben beginnender Heilung nach akuten Magen- und Darmerkrankungen.

Sehr allmählicher Übergang von absolut flüssiger zur eigentlichen Rekonvaleszentendiät. In den ersten Tagen noch Beibehaltung der Nahrungsmenge wie beim Fieber — der Appetit darf noch nicht als Regulativ gelten —, dann Zugabe von in Milch eingeweichtem Zwieback, fein verteilten Fleischspeisen, Äpfelkompott, Kartoffelpurée u. dgl.

2. Eigentliche Rekonvaleszentendiät.

Bildet den Übergang zur Normalkost nach Wiederherstellung des Verdauungsvermögens.

Leicht verdauliche, eiweißreiche Speisen, derbe Konsistenz ausschließen, oft kleine Mahlzeiten. Weitere allmähliche Steigerung zur Normalmenge und Hinausgehen über dieselbe.

VI. Diät in einigen chronischen, fieberlosen Krankheiten.

1. Rachitis.

Prophylaxe: Natürliche Ernährung an der Mutterbrust unter Vermeidung der Überfütterung. Bei der künstlichen Ernährung strenge Einhaltung der Regeln mit besonderer

Diät in einigen chronischen, fieberlosen Krankheiten. 107

Berücksichtigung, die Verwendung zu großer Milchmengen vermeiden (s. S. 80). Bei hochgradiger, hereditärer Belastung mit Rachitis früher als sonst Übergang zur kohlenhydratreicheren, fettarmen Nahrung, neben 3—4 Milchmahlzeiten 1—2mal Suppen aus Wasser und dünner Fleischbrühe mit Einlage von Reis, Grieß, Haferflocken, Grünkernmehl, Maizena und namentlich Zusatz von Gemüsen (Karottensuppe), frühzeitig Gemüse (Spinat und Salatgemüse). Kein Rachitiker sollte mehr als $^3/_4$ Ltr. Milch pro die erhalten (Siegert).

Diät der Erkrankung: Bei Brustkindern frühzeitig Ersatz einer Mahlzeit durch Fleischbrühe mit Gemüseeinlage. Bei künstlich genährten Kindern Zusatz von Fleischbrühe. Schon im 8. Monat, gelegentlich früher, mittags Darreichung von Gemüse (durchpassiert) oder Kompott, bei Neigung zur Obstipation etwas Saft aus Äpfeln, Birnen, Kirschen, Orangen, Trauben.

Diät für ältere Kinder (über 1 Jahr):
Keine Milchflasche, statt dessen Becher oder Tasse! $^1/_2$ Ltr. Milch pro die. Eisenreiche Nahrung, etwas Fleisch im 2. Lebensjahre, Spinat, noch eisenreicher Kopfsalat und Römisch-Kohl, Spargel, Erdbeeren, Stachelbeeren, Salat in der Suppe gekocht oder als Gemüse, ferner Kartoffelbrei, Hartensteins Leguminose Nr. III, Maltoleguminose, Malzextrakt als Zusatz zur Milch. Zu warnen vor Eiern, erst vom 3. Lebensjahre an als Zusatz zu Speisen gestattet. Je älter das Kind, desto reichlicher Gemüse in jeder Form und Art.

B e m e r k u n g : Lehnen ältere rachitische Kinder feste Nahrung ab, so liegt häufig ein Erziehungsfehler vor. Bisweilen handelt es sich um schwere nervöse Belastung oder gar um Idiotie.

2. Chronische Herzkrankheiten.

1. *Herzkrankheiten mit vollkommener Kompensation:* Höchste Vorsicht mit Alkoholgenuß, Tabak, Tee, Kaffee einschränken (Thumkaffee, Kaffee Hag, auch Malzkaffee). Öftere kleine Mahlzeiten. Die Nahrungsmenge mit Rücksicht auf Neigung zu Adipositas bemessen, sehr vorsichtiges Vorgehen bei Entfettungskuren. Eventuell Einschränkung der Flüssigkeitsmenge, in maximo sollen nicht über 2 Ltr. Flüssigkeit gereicht werden (v. Noorden).

2. *Herzkranke mit drohenden und beginnenden Kompensationsstörungen:* Beschränkung der Flüssigkeitszufuhr, nicht mehr als 1000 ccm pro die soll die Gesamtmenge der in flüssiger oder breiiger Form genossenen Nahrung betragen

Dieses Régime ist einige Wochen durchzuführen, dann kann man etwas nachgeben, doch sollten solche Kranke nicht über 1500 ccm hinausgehen. (20-30 g Alkohol pro die.) Keine kohlensäurehaltigen Getränke. Verteilung der Nahrung auf 3 gleich starke Haupt- und 3 kleine Nebenmahlzeiten.

Beispiel eines Speisezettels (v. Noorden):
8 Uhr: 120 g kaltes Fleisch, 70 g Brot mit Butter, 100 ccm verdünnten Tee.

$10^1/_2$ Uhr: 1 Ei, 50 g Weißbrot mit Butter, 40 ccm Wein (mittelschwer).

1 Uhr: 150 g Fleisch (oder Fisch beliebiger Art), 200 g Gemüse und Kompott, keine Suppe, keine Getränke.

5 Uhr: 200 ccm Milch, ca. 50 g Weißbrot mit Butter oder Gelée.

8 Uhr: ca. 80 g Fleisch mit grünem Salat nach Belieben, ca. 120 g Mehl-Eierspeise, ca. 35 g Brot mit Butter, $^3/_{10}$ Ltr. Bier oder Wasser, Limonade, Milch.

3. *Herzfehler mit ausgebildeten Kompensationsstörungen:*
NB. Der Kranke gehört ins Bett.

Tagelang Flüssigkeitsbeschränkung auf ca. 800 ccm pro die. Appetit liegt fast immer danieder, man muß daher bei einer die Bedürfnisse des Körpers nicht vollkommen deckenden Kost stehen bleiben, die in kleinen Portionen über den Tag verteilt wird. Am besten reine Milchkur: nicht mehr als 1 Ltr. Milch pro die (nichts anderes, auch kein Wasser (s. Karell'sche Kur). Wenn stärkere Diurese einsetzt, gewöhnlich nach 2—3 Tagen, langsame Erhöhung der Milchzufuhr (manchmal kommt man bis zu 3—4 Ltr. pro die). Anstatt der Milch auch Buttermilch und Jogurth. Zur Erhöhung des Nährwertes der Milchkost verordnet v. Noorden bisweilen 50 g Milchzucker in 200 g Wasser gelöst, morgens früh nüchtern. Wird Milch nicht vertragen, hat v. Noorden öfter mit ausgezeichnetem Erfolg einige Tage hindurch nichts anderes als eine Abkochung von Heidelbeeren (Myrtillus) gereicht in Form eines Getränkes, $^3/_4$—1 Ltr. pro die.

Bei schwersten Fällen Beschränkung der NaCl-Zufuhr (Strauß), auch nach Beseitigung der Störung noch eine Zeitlang NaCl-arme Diät (Vaquez).

F. Hirschfeld empfiehlt, 5—6 Tage lang täglich 200 g Fleisch und 1—2 Eier und 20—50 g Brot, sowie $^5/_4$— 1 Ltr. Flüssigkeit zu reichen (in Form von Tee, Kaffee, Fleischbrühe und etwas Kognak).

Bei hochgradiger Herzschwäche sind v o r ü b e r g e h e n d Alkoholika als Herztonikum zu geben. Kognak und Portwein in großen Mengen.

Diät in einigen chronischen, fieberlosen Krankheiten. 109

Karell'sche Kur s. b. Entfettungsdiät.
Bemerkung: Bei frischen Herzerkrankungen Fieberdiät, Verteilung der Nahrung auf häufige kleine Mahlzeiten. wenig trinken, Meidung heißen Getränkes und stärkerer Alkoholika.

3. Chlorose, Anämie, Leukämie.

Die Nahrung soll pro Kilogramm Körpergewicht wie beim Gesunden 34—38 Kalorien zuführen (v. Noorden). Magere Kranken sollen eine den Fettansatz begünstigende Kost erhalten: reichliche Mengen von leicht verdaulichen Fetten (Butter) und Amylaceen, nicht über 80—100 g Eiweiß. Dabei Vermeidung von erheblicher Muskelarbeit und Verhütung von vermeidbaren Wärmeverlusten, evtl. Bettruhe oder Weir-Mitchell-Kur (s. diese) zu empfehlen. Kranken mit reichlichem Fettpolster große Mengen von Eiweiß reichen (meistens 120 g pro die), außerdem nur so viel Fett und Kohlenhydrate, daß der Nährwert 36 Kalorien pro Körperkilo nicht übersteigt. Eine gut genährte, mäßig fettreiche Person von 60 kg Gewicht soll z. B. erhalten:

120 g Eiweiß = 492 Kalorien
60 g Fett = 558 „
270 g Kohlenhydrate = 1110 „
Summa 2160 Kalorien = 36 Kalorien pro Kilo Gewicht.

Diesen Kranken ist viel Aufenthalt im Freien, jedoch nur mäßige Bewegung anzuraten.

Bei Chlorotischen, die zu hohen Wassergehalt der Gewebe haben, Einschränkung der Flüssigkeitszufuhr auf höchstens $5/4$—2 Ltr. (v. Noorden). Im Anfang 4—5tägige Karellkur (v. Noorden), bei der die muskuläre Leistungsfähigkeit außerordentlich steigt. Man darf jedoch erst davon Gebrauch machen, wenn die Kranken wieder mit reichlicher Kost gefüttert sind, nicht über $3/2$ Ltr. Flüssigkeit. Erst nach Heilung der Chlorose Freigabe der Flüssigkeitsmenge.

Wein nur für magere Kranke in mäßiger, vom Arzt zu bestimmender Dosis, täglich 200—400 ccm. Vor dem Aufstehen 0,5 Ltr. Milch im Bette in kürzestens 20 Minuten trinken, $1/2$ Stunde später Aufstehen und kurzes Frottieren der Haut mit trockenen, rauhen, wollenen Tüchern. Dann Frühstück: Kleine Tasse Tee, 1—2 Schnitten Toast mit Butter und sehr viel Fleisch (kalt oder warm), auch Fisch. $2^{1}/_{2}$ Stunden nach dem Frühstück etwas Brot mit Butter und 2 Eier und unmittelbar danach ¼ Ltr. Milch, evtl. ein kleines Glas Sherry.

Bei der Chlorose und Blutkrankheiten (perniziöse Anämie) Zufuhr von stark eisenhaltigen Nahrungs- und Genußmitteln, namentlich eiweißreichen, zu empfehlen. Reichen Gehalt an Eisen haben insbesondere: Blut (als Blutsuppe, Blutwurst, nicht zu stark geräuchert), bluthaltiges rohes Fleisch (Ochsenfleisch, Wild, Schinken), Leberspeisen, Fischfleisch, Eidotter, ferner Leguminosen (zumal weiße Bohnen und Linsen), Äpfel, Erdbeeren, Spinat, Karotten, Spargel, von Getränken: Rotwein (Bordeaux und Burgunder), Äpfelwein (Kobert).

4. Erkrankungen der Harnorgane.

Nephritis acuta: Die Eiweißmenge ist auf einige Zeit erheblich zu reduzieren, nach v. Noorden bis zu ca. 60 g pro die, daneben reichlich Kohlenhydrate und Fette, so daß die Kalorienzahl der Nahrung eine hinreichende wird. Im Abheilungsstadium der Erkrankung allmähliche Steigerung der Eiweißmenge. Zur Deckung des Nahrungsbedarfs ist Milch in mäßiger Menge (in reichlicher Menge würde zuviel Eiweiß zugeführt werden, deshalb Gärtner'sche Fettmilch vorteilhaft) zu verwenden, am besten mit Zusatz von Calcium carbonicum. Öfter am Tage messerspitzenweise, um die Ausscheidung von Phosphorsäure durch die Nieren möglichst zu verhindern. Außerdem süßer Rahm, Butter und eiweißarme Amylazeen, Zerealien, wie Hafermehl, Maizena, insbesondere Reis u. dgl., ferner Zucker und zuckerhaltige Fruchtsäfte (Frada), Leguminosen, grüne Gemüse (auch Spargel), Salate und gekochtes Obst. Scharfe Gewürze, Meerrettig, Rettig, Radieschen verbieten, Essig und Zitronensäure erlaubt, Alkohol nur bei Herzschwäche in kleinen Mengen von Wein oder verdünntem Branntwein zur Anregung des Appetits und um Brechreiz zu mäßigen. Wasserzufuhr beschränken, wenn die Diurese darniederliegt und durch jene nicht gesteigert wird, dagegen erhöhen im Stadium reichlicher Diurese.

Demgemäß empfiehlt v. Noorden:

1. **Bei schweren Fällen mit stark daniederliegender Harnsekretion, mit wachsenden Ödemen und drohender Urämie:** Etwa 4—5 Tage Hunger- und Durstkur. Eisstückchen in möglichst kleinen Mengen lutschen lassen, Zuckerwasser (150—200 g Zucker pro die), durchgeschlagene Reissuppe mit Rahm- oder Butterzusatz. Diese Diät am wirksamsten gleich im Beginn, später

Diät in einigen chronischen, fieberlosen Krankheiten.

nur bei plötzlichen Nachschüben einer Nephritis acuta oder Nephritis parenchymatosa.

Nach Verlauf von 4—5 Tagen Milch, mit $1/_2$ Ltr. pro die beginnend.

2. **Fälle mit beschränkter Wassersekretion der Niere** (mäßige Ödeme): Milch bis zu $1^1/_2$ Ltr., mit $3/_8$ Ltr. Rahm = 55 g Eiweiß, 77 g Milchzucker und ca. 160 g Fett. Bei schlechtem Ernährungszustande oder starken Individuen, die an reichliches Essen gewöhnt, noch Zusatz von Fett und eiweißarmen Amylazeen.

Beispiel eines Speisezettels für Nephritis acuta: $1^1/_2$ Ltr. Milch, 375 g sterilisierten Rahm, 50 g Zwieback, 50 g Butter, 20 g Zucker. In Summa 66 g Eiweiß, 160 g Kohlenhydrate, 212 g Fett = 2900 Kalorien.

Wasserzufuhr richtet sich nach Diurese.

3. **Abheilungsstadium der Nephritis acuta:** Steigerung der Mischmenge nicht über 1—$1^1/_2$ Ltr., im übrigen die obengenannten Nahrungsmittel, auch milder, frischer Käse und kleine Mengen Fleisch (rotes und weißes). Reichliche Flüssigkeitszufuhr.

Nephritis interstitialis chronica: **Bei der Diät Berücksichtigung des Zustandes des Cor.** Alkohol streichen, nur ausnahmsweise wie bei Nephritis acuta indiziert. Über scharfe Gewürze gilt dasselbe wie vorher. Kaffee, Tee, Tabak nur in kleinen Mengen gestatten. Eiweißbedarf nur zeitweise beschränken (bei akuten Nachschüben), sonst auf ca. 100 g pro die bemessen, bei Frauen weniger (v. Noorden), alle Fleischsorten erlaubt, dagegen starke Fleischbrühen und Fleischextrakte, sowie Haut goût meiden. Gemischte Kost zu empfehlen, Kalorienzufuhr entspreche dem Bedarf, keine Mästung. Flüssigkeitszufuhr gerade mit Rücksicht auf das Cor nach v. Noorden beschränken auf $5/_4$—$3/_2$ Ltr., namentlich bei den Fällen sog. vaskulärer Nephritis mit Hochdruck. Daran hat sich Patient gewöhnen, was im Anfang wegen des heftigen Durstes Schwierigkeiten macht. Einmal wöchentlich „Trinktag" mit 2500—3000 ccm Flüssigkeitszufuhr, die bei Herzschwachen um ein Drittel zu kürzen ist. Im allgemeinen ist von Trinkkuren in Neuenahr usw., abzusehen, dafür wie bei Herzkranken einfache Solbäder, kohlensaure Solbäder und kohlensaure Stahlbäder verordnen.

Mahlzeitenordnung: Cave große Mahlzeiten, deshalb lieber noch ein 2. Frühstück und Vesper gewähren.

Große Vorsicht in der Ernährung bei Gehirnkongestionen:

Magen und Darm nur mäßig füllen, daher kräftige Ernährung mit konzentrierten Nahrungsmitteln.

Bei Dyspepsie: Succus Carnis expressus als Gefrorenes (s. S. 14).

$1/4$ Ltr. Rahm (sehr fettreich), 60—80 g Zucker, 100 g ungesalzene Butter = 37 g Eiweiß, 140 g Fett, 350 g Kh. NaCl-Gehalt zwischen 4 und 5,5 g. — Außerdem täglich 1—2 Zitronen und $1/2$—1 Tomate.

In der Regel 1 mal wöchentlich 150 g Fleisch oder entsprechende Mengen von Eiern und Käse.

Nephritis chronica parenchymatosa: Beschränkung der Eiweißzufuhr, 40—70 g pro die, Befriedigung des Nahrungsbedürfnisses durch Fett und Kohlenhydrate, reichliche Durchspülung der Nieren (jedoch Vorsicht mit übermäßigen Flüssigkeitsmengen). — Von Fetten und Kohlenhydraten ein Plus im Vergleich zum Normalquantum gewähren.

Von fast allen Autoren sind Milchkuren empfohlen und zwar: Reine Milchkuren (s. S. 6), Milch evtl. auch nachts zu reichen. (Playfeyr sowie Karell gaben abgerahmte Milch.) Später gemischte Milchkuren (s. S. 7). Außer der Milch Milchspeisen, leicht verdauliche Mehlspeisen, Weiß- und Schwarzbrot, Reis, Maizena, Leguminosen, eine angenehme Zugabe ist Mandelmilch. Bei stärkerem Ausfall der Milch Fleischsorten (auch Fische). Von Eiern am meisten der Dotter (Fettgehalt) zu empfehlen. Von Vegetabilien noch Kartoffeln (als Purée), Aleuronat, Blatt- und Wurzelgemüse, sowie Obst. Von Fetten: Butter, Rahm, Oleum jecoris aselli, Lipanin, Kraftschokolade. Von Kohlenhydraten noch Trauben- und Milchzucker zu empfehlen (in die Milch).

Von Gewürzen w e n i g S a l z , Zucker (Milchzucker). Getränke: Milch, Wasser, alkalisch-muriatische Quellen (Säuerlinge). Vorsicht mit Alcoholicis, beschränken oder ganz entziehen, besonders Bier, Branntwein und stärkere Weine. Weniger bedenklich Obstwein. Vorsicht mit Kaffee und Tee, evtl. koffeinfreier Kaffee.

B e m e r k u n g : Die Milchkuren evtl. vorsichtig mit kleinen Gaben (eßlöffelweise) beginnen und allmählich steigern, später je nach Bedarf im Quantum ab- und zugeben. — Bei Idiosynkrasie gegen Milch Milchspeisen und Milchpräparate (Nestlé, peptonisierte Milch mit Rahm, Joghurtmilch u. a.) reichen, um immer zur Milch zurückzukehren.

Diät bei Wassersucht: Bei Nephritikern ist die Retention von NaCl als wesentlicher Faktor der Entstehung der Wassersucht anzusehen. Es wird deshalb bei drohender oder bestehender Wassersucht die Zufuhr des Kochsalzes einzu-

Diät in einigen chronischen, fieberlosen Krankheiten. 113

schränken sein. Nach Kövese und Roth-Schultz soll man so viel mal 0,5 g Kochsalz verabreichen, als der Kranke 100 ccm Harn ausscheidet. — NaCl arme Nahrungsmittel (0,1—0,2%) sind: Milch, ungesalzene Butter, Käse (meist), Eier (namentlich Gelbei), Fleisch, Getreide und Hülsenfrüchte (ausgenommen Linsen), Gemüse, Salate, Knollen, Pilze (ausgenommen Spinat und Sellerie), Obst und Beerenfrüchte.

Nach H. Strauß enthält eine chlorfreie Diät als „Stamm": $3/4$ Ltr. Milch, 4 Eier, 6 kleine Weißbrötchen à 25 g, ein beliebiges Quantum Obst, Fruchtsäfte und Zucker (in Summa 3,0 NaCl).

Funktionelle Therapie: Bei der parenchymatösen Nephritis gilt als entscheidend weniger die Beschränkung des Eiweißes als die des Kochsalzes, da es unvollkommen ausgeschieden wird. Bei der interstitiellen Nephritis meist feststellen, ob und in welchem Grade die N-Ausfuhr beeinträchtigt ist. Im ersten Stadium der'erhaltenen Kompensation soll nur ein Übermaß von Eiweiß verhindert werden, im zweiten, in dem die N-Ausfuhr zurückbleibt und ein Ansteigen des Rest-N. im Körper nachzuweisen ist, soll das Eiweiß der Nahrung entsprechend beschränkt werden bis auf den Erhaltungsumsatz.

Im Gegensatz hierzu rät Felix Hirschfeld, schon zeitig, noch bei erhaltener sekretorischer Tätigkeit der Niere für den Stickstoff, die Eiweißnahrung zu beschränken, weil hierdurch zuerst die Albuminurie bisweilen vollständig unterdrückt werden kann, und das Endstadium der Erschlaffung der Nierenfunktion jedenfalls vermieden wird. Daneben auch Beschränkung des Kochsalzes, obgleich es bei der Nephr. interstit. meist noch gut ausgeschieden wird, weil hierdurch erst eine gründliche Herabsetzung der Urinausscheidung und dadurch nötige Schonung der erkrankten Niere erreicht wird.

Kost soll zuerst vorwiegend aus 50—125 g Reis, bis 500 g Kartoffeln, $1/4$—$1/2$ Ltr. Rahm mit Tee, Kaffee oder Kakao, Butter, Obst, roh und als Kompott, 100—200 g Brot bestehen, später mehr grüne Gemüse und in der Woche 1—2 mal 150—250 g Fleisch täglich. Mitunter kann auch täglich 1 Ei gestattet werden.

Eiweißmenge ca. 40 g täglich (davon 30 g resorbierbares), bei gutem Befinden des Kranken allmähliche Steigerung auf 50—60 g. Täglich 5 g Kochsalz.

Bei dieser Diät sinkt Urinmenge meist auf $3/4$ Ltr. pro die, Reaktion meist alkalisch oder amphoter, selten schwach sauer, in diesem Falle kann durch 1—2 g Natr. bicarb. oder Natr. citric. alkalische Reaktion herbeigeführt werden. Bei Durchführung dieser Kur für einige Wochen Sinken des Blutdruckes beobachtet. Bei Darreichung einer eiweißreichen Mahlzeit in der Regel einige Stunden hernach Polyurie, die durch Muskeltätigkeit verlangsamt wird, daher jene nur reichen, wenn unmittelbar danach Körperruhe eingehalten wird. Besonders günstige Wirkung dieser Diät in der heißen Jahreszeit.

Akute und chronische Cystitis: Gemischte Milchkuren, $^1/_2$—1—1$^1/_2$ Ltr. Milch (mit Rahm). Leicht verdauliche, nicht gewürzte Speisen. Von Alkoholika nur herber Rotwein, in mäßigen Mengen. Im allgemeinen reichliche Flüssigkeitsaufnahme, besonders dünnen Tee, Mandelmilch, alkalische Säuerlinge (natürliches Selterswasser) bei Tenesmus einzuschränken. Zu empfehlen mehrmals täglich eine gehäufte Messerspitze voll gepulverter Muskatnuß.

Bei Cystitis acuta evtl. Diät der fieberhaften Erkrankungen.

Enuresis nocturna: Abends trockene Kost, keine Alkoholika, keine scharfen Gewürze. Abendmahlzeit etwa 2—3 Stunden vor dem Schlafengehen, letzte Flüssigkeitsaufnahme 3 Uhr nachmittags (Mendelsohn).

Gonorrhoe: Milch, Milchspeisen, die leicht verdaulichen Gemüse und Fleischspeisen.

Zu verbieten Alkoholika (höchstens mäßige Mengen leichten Weiß- oder Rotweins, mit gleichen Teilen Wassers gemischt, zu gestatten), starken Kaffee und Tee, kohlensäurehaltige Getränke, stark gewürzte oder gesalzene Speisen. Rücksicht auf regelmäßige Stuhlentleerung. Vermeidung starker Bewegungen. Abendmahlzeit klein, wenigstens 3 Stunden vor dem Schlafengehen.

5. Diabetes mellitus.

Allgemeine Bemerkungen: Vorzugsweise durch die Diät sollen die üblen Folgen der Krankheit ausgeglichen werden (von Leyden). Der Kräftezustand des Kranken soll durch die Nahrung gewahrt und womöglich gebessert werden. Der Eiweißvorrat des Körpers soll intakt bleiben oder sogar verbessert, Fett darf unter Umständen geopfert werden. Energische Entfettungskuren werden jedoch von Diabetikern schlecht vertragen (v. Noorden). Der Brennwert der Diabetikernahrung soll der gleiche sein wie beim Gesunden, 30 bis 35 Kalorien bei der Ruhe (bei mittlerem Körpergewicht, [70 kg] = 2500 Kalorien pro die), 35—40 bei leichter, 40—50 bei schwerer Arbeit pro kg Körpergewicht, bei älteren Diabetikern weit geringere Kalorienmengen. Der Diabetiker soll seinen Bedarf an Nährstoffen in der Hauptsache mit Eiweiß, für gewöhnlich nicht unter 1,5 g täglich pro kg Körper-

Diät in einigen chronischen, fieberlosen Krankheiten. 115

gewicht (Cave Übermaß! Naunyn) und Fett decken. Abweichend von den gewöhnlichen Mastkuren beim Diabetiker nicht etwa möglichst viele Energieträger einzuverleiben, sondern Gesamtkost (Kalorienzufuhr) auf das Mindestmaß zu beschränken, welches zum Aufrechterhalten eines befriedigenden Ernährungszustandes, bzw. zum langsamen Erreichen eines solchen hinreicht: Diaeta parca (v. Noorden).

Auf die Dauer läßt sich jedoch die absolute Enthaltsamkeit von Kohlenhydraten nicht durchführen. Kohlenhydrate in mäßigen Mengen müssen gegeben werden, um die Eßlust der Patienten zu erhalten.

Diabetiker, die eine Zeitlang (mehrere Wochen) kohlenhydratfreie Kost genossen haben, gewinnen fast ausnahmslos an Toleranz für Kohlenhydrate. Bei schweren Formen ist der Gewinn absolut gering und schnell vorübergehend, bei mittelschweren Formen etwas besser, bei leichten oft ausgezeichnet und lange anhaltend (v. Noorden).

Beste Beschaffenheit der Nahrungsmittel, sorgfältigste Zubereitung der Speisen, um Verdauungsstörungen zu vermeiden. Gut kauen (Zähne nachsehen!), langsam essen.

v. N o o r d e n (Die Zuckerkrankheit und ihre Behandlung, 7. Aufl.) teilt die Nahrungsmittel für den Zuckerkranken ein in:

I Unbedingt erlaubte Speisen, die jeder Diabetiker, in der Regel in beliebigen Mengen, genießen darf. Kohlenhydratfrei, gänzlich oder nahezu.

II. Speisen, die in mäßigen Mengen erlaubt sind. Kleine, aber prozentig beachtenswerte Mengen von Kohlenhydraten, oder solche, die gut vertragen werden (Inulin).

III. „Bedingt erlaubte Speisen". Reich an Kohlenhydraten, bei „strenger Diät" fallen sie fort. Außerhalb der Periode der strengen Diät darf sich der Patient ihrer bedienen, aber nur in bestimmten Mengen.

Es wird dem Patienten angegeben, daß ihm ein bestimmtes Quantum Weißbrot gestattet sei. Statt dessen darf er sich auch Speisen aus der aufgestellten Tabelle in bestimmten, dem Weißbrot an Kohlenhydraten äquivalenten Mengen auswählen, muß aber dann ersteres in entsprechenden Mengen fortlassen.

IV. Besonders wertvolle Speisen: Hoher Eiweiß- oder Fettgehalt mit entsprechend hohem Kaloriengehalt, kleine Mengen von Kohlenhydraten.

Die Nahrungsmittel in Tabelle I und IV werden als „H a u p t k o s t", die in II und III als „N e b e n k o s t" bezeichnet.

Bemerkung: Das „Unbedingt erlaubt" der Tab. I und IV bezieht sich auf die Qualität, nicht auf die Quantität.

'Tabelle I.

Frisches Fleisch: Alle Muskelteile von Ochs, Kuh, Kalb, Hammel, Schwein, Pferd, Wildbret, zahmen und wilden Vögeln — gebraten, gekocht, gedämpft, geröstet; mit eigenem Saft oder mehlfreien Tunken; warm oder kalt.

Innere Teile der Tiere: Zunge, Herz, Lunge, Hirn, Kalbsmilch, Nieren, Knochenmark. — Leber von Kalb, Wild und Geflügel bis zu 100 g (zubereitet gewogen).

Äußere Teile der Tiere: Füße, Ohren, Schnauze, Schwanz aller eßbaren Tiere.

Fleischkonserven: Getrocknetes Fleisch, Rauchfleisch, geräucherte oder gesalzene Zunge, Pökelfleisch, Schinken, geräucherte Gänsebrust, amerikanisches Büchsenfleisch, australisches Corned beef, Ochsenmaulsalat. Würste der verschiedenen Art, soweit sie brot- und mehlfrei sind (Vorsicht!).

Pasteten der verschiedensten Art, darunter auch Straßburger Gänseleberpastete in den üblichen Mengen, vorausgesetzt, daß das Zwischenfüllsel ohne Brot und Mehl zubereitet ist, bei guter Ware kann man dessen sicher sein.

Frische Fische: Sämtliche frische Fische gekocht, gebraten oder am Rost bereitet (keine Brotkruste, welche evtl. nach dem Braten entfernt wird). Zutaten: alle mehlfreien Tunken, am besten reichliche Butter, Zitrone.

Fischkonserven: Getrocknete Fische (Stockfisch), gesalzene und geräucherte wie Schellfisch, Kabeljau, Hering, Makrele, Flunder, Sardelle, Salm, Stör, Sprotten, Neunaugen, Aal usw., eingemachte Fische wie Sardinen und Makrelen in Öl, Sardellen, Anchovis, Thunfisch.

Muscheln und Krustentiere: Austern, Miesmuscheln und andere Muscheln, Hummer, Krebse, Langusten, Schildkröte, Krabben, Granelen (Granat).

Tierische Fleischextrakte (nach Art des Liebig-Extraktes) in fester oder flüssiger Form.

Tierische Eiweißpräparate wie Eukasin, Fortose, Kasein, Nutrose, Plasmon, Sanatogen, Samatose, Tropon.

Pflanzliche Extrakte wie Maggi's Suppenwürzen, Dr. Naumann's Würzen.

Pflanzliche Eiweiße wie Aleuronat, Lezithin-Eiweiß (früher Glidine), Roborat, Tutulin.

Getreidekeime (Materna) in beschränkter Menge (Kontrolle erforderlich).

Sülzen von Fleisch, Kalbsfüßen, Fischen, Gelatine.

Diät in einigen chronischen, fieberlosen Krankheiten. 117

Eier: Von Vögeln, roh oder beliebig, aber ohne Mehlzusatz zubereitet. Fischeier: Rogen, Kaviar.

Präparierte Fleisch- und Fischtunken: Die bekannten englischen oder nach englischem Muster hergestellten pikanten Tunken, Beefsteaks, Harvey, Worcester, Anchovis, Lobster, Shrimps, India Soy, China Soy usw. dürfen in den üblichen kleinen Mengen zugesetzt werden, wenn dies nicht aus anderen Gründen ausdrücklich verboten wird (z. B. bei Nephritis oder Erkrankungen der Verdauungsorgane).

Fette, tierischer oder pflanzlicher Herkunft, z. B. Butter, Speck, Schmalz, Bratenfett, Margarine, Olivenöl, gewöhnliches Salatöl, Kokosbutter, Laureol, Gänsefett, Lebertran.

Rahm: Guter, fettreicher Rahm, sowohl süß wie sauer, als Getränk und als Zusatz zu Speisen und Getränken (wenn nicht ausdrücklich Beschränkung geboten wird) in Mengen bis zu 0,3 Ltr. pro die erlaubt. Die Küche sollte hiervon ausgiebig Gebrauch machen, da bei Verwendung von Rahm der Zusatz von Mehl für zahlreiche Fleisch-, Fisch-, Gemüse- und Eierspeisen entbehrlich wird. Soyama-Diabetiker-Rahm.

Milch: Bouma's künstliche, zuckerfreie; ferner Williamson'sche Milch, von Noorden's Rahmmischung, Soyama-Diabetiker-Milch und ähnliches.

Käse: jeder Art, vor allem der sog. Rahmkäse, in der Regel nicht mehr als 50 g am Tage. Insbesondere sei auf die Bedeutung des zerriebenen Parmesankäses zum „Binden" von Suppen und Gemüsen hingewiesen.

Gebäcke: mehlfreie Mandel- und Klebergebäcke, Luftbrote.

Frische Vegetabilien:

Salate: Kopfsalat, krause und glatte Endivien, römischer Salat, Kresse, Löwenzahn, Portulak.

Gewürzkräuter: Petersilien, Esdragon, Dill, Borrago, Pimpernell, Minzenkraut, Lauch, Knoblauch, Sellerieblätter.

Gemüsefrüchte: Gurken, Speisekürbis, Tomaten, grüne Bohnen mit jungen Kernen, Markfrucht (= Vegetable Marrow), Melanzane, Suchette, Eierfrucht, Aubergine (= Eierfrucht), Bamié, Paprikaschoten (Vorsicht bei Nierenreizung).

Knollen: Zwiebel in kleinen Mengen, junge oberirdische Kohlrabi (solange sie noch grün sind), Radieschen, Rettich, Meerrettich (in leichten Fällen auch die inulinhaltigen Erdartischoken und Stachys).

Stengel: Weißer und grüner Spargel, Rübstiel, Hopfenspitzen, Brüsseler Zichorie, englischer Bleichsellerie (ohne die Knollen!), junge Rhabarberstengel.

Blüten: Blumenkohl, Broccoli, Rosenkohl, Artischocke.

Blattgemüse: Spinat, Sauerampfer, Krauskohl, Wirsing, Weißkohl, Rotkohl, Butterkohl, Savoyerkohl, Mangold.

Pilze: Frische Champignons, Steinpilze, Eierpilze, Morcheln, Trüffeln in der üblichen Menge.

Nüsse in folgenden Mengen: 6 Wallnüsse oder 10 Haselnüsse oder 10 Mandeln oder 8 Paranüsse oder 10 Erdnüsse oder eine Handvoll Pistazien.

Obst: Von den zu Kompotts benützten Vegetabilien sind Preißelbeeren, junge Rhabarberstengel, unreife Stachelbeeren erlaubt, wenn sie mit Saccharin angerichtet werden.

Gemüsekonserven: Eingemachte Spargel, Haricots verts, eingemachte Schneidebohnen, Salzgurke, Essiggurke, Pfeffergurke, Mixed pickles, Sauerkraut, eingelegte Oliven, eingemachte Champignons und andere eingemachte Vegetabilien aus den oben angeführten Gruppen.

Gewürze: Salz, weißer und schwarzer Pfeffer, Cayennepfeffer, Paprika, Curry, Zimt, Nelken, Muskat, englischer Senf, Safran, Anis, Kümmel, Lorbeer, Kapern, Essig, Zitronen. (Bei begleitenden Erkrankungen der Verdauungsorgane oder der Nieren und der Harnwege natürlich zu beschränken oder zu verbieten).

Suppen: Fleischbrühe von jeder beliebigen Fleischart oder von Fleischextrakt mit Einlage von grünen Gemüsen, Spargel, Eiern, Fleischstücken, Knochenmark, Fleischleberklößen, Parmesankäse und anderen Substanzen, die in dieser Tabelle verzeichnet sind.

Süße Speisen aus Eiern, Rahm oder vegetabilischem Rahmersatz, Mandeln, Zitrone, Gelatine, zu deren Bereitung Saccharin statt Zucker benutzt ist.

Mineralwässer: Alle Sorten von Mineraltafelwässern. Die übrigen natürlichen und künstlichen Mineralwässer nur auf besondere Vorschrift hin.

Stille Weine: Leichte Mosel- oder Rheinweine und ähnliche Ahrweine, Bordeaux- und Burgunderweine (langes Lagern der Weine auf Faß erwünscht). Offene Weine und Äpfelweine (d. h. direkt vom Faß) sind in der Regel völlig zuckerfrei.

Schaumweine: Die meisten Schaumweinkellereien liefern jetzt eine für Zuckerkranke bestimmte Ware, die so gut wie zuckerfrei ist. Aus persönlicher Kenntnis und auf Grund häufiger Analysen kann ich empfehlen die Marken von Franz Duhr in Trier, Henkell, Mainz, J. A. Kohlstadt in Frankfurt a. M., O. Rademann in Frankfurt a. M. Von französischen Weinen wurde bevorzugt: Vin brut von Irroy & Co., Reims; Verkaufsstelle in Berlin W. 8, Leipziger Straße 23.

Branntweine: Gute Sorten von Kirschwasser, Kornbranntwein, Steinhäger, Zwetschgengeist; gute deutsche Brannt-

Diät in einigen chronischen, fieberlosen Krankheiten. 119

weine nach Kognakart. Von ausländischen Marken: Arrak,
Kognak, Rum, Whisky, Wodki. Für alle alkoholischen Getränke ist die Menge vom Arzt vorzuschreiben.
T e e und K a f f e e ohne Zucker, mit Rahm. Zur Süßung
wird Saccharin benutzt.

Kakao: Darf verwendet werden, falls der Gebrauch nicht
ausdrücklich untersagt wird, und falls die Menge des Kakaopulvers sich in bestimmten Grenzen hält: 10 g reines Kakaopulver von Stollwerk oder van Houten, oder von der Saccharinschokolade Hövels in Berlin; oder 15—20 g von Rademann's
Diabetiker-Kakao oder von J. Grötsch in Frankfurt a. M.
Süßung mit Saccharin.

Limonaden: Selterswasser mit Zitronensaft (zur Süßung
Saccharin oder auf besondere Erlaubnis Lävulose).

Saccharin, besser das Kristallsaccharin; letzteres hat
reineren Süßgeschmack.

Tabelle II.

Die hier angegebenen Portionen enhalten nicht mehr als
je 5 g Kohlenhydrate.

Gemüse (ohne Mehl und Zucker gekocht): Getrocknete
weiße Bohnen, getrocknete gelbe oder grüne Erbsen (als
Körner oder als Mus), Kerbelrüben: 1 Eßlöffel. Teltower
Rüben, rote Rüben, weiße Kohlrüben, Mohrrüben, Karotten,
Knollensellerie, Schwarzwurzel, Stachys, grüne, frische oder
eingemachte Erbsen und Saubohnen, Wachsbohnen mit großen
Kernen als Gemüse oder Salat: 2 Eßlöffel. Zwiebel 100 g.

Kartoffel: Eine kleine Kartoffel von der Größe einer
großen Pflaume oder ein Eßlöffel Kartoffelspeise.

Frische Obstfrüchte: Äpfel, Birnen, Aprikosen, Pfirsich bis zu
50 g Gewicht, Himbeeren, Walderdbeeren, Johannisbeeren,
Waldhimbeeren, Brombeeren 2 Eßlöffel, Heidelbeeren 3 Eßlöffel.

Gekochte Früchte (ohne Zucker, evtl. mit Kristallsaccharin
gesüßt): Mirabellen, Zwetschen, Pflaumen, Äpfel, Birnen, Aprikosen, 1 gehäufter Eßlöffel; Pfirsiche, Sauerkirschen, Himbeeren, unreife Stachelbeeren, Johannisbeeren 2 gehäufte Eßlöffel.

„*Sugarless Marmelade*" von Collard oder von J. Keiller
2 Eßlöffel.

Dörrobst: (Pflaumen, Zwetschen, Pfirsiche,) nach starkem
Auswässern gekocht, 1 gehäufter Eßlöffel.

„*Früchte im eigenen Safte*" von O. Rademann in Frankfurt
a. M., auch bei Goldscheider-Marx in Wien, Naglergasse 4
und bei A. Fritz in Wien, Naglergasse 13; 2 Eßlöffel.

Milch: $1/10$ Ltr.

Lävulose-Schokolade von Stollwerk: bis 15 g.

Auszug aus Tabelle III.
Äquivalententabelle für Weißbrötchen.

	Prozentgehalt an Kohlenhydraten	20 g Weißbrötchen entsprechen g
Spezialgebäcke für Zuckerkranke.		
Rademann's Kaseinbiskuits	6	200
Gumpert's Ultrabrot	7	170
Fromm's Unibrot	10	120
Grötsch's Pfeffernüsse	10	120
Litanbrot	12	100
Gericke's Sifarbrot	12	100
Hundhausen's Aleuronalzwieback	18	65
Rademann's Diabetikerstangen	20	60
Grötsch's Diabetikerbrezeln	20	60
Gericke's Dreifach-Porterbrot	26	45
Rademann's Diabetiker-Weißbrot	30	40
Rademann's Diabetiker-Schwarzbrot	30	40
Fromm's Luftbrot	30	40
Konglutinbrote	40—45	27—30
Aleuronatbrote	40—45	27—30
Kleberluftbrote (Trockenware)	50	24
Normalbrote.		
Weißbrötchen	60	20
Weißbrot in Laibform	58	20
Normal-Roggenbrot	55	22
Kommissbrot	52	23
Klopfer's Vollkornbrot	52	23
Rademann's D.-K.-Schrotbrot	48	25
Schrot- und Grahambrote	50	24
Simonsbrot (zuckerhaltig)	50	24
Pumpernickel (zuckerhaltig)	50	24
Normale Dauerware.		
Friedrichsdorfer Zwieback	70	17
Rademann's Friedrichsdorfer Zwieback (zuckerfrei)	66	18

Diät in einigen chronischen, fieberlosen Krankheiten.

	Prozentgehalt an Kohlenhydraten	20 g Weißbrötchen entsprechen g
Mehlersatz.		
Reines Aleuronat, reines Konglutin, Lezithineiweiß[1]) (Glidine), Roborat	2	beliebig
Soyabohnenmehl	24	50
Erdnußmehl	22	60
Natürliche Mehle.		
Weizen-, Roggen-, Gerste-, Reismehl	etwa 75	16
Hafermehl	64	18
Mais-, Grünkern-, Buchweizenmehl	70	17
Leguminosenmehle	55	22
Soyabohnenmehl	35	35
Soyabohnenmehl (Marke Soyama)	24	50
Bananenmehl	80	15
Materna (Getreidekeimmehl)	28	42
Stärkemehle von Kartoffeln, Weizen, Tapioka, Reis, Sago, Mais	80	15
Teigwaren.		
Nudeln, Makkaroni	75	16
Zerealien.		
Geschälter Reis	80	15
Geschälte Gerste (deutsch)	70	17
Geschälter Hafer	65	18
Hülsenfrüchte.		
Erbsen, Linsen, Bohnen (trocken)	etwa 50	24
Erbsen (frisch, grün)	10—12	100—120
Salatbohnen (junge, grüne Kerne)	16	75
Puffbohnen (junge, grüne)	16	75
Kakao.		
Unentölter	12	100
Gewöhnliche Handelsware	30	40
Rademann's Diabetiker-Kakao	15	80
Grötsch's Orange-Eß-Schokolade	17	75

[1]) Eine zweckmäßige Mischung zum Bestreuen, zum Binden von Gemüsen, Tunken und Suppen kann sich jeder herstellen aus 2 Teilen Lezithin-Eiweiß (Glidine) und 1 Teil Normal-Weizenmehl. In der Mischung sind etwa 24—28% Kohlenhydrate. 10 g dieser Mischung (etwa 2,5 g Kohlenhydrat) genügen am Tage für die genannten Zwecke vollständig.

	Prozentgehalt an Kohlenhydraten	20 g Weißbrötchen entsprechen g
Knollen, Wurzeln.		
Kartoffeln im Sommer	16—18	66—75
Kartoffeln im Winter	20	60
Sellerie (deutsche Knollen)	10—12	100—120
Karotten	8	150
Stachys	18	66
Kohlrabi (jung)	4	300
Frische und eingemachte Früchte[1].		
Süße Kirschen	12—14	85—100
Saure Kirschen	10—12	100—120
Pflaumen (blau)	10	120
Pfirsich (Garten)	10—12	100—120
Mirabellen	8—12	100—150
Äpfel	8—12	100—150
Birnen	8—12	100—150
Banane (geschält)	16—24	50—75
Orange (geschält)	10—12	100—120
Stachelbeeren (reif)	6—8	150—200
Stachelbeeren (unreif, zum Kochen)	2—2,5	480—600
Johannisbeeren	7—9	133—170
Himbeeren (Garten)	6	200
Heidelbeeren	4—5	240—300
Preißelbeeren	1,5	300—600
Kastanien (geschält)	18	66
Gekochte Früchte.		
Pfirsiche, Aprikosen, Sauerkirschen, Reineclauden, Äpfel, Birnen im eigenen Saft (Saft zu meiden) bei häuslicher Bereitung oder als Rademann's „Früchte im eigenen Saft"	6—8	150—200
Preißelbeeren, Himbeeren, Johannisbeeren, Heidelbeeren, wie oben	4—6	200—300
Entzuckerte Früchte	1—5	240—1200
Entzuckerte Früchte von O. Rademann	3	400

[1] Auf steinlose Frucht berechnet. Zuckergehalt der Früchte sehr schwankend, je nach Reife, Standort, Jahr.

Diät in einigen chronischen, fieberlosen Krankheiten. 123

	Prozentgehalt an Kohlenhydraten	20 g Weißbrotchen entsprechen g
Milch.		
Vollmilch	4—5	240—300
Guter Süßrahm	3,2	400
Saure Milch	3,5—4	220—300
Kefir	2,4	450
Bouma's Diabetikermilch	0	beliebig
Mandelmilch, Soyamamilch	1	beliebig
Bier[1]), *Schaumwein.*		
Bayrische Exportbiere	4,5—5,5	215—275
Helle Rheinische Biere	2,5—3	400—480
Pilsener Bier	3,5	340
Roter Valpolicella-Schaumwein	3,7	300

Auszug aus Tabelle IV.

100 g	Eiweiß	Fett	Kohlenhydrate	Kalorienwert von Eiweiß u. Fett in 100 g Substanz
Pflanzenöl	—	100	—	930
Butter	1	85	0,5	830
Speck, geräuchert und gesalzen	10	76	—	748
Rahmkäse (Gervais, Neuchâtel, Stilton, Strachino usw.	19	41	1	451
Zervelatwurst	18	40	—	446
Schinken	25	36	—	437
Fettes Schweinefleisch	14	37	—	400
Fettkäse (im Mittel)	25	30	1,5	381
Eigelb	16	31	0,5	354
Fettes Gänsefleisch	16	30	—	345
Fettes Ochsen- und Hammelfleisch	17	29	—	337
Flußaal	13	28	—	312
Kaviar	31	16	—	276
Rahm	3	35	3	337
Fetter Salm (frisch oder geräuchert)	22	13	—	210
Hühnereier (mit Schale)	12	10	0,5	142

[1]) Kriegsbier, s. S. 65.

Surrogate für Brot.

a) *Brotersatz ohne Mehl:*

Mandelbrot nach Pavy (*Seegen*)*:* In einem steinernen Mörser stößt man 125 g geschälte süße Mandeln möglichst klein, gibt das so erhaltene Mehl in einem leinenen Beutel in siedendes, mit etwas Essig angesäuertes Wasser ($^1/_4$ Stunde). Darauf wird die Masse mit 90 g Butter und 2 ganzen Eiern vermischt, das Gelbe von 3 Eiern hinzugefügt und gut verrührt. Dazu kommt das zu Schnee geschlagene Eiweiß der 3 Eier, ferner etwas Salz oder Saccharin. Das Ganze kommt in eine mit geschmolzener Butter bestrichene Form und wird bei gelindem Feuer gebacken. (Salz für Mandelbrot, Saccharin für Trockengebäcke: Ausstreichen in flachen Scheiben von etwa 1 cm Dicke, Backen auf einer mit angefettetem Papier bedeckten Platte.)

Mandelbrot und Mandelgebäck schmackhaft, nahrhaft und gut bekömmlich, widerstehen auf die Dauer leicht. Von manchen Kranken schlecht vertragen.

Kaseingebäcke (aus Kasein, Butter, Eierschnee gebacken) sehr schwer herzustellen. Befriedigende Gebäcke der Art von O. Rademann (s. Tabelle III) zu empfehlen, für Zwischenmahlzeiten und zur Unterlage für Butter und Käse.

Klebergebäcke (nur aus frischem Kleber, Eierklarschaum und etwas Salz, manchmal mit Butter hergestellt). Luftbrot von O. Rademann, Frankfurt a. M., O. Fritz. Wien, Naglerg. 13 und Goldscheider-Marx, Wien, Naglerg. 4. Völlig trocken, hält sich monatelang. 2—4% Kohlenhydrate, Nährwert sehr gering, als Unterlage für Butter, Käse, Wurst.

b) *Brotersatz mit verhältnismäßig wenig Mehl.*

Eigentliche Diabetikerbrote sollen in feuchtem Zustande nicht mehr als 30% Kohlenhydrate haben, man kann von ihnen daher die doppelte Menge wie von gewöhnlichem Weißbrote gestatten. Bei Trockenware (Zwieback u. a.) wäre die Grenze auf 40% zu erhöhen.

Normalroggenbrot (55% Kh.), Vollkornbrote (Grahambrot mit 55%, Klopfer's Vollkorn-Roggenbrot mit 50—53%, Schrotbrot aus grob geschrotenem Korn mit 50—52%, sind *keine Diabetikerbrote.*

Am brauchbarsten Brote zwischen 10 und 20% (siehe Tabelle III).

c) *Brote mit großem Volum.*

Prozentisch reich an Kh., aber so locker gebacken, daß sie ein großes Volum angenommen haben. Lufttrocken, Dauerware, sog. Luftbrote. Lassen reichliche Beschickung

Diät in einigen chronischen, fieberlosen Krankheiten. 125

mit Butter zu, Geschmack indifferent (hergestellt aus etwa gleichen Teilen Kleber und Weizenmehl).

Seidl'sches Kleberbrot (mit etwa 50% Kh.): Ein Brot mit etwa 20—22 Kh. wiegt etwa 45 g, Größe wie ein Weißbrot von 120 g.

Ebenso Gebäcke von Rademann, Fritz, Goldscheider-Marx u. a. Leukonbrötchen der Berliner Diätei (aus Klopfer'-schem Trockenkleber und Weizenmehl hergestellt) mit 36% N. und 51% Kh. Dosis: 30 g täglich. Fromm'sches Unibrot (Tabelle III) und Rademann's Luftbrötchen (7% Kh.).

Surrogate für Mehl und Zucker.

Diäteti

a) *Reine Eiweißpulver:*

Gewöhnliches, gut gereinigtes, künstliches Kasein (Bioson-Werke, Bensheim), Plasmon und Sanatogen, Nutrose (starke Bindekraft), Parmesankäse (starke Bindekraft), Aleuronat, Lezithin-Eiweiß (Klopfer), sehr gut quellbar.

Für Diabetiker, die eine gewisse Menge Mehl verbrauchen dürfen, ist Mischung von Weizen-, Kartoffel-, Bananenmehl mit gleichen oder doppelten Gewichtsmengen obiger Präparate gestattet.

b) *Stärkearme natürliche Mehle:*

Leguminosenmehle, namentlich Linsenmehl mit etwa 24% N. und 56% Kh.

Noch besser Soyabohnenmehl (Soyama-W.); 42% N., 18% F., 24% Kh. Sehr geeignet als Zusatz zu Suppen und Tunken, mit 2 Eiern zu Pfannkuchen.

Erdnußmehl: 49% N., etwa 15% F., 22% Kh. Kratzender Nebengeschmack.

Aus Nüssen (Wallnuß, Paranuß) und Mandeln kann man durch Auswaschen den größten Teil der Stärke und Zucker-arten entfernen (bleiben noch 10% Kh.). Auf die Dauer widerstehen solche Mehle den Patienten.

Bananenmehl: Trotz hohen Gehalts an Kh. (trockenes Mehl unreifer Pflanzen: 91% Nfr. Extr., darunter 78% Stärke und 5,6% Zuckerarten) sehr zu empfehlen wegen seiner starken Bindekraft: man kommt mit halb soviel aus wie mit gewöhnlichen Mehlen.

Materna: Entbittertes Getreide-Keimlingspulver (Klopfer). Wenig geeignet zum Bereiten von Speisen, höchstens in Gemüsen, Suppen, Fleischbrühe eingerührt. Wird von Diabetikern überraschend gut vertragen (sehr oft auch bei schwerer Form). Am besten in heißes Wasser oder heißen Pfefferminztee oder Fleischbrühe eingerührt. Dosis: 50 g täglich in

3 Portionen, am besten nach der Mahlzeit (sättigt stark) 33% N., 10% F., 5% Nährsalze, 40% Kh.

Rechts drehende Kohlenhydrate (Traubenzucker, Amylum, Dextrin) sind schädlich, bei links drehenden (Lävulose, Inulin, Mannose und ihr Alkohol, Mannit) muß die Dosis genau ausprobiert werden. Rohr- und Milchzucker stehen in der Mitte zwischen beiden, Lävulose nur in leichtesten Fällen (mit Toleranz von 150 g Weißbrötchen und mehr) in Dosen von 10—20 g verwendbar, am besten zu süßen Speisen. Mannit pur nicht zu verwenden. Inulin kann nur in Zulagen von 50—100 g pro die für die Dauer von 4—8 Tagen mit wechselnden Intervallen verabreicht werden.

Anmerkung: Inulin fast ausschließliches Kohlenhydrat in den Knollen von Helianthus tuberosus (Topinambur oder Erdartischocke) und Stachys affinis (in Paris unter dem Namen „Crosne" käuflich), ferner in Schwarzwurz. Mannose besonders in den Pilzen, Sellerie, Schwarzwurzel (von dem Diabetiker nur frisch zu genießen, ca. $1/3$ der Kohlenhydrate), Lävulose in Äpfeln und Birnen (ca. $1/2$ des Zuckers).

Karamose (Merck): Braune Polymerisationsprodukte des Zuckers. Bei leichten Formen gelegentliche Gabe bis höchstens zu 100 g täglich, regelmäßiger Gebrauch nicht zu empfehlen (etwa zweimal die Woche). Bei schwererer Form sorgsame Prüfung . Es entsteht leicht Diarrhoe. 5—31% der Karamose erscheinen im Kot wieder, bei Durchfall mehr.

Karamosecrême: 50 g Karamose mit 200 g Sahne und etwas Vanille aufgekocht, dann mit 2 gut verrührten Eidottern gut durchgemischt, auf dem Warmbade zu crêmeartiger Konsistenz eingeengt. Je nach Geschmack Zusatz einiger Tropfen einer 20%igen Kristallsaccharinlösung. Diese Crême kann auch gefroren gereicht werden, Zusatz von 2 Tafeln Gelatine gibt Puddingform.

Karamoseschaumgebäck: 300 g Eierklar zu steifem Schnee geschlagen, dann etwas fein gestoßene Vanille und 200 g Karamose zugesetzt. Bei mäßiger Hitze eine Stunde in Form kleiner Plätzchen gebacken. Eventuell mit Kristallsaccharinlösung bestreichen.

Karamoseeierkuchen: Mehlfreier, aus Eiern und Butter bereiteter Eierkuchen wird mit Karamose bestreut und dann mit Rum abgebrannt.

Zuckerklistiere (als Tropfklistiere): Der Zucker geht unmittelbar in den großen Kreislauf über, nicht durch die Vena portarum. Steigern die Glykosurie weniger als stomachale Einverleibung. Indiziert bei schweren Diabetikern in Zeiten

Diät in einigen chronischen, fieberlosen Krankheiten.

der Gefahr, das bereits ausgebrochene Koma wird dadurch nicht geheilt.

Milch und Milchersatz, Butter, Käse.

Milch von einigen Diabetikern ertragen, den meisten nicht, daher eventuell in mäßigen Mengen zu reichen. Saure Milch hat keine Vorzüge vor süßer. Kefir hat weniger Milchzucker (dreitägiger mit 2,4%).

Milch für Diabetiker nach dem Gärtner'schen Verfahren hergestellt und sterilisiert: 0,9 —1% Milchzucker, 5—6% Fett.

Dr. J. Bouma's zuckerfreie Fettmilch für Diabetiker: Gut resorbiert. Die meisten Kranken nehmen sie nicht dauernd. 2,6% Eiweiß, 5,7% F., 0 Kh.

Soyamamilch für Diabetiker: Sehr schmackhaft. 3,8% Eiweiß, 3,4% F., 1,2% Kh., 0,6% A. 1 Ltr. = 20 g Weißbrötchen.

Mandelmilch für Diabetiker (nach A. Fischer): 250 g Mandeln werden mit 1 Ltr. siedendem Wasser kurz gebrüht, die Haut abgezogen, die Kerne getrocknet. Dann unter Zusatz einer bitteren Mandel fein verrieben und im Mörser mit 3—4 Eßlöffeln kalten Wassers zu Brei verarbeitet. Die Masse wird in eine Schüssel gegeben und mit dem Rest des erkalteten Wassers verrührt. Nach zweistündigem Stehen durchseihen. Hält sich 24 Stunden frisch. 3,3 Eiweiß, 8,1 F., 1,1 Kh. 1100 ccm Mandelmilch = 20 g Weißbrötchen.

Paranußmilch: Ebenso zubereitet. 2,9 Eiweiß, 10,7 F., 0,8 Kh. 1500 ccm = 20 g Weißbrötchen.

Beide Milcharten mit Saccharin vorsichtig süßen, vortrefflich mit ausgepreßtem frischem Quark gemischt.

Williamson's Milch für Diabetiker: 3—4 Eßlöffel frischer Sahne werden mit 0,5 Ltr. in einem großen Trinkglas gemischt. Nach 12—24 Stunden wird die an der Oberfläche angesammelte Fettmasse abgeschöpft; gemischt mit soviel Wasser und etwas rohem Hühnereiweiß bis zum Aussehen und Konsistenz gewöhnlicher Milch. Salz und Saccharin nach Belieben.

Sehr wertvolles Nahrungsmittel für den Diabetiker ist guter Rahm (sterilisiert). Dosis: durchschnittlich 300 ccm pro die = 770 Kalorien, bei strengster Diät nicht über 100 ccm. Pur oder mit Tee, Kaffee, Kakao, auch als Rahmeis.

Saurer Rahm: Man löffelt die Rahmschicht ab von der in Satten gestandenen und sauer gewordenen Milch, sobald sie sich an der Oberfläche zu kräuseln beginnt. 20—25% F. und höchstens 3% Milchzucker. In den meisten Fällen von

Diabetes 200—250 ccm pro die verwendbar. Zusatz zu Speisen.
Soyamarahm I: 2,95% Eiweiß, 11,5% F., 1,3% Kh. 100 ccm = 124 Kalorien.
Soyamarahm II: 2,5% Eiweiß, 30% F., 1,0% Kh. 100 ccm = 293 Kalorien.
v. Noorden's Rahmgemenge: Mischung von sterilisiertem Rahm mit kaltem oder heißem Wasser. Emser- oder Selterswasser, dünnem Tee oder Kaffee, im Verhältnis von 1 : 5. Geschmack durch Zusatz von Eigelb wesentlich verbessert, man kann auch ein wenig Plasmon (2%), Salz oder Saccharin zufügen. Das Getränk hat 0,6% Milchzucker, 0,25% Eiweiß. 6% Fett. Dosis: 2—3 mal täglich je $1/2$ Ltr.
Butter: Soll gut ausgewaschen werden, weil ihr dadurch ein größerer Teil der azetonvermehrenden Fettsäuren entzogen wird (v. Noorden).
Käse: Nur in leichten Fällen ohne Vorbehalt. Frische, unfermentierte Sorten enthalten Milchzucker, z. B. frischer Quark etwa 3%, der durch vorsichtiges Auswaschen mit sehr kaltem Wasser und nachfolgendes Auspressen auf 1—$1^{1}/_{2}$% vermindert wird.

Quark mit bestem Süß- oder Sauerrahm vermengt gibt vortreffliche Diabetikerspeise.

Wegen des hohen Eiweißgehaltes Vorsicht mit Käse bei eiweißempfindlichen Diabetikern.

Süßstoffe für den Diabetiker.

Saccharin: Geschmackskorrigens anstatt Zucker (geht unverändert in den Urin über). Tabletten mit 20% raffiniertem Saccharin oder Kristallsaccharin mit 75%. Saccharin darf nicht mitgekocht werden, alkalisch reagierenden Speisen nicht zusetzen.

Ärzte dürfen Anweisungen zum Bezug von Süßstoff nur in Ausübung ihres ärztlichen Berufes und über nicht größere Mengen ausstellen, als zur Erhaltung oder Wiederherstellung oder zur Abwehr von Schädigung der Gesundheit am Menschen in dem zur Behandlung stehenden Falle erforderlich scheinen. Gegen eine solche Anweisung dürfen nicht mehr als 20 g Kristallsaccharin oder 1000 Tabletten Saccharin abgegeben werden (Bundesratbeschluß).

Nach dem Süßstoffgesetz vom 7. Juli 1902 sind Dulzin und Kristallose nicht mehr erhältlich.

Süße Speisen: Nur zulässig, wenn Gehalt an Kh. nach Brotwert berechnet wird. Süßung durch Saccharin oder Kristallsaccharin, evtl. mit Lävulose.

Diät in einigen chronischen, fieberlosen Krankheiten.

Süße Speisen ohne Kh.: Dazu gehören auch solche, die weniger als 5 g Kh. pro Portion enthalten.

Kakao: Rademann's Diabetikerschokolade mit 3—4, Fromm's Konglutin-Diabetikerschokolade mit 4—4$^1/_2$% Kh.

Alkohol.

Wird von den meisten Autoren in mäßigen Mengen gestattet. Sein Nutzen besteht (v. Noorden) 1. in der Erleichterung der Durchführung der kohlenhydratarmen Fleisch-Fett-Diät; 2. in seinem Wert als Brennmaterial (1 g Alkohol = 7,0 Kalorien); 3. in seiner Wirkung als fein abstufbares Nervinum und Herztonikum; 4. in der Verminderung der Produktion der Azetonkörper.

Dosis: durchschnittlich nicht über 50 g pro die. Genaue Beobachtung mit Rücksicht auf Punkt 3, große Dosen zur Verhütung von drohendem Koma.

B e m e r k u n g: 100 g Alkohol enthalten:
2500 ccm Pilsener Bier (außerdem in 1 Ltr. 35 g Kh.);
1200—1500 ccm weißen Tischwein (Mosel, Rheingau, Pfalz, Baden u. a.);
1100—1300 ccm mittlere Sorten roter Bordeauxweine;
1000—1200 ccm feiner roter Burgunder und feiner Ahrweine;
1800—2200 ccm gut vergorener Obstwein;
250 ccm Rum;
200 cmm alten Kornbranntweins;
210 ccm Whisky;
200 ccm Arrak;
180 ccm Kognak;
180 ccm Schwarzwälder Kirschbranntweins;
1000—1100 ccm Schaumwein (zuckerfrei).
Siehe auch Tabelle I, S. 118.

Obstfrüchte.

Bei strenger Diät verboten, erlaubt, sobald Kh. erlaubt sind. Werden in leichteren Fällen besser vertragen als entsprechende Mengen von Brot (wegen Gehalt an Lävulose).

Zu gekochtem Obst kein Zusatz von Rohrzucker, in sehr leichten Fällen (mit Toleranz von 120—150 g Brot) kann man Lävulose zusetzen; 10 g für eine reichliche Portion, sonst geringe Mengen von Saccharin.

Am besten frisches, nicht völlig reifes Obst, namentlich Steinobst. (Einige Tage vor der völligen Reife Gehalt an Kh. mehrere Prozente geringer). Sehr geeignet zum Kochen und Einmachen: die Kranken sollen nur die Früchte verzehren und den süßeren Saft zurücklassen.

Man kann auch von den halbgaren Früchten das erste Brühwasser abgießen und frisches zum Garkochen zusetzen: Geschmack fade, deshalb Zusatz von Saccharin oder Vanille, Zimt, Nelken, Zitronensaft u. dgl. (auch Gewürzextrakt und Essenzen, z. B. von Dr. L. Naumann, Dresden-Plauen).

Dörrobst: Sehr zuckerreich, gründlich auswässern, etwa 10 Stunden bei mehrfachem Wechsel des kalten Wassers.

Banane: Sehr reich an Kh., beeinflußt trotzdem die Glykosurie auffallend wenig (s. Bananenkur S. 139).

Suppen.

a) *Kohlenhydratfreie:* Fleischbrühe, die man mit Liebig-, Maggi-, Boveriextrakt verstärken kann. Einlagen: Suppengrün, Eier, Fleischstücke, Mark, Parmesankäse.

b) *Mit Kohlenhydraten:* Reis, Hafermehl usw., stets mit Rücksicht auf die erlaubte Kohlenhydratmenge (in Weißbrötchen ausgedrückt).

Gemüse (frische Vegetabilien und Gemüsekonserven).

Auch bei strenger Diät gewähren, obwohl sie 0,6 bis 3,0 Kh. enthalten, da sie in nicht erheblichen Mengen genossen werden (in der Regel nicht über 150 g). Außerdem verlieren sie beim Kochen einen gewissen Teil der Kh., der in das Kochwasser übergeht, welches abzugießen ist. Der Kohlenhydratgehalt läßt sich noch verringern, wenn man wie beim Obst verfährt (s. oben). Den faden Geschmack alsdann verbessern durch Zusatz von Fleischextrakt, Brattunken, Salz, Butter, Speck, saurem Rahm, Muskat und anderen Gewürzen und Gewürzextrakten. (Solche Kh.-arme Gewürze wichtig für Gemüsetage.)

Gemüse vorzüglich als *Fetträger* (am besten gut zerlassene, vorher ausgewaschene Salzbutter).

Man darf geben — als Minimum — auf:

125 g (Rohgewicht) Rotkraut, Sauerkraut . . 50 g Butter
125 g „ zerblätterten Wirsing usw. 40 g „
125 g „ Salatblätter . . . . 30 g Öl
125 g „ grünen Salat, Bohnen . . 25 g Butter
125 g „ Schneidebohnen . . . . . 40 g „ .

Zum besseren Verschmelzen des Gemüses mit Fett sorgfältiges Entfernen des Kochwassers (Ablaufenlassen, Ausschwenken, Abtrocknen zwischen Tüchern) und Zusatz von saurem Rahm. Zum Binden sehr empfehlenswert: Lezithin-

Diät in einigen chronischen, fieberlosen Krankheiten. 131

eiweiß, Nutrose, Plasmon, Parmesankäse, etwa 5 g pro Portion, *keine gewöhnlichen Mehle.* Sind Kh.-freie Bindemittel nicht gänzlich ausgeschlossen, gewisse Arten von Soyabohnenmehl gut verwendbar (mit 24% Kh. gegen etwa 70% der gewöhnlichen Mehle).

An Stelle des mit dem Gemüse durch Kochen mechanisch verbundenen Fettes auch fettreiche Beilagen; Speck, Schweinefleisch, fettes Hammelfleisch.

Kartoffeln: Als Vertreter des erlaubten Brotes gestatten, vorzügliche Fettträger. Abwägen nach Entfernen der Schale in rohem Zustande.

Kartoffelpfannkuchen: Den Kartoffeln wird durch einfaches Auswaschen der größte Teil der Stärke entzogen, der übrigbleibende Faserbrei (5—8% Kh.) mit Ei und Speck gebraten.

Quantität der Speisen und Getränke.

Stets genau vorschreiben.

Mahlzeitenordnung (v. Noorden): Enger Anschluß an die Lebensgewohnheiten der Diabetiker. Viele kommen mit 3 Mahlzeiten aus, außerdem 1 Tasse Tee oder Kaffee, vielleicht auch kleiner Imbiß zum Vesper. Wird Milch gewährt, am besten nachmittags reichen.

Für Kranke, die möglichst gut zu ernähren sind, morgens kleine Zwischenmahlzeit, möglichst Kh.-frei, stark mit Fett zu beladen. Sollen Kohlenhydrate bei dieser Mahlzeit gewährt werden, am besten 1 Tasse Hafersuppe oder dgl. mit 40—60 g Butter.

Für appetitlose, kräftigungsbedürftige Kranke vor dem Schlafengehen 2 Eidotter mit Branntwein.

Außer bei leichtesten Fällen erstes Frühstück möglichst Kh.-frei (Luftbrot oder ähnl.).

Stuhlträgheit bei antidiabetischer Diät häufig. Bei mehrtägiger Verstopfung einmalige Darreichung von Abführmitteln bis zur erfolgten Regulierung.

Diätetische Bekämpfung: Reichliche Einstellung von Gemüsen und, wenn angängig, von rohem Obst. Sauerkrautkuren — 500—600 g pro die — manchmal von Nutzen. Noch besser Salate aus abgekochtem Sauerkraut und vergorenem Rotkraut.

Zu empfehlen Magnes. sulf. (wasserhaltig) in isotonischer Lösung: 3 g : 100 ccm Wasser, morgens früh nüchtern 250 bis 300 g. Meist genügt 1% Lösung Magnesia-Wasser mit Kohlensäure versetzt (Frankfurter Hirschapotheke; Starkwasser mit 3%, Schwachwasser mit 1% Magnes. sulf.). Oder:

morgens früh nüchtern 2 Eßlöffel Ol. jecor. aselli oder Ol. Sesami, $^1/_4$ Stunde später $^1/_4$ Ltr. kalten Mineralwassers (Selters u. ähnl.).

v. Noorden's Diabetikerdiät.

Zunächst wird durch eine „*Aichkost*" festgestellt, um welche Form es sich handelt. (Bei Kranken, die vorher sehr große Mengen Zucker- und Stärkestoffe verzehrten, und solchen mit deutlicher Azetessigsäurereaktion nicht sofort und unvermittelt anwenden.)

I. Frühstück: Schwarzer Kaffee oder Tee, mit 2 Teelöffeln dicken Rahms, dazu 80—100 g Schinken (roh oder gekocht) oder 2—3 Eier (gebraten mit Butter oder Speck oder hart gesotten mit Butter).

II. Frühstück: 2 Eier mit Speck oder Butter gebraten, oder ca. 80—100 g Fleisch (Schinken, kalten Braten, Beefsteak usw.) 1 Glas Rotwein oder 1 Gläschen Kirschbranntwein mit $^1/_4$ Ltr. Selterswasser oder 1 Tasse Fleischbrühe.

Mittags: $^2/_{10}$ Ltr. klare Fleischbrühe mit Ei, 150—200 g Fleisch (zubereitet gewogen) einer oder verschiedener Arten: Fisch, Kochfleisch, Braten, Wild, Geflügel.

Tunken: Bratensaft, zerlassene oder gebräunte Butter, mehlfreie Mayonnaisen.

Beilagen: Salat von Kopfsalat, Endivien, Gurken mit wenig Essig und viel Öl.

Gemüse: Grünes Blattgemüse, in Salzwasser oder Fleischbrühe gekocht, mit reichlich Butter geschwenkt.

Nachtisch: 20 g Schweizerkäse mit Butter, ein Täßchen schwarzen Kaffees.

$^1/_2$ Flasche guten Rotwein, kohlensaures Wasser nach Belieben.

Nachmittags: 1 Tasse Tee, 1 Ei.

Abends: 130—180 g kaltes oder warmes Fleisch mit grünem Salat. Außerdem (je nach Geschmack und Verhältnissen) Spiegelei, Rührei ohne Mehl, Kaviar, Sardinen, geräucherten Fisch, Käse mit Butter.

$^1/_2$ Ltr. Rotwein, Wasser nach Belieben.

Patienten mit leichter Form werden bei dieser Diät in 2—4 Tagen zuckerfrei, in verschleppten Fällen dauert es länger, 1—2 Wochen.

Als mittelschwere Glykosurien bezeichnet man solche, bei denen zum Verschwinden der Glykosurie außer der Kohlenhydratentziehung die Eiweißzufuhr so stark vermindert werden muß, daß weniger als 18 g N, aber noch mehr als 10 g N im Harn erscheinen, als schwere solche, wenn sie trotz

Diät in einigen chronischen, fieberlosen Krankheiten. 133

Entziehung der Kohlenhydrate und weitestgehender Beschränkung des Eiweißes standhält oder nur dann weicht, wenn der N-Umsatz dauernd weniger als 10 g pro die beträgt. Zur „Toleranzbestimmung" (betr. Kohlenhydrate) wird die „Probediät" verordnet:

Schema der Probediät.

I. Frühstück, Hauptkost: 200 ccm Kaffee oder Tee mit 1—2 Eßlöffel dicken Süßrahms, 80—100 g kaltes Fleisch (Schinken u. dgl.), Butter.
Nebenkost: 25 g Weißbrötchen.
II. Frühstück: 2 Eier, dazu eine Tasse Fleischbrühe.
Mittagessen, Hauptkost: Klare Fleischbrühe mit Ei, reichlich Fleisch (Kochfleisch, Braten, Fisch, Wild, Geflügel), im ganzen ca. 150—200 g, Gemüse von Spinat, Wirsing oder Spargel (zur Zubereitung dürfen Fleischbrühe, Butter oder andere Fette, Eier, dicker, saurer Rahm, aber kein Mehl verwendet werden); ca. 20 g Rahmkäse, reichlich Butter, 2 Glas Rot- oder Moselwein.
Nebenkost: 25 g Weißbrötchen.
Nachmittags, Hauptkost: 1 Tasse schwarzen Kaffee oder Tee, 1 Ei.
Nebenkost: 25 g Weißbrötchen mit Butter.
Abendessen, Hauptkost: Warmes oder kaltes Fleisch (ca. 150—200 g), grüner Salat mit Essig und Öl, als Beilage kann Rührei (ohne Mehl bereitet) oder Spiegelei genommen werden, etwas Käse, 2 Glas Rot- oder Moselwein.
Nebenkost: 25 g Weißbrötchen mit Butter.
Getränk am Tage (außer Wein) 1—2 Flaschen kohlensaures Tafelwasser.
Wird bei dieser Diät, die 3 Tage hintereinander innegehalten wird, im Urin (Tag- und Nachturin getrennt sammeln und quantitativ auf Zucker, Azeton und Stickstoff untersuchen) kein Zucker ausgeschieden, so fügt man in den nächsten 3 Tagen 25 g Brot hinzu, nach je 3 Tagen wieder 25 g usf., bis Zucker ausgeschieden wird. Wünschenswert begleitende Bestimmungen des Blutzuckers zu gleicher Tageszeit und unter gleichen Verhältnissen, der oft schon früher steigt als der Zucker im Urin.
Wird bei dieser eiweißreichen Probekost unter Zulage von 100 g Weißbrötchen und mehr kein Zucker ausgeschieden, so kann man versuchen, ob die Toleranz steigt bei Beibehaltung der gleichen Menge Kh. und Herabsetzung der N-haltigen Nährstoffe auf etwa 7—8 g N-Umsatz (Harn-N!). Hat nur Sinn, wenn man die Eiweißzufuhr viele Wochen

und Monate herabsetzen will. Ist in manchen Fällen von Vorteil.

Wird bei eiweißreicher Probekost unter Zulage von 100 g Weißbrötchen Zucker ausgeschieden, so geht man alle 3 bis 4 Tage langsam mit dem Brot herunter, damit sich der Harnzucker jedesmal mit der Brotzufuhr ins Gleichgewicht setzen kann. Ist der Urin eben zuckerfrei geworden, oder erscheinen nur Spuren von Zucker, so versucht man, ob durch Abminderung der Eiweißzufuhr (meist um 4—6 g N) der Zucker vermindert wird.

Wird auch bei gänzlicher Ausschaltung der Kh. der Urin nicht zuckerfrei, so ist auch Eiweißzufuhr auf längere Zeit zu beschränken (allmähliches Herabgehen), bis Urin zuckerfrei wird.

Notwendig häufige Wiederholung der Toleranzprüfung, alle 4—8 Wochen, am besten Aufenthalt in einem Sanatorium (resp. Hospital), zugleich auch zwecks Bestimmung der passenden Diät.

Zulässige Eiweißmenge pro die bis 120, höchstens 140 g. Bei schweren Formen auf etwa 100 g Eiweiß und weniger herabmindern. Manchmal ist es vorteilhaft, periodenweise mit größeren und geringeren Eiweißmengen abzuwechseln, schrittweises Aufsteigen. Von den Eiweißarten beeinflussen Kasein und Fleischeiweiß die Glykosurie am stärksten, dann folgen anscheinend die Eiweißkörper der Leguminosen, am günstigsten Eiereiweiß und die Eiweißkörper der Zerealien (Weizen, Reis, Roggen, Hafer).

Kohlenhydrate sollen auch in sehr leichten Fällen nicht mehr als 90 g pro die (entsprechend 150 g Weißbrötchen) gereicht werden. Sonst soll man nur bis zu $^3/_4$ der ermittelten Toleranzgrenze gehen.

I. Strenge Diät (v. Noorden).

Kost nur aus Tab. I und IV. Dauer: Wenige Tage bis zu vielen Wochen und Monaten. Am besten Krankenhaus oder Sanatorium für Zuckerkranke. Strenge Diät nur allmählich, nie plötzlich, nicht bei Schwangeren.

Schema:

I. Frühstück: Kaffee oder Tee mit dickem Süßrahm, Sacharin. Kaltes fettreiches Fleisch (roher oder gekochter Schinken, Pökelzunge, Gänsebrust, mehlfreie Wurstwaren), Menge vorgeschrieben. Eier in verschiedener Form, besonders mit durchwachsenem Speck gebraten.

Diät in einigen chronischen, fieberlosen Krankheiten. 135

II. Frühstück: Zur Auswahl Eier in verschiedener Form, Fleischräucherwaren, wenn solche nicht morgens früh verzehrt wurden; Ölfische, Käse mit Butter; Kaviar; Fleischbrühe mit Knochenmark; Knochenbrühe mit durchgesiebtem Gemüse und Eidotter gebunden, Butter nach Bedarf. Je nach Umständen ein kleines Glas Wein.

Mittags: Suppe mit mehlfreien Einlagen; 1—2 Fleisch- oder Fischgerichte unter Bevorzugung fettreichen Fleisches (z. B. gekochte Pökelrinderbrust, Fisch oder Fischsalat, Geflügel). Als Beilagen dienen Tunken; Salate und andere Stoffe aus den „unbedingt erlaubten Nahrungsmitteln" (Tab. I); ferner reichlich grüne Gemüse mit Butter, Rahm, Speck oder anderen Fetten angerichtet. Käse und Butter; schwarzer Kaffee, 2—3 Glas Rotwein.

Vesper: Kaffee oder Tee mit gutem Rahm, dazu 1 Ei oder Käse mit Butter, Sardinen, Kaviar.

Abends: Vorspeisen aus Tabelle I in wechselnder Gruppierung. Fisch oder Fleisch verschiedener Art (in 1—2 Gängen) mit Salat oder Gemüse; mehlfreie Eierspeisen, Käse mit Butter. Wein 1—2 Glas.

A n m e r k u n g : Eier möglichst bevorzugen, da besser vertragen als Fleisch (cave Übermaß, um nicht Widerwillen zu erwecken!). Gebäcke nur solche mehlfreier Art. Während der strengen Diät keine Mineralwasserkuren nach Karlsbader Art. Getränke: Einfach alkalische Wässer (Fachinger, Wildunger, Vichy), Omalkan.

II. V e r s c h ä r f t e s t r e n g e D i ä t (G e m ü s e t a g e).

Prinzip: Planmäßige Erniedrigung der Proteine neben Ausschluß der Kh. Indiziert besonders bei schweren und mittelschweren Formen der Glykosurie, bei der Glykosurie der Kinder und bei komplizierender Nephritis und Gicht. Stets für entsprechenden Ersatz der ausfallenden Nahrung sorgen (Rahm, Speck mit Gemüse, evtl. Ol. Sesami und Ol. jecor. aselli, Alkohol). Statt Fleisch häufige Fischgerichte (Fisch, genußfertig, enthält etwa 30% Eiweiß weniger als Fleisch der Schlachttiere und Vögel).

Besondere Form der verschärften strengen Diät sind die *Gemüsetage:* Herabsetzung der Eiweißzufuhr auf das denkbar niedrigste Maß für 1—3 Tage, um die letzten Spuren von Zucker aus dem Harn zu vertreiben. Gern im Anschluß auf 1—1½tägiges Fasten, um reichlichere Kost wieder aufzubauen.

Auch verschärfte strenge Diät am besten im Krankenhause oder Sanatorium. Gemüsetage sollen später zu Hause periodisch eingehalten werden (ein oder mehrere Male wöchentlich oder alle 2 Wochen).

Zusammensetzung der Kost an Gemüsetagen.

a) *Gewöhnliche Gemüsetage:*
Schwarzer Kaffee, Tee ohne Rahm; auf Wunsch Sacharin.
Fleischbrühe.
4 ganze Hühnereier, 6 Eidotter.
Gemüse aus Tabelle I (insbesondere Spinat, Blätterkohl, Sauerkraut, Kochsalat, Kochendivien, Spargel, Tomaten).
Salat aus Kopfsalat, Gurken, Tomaten.
Butter, Knochenmark, Pflanzenöl, nicht durchwachsener Speck.
Kaviar
Essig, Zitrone nach Belieben.
Alkalische Mineralwässer.
Wein, Branntwein nach besonderer Vorschrift.

b) *Verschärfte Gemüsetage:*
I. Frühstück: 1—2 Tassen schwarzer Kaffee, 2 Eidotter.
II. Frühstück: 50 g nicht durchwachsener Speck mit 2 Eidottern in der Pfanne gebraten; 1 kleine Tasse kräftiger Fleischbrühe mit 1—2 Scheiben Knochenmark.
Mittags: 1 Tasse Fleischbrühe; 4 Eidotter; verschiedene Gemüse oder Salate wie oben. 50—70 g nicht durchwachsener Speck, der gewöhnlich mit den Eidottern oder dem Gemüse zusammen verarbeitet wird (Kochwasser wegschütten!). 1 Tasse schwarzen Kaffees.
Nachmittags: Tee oder Kaffee; 2 Eidotter.
Abends: 1 Tasse kräftige Fleischbrühe; 50—60 g nicht durchwachsener Speck; 4 Eidotter und Gemüse wie oben; Salat wie oben.

Für schwächliche Patienten an verschärften Gemüsetagen Bettruhe, kräftigere können sich im Hause aufhalten und Spazierfahrten machen. Alkalien nach Bedarf. $^{1}/_{2}$—1 Flasche guten Rotweins.

III. Hungertage und Hungerkur.

Gemäßigte Hungerkur (Kanngießer): Längere Zeit hindurch Fortfall des Abendessens (z. B. 1 Monat lang).

Strenges Fasten: Nahrungspause von abends 8 Uhr bis übernächsten Mittag. Notwendig reichliche Flüssigkeitsaufnahme, etwa 2 Ltr. pro die: namentlich Wasser, evtl. mit Zitronensäure versetzt, dünner Tee, 1 oder 2 Tassen dünne, fettarme Fleischbrühe. Erlaubt ferner Zusatz von zucker-

Diät in einigen chronischen, fieberlosen Krankheiten.

freiem Branntwein — 80—125 ccm — (notwendig bei drohendem Koma).
NB. Bettruhe am Hungertage.

IV. **Strenge Diät mit Kohlenhydratzulagen.**
Beispiel:
Diät eines Diabetikers, dem 80 g Weißbrot in Nebenkost gestattet sind, außerdem 2 Portionen aus Tabelle II.
I. Frühstück, Hauptkost: 1—2 Tassen Tee oder Kaffee mit 2—3 Eßlöffeln Rahm, Sacharin; 2 Eier mit Schinken; 2—3 dünne Scheiben Luftbrot mit viel Butter; keine Nebenkost.
II. Frühstück: 1 Tasse Fleischbrühe mit Knochenmark, 2 Sardinen.
Mittags, Hauptkost: Fleischbrühe mit Einlage von Eigelb, Tomate und Parmesankäse; gepökelte Rinderbrust mit Meerrettichtunke (aus Meerrettich, Fleischbrühe, saurem Rahm); Sauerkraut mit Butter, Speck oder Bratenfett zubereitet. Käse und Butter, Kaffee mit Rahm.
Nebenkost: 90 g Kartoffel (Tab. III), 2 gehäufte Eßlöffel zuckerfrei eingekochte Sauerkirschen (Tab. II).
Nachmittags, Hauptkost: Kaffee oder Tee mit 30 g Rahm, 1 Ei.
Nebenkost: 25 g Schrotbrot mit Butter (Tab. III).
Abends, Hauptkost: Rührei mit Schinken; grüne Bohnen (mit Butter geschwenkt); Käse, Butter, Radies, Luftbrötchen.
Nebenkost: Pfannkuchen aus 25 g Buchweizenmehl (mit Rahm, Eierschnee, Eigelb, Salz bereitet; Tab. III). 50 g Walderdbeeren (Tab. II).
Getränke: Wein und Mineralwasser.

Berechnung der Nebenkost für diesen Kostzettel:
90 g Kartoffel . . . . 30 g Weißbrot
25 g Grahambrot . . . . . . 20 g ,,
25 g Buchweizen . . . . . . 30 g ,,

Ebsteins Küchenzettel für Diabetiker.

I. Frühstück: 1 Tasse Kaffee oder schwarzen Tee (100 oder 150 g) ohne Milch und Zucker, evtl. Sacharin. Dazu 30—50 g geröstetes Weiß- oder Graubrot mit 20—30 g Butter. Dazu evtl. ein Eigelb oder etwas fetter Schinken oder Mettwurst.
II. Frühstück: Am besten den Kranken (wenn bei guter Ernährung) abzugewöhnen, evtl. ein Teil des I. Früh-

stücks später zu genießen, sonst 1 Tasse Fleischbrühe und 1 Eigelb.

Mittagessen: Fleischbrühe mit Eigelb oder Knochenmark oder mit beiden (Markknochen ca. $^1/_2$ Stunde gekocht, damit Mark in fester Form serviert wird), der Fleischbrühe evtl. Pepton zugesetzt. Fleisch in jeder Zubereitung, ca. 180 g, fette Fleischsorten bevorzugt, fette Tunken, dazu Gemüse (Triebe, Stengel und Blätter der Kohlarten), fett zubereitet, mäßig (zum Wohlgeschmack genügend) gesalzen und gewürzt. Für Kranke, die es vertragen, etwas fettbereitetes Purée von Leguminosen anstatt der Gemüse, Salate, gleichfalls fett zubereitet, zum Fleisch oder statt der Gemüse.

Nach Tisch Kaffee oder schwarzer Tee.

Abendessen: 1 Tasse Tee oder Fleischbrühe, etwas Braten, Schinken oder Käse oder 1 Ei oder Fisch oder Kaviar, 30—50 g Brot, 20—30 g Butter.

Felix Hirschfelds Diät für Diabetiker schwerer Form.

Mäßige Mengen Eiweiß (etwa 80—120 g), etwa 200 g Fett ($^1/_4$—$^1/_2$ Ltr. Rahm und viel Butter, wechselnde Mengen von Kohlenhydraten (40—120 g), etwas Alkohol (20 g) = 1800 bis 2500 Kalorien.

Beispiel eines Speisezettels:

200 g Fleisch (roh abgewogen, dann mit 25 g Butter gebraten).

50 g Zervelatwurst.

50 g Käse.

4 Eier.

Kohlenhydratarme Gemüse (Spargel, Spinat, Blumenkohl, Rosenkohl, Schnitzbohnen, Kohlrabi, Pilze, Gurke, Salat, Kohl usw.),

(ferner Nüsse und Mandeln).

25—100 g Semmel.

$^1/_4$—$^1/_2$ Ltr. Rahm, zumeist mit Tee oder Kaffee oder Kakao.

100 g Butter.

100 g Kognak oder $^1/_2$—1 Flasche Wein.

Wenn auf die übliche Diät der Zucker sich nicht verringert, und das Allgemeinbefinden unbefriedigend ist, kann bisweilen der Versuch gemacht werden, sehr reichliche Kohlenhydrate in einer bestimmten Form zu geben.

Haferkuren (v. Noorden): 250 g Hafer (Hohenlohe'sche Haferflocken oder Knorr's Hafergrütze), manchmal 100 g

Diät in einigen chronischen, fieberlosen Krankheiten. 139

Pflanzeneiweiß (am besten Glidin) oder 5—8 Eier, 200—300 g Butter werden sorgfältig verkocht und in 24 Stunden verzehrt. Sonst nur etwas schwarzer Kaffee oder Tee, Zitronensaft, guter alter Rotwein oder etwas Branntwein. Vorher 1—2 Gemüsetage, manchmal 1 Hungertag. Nach 3—4 Hafertagen 1—2 Gemüsetage oder 1 Hungertag und 1 Gemüsetag. Manchmal den gleichen Turnus 1- oder 2mal wiederholen.

Bei Haferkuren manchmal Diarrhoe: Tct. Opii, 4mal täglich 10 Tropfen, oder Beigabe von Pankreon mit Calc. carb. 5,0 pro die, evtl. Diuretin bei Ödemen.

Haferkur in Fällen, in denen einfache Entziehung der Kohlenhydrate den Urin nicht zuckerfrei macht, insbesondere bei Kranken, die sich einer Operation unterziehen müssen. Ferner bei komplizierenden akuten Infektionskrankheiten, bei etwaigen Magen-Darmstörungen mit kleineren Hafermengen beginnen.

Bei wirklich schweren Fällen ist Aussicht auf günstigen Erfolg geringer. Bei präkomatösen Zuständen besonders brauchbar.

Kartoffelkuren (Mosse): Täglich 1000—1500 g Kartoffeln und mehr.

Bananenkuren (v. Noorden): Die Früchte genießen vor Erweichung der Frucht, auch Bananenmehl. 500—1000 g und darüber pro die. Indiziert auch bei leichter Form und Fettleibigkeit, besonders im Greisenalter.

Milchkuren (Winternitz-Straßen): 800—1000 ccm Milch täglich als alleinige Nahrung, allmähliches Steigen bis zu 2500 ccm. Darauf Hunger- oder Gemüsetag und im Anschluß daran langsames Aufbauen der gewöhnlichen Diabetikerkost. Nicht über 10—12 Tage. Indiziert bei leichterer Form der Glykosurie, verbunden mit Adipositas, Kreislaufstörungen (Cor adipos. und Myokarditis) mit Neigung zu Ödemen. Vorsicht mit Milchkuren, die oft schädlich sind.

Anmerkung: Es sind auch andere Kohlenhydratkuren empfohlen, wie „von Dürings Reiskur" (richtig „gemischte Amylazeenkur"), Kur mit Leguminosen, Zerealien u. a. Am günstigsten Haferkur, annähernd gleichwertig Kur mit Bananen und Knorr'schem Linsenmehl (gleiche Kohlenhydratmengen und gleiche Anordnung vorausgesetzt). Bei Kartoffelkur bereits mehr Versager.

Koma diabeticum:
Prophylaktische Maßnahmen: Die Kohlenhydrate sollen nie plötzlich, sondern allmählich entzogen werden, weil die brüske Entziehung möglicherweise diesen Zustand hervorruft. Ferner bei jedem schweren Fall.

Alkaligebrauch: Man beginnt mit 6—8,0 pro die, steigt auf 12—20,0 g, namentlich zu Zeiten der Kohlenhydratentziehung. v. Noorden empfiehlt gleichzeitige Darreichung von Kali-, Kalk- und Magnesiakarbonat: Angenehme Darreichungsform, Omalkanwasser (Dr. Fresenius, Frankfurter Hirschapotheke), 1 Flasche enthält: 6,0 Kal. bicarb., 1,0 Natr. bicarb., 1,0 Calc. bicarb. (mit Kohlensäure versetzt).

Auch als Natr. citr. (Stadelmann): Alkaliwert in 1 Flasche = 10,5 g Natr. bicarb.: Acid. citr. 8,0, Natr. bicarb. 18,0, Aq. dest. ad 200,0, Spir. Menth. piperit. Gttrm. 5. Täglich 2 Flaschen.

Vorstufen des Koma: Zufuhr großer Alkalimengen, 50—60 g Natr. bic. täglich in gut gekühltem, kohlensaurem Wasser, daneben noch 30—40 g als Tropfklistier (3% Lösung). Evtl. Infusion. Sofort Entziehung aller Nahrung, 1—2 Hungertage. Reichlich Alkohol (bis zu 200—250 ccm Kognak am Tage). Außerdem Herz- und Gefäßreize, Diuretica (Theocin 0.25 g, 2mal täglich).

Ausgebildetes Koma: Weder durch Diät noch sonst zu nützen.

Anfangszeiten der Bewußtlosigkeit: Bei Kranken mit gutem Kräftezustande Prognose etwas günstiger.

Einverleibung großer Alkalimengen: 3% Lösung von Natr. bicarb. als Tropfklistier führen in diesem Stadium nicht weit. Viel besser 3,5—4% sterilisierte Lösung von Natr. bicarb. intravenös, nicht ganz so gut 4% Lösung subkutan, 800 bis 1000 ccm. (Beim Sterilisieren durch Kochen wird ein Teil des Bikarbonats in Soda übergeführt, welche ätzt, daher durch nachfolgendes Einleiten von CO_2 wieder in Natr. bicarb. zu verwandeln). Außerdem Lävulose in Tropfklistier (8—10%, ohne Zusatz von Alkali), wenn nicht erhältlich, Traubenzucker in Tropfklistier.

Nachbehandlung des Koma: Nach dem Hungertage Hafer, anfangs 60—80 g, einfach mit Wasser zur Suppe gekocht ohne Zusätze; dünne Fleischbrühe, Tee mit Zitronensaft. Jetzt Vorsicht mit Alkohol, Alkali in mäßigen Mengen, solange keine Eisenchloridreaktion, später damit steigen. Allmählich Verstärkung der Haferkost, kleine Zulage von Gemüsen, ausgewaschene Butter, Eier. Einzelne verschärfte Gemüsetage, noch später einzelne Hungertage. Dann Versuch, sich von der Kohlenhydratkost allmählich zu lösen.

6. Harnsaure Diathese, Gicht, Nephrolithiasis.

Prinzip der Ernährung:

1. Die Kranken sollen einfach leben und jedes Übermaß an Nahrungs- und Genußmitteln meiden.

Diät in einigen chronischen, fieberlosen Krankheiten. 141

2. Cave Digestionsstörungen! Daher leichte Verdaulichkeit und Reizlosigkeit der Kost. Insbesondere Vorsicht mit Alkohol.

3. Es sollen möglichst nur purinfreie Nahrungsmittel verwandt werden: Vegetabilien (meistens), Fett, Milch, Käse, Eier. Besonders wichtig reichlicher Kartoffelgenuß, ebenso reichlicher Obstgenuß, durch die der Urin alkalisch wird (Verhinderung der Ausfällung harnsaurer Salze).

Zu meiden die nukleinreichen Nahrungsmittel, besonders (nach dem Gehalt an Purin geordnet in absteigender Reihe): Thymus (Kalbsbrei), Anchovis, Ölsardinen, Leber, Niere, Sardellen, Heringe, Sprotten, Taube, Lunge (Kalb), frische Schoten, Linsen, Spinat, Steinpilze, Pfifferlinge, Erbsen, Bohnen, Fleischbrühe (100 g Rindfleisch in 2 Stunden gekocht).

Bestes Getränk für Gichtiker ist Wasser, übertriebenes Trinken nicht zu empfehlen, etwa 2—3 Ltr. Flüssigkeit (inkl. Milch, Suppen usw.), wenn nicht besondere Gegenanzeigen vorhanden (Zirkulationsstörungen). Alkohol am besten meiden, evtl. leichtere Mosel- und Rotweine, am besten mit Wasser verdünnt. Keine konzentrierten Alkoholika, kein Bier. Tee, Kaffee, Kakao in beschränkter Menge. Als Tafelgetränk: Selters, Vichy, Apollinaris, Fachinger.

Gesamtkalorienzufuhr = Erhaltungskost, in der Regel 0,8—0,9 g Eiweiß pro Kilogramm Körpergewicht. Einfache Zubereitung der Speisen, ohne Gewürze, keine pikanten Tunken.

Fleisch in geringer Menge, gekochtes dem gebratenen vorzuziehen (Ebstein, Umber), weil letzteres in größerer Menge Harnsäureausscheidung hervorruft. Von Eiweißpräparaten evtl. Sanatogen, Nutrose, Plasmon, Somatose u. a., Hefepräparate kontraindiziert.

Diät bei akutem Gichtanfall: Wenn kurz dauernd, bei kräftigen Leuten leicht verdauliche, flüssige Kost (Schleim-, Mehlsuppen, Milch, Eier, Kartoffelbrei, wenig gesalzen, Obst gekocht u. dgl.) wie bei akutem Fieber. Bei langdauerndem Anfall Kost etwa wie beim chronischen Fieber oder Rekonvaleszenten, mit Vermeidung purinhaltiger Nahrungsmittel.

Speisezettel nach v. Noorden:

Die Nahrungsmittel werden in zwei Hauptgruppen geschieden:

I. Hauptkost umfaßt diejenigen Nahrungsmittel, welche nicht auf die Harnsäurebildung einwirken. Von diesen kann der Kranke, wenn nicht besondere Komplikationen vorliegen (Adipositas, Magenstörungen u. a.), freien Gebrauch machen.

1. Milch und alle Milchpräparate (Sauermilch, Butter, Käse, Jogurth usw.). Zu meiden alle Käsearten, die stark von Bakterien oder Pilzen durchwuchert sind, weil die letzteren harnsäurebildendes Material liefern (alter Camembert, Roquefort, erweichter Brie, Limburger usw.).
2. Eier aller Art, auch Kaviar.
3. Sämtliche in der Küche gebräuchlichen Vegetabilien, insbesondere die Pflanzenmehle und Zuckerarten.

Zu beschränken, evtl. zu verbieten sind jedoch: Tee, Kaffee, Kakao, weil sie Stoffe enthalten, die dem harnsäurebildenden Material verwandt sind.

Ferner die sog. Gewürzvegetabilien, die scharfe Stoffe enthalten, wie Senf, Pfeffer, Paprika, Knoblauch, Lauch, Meerrettich, Rettich, Radieschen, Porree, Schnittlauch usw. (Nierenreizung!)

Essig in kleinen Mengen ist gestattet (statt Essig eignet sich zur Würzung gut die Tomate).

II. Nebenkost: Alle tierischen Gewebe und die daraus bereiteten Suppen und Extrakte. Fische sind am ärmsten an harnsäurebildendem Material, dunkles und weißes Fleisch unterscheiden sich in der Hinsicht nicht. Gänzlich zu verbieten die inneren Teile der Tiere (Lungen, Leber, Niere, Kalbsmilcher, Milz), da sie 2—3mal so viel Harnsäure bilden als gleiche Gewichtsteile Muskelfleisch. Langsames Kochen des Fleisches entzieht Rindfleisch so viel harnsäurebildendes Material, daß es im fertigen Zustand davon nicht mehr enthält als Fischfleisch. Fleischbrühe jeder Art gänzlich meiden.

100 g Braten (zubereitet gewogen) von Ochs, Kalb. magerem Schwein, Hammel, Schinken kalt oder warm, Ochsen-, Kalbszunge, Rehbraten sind in bezug auf harnsäurebildende Kraft gleichzusetzen:

70 g Beefsteak, Kalbsschnitzel, Kalbskotelette, Hase, 140 g Kochfleisch (Ochs, Kalb, Hammel, Schwein).

200 g Fisch.

2 Tauben oder ein junges Hähnchen, oder 1 Rebhuhn, oder $1/2$ Poulard mittlerer Größe oder $1/4$ Gans.

Je nach Umständen sind 1—2 Portionen dieser Nebenkost zu gestatten, selten mehr, Patient hat die Auswahl.

Ebstein'sche Diät: Fette bis 100 g pro die und mehr. Eiweißbedarf möglichst durch Pflanzeneiweiß (Aleuronat, Ergon, Roborat) zu decken. Fleisch in nur sehr mäßigen Mengen, sehr wenig Amylazeen und Zucker (80—100 g Brot). Leguminosen (ohne Hülsen). Spinat, Kohlarten in mäßiger Menge, 1—2 Gläser Wein, kein Bier, mäßiger Genuß von Wasser.

Diät in einigen chronischen, fieberlosen Krankheiten. 143

Senator'sche Diät: Gemischte Kost mit sehr wenig Fett, Fleisch, namentlich die weißen Fleischsorten, auch Fische, Austern, meist einmal täglich; Rauch-, Pökel- und Schweinefleisch, ferner Käse und Eigelb verboten (wegen Fettgehalts). Erlaubt: Junges Gemüse, Obst, Spirituosen nur als Excitantia, Kaffee und Tee nur in schwachen Absuden. 3 Mahlzeiten täglich.
Rein vegetarianische Diät: Ohne Alkoholika.

Beispiel eines Küchenzettels:
Frühstück: Schrotmehlsuppe (Weizenschrot) oder Kakao. Schrotbrot mit Obst oder Obstmus.
Mittagessen: Suppe, Gemüse (Hülsenfrüchte, Rüben, Spargel, Kohl, Kartoffel, Reis, Graupen), Mehlsuppen, Obst und Brot.
Abendessen: Schrotbrot mit Obst, Suppe.
Getränke: Wasser mit Himbeersaft.
Bemerkung: Von anderen Seiten wird eine einseitige Diät vermieden und strenges Individualisieren mit Rücksicht auf Kräftezustand, Verhalten des Herzmuskels, der Verdauungsorgane, ferner nach Alter, Lebensgewohnheiten usw. gefordert.

Purinbasen (i. e. harnsäurebildendes Material) sind enthalten in Fleisch 0,06, Kalbsleber 0,12, Thymus 0,40%. Purinarm sind: Schwarzbrot 0,01, Weißbrot, Spuren, Kartoffeln 0,0005, Milch 0,004, Salat, Kohl, Reis, Eier 0%. Es wäre demnach also lakto-vegetabiles Régime zu empfehlen. Nach His ist eine günstige diätetische Beeinflussung in den meisten Fällen erreichbar. Purinarme Kost ist rationell und kann versucht werden. Weist sie keinen deutlichen Effekt auf, so braucht sie nicht dauernd genossen zu werden. In diesem Falle ist eine einfache, gemischte Kost mit reichlichen grünen Gemüsen und Obst angezeigt, sofern die Verdauung nicht darunter leidet. Spezielle diätetische Vorschriften sind da erforderlich, wo die Innehaltung der Mäßigkeit nicht verbürgt ist. In bezug auf Alkohol ist Mäßigkeit immer, Abstinenz nur in einzelnen Fällen nötig. Die Art der erlaubten Getränke richtet sich nach der Empfindlichkeit des Kranken und nach der Landessitte.

Von Laquer Traubenkur empfohlen (s. S. 56), die jedoch oft schädlich wirkt, namentlich durch Vermehrung der Flatulenz.

Die Diät der Nephrolithiasis ist eine ähnliche, reichlich Kartoffeln und Obst zu empfehlen. Namentlich ist der Genuß alkoholischer Getränke einzuschränken (keine konzentrierten Alkoholika), reichliche Zufuhr von Flüssigkeiten (Mineralwässer), v. Noorden empfiehlt den Genuß von Kalkbrot (R a d e m a n n's G i c h t i k e r b r o t, 5% Kalksalze enthaltend). (Vorsicht, da eine etwaige Kalkretention das Entstehen einer Arteriosklerose begünstigen könnte.)

VII. Entfettungsdiät.

Das Prinzip sämtlicher Entfettungskuren beruht auf Unterernährung, d. i. einer erheblichen Herabsetzung der Stoff-, bzw. Kalorienzufuhr. Neben entsprechender Diät ist in der Regel die Anwendung von Gymnastik, sowie von hydrotherapeutischen Maßnahmen indiziert (beihelfende Mittel bei Entfettungskuren, Hoffmann, auch das Bergonié'sche Verfahren kann höchstens als solches bewertet werden). Entfettungskuren sind bei richtiger Indikation und Ausführung nicht schwächend.

Auch bei Behandlung endogener Adipositas mit Schilddrüse leichte Beschränkung der Diät.

Die allmähliche, langsame Entfettung ist der brüsken unbedingt vorzuziehen, weil bei dieser die Gefahr der Nervosität droht und Ohnmachten entstehen können.

Besondere Vorsicht bei Entfettungskuren von nervösen und anämischen Personen, insbesondere von älteren fettleibigen Frauen, welche jedenfalls stärkere Bewegung zu meiden haben. Bei der *intermittierenden Entfettungskur* schaltet man zwischen 4—6 wöchentlichen Entfettungsperioden längere Zeiträume ein, in denen die Gestaltung der Kost nur auf Erhaltung des Status quo abzielt (F. Hirschfeld), sie wird von anderen Seiten (Boas) verworfen. Bei Greisen ist die Entfettung nahezu völlig kontraindiziert (v. Noorden). Mittlere Grade von Fettleibigkeit (15—20 kg Körpergewicht über dem für Alter, Geschlecht und Größe durchschnittlichen) sind die dankbarsten Fälle für die Behandlung.

Man soll nicht nach einem bestimmten Schema vorgehen, sondern stets individualisieren, für den einen paßt diese, für den anderen jene Methode.

v. Noorden setzt für einen Fettleibigen den durchschnittlichen Bedarf bei geringer bis mäßiger Muskelarbeit auf 2500 Kalorien an. Davon ausgehend stellt er folgende Skala der Entfettung auf:

I. Grad der Entfettungsdiät: $4/5$ des Bedarfs — 2000 Kalorien. Wirkung langsam, Abnahme im Anfang 3—4 Pfund, später 2—3 Pfund monatlich. Nur für rüstige Leute anzuwenden, die ausgiebig körperliche Übungen treiben.

II. Grad der Entfettungsdiät: $3/5$ des Bedarfs — 1400 bis 1500 Kalorien. Monatliche Abnahme anfangs 4—6, später 2—4 Pfund. Reichlich gymnastische Übungen treiben.

III. Grad der Entfettungsdiät: $2/5$ des Bedarfs — 1400 bis 1000 Kalorien. Abnahme bei ruhigem Verhalten 6—12 Pfund, bei allmählich gesteigerter Muskelarbeit 20—30 Pfund. Die strengen Kuren nicht über 4—6 Wochen ausdehnen, evtl. wiederholen. Bei herzschwachen Patienten kontraindiziert.

Alle Entfettungskuren müssen so geleitet werden, daß der Kranke das Gefühl der Sättigung hat, im einen Fall eignet sich dazu eine mehr fettreiche, im anderen eine mehr kohlenhydratreiche Kost, die Eiweißzufuhr (meist in Form von magerem Fleisch) braucht nicht auf bestimmte Höhe eingestellt zu werden. Zu empfehlen, nicht unter 100 g Eiweiß pro die zu reichen, eine Steigerung bis zu etwa 180 g möglich.

Alkohol, wenn er nicht als Stimulans nötig, am besten ausschalten.

Wasserzufuhr gemeiniglich dem Belieben des Patienten überlassen, eine Beschränkung derselben übt an sich keinen Einfluß auf die Entfettung aus (Hirschfeld, v. Noorden).

Beschränkung der Wasserzufuhr ist indiziert (v. Noorden):

1. Bei Herzschwächezuständen jeder Art (in diesem Falle auch bei mageren Individuen).

2. Im Beginne mancher Entfettungskuren. Das Körpergewicht sinkt dann infolge Wasserverlustes in wenigen Tagen beträchtlich. Die Beschränkung hat suggestive Wirkung, man kann hernach die Wasserzufuhr allmählich wieder erhöhen.

3. Um die Aufnahmefähigkeit des Fettleibigen für andere fettbildende Kost herabzusetzen. Dadurch wird bei manchen Individuen die Entziehungskur erleichtert.

4. Bei manchen Fällen von übermäßiger Schweißsekretion.

Im Anschluß an diese Grundsätze nach v. Dapper-Saalfels jede Entfettungskur mit weitgehender Flüssigkeitsbeschränkung einleiten — 600—800 ccm in Flüssigkeit und Breien. Von der zweiten Woche ab $5/4$—$3/2$ Ltr. Getränk, manchmal etwas mehr, zweimal wöchentlich „Dursttage" einschalten (mit 600—700 ccm Flüssigkeit).

1. Bantingkur.

Bietet reichlich Eiweiß, minimale Mengen Fett und wenig Kohlenhydrate.

170—180 g Eiweiß, 7,5 g Fett, 80—85 g Kohlenhydrate = 1190 Kalorien.

Anmerkung: In allen Entfettungskuren ist eine kühle Temperatur des Wassers zu empfehlen.

Speisezettel:

Frühstück: 120—150 g Rind- oder Hammelfleisch, Nieren, gebratener Fisch, Schinken oder irgendein kaltes Fleisch (außer Schwein). Eine große Tasse Tee ohne Milch und Zucker. 30 g Zwieback oder Toast ohne Butter.

Außerdem nahm Banting zunächst früh einen Schluck „Lebensbalsam" (Gesundheitsschnaps).

Mittags: 150—180 g Fisch (Lachs ausgenommen) oder Fleisch (kein Schweinefleisch), Gemüse (keine Kartoffeln), 30 g Toast, Kompott, 2—3 Gläser Rotwein, Xeres oder Médoc (Champagner, Porter sind verboten).

Nachmittags: 60—90 g Obst, 1—2 Zwiebäcke, 1 Tasse Tee ohne Milch und Zucker.

Abends: 90—120 g mageres Fleisch oder Fisch wie mittags, 1—2 Glas Rotwein oder Grog ohne Zucker.

2. Örtelsche Kur.

Reichlicher Gehalt an Eiweiß, geringe Mengen Fett und Kohlenhydrate, starke Beschränkung der Flüssigkeitsaufnahme (kein Bier oder nur geringe Mengen).

156 resp. 170 g Eiweiß, 25 resp. 45 g Fett, 75 resp. 120 g Kohlenhydrate = 1135 resp. 1560 Kalorien.

Speisezettel zur Erzielung der Verminderung der Flüssigkeitsmenge.

Morgens: Kaffeeabsud (120 g mit 30 g Milch und 5 g Zucker), Weißbrot 35 g, 2 weiche Eier (100 g gebratenes Fleisch, 12 g Butter).

Vormittags: 100 g Wein (Pfälzer) oder 100 g Fleischbrühe oder 100 g Wasser oder 30 g Portwein, 50 g kaltes Fleisch, 20 g Roggenbrot.

Getränk: Nur im Beginn der Kur 1—1½ Deziliter Bier, später kein Getränk.

Nachmittags: Kaffeeabsud (120 ccm und 30 g Milch und 5 g Zucker).

Abends: 250 g Pfälzer Wein oder Wasser, 12 g Kaviar (16 g Kieler Sprotten, 18 g Lachs, geräuchert, 2 weiche Eier), 150 g Wildbret, 15 g Käse, 20 g Roggenbrot (100 g Obst).

Ist die Entfettung gelungen, für Kranke mit organischen Veränderungen im Respirations- und Zirkulationssystem folgender Speisezettel:

Morgens: 1 Tasse Kaffee oder Tee mit etwas Milch — 150 g, 75 g Brot.

Mittags: 100 g Suppe, 200 g gesottenes oder gebratenes Ochsenfleisch, Kalbfleisch, Wildbret oder nicht fettes Geflügel, Salat oder leichtes Gemüse nach Belieben.

Fische (ohne viel Fett zubereiten), 15 g Brot oder zeitweise Mehlspeisen (bis 100 g).

Dessert: 100—120 g Obst, frisches oder eingemachtes.

Getränke vermeiden, bei großer Hitze und Mangel an Obst $^1/_6$—$^1/_4$ Ltr. leichten Weines.

Nachmittags: Kaffee oder Tee wie morgens, höchstens mit $^1/_6$ Ltr. Wasser, Brot nur ausnahmsweise, ca. 25 g.

Abends: 1—2 weiche Eier.

150 g Fleisch.

25 g Brot, ein wenig Käse, Salat und Obst.

Getränke: $^1/_6$—$^1/_4$ Ltr. Wein und vielleicht $^1/_8$ Ltr. Wasser dazu.

Bemerkung: Die Gesamtmenge der Flüssigkeit in kleinen Einzelportionen reichen, die Wasseraufnahme darf bei geheilten Patienten mäßig gesteigert werden.

3. Felix Hirschfeld'sche Kur.

Beträchtliche Beschränkung der Nahrungszufuhr auf etwa die Hälfte des Bedarfs (1000—1500 Kalorien), dabei soll die Kost möglichst das Gefühl der Sättigung erzeugen durch fettarm zubereitete Suppen und Gemüse. Zu empfehlen: Fleisch (mager), Eier, Magerkäse (Fettkäse nur in geringen Mengen), von Vegetabilien: Kartoffeln, Reis, Rüben, Erbsen, Bohnen, Spargel usw. in Form von Suppen und Gemüsen in fettarmer Zubereitung, Brot in mäßigen Mengen gestattet. Unbedingt verbieten: Milch, Zucker und Süßigkeiten (evtl. Ersatz durch Sacharin). Zu vermeiden bzw. zu beschränken: Fett, namentlich Butter (eher geringe Mengen von Schmalz), Brot, Alkoholika verboten, besonders Bier, Getränke soviel erlaubt als nötig ist, den Durst zu stillen. Außerdem Bäder, Massage und allmähliche Übung der Körpermuskulatur unter Vermeidung von zeitweise ausgeführten übermäßigen Anstrengungen, namentlich bei älteren Fettleibigen oder solchen mit Herzschwäche.

Dauer der Kur: 3—4 Wochen strenge Diät, dann 8—14 Tage reichlichere Ernährung, darauf 2—3 Monate erneuerte Nahrungsbeschränkung.

Beispiele von Speisezetteln:

1. *Frühstück:* Kaffee (bitter und schwarz), 1 Semmel (20 g).
Vormittags: 1 Ei und Fleischbrühe.
Mittags: Fleischbrühe mit 20 g Reis (roh gewogen). 250 g mageres Fleisch (roh gewogen, dann gekocht oder mit wenig Fett gebraten). 250 g Gurken.
Nachmittags: Kaffee (bitter und schwarz).
Abends: 100 g Sahnenkäse.
40 g Weißbrot.
100 g Eiweiß, 41 g Fett, 53 g Kohlenhydrate = 1071 Kalorien.

2. *Frühstück:* Kaffee (bitter und schwarz), 40 g Semmel.
Vormittags: Fleischbrühe und 3 Eier.
Mittags: Kartoffelsuppe.
250 g Fleisch.
500 g Spargel (20 Stück).
Nachmittags: Kaffee (bitter und schwarz).
Abends: 200 g mageren Schinken.
2 Eier, 40 g Brot.
134 g Eiweiß, 63 g Fett, 67 g Kohlenhydrate = 1443 Kalorien.

Bei Frauen wird man meist mit noch weniger Nahrung auskommen.

Bemerkungen: Durch Gebrauch salinischer Abführmittel, speziell des Kissinger Rakoczy und des durch Konzentration dieses Sprudels gewonnenen Kissinger Bitterwassers sowie des Wassers der Crodoquelle (Harzburg) wird die Gewichtsabnahme beschleunigt, ohne daß eine Steigerung des Eiweißzerfalls eintritt (v. Noorden, Dapper).

4. Entfettung durch reine Milchkuren (Moritz), Karell'sche Kur.

Bei reiner Milchkur täglich $1^1/_4$—$2^1/_2$ Ltr. Milch in 5 Portionen (1 oder 2 Portionen evtl. als Sauermilch), Temperatur der Milch nach Belieben. Milchmenge nach folgender Regel: Man multipliziert den Zentimeterüberschuß der Körperlänge über 100 cm mit 25 (25 g Milch = 16—17 Kalorien). Dabei wird als Normalgewicht so viel Kilogramm angenommen, als die Körperlänge Zentimeter über 100 beträgt.

Besteht bei kleinerer Milchmenge Durst, so kann man außerdem $^3/_4$—$^1/_2$ Ltr. Wasser gestatten oder der Milch zufügen.

Im allgemeinen während der Kur Körperruhe, manche Kranke können ihrer Beschäftigung nachgehen.

Karell'sche Kur: 4mal täglich (8, 12, 4 und 8 Uhr) je 200 ccm Milch, roh oder gekocht, von beliebiger Temperatur. In den ersten 5 Tagen keinerlei Flüssigkeit oder feste Nahrung. In den folgenden 2—6 Tagen außer der zu gleicher Zeit und in gleichen Mengen zu verabreichenden Milch leichte Zusätze: Zunächst 1 Ei (10 Uhr) und etwas Zwieback (6 Uhr), dann 2 Eier und etwas Schwarz- oder Weißbrot, am folgenden Tage noch gehacktes Fleisch, Gemüse oder Milchreis. So soll allmählich in 2—6 Tagen, etwa 12 Tage nach Beginn der Kur, Übergang zu voller gemischter Kost erfolgen, bei der meist die Milchmenge möglichst beibehalten oder teilweise durch Tee ersetzt wird, ohne daß in den folgenden 14 Tagen bis 4 Wochen die Gesamtmenge der Flüssigkeit 800 ccm übersteigt. Goldscheider gab zeitig schon in den ersten Tagen 1 Zwieback hinzu.

I n d i k a t i o n: Chronische Bronchitiden, Emphysem, Herzerkrankungen mit Kompensationsstörungen, wertvolles Hilfsmittel bei denjenigen Herzschwächezuständen, die als Folge der Adipositas auftreten, Einleitung zur Entfettungskur. Fälle mit ganz elendem oder unfühlbarem Pulse, ebenso mit Nephr. parench. eignen sich nicht zur Karellkur, arteriosklerotische Nierenerkrankungen sind keine Kontraindikation.

Für Stuhlgang sorgen, während der strengen Kur Bettruhe.

Bei der Karellkur erfolgt ein erheblicher Wasserverlust (Reiß und Max Meyer), bei Entfettungskuren soll man daher zur Vermeidung der Wasserentziehung der Milch einige Gramm NaCl zusetzen und Wasser nach Belieben gestatten. Unbedingte Bettruhe notwendig.

Felix Hirschfeld hält ausschließliche Milchnahrung bei allen nicht mit Nierenstörungen einhergehenden Erkrankungen für zu einseitig und dann auch wegen ihres geringen kalorischen Wertes bisweilen zu eingreifend und will sie durch eine allerdings etwas kochsalzreichere Kost ersetzen nach folgendem Schema, wobei leicht Erhöhungen durchführbar sind:

Früh: 150 ccm Kaffee mit 15 ccm Milch (dazu evtl. Sacharin), 20 g Weißbrot.

Vormittags: 150 g Fleischbrühe.

Mittags: 150 g Schleimsuppe, 200 g mageres Fleisch (roh gewogen) als Schabefleisch oder in Wasser gekocht, ungefähr 100 g Spargel oder Blumenkohl mit etwas Tunke.

Nachmittags: 150 ccm Kaffee mit 15 ccm Milch, evtl. Sacharin.

Abends: 100 g Fleisch, 20 g Semmel.
Flüssigkeitszufuhr = ca. 600 ccm, Nährwert = ca. 1100 ccm Milch = 700 Kalorien.

Karellkur, modifiziert von Salomon: 5mal täglich 200 g Kartoffeln ohne Kochsalz und 1 Ltr. Flüssigkeit (Wasser oder Fruchtsaft). Kartoffeln in der Schale kochen oder in der Ofenröhre backen.

Bemerkung: Karellkur in irgendeiner Gestalt soll in bezug auf Zeitdauer nicht unbedingt einem bestimmten Schema entsprechen. Salomon dehnt die Kur nur selten über 5 Tage aus. Wichtig, nach Abschluß der Karelltage für längere Zeit kochsalz- und flüssigkeitsarme Diät anzuordnen. H. Strauß hat in vielen Fällen, in jeder Woche ein- oder zweimal, einen typischen oder in der Form modifizierten Karelltag durchgeführt.

5. Entfettung durch Kartoffelkur.

Kartoffelkur ist der Typus der Entfettung durch eine Diät, die hauptsächlich aus reichlichen Kohlenhydraten neben mäßigen Mengen Fett besteht. Dabei erfolgt Gewichtsabnahme hauptsächlich auf Kosten des Fettes mit Schonung des Eiweißbestandes des Organismus.

Beispiel eines Speisezettels:

8 Uhr: 1 Tasse Kaffee (ohne Milch), 1 Brötchen, 40 g Schinken.
10 Uhr: 1 Ei.
12 Uhr: 6 Backpflaumen.
2 Uhr: 1 Teller Brühsuppe und 200 g Kartoffeln, 100 g mageres Fleisch, viel grünen Salat, Rettich.
4 Uhr: 1 Tasse Kaffee.
6 Uhr: Obst (2 Äpfel).
8 Uhr: 200 g Kartoffeln, 75 g kaltes Fleisch, viel grünen Salat, Rettich, 20 g weißen Käse.
Enthält 83,2 g Eiweiß, 1200 Kalorien insgesamt.

Rosenfeld's Methode der Entfettung: Voluminöse aber kalorienarme Nahrung, namentlich mit Kartoffeln als Kartoffelsuppe. Kaltes Wasser entfettet, weil bei der Erwärmung von 10° auf 37° C auf 1 Ltr. 27 Kalorien gebildet werden. Viele kleine Mahlzeiten und Bettruhe.

1. *Frühstück:* Tee mit Sacharin, 30—40 g Semmel, evtl. Marmelade.
2. *Frühstück:* 10 g Käse, Wasser.
3. *Frühstück:* 100 g Äpfel, Wasser.

Mittags: 2 Glas Wasser, 1—2 Teller abgefettete Fleischbrühe mit Kartoffeln und Suppenkräutern. Gekochtes oder gewöhnliches Fleisch (kein fettes). Von Gemüsen Kartoffeln, Spinat, Blumenkohl, ferner Rettich, Radieschen, Salat (auch Kartoffelsalat) ohne Öl.

Nachmittags: Tee mit Sacharin, später 6 Backpflaumen, später 100 g Äpfel.

Abends: 2 Eier und Kartoffelsalat, geröstetes Fleisch und Gemüse.

A n m e r k u n g : Boas empfiehlt gelegentliche Karenztage, an denen konzediert wird:

Tee mit Zusatz von Sacharin und Zitrone, mehrmals täglich ca. 100 g Schwarz- oder Grahambrot (ohne Butter), 1 Teller fettfreier Fleischbrühe, 2—3 harte Eier, mehrere nicht süße Äpfel (in Summa ca. 417 Kalorien).

A n h a n g : Obstkuren: In milden Kuren 1—2mal die Woche Obsttage, entweder Äpfel, 1500 g oder (v. Noorden) Bananen, nicht über 1000 g, sonst nichts.

Anhang.

Schrotsche Kur Trockendiät:

Sehr eingreifendes Verfahren, bei Dilatatio ventriculi und chronischen Exsudaten empfohlen, jedoch selten angewendet.

Nach der Modifikation von Jürgensen erhalten die Patienten während der strengen Kur außer trockener Semmel (nach Belieben) täglich $1/3$—$2/3$ Pfund mageres Fleisch und $1/2$ Flasche leichten französischen Rotweins, sonst keine Flüssigkeit.

Alle 3—4 Tage Trinktage.

Vorkur: Allmähliche Entziehung der Getränke.

Nachkur: Allmählicher Übergang zur gewohnten Lebensweise.

Dauer der Kur: ca. 4 Wochen.

B e m e r k u n g : Während der Kur nachts nasse Einwickelungen.

VIII. Mastkur (Überernährung).

Das Prinzip der Mastkur beruht auf einer systematischen Überernährung, d. i. eine wesentliche Steigerung der Kalorienzufuhr über das Maß der Erhaltungskost.

Indikation: Chronische Zehrkrankheiten, funktionelle Neurosen und Individuen mit schlechtem Ernährungszustand.

Weir-Mitchel-(Playfair-)Kur.

Mittelpunkt der Diät ist die Milch.
Beginn mit reiner Kuhmilch, Steigerung der Tagesmenge in ca. 4 Tagen auf 1½—2—3 Ltr. Darauf Einschieben von konsistenten Nahrungsmitteln.
(Während der Kur absolute Bettruhe, Isolierung, ferner Massage mit Elektrizität.)
Kontraindikation: Alle Fälle von zentraler Organerkrankung, sowie Geisteskrankheiten.

Speisezettel:

5. Tag.

7½ Uhr: ½ Ltr. Milch (Milch stets schluck- und eßlöffelweise in 30—45 Minuten zu nehmen).
10 Uhr: ⅓ Ltr. Milch.
12½ Uhr: 1 Teller Suppe mit Ei, 50 g gebratenes Fleisch, Kartoffelpurée.
3½ Uhr: ⅓ Ltr. Milch.
5½ Uhr: ½ Ltr. Milch.
8 Uhr: ½ Ltr. Milch, 50 g kaltes Fleisch, Weißbrot, Butter.

6. Tag:

Wie 5. Tag, Zugabe von 5 Zwiebäcken.
Weitere Steigerung bis zum

9. Tag:

7½ Uhr: ½ Ltr. Milch, 2 Zwiebäcke.
8½ Uhr: Kaffee mit Sahne, Weißbrot, Butter.
10 Uhr: ½ Ltr. Milch, 2 Zwiebäcke.
12 Uhr: ½ Ltr. Milch.
1 Uhr: Suppe mit Ei, 100 g Fleisch, Kartoffelbrei.
3½ Uhr: ½ Ltr. Milch.
5½ Uhr: ⅓ Ltr. Milch, 2 Zwiebäcke.
8 Uhr: ½ Ltr. Milch, 60 g Fleisch, Weißbrot, Butter.
9½ Uhr: ⅓ Ltr. Milch, 2 Zwiebäcke.
Unter weiterer Steigerung, namentlich der Fleischrationen, Diät am

15. Tage bis Ende der Kur (4½ Woche):

7½ Uhr: ½ Ltr. Milch, 2 Zwiebäcke.
8½ Uhr: Kaffee mit Sahne, 80 g Fleisch, Weißbrot, Butter, geröstete Kartoffeln.
10 Uhr: ¼ Ltr. Milch, 3 Zwiebäcke.
12 Uhr: ½ Ltr. Milch.

Mastkur (Überernährung).

1 Uhr: Suppe mit Ei, 200 g Fleisch, Kartoffelbrei, Gemüse, 125 g Pflaumenkompott, süße Mehlspeisen.
$3^{1}/_{2}$ Uhr: $^{1}/_{2}$ Ltr. Milch.
$5^{1}/_{2}$ Uhr: $^{1}/_{3}$ Ltr. Milch, 80 g Fleisch.
$9^{1}/_{2}$ Uhr: $^{1}/_{3}$ Ltr. Milch, 2 Zwiebäcke.

Im Gegensatz zu Playfair-Mitchel sollen die Mastkuren nach v. Noorden gleich im Anfang mit Muskelarbeit verbunden werden, um den Fleischansatz zu befördern, während die Bettruhe nur bei sehr nervösen und erregbaren Individuen indiziert erscheint.

Die Gewichtssteigerung soll bei Neurasthenie nicht zu groß sein, am besten ca. 16 kg in 4—5 Wochen, dann Pause machen, um evtl. die Überernährung aufs neue zu beginnen. Bei schwächlichen Individuen soll sie ganz allmählich erfolgen.

Im allgemeinen wird erzielt:
Bei täglichem Überschuß von 500—800 Kalorien eine Gewichtszunahme von 600—1000 g pro Woche.
Bei täglichem Überschuß von 800—1200 Kalorien eine Gewichtszunahme von 800—1200 g pro Woche.
Bei täglichem Überschuß von 1200—1800 Kalorien eine Gewichtszunahme von 1200—2000 g pro Woche.

Von Eiweiß höchstens ein Plus von 50 g gewähren (100—110 g pro die als Norm), reine Eiweißpräparate wie Kasein, Nutrose, Roborat, Plasmon u. a. sind zu 20—30 g pro die zu dem Zwecke brauchbar. Meist genügen 120—130 g Eiweiß, das höchste Maß gelegentlich angebracht als Vorbereitung zur eigentlichen Mastkur oder während einer 8- bis 14tägigen Periode, die man einschiebt, wenn gegen die großen Quantitäten N-freier Nahrung Widerwille sich einstellt: in dem Falle sind die genannten Präparate besser geeignet als Fleisch, z. B. ca. 50 g Plasmon pro die.

Die N-freie Substanz in Gestalt eines Plus von Fett oder Kohlenhydraten geben. Ersteres wird von v. Noorden bevorzugt, der von letzteren nicht mehr als 300—400 g pro die gewähren will.

Als Grundlage der täglichen Nahrungsmenge bei Mastkur dienen:
120—130 g Eiweiß = 490—530 Kalorien.
300—400 g Kohlenhydrate = 1230—1435 Kalorien.

Hierzu Fett in entsprechender Menge, 200—300 g pro die oder mehr, evtl. wird ein Teil des Kalorienüberschusses mit Alkohol gedeckt.

Wasser in genügender Menge, um den Durst zu stillen, die Zufuhr desselben pflegt bei fettreicher Nahrung nicht so hoch als bei kohlenhydratreicher zu sein.

In ähnlicher Weise gestaltet sich die Überernährung nach Felix Hirschfeld, welcher bis über 4000 Kalorien zuführt, wobei der Eiweißgehalt der Nahrung nur mäßig, der Kohlenhydratgehalt so gut wie gar nicht, dagegen der Fettgehalt sehr erheblich gesteigert wird. Dabei zuerst möglichst Muskelruhe, bei Aufenthalt in frischer Luft, dann allmählich immer steigende Muskeltätigkeit empfohlen.

Speisezettel bei Überernährung nach Felix Hirschfeld:

250 g Fleisch, roh gewogen, dann gebraten.
1 Ltr. Milch.
250 ccm Sahne mit Tee, Kakao oder Kaffee.
400 g Brot (Weizen und Roggen).
50 g Zucker.
Gemüse und Suppe in geringer Menge.
150 g Butter.
50 g Kognak oder $^1/_2$—1 Ltr. Bier.

In Summa 133 g Eiweiß, 255 g Fett, 380 g Kohlenhydrate = 4475 Kalorien.

Für *Mastkuren im Kindesalter* empfiehlt Engel, sich als Mastmittel des Rahms zu bedienen, der nicht in einzelnen Portionen, sondern abends in ganzer Menge gereicht werden soll. Die Kinder erhalten eine einfache, ihrem Alter entsprechende Nahrung. Mahlzeiten etwas zusammengedrängt, so daß die letzte zwischen 5 und 6 Uhr nachmittags stattfindet. 2—3 Stunden hernach wird der Rahm dem im Bette liegenden Kinde gereicht. Mit kleinen Mengen anfangen, etwa mit 100 ccm (ein Weinglas) und in Abständen von etwa 2—3 Tagen bis auf $^1/_2$ Ltr. steigern.

Bettruhe häufig erforderlich, sonst mehrmals täglich stundenlange Ruhe.

Rahm nach erzielter Gewichtserhöhung weiter reichen, wenn das Kind die Schule wieder besucht.

Die in der Praxis gebräuchlichen Mineralwasserkuren (Bade- und Trinkkuren) nebst ihrer Bedeutung.

(Deutsches Bäderbuch 1906.)

I. Einfache kalte Quellen (Akratopegen).

Quellen mit gleichbleibender, die mittlere Jahrestemperatur des Ortes übersteigender, andererseits 20° C nicht überschreitender Temperatur und von gleichbleibender chemischer Zusammensetzung, arm an Kohlendioxyd und an gelösten festen Bestandteilen. In 1 kg des Wassers weniger als 1 g von jedem von beiden.

Indikation: Äußerliche Anwendung der Quellen wie bei Kaltwasserheilbehandlung, daher für Kranke, die zu Erkältungskrankheiten neigen, auch für Rekonvaleszenten, ferner für die unter Blutandrang nach dem Kopf, an nervösen, neurasthenischen, hypochondrischen Beschwerden Leidenden ohne tiefere organische Erkrankung.

Einige der Quellen enthalten Eisen (unter 10 mg auf 1 kg Wasser) und werden zu Trinkkuren verwandt.

Adelholzen, Bibra, Augustusbrunnen (gilt auch als Eisenquelle), Koburger Mariannenquelle, Freienwalde a. d. Oder, Jordanbad, Kainzenbad, Lauchstädt, Schandau, Teinach, Bad Tölz.

II. Einfache warme Quellen (Akratothermen).

Quellen von gleichbleibender, 20° C übersteigender Temperatur. Kohlendioxyd und gelöste feste Bestandteile wie sub I.

Indikationen: Funktionelle und organische Nervenkrankheiten, Frauenkrankheiten, Rheumatismus, Hautkrankheiten, Katarrhe der Luftwege, Harnbeschwerden, Altersgebrechen.

Badenweiler (26,4°), Bodendorf (32°), Gastein (18 Quellen von 25,8—46,9°), Schlangenbad (31—28°), Teplitz (11 Thermen von 33—48°), Warmbad bei Wolkenstein (29°), Warmbrunn (43,1—24,5°), Wiesenbad (20,2°), Wildbad (39,5—34,5°), Wildbad Trarbach und Wildstein (35°).

III. Einfache Säuerlinge.

Reich an freiem Kohlendioxyd, mehr als 1 g, arm an gelösten festen Bestandteilen, weniger als 1 g in 1 kg des Wassers.

Vorwiegend innerliche Anwendung, starke Verbreitung als Tafelwässer (mäßige Mengen bei oder besser nach der Mahlzeit zu trinken).

Indikationen: Krankheiten der Harnwege, Nieren- und Blasenleiden, Stoffwechselstörungen, Gicht, harnsaure Diathese, Rheumatismus, Anämie, Chlorose.

Bad Brückenau: Stahlquelle und Wernarzer Quelle (beide enthalten Ferro-Ion, erstere 6mal so viel). Charlottenbrunn, Itzenbach.

IV. Erdige Säuerlinge.

Enthalten in 1 kg des Wassers mehr als 1 g freies Kohlendioxyd und mehr als 1 g gelöste feste Bestandteile (unter den Anionen vorwiegend Hydrokarbonat-Ionen, unter den Kationen Kalzium- und Magnesium-Ionen). Zu Heilzwecken und als Tafelwässer verwandt.

Indikationen: Blutarmut, Bleichsucht, Verdauungsstörungen, Gicht, Harnkonkremente, Katarrhe der Harnwege.

Geismar bei Fritzlar, Göppingen, Großkarben, Bad Nauheim (Ludwigsbrunnen), Rehburg, Schwalheim, Selters bei Weilburg, Teinach, Wildungen (Helenenquelle, Königsquelle, Georg-Viktor-Quelle u. a.).

V. Alkalische Quellen.

Enthalten in 1 kg des Wassers mehr als 1 g gelöste feste Bestandteile (unter den Anionen die Hydrokarbonat-Ionen, unter den Kationen die Alkali-Ionen vorherrschend). Beim Kochen des Wassers entsteht alkalische Reaktion. Warme alkalische Quellen sind solche mit über 20° C.

Hauptsächlich zu Trinkkuren und Inhalationen, die schwächeren als Tafelwässer verwandt.

a) Alkalische Säuerlinge.

Die Menge des freien Kohlendioxyds beträgt mehr als 1 g in 1 kg des Wassers.

Indikation: Blasenkatarrh, Neigung zu Blasenkonkrementen, Gicht, Hyperämie und Schwellung der Leber, Diabetes u. a.

Vichy, Fachingen, Bad Salzbrunn in Schlesien, Kaiser-Friedrich-Quelle (Offenbach a. M.), Gießhübl, Apollinarisbrunnen, Geilnau, Neuenahr (in absteigender Reihe nach dem Gehalt an gelösten festen Bestandteilen).

Dosis: Bei schwächeren wie Gießhübel 700—800—1000 ccm in geteilten Gaben, bei stärkeren wie etwa Fachingen ca. 500 ccm in geteilten Gaben.
Temperatur: Mittlere Zimmertemperatur.
Diät: Nach dem Grundleiden einrichten.

b) Alkalisch-muriatische Quellen.

Der Gehalt an Chlor-Ionen tritt mehr in den Vordergrund.

Indikationen wie sub a, außerdem Katarrhe des Larynx und der Bronchien. Luhatschowitz (Mähren), Gleichenberg, Ems (geordnet wie sub a).
Dosis: Morgens nüchtern ca. 200 ccm oder morgens und nachmittags je 200 ccm, allein oder in Verbindung mit Milch. āā.
Temperatur: 18—25° C und höher.
Diät: Man vermeide durchschnittlich scharfe Gewürze.

c) Alkalisch-salinische Quellen.

Gehalt an Sulfat- oder Erdalkali-Ionen tritt mehr in den Vordergrund.

Indikationen: Magen- und Darmkatarrhe, Katarrhe der Gallengänge und des Duodenum (mit Ikterus), Abdominalplethora, Anschwellung von Leber und Milz, Fettleibigkeit.

Elster (Salzquelle), Marienbad (Ferdinands- und Kreuzbrunnen), Franzensbad (kalter Sprudel, Salzquelle), Karlsbad (Böhmen) (Mühlbrunnen, Sprudel, Schloßbrunnen), Tarasp (Schweiz), Rohitsch, Bertrich (geordnet wie sub a).
Dosis: Von 150—900 ccm, 150 ccm auf einmal, sonst in zwei Malen.
Temperatur: Je nach der Indikation kalt oder warm, z. B. Karlsbader Brunnen 20—40° C und mehr, Marienbader 12—15° C.
Diät: Leichtverdauliche Fette (Butter) sind erlaubt, ebenso Salat, frisches Obst vormittags vermeiden. Ausnützung der Nahrung beim Gebrauch des Karlsbader Wassers normal, speziell wird Fett bei täglicher Dosis von 300—700 ccm Mühlbrunnen in großen Mengen (bis 200 g pro die) sehr gut verdaut und ausgenützt. Zu reichen Fette mit niedrigem Schmelzpunkt wie Butter, Fettkäse, Rahm, sowie Sesamöl; Speck und fettes Fleisch besser meiden.

Übrigens richtet sich Diät nach Grundkrankheit (z. B. Diabetes).

Kisch's (Marienbad) Speisezettel bei Fettleibigkeit.

1 Tasse Tee mit Milch 30 g, Zwieback 50 g, kalter magerer Braten 25 g.

Fleischbrühe 200 g, magerer Braten 200 g, Gemüse 50 g, Weißbrot 25 g, leichter Weißwein 150 g.

Kaffee 120 g, Zwieback 20 g.

Braten 150 g, Gebäck 20 g.

Bei anämischen Fettleibigen wird mehr Eiweiß (Braten) gegeben.

VI. Kochsalzquellen.

Enthalten in 1 kg des Wassers mehr als 1 g gelöste feste Bestandteile, unter deren Anionen die Chlor-Ionen; unter deren Kationen die Natrium-Ionen bei weitem vorwiegen.

Einfache (schwache) Kochsalzquellen und Solquellen, bei ersteren Menge der Chlor-Ionen und Natrium-Ionen weniger, bei letzteren mehr als 260 Milligramm-Äquivalente in 1 kg des Wassers (auf Kochsalz berechnet, weniger oder mehr als 15 g).

Kochsalzsäuerlinge sind Kochsalzquellen mit mehr als 1 g freiem Kohlendioxyd in 1 kg des Wassers.

Außer von reinen Kochsalzquellen spricht man noch von alkalischen, salinischen oder alkalisch-salinischen Kochsalzquellen, je nachdem der Gehalt an Hydrokarbonat- oder Sulfat-Ionen oder beiden mehr in den Vordergrund tritt; je nachdem der Gehalt an Erdalkali-Ionen oder diesen und Hydrokarbonat-Ionen oder Erdalkali- und Sulfat-Ionen mehr in den Vordergrund tritt, von erdmuriatischen, erdigen oder sulfatischen Kochsalzquellen.

Quellen mit Temperatur von über 20° C werden als warme Kochsalzquellen bezeichnet.

Verwendung der Kochsalzquellen zu Trink- und Badekuren und Inhalationen (Gradierwerke, besser besonders eingerichtete Inhalationsräume).

Indikationen der Trinkwasserkuren: Herabgesetzte Ernährung, Störung der Motilität und Sekretion des Magens, verlangsamte Darmtätigkeit, Schwellung der Leber, Milz, entzündliche Erkrankung des Pankreas, auch Exsudatbildungen innerhalb der Leibeshöhle.

Salzschlirf, Nauheim (Kurbrunnen), Hall, Homburg (Elisabethenbrunnen), Nauheim (Karlsbrunnen), Kreuznach, Schmalkalden, Neuhaus, Wiesbaden, Virchowquelle (Kidrich), Bourbonne, Soden (Taunus), Pyrmont (Salzquelle), Kissingen

(Rakoczy), Adelheidsquelle, Baden-Baden, Kannstatt, Aßmannshausen.
(Nach dem Gehalt an Kochsalz in abnehmender Progression geordnet).
Temperatur: 12—30° C, die ganz schwachen (Wiesbadener Kochbrunnen) 40—50° C.
Diät: Richtet sich vorzugsweise nach dem Grundleiden. Der Gebrauch von Kochsalzwässern verlangt nicht eine „kurgemäße" Diät. Insbesondere dürfen in geeigneten Fällen große Mengen von Fett verordnet werden, ebenso ist der Genuß von rohem Obst gestattet. Große Mengen von Kochsalzwässern schädigen die Resorption von Nahrungsmitteln, insbesondere von Fetten, nicht, der Eiweißumsatz wird durch Kochsalzwässer nicht gesteigert (Dapper).

B e m e r k u n g: Hyper- und hypotonische Lösungen haben geringere Verweilsdauer, üben also mehr Reiz auf die Motilität aus, als isotonische. Ebenso üben CO_2-haltige Mineralwässer einen Reiz auf die Motilität aus. Ferner temperierte Lösungen, und zwar am stärksten solche von 0—25° C, weniger stark die oberhalb der Körpertemperatur liegenden Temperaturen. Rakoczy ist hypotonisch, die sonstigen Kissinger Wässer sind nahezu isotonisch. Deshalb wird bei letzteren an Ort und Stelle nach dem letzten Becher ein einstündiger Spaziergang vorgeschrieben, ehe Speise und Trank dem Magen zugeführt werden dürfen (Meyer und Roeder).

Indikation der Badekuren (Kochsalzquellen von 0,5 bis zu 25% Kochsalzgehalt): Herabgesetzte Ernährung, Erkrankungen des Blutes und der Lymphe, Erkrankungen der Knochen und des Knochenmarkes, Schwellungen der Milz und der Leber, Exsudatbildungen, kompensatorische Störungen des Zirkulationssystems, habitueller Abortus, Gicht, Rheumatismus, allgemeine Fettsucht, Zuckerkrankheit, eine große Anzahl von Hautkrankheiten und Narbenbildungen.

Sodenthal bei Aschaffenburg, Soden am Taunus, Inselbad bei Paderborn, Kreuznach, Oeynhausen, Kissingen, Salzschlirf, Münster a. Stein (schwächere Kochsalzquellen), Dürrheim in Baden, Ischl, Rosenheim (Bayern), Reichenhall, Kreuznach, Salzhemmendorf, Kösen in Thüringen, Orb, Bad Nauheim, Soden bei Salmünster u. a.

Indikation der Inhalationen: Katarrhalische Zustände der Atmungsorgane, chronische Bronchitis, Kehlkopfentzündung, bei Folgekrankheiten nach Lungenentzündung, Schwartenbildungen, Atelektasen, skrofulöse Bindehauterkrankungen und chronische Erkrankungen der Nase und des Rachens.

NB.: Die meisten Solbadeorte haben gut eingerichtete Inhalatorien.

VII. Bitterquellen.

Enthalten in 1 kg des Wassers mehr als 1 g gelöste feste Bestandteile, unter deren Anionen die Sulfat-Ionen vorwalten. Jedes Mineralwasser, das, bei Abwesenheit alkalischen Charakters, Sulfat-Ionen in erheblicher Menge enthält, ist als Bitterquelle zu bezeichnen. Evtl. kann die Chlor-Ionenkonzentration die der Sulfat-Ionen wesentlich übertreffen. Je nachdem unter den Kationen die Natrium-, Kalzium- oder Magnesium-Ionen eine wesentliche Rolle spielen, und je nach der Menge der Chlor-Ionen spricht man von s a l i n i s c h e n B i t t e r q u e l l e n, s u l f a t i s c h e n B i t t e r q u e l l e n, e c h t e n B i t t e r q u e l l e n oder m u r i a t i s c h - s a l i n i s c h e n, m u r i a t i s c h - s u l f a t i s c h e n, m u r i a t i s c h - e c h t e n B i t t e r q u e l l e n.

Indikation: Habituelle Verstopfung kräftiger und gutgenährter Personen, nervöse Stauung im Unterleibe mit ihren Folgezuständen, übermäßige Fettbildung, eine Anzahl nervöser Erkrankungen mit Kongestionserscheinungen, Diabetes, Gicht.

Evtl. je nach Vorwiegen der Natrium-, Kalzium- und Magnesium-Ionen oder der Chlor-Ionen auch andere Erkrankungen (z. B. der Atmungsorgane). Meist für Trinkkuren verwandt.

Friedrichshall, Huniady Janos, Ofen, Püllna, Apenta, Lippspringe, Mergentheim.

Dosis: 250—500 ccm, innerhalb $1/_2$—1 Stunden, nüchtern.

Temperatur: Gewöhnliche, eher etwas kühl.

Diät: Durchschnittlich werden starker Fettgehalt, sowie Säuren gemieden, desgleichen rohes Obst, blähende Substanzen (das sind namentlich zellulosereiche, schlecht ausnutzbare Substanzen). Vorsicht mit schwer verdaulichen Speisen (Grahambrot usw.).

VIII. Eisenquellen.

Quellen, die im allgemeinen mehr als 0,010 g Ferro- oder Ferri-Ionen in 1 kg des Wassers enthalten, und deren auffälligste Wirkung durch den Eisengehalt dargetan ist.

Vitriolquellen: Das Wasser enthält Sulfat-Ionen, aber keine Hydrokarbonat-Ionen.

Eisenkarbonatquellen: Das Wasser enthält Hydrokarbonat- und Ferro-Ionen (bisher vielfach S t a h l q u e l l e n genannt).

(Bade- und Trinkkuren) nebst ihrer Bedeutung.

Eisensäuerlinge: Das Wasser enthält mehr als 1 g freies Kohlendioxyd in 1 kg.

Außerdem Einteilung je nach dem Gehalt an sonstigen Bestandteilen in reine Eisenkarbonatquellen, alkalische Eisenkarbonatquellen, muriatische Eisenkarbonatquellen, Eisenkarbonatbitterquellen usw.

Einzelne Eisenquellen haben Gehalt an Arsen und zwar Arsenat- oder Hydroarsenat-Ionen (die Ionen der Arsensäure).

Meist Trinkkur, bei der Badekur kommt nur der Gehalt an freier oder frei werdender Kohlensäure in Betracht.

Indikation der Trinkkur: Anämie und Chlorose, außerdem, namentlich die arsenhaltigen Quellen, bei chronischen Nervenkrankheiten und funktionellen Neurosen.

Langenschwalbach, Pyrmont, Driburg, Kudowa, Reinerz, Schandau, Alexisbad (Unterharz), Brückenau (Stahlquelle), Rippoldsau, St. Moritz (Schweiz), Spa, Tharandt, Bad Elster, Luitpoldsprudel (Kissingen).

Dosis: 180—900 ccm, teils morgens, teils nachmittags getrunken.

Temperatur: 12—25° C.

Diät: Das Verbot von Obst läßt sich nicht aufrecht erhalten, da es zum Teil stark eisenhaltig ist, auch Säuren sind nicht schädlich.

Bemerkung: Quellen mit schwefelsaurem Eisenoxydul, Alaun und Arsenik wie Levico, Roncegno, Maxquelle (Dürkheim), bezüglich Temperatur und Diät wie die Eisenquellen.

Dosis: Bei Beginn der Kur 2—4 Eßlöffel schwaches Levicowasser $1/2$—1 Stunde nach der Mahlzeit, mit Malaga, Rotwein, Bier, Selterser oder gewöhnlichem Wasser gemischt, allmähliche Steigerung nach etwa 14 Tagen auf 4—6 Eßlöffel starken Levicowassers. Für Kinder von 10—15 Jahren 2—4 Eßlöffel. Kur mit schwachem Levicowasser beenden.

Maxquelle: Für Erwachsene 3mal täglich je 15—20 ccm, allmählich steigern auf 3mal täglich je 70—100 ccm (300 ccm = $5 1/4$ mg As).

Für Kinder (nach Kaufmann):

2—4 Jahre; 3 mal täglich je 5—25 ccm (= $1/4$—$5/4$ mg As)
5—7 „ ; 3 „ „ „ 10—30 „ (= $1/2$—$3/2$ mg As)
8—10 „ ; 3 „ „ „ 10—40 „ (= $1/2$—2 mg As)
11—12 „ ; 3 „ „ „ 10—45 „ (= $1/2$—$2 1/4$ mg As)
13—14 „ ; 3 „ „ „ 10—50 „ (= $1/2$—$2 1/2$ mg As)
15—16 „ ; 3 „ „ „ 10—60 „ (= $1/2$—3 mg As).

Gehalt an Arsen: Roncegno 42,6 mg, Levico (stark) 6 mg, **Maxquelle** 17,4 mg in 1 Ltr. (Harnack).

IX. Schwefelquellen.

Solche Quellen, die Hydrosulfid-Ionen, gegebenenfalls daneben auch freien Schwefelwasserstoff enthalten, und deren auffälligste Wirkung durch den Gehalt an diesen Bestandteilen dargetan ist. Je nachdem sie freies Kohlendioxyd und folglich auch freien Schwefelwasserstoff enthalten oder nicht, spricht man von S c h w e f e l w a s s e r s t o f f q u e l l e n oder von S c h w e f e l q u e l l e n i m e n g e r e n S i n n e.

Nach dem Gehalt an sonstigen Bestandteilen Einteilung in r e i n e, e r d i g e, a l k a l i s c h e, m u r i a t i s c h e S c h w e f e l w a s s e r s t o f f q u e l l e n, S c h w e f e l w a s s e r s t o f f b i t t e r q u e l l e n usw.

W a r m e S c h w e f e l q u e l l e n („Schwefelthermen"), bei denen die Temperatur 20° C übersteigt.

T r i n k k u r e n, B ä d e r, D u s c h e n, Z u s a t z z u S c h l a m m b ä d e r n, I n h a l a t i o n e n (bei letzteren soll die Flüssigkeit nicht zerstäubt, sondern Gase daraus entwickelt werden, daher nur möglich in Schwefelgasinhalatorien).

Indikation (für kombinierte Trink- und Badekur): Gicht, Kongestivhyperämie der Leber, Gallensteinbildung, Hämorrhoiden und Abdominalplethora, chronische Katarrhe der Respirationsschleimhäute, subakuter und chronischer Rheumatismus, Arthritis deformans, Neuralgien (Ischias, Lumbago u. a.), Neurosen, Hautkrankheiten, Frauenkrankheiten, Lues und ihre Folgen.

Aachen-Burtscheidt, Baden b. Wien, Baden (Schweiz), Weilbach, Landeck, Eilsen, Nenndorf, Aix-les-Bains.

Dosis: Im Mittel 200—600 ccm, nüchtern, bzw. nachmittags.

Temperatur: 20—40° C.

Temperatur für Bäder: 33—36° C.

B e m e r k u n g: Da Schwefelwässer leicht zersetzlich sind, Trinkkur nur an Ort und Stelle empfehlenswert.

Diät: Eisen- und jodhaltige Speisen und Medikamente vermeiden.

B e m e r k u n g: Eine billige und dabei bequeme Verordnung von Mineralwasserkuren in der Privatpraxis sind die Sandow'schen Salia aquarum mineralium. Man läßt das beigegebene Meßglas mit dem Salz füllen und dieses in 200 ccm Wasser lösen (evtl. Soda- oder Selterswasser oder man fügt etwas Brausepulver hinzu). Indessen können diese Salze auf Grund der Ionentheorie n i c h t a l s v o l l b ü r t i g e r E r s a t z der natürlichen Quellen angesehen werden.

Die in der Privatpraxis gebräuchlichsten hydro- und balneotherapeutischen Maßnahmen.

1. Hydrotherapeutische Maßnahmen.

I. H a l b b a d: In gewöhnlicher, zur Hälfte gefüllter Badewanne (es gibt dafür auch besondere Wannen für halbsitzende Stellung). Patient steigt, nachdem Gesicht und Kopf gekühlt ist (z. B. durch die kalte Haube) hinein, oder wird gehoben. Viele lassen sofort Rücken und Nacken, evtl. den Kopf übergießen und den ganzen Körper frottieren. Schwache Patienten läßt man oft besser zwischen halbsitzender Stellung und Rückenlage abwechseln.
Temperatur des Bades: 15—30° C.
A n m e r k u n g: In der Praxis ist die Temperatur vielfach noch in Graden nach Réaumur anzugeben.
Dauer: Abhängig von der Temperatur, 1 Minute bis zu ½ Stunde, evtl. sogar länger.
Nach dem Bade entweder Einwickelung in ein großes, gut gewärmtes Leintuch und Bettruhe, oder sorgfältiges Abtrocknen, Frottieren der Haut, evtl. kurzer Spaziergang in mäßig beschleunigtem Tempo.

Modifikation nach Ziemßen.
Temperatur des Bades 5—6° C u n t e r der Körperwärme des Patienten. Alsdann unter beständigem Frottieren in Pausen Zusatz von kälterem Wasser, bis in 10—15 Minuten die Temperatur des Bades 20° C beträgt.
Dauer des Bades: 10—20 Minuten, in seltenen Fällen 30 Minuten. (Bei Frösteln oder Schüttelfrost Unterbrechung des Bades.)
Man läßt im Wasser möglichst alle Körperstellen reiben, insbesondere aber diejenigen, welche Frostempfindung haben, so lange, bis das subjektive Gefühl der Wärme eintritt.
Indikation des Halbbades: Hauptsächlich Nerven- und Sexualleiden, Antipyrese.

II. V o l l b a d: Das kalte Vollbad mit beständigem Ab- und Zufluß nur in Anstalten oder mit Wasserleitung versehenen Städten anwendbar. In der Privatpraxis gewöhnlich Bäder von 25—35° C. (Temperaturen von ca. 35° C können in Ermangelung eines Thermometers durch Hinein-

halten des nackten Ellbogens ins Wasser gemessen werden, durch den dieselben als gerade behaglich empfunden werden.)
Dauer bis zu $1/_2$ Stunde und länger.
Indikation: In fieberhaften Krankheiten. Bei Schlaflosigkeit prolongiertes Bad von ca. 34° C, entweder abends vor dem Schlafengehen, etwa 25 Minuten lang, oder morgens mit darauffolgender einstündiger Bettruhe, etwa 20 Minuten lang.

III. H e i ß e B ä d e r , von Bälz, Tokio, empfohlen.
Temperatur 42—45° C, bei Kindern 40—42° C. Wirkt erfrischend, Erkältungsgefahr ausgeschlossen.
V o r s i c h t s m a ß r e g e l n : 1. Vorheriges Begießen des Kopfes mit heißem Wasser, um Gehirnanämie zu verhindern, 2. man bade besser sitzend als liegend, 3. bei Herzklopfen und Kopfkongestionen Bad beenden.
Dauer des Bades je nach der Wärme 5—20 Minuten. Kinder gleichfalls sitzend baden. Wasser soll bis zur Brust reichen.
Indikation (beruht auf derivierender Wirkung): Bronchitiden und ähnliche Zustände (3—4mal täglich baden), Rheumatismus, Nephritis, ferner als hygienische Maßnahme (Japan) tägliches Bad.
Einatmung von Sauerstoff während des heißen Bades führt große subjektive Erleichterung und eigentümliches Wohlbefinden herbei (Foß).

IV. S c h w a m m b a d : Patient stellt sich in einen flachen, etwa 1 m im Durchmesser haltenden Zuber (als „Stehbadewanne" käuflich). In handliche Höhe eine Waschschale gestellt, die mit kühlem Wasser gefüllt ist. Der Patient taucht wiederholt einen großen Badeschwamm in die Schale und drückt ihn über Kopf und Schultern aus. Es soll dabei nur das Gefühl angenehmer Kälte, kein Frieren entstehen. Das Wasser wird durch Zugießen von kaltem allmählich abgekühlt, die Prozedur etwa 3—5mal fortgesetzt. Danach ganz flüchtiges Abtupfen des Wassers mit einem Handtuch von der Haut (kein Frottieren), hierauf steigt Patient rasch ins Bett und deckt sich warm zu, wonach er die Füße gründlich abtrocknet. Es folgt rasche Erwärmung des Körpers, die nach 15—20 Minuten wieder normaler Temperaturempfindung weicht.
Nimmt man das Schwammbad morgens, so muß man v o r dem Ankleiden das Verschwinden der Hitzeempfindung im Bette abwarten. Am Abend wird der Kopf nicht benetzt, da sonst der Schlaf beeinträchtigt wird. — Im Winter ist das Zimmer zu heizen.

V. **Fluß- und Seebad:**
Dauer des gewöhnlichen Flußbades bis zu 20 Minuten.
Dauer des Schwimmbades bis zu 30 Minuten und länger.
Dauer des Seebades etwa 3—5—10 Minuten, auch länger, bei starkem Wellenschlage gewöhnlich nur bis zu 5 Minuten.
Indikation: Nervöse Zustände aller Art, nur für resistente Patienten.
Kontraindikation: Polyarthritis rheumatica acuta, Vitium cordis (jüngere Leute mit kompensierten Herzfehlern dürfen baden), Diabetes mellitus, Plethora älterer Leute. Schlecht vertragen bei Chlorose und Anämie.

VI. **Begießungen**, meist mit kaltem Wasser, 8 bis 20° C, aus geringer Höhe auf den nackten oder den mit feuchtem Laken umhüllten Körper (Lakenbad).

VII. **Duschen:** Zu empfehlen die sog. „Douche mobile", welche an jeder beliebigen Körperstelle leicht appliziert werden kann. Kopf selten, oder nie zu duschen.
Im allgemeinen Anwendung nur von kurzer Dauer. Zu empfehlen wechselwarme Dusche: $1^1/_2$—2 Minuten 40—45° C warmen Strahl einwirken lassen, dann 10—20 Sekunden lang kalten Strahl von 18—10° C, diesen Wechsel mehrfach wiederholen, zuletzt kalter Strahl. Dauer der ganzen Prozedur höchstens 5 Minuten.

VIII. **Kalte Waschung:** Vorgenommen mit der Hand oder Schwamm (Loofah sehr empfehlenswert) oder feuchtem Handtuch (besser ein weiches Frottierhandtuch oder Frottierhandschuh). Ein oder mehrere Körperteile werden rasch gewaschen, getrocknet und frottiert, **bis die Haut rot und heiß ist**, darauf dieselbe Prozedur mit anderen Körperteilen.
Temperatur des Wassers: 8—12° C.

IX. **Kalte Abreibungen:** Nasses Leinentuch (am besten Bettuch von Hausmacherleinen) wird um den Körper des Patienten möglichst faltenlos geschlungen. Darauf werden rasch alle Körperteile in schnellem Tempo mit flachen Händen abgerieben, an manchen Stellen abgeklatscht (d. h. ein mit mehr oder weniger Gewalt wechselndes Anlegen und Abziehen der flachen Hände). Vor der Abreibung Benetzen von Gesicht, Kopf, Brust und Achselhöhlen, nach Beendigung Abtrocknen und Frottieren des Körpers. *Temperatur* des Wassers 10 bis 15° C. Diese Abreibungen werden nur dann zweckmäßig ausgeführt, wenn nicht der Patient, sondern eine zweite Person sie macht.
Indikation von VI, VII, VIII, IX: Allgemeine Kräftigung.

Abreibung nach Ziemßen.
(Für Neurastheniker.)

Das Laken wird in Wasser von 30° C getaucht und tüchtig ausgerungen. *Dauer* der Applikation 1 Minute, hernach sanftes Abtrocknen mit trockenem und leicht gewärmtem Laken. Allmähliches Heruntergehen von je $1/2$—1° C bis zu 18° C. Mäßiger Zusatz von Kochsalz zum Wasser behufs Erhöhung der Reizwirkung erst nach 2—3 Wochen. Applikation morgens in aller Frühe.

X. Feuchte Einpackung: Auf wollener Decke (2—3 m lang, 2 m breit) wird ein in kaltes Wasser getauchtes Leinentuch ausgebreitet. Patient legt sich in Rückenlage nieder (kalte Füße vorher erwärmen), rascheste sorgfältige Einwicklung in das Laken, hernach sorgfältigste Einpackung in die wollene Decke, so daß nirgends das nasse Tuch hervorsieht. Dasselbe ist zwischen die Knie, sowie zwischen Thorax und Arme zu schieben, da den Patienten das Anliegen der Beine oder Arme während längerer Zeit höchst unangenehm ist. Vor der Prozedur Kühlen von Kopf, Brust usw., nach derselben abkühlendes Verfahren (Halbbad, Abreibung, Dusche usw.).

Dauer bis zu mehreren Stunden.

Indikation: Neurasthenie, Hysterie, Hypochondrie, Melancholie usw.

XI. Sitzbäder.
1. **Kalte:** 8—15° C,
   a) *langdauernd* 10—20—30 Minuten. (Die höheren Zahlen nur für Anstaltsbehandlung.)
   b) *kurzdauernd* bis 5 Minuten. Vor dem kalten Sitzbade Abkühlung von Kopf, Brust usw.
2. **Heiße:** 32—38° C.
Dauer bis zu 1—2 Stunden.
3. **Temperierte:** 18—25° C.
Dauer bis zu $1/2$ Stunde und länger.

Indikation wie oben, sowie bei Erkrankungen der Harn- und Geschlechtsorgane.

XII. Fußbäder:
a) **Kalte:**
In kaltem, ruhigem oder strömendem Wasser (Wasserstrahl gegen die Zehen gerichtet).

Temperatur 8—10° C. Unterbrechung nach Herbeiführung einer lebhaften Rötung der Haut der Füße. Zu Anfang des Bades Kühlen des Kopfes.

Indikation: Neuralgien, habituelle Kälte der Füße.

b) **Warme:**
Das Wasser soll etwa handbreit über die Malleolen reichen. *Temperatur* 30—38° C, zur raschen Herbeiführung einer Kongestionierung der Haut. (Vorsicht wegen des nachfolgenden Gefäßkrampfes!) Häufig mit Zusätzen.
Dauer bis zu 5 Minuten.
Indikation: Beruhigungsmittel bei Aufregungszuständen aller Art.

XIII. H a n d b ä d e r:
a) **Kalte:**
Werden in einem flachen, an die Leitung angeschlossenem Gefäß oder in einer Waschschüssel gegeben.
Temperatur 8—10° C. Kurz dauernde zur Erhöhung der Zirkulation in der Hand, länger dauernde zur Herabsetzung der Hauttemperatur.
Indikation: Kurzdauernde Handbäder bei lästigen Handschweißen, länger dauernde bei nervösen Atem- und Herzbeschwerden, Entzündung.
b) **Warme:**
Temperatur 30—48° C.
Indikation: Meist als Reinigungsbad (evtl. mit desinfizierenden Zusätzen).

XIV. K a l t e K o p f u m s c h l ä g e: Leinen wird 6—8fach zusammengelegt, in kaltes Wasser getaucht und ganz naß wie eine Kappe umgelegt. Wachstuchunterlage zum Schutz des Bettes. Zu empfehlen Kühlhaltung des Umschlages durch Eisblase.
Indikation: Gegen Kopf- und Stirnschmerz, Migräne usw.

XV. S t a m m u m s c h l ä g e: Von zwei mehrfach zusammengefalteten Leinentüchern, die 2½mal den Körperumfang besitzen, wird das eine trocken quer über das Bett gelegt, das andere in kaltes Wasser getaucht, ausgerungen und über ersteres ausgebreitet. Der Stamm des Patienten von der Symphysis bis zur horizontalen Axillarlinie wird in das nasse Tuch eingeschlagen und darüber das trockene befestigt. — Bei Patienten, die absolute Bettruhe bewahren sollen, wird nur das trockene Tuch untergeschoben und mit dem nassen nur die Vorderfläche und die Seitenfläche des Stammes bedeckt, so daß jederzeit die Erneuerung ohne Beunruhigung des Patienten stattfinden kann.
Indikation wie V.

XVI. L o n g e t t e n v e r b a n d: Einfache Leinwandstreifen, am besten nicht zu lang, rollbindenartig um die zu kühlenden Teile wickeln. Vor dem Anlegen Anfeuchten mit Wasser, um die Binden möglichst eng sich anschmiegen zu lassen. Durch kontinuierliche Irrigation kann der Verband beliebig kalt erhalten werden, so durch Ausdrücken eines nassen Schwammes. Noch besser (Fürstenberg) stellt man einen mit Wasser gefüllten Eimer auf einen Tisch oder Stuhl etwas erhöht neben das Bett. Durch einen Gummischlauch läßt man das Wasser auf die umwickelten Stellen tropfen, indem man ihn mittels einer einfachen Klemme etwas abklemmt. Von einem Eimer aus lassen sich durch verschiedene Schläuche verschiedene Stellen berieseln. Unter diesen Gummituch ausbreiten, welches so zu falten ist, daß das abfließende Wasser in ein untenstehendes Gefäß geleitet wird.

Temperatur des Wassers 6—9° C.

XVII. Hydriatisches Magenmittel nach Winternitz: Der nasse, sehr gut ausgewundene, kalte Stammumschlag wird in der gewöhnlichen Weise angelegt. Ehe jedoch das trockene Tuch über den feuchten Umschlag gelegt wird, läßt man einen in horizontaler Ebene aufgerollten Kautschukschlauch auf diesem in der Magengrube anbringen, dann erst wieder jenes befestigt. Darauf läßt man in den Kautschukschlauch einen Wasserstrom von 40° C zirkulieren.

Dauer etwa 1½—2 Stunden.

Indikation: Nervöse Dyspepsie.

XVIII. Priesnitz'scher Umschlag: Besonders für Hals, Brust und Leib angewandt. Für Hals Taschentuch, für Brust und Leib mehrfach zusammengelegtes Handtuch wird in kaltes, evtl. laues Wasser getaucht, ausgewunden, so daß es nur noch feucht ist, und umgelegt. Darüber impermeabler Stoff und über diesem eine wollene Binde oder ein Tuch. Die einzelnen Bestandteile sollen sich je um mehr als Fingerbreite dachziegelförmig überragen.

Dauer 1 bis mehrere Stunden.

Nerlipackung (Kopp & Joseph): Umschließt in Form von Kleidungsstücken die einzelnen Körperteile. Besteht aus 3 Stofflagen: 1. innere aus porösem Stoffe, der angefeuchtet wird, 2. darauffliegend, durch Druckknöpfe leicht zu befestigende, wasserdichte Lage, 3. äußere Stofflage aus Flanell oder dgl. Die Packung ist für jeden einzelnen Körperteil vorrätig und kann nach Maß angefertigt werden. Wird mit Hilfe von Gurten befestigt. Bedeutende Erweiterung des Priesnitz und seiner Indikationen.

hydro- und balneotherapeutischen Maßnahmen. 169

XIX. Schwitzverfahren:
1. **Heißluftbad:**
a) *Römisch-Irische (Türkische) Bäder:*
Nur in Badeanstalten.
Dauer 16—100 Minuten.
Indikation: Besonders chronischer Rheumatismus.
b) *Heißluftbäder im Hause des Patienten:*
Indikation: Hauptsächlich Hydrops bei Morbus Brightii.
α) Außerhalb des Bettes: Patient sitzt auf einem Sessel mit Rohrgeflecht und ist mit einem am Halse eng anschließenden Mantel oder Laken umhüllt. Unter dem Sessel wird eine Spirituslampe angezündet. Zu empfehlen auch der Zirkulationsheißluftapparat (Holzinger, Stuttgart) für allgemeine und lokale Heißluftanwendung (in und außerhalb des Bettes).
β) Innerhalb des Bettes: Vermittels des Phénix à air chaud von Quincke-Dubois bei Vulpius in Genf oder des Faustschen Patent-Schwitzbades. Ferner zu improvisieren durch eine im Bett aufgestellte chirurgische Reifenbahre (oder 3—4 große Tonnenreifen), über welche eine große wollene Decke gedeckt wird, die auch über ein am Fußende befindliches Brett (Schmalseite des Bettes) gezogen ist. In dieses Brett ist ein Loch geschnitten, in welches eine leicht gekrümmte, blecherne Röhre gesteckt ist, die außerhalb des Bettes bis beinahe auf den Boden des Zimmers reicht. Unter dieselbe wird die heizende Spiritus- oder Gasflamme gesetzt.

2. **Dampfbäder:**
Vorsichtsmaßregel: Eisblase auf den Kopf.
a) *Russische:* Der ganze Körper befindet sich in einem mit Dampf geschwängerten Raume. Nur in Anstalten.
b) *Kastendampfbäder:* Der Kopf bleibt frei, der übrige Körper wird dem Dampfe ausgesetzt (mildere Form als a).
Im Hause des Patienten zu geben, indem der Kasten neben dessen Bett aufgestellt wird. Wasserdampf wird in einem neben dem Kasten stehenden Kessel durch Spiritusflamme entwickelt und durch eine biegsame Rohrleitung in den Kasten geleitet. Nach dem Bade Einpackung in wollene Decken und Bestopfung mit Betten.
Temperatur von 35 bis höchstens 45° C.
Dauer: 15 Minuten, allmähliche Steigerung auf 30 Minuten.
Indikation der Dampfbäder: Rheumatismus chronicus articulorum et musculorum, Gicht, Neuralgien usw., bei Hydrops nur Dampfkastenbäder.
Bemerkung: Die Heißluftbäder subjektiv bei weitem angenehmer als Dampfbäder.

3. Elektrische Glühlichtbäder:
In der Regel nur in Anstalten. Sehr mildes Schwitzverfahren. Dauer bis ca. 1 Stunde.

4. Trockene Einpackung (Priesnitz'sche Schweißpresse):
Der Patient wird ganz und gar mit Freilassung des Kopfes hermetisch in wollene Tücher gepackt und mit Federbetten gut zugedeckt.
Dauer: 2—3 Stunden.
Wassertrinken nach Belieben.
B e m e r k u n g: Badeformen 1, 2, 3, 4 sind häufig vorteilhaft mit nachherigem abkühlenden Verfahren, wie Dusche, Halbbäder u. a., zu verbinden.

5. Feuchte Einpackung:
a) *Kalte:* s. diese.
b) *Feuchtwarme*, bei denen die leinenen Laken in heißes Wasser getaucht werden.
Dauer: 2—3 Stunden.
Wassertrinken nach Belieben, dann wird rasch abgetrocknet und zu Bett gebracht.

6. Heiße Bäder (nach Liebermeister):
Anfangstemperatur 38° C, allmähliche Steigerung der Temperatur durch Zugießen von heißem Wasser auf 41° C. Dauer in den meisten Fällen bis zu 20—30 Minuten.
Nachher Einpackung in Wolldecke und Bestopfen mit Federbetten, 1—2 Stunden lang, reichliches Trinken von Wasser, kalter Umschlag auf den Kopf (Eisblase oder dgl.), eventuell schon im Bade. (Die Decken müssen so groß sein, daß sie am Halse anschließen, und die Füße eingepackt sind.)
B e m e r k u n g: Baderaum stets gut ventilieren.

XX. K ä l t e a p p l i k a t i o n:

1. **Eisbeutel** (aus Kanevas oder sehr elastischem Gummistoff).
Art der Zerkleinerung des Eises s. diätetischen Teil. Eis schmilzt bei Zusatz von Kochsalz langsamer.
Der Eisbeutel für den Kopf soll ihn möglichst ganz bedecken.
Dauer der Applikation: Stunden bis Tage, bei langer Anwendung Tuch zwischen Haut und Eisbeutel einschalten, von Zeit zu Zeit Pausen eintreten lassen, die notwendig sind, weil sonst Gangrän der Haut eintreten könnte, die sich namentlich leicht am Skrotum einstellt.
Indikation: Schmerz, Entzündung, Fieber.

2. **Kühlapparate:**
Leiter'sche Röhren (Zinnröhren, in denen Wasser zirkuliert), *Chapman'sche Beutel* u. a. Bei Herzaffektionen die

Herzflasche aus Gummi oder Metall. (Wird mit kaltem Wasser gefüllt.)

XXI. Hitzeapplikation:

1. Heiße Kompressen:
Zu empfehlen Überlegen und Befestigen eines impermeabelen Stoffes.

2. Dampfkompressen mit darauffolgender Waschung:
Ein in heißes Wasser getauchter Umschlag wird auf die mit Flanell umwickelte Extremität gelegt und mit Flanell bedeckt. Dauer der Anwendung 2 Stunden, hernach kalte Abwaschung der Extremität. Täglich 2mal vornehmen (Ischias).

3. Kataplasmen:
Aus Brotkrumen, Hafergrütze, Leinsamenmehl (auch medikamentösen Bestandteilen) durch Anrühren mit heißem Wasser zu einem Brei hergestellt. Unmittelbar auf die Haut, meist jedoch vermittels einer Unterlage aufgelegt.

Bedecken des Kataplasmas mit wasserdichtem Stoff.

Quincke läßt sowohl die Kompressen für Priesnitz'sche Umschläge als auch den Kataplasmabrei mit 2% Borsäurelösung anfeuchten, bzw. bereiten, um Zersetzungen zu vermeiden.

Sehr zu empfehlen ist das Quincke'sche Thermophor:

Der Breiumschlag wird in situ mit einer passend geformten metallenen Hohlkapsel bedeckt, welche heißes Wasser enthält. Diese ist mit einem neben dem Bett am Boden stehenden, durch Spirituslampe geheizten Wasserbehälter durch zwei Schläuche verbunden, so daß durch selbsttätige Zirkulation des Wassers die Hohlkapsel und der Breiumschlag beständig warm erhalten werden. Je nach der Körperstelle sind die Metallkapseln verschieden geformt. — Die Erwärmung ist genügend, wenn der Kapselumfang um 2—4 cm durch die Peripherie des Umschlages zurückbleibt. Die Wärmekapsel wird mit einem Stück Flanell und darüber mit einem Kautschuktuch bedeckt. Das Maß der Erwärmung kann in praxi dem subjektiven Gefühl des Patienten überlassen werden.

In Schleifen gelegte Zinnröhren, die auf einer Asbestplatte befestigt sind, anstatt der Metallkapsel (Vorteile sind das leichtere Gewicht und eine gewisse Formbarkeit).

Sehr bequem lassen sich Kataplasmen aus Korkschrot (i. e. fein zerkleinerter Kork) herstellen. Die Masse wird in 1,5—2 cm dicker Schicht zwischen einem porösen, Flüssigkeit und Gase leicht durchlassenden und einem undurchlässigen Gewebe (Mosetigbattist) in geeigneter Weise befestigt.

Als Flüssigkeit Alkohol (absoluter, der sehr teuer ist, oder denaturierter, oder Mischung beider 1 : 1), evtl. Zusatz von Parfüm, z. B. einige Tropfen Ol. Geranii zu denaturiertem. Nach Abnahme des Umschlages Einfettung der Hautpartie, evtl. mit Massage verbinden. Sehr geeignet für Rumpf und Extremitäten.

Cataplasmes instantanés (künstliche Kataplasmen) sehr empfehlenswert.

4. Heißwasserapparate:

Außer Leiter'schen Röhren, Chapman'schen Beuteln u. a. Heißwassergummiblase nach Schott (mit Thermometer), kann auch als Eisbeutel benutzt werden. Sehr zu empfehlen sind die Thermophore, d. i. Metallgefäße oder Gummikompressen mit einer chemischen Masse gefüllt, welche die Eigenschaft hat, bei kurzer Erhitzung (Kochen der Gefäße) im eigenen Kristallwasser zu schmelzen, dabei Wärme zu binden und beim Zurückkristallisieren allmählich abzugeben.

Thermophor-Gummi-Kompressen in allen möglichen Formen (Hals-, Augen-, Ohr-, Kopf-, Leibkompresse usw.), sowohl für trockene als für feuchte Wärme verwendbar.

Temperatur des Wassers 60—65—75° C.

Dauer der Applikation 10—20—30 Minuten. Nach $1/2$ Minute Eintreten der Schmerzempfindung, darauf Wechsel der Applikationsstelle.

Indikation: Chronische Schwellungszustände, Muskel- und Nervenschmerzen, Stimulans bei hochgradigen Schwächezuständen des Herzens.

2. Balneotherapeutische Maßnahmen, künstliche Bäder.

I. Ozetbäder (Sarason), moussierende O-Bäder: Hergestellt aus ca. 35 g Natriumperborat und 15 g Manganborat, neuerdings kolloidales Mangandioxyd als Katalysator. Ersteres wird ins fertige Bad gleichmäßig über die ganze Wasseroberfläche gestreut, dann in gleicher Weise das Manganborat. Patient steigt darauf sofort ins Bad.

Temperatur: 32—35° C.

Dauer etwa 20 Minuten.

Nach dem Bade ruhen.

Indikation: Die Bäder wirken herzschonend und üben die Gefäßwände. Die Haut im O-Bad sieht blaß aus. Daher mit Nutzen anzuwenden bei pathologischer Blutdruckerhöhung, ferner bei Arteriosklerose, günstig als Symptomatikum bei Aneurysma der Aorta. Eventuell bei Klappenfehlern, nämlich bei Mitralinsuffizienz im Stadium der beginnenden Dekomposition, auch bei Insuffizienz der Aortenklappen (bei Mitralstenose ist nichts zu erwarten, auch Herzmuskelerkrankungen scheiden aus). Ferner indiziert bei einigen Nervenleiden, so Neurasthenie (günstiger Einfluß auf den Schlaf), bei nervöser Tachykardie (Morb. Basedowii), bei Nephritis. — Für eine Kur 20 Bäder (Scholz).

II. Kohlensäurehaltige Bäder: Vollbäder möglichst nicht im Hause nehmen lassen, nur in Kurorten und Sanatorien.

Indikation: Herz- und Rückenmarkskrankheiten, Prostatabeschwerden usw.

Kohlensaure Hand-, Fuß- und Sitzbäder nach Pototzky (Hafusi-Bäder, Max Elb, Dresden).

Wassermenge 8—12 Ltr., Temperatur 32° C, Dauer 5 Minuten.

Indikation: Handbäder bei gewissen Formen von Angina pectoris, Asthma usw. Sitzbäder bei alten parametritischen Abszessen, Metritis chronica u. a.

III. Solbäder: In der Regel mit den Badesalzen der betreffenden Solbäder oder den Mutterlaugen oder den eingesottenen Mutterlaugensalzen bereitet.

Meist 1—2—3% Lösungen, verstärkt durch Mutterlaugen von 1—10 Ltr. (2—2½, bzw. 4—5, bzw. 6—7½ kg Salz auf 200—250 Ltr. Wasser). Temperatur 32—34° C.

Indikation: Skrofulose, chronische Entzündungsresiduen (auch alte gynäkologische Prozesse), Anämie, Muskelrheumatismus, chronischer Gelenkrheumatismus u. a.

IV. Fichtennadelbäder: Mit Extract. Pini silvestris und anderen Präparaten hergestellt.

V. Schwefelbäder: 50—200 g Kalium sulfuratum im Badewasser aufgelöst. Zur stärkeren Entwicklung des Schwefelwasserstoffgases Zusatz von 15—25 g Acidum sulfuricum crudum. Oder 50—150 g Natrium subsulfurosum und 25 g Essig.

Bemerkung: Bei Schwefelbädern keine Zinkwanne!

Indikation: Veraltete Lues. Nutzen der Bäder nach längeren Schmierkuren empirisch nachgewiesen.

VI. Stahlbäder: Ferrum sulfuricum siccum 30 g, Natrium chloratum 60, Natrium bicarbonicum 90. Wenig angewandt.

VII. Moorbäder: 1 kg Franzensbader Moorsalz, in heißem Wasser aufgelöst, dem Bade zugesetzt. — Neues

Fangopräparat (Polyfango): Feines, grün aussehendes Pulver, besteht aus etwa 80 Teilen Fango (oder Fango-Neuenahr) und etwa 20 Teilen entwässertem Bittersalz. Mit k a l t e m Wasser verrühren, ergibt während des Umrührens ca. 50° C heißen Brei, der sofort benutzt werden kann. Behält seine Temperatur etwas länger als der mit gewöhnlichem Fango hergestellte Brei (Firma Müller & Kappert, Neuenahr).

B e m e r k u n g: Bei anämischen Personen oft nützlich, manchmal zu sehr erregend.

Gut eingerichtete Moorbäder in Kurorten: Alexandersbad, Bad Brückenau, Driburg, Bad Elster, Inselbad, Kissingen, Kudowa, Landeck, Langenschwalbach, Marienbad, Pyrmont, Salzschlirf, Teplitz, Tharandt, Bad Tölz u. a.

Schlammbäder: Bentheim, Eilsen, Bad Nenndorf, Ischl, Pystian, Gurnigl, Battaglia, Bormio, Aix-les-Bains, Bourbonne, Spa. — Schlammbäder lassen sich im Hause nicht improvisieren, wohl aber können Fango-Teilbäder gegeben werden.

VIII. S e n f b ä d e r: 100—125 g gestoßenen Senf zum Bade. (Meist zu Fußbädern.)

IX. K l e i e n b ä d e r: 1—3 Pfund Weizenkleie in einem leinenen Beutel mit ca. 10 Ltr. Wasser abkochen, die Flüssigkeit sodann dem Bade zusetzen.

Indikation: Chronisches Ekzem und alle Hautleiden, bei denen Wasser schlecht vertragen wird.

B e m e r k u n g: Die Zusätze gelten für Vollbäder (eine gewöhnliche Badewanne enthält 200—250 Ltr.). Sie sind für S i t z b ä d e r auf $1/6$—$1/4$, für F u ß b ä d e r auf $1/12$—$1/8$ zu reduzieren. Für Kinder $1/8$—$1/4$—$1/2$.

X. T e e r b ä d e r: Oleum Rusci 150,0, Liq. Kali caust. Ph. G. 90,0. Umschütteln und mit 0,5 Ltr. denaturiertem Spiritus mischen. Von der Mischung die Hälfte in dünnem Strahl unter fortwährendem Umrühren in ein Vollbad gießen (Taege). Für ein Handbad 1, steigend bis zu 2 Eßlöffeln der Mischung in einer Waschschüssel Wasser. Zur Erhöhung der Wirkung nimmt man nach dem Baden Tücher, taucht sie darin ein und läßt Dauerumschläge machen.

Indikation: Ekzema chron., Gewerbe-Ekzeme, nässendes Ekzem, Dyshidrosis, Psoriasis usw.

XI. S a n d b ä d e r: Bestehen in Bedecken eines Körperteils oder des ganzen Körpers (den Kopf ausgenommen) mit Sand. Der Kranke setzt sich in eine hölzerne, mit Wollstoff ausgekleidete Wanne, deren Boden kurz vorher mit einer

10—12 cm hohen Schicht ganz trockenen, feinen erwärmten Sandes bedeckt wird. Beim Halbbad Bekleiden des Oberkörpers mit einer wollenen Jacke, Bedecken der unteren Extremitäten und des Beckens mit einer ca. 12 cm hohen Sandschicht, beim Vollbad werden Abdomen und Thorax mit einer ebenso dicken, Schultern und obere Extremitäten mit einer dünnen Schicht bedeckt. Absolut ruhiges Verhalten des Patienten. Temperatur des Sandes: 35 bis über 50° C. Dauer des Bades: 20—30 Minuten, nach Beendigung desselben kurzdauerndes, lauwarmes Vollbad. Dauer der Kur: 4—8 Wochen. Tägliche oder seltenere Sandbäder.

Für lokale Sandapplikation lassen sich vorteilhaft die vorhin (s. Kataplasmen) erwähnten Zinnröhren verwenden. Der Sand wird in Leinwandsäckchen auf oder unter dem Heizkörper des Thermophors gelegt. Um Verschieben des Sandes zu verhüten, werden die Säckchen der Länge nach gesteppt. Die einzeln nebeneinandergereihten Säckchen sind zum Knöpfen einzurichten und so leicht zu entleeren. Wo Verschiebung nicht zu befürchten ist, besser einfache Säckchen ohne Steppung zu verwenden, die sich besser der Körperform anpassen und weicher sind. Letzteres namentlich wichtig, wenn der Kranke auf dem Säckchen liegt. — Vor dem Gebrauch sämtliche Luft aus dem Heizkörper entfernen.

Indikation: Chronisch-rheumatische Affektionen der Muskeln und Gelenke, namentlich Arthritis chronica deformans, chronische Gicht, Neuralgien, besonders Ischias, ferner um Resorption von Exsudaten, Beseitigung von hydropischen Ergüssen infolge von Kompensationsstörungen bei Herzklappenfehlern herbeizuführen, u. a.

Einrichtungen für Sandbäder in K ö s t r i t z , N e u w i t t e l s b a c h bei München, B e r l i n , W i e s b a d e n , F ü r s t e n t h a l in Halle a. S., B e r k a , L o h n s t e i n , G u t e n b r u n n in Baden bei Wien.

B e m e r k u n g : Kranke mit Herzfehlern ertragen Sandbäder sehr gut. Am wohlsten fühlen sich derartige Patienten bei einer Temperatur von durchschnittlich 62,5° C, dagegen nicht wohl bei Temperaturen unter 50° C.

XII. L i c h t b ä d e r : Werden nur in Anstalten verabreicht.

XIII. a) R a d i u m b ä d e r , R a d i u m - T r i n k k u r e n , E m a n a t i o n s i n h a l a t i o n e n , R a d i u m k o m p r e s s e n , s u b k u t a n e I n j e k t i o n e n v o n R a d i u m s a l z e n . Anwendung bleibt am besten spezialärztlich geschulten Ärzten überlassen. Besonders günstig kombiniertes Verfahren an Badeorten mit radioaktiven Quellen, Emanatorium, Bäder, Trinkkur, radioaktive Kompressen u. dgl.

Solche Badeorte sind besonders: Joachimsthal, Landeck, Gastein, Baden-Baden, Kreuznach, Nauheim, Münster a. St., Pistyan, Kudowa, Soden i. T., Nenndorf (nach dem Emanationsgehalt geordnet in absteigender Linie).

Indikation: Nach dem heutigen Stande der Wissenschaft hauptsächlich bei Gicht, ferner bei Rheumat. articul. chron., tabischen Krisen, Neuralgien u. a.

b) T h o r i u m - X - B e h a n d l u n g : Anwendung ebenfalls am besten spezialärztlich geschulten Ärzten überlassen. Trinkkuren, intravenöse oder intramuskuläre Injektionen.

Indikation: Leukämien (dem Radium an Wirkung weit überlegen), Chlorosen schwerer Art, Gicht, chronischer Gelenkrheumatismus, manche Neuralgien, Myalgien, sexuelle Potenzstörungen bei leichtem Diabetes mit entsprechender Diät (v. Noorden).

Die wichtigsten Vorschriften über Gymnastik.

1. Einige allgemeine Regeln.

(Nach Schreber.)

Die gymnastischen Bewegungen sind am passendsten **kurz vor einer der täglichen Mahlzeiten** vorzunehmen, diese soll erst etwa **eine Viertelstunde nach Bendigung der Übungen** eingenommen werden. Vor der Gymnastik **Harn- und Stuhlentleerung, Entfernung aller beengenden Kleidungsstücke** (Korsett und Kleidungsstücke, die in Taille getragen werden). Im allgemeinen **genaue Auswahl und Vorschrift der Bewegung nach individueller Indikation.** — „**Wenn Atmen und Herzschlag durch eine Bewegung merklich beschleunigt werden, so warte man erst deren Beruhigung ab, bevor man zur nächsten Bewegung übergeht.**" In den Zwischenpausen **Tiefatmen.** Die Bewegungen seien **ruhig, aber straff, mit voller Anspannung der Muskeln** auszuführen. Das **richtige Maß** einhalten, und zwar ist darauf zu achten, a) **daß das Ermüdungsgefühl in der darauffolgenden Ruhezeit**

Die wichtigsten Vorschriften über Gymnastik.

sich wieder vollkommen ausgleicht, b) daß keine lebhaften Muskelschmerzen zurückbleiben.

Zu empfehlen gleichzeitiger Genuß freier Luft. Mäßige, einfache, geordnete Lebensweise. Die Gymnastik ist auszusetzen bei Unpäßlichkeiten mit Beeinträchtigung des Allgemeinbefindens.

2. Einige spezielle Vorschriften.
(Nach Schreber.)

Vorschrift zur direkten Beförderung des Stuhlganges:
Armwerfen vor- und rückwärts (20, 40, 60)[1]).
Armwerfen seitwärts (20, 40, 60). T[2])
Rumpfaufrichten (4, 8, 12) (von der wagrechten Lage des ausgestreckten Körpers aus).
Sägebewegung (10, 20, 50).
Rumpfkreisen (8, 12, 16).
Axthauen (6, 8, 12) T. (fällt beim weiblichen Geschlecht aus).
Knieheben nach vorn (6, 12, 20).
Armwerfen vor- und rückwärts (30, 60, 100).
Armwerfen seitwärts (30, 60, 100).
Trottbewegung auf einem Punkte (100, 200, 300).
Rumpfkreisen (8, 16, 30) (hintere Hälfte des mit Kopf und Oberkörper zu beschreibenden Bogens nur in der Richtung von rechts nach links).

Vorschriften für solche Fälle, wo es keinen örtlichen, sondern einem auf die ganze Konstitution sich beziehenden oder bloß einem vorbeugenden, gesund erhaltenden Heilzwecke gilt, also nur auf eine entsprechende Summe allseitiger Bewegungen ankommt, daher gegen allgemeine Muskel- und Nervenschwäche, Blutarmut (Bleichsucht), Skrofelkrankheit, Fettsucht u. dgl. sowie für bewegungsarme Personen überhaupt.

a) *Für den erwachsenen männlichen Körper:*
Armkreisen (8, 12, 20).
Armstoßen nach vorne (10, 20, 30).
Armstoßen nach außen (10, 20, 30).
Armstoßen nach oben (4, 8, 12). T.
Rumpfkreisen (8, 16, 30).
Handreiben (40, 60, 80).
Rumpfaufrichten (4, 8, 12).
Beinheben seitwärts (6, 10, 16). T.

---

[1]) Die erste Zahl bezeichnet die Wiederholung beim Anfange, die zweite nach zweiwöchentlichem, die dritte nach achtwöchentlichem Gebrauche. Für den erwachsenen, männlichen normalen Körper berechnet
[2]) T. = Tiefatmen.

Beinzusammenziehen (4, 6, 8).
Fußstrecken und -beugen (20, 30, 40).
Sägebewegung (10, 20, 30).
Knieheben nach vorn (4, 8, 12).
Armwerfen vor- und rückwärts (30, 60, 100).
Niederlassen (8, 16, 24).
Armwerfen seitwärts (30, 60, 100). T.
Axthauen (6, 12, 20).
Trottbewegung auf einem Punkte (100, 200, 300).
Schnitterbewegung (8, 16, 24). T.
Beinwerfen vor- und rückwärts (8, 16, 24).
Beinwerfen seitwärts (8, 16, 24).

b) *Für den erwachsenen weiblichen Körper:*
Armkreisen (4, 6, 10).
Armheben seitwärts (5, 10, 15).
Hände hinten geschlossen (4, 6, 8).
*Rumpfbeugen vor- und rückwärts (5, 10, 15)[1].
Armstoßen nach vorn (5, 10, 15).
Armstoßen nach außen (5, 10, 15). T.
*Rumpfbeugen seitwärts (10, 15, 20).
Armwerfen vor- und rückwärts (15, 30, 50).
Kniestrecken und -beugen nach vorn (3, 4, 5).
Kniestrecken und -beugen nach hinten (5, 6, 8).
*Rumpfwenden (5, 10, 15).
*Sägebewegung (5, 10, 15).
*Beinzusammenziehen (2, 3, 4).
Armwerfen seitwärts (15, 30, 50).
Fußstrecken und -beugen (10, 15, 20).
*Schnitterbewegung (4, 8, 12).
*Niederlassen (4, 8, 12).

c) *Für Personen über 60 Jahren beiderlei Geschlechts:*
Armkreisen (4, 8, 12).
Beinkreisen (2, 3, 4).
Zusammenschlagen der Arme (4, 6, 8).
Auseinanderschlagen der Arme (4, 6, 8). T.
Rumpfbeugen vor- und rückwärts (5, 10, 15).
Handreiben (20, 30, 40).
Beinrollen (10, 15, 20).
Armstoßen nach außen (5, 10, 15).
Armstoßen nach unten (5, 10, 15).
Armstoßen nach hinten (3, 5, 8).
Niederlassen (4, 8, 12).

---
[1] Die mit * bezeichneten Bewegungen fallen während der Menses aus.

Armwerfen vor- und rückwärts (15, 30, 50).
Rumpfbeugen seitwärts (10, 15, 20). T.
Sägebewegung (5, 10, 15).
Armwerfen seitwärts (15, 30, 50).
Trottbewegung auf einem Punkte (50, 100, 150). T.

3. Mechanische Behandlung von Herzkranken.
(Nach Oertel.)

a) Durch Steigbewegung.

Die Kranken sollen sich je nach dem Kräfte- und dem übrigen Gesundheitszustande so viel Bewegung wie möglich machen, zu diesem Zwecke sind mit methodischer Steigerung aufzusuchen:
1. Ebene, gut gehbare Wege über welliges Terrain.
2. Wege auf Höhen von geringer Steigung.
3. Längere Wege auf stärker ansteigenden Höhen oder Bergen.
4. Steile, mühsam zu ersteigende Bergpfade.

Die Luft soll trocken und staubfrei sein. Bei kleinen Strecken ($1/2$—$3/4$ Stunde) zieht Oertel schattenlose, bei größeren Abwechslung zwischen schattenlosen und schattigen Wegen vor. Bekleidung des Kranken mit Wollhemd und wasserdichtem Mantel aus Wolle (Lodenstoff), sonst beliebige Stoffe.

Ein guter, fester Stock oder Schirm, bei größeren Touren ein langer Bergstock.

Verhalten beim Gehen.

Langsam steigen, nicht sprechen!

„Auf jeden Schritt hat ein Akt der Respiration, auf den einen eine Einatmung, auf den anderen eine Ausatmung zu treffen, und beide müssen gleichmäßig begrenzt werden. Es darf weder die Ein- noch die Ausatmung über den Schritt, auf den sie fällt, hinaus ausgedehnt, noch früher beendet werden, als bis dieser ausgeführt wird." Inspiration in einem Akt, Exspiration in zwei Absätzen (sakkadierte Exspiration). Länge der Schritte proportional der Dauer der In- und Exspiration. — Man hebt den Fuß mit Beginn der Inspiration auf und setzt ihn mit deren Vollendung nieder, den anderen erhebt man beim ersten Absatz der Exspiration und setzt ihn beim zweiten nieder. — Der Kranke soll so lange gehen, bis Herzklopfen eintritt, dann so lange stillstehen, bis das Cor beruhigt ist. Bei gleichzeitig erschwertem Atem und Atemnot soll er einzelne Inspirationen mit größter Erweiterung des Thorax vornehmen und sich dabei auf den Stock stützen.

Beschleunigtes Gehen nur auf ebenem Wege.

Langdauernde Unterbrechungen, Sitzen und Ausruhen sind zu vermeiden, ebenso ein abwechselndes Bergauf- und Bergabgehen. Nach Beendigung der Tour Ruhe (nach mehrstündigem Steigen $1/_2$ Stunde und mehr).

b) **Durch Herzmassage:**

Der Gymnast oder Masseur legt während der Respiration des Kranken beiderseits die Hände an seinen Thorax in der Axillarlinie in der Höhe der 5. oder 6. Rippe an und übt mit dem Beginn der Exspiration eine Pression derart aus, daß er die Hände in einer schrägen Linie vom Krümmungsmaximum der 5. oder 6. Rippe in der Axillarlinie zum vorderen Ende des 7.—8. Rippenknorpels gegen den Proc. xiphoid. sterni zu nach abwärts führt. Bei dieser Bewegung wird der Druck mehr und mehr verstärkt, so daß er sein Maximum am Ende der Exspiration und am unteren Rande der 7. oder 8. Rippe erreicht. Ein dritter Druck kann außerdem von vorn nach rückwärts vollzogen werden, indem man, sobald die Hände gegen den unteren seitlichen Rand des Sternums gelangt sind, beide Daumen rechts und links an das Brustbein setzt und mit denselben einen Druck nach einwärts ausübt, oder vielmehr eine Auswärtsbewegung der vorderen Thoraxwand verhindert, während mit der übrigen Hand eine Pressung von der Seite ausgeführt wird. Bei Beginn der Inspiration werden die Hände sofort unten vom Thorax entfernt und am Ende derselben wieder lose oben in der Axillarlinie angelegt. Bei sakkadierter Exspiration kann ferner der erste Exspirationsdruck noch einfach vom Kranken ausgeübt und erst der zweite der vollen Wirkung des manuellen Druckes unterstellt werden, oder derselbe beginnt schon am Ende des ersten Exspirationsaktes und erreicht seine Höhe mit dem Ende des zweiten. (Die gewöhnliche von Oertel ausgeführte Art der Pressung.) Die Methode soll nur kurze Zeit und in Pausen angewandt werden.

4. Allgemeine Massage chronischer Herzkranker (Vibrationsmassage).

(Nach Zabludowski.)

Massage nicht zu gelinde, sondern energisch, täglich etwa 10—15 Minuten lang, am besten 1—2 Stunden nach dem ersten oder zweiten Frühstück. In der ersten Zeit Herzregion nicht zu berühren. Die Manipulationen sind: Klopfen mit der Kante der geballten Faust — Tapotement mit den

Handkanten, als zu erschütternd wirkend, vermeiden, — Reibungen, Knetungen und Drückungen:

„Patient legt sich auf den Leib auf einem Sofa, mit einem Kissen unter der Brust. Der Arzt setzt sich auf einen Stuhl, welcher des bequemen Arbeitens halber mit dem Sofa gleiche Höhe haben muß, zur linken Seite des Patienten, klopft etwa 1—2 Minuten mit der Kante der geballten Faust längs der Wirbelsäule, schlüpft dann mit der Spitze der gestreckten vier letzten Finger beider Hände über die Rückenhaut, intermittierend reibend, von Kreuz bis zum Nacken hinauf mehrere Male von unten nach oben. Gewöhnlich genügen dabei wenige Minuten, um den ganzen Rücken zu röten, ein Vorgang, wie wir ihn ähnlich bei Hautreiz durch Solbäder oder Kohlensäurebäder haben. Es folgen dann einige Durchknetungen der Rückenmuskulatur. Behufs Reizung sensibler Nerven fährt man zunächst mit beiden Daumen, gleichzeitig oder nacheinander gegen die Wirbelsäule drückend von der Wirbelsäule nach dem Interkostalraum, dem Verlauf derselben folgend, vom Rücken zur vorderen Fläche des Thorax hin. Es folgen einige Erschütterungen der Nackennerven dadurch, daß wir, wenn wir z. B. die rechte Hand nehmen, die vier letzten Fingerspitzen auf die rechte Seite des Nackens bringen. Wir setzen sie auf die Ränder des M. trapezius, machen eine lebhafte und rasche Reibung dadurch, daß wir die letzten vier Fingerspitzen der Spitze des Daumens in schnellem Tempo abwechselnd nähern und wieder von dieser entfernen. Wir benutzen das Liegen des Patienten auf dem Leibe, um auch noch die Muskeln an der hinteren Fläche der Beine zu durchkneten. Hier angelangt, können wir einige Widerstandsbewegungen hinzutreten lassen, indem Patient, immer noch auf dem Bauche liegend, 5—6mal eine Beugung und eine Streckung im Kniegelenke macht, wobei der Arzt diesen Bewegungen einen leichten Widerstand durch Festhalten des Unterschenkels entgegensetzt. Patient legt sich hierauf auf die eine Seite, wobei das Abdomen in seitlicher Lage geknetet wird. Dasselbe geschieht nach Lagerung auf die andere Seite. Zuletzt legt sich Patient auf den Rücken. Die Bauchmassage wird fortgesetzt, jedoch hier insofern von der gewöhnlichen abweichend, als wir neben den Querbewegungen der Hände bei den Knetungen des Abdomens Bewegungen von unten nach oben, also von der Symphysis ossium pubis gegen das Zwerchfell hin, ausüben und somit einen intermittierenden Druck auf die im Thorax gelegenen Organe bewirken. Wir üben hierauf eine Erschütterung des Kehlkopfes und des oberen Teiles der Luftröhre aus. Die vier letzten Fingerspitzen werden auf die eine Seite und der Daumen auf die andere Seite der Schilddrüse aufgesetzt, ähnlich wie wir es bei dem Nacken taten. Die Erschütterung geschieht sowohl in seitlicher als auch in länglicher Richtung durch zitternde Bewegungen der Finger. Ebenso wird durch zitternde Bewegungen der aufgelegten rechten Hand eine leichte Erschütterung der oberen Partie des Thorax bewirkt. Den Schluß der Sitzung machen Knetungen der oberen Extremität und der vorderen Fläche der unteren Extremitäten, wobei der Arzt in schnellem Tempo große Schwingungen macht. Auch hier können einige Widerstandsbewegungen eingeführt werden. Es werden 5—6 Widerstandsbewegungen je in den Ellenbogen- und Handgelenken, sowie in den Knie- und Sprunggelenken ausgeführt. Eine Bewegung in den Hüftgelenken wird dadurch ausgeübt, daß die flektierten Knie bei Widerstand abduziert oder adduziert werden. Die wenigen Widerstandsbewegungen, welche wir angeführt haben, werden — wie ersichtlich — alle in den vom Herzen entfernten Gelenken der Extremitäten ausgeführt. Der Rumpf bleibt dabei immer unbeweglich und gestützt.

In schweren Fällen, bei größeren Kompensationsstörungen, stärkeren Ödemen der unteren Extremitäten und Atmungsbeschwerden, können die angegebenen Manipulationen zum großen Teil auch in sitzender Stellung des Patienten vorgenommen werden, wobei dieser auf einem weichen Stuhl ohne Rücklehne bequem sitzt.

Die wichtigsten Vorschriften über Impfung.

Gesetzliche Zeit: Die Erstimpfung hat vor Ablauf des auf das Geburtsjahr folgenden Kalenderjahres, die Wiederimpfung innerhalb des Jahres, in welchem das 12. Lebensjahr zurückgelegt wird, stattzufinden.

Die Vornahme der Erstimpfung soll nach vollendetem 3. Lebensmonat stattfinden, vorher nur bei drohender Pockengefahr.

Aussetzen der Impfung: Bei schweren akuten und chronischen Erkrankungen mit starker Beeinträchtigung der Ernährung, außer etwa bei drohender Pockenepidemie.

Vorbereitung zur Impfung: Die Impflinge sind rein zu waschen (der ganze Körper) und mit reinen Kleidern zu versehen. Aseptische Instrumente. Zum Reinigen und Abtrocknen derselben sterilisiertes Wasser und sterilisierte Watte.

Impfstelle: Die äußere, dem Deltoideus entsprechende Stelle des Oberarms. Bei Mädchen wegen entstellender Narben möglichst hohe Anlegung der Impfschnitte oder Auswahl anderer Körperstellen (z. B. des vorderen Oberschenkels, der Wade).

Impfmaterial: Animalische Lymphe (wird von den Anstalten auf schriftliche Bestellung an die Ärzte versandt. Lymphröhrchen dürfen nicht länger als 3 Monate aufbewahrt sein).

Methode: Bei Erstimpflingen am rechten Arm vier kleine, höchstens 1 cm lange Schnittchen, je ca. 1 cm voneinander entfernt, in das Rete Malpighii hinein. (Schnitt eben rot umzeichnet, keine Blutung.) Darauf Bestreichen der Schnittchen mit dem lymphgebenden Instrumente. Es ist empfehlenswert, nur wenig Lymphe anzubringen. Bei Wiederimpflingen vier solche Schnitte am linken Arme.

Verhalten nach der Impfung: Der Impfschnitt trocknet nach 5 Minuten ein, dann darf die Kleidung wieder angezogen werden. Absolute Reinlichkeit des Körpers (Bäder), Nahrung wie gewöhnlich, Schutz der Impfstelle vor äußeren Schädlichkeiten (enger Kleidung, Kratzen u. dgl.). Zu empfehlen Hartmann's Impfschutz (Okklusivverband für Impfpocken nach Fürst) oder Impfschutzkapseln aus Zelluloid, bei stärkerer Rötung und Schwellung Auflegen eines Läppchens mit Borsalbe.

Revision: Frühestens am 6., spätestens am 8. Tage nach der Impfung Die Erstimpfung gilt als erfolgreich, wenn eine Pustel zur regelmäßigen Entwicklung gekommen ist.

Bei der Wiederimpfung genügt Bildung der Knötchen, bzw. Bläschen, um als erfolgreich zu gelten.

Bei Nichterfolg Impfung im 2., eventuell im 3. Jahre wiederholen.

Zur Ausstellung der Impfscheine sind gesetzliche Formulare vorgeschrieben, und zwar rote für die Erst-, grüne für die Wiederimpfung, für jede von beiden existiert Formular I und II für Impfungen mit, bzw. ohne Erfolg. Außerdem Formular III (weiß) zur Bescheinigung, daß Verschiebung der Impfung notwendig sei.

Alljährlich hat der Arzt der Behörde (Landratsamt) die vorgeschriebene Impfliste einzureichen.

Zum Krankenzimmer und Krankenlager in der Privatpraxis.

1. Krankenzimmer.

Wo die Art der Erkrankung es erfordert, und die Verhältnisse es gestatten, ist die richtige Auswahl des Krankenzimmers von hoher Wichtigkeit.

Mobiliar: Es ist von vornherein darauf Rücksicht zu nehmen, daß möglichst alle im Krankenzimmer befindlichen Gegenstände auf wirksame Art desinfizierbar sind.

Alle Staubfänger, wie *Polstermöbel, Bettvorhang, Teppiche*, sind, wenn möglich, herauszuschaffen, ebenso sind im Krankenzimmer befindliche Kleider- und Wäschevorräte bei Infektionskrankheiten zu entfernen, oder man schließt die Schränke zu und zieht den Schlüssel ab.

Sorgfältigste Reinigung durch tägliches feuchtes Aufwaschen des Fußbodens. Raum unterhalb des Bettes mit feuchtem Sägemehl oder nassen Teeblättern zu behandeln; bei ansteckenden Krankheiten mit desinfizierenden Lösungen (Kresolwasser usw.), tägliche Lüftung.

2. Krankenbett.

Für unreine Kranke leere Bettstellen mit Bretterboden zu empfehlen, welche mit Holzwolle gefüllt werden. Das beschmutzte Material wird verbrannt und neues aufgefüllt. Für Säuglinge Trockenbett von Prof. Krauts zu empfehlen (bei Goschenhofer u. Roesike in Berlin).

Unterlagen: Meist genügen die gewöhnlichen aus Pergamentstoff oder grauer und brauner Gummileinwand.

Zur Bekämpfung des Dekubitus:

Luft- und Wasserkissen: Werden, wenn sie brüchig sind, mit flüssigem Gummi gedichtet.

Glattes Rehfell: Haarrichtung nach den Füßen des Kranken zu.

Hirsespreukissen: Sehr empfehlenswert. Aus Hirsespreu auch ringförmige Kissen zur Aufnahme der Ferse bereitet.

Sehr geeignet bei unreinlichen Kranken zur Aufsaugung von Urin usw., Moospappe und Holzwolle.

Durch Tonnenreifen ist die Reifenbahre jederzeit leicht zu improvisieren.

3. Desinfektion bei ansteckenden Krankheiten[1]).

A. Fortlaufende Desinfektion am Krankenbett (während der Erkrankung).

Als Desinfektionsmittel dienen u. a.:

Verdünntes Kresolwasser, 2,5%. 50 ccm Liq. Cresoli saponat. oder 0,5 Ltr. Aq. cresolic. mit Wasser

---

[1]) Nach Gesetz betreffend die Bekämpfung übertragbarer Krankheiten vom 28. August 1905 nebst Ausführungsbestimmungen des Ministers der Medizinalangelegenheiten vom 7. Oktober 1905 und Reichsgesetz betreffend die Bekämpfung gemeingefährlicher Krankheiten vom 30. Juni 1900.

zu 1 Ltr. Desinfektionsflüssigkeit auffüllen und gut durchmischen.

Karbolsäurelösung, 3%.

Sublimatlösung, 1%₀.

Kalkmilch: Frischgebrannter Kalk unzerkleinert in ein geräumiges Gefäß legen und mit Wasser (etwa der halben Menge des Kalkes) gleichmäßig besprengen. Er zerfällt hierbei zu Kalkpulver.

Kalkmilch wird bereitet, indem man zu je 1 Ltr. Kalkpulver allmählich unter stetem Rühren 3 Ltr. Wasser zusetzt.

Evtl. kann Kalkmilch durch Anrühren von je 1 Ltr. gelöschten Kalkes (z. B. von einer Kalkgrube) mit 3 Ltr. Wasser bereitet werden. Die oberste, durch den Einfluß der Luft veränderte Kalkschicht vorher beseitigen.

Kalkmilch vor dem Gebrauch umschütteln oder umrühren.

Chlorkalkmilch: Je 1 Ltr. Calcaria chlorat. wird unter stetem Umrühren 5 Ltr. Wasser zugesetzt. Chlorkalkmilch stets frisch bereiten.

Auskochen im Wasser, evtl. mit Zusatz von Soda. Flüssigkeit kalt aufsetzen, muß die Gegenstände vollständig bedecken. Vom Augenblick des Kochens mindestens ¼ Stunde lang im Sieden erhalten. Kochgefäße zudecken.

Verbrennen wertloser, leicht brennbarer Gegenstände.

a) Desinfektion der Ausscheidungen des Kranken und seiner Gebrauchsgegenstände:

Sputum usw. werden in einem zur Hälfte mit verdünntem Kresolwasser, Karbolsäurelösung oder Sublimatlösung gefülltem Gefäß aufgefangen. Erst nach mindestens zweistündigem Stehen darf das Gemisch in den Abort geschüttet werden.

Erbrochenes, Stuhlgang, Harn in einem Gefäß auffangen, welches sofort mit gleicher Menge Kalkmilch, Kresollösung usw. aufzufüllen ist. Zweistündiges Stehen wie vorher.

Blut, Eiter, Nasenschleim usw. in Wattebäuschen, Mulläppchen u. dgl. auffangen, die sofort zu verbrennen sind. Ebenso Verbandgegenstände, Vorlagen von Wöchnerinnen. Oder in Gefäße mit verdünnter Kresol-, Karbolsäure-, Sublimatlösung legen, müssen von der Flüssigkeit vollständig bedeckt sein. Beseitigung erst nach 2 Stunden.

Hautabgänge (Schorfe, Schuppen usw.) verbrennen oder wie vorher desinfizieren.

Schmutz- und **Badewässer** mit Chlorkalkmilch oder Kalkmilch versetzen. Das Gemisch soll stark nach Chlor riechen, bzw. deutlich alkalisch sein (Lackmuspapier). 2 Stunden stehen, dann erst abfließen lassen.

Leib- und **Bettwäsche, waschbare** Kleidungsstücke des Kranken 2 Stunden lang in verdünnte Kresol- oder Karbollösung legen. Müssen von der Flüssigkeit vollständig bedeckt sein.

Eß- und **Trinkgeschirre, Tee-** und **Eßlöffel** 15 Minuten auskochen (evtl. Sodazusatz zum Wasser). **Messer** und **Gabeln** u. a. Geräte, die das Auskochen nicht vertragen, 1 Stunde lang in 1% Formaldehydlösung legen und dann gründlich trocken reiben.

Waschbecken, Badewannen, Nachtgeschirre u. dgl. nach Desinfektion des Inhaltes gründlich mit verdünnter Kresollösung usw. ausscheuern und dann mit Wasser ausspülen.

b) *Verhalten des Arztes und des Pflegepersonals:* Ablegen des Rockes vor Betreten des Krankenzimmers, Bekleiden mit weißem Mantel oder wenigstens großer weißer Schürze.

Waschgelegenheit im und vor dem Krankenzimmer. Im Zimmer außerdem Waschschale mit 1 Ltr. 1°/$_{00}$ Sublimatlösung. Nach jeder Berührung mit infiziertem Material im Krankenzimmer Hände sofort mit letzterer desinfizieren, außerhalb des Krankenzimmers die Hände waschen.

B. Schlußdesinfektion (sofort nach Ablauf der Krankheit).

Soll nur von staatlich geprüften Desinfektoren vorgenommen werden. Solche werden in Preußen von Kreisen oder Städten in staatlichen Desinfektionsschulen ausgebildet und angestellt.

Formaldehydentwickelung läßt sich auch ohne Apparat, z. B. mittels Autan oder mit Kali hypermanganicum erzielen nach folgender Vorschrift:

Für je 1 Kubikmeter Zimmerraum:
1. 25 g (ccm) Formalin (Formaldehyd. solut.).
2. 15 ccm heißes Wasser.
3. 25 g Kali hypermang.

Zu beachten: Mischung der Ingredienzien genau in der angegebenen Reihenfolge in einem großen Holzbottich.

Anmerkung: Dringend zu empfehlen ist die Verteilung der Merkblätter für die einzelnen Infektionskrankheiten an das Publikum. (Amtliche Ausgabe.)

4. Anzeigepflicht des Arztes.

Nach § 1 des Reichsgesetzes betr. die Bekämpfung gemeingefährlicher Krankheiten ist jede Erkrankung und jeder Todesfall an Lepra, Cholera asiat., Fleckfieber, Gelbfieber, Pest, Pocken, sowie jeder verdächtige Fall unverzüglich der für den Aufenthaltsort des Erkrankten oder den Sterbeort zuständigen Polizeibehörde anzuzeigen.

Wechselt der Kranke den Aufenthaltsort, so ist dies unverzüglich bei der Polizeibehörde des bisherigen und des neuen Aufenthaltsortes zur Anzeige zu bringen.

Dazu kommt für Preußen nach § 1 des Gesetzes betr. die Bekämpfung übertragbarer Krankheiten noch die Anzeigepflicht für jede Erkrankung an:

Diphtherie, übertragbare Genickstarre, Kindbettfieber (Wochenbett-Puerperalfieber), Körnerkrankheit (Granulose, Trachom), Rückfallfieber, Ruhr, übertragbare, Scharlach, Typhus, Milzbrand, Rotz, Tollwut, sowie Bißverletzungen durch tolle oder der Tollwut verdächtige Tiere, Fleisch-, Fisch- und Wurstvergiftung, Trichinose.

Außerdem ist jeder Todesfall an Lungen- oder Kehlkopftuberkulose anzuzeigen.

Es empfiehlt sich, das bei der Polizeibehörde erhältliche amtliche Formular zur Anzeige zu benutzen.

Von Wichtigkeit für den Arzt ist die Bestimmung, daß er bei Behandlung von Kindbettfieber unverzüglich die bei der Erkrankten tätige oder tätig gewesene Hebamme zu benachrichtigen hat.

Ferner von den Ausführungsbestimmungen zu dem Preußischen Gesetze zu § 8, VIII:

„Jugendliche Personen aus Behausungen, in welchen eine Erkrankung an Diphtherie, Rückfallfieber, Ruhr, Scharlach oder Typhus vorgekommen ist, müssen, soweit und solange eine Weiterverbreitung der Krankheit aus diesen Behausungen zu befürchten ist, vom S c h u l - u n d U n t e r r i c h t s b e s u c h e f e r n g e h a l t e n w e r d e n.

Das gleiche gilt für die reichsgesetzlich anzeigepflichtigen Erkrankungen (§ 16 des Reichsgesetzes).

Die Zusammensetzung der gebräuchlichsten Nahrungs- und Genußmittel (nach König).

Animalische Nahrungsmittel.

Bezeichnung	Wasser %	Stickstoff-Substanz %	Fett %	N.-freie Extraktivstoffe %			Asche %
Kuhmilch (Vollmilch) .	87,27	3,39	3,68	4,94			0,72
Magermilch (süß) . . .	90,57	3,61	0,27	4,84			0,75
Buttermilch (sauer) .	90,09	3,91	1,02	4,24			0,74
Ziegenmilch	86,88	3,76	4,07	4,44			0,85
Rahm	67,61	4,12	23,80	3,92			0,55
Molken (Kuhmilch) . .	93,79	0,60	0,07	5,10			0,44
				Alkohol	Milchzucker	Milchsäure	
Kefir	88,86	3,39	2,76	0,84	2,52	0,98	0,65
Kuhbutter	13,45	0,76	83,70	0,50			1,59
Fettkäse	36,31	26,31	29,53	3,89			4,56
Magerkäse	43,06	35,59	12,45	4,22			4,68
				Kohlenhydrate		Rohfaser	Asche
				lösliche	unlösl.		
Nestlé'sch. Kindermehl	6,01	9,94	4,53	42,75	34,70	0,32	1,
Odda	5,8	14,57	6,49	71,34			2,10
Ochsenfleisch, sehr fett	54,76	18,92	23,65	—			1,08
dgl., mittelfett	72,52	20,59	5,53	0,66			1,12
dgl., mager	76,47	20,56	1,74	—			1,17
Kalbfleisch, fett . . .	72,31	18,88	7,41	0,07			1,33
dgl, mager	78,84	19,86	0,82	—			0,50
Hammelfleisch, halbfett	75,99	17,11	5,77	—			1,33
Schweinefleisch, mager	72,57	20,25	6,81	—			1,10
Pferdefleisch	74,27	21,71	2,55	0,46			1,01
Flußaal	57,42	12,83	28,37	0,53			0,85
Hecht	79,84	18,33	0,47	—			1,00
Salzhering	46,23	18,90	16,89	1,57			16,41
Austern, Fleisch und Flüssigkeit	87,30	5,95	1,15	3,55			2,03
Hasenfleisch	74,16	23,34	1,13	0,19			1,18
Rehfleisch	75,76	19,77	1,92	1,42			1,13
Haushuhn (junger Hahn)	70,03	23,32	3,15	2,49			1,01
Taube	75,10	22,14	1,00	0.76			1,00
Schinken, westfälisch. geräuchert	28,11	24,74	36,45	0,16			10,54
Zervelatwurst	37,37	17,64	38,76	0,79			5,44

Zusammensetzung d. gebräuchl. Nahrungs- u. Genußmittel.

Bezeichnung	Wasser %	Stickstoff-Substanz %	Fett %	N.-freie Extraktivstoffe %	Asche %
Leurose (früher Leube-Rosenthalsche Fleischsolution)	73,44	10,00 Albumosen, 4,15 Pepton, 6,56 sonstige N.-Verbindung	1,51 Ätherextrakt	—	2,10 Salze
Pepton der Kompagnie Liebig	33,49	1,13 unlösl. Eiweißstoffe, 14,56 Album., 32,57 Pepton	0,31 Ätherextrakt	—	7,75 Salze
Kalbsbriesel	70,00	28,0, darunter 6,0 Leimbildner	0,4	—	1,6
Hühnereier	73,67	12,55	12,11	0,55	1,12
Hühnereiweiß	85,50	12,87	0,25	0,77	0,61
Hühnereigelb	51,03	16,12	31,89	0,48	1,01
Kunstbutter (Margarine)	9,07	0,99	87,59	Etwas Milchzucker	2,35 Salze
Schweineschmalz	0,70	0,26	99,04	—	—
Speck, gesalzen	10,70	2,60	77,80	—	6,60
Kraftschokolade[1]) (v. Mering)	—	4,05 Eiweiß u. Alkaloid	20,97	72,44	1,25

(1 Ei enthält ca. 6 g Eiweiß und 5,5 g Fett, das Eiweiß ca. 3,8 g Eiweiß, der Dotter ca. 2,5 g Eiweiß und 5 g Fett.)

Vegetabilische Nahrungsmittel.

Bezeichnung	Wasser %	Stickstoff-Substanz %	Fett %	N.-freie Extraktivstoffe %		Rohfaser %	Asche %
Gerstenmehl, zubereit.	14,13	8,87	1,44	73,02		1,00	1,54
Weizenmehl, feinstes	12,63	10,68	1,13	74,69		0,30	0,52
Hafermehl, zubereitet	9,75	14,42	6,78	66,41		0,99	1,65
Reis	13,17	8,13	1,29	75,50		0,88	1,03
Keks	9,60	11,00	4,60	73,30		—	1,50
				Zucker	Sonstige N.-freie Extraktivst.		
Deutsche Biskuits	10,07	11,93	7,47	36,38	32,29	0,75	1,14
Makkaroni, Nudeln	11,89	10,88	0,62	75,55		0,42	0,64
Haferbrot (Haferzwieback)				Zucker	N.-freieExtr.		
	9,98	8,58	10,40	11,03	55,65	2,42	1,94
Weizenbrot, feineres	33,66	6,81	0,54	2,01	55,79	0,31	0,88
Roggenbrot	39,70	6,43	1,14	2,51	47,93	0,80	1,49

[1]) Analyse von Zuntz.

Bezeichnung	Wasser %	Stickstoff-Substanz %	Fett %	N.-freie Extraktivstoffe %		Rohfaser %	As
				Zucker	N.-freieExtr.		
Pumpernickel	42,22	7,16	1,80	3,28	43,16	1,48	1,
Feiner Weizenzwieback	1,18	13,31	3,18	7,12	73,96	0,25	1,
				lösliche	unlösliche		
				N.-freie Extraktivstoffe			
Malto-Leguminose ..	9,42	20,47	1,34	16,25	49,41	—	3,
Roborat	9,46	82,25	3,66	2,86		—	1,
Aleuronatmehle, Klebermehle......	9,05	77,72	1,17	10,71		0,20	1,
				lösliche	unlösliche		
Kufeke's Kindermehl.	8,37	13,24	1,69	23,71	50,17	0,59	2,
Rademann's Kindermehl........	5,58	14,15	5,58	17,29	52,74	0,73	3,
Reismehl, zubereitetes (Knorr'sches,Hohenlohe'sches) ...	12,29	7,39	0,69	78,95		0,10	0,
Maismehl (Maizena) .	13,31	1,20	0,01	85,11		Spur	0,
Arrow-Root, Tapioca.	14,47	0,74	0,16	84,36		0,06	0,
Gerstenmalzextrakt..	25,58	3,60	—	69,76		—	1,
Hygiama.......	4,75	21,22	10,05	60,43		—	3,
Erbsen........	13,80	23,35	1,88	52,65		3,57	2,
Bohnen	11,24	23,66	1,96	55,60		3,88	3,
Linsen........	12,33	25,94	1,93	52,84		3,92	3,
Bohnenmehl.....	10,57	23,23	2,14	58,92		1,78	3,
Erbsenmehl	11,28	25,72	1,78	57,18		1,26	2,
Linsenmehl	10,96	25,71	1,86	56,79		2,10	2,
Kartoffeln	74,93	1,99	0,15	20,86		0,98	1,
				Zucker	Sonst. N.-fr. Extraktivst.		
Blumenkohl	90,89	2,48	0,34	1,21	3,34	0,91	0,
Spargel	93,72	1,95	0,14	2,40		1,15	0,
				Zucker	Sonst. N.-fr. Extraktivst.		
Spinat........	89,24	3,71	0,50	0,10	3,51	0,94	2,
Gartenerbse, grün ..	77,67	6,59	0,52	12,43		1,94	0,
				Zucker	Sonst. N.-fr. Extraktivst.		
Schnittbohnen	88,75	2,72	0,14	1,19	5,44	1,18	0,
Kohl- und Steckrübe.	88,88	1,39	0,18	7,37		1,44	0,
Mohrrübe	86,77	1,18	0,29	6,42	2,64	1,67	1,
Weißkraut (weiß.Kohl)	90,11	1,83	0,18	1,92	3,13	1,65	1,
Rotkraut.......	90,06	1,83	0,19	1,74	4,12	1,29	0,
Savoyerkohl	87,09	3,81	0,71	1,29	4,73	1,23	1,
Steinpilze, frisch ...	87,13	5,39	0,40	5,12		1,01	0,
dgl., lufttrocken ...	12,81	36,66	2,70	34,51		6,87	6,
Champignon, frisch..	89,70	4,88	0,20	3,57		0,83	0,
dgl., lufttrocken ...	11,66	41,69	1,71	30,55		7,16	7,
Gurken........	95,36	1,09	0,11	1,12	1,09	0,78	0,
Kopfsalat ... : ..	94,33	1,41	0,31	0,10	2,09	0,73	1,

Nahrungs- und Genußmittel (nach König).

Obst.

Bezeichnung	Wasser %	Stickstoff %	Fett %	Freie Säure %	Invertzucker %	Rohrzucker %	Sonst. N.-freie Extraktivstoffe %	Rohfaser %	Asche %
Äpfel, frisch	84,37	0,30	—	0,70	7,97	0,88	3,18	1,21 [1])	0,42
dgl., getrocknet ..	31,28	1,42	1,94	3,51	40,88	3,90	9,38	6,10	1,59
Birnen, frisch ...	83,88	0,35	—	0,19	7,61	1,50	3,79 [2])	0,23	0,29 [3])
dgl., getrocknet ..	29.41	2,07	0,35	0,84	24,14	4,94	29,66	6,87	1,67
Zwetschen, frisch (Fruchtfleisch) ..	81,62	0,78	—	0,92	5,92	5,73	4,19 [2])	1,08 [4])	0,63
dgl., getrocknet (Fleisch)	28,07	2,37	0,44	2,44	48,15	0,22	19,71	2,14	1,46
Weintrauben ...	79,12	1,01	—	0,77	14,36		1,03 [2])	2,18 [5])	0,48
Heidelbeeren....	81,85	0,77	—	1,37	5,29	—	0,49 [2])	3,00 [4])	0,71
Feigen, getrocknete	28,78	3,58	1,27	0,71	51,43		5,29	6,19	2,75
Bananen, frisch ..	74,95	1,40	0,43	—	16,20		5,30	0,60	1,05
Kirschen	80,57	1,29	0,43	0,76	11,17		1,70 [2])	5,34	0,52
Erdbeeren	86,99	0,59	0,53	1,10	5,13	1,11	—	1,56	0,72
Süße Mandeln ...	6,27	21,40	53,16	—		13,22		3,65	2,30
Wallnußkerne ...	7,18	16,74	58,47	—		12,99		2,97	1,65

Alkoholika.

a) **Weine** (siehe Seite 62).
b) **Branntwein** und **Liköre** (siehe Seite 64).
c) **Bier** (siehe Seite 65).

Kakao und Schokolade.

Bezeichnung	Wasser %	N.-Substanz %	Fett %	Zucker %	Stärke %	Sonstige N.-freie Extraktivst. %	Rohfaser %	Asche %
Kakaopulver...	5,54	20,33 (inkl. 1,88 Theobromin)	28,35	2,52	15,60	16,05	5,37	6,24
Haferkakao ...	6,10	19,81 (und 0,68 Theobromin)	16,96		48,69		3,30	4,46
Schokolade, reine	1,59	6,27 (inkl. 0,62 Theobromin)	22,20	53,70	4,74	8,57	1,67	2,26

[1]) + 0,77 fertige Stoffe (Pektose), [2]) Pektinstoffe, [3]) + 0,05 Gerbsäure, [4]) Pektose, [5]) Schalen und Kerne + 0,85 Pektose.

Sachregister.

Aachen-Burtscheid 162.
Abführlimonade 71, 100.
Abreibung, kalte 165.
— nach Ziemssen 166.
Achylia gastrica 98.
Acidum citricum 24.
— muriaticum 24.
Adelheidsquelle 158.
Adelholzen 155.
Äpfel 54, 110, 122, 151.
Äpfelfrada 68.
Äpfelmost 68.
Äpfelsuppe 56.
Äpfelwein 63, 100, 110.
Äpfelwein-Champagner 63.
Agar Agar 23.
Aichkost bei Diabetes (v. Noorden) 132.
Aix-les-Bains 162, 174.
Akratopegen 155.
Akrathothermen 155.
Alaunmolken 61, 99.
Albulaktin 11.
Albumosen 16, 35, 92.
Ale 65.
Aleuronat 46, 48, 112, 116.
Aleuronatbrot 44.
Alkohol absolutus 64.
Alkoholica 36, 60, 102, 129.
—, Dosis der 102, 129.
Alexisbad 161.
Alexandersbad 174.
Alimentation forcée s. Gavage.
Allaitement mixte s. Zwiemilchernährung.

Aminogemische 35.
Amme 76.
Amylum 35.
Anämie 109.
—, perniziöse 110
Anlegen des Kindes 73.
Anorexie 93.
Anzeigepflicht des Arztes 187.
Aortenaneurysma 24.
Apenta 160.
Apollinarisbrunnen 141, 156.
Apparat von Soxhlet 78.
Aqua Calcis 3.
Arrak 3, 64.
Aßmannshausen 159.
Arrow-Root 46, 48.
Atonie, chronische des Darms 99.
— des Magens 96.
Auflauf 25.
Aufschlußmehle 9, 101.
Augustusbrunnen 155.
Austern 12, 83.
Autan 186.
Avitaminosen 20.
Azeton 94.

Baden-Baden 159, 176.
Baden (Schweiz) 162.
Baden bei Wien 162.
Badenweiler 155.
Bäder, heiße nach Liebermeister 170.
— heiße, nach Bälz, Tokio 164.
— kohlensäurehaltige 173.

Sachregister.

Bäder, römisch-irische 169.
Bananen 55, 56.
Bananenkuren 139.
Bananenmehl 46, 56, 125.
Bandwurmkur 100.
Bantingkur 145.
Baumöl 26.
Battaglia 174.
Beef-tea 13.
Begießungen, kalte 165.
Bentheim 174.
Berka 175.
Berlin 175.
Bertrich 157.
Beutel, Chapmanscher 170.
Bibra 155.
Biedert-Seltersche Buttermilchkonserve s. Bu-Co.
Bier 65, 75, 83, 99, 123, 146, 147.
— alkoholfreies 68.
Biestmilch s. Kolostrum.
Bioson 5.
Birnen 54.
Biskuits, deutsche 43.
Blumenkohl 52, 84.
Blutbrot 45.
Blutpräparate 18.
Blutsuppe 110.
Blutwurst 110.
Bockbier s. Bier.
Bodendorf 155.
Bohnen 50, 53, 117, 119.
Bohnenmehl (Knorrsches u. a.) 51.
Borax 2.
Bormio 174.
Borsäure 2, 171.
Bouma's, Dr. J., zuckerfreie Milch für Diabetiker 117, 127.
Bouillon s. Fleischbrühe.
Bourbonne 158, 174.
Bovisan 18.
Bozen 57.

Branntwein 64.
Braten 20.
Bratenjus 22, 24, 51.
Brauselimonaden 71.
Brot, DK-Rademanns 44.
— geröstetes 44.
Brotsorten 44.
Brotwasser 69.
Brückenau 156, 161, 174.
Brüste, Pflege der 74.
Bu-Co 89.
Budin'sche Zahl 80.
Büchsenfleisch 22.
Butter 25.
Buttermehlnahrung (Czerny) 92.
Buttermilch 5, 88, 100.
— alkalisierte 89.

Calcium carbonicum purissimum 3, 110, 140.
Cannstatt 159.
Carcinoma oesophagi 82.
— ventriculi 94.
Cataplasmes instantanés 172.
Catarrhus gastricus acutus s. Gastritis acuta.
Catarrhus gastricus chronicus 92.
Champagner 63, 102, 118.
Champignon 53.
Charlottenbrunn 156.
Chlorkalkmilch 185.
Chlorose 109.
Cholera 42.
— infantum 90.
Cichorien 67.
Crodoquelle 148.
Crosne 126.
Cupronat 14.
Custard 25.
Cystitis acuta und chronica 115.

Dampfbäder 169.
— russische 169.

Dampfkompressen 171.
Dauerklistiere 40.
Debilitas 91.
Dekubitus, Behämpfung des 184.
Desinfektion 184.
Destra 58.
Dextrin 36, 39.
Dextrose 36, 39.
Diabetes mellitus 114.
Diabetikerbrot 124.
Diabetiker-Luftbrote 124.
Diabetiker-Sekt 118.
Diabetikerstangen, Rademann's 120.
Diabetiker-Zwieback, Rademann's 120.
Diarrhoe, chronische 99.
Diasana 48, 101.
Diät zur Bandwurmkur 100.
— der Amme 75.
— der Stillenden 75.
— der Wöchnerinnen 75.
— Ebsteinsche (Gicht) 140.
— eines chron. fiebernden Tuberkulösen 104.
— Finkelsteinsche 106.
— für Diabetiker nach Hirschfeld 138.
— für Diabetiker nach v. Noorden 132.
— in akut fieberhaften Krankheiten 47, 101, 103.
— eines fieberfreien Phthisikers 104.
— Noorden'sche (Gicht) 141.
— Lenhartzsche (Ulc. ventr.) 94.
— rein vegetarianische (Gicht) 143.
— Senator'sche (Gicht) 143.
— tuberkulöser Kinder in Heilstätten (A. Baginsky) 104.

Diaeta parca 115.
Dickdarmkatarrh 98.
Dilatatio ventriculi 94.
Ditzenbach 156.
Doppelbiere 65.
Douche mobile 165.
Dusche 165.
Driburg 161, 174.
Drüsengewebe 21.
Dünndarmkatarrh 87, 98.
Dürkheim 57, 161.
Dürrheim 159.
Dulcin 128.
Duodenalsondenernährung 31.
Duodenostomie 31.
Dursttage (Entfettungsdiät) 145.
Dyspepsia nervosa 93.

Edenkoben 57.
Eichelkakao 68, 88, 99.
Eichelkaffee 68, 88, 99.
Eier 24.
Eierrahm s. Custard.
Eierspeisen 25.
Eigelb 25.
Eilsen 162, 174.
Einpackung, feuchte 170.
— trockene 170.
Eis 60, 88, 170.
Eisbeutel 170.
Eisentropon 14.
Eispillen 60.
Eiswasser 88.
Eiweißmilch 89.
Eiweißwasser 25.
Elster 117, 161, 174.
Emanatorium 176.
Ems 157.
Energiequotient 80.
Energin 50.
Enteritis acuta 87.
Enterorose 16, 92.
Entfettungsdiät 144.

Sachregister.

Entleerung, mechanische der Brust 74.
Entwöhnung des Kindes 74.
Entzündung des Ösophagus 82.
Enuresis nocturna 114.
Epistaxis 24.
Erbsen 50, 53, 121.
Erbsenmehl (Knorr'sches u. a.) 50.
Erbsenpüree 56.
Erbsensuppe 50.
Erdbeeren 55, 57, 110, 119.
Erdbeerkuren 57.
Erdnußmehl 125.
Erepton 17.
Erkrankungen, chronische des Darms 98.
Ernährung, künstliche oder extrabukkale 28.
— parenterale 41.
— rektale 34.
— subkutane 41.
Ernährungsklistiere s. Klistiere, ernährende.
Ernährung von Säuglingen, natürliche 72.
— — unnatürliche oder künstliche 76.
— — nach Heubner 80.
Ernährungstabellen nach Camerer 81.
Ernährungsstörungen der Säuglinge 88.
Ersatzgetränke, alkoholfreie für Wein und Bier 68.
Erstimpfung 182.
Essence of Beef 24.
Eukasin 4, 116.
Eulaktol 10.

Fachingen 141, 156.
Fango 174.
Feigen 55.
Feigenkaffee 67.

Fejoprot 14.
Fersan 18.
Fette 25, 36, 87, 92, 99, 102, 103, 107, 109, 112, 115, 142.
Fetthefe 58.
Fettkäse 4.
Fettmilch, Gärtner'sche 81, 110.
Fichtennadelbäder 173.
Fische 12, 20, 142.
Flatulenz, Diät der 100.
Fleisch 11.
— fein gemahlenes 21.
— fein verteiltes 21.
— gebratenes 20.
— gesottenes 20.
— kaltes 20.
— roh geschabtes 21, 103, 110.
— rotes 12.
— weißes 12.
Fleischbrühe 12.
Fleischextrakt (Liebig's) 13, 24, 51.
Fleischgelée 24.
Fleischmahlmaschine 22.
Fleischpasteten, deutsche u. englische 22.
Fleischpulver 14, 101.
Fleischpurée 21.
Fleischpräparate 13.
Fleischsaftgefrorenes s. Succus carnis recenter expressus.
Fleischsaftpresse 14.
Fleischsaft, Valentine's 14.
Fleischsolution, Leube-Rosenthal'sche, 5. (Leurose).
Fleischsorten 12.
— appetitreizende 22.
Fleischspeisen 20.
Fleischzubereitung 12.
Flußbad 165.
Formaldehyd 2, 186.
Fortan 18.
Fortose 15, 116.

Fortosebiskuits 16.
Frada 68, 110.
Franzensbad 157.
Frauenmilch 72, 89.
Freienwalde 155.
Friedrichshall 160.
Fruchteis 60.
Frühgeburt, Ernährung bei 91.
Fürstenthal 175.
Fußbäder 166.
— kohlensaure 173.

Gänseleber 28.
Gänseleberpasteten 28.
Gallerten 22.
Gastein 155, 176.
Gastritis acuta 87.
— chronica 92.
Gastro-Enteritis acuta 87.
Gastroptosis 97.
Gastrostomie 30.
Gavage 29.
Gebäcke 43, 44.
Geilnau 156.
Geismar 156.
Gelatina alba sterilisata 24.
Gelatine 23.
Gemüse 52, 83, 99, 119, 130.
Gemüsepulver 54
Gemüsetage (Diabetes) 135.
Gerste 47.
Gerstenmalzextrakt s. Malzextrakt.
Gerstenmehl, Knorr'sches u. a. 45.
Gerstenschleim 2, 99, 101.
— leimhalt. 23.
Gerstenschleimsuppe 48.
Gerstenwasser 70, 88.
Getränke 59.
— alkaloidhalt. 65.
— stopfende 99.
Getreide 43.
Getreidekeime 19.

Getreidemehlsuppen 41.
Gewicht des Kindes im ersten Lebensjahre 81.
Gewichtsverlust des Fleisches 20.
Gewürze 59, 118.
Gicht 140.
Gichtikerbrot, Rademann's 144.
Gießhübel 156.
Gleichenberg 157.
Glidin 49, 116.
Glühwein 60, 61, 102.
Glühlichtbäder, elektrische 170.
Göppingen 156.
Gonorrhoe 115.
Grahambrot 44, 124.
Graubrot 44.
Graupen 47.
Gries 47.
Gries (Traubenkurort) 57.
Grog 64, 102.
Großkarben 156.
Grünkern 47.
Gurken 53, 100.
Gurnigl 174.
Gutenbrunn 175.

Hafer 47.
Haferbrot 44, 45.
Hafergrützsuppe 47.
Haferflocken 47.
Haferkakao 67
Haferkeks 45.
Haferkuren 138.
Hafermehl, zubereitet 45.
Haferschleim, 2, 47.
Haferzwieback 44.
Hafusi, s. Hand-, Fuß-, Sitzbäder, kohlensaure.
Hag-Kaffee 66, 107.
Halbbad 163.
Halbbad, modifiziert nach Ziemßen 163.

Hämalbumine 18.
Hämatemesis 93.
Hämatogen 18.
Hammelfleisch 12, 99.
Hämogallol 18.
Hämol 18.
Hämorrhoiden 100.
Handbäder 167.
— kohlensaure 173.
Hapan 17.
Haube, kalte 163, 167.
Hausenblase 23.
Haut gout 12, 111.
Hefe u. Hefenpräparate 20, 27.
Heidelbeeren 55, 99.
Heidelbeerfrada 68.
Heidelbeerwein 63, 99.
Heißluftbad 169.
Heißwasserapparate 172.
Heißwasser-Gummiblase (Schott) 172.
Herzflasche 171.
Herzkrankheiten, chronische 107.
Herzmassage (Oertel) 180.
Himbeeren 57.
Hirschfeld'sche Kur (Adipositas) 147.
Hirsespreukissen 184.
Hitzeapplikation 171.
Hohenlohe'sches Bohnenmehl 51.
Hohenlohe'sches Erbsenmehl 51.
Hohenlohe'sche Haferflocken 47.
Hohenlohe'sches Linsenmehl 51.
Holzwolle 184.
Homburg 158.
Honig 2, 100.
Honigkuchen 100.
Hungerkur 94, 136.
Hungertage (Diabetes) 130.

Huniady Janos 160.
Hygiama 10, 92, 101.
Hygiamatabletten 10.
Hyperemesis gravidarum 24.
Hypodermoklyse s. Infusion, subkutane.

Icterus catarrhalis 99.
Impfung, Verhalten nach 183.
— Vorbereitung zur 182.
Impfmaterial 183.
Impfmethode 183.
Impfrevision 183.
Impfschein 183.
Impfstelle 182.
Infantina 9, 79.
Infusion, subkutane einer Kochsalzlösung 43.
Infusionsfieber 42.
Inselbad 159, 174.
Intoxikation (der Säuglinge) 90.
Inulin 126.
Ischl 159, 174.

Jejunalfistelernährung 31.
Jejunostomie 31.
Joachimsthal 176.
Jod 74.
Jodglidine 49.
Jodtropon 14.
Joghurtmilch s. Maya Joghurt.
Joghurtpräparate 9.
Johannisbeeren 57.
Johannisbeerwein 63.
Jordanquelle 155.

Kälteapplikation 170.
Käse 4, 117.
Käsematte s. Quark.
Kaffee 3, 65, 100, 102, 103, 107, 119.
Kaffeersatzstoffe 67.
Kaiser Friedrich-Quelle (Offenbach) 156.

Kainzenbad 155.
Kakao 3, 67, 103, 121.
Kalarose 41.
Kalbfleisch 12, 20.
Kalbfleischhachée 22.
Kalbsbriesel 21, 28, 83, 84, 141.
Kalbsfüße 23, 83.
Kalbshirn 21, 83, 85.
Kalbsleber 141.
Kalbsmilcher s. Kalbsbriesel.
Kalbszunge 21, 24
Kalkmilch 185.
Kalodal 18.
Kaloriskop 80.
Kannstadt 159.
Karamose 126.
Karbolsäurelösung 185, 186.
Karell'sche Kur 109, 148.
Karlsbad 157.
Kartoffelbrei s. Kartoffelpurée.
Kartoffeln 52, 130.
Kartoffelkuren 139, 150.
Kartoffelpfannkuchen 131.
Kartoffelpüree 53, 83.
Kaseingebäcke 124.
Kaseinnatrium s. Nutrose.
Kaseinpräparate 4, 19, 92.
Kastanienmehl 46.
Kastendampfbäder 169.
Kathreiner's Malzkaffee 67, 107.
Kataplasmen 171.
Kaviar 25.
Kefir 7, 92.
— Selbstbereitung des 7.
Kefirkuren 8.
Keks 2, 43.
Kiebitzeier 25.
Kindermehl 2, 9, 79.
— Klopfer 46.
— Kufeke's 46, 92, 101.
— Muffler 10, 79
— Nestlé'sches 9, 79.

Kindermehl, Rademann's 2, 46, 101.
— Stelzer 46.
— Timpe 10.
Kindermilch 77
— Backhaus'sche 81.
— Gärtner'sche 81, 110.
Kindernahrung, Theinhardt'sche s. Infantina.
Kirschen 55, 122.
Kirschkuren 57.
Kissingen (Rakoczy) 148, 158, 159, 161, 174.
Kissinger Bitterwasser 148.
Klebergebäcke 124, 125.
Kleienbäder 174.
Klistiere, ernährende 37, 82, 93.
Knorr-Sos 59.
Knorr's diastasiertes Reismehl 89.
Koburger Mariannenquelle 155.
Kochsalz 3, 59, 92, 112, 113.
Kochsalzlösung, physiologische 43.
Kösen 59.
Köstritz 145.
Kognak 5, 64.
Kohlrübe 53, 100.
Kolanuß 69.
Kolanußpastillen 69.
Kolostrum 1.
Koma diabeticum 139.
Kommißbrot 44.
Kompott 55, 100.
Konglutin 50.
Kopfsalat 53.
Kopfumschläge, kalte 167.
Korkschrot 171.
Körnerfrüchte 43.
Körpergewicht des Säuglings 81.
Kostformen, Leube'sche 83.

Sachregister. 199

Kostformen, Penzoldt'sche 85.
Kraftschokolade (von Mering) 26, 112.
Krankenbett 184.
Krankenzimmer 183.
Kresolwasser 184.
Kreuznach 57, 158, 159, 176.
Kriegsbrot 44.
Kristallose 128.
Kristallsaccharin 128.
Küchenzettel bei Diabetes 72
— Ebstein'scher 136.
— rein vegetarianischer (Gicht) 143.
Kühlapparate 170.
Kudowa 161, 174, 176.
Kuhmilch 1. 76.
Kuhmolken 6.
Kumys 8.
Kunstbutter s. Margarine.
Kwas 68.

Labessenz 6, 90.
Lagerbier s. Bier.
Lakenbad 165.
Laktobutyrometer 72.
Laktodensimeter 72.
Laktose s. Milchzucker.
Landeck 162, 171, 176.
Langenschwalbach 161, 174.
Larosan 90.
Lauchstädt 155.
Lävulose 36, 126.
Leber 21.
Lebertran 27, 113.
— aromatischer 27.
Lebertranemulsion 28.
Leguminosen 50.
— Hartenstein'sche 51, 107.
Leguminosenmehle 51, 125.
Leguminose, lösl., Liebe's 51.
Leguminose-Maggi 51.

Leguminosensuppe, fertige, s. Maggi's Suppenwürfel.
Leimsuppen 23.
— aus Knochen 23.
Leukämie 109.
Leurose 15.
Levico 161.
Lichtbäder 175.
Liebe's Malzextraktpulver 47.
— Neutralnahrung für magen-darmkranke Kinder 91.
Liebig's Fleischextrakt s. Fleischextrakt.
Liebigsuppe, verbesserte Soxhlet's 91.
Limonaden 71.
Linsen 50.
Linsenmehl (Knorr'sches u. a.) 51.
Lipanin 28, 112.
Lipogenschokolade 26.
Lippspringe 160.
Liköre 64.
Loeflund's Malzextrakt 47.
— Nährmaltose 91.
Lohnstein 175.
Longettenverband 167.
Loofah 165.
Luhatschowitz 157.
Luftbrot 49.
Luftkissen 184.
Luitpoldsprudel 161.
Lupinenbrot 45.
Lupinenmehl 45.
Lymphe, animalische 183.

Magenfistelernährung 30.
Magenmittel, hydriatisches (Winternitz) 168.
Magerkäse 4.
Magermilch 1.
Maggi's Fleischbrühwürfel 13, 24.
Maggi's Suppenwürfel 13, 52.

Maggi's Würze 59, 61, 116.
Mais 46.
Maismehl, indisches, s. Maizena.
Maizena 46, 47, 107, 110.
Makkaroni s. Nudeln.
Maltoleguminose 51, 107.
Maltoleguminosenkakao 51.
Maltonweine 64.
Malzextrakt 3, 48, 79, 107.
Malzkaffee, s. Kathreiner's Malzkaffee.
Malzkraftbier 65.
Malzsuppe 91.
Mandeln 55, 70, 118, 124.
Mandelbrot 124.
Mandelmilch 70, 112, 114.
— für Diabetiker 107.
Mannit 100, 126.
Margarine 25.
Marienbad 157, 174.
Massage, allgemeine, chron. Herzkranker 180.
Mastkur 152.
Materna 46, 49, 116, 125.
Maxquelle 161.
Maya-Ferment 8.
Maya-Joghurt 8, 92, 112, 142.
Maya-Joghurt-Tabletten 9.
Mayonnaisen 27, 28.
Medikamente in der Milch 74.
Mehlnährschäden 89.
Melban s. Bananenmehl.
Mellin's food 10.
Meran 57.
Mergentheim 160.
Milch 1, 78, 82, 83, 85, 87, 88, 91, 92, 94, 96, 101, 103, 107, 110, 112, 114, 123, 127, 142, 148, 152.
— kondensierte 11.
— pasteurisierte 78.
— sterilisierte 2, 78.
Milchgelée 24.
Milchkocher 1.

Milchkuranstalt 77.
Milchkuren, reine und gemischte 6, 103, 139, 148.
Milchnährschäden 88.
Milchpräparate 9.
Milchspeisen 4.
Milchzubereitung 1.
Milchveränderungen, Nachweis von 77.
Milchzucker 2, 36, 79, 111, 127.
Mineralsalzinfusionen 43.
Mischmilch 77.
Mohnöl 27.
Mohrrübe 53.
Molken 6.
— süße 6.
— saure 6.
— Alaunmolken 6, 99.
Mondamin 25, 46, 47.
Montreux 57.
Moorbäder 173.
Moospappe 184.
Morgentrank 49.
Moselwein 61.
Münster a. Stein 159, 176.
Muffler's sterilisierte Kindernahrung 79.
Mulsow's Rindfleischpräparat 22.
Muskatnuß 59, 114.
Mutase 50.
Mutterberatungsstellen 72.
Muttermilch 72.

Nährgemisch, Einhorn'sches 33.
Nahrungsmittel, kochsalzarme 113.
— eisenhaltige 110.
Nährstoff Heyden 17, 38.
Nährzucker, Soxhlet's 33, 79.
Nährzuckerkakao 88.
Natrium bicarbonicum 2, 51, 140.

Sachregister.

Nauheim 159, 176.
Nauheimer Karlsbrunnen 158.
— Kurbrunnen 158.
— Ludwigsbrunnen 156.
Nenndorf 162, 174, 178.
Nephritis acuta 110.
— chronica interstitialis 111.
— chronica parenchymatosa 112.
Nephrolithiasis 140.
Nerlipackung 168.
Neuenahr 156.
Neuhaus 158.
Neustadt a. d. Haardt 57.
Neutralnahrung, Liebe's, f. magen-darmkranke Kinder 91.
Neuwittelsbach 175.
Nudeln 43, 121.
Nüsse 55, 118.
Nutrose 4, 19, 116, 125, 153.

Oat meal 47, 48.
Obst 54, 100, 129.
Obstgelée 55.
Obstipation 44, 99.
Obstsäfte 55.
Obstsuppen 56, 101.
Obstwein 63, 112.
Odda 9.
Oertel'sche Kur (Adipositas) 146.
Oeynhausen 150.
Ofen 160.
Oleum jecoris aselli, s. Lebertran.
Olivenöl 26, 27.
Ölklystiere 27.
Orangeate 71.
Orb 159.
Ossin 28.
Ossosan 12.
Oxo-Bouillon der Compie. Liebig 13.
Ozetbäder 172.

Pains s. Fleichpasten.
Palmin 26.
Palmona 26.
Paprika 59.
Paranußmilch 70, 127.
Pasteurisieren 98.
Patent-Schwitzbad (Faust'sches) 169.
Pegnin (v. Dungern's) 90, 92.
Peptid- und Polypeptidgemisch 17, 35.
Peptonklystiere 38.
Peptonmilchklystiere 39.
Pepton (Witte) 15, 37, 38.
Pepton der Compagnie Liebig 15.
— e carne 16
Perityphlitis 100.
Pfaundler's Formel 80.
Pfeffer 59.
Pferdefleisch 12, 103.
Pflanzenöle 25.
Pflaumen 55.
Phénix à air chaud 169.
Pilze 54, 118.
Plasmon 5, 19, 90, 116, 125.
Polenta 4.
Polyfango 174.
Porridge von Oatmeal 48.
Porter 65.
Portwein 63.
Pottet meat 21.
Prießnitz'scher Umschlag 168.
Prießnitz'sche Schweißpresse, s. Einpackung, trockene.
Probediät für Diabetiker (v. Noorden). 133
Probekost für Darmerkrankungen (Schmidt) 98.
Prothaemin 18.
Pumpernickel 44.
Püllna 160.
Puro 76.
Pyrmont 158, 161, 174.

Pyrmonter Salzquelle 158.
Pystian 174, 176.

Quaker Oats 47.
Quark 4, 90, 128.
Quecksilber 74.

Rachitis 106.
Rademanns' Diabetiker-
  stangen 120.
— Diabetiker-Schwarzbrot
  120.
— DK-Brot 44. 100, 120.
— Diabetiker-Weißbrot 120.
Radieschen 110, 117.
Radiumbäder 175.
Radiuminhalationen 175.
Radiumkompressen 175.
Radiumtrinkkuren 175.
Radiumsalze, subkutane In-
  jektionen von 175.
Rahm 3, 26, 79, 101, 103, 112,
  117, 127, 154.
Rahmgemenge, v. Noorden's
  117, 128.
Ramogen (Biedert's) 79.
Rauchfleisch, Hamburger 22,
Regulin 23.
Rehburg 156.
Rehfell, glattes 184.
Reichenhall 159.
Reifenbahre 184.
Reinerz 161.
Reis 4, 46, 54, 83, 84. 87. 110.
  121.
Reismehl 46, 121.
Reisschleim 47, 48.
Reissuppe 47.
Reiswasser 70, 99.
Rettich 110, 117.
Rekonvaleszentendiät 106.
Rheinwein 24, 62.
Riba 16, 19, 35, 37, 92
Ribamalz 16.
Rindfleisch 12, 20.

Ringerlösung 41.
Rippoldsau 161.
Roborat 46, 49, 92, 116, 153.
Roborin 18.
Röhren, Leiter'sche 170.
Roggenbrot 44.
Rohitsch 157.
Rohrzucker 36.
Roncegno 161.
Rosenheim 159.
Rotkraut 53.
Rotwein 62, 87. 88, 99, 102,
  110
Rüben 54, 100.
Rüdesheim 57.
Rum 64.

Saccharin 73, 99, 128, 147.
Saccharum lactis s. Milch-
  zucker.
Säuglingsfürsorgestellen   s.
  Mutterberatungsstellen.
Sago 47.
Sahne s. Rahm.
Salat 52, 100.
Salia aquarum mineralium
  Sandow'sche 162.
Salizylsäure 2, 74.
Salz s. Kochsalz.
Salzbrunn 156.
Salzhemmendorf 159.
Salzschlirf 158, 159, 174.
Sanatogen 4, 116, 125.
Sandbäder 174.
Sanguinal 18.
Sanol 18.
Saucen s. Tunken.
Savoyerkohl 53, 54.
Schabefleisch, s. Fleisch, roh
  geschabtes.
Schafmilch 1, 2.
Schafmolken 6.
Schandau 155, 161.
Schaumwein s. Champagner.
Schinken 11, 21.

Sachregister. 203

Schlammbäder 174.
Schlangenbad 155.
Schlundsondenernährung 28.
Schmalkalden 158.
Schnittbohnen s. Bohnen.
Schokolade 67, 103.
Schrot'sche Kur 151.
Schwalbach s. Langenschwalbach.
Schwalheim 156.
Schwammbad 165.
Schwefelbäder 173.
Schwefelquellen 162.
Schweinefleisch 12.
Schweineschmalz 25.
Schweißpresse, s. Einpackung trockene.
Schwitzverfahren 169.
Scott's Emulsion 28.
Seebad 165.
Sekretion, mangelhafte des Magens 98.
Selters 141, 156.
Selters-Limonade 71.
Senf 59.
Senfbäder 174.
Senfkörner (weiße) 100.
Serum, künstliches 43.
Sesamöl 26, 82, 101, 103.
Sherry 63.
Simonsbrot 44.
Sitzbäder 166.
— kohlensaure 173.
Soda 2, 185.
Soden (Salmünster) 159.
— (Taunus) 158, 159, 176.
Sodenthal 159.
Soja 59.
Sojabohnenmehl 52, 125.
Soyamadiabetikermilch 117, 127.
Soyamafeinkost 52.
Soyamarahm 25, 128.
Solbäder 173.
Somatose 15, 19, 116.

Somatose, flüssige 15.
Sondenfütterung, Beispiel einer (nach v. Noorden) 30.
Soson 14.
Soupe à la reine 12.
Soxhletapparat 78.
Spa 161, 174.
Spargel 53, 110.
Speck 25.
Speisen, leimhaltige 22.
— stopfende 99.
Speisezettel bei Atonie des Magens (nach Boas) 97.
— bei Bantingkur 146.
— bei Magenerweiterung 96.
— bei Magengeschwür 95.
— (Boas) bei Gastrit. chron. 92.
— bei Mastkur 152.
— bei Oertelkur 146.
— bei Überernährung (Hirschfeld) 154.
— bei Wassersucht 113.
— eines akut Fiebernden 103.
— für Diabetiker (Hirschfeld) 138.
— für Gichtische (nach v. Noorden) 141.
— für Herzkranke (v. Noorden) 108.
— v. Eichelsberg (Jejunalfistelernährung) 31.
— nach Hirschfeld (Nephritis) 113.
— nach Hirschfeld (Adipositas) 147, 149.
— nach Hirschfeld (Überernährung) 154.
— nach Penzoldt 95, 96.
Spinat 53, 110.
Spiritus zur Milchprüfung 77.
Stahlbäder 173.
Stammumschläge 167.
Steckrübe s. Kohlrübe.

Steinpilz 53, 118.
Stillfähigkeit 73.
St. Moritz 161.
Stuhlträgheit (bei Diabetes 131.
Stuhlverstopfung, habituelle 99.
Sublimatlösung 185.
Subsekretion 98.
Succus carnis recenter expressus 13, 110.
— citri s. Zitronensaft.
Südweine 62.
Superazidität 97.
Supersekretion 97.
Suppenfleisch s. Fleisch, gesottenes.
Suppen, leimhaltige 23.
Surrogate für Brot 124.
— für Mehl 125.
— für Zucker 125.

Tabak 100, 107.
Tapioka 46, 47.
Tarasp 157.
Taubenbrühe 12.
Tee 3, 66, 99, 102, 163, 167.
Teerbäder 174.
Teinach 155, 156.
Teplitz 155, 174.
Tharandt 161, 174.
Theinhardt's Kindernahrung s. Infantina.
Therapie, funktionelle, bei Nephritis parenchym. 113.
Thermophore 171, 172.
Thermosgefäße 78.
Thorium-X-Behandlung 176.
Thum-Kaffee 66, 107.
Toast s. Brot, geröstetes.
Tolz 155, 174.
Traubenkuren 56, 143.
Traubenkurorte 56.
Traubenzucker s. Dextrose.
Trinktag (Nephritis) 111.

Trinkwasser s. Wasser.
Trockenbett für Säuglinge 184.
Trockendiät s. Schrot'sche Kur.
Tropfklistier 40, 140.
Tropon 14, 116.
Troponkeks 14.
Troponschokolade 14.
Tuberkulose 103.
Tutulin 50, 116.
Typhus abdominalis 102.

Überernährung 151.
Übersekretion 97.
Ulcus ventriculi 93.
Umschlag, Priesnitz'scher 168.
Ungarwein 25, 62.
Unterernährung 144.
Unterlagen (Bett) 184.

Valentine's Meat juice 14.
Verätzungen des Ösophagus 82.
Vevey 57.
Vichy 141, 156.
Virchowquelle (Kidrich) 158.
Visvit 50.
Vitamin 49.
Vollbad 163.
Vollkornfeinbrot (Klopfer's) 45.
Vollmilch 1, 78.

Wallnußkerne 55, 118.
Warmbad bei Wolkenstein 155.
Warmbrunn 155.
Waschung, kalte 165.
Wasser 52, 59, 78, 83, 100, 101, 145.
— kohlensaures 70, 100, 102.
Wasserkissen 184.
Wassersucht, Diät bei 112.
Wasserzufuhr, rektale 35.

Sachregister. 205

Weibezahn'sche Haferflocken 47
— Hafergrütze 47.
— Hafermehl 47.
Weilbach 162.
Weine 60.
Weine, Temperatur der 60.
Weingelée 24.
Weintraube 55, 56.
Weir-Mitchel'sche Kur 152.
Weißbier 65, 100.
Weißbrot 44.
Weißkraut 53.
Weizenbrot, feineres 43.
Weizengrieß 46.
Weizenmehl, feines 46.
Weizenzwieback 43.
Wiesenbad 155.
Wildbad 155.
Wildbad-Trarbach 155.
Wildstein 155.
Whisky 64.
Wiederimpfung 182, 183.
Wiesbaden 57, 158, 175.
Wildungen 156.

Williamson's Milch für Diabetiker 127.
Wurstwaren 22.

Ziegenmilch 1, 76.
Ziegenmolken 6.
Zitronen 57.
Zitronenkur 57.
Zitronenmost 59.
Zitronensaft 59.
Zitronenschale 59.
Zitronenscheibe 59.
Zucker 2, 24, 36, 79, 99, 102, 118, 147.
Zuckerernährung, intravenöse 41.
— subkutane 41.
Zuckerklistiere 35, 126.
Zwetschen 54.
Zwiemilchernährung 76.
Zusätze zur Fleischbrühe 12.
— zu Gelées 24.
— zur Milch 2, 79.
Zwieback, Friedrichsdorfer 44.

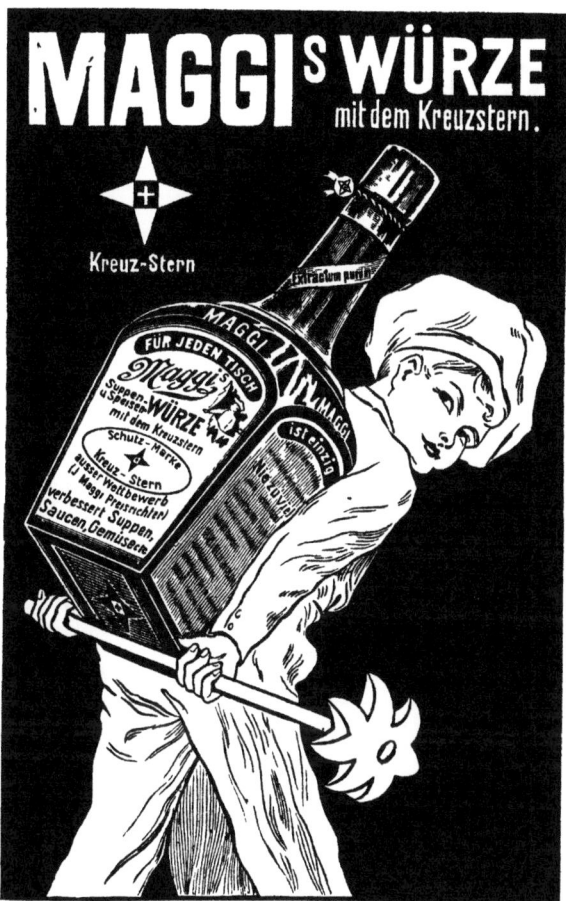

Diabetiker! Gute Nährmittel! Buch frei. Dr. Fromm & Co. Kötzschenbroda

Bad Elster

Eisen-, Mineral-, Moor- und Radiumbad. Berühmte Glaubersalzquelle, Radiumeinatmungshalle; 500 m ü. d. Meere, vor Winden geschützt, inmitten großer Waldungen an der Linie Leipzig-Eger,

hilft

bei Herzleiden (Terrainkuren), Nervenleiden, Gicht, Rheumatismus, Blutarmut, Bleichsucht, Frauenkrankheiten, allgemeine Schwächezustände, Verdauungsstörungen, Nieren-, Leber- und Zuckerkrankheiten, Fettleibigkeit, Lähmungen.

Große Erfolge bei Nachbehandlung von Verletzungen
Badeschrift frei durch die Badedirektion

Natürliche Fruchtsäfte
Süßstoff=Limonadenlösungen

zur Herstellung alkoholfreier Erfrischungsgetränke liefern
in hervorragender, bewährter Güte

J. Steigerwald & Comp., Heilbronn a. N.

Lieferanten vieler Heilanstalten, Sanatorien, Krankenhäuser usw.
Man verlange Angebot a

Dr. Michaelis' Eichel-Kakao

mit Zucker u. präpariertem Mehl.

Nahrhaft und leicht verdaulich.

Tonicum u. Antidiarrhœicum bei chronischen Durchfällen.

Prophylakticum gegen Verdauungsstörungen.

Seit 30 Jahren ärztlich erprobt.

Fabrikanten: Gebrüder Stollwerck A.-G. Köln.

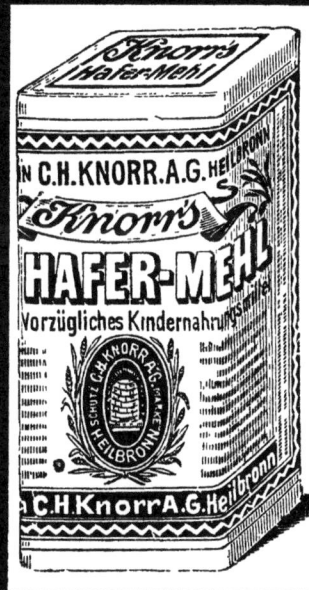

KNORR-Hafermehl und Reismehl

sind empfehlenswerte Zusätze zur Kuhmilch bei künstlicher Ernährung der Kinder u. leicht verdauliche, kräftige Nährmittel f. alle stillenden Mütter. **Knorr-Hafermehl und Reismehl** haben sich seit 50 Jahren als bestes u. billigstes Kindernährmittel Weltruf erworben.

Verlag von Julius Springer in Berlin W 9

Im April 1920 erschien:
Handbuch der Ernährungslehre. 1. Band: Allgemeine Diätetik
(Nährstoffe u. Nahrungsmittel, allgemeine Ernährungskuren). Von Dr. **Carl v. Noorden**, Geh. Medizinalrat u. Prof. in Frankfurt a. M., u. Dr. **Hugo Salomon**, Professor in Wien. (Aus „Enzyklopädie d. klinisch. Medizin". Allgemeiner Teil: Handbuch d. Ernährungslehre. In 3 Bänden. Bearbeitet von C. v. Noorden, H. Salomon, L. Langstein.) Preis M. 68.—

Aus dem Vorwort:
... Im ersten Bande bringen wir eine Übersicht der Nährstoffe und ihrer biologischen Bedeutung. Nach eingeschalteter kurzer Erörterung einiger wichtigen Ernährungsgesetze folgt als erstes Hauptstück die eingehende Besprechung der einzelnen Nahrungsmittel. Obwohl wir natürlich dem Charakter des Werkes entsprechend und der Vollständigkeit halber diesen Teil mit umfangreichem Zahlenmaterial belasten mußten, liegt hierin doch nicht der Schwerpunkt der Darstellung. Wir verlegten denselben auf Zubereitung, Bekömmlichkeit und Verwendbarkeit der einzelnen Nahrungsmittel in der Krankenkost. Der Praktiker verlangt stets nach technischen Einzelvorschriften für das Zubereiten von Krankenkost; er wird danach gefragt, und er will die Frage beantworten können. Wir bemühten uns, diesem Bedürfnis entgegenzukommen, indem wir überall auf die grundsätzlich wichtigen Zubereitungsformen eingingen. Wir konnten auch manche beachtenswerte Einzelvorschrift bringen, mußten uns aber bei der Fülle des Stoffes im wesentlichen auf Angabe von Richtlinien beschränken und uns hüten, dem Leser statt einer Diätetik ein Kochbuch zu bieten. Wir behalten uns aber die Ergänzung des Werkes in diesem Sinne vor. Jedenfalls dürfen wir sicher sein, daß der Leser manche neue Winke und Gesichtspunkte für praktisch wichtige Fragen finden wird. Historisch, technisch, volkswirtschaftlich interessante und bedeutsame Tatsachen und Betrachtungen wurden eingeschaltet. Mannigfache Fragen, die während der Kriegszeit auftauchten und die auch in der Zukunft Ärzte, Hygieniker, Landwirte und Volkswirtschaftler beschäftigen müssen, wurden mitberücksichtigt. Es folgt dann ein Abschnitt über Hygiene des Essens und Trinkens, worin wir auch die brennend wichtige Frage über zweckmäßigste Einteilung der Mahlzeiten berührten. Das zweite Hauptstück des ersten Bandes ist den einzelnen Kostformen gewidmet, die in der Ernährungstherapie eine Rolle spielen; ihre Tragweite, Indikation und Technik wurde eingehend besprochen (Milchkuren, Obstkuren, Durstkuren, eiweißarme Kost, vegetarische Kuren, kochsalzarme Kost, Mastkuren, Entfettungskuren, künstliche Ernährung). Der Leser wird in den Abschnitten einerseits manche ältere und neuere, bisher noch nicht veröffentlichte Untersuchungen, andererseits auch viele eigene praktische Erfahrungen berichtet finden. Schließlich wurde in den ersten Band noch eingereiht die Ernährung unter besonderen physiologischen Verhältnissen, und zwar Ernährung im Greisenalter und Ernährung in Schwangerschaft, Wochenbett und beim Stillen.

Der zweite, größtenteils schon niedergeschriebene Band wird die Ernährungstherapie in einzelnen Krankheiten und Krankheitsgruppen bringen. Der dritte, von L. Langstein bearbeitete Band wird die Ernährung des gesunden und kranken Kindes enthalten; es ist Vorsorge getroffen, daß er etwa gleichzeitig mit dem zweiten Bande erscheint...

Hierzu Sortimentszuschlag

Jodtropon

Internes, intensiv wirkendes Jodpräparat in Tabletten. Jod fest an Eiweiß gebunden, von angenehmem Geschmack, ohne Begleiterscheinungen. Angezeigt bei Lues, Arteriosklerose usw.

Cupronat

Bewährtes Anthelminthicum in Tabletten. Jede Tablette enthält 0,00094 g Kupfer in gut verträglicher, wirksamer Form. Cupronat zeichnet sich durch Wohlgeschmack aus, was seine Brauchbarkeit als Wurmmittel erhöht.

Fejoprot

enthält Eisen und Jod je 0,025 g pro Tablette in fester chemischer Bindung an Eiweiß. Angezeigt bei Skrofulose im kindlichen Alter. Sehr wohlschmeckend; leicht verträglich.

Eisentropon

in Pulver und Tabletten. Eisen an Eiweiß fest gebunden, daher ohne schädigende Nebenwirkungen auf Zähne und Schleimhäute. Zeichnet sich durch hohen Eisengehalt (2,63 %), gute Resorption und Assimilation aus. Angenehm im Geschmack.

Malztropon

empfohlen bei stillenden Müttern. Hervorragendes Kräftigungsmittel in der Rekonvaleszenz.

Troponwerke Dinklage & Co., Köln-Mülheim.

Verlag von Julius Springer in Berlin W 9

Lehrbuch der Diätetik des Gesunden und Kranken. Für Ärzte, Medizinalpraktikanten und Studierende. Von Professor Dr. **Theodor Brugsch,** Berlin. Zweite, vermehrte und verbesserte Auflage. 1920.
Gebunden Preis M. 20.—

Diätetische Küche für Klinik, Sanatorium und Haus, zusammengestellt mit besonderer Berücksichtigung der Magen-, Darm- und Stoffwechselkranken. Von Dr. **A.** und Dr. **H. Fischer,** Sanatorium „Untere Waid" bei St. Gallen in der Schweiz. 1913. Gebunden Preis M. 6.—

Kochlehrbuch und praktisches Kochbuch für Ärzte, Hygieniker, Hausfrauen, Kochschulen. Von Professor Dr. **Chr. Jürgensen** in Kopenhagen. Mit 31 Figuren auf Tafeln. 1910. Preis M. 8.—; gebunden M. 9.—

Allgemeine diätetische Praxis. Von Professor Dr. **Chr. Jürgensen,** Kopenhagen. 1918. Preis M. 18.—

Die Praxis der Hydrotherapie und verwandter Heilmethoden. Ein Lehrbuch für Ärzte und Studierende. Von Dr. **A. Laqueur,** leitender Arzt der Hydrotherapeutischen Anstalt und des Medikomechanischen Instituts am Rudolf-Virchow-Krankenhause zu Berlin. Mit 57 in den Text gedruckten Figuren. 1910. Preis M. 8.—

Physikalische Therapie innerer Krankheiten. Von Dr. med. **M. van Oordt,** Leitender Arzt des Sanatoriums Bühler Höhe. Die Behandlung innerer Krankheiten durch Klima, Spektrale Strahlung und Freiluft (Meteorotherapie). 1. Band. Mit 98 Textabbildungen, Karten, Tabellen, Kurven und 2 Tafeln. (Aus Enzyklopädie d. klin. Medizin.)
Unter der Presse

Hierzu Teuerungszuschläge

Verlag von Julius Springer in Berlin W 9

Die Therapie des praktischen Arztes. Unter Mitwirkung von hervorragenden Fachgelehrten herausgegeben von Professor Dr. **Eduard Müller,** Direktor der Medizinischen Universitäts-Poliklinik zu Marburg. Drei Bände. (Jeder Band ist auch einzeln käuflich.)

I. Band: **Therapeutische Fortbildung 1914.** Mit 180 zum Teil farbigen Abbildungen im Text und auf 4 Tafeln. 1914. Gebunden Preis M. 10.50

II. Band: **Rezepttaschenbuch (mit Anhang).** 1914. Gebunden Preis M. 6.40

III. Band: **Grundriß der gesamten praktischen Medizin.** 2 Teile. Mit 54 Textabbildungen. 1920. Gebunden Preis M. 60.—

Fachbücher für Ärzte.

Band I: **Praktische Neurologie für Ärzte.** Von Professor Dr. **M. Lewandowsky (†)** in Berlin. Dritte Auflage. Herausgegeben von Dr. **R. Hirschfeld,** Charlottenburg. Mit 21 Textabbildungen. 1919. Gebunden Preis M. 22.—

Band II: **Praktische Unfall- und Invalidenbegutachtung** bei sozialer und privater Versicherung sowie in Haftpflichtfällen. Von Privatdozent Dr. med. **Paul Horn.** 1918. Gebunden Preis M. 9.—

Band III: **Psychiatrie für Ärzte.** Von Dr. **Hans W. Gruhle,** Privatdozent an der Universität Heidelberg. Mit 23 Textabbildungen. 1918. Gebunden Preis M. 12.—

Band IV: **Praktische Ohrenheilkunde für Ärzte.** Von **A. Jansen** und **F. Kobrak** in Berlin. Mit 104 Textabbildungen. 1918. Gebunden Preis M. 16.—

Band V: **Praktisches Lehrbuch der Tuberkulose.** Von Prof. Dr. **G. Deycke,** Hauptarzt der inneren Abteilung und Direktor des Allgemeinen Krankenhauses in Lübeck. Mit 2 Textabbild. 1920. Gebunden Preis M. 22.—

Band VI: **Infektionskrankheiten.** Von Prof. Dr. **Georg Jürgens** in Berlin. Mit 112 Kurven. 1920. Gebunden Preis M. 26.—

Hierzu Teuerungszuschläge

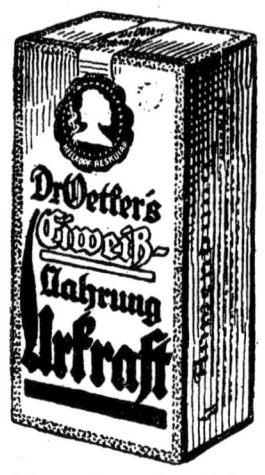

Aus dem Gutachten des öffentlichen Laboratoriums von Dr. Aufrecht, Berlin:

Bakteriologischer Befund:

Kulturversuche haben ergeben, daß die Probe frei von schädlichen Mikroorganismen war.

Chemischer Befund:

Wasser . . . . 7,88 %
Stickstoffsubstanz . . . . 67,06 %
Fett (Ätherextrakt) . . . . 2,80 %
Lösliche Kohlenhydrate . . . . . 19,12 %
Unlösliche Kohlenhydrate . . . . 0,52 %
Rohfaser 0
Asche . . . . 1,72 %
Phosphorsäure . . . . 0,48 %

Von der Stickstoffsubstanz erwiesen sich als verdaulich 88,2 %

Nach diesem Befund halte ich die Probe für ein beachtenswertes Präparat. Es ist besonders gekennzeichnet durch den hohen Gehalt an leichtverdaulichen Eiweißstoffen, besitzt bei sachgemäßer Aufbewahrung eine gute Haltbarkeit und gibt, mit Wasser oder Milch angerührt und aufgekocht, eine schmackhafte Speise von reinem, mildem Geschmack. In hygienischer Beziehung gibt sie zu einer Bemängelung keinen Anlaß.

Kostenfreie Muster stehen den Herren Ärzten zur Verfügung!

**Trocknungs-Werke Oetker & Co., G. m. b. H.
Bielefeld**

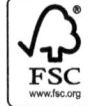

MIX
Papier aus verantwortungsvollen Quellen
Paper from responsible sources
FSC® C105338

If you have any concerns about our products,
you can contact us on
ProductSafety@springernature.com

In case Publisher is established outside the EU,
the EU authorized representative is:
**Springer Nature Customer Service Center GmbH
Europaplatz 3, 69115 Heidelberg, Germany**

Printed by Libri Plureos GmbH
in Hamburg, Germany

MIX
Papier aus verantwortungsvollen Quellen
Paper from responsible sources
FSC® C105338

Jeanette Jakubowski

Geschichte des jüdischen Friedhofs in Bremen

disserta Verlag

Jakubowski, Jeanette: Geschichte des jüdischen Friedhofs in Bremen, Hamburg, disserta Verlag, 2017

Buch-ISBN: 978-3-95935-365-6
PDF-eBook-ISBN: 978-3-95935-366-3
Druck/Herstellung: disserta Verlag, Hamburg
Erweiterte Ausgabe 2017
Umschlagsmotive: © Yonca Jakubowski
Umschlagsgestaltung: Annelie Lamers

Bibliografische Information der Deutschen Nationalbibliothek:
Die Deutsche Nationalbibliothek verzeichnet diese Publikation in der Deutschen Nationalbibliografie; detaillierte bibliografische Daten sind im Internet über http://dnb.d-nb.de abrufbar.

Das Werk einschließlich aller seiner Teile ist urheberrechtlich geschützt. Jede Verwertung außerhalb der Grenzen des Urheberrechtsgesetzes ist ohne Zustimmung des Verlages unzulässig und strafbar. Dies gilt insbesondere für Vervielfältigungen, Übersetzungen, Mikroverfilmungen und die Einspeicherung und Bearbeitung in elektronischen Systemen.

Die Wiedergabe von Gebrauchsnamen, Handelsnamen, Warenbezeichnungen usw. in diesem Werk berechtigt auch ohne besondere Kennzeichnung nicht zu der Annahme, dass solche Namen im Sinne der Warenzeichen- und Markenschutz-Gesetzgebung als frei zu betrachten wären und daher von jedermann benutzt werden dürften.

Die Informationen in diesem Werk wurden mit Sorgfalt erarbeitet. Dennoch können Fehler nicht vollständig ausgeschlossen werden und die Diplomica Verlag GmbH, die Autoren oder Übersetzer übernehmen keine juristische Verantwortung oder irgendeine Haftung für evtl. verbliebene fehlerhafte Angaben und deren Folgen.

Alle Rechte vorbehalten

© disserta Verlag, Imprint der Diplomica Verlag GmbH
Hermannstal 119k, 22119 Hamburg
http://www.disserta-verlag.de, Hamburg 2017
Printed in Germany

Vorwort zur 2. verbesserten Auflage

Für technische Unterstützung bei der Konvertierung meines alten Manuskripts danke ich Ralf Wittke, Bremen, und insbesondere Holger Pleus, Barnsdorf, für die kritische und freundschaftliche Durchsicht des revidierten und ergänzten Textes bzw. Teilen des Textes Bernd Meyer (und fürs Reiskochen), Dr. Bettina Decke und Helge Baruch-Burwitz, alle Bremen, Steffi Lisa Otten, Oldenburg, Jakob Lohse, Taipei, und besonders Michah Claßen, Lissabon, meiner Tochter Yonca für ihr Verständnis beim Ringen um und mit dem Laptop, ihrem Vater Hasan für die gemeinsamen Fahrradtouren zum Achterdieksee und schließlich mir selbst fürs zähe Durchhalten.
Jeanette Jakubowski, im Juli 2016

Vorwort zur 1. Auflage

Am Zustandekommen dieses Buches waren viele beteiligt – materiell, intellektuell und, für den Fortgang des Schreibens vielleicht am wichtigsten, mit Empathie. Mein Dank gilt zunächst dem Staatsarchiv Bremen und seinen Mitarbeitern, insbesondere dem Archivpädagogen Dr. Günther Rohdenburg, sowie dem Verein „Erinnern für die Zukunft". Sie haben mit der Finanzierung eines einjährigen Projekts die Grundlage geschaffen.

Vor allem aber war die Unterstützung der Jüdischen Gemeinde Bremen notwendig. Für ihre Hilfe möchte ich allen ehemaligen, emigrierten sowie den jetzigen Gemeindemitgliedern danken. Sie haben mein Wissen vermehrt, das Verständnis für die jüdische Religion und Kultur bereichert und mit Offenheit und manchmal mit Augenzwinkern meine Fragen zu den gelegentlich auch enthüllenden Details der Friedhofsgeschichte beantwortet. Der Vorstand, insbesondere die erste Vorsitzende Elvira Noa, sowie Rabbiner Professor Dr. Benyamin Barslai haben mir vertrauensvoll den Zugang zum Archiv in Heidelberg und damit wichtige Einblicke in die Geschichte der Bremer Gemeinde eröffnet. Ohne ihr Verständnis und Wohlwollen wäre es nicht möglich gewesen, die Geschichte des Friedhofs zu schreiben. Bei der Übersetzung der Grabsteine aus dem Hebräischen hat mir vor allem Dr. F. G. Hüttenmeister geholfen, der an der Universität Tübingen tätig ist. Ohne ihn wäre mir beispielsweise der Grabstein des Rabbiners Leopold Rosenak ein Buch mit sieben Siegeln geblieben, und manche meiner deutschen Übersetzungen hätten bizarre Formen angenommen. Ingelore Rüdlin, Mitarbeiterin der Jiddischen Bibliothek der Universität Potsdam, hat sich meiner tastenden Versuche bei der Erklärung der aschkenasischen Aussprache jüdischer Begriffe überaus freundlich angenommen, sodass ich auch ihr zu großem Dank verpflichtet bin. Über einen Zeitraum von vier Jahren haben den Text oder Teile davon gelesen und mit Kommentaren und hilfreichen Hinweisen versehen der Sinologe Dr. Mathew Königsberg, Dr. Günther Rohdenburg, Dr. Bettina Decke, Kai Widowski, Torsten Baltrusch und nicht zuletzt mein Verleger Helmut Donat, der meine manchmal spröde Sprache geglättet und belebt, Überflüssiges zum Weglassen vorgeschlagen und den Anmerkungsteil gelichtet hat. Nicht unerwähnt soll Andreas Hemstege bleiben, der die im Bildteil abgedruckten Fotos aufgenommen hat.

Mein Dank gilt auch und nicht zuletzt den vielen Persönlichkeiten, Institutionen, Stiftungen und Firmen, die durch ihre finanzielle Unterstützung die Drucklegung des Buches erst ermöglicht haben: die Nikolaus Heinrich Schilling-Stiftung, Bremen, die Waldemar Koch Stiftung, dem Bremer Senator für Bildung, Wissenschaft, Kunst und Sport, der SECURITAS – Bremer Allgemeine Versicherungs-AG, der Nolting-Hauff-Stiftung zur Förderung der Wissenschaften und der Universität Bremen, der Historischen Gesellschaft Bremen e.V., der Bremer Gesellschaft für christlich-jüdische Zusamenarbeit und der Firma EDUSCHO. Allen Erwähnten danke ich.

Jeanette Jakubowski im November 2000

Einleitung

Der jüdische Friedhof im heutigen Bremer Ortsteil Hastedt ist einer von über 2500 erhaltenen jüdischen Friedhöfen in Deutschland, von denen die meisten, wie der Bremer, aus dem 18. und 19. Jahrhundert stammen.[1]

Er ist ebenso Denkmal jahrhundertelanger jüdischer Kultur wie der besonderen Lokalgeschichte der jüdischen Minderheit in Bremen, Mahnmal der Zerstörung durch den Nationalsozialismus, aber auch Abbild des Wiederbeginns nach 1945 und eines durch die russisch-jüdische Einwanderung seit Beginn der neunziger Jahre neu erwachenden jüdischen Lebens in der Hansestadt. Vielfältig waren und sind seine Funktionen seit jeher: er ist nicht allein Grabstätte gewesen, sondern immer auch Ort der Pflege jüdischer Traditionen, der Erinnerung und des Gedenkens an verstorbene oder ermordete Angehörige und Freunde, aber auch Ort der Demonstration jüdischer Assimilation und Säkularisation, nationaler Treue und Zugehörigkeit sowie Schauplatz demokratischer bzw. antidemokratischer Bekenntnisse. Der historisch weitgespannte Rahmen von 200 Jahren Friedhofsgeschichte schließt dabei auch die „rassenkundlichen" Forschungen der Nationalsozialisten auf dem Friedhofsgelände und die politisch akzentuierte Gedenkkultur nach 1945 ein, sowie den Bereich antisemitisch motivierter Friedhofsschändungen.

Im Wesentlichen ist der folgende Text eine historische Quellenarbeit, ergänzt durch kulturgeschichtliche, wo sinnvoll, mentalitätsgeschichtliche und politische Aspekte. Im Laufe der Beschäftigung mit den historischen Quellen stellte sich nämlich schon früh heraus, dass die gefundenen historischen Quellen und Bruchstücke in einen größeren Rahmen der allgemeinen lokalen Bremer oder auch deutschen Entwicklung gehören. Das ist keine wirklich neue Erkenntnis. Bereits der russisch-jüdische Historiker Simon Dubnow sah die jüdische Geschichte im Kontext der allgemeinen.[2] Und in ihrem Vorwort zur Neuauflage von Ismar Elbogens „Die Geschichte der Juden in Deutschland" von 1935 schrieb die deutsch-jüdische Historikerin Eleonore Sterling in den 60er Jahren des letzten Jahrhunderts: „Wer sich aber einmal näher mit ihr (J.J.: der jüdischen Geschichte) beschäftigt hat, weiß, wie stark sie die allgemeine deutsche Geschichte wiederspiegelt."[3] Mit der Gründung des Vereins „für Cultur und Wissenschaft der Juden" 1819 in Berlin begann die Darstellung und Erforschung der Geschichte der Juden in Deutschland.[4] Die großen jüdischen Gemeinden betrachteten ihre Friedhöfe schon im 19. Jahrhundert auch als historische Dokumente. Erst das Scheitern des Nationalsozialismus und das Ende des 2. Weltkrieges führten jedoch dazu, dass deutsche nichtjüdische Historiker die jüdische

---

[1] Michael Brocke, Der jüdische Friedhof in Soest, S. 11.
[2] Zu Simon Dubnow: https://de.wikipedia.org/wiki/Simon_Dubnow (abgerufen am 12.02.2017)
[3] Ismar Elbogen und Eleonore Sterling: Geschichte der Juden, S. 7.
[4] Ismar Elbogen und Eleonore Sterling: Geschichte der Juden, S. 206.

Geschichte als Teil der deutschen sahen oder sehen mussten. Bis dahin konnte man deutsche Geschichte „schreiben und lehren, ohne die jüdische Volksgruppe anders als mit gelegentlicher Erwähnung ihrer Ausnahmesituation einzubeziehen."[5] Die Geschichte der jüdischen Minderheit und ihrer Kultur ist seitdem an deutschen Universitäten institutionalisiert worden: mit der Gründung des Instituts für Judaistik an der Freien Universität Berlin 1963[6] sowie des Zentrums für Antisemitismusforschung an der Technischen Universität Berlin 1982[7], denen weitere Gründungen an deutschen Universitäten folgten.

Lehrpläne an deutschen Schulen verpflichten deutsche Lehrer in der 10. Klasse das Thema „Holocaust" zu unterrichten.

Die Quellen zum jüdischen Friedhof in Bremen aufzufinden war damals vor knapp 20 Jahren und ist vermutlich auch heute noch nicht ganz einfach: ein Teil der historischen Dokumente lagerte in verschiedenen Akten im Bremer Staatsarchiv, andere noch bei Stadtgrün Bremen, dem ehemaligen Gartenbauamt, das heute zum Umweltbetrieb Bremen gehört, sowie beim Bauamt und beim Denkmalschutzamt Bremen, wieder andere waren im Archiv der Stiftung Neue Synagoge Berlin – Centrum Judaicum. Andere Akten hatte die jüdische Gemeinde Bremen an das Zentralarchiv der Juden in Deutschland in Heidelberg gegeben. Das Zentralarchiv ist die zentrale Sammel- und Dokumentationsstelle für die jüdischen Gemeinden in Deutschland und befand sich in ihrem Bremer Teil damals noch im Aufbau. Das heißt: die Aktenbestände waren dort noch nicht vermerkt und zugeordnet.

Dazu kamen Zeitungsrecherchen zu historischen Ereignissen in zeitgenössischen jüdischen und Bremer Publikationen, natürlich die Lektüre der Sekundärliteratur, Gespräche mit ehemaligen und gegenwärtigen Gemeindemitgliedern, überregionale Konferenzen zu jüdischen Friedhöfen, Besuche auf dem Friedhof, Grabsteinübersetzungen und -fotos. Nach und nach ergab sich aus den verschiedenen Puzzlesteinen ein genaueres Bild und eine Idee vom künftigen Buch.

Die von der wissenschaftlichen Forschung seit etwa dem Ende der 70er Jahre aufgeworfene Frage nach der Assimilation bzw. Akkulturation der Juden in Deutschland[8] hat meine Arbeit an den Quellen begleitet. Sie hat sich zum Beispiel bei der

---

[5] Wanda Kampmann: Vorwort, in: dies. : Deutsche und Juden, S. 11.
[6] http://www.fu-berlin.de/sites/israel/history/jewish-studies/index.html
[7] http://www.tu-berlin.de/fakultaet_i/zentrum_fuer_antisemitismusforschung/menue/ueber_uns/
[8] Auf die Kontroverse um die Begriffe Emanzipation, Assimilation und Akkulturation sowie die von Shulamith Volkov entwickelte Vorstellung der Erschaffung einer neuen modernen Tradition des Judentums und der Wiederannäherung assimilierter Juden an die jüdische Tradition seit dem 19. Jahrhundert – Dissimulation – kann ich im folgenden nicht näher eingehen. Ich verwende im Buch die Begriffe Assimilation und Akkulturation ohne Bedeutungsunterschied und ohne Wertung. Herbert A. Strauss hat in seinem Aufsatz „Akkulturation als Schicksal" allerdings schon 1985 darauf hingewiesen, dass die Begriffe Assimilation und Integration biologische Analogien enthalten bzw. die Unterordnung eines kulturellen Stranges unter einen anderen bedeuten. Er plädierte daher für die Verwendung des Begriffs Akkulturation, der frei von Werturteilen sei. Strauss sagt, dass die Akkulturation ein säkularer Prozess gewesen sei, der alle Schichten der Bevölkerung erfasst habe. Dabei existierten „neben den modernisierten und akkulturierten Schichten und kosmopolitischen

Beschreibung von Begräbnisriten und Grabschmuck als sinnvoll erwiesen. Im Rahmen dieser umfassenderen Fragestellung ist auch ein relativ banales Thema über „Nachbarschaftskonflikte" und Friedhofsausgestaltung erhellend.

Die Quellenlage ist dabei durchaus nicht einheitlich. Einer relativ dünnen Quellenlage zum Friedhof im 19. Jahrhundert, steht eine erwartbar dichtere Quellenlage im 20. gegenüber. Fragen der politischen jüdischen Gedenkkultur, nach dem Desaster des 1. Weltkrieges, die unlängst in überregionalen Publikationen zum Gedenken an den Beginn des 1.Weltkrieges vor 100 Jahren aufgearbeitet wurden, und die neuere kritische historische Literatur zum 1. Weltkrieg, veranlassten mich, die Kapitel zum 1. Weltkrieg zu revidieren, wo nötig, umzuschreiben. Dabei war es nun möglich die Bremer Quellen besser in ihrem überregionalen Zusammenhang zu verankern, zum Teil differenzierter zu interpretieren und damit auch aus einer oberflächlichen historischen Zuordnung zu deutschem Nationalstolz, beeinflusst von damaliger militärischer Führung und politischen Interessen der machthabenden Gruppen, herauszulösen.

Die Ende der 90er und zu Beginn des 2. Jahrtausends publizierten Arbeiten zur Geschichte der jüdischen Gemeinde und andere lokalgeschichtliche und überregionale Arbeiten oder auch ausgewählte Informationen aus dem Internet, die bei meinen Archiv-Recherchen zum größten Teil noch nicht zur Verfügung standen, konnte ich bei der Revision des Manuskripts von 2002 ebenfalls einbringen und damit die Friedhofsgeschichte besser in die lokale und lokaljüdische Geschichte einbinden. Das einleitende Kapitel zur Friedhofsgeschichte, das Kapitel zur „Chewra Kadischa" aber auch die Kapitel zur Gedenkgeschichte nach 1945 haben davon insbesondere profitiert[9].

Der schon in der 1. Auflage angefügte biografische Teil mit der Interpretation von ausgewählten Grabsteininschriften ergänzt und differenziert die Geschichte des Friedhofs und die sich auf ihm dokumentierende Gedenkkultur: in den Überblickskapiteln zu einzelnen historischen Epochen, z.B. zum 1. Weltkrieg oder zum Nationalsozialismus, oder auch in den Kommentaren auf dem Grabmal von Abraham Isaak Heine, Selma Zwiniecki oder Carl Katz. Dieser biografische Teil sollte und soll zusammen mit den in der Einleitung zum biografischen Teil aufgeführten Informationen zur Anlage der Gräberfelder, zur Gestaltung der Grabsteine und ihren Inschriften und dem Friedhofsplan aber auch eine praktische Erkundung des

---

Unterkulturen, selbst neben den am Ende (1930) etwa ein Fünftel der jüdischen Bevölkerung ausmachenden „Ostjuden" jüdische Gemeinschaften traditioneller Art, so verschieden auch die Traditionen waren, die sie bestimmten." Herbert A. Strauss: Akkulturation als Schicksal, S. 17; Shulamith Volkov: Die Erfindung einer Tradition, 2001, S. 118-137; dies.: Die Dynamik der Dissimulation, 1990, S. 166-190.) Diese Struktur trifft sicherlich auch auf die jüdische Gemeinde in Bremen zu.

[9] Seit 2009 liegt auch Max Markreichs grundlegende Arbeit über die „Geschichte der Juden in Bremen und Umgebung" von 1955 im Druck vor. Die Seitenzählung in den Anmerkungen orientiert sich jedoch hauptsächlich an der Seitenzählung des maschinenschriftlichen Manuskripts, das im Staatsarchiv Bremen einsehbar ist. Wo ich davon abweiche, ist dies vermerkt.

Friedhofs ermöglichen, z.B. im Rahmen von Rundgängen oder Führungen, die mit der jüdischen Gemeinde abgesprochen werden müssen und von ihr begleitet werden können. – Lokale Geschichtsschreibung kann für diesen so alltäglichen und doch so besonderen Ort die „trockenen" Fakten der Vergangenheit sammeln und dabei Opfern und Tätern eine Stimme geben, damit wir daraus lernen.

Die Formulierung ‚ausgewählte Biographien' besagt zugleich, dass es bis heute keine vollständige Dokumentation aller Grabsteine des Hastedter Friedhofs gibt, obwohl in der Vergangenheit dazu mehrfach Versuche aus ganz unterschiedlichen Motiven unternommen wurden. Diese Arbeit kann eine Aufgabe für die Zukunft sein, zumal die Belegung des Hastedter Friedhofs nun mehr weitgehend abgeschlossen ist und mit dem Friedhof in Schwachhausen der jüdischen Gemeinde seit 2008[10] ein neues Friedhofsareal zur Verfügung steht.

Zur Geschichte des nunmehr alten Hastedter Friedhof gehören jedoch auch die verschiedenen Dokumentationsversuche der Grabsteine. Sie entstanden aus ganz unterschiedlichen Motivationen: zum Beispiel aus historischem Interesse und heimatkundlichem Stolz auf die Geschichte der eigenen Gemeinde und Verbundenheit mit ihr, dem Versuch sich durch Mitarbeit an der nationalsozialistischer Erforschung der Friedhöfe der Vernichtung zu entziehen und auf der Gegenseite „rassenkundlicher" Forschungsabsicht, hinter der nicht nur Überzeugung, sondern auch die Intention stand der Einberufung an die Front zu entkommen.

Die „Worterklärungen" zu Begriffen aus dem jüdischen Kultus und zur Aussprache am Ende des Buches beziehen sich schließlich auf die im historischen Haupttext und auch in den zugrunde liegenden Quellen verwendeten Begriffe. Sie enthalten auch Hinweise auf die Varianten des in der Bremer jüdischen Gemeinde im Kultus verwendeten Hebräisch und das in der Gemeinde als Umgangssprache gesprochene Jiddisch und waren zu umfangreich, um sie dort noch, etwa in den Anmerkungen, unterbringen zu können.

Noch in der 1. Auflage hatte dieses Buch keine Einleitung. Ganz zum Schluss habe ich mich nochmals an diese Arbeit gemacht, so dass die Einleitung nun in der 2. Auflage zu finden ist.[11] Ich meine, dass sich das Buch auch in dieser Hinsicht verbessert hat und leserfreundlicher geworden ist.

---

[10] Artikel „Neuer jüdischer Friedhof bekommt Trauerhalle", in: Weser-Kurier vom 20.01.2012 (http://www.weser-kurier.de/bremen/bremen-stadtreport_artikel,-Neuer-juedischer-Friedhof-bekommt-Trauerhalle-_arid,72369.html)

[11] Vielen Dank an Steffi Lisa Otten, die mich energisch darauf hingewiesen hat, dass diese Arbeit unbedingt eine Einleitung haben sollte.

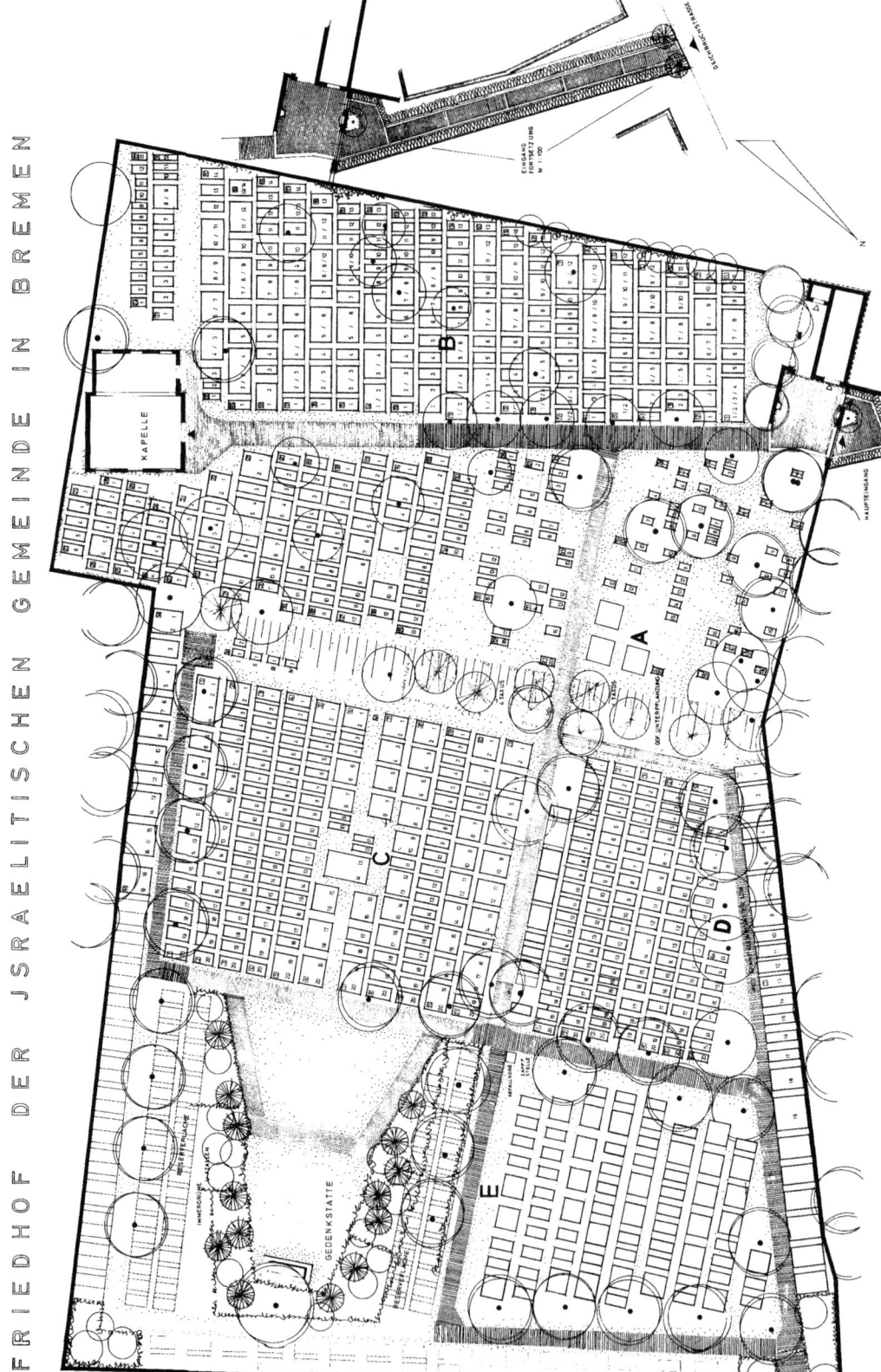

Von den Anfängen bis zum Beginn des 20. Jahrhunderts

Vielleicht hat es schon im Mittelalter einen jüdischen Friedhof in der Altstadt von Bremen gegeben. Dies ist aber nicht gesichert. Bremen war – so Anne E. Dünzelmann – im 13. und 14. Jahrhundert ein „melting pot".[12] So gab es hier bereits Juden, die vermutlich als Pfandleiher aktiv waren, und christliche Bremer Kaufleute hatten Kontakt zu jüdischen Kaufleuten in Flandern. Die Vertreibungen des 14. Jahrhunderts und die verschärften Maßnahmen der Hanse gegenüber Nichtbürgern ließen dann eine Anwesenheit von Juden im 15. Jahrhundert nicht zu. Im 16. Jahrhundert werden Juden – so vermutet Anne E. Dünzelmann mit Max Markreich,[13] dem Verfasser einer ersten „Geschichte der Juden in Bremen und Umgegend" – außerhalb oder sogar innerhalb der Stadtmauern gelebt haben, darauf deuten Namen aus der Stadtgeographie, wie die Bezeichnung „Jodenberg".[14]

Die Stadt reagiert im 16. und 17. Jahrhundert auf die sich verstärkenden Migrationsbewegungen und die Verelendung der Bevölkerung, die besonders die Städte trafen, zunehmend ablehnend. Das betraf nicht nur Juden, sondern auch wandernde Gesellen, Refugiés, Katholiken und allgemein Arme. Ähnlich wie in Lübeck war der Bremer Staat auch im 18. Jahrhundert gegen eine jüdische Zuwanderung. Nach dem Ende der erzbischöflichen Macht setzten reformierte Geistlichkeit und reformierter Mittelstand eine ausgeprägt antijüdische Politik durch, die im Gegensatz zu der im Absolutismus geförderten Ansiedlung wirtschaftlich vorteilhafter Juden stand.[15] So wie etwa auch in Braunschweig wiesen Kirche, Bürgertum und Kleinbürgertum gemeinschaftlich insbesondere jüdische Migranten zurück. Allerdings gab es regelmäßig jüdische Händler auf dem Bremer Markt und christliche Kaufleute hatten überregionalen Kontakt mit portugiesischen jüdischen Kaufleuten, der für das Kreditgeschäft belegt ist. Bremen war auch Verschiffungsort für die Waren jüdischer Händler aus den angrenzenden Gebieten. Anschuldigungen wegen Beleidigung,

---

[12] Anne E. Dünzelmann: Vom Gaste, den Joden und den Fremden, S. 68. Zur Geschichte der Juden in Bremen siehe im Folgenden insbesondere: Anne E. Dünzelmann: Vom Gaste, den Joden und den Fremden, S. 64 ff.; Dieter K. Buse: Antisemitism in Mid-Ninteenth Century in Bremen, S. 1-16.; Inge Vorbeck: Außenseiter; Wilhelm Tacke: Die Mär, S. 97 ff. Und natürlich das Buch von Max Markreich, Verfasser der ersten Lokalgeschichte der Juden in Bremen: Max Markreich: Geschichte der Juden. Zu Max Markreich: https://de.wikipedia.org/wiki/Max_Markreich; http://findingaids.cjh.org/?pID=121444.

[13] Zu Max Markreich: Bettina Decke: Max Markreich. Ein Manuskript und ein Autor, die in Bremen Geschichte machten; in: Weser-Kurier, 30.6.1999; auch in: Max Markreich: Geschichte der Juden, Bremen 2009, S. 268 – 272; http://findingaids.cjh.org/?pID=121444; https://de.wikipedia.org/wiki/Max_Markreich

[14] Wilhelm Tacke vermutet zusammen mit Max Markreich, dass die in Bremen ansässigen Juden u.U. nach dem Ausbruch der Pest 1350 und den danach gestreuten „Gräuelmärchen von der Vergiftung der Brunnen" möglicherweise auf dem „Jodenberg" hingerichtet wurden. (Max Markreich: Geschichte der Juden, Bremen 2009, S. 17; Wilhelm Tacke: Die Mär, S. 97.) Anne Dünzelmann sieht dagegen diese Bezeichnung als möglichen Beleg für einen dort bereits im Mittelalter vorhandenen jüdischen Friedhof. (Anne Dünzelmann: Vom Gaste, den Joden und den Fremden, S. 66)

[15] Positiv bewerteten Rat und Kirche hingegen die Zuwanderung getaufter Juden.

Diebstahl etc. verweisen zudem auf eine gelegentliche Anwesenheit von Juden ohne Aufenthaltsrecht. In der Mitte des 18. Jahrhunderts entwickelte sich dabei eine „zunehmend aggressivere Abwehrhaltung gegenüber den vermehrt in Bremen tätigen Juden."[16] Eine „Metapher der Aufklärung, die Toleranz, war zwar gern zitiertes Ideal, wurde aber in der Umsetzung weitestgehend negiert."[17] Dennoch konnten einzelne Juden gegen eine direkt beim präsidierenden Bürgermeister zu entrichtende Geldsumme, „Recognition" genannt, in die Stadt gelangen, für kurz- oder längerfristige Aufenthalte. Im ganzen 19. Jahrhundert fiel – so Andreas Schulz – von den „reichen Früchten des Welthandels" genügend ab, „um der ganzen Stadt ein beachtliches Wohlstandsniveau zu erhalten".[18] Doch grenzte sich die Stadt bis über die Mitte des 19. Jahrhunderts erfolgreich gegen fremde Arme, Bettler, Vaganten und fremde Juden ab, die besonders in den Konjunkturkrisen der 1820er Jahre rigoros ausgewiesen wurden.[19] Unerwünschte mittellose Zuwanderer wurden an den Stadttoren kontrolliert und gegebenenfalls abgewiesen.[20] Ausweisungen bedrohten bis in die Mitte des 19. Jahrhunderts fremde Arbeitskräfte, zum Beispiel wurden die 1846 beim Bau der Eisenbahn in Bremen beschäftigten Arbeiter nach Ablauf ihres Vertrages ausgewiesen. Erst mit der Gründung des Deutschen Reiches 1871 wurden die Regelungen der Bremer Fremdenpolizei hinfällig. Bis in die 1870er Jahre blieb die Zahl der ortsfremden Arbeiter in Bremen dabei „relativ gering".[21] Erst mit dem Beitritt Bremens zum Zollverein 1888 und dem Aufbau der Hafenanlagen wanderten dann Arbeiter aus anderen Teilen Deutschlands in größeren Mengen zu.[22]

Nach Bremens frühem Übertritt zum Calvinismus wurde der reformierte Glaube zur Staatsreligion. Um 1800 stellten Katholiken und Juden weniger als 1% der Bevölkerung. Sie standen in einem Schutzverhältnis zur Stadt und konnten das Bürgerrecht nicht erwerben. Juden hatten sich schon im Mittelalter häufig aus begründeter Angst vor Verfolgung unter den Schutz des deutschen Kaisers bzw. der deutschen Könige gestellt[23] und bezahlten dafür ein Schutzgeld. Sie gehörten damit zur kaiserlichen Kammer und hießen deswegen auch „kaiserliche Kammerknechte" oder eben „Schutzjuden". Die Schutzbriefe gehen in der Folge auf die Fürsten und Reichsstädte über. Die Juden werden damit zum Spielball und häufig zu Leidtragenden der

---

[16] Anne E. Dünzelmann: Vom Gaste, den Joden und den Fremden, S. 192.
[17] Anne E. Dünzelmann: Vom Gaste, den Joden und den Fremden, S. 191.
[18] Andreas Schulz: Vormundschaft und Protektion, S. 704.
[19] Heide Gerstenberger: Die Bürger und die anderen, S. 219, 221 f., 236 f., 243, 249, 246.; Andreas Schulz: Vormundschaft und Protektion, S. 163 f., 167. Erst mit der Gründung des Deutschen Reiches 1871 wurden auch die Regelungen der Bremer Fremdenpolizei hinfällig. (Heide Gerstenberger: Die Bürger und die anderen, S. 246.)
[20] Andreas Schulz: Vormundschaft und Protektion, S. 167.
[21] Andreas Schulz: Vormundschaft und Protektion, S. 168; Heide Gerstenberger: Die Bürger und die anderen, S. 236 f.
[22] Um 1900 waren dies 92000 Personen, 42% der Gesamtbevölkerung, insgesamt ein Zuwachs von 40% (62 000 Personen) bei geringer Abwanderung. (Heide Gerstenberger: Die Bürger und die anderen, S. 247 f.)
[23] Ismar Elbogen und Eleonore Sterling: Geschichte der Juden, S. 40 f., 45 ff.

verschiedenen Interessen. In Bremen „werden sie jedoch nicht geduldet".[24] Das Ministerium der reformierten städtischen Pfarrer drängte im 18. Jahrhundert darauf Angehörige zum Übertritt zu bewegen oder von der Stadt fernzuhalten.[25] Negativ gegenüber einem Aufenthalt von Juden in der Stadt eingestellt waren dabei insbesondere das Krameramt und die Bremer Zünfte, die sich mit Beschwerden an den Rat der Stadt wandten. Heimische Händler beschrieben jüdische als negative, kriminelle Konkurrenz, denen ein gleichwertiger Bürgerstatus oder auch mit einem Blick auf die Forderungen der französischen Revolution „die Rechte der Menschheit"[26] nicht zukämen. Solche Proteste waren an sich nicht ungewöhnlich, es gab sie auch in Hannover und Preußen.[27] In Bremen sind sie bis in die 1. Hälfte des 19. Jahrhunderts quellenmäßig belegt.[28]

Erst 1803 gab es – abgesehen von dem nicht gesicherten mittelalterlichen jüdischen Friedhof – einen jüdischen Friedhof in Bremen, besser im Bremer Landgebiet. Damals waren einige Landgemeinden, die bisher zu Hannover gehörten, mit der Londoner Konvention zu Bremen gekommen, darunter Burg und Hastedt. Damit verpflichtete sich Bremen auch zur Übernahme der Schutzjuden Levy Abraham, Hesekiel Abraham und Hesekiel Jacob Alexander, in Hastedt und des in Burg ansässigen Schutzjuden Salomon David mit ihren Familien. Sie leisteten am 9. August 1803 den vorgeschriebenen Homogial-Eid auf den Bremer Staat. Allerdings durften sich die Bremer Schutzjuden nicht in der Stadt niederlassen und sie mussten weiterhin Abga-

---

[24] Max Markreich: Geschichte der Juden, S. 18 f.
[25] Nach Schätzungen gab es 120 Katholiken bei 30 000 Gesamteinwohnern, noch geringer war die Anzahl der Juden in Bremen. Noch Anfang der 30 Jahre des 18. Jahrhunderts beklagte ein Zeitgenosse die Ausweisung der Juden aus dem Stadtgebiet und ihre Zuweisung in die Dörfer der Umgebung durch den Rat. (Andreas Schulz: Vormundschaft und Protektion, S. 193, auch Anm. Nr. 71)
[26] Beilage zum Wittheitsprotokoll von 1881 zitiert nach: Anne. E. Dünzelmann: Vom Gaste, den Joden und den Fremden, S. 196.
[27] Wesentlich aufgeschlossener waren Obrigkeit und Gesellschaft gegenüber getauften oder taufwilligen Juden. Sie durften bei zwingenden ökonomischen Problemen auf „punktuelle" oder längerfristige Unterstützung aus der Armenkasse hoffen. Dies führte in der Praxis zu wiederholten Taufen an verschiedenen Orten, um den Lebensunterhalt zu sichern. Allerdings weisen verminderte Eintragungen in den Unterlagen der Armenkasse ab der 2. Hälfte des 18. Jahrhunderts darauf hin, dass auch hier taufwillige Juden zunehmend abgelehnt wurden. In der ersten Hälfte des 18. Jahrhunderts gab es ca. 40 von der Armenkasse unterstützte Proselyten, in der 2. Hälfte waren es nur noch 6, darunter auch ehemalige Rabbiner, an denen das Gymnasium Illustre als Hebräisch-Lehrer und Kundige in den jüdischen Schriften Interesse hatte. Siehe: Anne E. Dünzelmann: Vom Gaste, den Joden und den Fremden, S. 197 f.
[28] Siehe diverse Beispiele bei: Anne E. Dünzelmann: Vom Gast, den Joden und den Fremden, S. 193-196, 199, S. 227, S. 233, S. 324- 328, S. 333; Andreas Lennert: Johann Smidt, S. 181 f. Gerade in der Zeit nach den Befreiungskriegen, als namentlich in der französischen Besetzungszeit zugewanderte Juden ausgewiesen wurden, setzten sich verschiedene Bevölkerungsgruppen für den Verbleib von einzelnen Juden und ihren Familien ein, darunter Hausbesitzer für jüdische Mieter, Arbeitgeber für geschickte Arbeiter und Untergebene, ein Anwalt über das normale Maß für seine jüdischen Klienten oder auch renommierte Bremer Handelshäuser, wie H.H. Meyer und Kulenkamp & Sohn für den wohlhabenden Kaufmann und Gemeindevorsteher Bendix Gumpel Schwabe. Schon 1809 engagierten sich Bremer Bürger für ihre medizinische Versorgung durch einen jüdischen „Leichdornoperateur" in Bremen und später für einen jüdischen Landarzt aus einer der Hastedter Schutzjudenfamilien für das Hastedter Gebiet. Siehe: Andreas Lennert: Johann Smidt, S. 179 f., S. 184-188, Anne E. Dünzelmann: Vom Gaste, den Joden und den Fremden, S. 233, 314.

ben für den Aufenthalt in der Stadt bezahlen. Ob damit der Bremer Staat eine jüdische Gemeinde akzeptierte, wie Anne E. Dünzelmann meint,[29] ist mehr als fraglich, vielleicht doch eher – nolens-volens – Schutzjuden.[30] Ihren Gottesdienst feierten die neuen Bremer Schutzjuden bis weit ins 19. Jahrhundert in privaten Räumen. Doch schon in Hannoveraner Zeit hatten sie ein Stück Land in Hastedt erworben, um dort ihre Toten zu beerdigen. Wichtiger als die Synagoge ist für die jüdische Gemeinde der Friedhof, zumal man im aschkenasischen und sefardischen Judentum die Toten für die Ewigkeit, für die Wiederauferstehung bestattet. Bei der Übernahme nach Bremen gaben die Hastedter Juden den Friedhof denn auch als gemeinschaftlich erworbenes Gebiet an.

Im Februar 1862 schrieb der damalige Vorsteher der jüdischen Gemeinde an den Bremer Senat und suchte um Anerkennung des Hastedter Friedhofs als Eigentum der nun mehrheitlich in Bremen lebenden jüdischen Gemeinde nach. Dabei ließ er die Geschichte des Friedhofs Revue passieren: „Schon im Jahr 1803, als Hastedt unter bremische Hoheit kam, besaßen die dort ansässigen Israeliten als Begräbnisplatz die jetzt im Cataster mit No. IV 350 bezeichnete Parcele Land. Es erhellt dies schon aus den Erklärungen der Bewohner Hastedts mosaischen Glaubens Levi Abraham, Ezechiel Jacob Abraham usw., welche damals vor dem Herrn Syndicus von Eelking[31] zu Protokoll vernommen wurden. In diesem Protokolle heißt es: ‚Von Besitzungen besäßen sie in Hastedt nichts außer einem der Judenschaft eingeräumten Kirchhofe von circa 60 q'[32] am Tannenkamp … Protocoll vom 9. August 1803.'"[33]

Der älteste Grabstein der Anlage datiert bereits von 1796. Es ist der Stein des wohl vermögenden Londoner Kaufmanns Lewis Simeon (siehe S. III), den vermutlich geschäftliche Gründe nach Hastedt geführt hatten. Bereits seit dem Mittelalter hielten sich immer wieder Juden in Bremen auf – als Pfandleiher, Händler, Ärzte u. ä., auch wenn die judenfeindliche Politik des Senats eine dauerhafte Ansiedlung jüdischer

---

[29] Anne E. Dünzelmann: Vom Gaste, den Joden und den Fremden, S. 232.
[30] Bis in die 2. Hälfte des 19. Jahrhunderts gibt es zumindest immer wieder Hinweise, dass die Institutionen der jüdischen Religion und ihre Vertreter nicht als gleichgestellt akzeptiert wurden. Siehe dazu im Folgenden die Antwort auf das Gesuch des Gemeindevorstehers Bendix Gumpel Schwabe von 1821. Noch die Antwort des Bremer Bürgermeisters Carl Friedrich Mohr auf das Gesuch der Vorsitzenden der Israelitischen Gemeinde von 1861 zum Bau einer zentral gelegenen Synagoge lässt daran Zweifel aufkommen. (Siehe das Kapitel zur Chewra Kadischa).
[31] Das Bremer Staatshandbuch und das Bremer Adreßbuch von 1803 verzeichnen als einen von drei „Stadtsyndicussen" den „auf dem Domshofe" wohnhaften Johannes Eelking, geboren am 18.1.1748. Er wurde am 31.12. 1777 zum Stadtsyndikus gewählt. Sein Sohn ist der langjährige Vorsteher der Bremer Bürgerwehr Max Freiherr von Eelking. Vgl. Bremischer Staat oder Verzeichnis der Verfassung in Policey-, Kirchen- und Militär-Sachen, daselbst im Jahre 1803, S. 3; „Bremer Adreßbuch" von 1883 sowie unter Max Freiherr von Eelking; in: Bremische Biographie des 19. Jahrhunderts. Hrsg. von der historischen Gesellschaft des Künstlervereins, Bremen 1912, S. 122.
[32] Vermutlich ein schwungvoller Endbuchstabe, gemeint sind wahrscheinlich 60 a, das heißt 60 Ar. 1 a sind 100 qm. Seit 1793 war das französische Maß gebräuchlich. 60 a sind 6000 qm. Der Friedhof hatte damit schon ungefähr die Größe eines Fussballplatzes, den es damals natürlich noch nicht gab. Die spätere Idee der Nationalsozialisten aus ihm einen Sportplatz zu machen, siehe Kapitel „Der Friedhof als Objekt historischer Forschung", ist so möglich.
[33] Siehe Leopold Jacobsens Gesuch vom 19.2.1862; in: STAB 3, 14/1 VI. C. 6a.

Menschen verhinderte. Und auch in der Umgebung Bremens, wie eben in Hastedt, lebten Juden. So ist es nicht unwahrscheinlich, dass hier schon vor 1796 Juden ihre Toten begraben haben.

Die Bremer „Civilstandsordnung" und die jüdische Gemeinde

Bereits die vorsichtigen Formulierungen von Eelkings im Protokoll von 1803 deuteten an, dass der Bremer Magistrat offiziell allenfalls einzelne Juden, aber kaum eine sich konstituierende Gemeinde im Stadtgebiet dulden würde.

Zwar hatte die Stadt nach der Londoner Konvention die Schutzjuden in Hastedt und am Barkhof[34] übernehmen müssen und musste damit auch die jüdische Religion formal anerkennen. Eine wachsende jüdische Gemeinde wollte sie jedoch auf Dauer nicht im Stadtgebiet dulden. Dies wurde spätestens nach der napoleonischen Besetzung Bremens (1810 – 1813) deutlich. Zunächst aber wuchs die faktische jüdische Gemeinde in Hastedt. Bis 1810 vergößerte sie sich in Hastedt um sieben Bedienstete.

Mit der Besetzung Bremens durch die Franzosen und der Übernahme des Code Napoléon verbesserten sich die Zuzugsbedingungen für Juden.[35] 1812 hatte die jüdische Gemeinde 11 Mitglieder mit 63 Familienangehörigen. In der Stadt hielten sich insgesamt nach Schätzungen „einige hundert Juden", bei einer Gesamtbevölkerung von 37.000 Menschen auf.[36]

1813 gab es 13 Gemeindemitglieder. Ende 1821 waren 131 Juden in der Stadt Bremen registriert, davon nur 16 mit Aufenthaltsberechtigungen. Auf dem Wiener Kongress waren die drei christlichen Religionen bzw. Konfessionen, die Reformierten, die Lutheraner und die Katholiken, in der Bundesakte, der Bremen beitritt, mit Artikel XIV rechtlich und politisch gleichgestellt worden.[37] Dies galt aber nicht für die Juden. Für sie beginnt in Bremen unter Bürgermeister Johann Smidt, dessen judenfeindlicher Einstellung und politischem Engagement es wesentlich zu verdanken ist, dass in Bremen und anderenorts das vor dem Krieg gültige Recht für Juden beibehalten wur-

---

[34] Zum Folgenden: Herbert Obenaus (Hg.): Historisches Handbuch, Bd.1, S. 311 ff.; Anne E. Dünzelmann: Juden in Hastedt; Anne E. Dünzelmann: Vom Gaste, den Joden und den Fremden, S. 223 ff.: unter der Fragestellung Toleranz, teilweise auch: Wilhelm Tacke: Die Mär, S. 98 ff.
[35] Formal gab es ein für alle Anwärter gleiches Zuzugsrecht. Voraussetzung war: ein gültiger Pass, ein Zeugnis der vorherigen Gemeinde, eine Quittung über die geleistete Contribution, die Bürgschaft von drei Bürgen mit dem Revers, der Versicherung, auf 10 Jahre der Armenkasse nicht zur Last zu fallen, sowie ein zu zahlendes Patent für die Ausübung eines Gewerbes. 1811 wurde auch das sog. Judenschutzgeld, der Leibzoll, von der Präfektur offiziell aufgehoben. Den größten Teil der Neubürger stellten Handwerker, wie Tischler, Sattler und Drechsler. Anne E. Dünzelmann: Vom, Gaste, den Joden und den Fremden, S. 239, 242.
[36] Anne E. Dünzelmann: Vom Gaste, den Joden und den Fremden, S. 246 f.; Herbert Obenaus (Hg.): Historisches Handbuch, Bd. 1, S. 313.
[37] Wilhelm Tacke: Die Mär, S. 60

de,[38] eine restriktive Ausweisungs- und Aufenthaltspolitik.[39] Dagegen protestiert die jüdische Gemeinde politisch geschickt,[40] aber erfolglos beim Bundestag in Frankfurt am Main. Die während der französischen Besetzung nach Bremen zugewanderten Hastedter Schutzjuden wurden erneut nach Hastedt verwiesen und 1826 erneut mit Schutzbriefen versehen,[41] womit auch das religiöse Gemeindeleben wieder in Hastedt stattfand[42] und der vornapoleonische Zustand wiederhergestellt war. Die Ausweisungen, die sich auch auf das Bremer Landgebiet erstreckten,[43] bedeuteten für die betroffenen Familien und Einzelpersonen häufig erhebliche psychische Belastungen, wie mehrfache Inhaftierung der Familienvorstände, von der Obrigkeit erzwungene Emigration nach Amerika, ein damals in ganz Europa angewandtes staatliches Mittel, um unliebsame Personen loszuwerden. Sogar Selbstmord konnte die Folge sein.[44]

1833 gab es noch 33 jüdische Personen in Hastedt, 1836 noch 6 jüdische Familien in der Stadt Bremen, die geduldet wurden. Bis 1848 sank der jüdische Bevölkerungsanteil weiter aufgrund von auswärtigen Heiraten, Todesfällen und Konversionen.

Dabei zollte der bremische Staat der jüdischen Religion durchaus einen gewissen Respekt und vermied als modernes aufgeklärtes Staatswesen den Eindruck mittelalterlich-frühneuzeitlicher Zwangskonversionen. So verpflichtete eine Verordnung von 1825 „hiesige Schutzjuden" zwar „ihre Kinder zum Unterrichte in die christlichen Kirchspielschulen zu schicken und demgemäß auch die zur Unterhaltung dieser Institute erforderlichen Leistungen zu leisten", jedoch „mit Ausnahme der dem Reli-

---

[38] Ob man Smidt wegen seiner judenfeindlichen Äußerungen und Einstellungen, mit denen er in der senatorischen Oberschicht Bremens nicht allein war, dabei wie Wolfgang Wippermann als „ersten Antisemiten Deutschlands" ansieht oder als einen frühen Vertreter eines politischen Antisemitismus wie Andreas Lennert (Vgl.: Wolfgang Wippermann: Jüdisches Leben im Raum Bremerhaven, S. 46; Andreas Lennert: Johann Smidt, S. 196, zusammenfassend: Wilhelm Tacke: Die Mär, S. 102) ist dabei angesichts der Wirkung seines Einflusses und der Wahrscheinlichkeit, dass er in seinen Briefen an seinen politischen Vertrauten Gröning nur das ausdrückt, was in seinen Kreisen vielfach Einstellung ist, eher eine akademische Frage. Für beides lassen sich Belege finden. In jedem Fall fand Smidt in Bremen Nachfolger, wie die Argumentation Bürgermeister Carl Friedrich Mohrs zur Ablehnung des Baus einer zentralen Synagoge 1861 zeigen.

[39] Nach Bremen in der „Franzosenzeit" zugewanderte Juden mussten wieder ausreisen oder Fremdenkarten annehmen, die drei alten Schutzjudenfamilien mussten nach Hastedt zurückkehren und wieder Schutzbriefe annehmen. Der Vorsteher der Bremer Gemeinde, Bendix Gumpel Schwabe wurde nach Aumund ausgewiesen, wo er Haus- und Grundbesitz hatte. Im Mai 1826 mußten nahezu alle Dienstboten und Hausgenossen der in Hastedt lebenden nun 5 jüdischen Familien bremisches Gebiet verlassen. Die 6jährigen Aufenthaltserlaubnisse bis zum 16. August mußten mit hohen Recognitionen bezahlt werden.

[40] Zu Johann Smidts Judenpolitik: Andreas Lennert: Johann Smidt, S. 160-200, Anne E. Dünzelmann: Vom Gaste, den Joden und den Fremden, S. 248 ff.

[41] Anne E. Dünzelmann: Vom Gaste, den Joden und den Fremden, S. 315, 318. In einem Revers von 1825, das Erwerbstätigkeit, Schulbesuch und Wohnung regelte, mussten sich Jungverheiratete verpflichten, Bremer Gebiet sofort nach der Eheschließung zu verlassen. Herbert Obenaus (Hg.): Historisches Handbuch, Bd.1, S. 315; Anne E. Dünzelmann: Vom Gaste, den Joden und den Fremden, S. 316.

[42] Anne E. Dünzelmann: Vom Gaste, den Joden und den Fremden, S. 315, 318.

[43] So wurden u.a. 1826 die jüdischen Dienstboten und Hausgenossen der Hastedter Schutzjuden ausgewiesen.

[44] Siehe dazu die Beispiele bei: Andreas Lennert: Johann Smidt, S. 194 ff; Anne E. Dünzelmann: Vom Gaste, den Joden und den Fremden, S.307 f., 311 f., 313 f., 326.

gionsunterrichte gewidmeten Lehrstunden."[45] Jeden Eindruck aber, dass man einen dauerhaften Zuzug von Juden befürworte oder es gar zu einer Gemeindegründung kommen lassen wollte, versuchte die Bremer Obrigkeit zu vermeiden. Als Bendix Gumpel Schwabe, ein während der napoleonischen Besetzung aus Aumund zugezogener erfolgreicher Kaufmann, bat, dem „David Rohsbach[46] den Aufenthalt hieselbst als Rabbiner zu verstatten", schlug man ihm den Wunsch nicht nur ab, sondern verbot dem „Supplikanten" auch „ernstlich ... sich der Bezeichnung des Vorstehers einer jüdischen Gemeinde zu bedienen."[47] Das Bestreiten der Existenz gehörte zu den politischen Argumenten, die die Ausweisung der Juden in den Freien Städten nach dem Wiener Kongress begleitete.[48]

De facto hatte dann die in Hastedt wieder ansässige Gemeinde dennoch weiterhin Vorsteher und Lehrer bzw. Kantoren, letztere erhielten ein Aufenthaltsrecht von „maximal 2 bis 3 Jahren".[49]

Obwohl es für eine jüdische Gemeinde keine Anerkennung gab, hielt dies die Kirchen und später den Staat nicht davon ab, jüdische Begräbnisse als Einnahmequelle für sich zu nutzen.

Bereits vor 1813 mußten die im Bremer Staatsgebiet ansässigen Juden Begräbnissteuern an die Kirchen zahlen. Als während der französischen Besatzung die kirchliche Oberaufsicht in Begräbnisangelegenheiten durch die staatliche abgelöst wurde, war fortan die „schriftliche Erlaubnis des Maire oder des Beamten des Civilstandes" erforderlich. Die „Besorgung der Leichenbegängnisse in der Stadt Bremen" war dabei weiterhin „ausschließlich den Kirchen dieser Stadt, auf dessen Kirchhöfen bisher die Leichen beerdigt wurden, gemeinschaftlich übertragen."[50] Dieser Verordnung mußten selbstverständlich auch die Bremer Juden nachkommen. Punkt 8 der „Allgemeinen Grundsätze in Betreff der künftigen Verhältnisse sowohl der im hiesigen Staate ansäßigen als mit temporärer Concession sich hier aufhaltenden Israeliten" vom 9. September 1825 legte denn auch fest: „Von allen in der Familie eines mit Schutz ver-

---

[45] Siehe: „Allgemeine Grundsätze in Betreff der künftigen Verhältnisse der im hießigen Staat ansäßigen als mit temporärer Concession sich hier aufhaltenden Israeliten" vom 9. September 1825; in: STAB 2-Qf ff.
[46] David Rohsbach bzw. Rossbach oder auch Rohsbach war „Kantor aus Esens ... und später in Hastedt Lehrer der jüdischen Gemeinde" (Anne E. Dünzelmann: Vom Gaste, den Joden und den Fremden, S. 304). Er war auch Schächter. Die Gemeinde war – so Anne Dünzelmann – „nicht bereit und auch nicht im Stande ihn, seine Ehefrau und seine zwei Kinder, ein drittes war unterwegs, aus der Armenkasse zu versorgen." Nur sehr kurze Zeit, insgesamt 3 Jahre von 1819–1822, durfte sich David Rohsbach offiziell in Bremen aufhalten. (Anne E. Dünzelmann: Juden in Hastedt, S. 67 f.)
[47] Extrakt aus dem Wittheitsprotokolle von 1821; Juli 28.a.66; in: STAB 2-P.8.E.2.c.2.
[48] Zu Lübeck, Bremen und Hamburg: Renate Penßel: Der Wiener Kongress und der Rechtsstatus der jüdischen Gemeinden in Deutschland, S. 248 f.
[49] Herbert Obenaus (Hg.): Historisches Handbuch, Bd.1, S. 315; Anne. E. Dünzelmann: Vom Gaste, den Joden und den Fremden, S. 313; Anne E. Dünzelmann: Juden in Hastedt, S. 68.
[50] Vgl. den „Beschluß des Herrn Präfecten des Departements der Wesermündungen über die Leichenbegängnisse in der Commune Bremen vom 19ten Juni 1813". Ebenso war in den späteren Verordnungen vom Dezember 1813, von 1814 und 1827 die Erlaubnis des Civilstandsbeamten erforderlich. STAB 2-D.20.b.11.c.1.o.

sehenen Israeliten vorfallenden Geburts- und Sterbefällen hat derselbe dem betreffenden Beamten des Civilstandes die vorschriftsmäßigen Anzeigen zu machen."[51] Trotz der Einführung des Code Napoleon, der die Juden auch in Bremen von 1810 bis 1813 zu gleichberechtigten Staatsbürgern machte, waren für die Begräbnisse weiterhin allein die Bremer Kirchen zuständig. Die Bauherren der Kirchen, Senatoren und Älterleute, also die Vertreter der kaufmännisch-patrizischen Oberschicht, sollten aus ihrer Mitte eine Kommission von fünf Mitgliedern zur Verwaltung der „Leichenbegängnisse" wählen. Insbesondere ernannten sie einen „Leichenbestatter", der sich täglich die vom Amt angezeigten Todesfälle zu besorgen hatte. Zugleich gehörte es zu seinen Pflichten, sich zu den betroffenen Familien zu begeben, die Klasse der Bestattung sowie Ort und Zeit der Beerdigung zu besprechen und ein Bestattungsregister zu führen.[52]

Die Vertreter der jüdischen Minderheit haben gegen diese Regelung, die ihnen zwar Kosten aber keinerlei Mitspracherechte einbrachte, wohl berechtigte Einwendungen erhoben, über die sich allerdings im Bremer Staatsarchiv keine Unterlagen mehr finden lassen. Nur die Reaktion des Bremer Senats ist noch erhalten.[53] In seiner „Verordnung über die Leichenbegängnisse und die Begräbnisplätze in der freyen Hansestadt Bremen vom 9. December 1814", die gleichlautend in die Begräbnisordnungen von 1827, 1849 und 1867 übernommen wurde, heißt es unter § 1: „Die Besorgung der Leichenbegängnisse in der Stadt Bremen und den Vorstädten, mit Zuziehung von Schwachhausen, Hastedt, Neuland und dem Steinweg, ist ausschließlich den Kirchen dieser Stadt, auf deren Kirchhöfen bisher die Leichen beerdigt wurden, gemeinschaftlich übertragen. Diejenigen, welche in den benannten Dörfern ihre Leichen nicht auf den Kirchhöfen der Stadt beerdigen lassen, sind dennoch verpflichtet, die sonst üblichen Gebühren an die Kirchen, jetzt an die Begräbnis-Anstalt zu bezahlen."[54]

Der Druck auf die kleine jüdische Gemeinde, sich den Verordnungen zu beugen, dürfte recht hoch gewesen sein. Hinzu kam die durch den kirchlichen Leichenbestatter ausgeübte Kontrolle. Doch nicht immer verfuhren die Verantwortlichen der Gemeinde im Einklang mit den Gesetzen, insbesondere dann nicht, wenn es sich um Kinderleichen aus den an Hastedt grenzenden hannöverschen Gebieten handelte, die wohl häufiger ohne Erlaubnis der Bremer Behörden auf dem Friedhof in Hastedt be-

---

[51] STAB 2-Q.1. ff.
[52] Zunächst mußte der „Leichencommissarius" vom Präfekten ernannt und vom „Maire" beeidigt werden. In den Verordnungen von 1814, 1827, 1849 und 1867 sind es dann die Bauherren selbst, die den Leichenbestatter bestimmen.
[53] In Absprache mit dem Bremer Senat und unter Berücksichtigung der örtlichen Akzeptanz oder Aversion gegen Juden, Konkurrenz bzw. Möglichkeit des Lebensunterhaltes. Vgl. hierzu insbesondere A. Dünzelmann: Juden in Hastedt, S. 21-43.
[54] STAB 2-D.20.b.11.c.1.a.

erdigt wurden.[55] Nicht zuletzt die Frage nach der Gebietszugehörigkeit spielte bei den Konflikten zwischen Civilstandsamt und Bremer Gemeinde eine Rolle. So gehörten „schon aus der Zeit, wo Hastedt noch Hannöversch war, ... zu den Interessenten des Kirchhofs zwei israelitische Familien außerhalb Hastedts und deren Nachkommen, jetzt in Achim, Arbergen und Hemelingen wohnhaft", die „das Mitbenutzungsrecht des Begräbnisplatzes in Anspruch"[56] nahmen. Von ihnen verlangte die Bremer Gemeinde die Kosten für die Bestattung und den Erhalt des Friedhofes. Gleichwohl besaßen sie kein Mitspracherecht in Gemeindeangelegenheiten.

Ebenso aber geriet auch das jüdische Religionsgesetz in Konflikt mit den staatlichen Bestimmungen. Nach jüdischem Ritual soll der Tote möglichst innerhalb von 24 Stunden ins Grab gelegt werden, eine längere Aufbahrung läßt das Gebot „Und beerdigt ihn noch am gleichen Tag in seinem Grabe!" (5. Mose 21, 23)[57] nicht zu. Ausnahmen stellen der Schabbat und die Feiertage dar.[58] In der nichtjüdischen Umgebung waren dagegen zumindest im 19. Jahrhundert mehrtägige Beerdigungsfristen und offenbar auch „Leichenfeiern am offenen Sarge" üblich.[59] Am 10. August 1838 beschwerte sich z.B. der Civilstandsbeamte G. Cäsar bei dem für Hastedt verwaltungsrechtlich zuständigen „Herrn Senator Dr. Schuhmacher, Landherr am rechten Weserufer".[60] Cäsar hob insbesondere den Verstoß gegen die Bremer Gesetze hervor, äußerte aber auch „Besorgnisse", weil die traditionell nach jüdischem Religionsgesetz erfolgte rasche Beerdigung mit der vor allem im 17. und 18. Jahrhundert verbreiteten und in der ersten Hälfte des 19. Jahrhunderts bei vielen Intellektuellen und Medizinern noch starken Angst vor dem Scheintod, dem „Lebendigbegrabensein", kollidierte. Viele Erblasser schrieben so in ihrem Testament eine Begräbnisfrist von 24 Stunden bis zu drei Tagen vor.[61] Der in die Angelegenheit verwickelte jüdische Lehrer Gottschalk Bluhmann[62] reichte zwar den Totenschein des Arztes nach und

---

[55] So die Aussage des Vorstehers der israelitischen Gemeinde Leopold Jacobsson; in: Auszug aus dem Journal des Landherrn des Gebiets am rechten Weserufer vom 22.2.1862; in: STAB 4,14/1 VI b.6.a.
[56] Vgl. die Aussage von A. und S. Hammerschlag, ebd.
[57] Israel M. Lau, Wie Juden leben, S. 344. Im Reformjudentum, das in neuerer Zeit in Deutschland wieder eigene Vereinigungen bildet, wird darauf jedoch nicht streng geachtet, zumal wenn Verwandte noch anreisen müssen. Der Tote wird hier auch in seiner Alltagskleidung beerdigt.
[58] Verzögerungen sind auch dann möglich, wenn der Sohn zum Sprechen des Kaddisch-Gebetes am Grab von auswärts anreisen muß.
[59] Siehe STAB 4,21-565.
[60] Dr. jur. Isaac Hermann Albert Schuhmann, geboren 1780, war seit dem 6.4.1816 „erwählter" Bremer Senator. Zu Senator Schuhmann vgl.: Bremischer Staat 1838, S. 6 f. und S. 52.
[61] Zum Scheintod siehe den Artikel „Scheintod"; in: Meyers Großes Konversationslexikon. Bd. 17, Leipzig / Wien 1909, S. 726 f.; Artikel „Leichenbestattung"; in: Jüdisches Lexikon. Bd. III, Berlin 1929, S. 1027; Tankred Koch: Lebendig Begraben. Geschichten und Geschichte vom Scheintod, S. 10 ff., insbesondere S. 52 f. und S. 56; Philippe Ariès: Geschichte des Todes,, S. 504 ff.
[62] Nach Max Markreich ist Gottschalk Bluhmann, von Markreich Blumann geschrieben, aus Poppenburg, Amt Gronau, im Jahr 1841 als Lehrer, d.h. zugleich als Prediger, Vorbeter und Schächter in der israelitischen Gemeinde in Bremen angestellt, also in der Position eines Kleinrabbiners. Er heiratete hier die Jüdin Rosette Salomon und wanderte mit der Familie seines Schwiegervaters, die in der Zeit der französischen Besetzung nach Bremen gekommen war, 1841 nach New York aus. Dem Bremer Senat war es nicht gelungen, die Familie des Trödlers Isaac Salomon auszuweisen. Mehrfach legte er

entrichtete auch nachträglich die Beerdigungsgebühren beim Zivilstandsamt, Cäsar war damit jedoch nicht zufrieden: „Es ist mir zur Anzeige gebracht, daß die am 6. d.M. verstorbene Bremine Kohn, Kind des Israeliten Kohn, am folgenden Tage, den 7.ten August, bereits auf dem Begräbnisplatze der Israeliten zu Hastedt beerdigt worden ist. Zu dieser Beerdigung ist von mir die Erlaubnis nicht erteilt und somit dem höchst wichtigen § 33 der Civilstandsordnung zu wider gehandelt. Dieser Fehler soll dem Lehrer Gottschalk Bluhmann zur Last fallen, der jedoch durch Beybringung einer ärztlichen Bescheinigung des Dr. Stachow[63] jedenfalls die Besorgnisse, welche man bey der so überaus raschen Beerdigung des Kindes haben könnte, hinweggeräumt[64] und nachträglich die Gebühren an die hiesige Beerdigungs-Anstalt bezahlt, auch sich auf seine Nichtkenntnis der Gesetze berufen hat. Indem ich mir erlaube, diese Sache Ew. Hochwohlgeboren mitzutheilen, ersuche ich die etwa Schuldigen zur Verantwortung ziehen zu wollen. Zugleich möchte ich dringend wünschen, daß die jetzigen Aufseher des Beerdigungsplatzes der Israeliten zu Hastede und bey künftigem Wechsel, auch die etwa Eintretenden, von den desfallhigen gesetzlichen Pflichten ausdrücklich in Kenntniß gesetzt würden, was um so nothwendiger sein dürfte, als bekanntlich die Vorschriften der Religion der Juden eine überaus rasche und somit gefährliche Beerdigung der Verstorbenen zur Pflicht machen."[65] Eine Woche später wurden der jüdische Lehrer und offenbar auch der Vorstand der israelitischen Gemeinde[66] über die Gesetzeslage instruiert. Die Bremer Obrigkeit reagierte jedoch

---

ihr die Auswanderung nahe und steuerte schließlich, da sie zu arm war, das Geld für die Fahrtkosten bei. Max Markreich: Geschichte der Juden, S. 70 f. und 450.

[63] Der Eintrag im Bremer Adreßbuch von 1838 lautete: „Stachow, Carl Ludwig, Dr. d. M., ausübender Arzt und Geburtshelfer, Wall No. 43 AS. (zwischen dem Ansgarii- und Abbenthore)."

[64] Um 1838 war die obligatorische Leichenschau durchaus noch nicht üblich. Einzelne deutsche Staaten hatten sie bereits zu Beginn des Jahrhunderts eingeführt, in vielen wurde sie jedoch erst in der zweiten Hälfte des 19. Jahrhunderts obligatorisch, in manchen erst zu Beginn des 20. Jahrhunderts. Siehe die entsprechenden Artikel in: Monatsschrift für Leichenschau, Begräbnis- und Friedhofswesen (Kirchberg-Jagst), Nr. 1/1913, S. 4 f.; Nr. 4/1913, S. 49 f.; Nr. 6/1913, S. 81; Nr. 7/1913, S. 91 f. Erst am 18.9.1871 galt in Bremen per Gesetz die obligatorische Leichenschau für das „ganze Staatsgebiet". In den Städten Bremen, Vegesack und Bremerhaven durfte sie nur durch approbierte Ärzte ausgeführt werden. Im Landgebiet wurde sie dagegen von „beeideten Leichenschauern", zu denen man Landjäger verwendete, durchgeführt, die „zu diesem Zweck von einem Mitgliede des Gesundheitsrats instruiert" wurden. Siehe den Brief von Neumann an die Redaktion der deutschen medizinischen Wochenschrift (Berlin) vom 26.5.1909; in: STAB 4,21-565, sowie in: Monatsschrift für Leichenschau-, Begräbnis- und Friedhofswesen. Hrsg. für die Interessen der Leichenschau, des Begräbnis- und Friedhofswesens, Kirchberg-Jagst, Nr. 4/1913, S. 49 f.; Auszug aus dem Gesetz, betr. Änderung des § 54 des Deputationsgesetzes vom 1.1.1894 und vom 2.6.1901; in: STAB 4, 21-187. Die Laien-Leichenschau wurde in Bremen 1935 abgeschafft, „da die Feststellungen beim Statistischen Landesamt ergeben haben, daß im Landgebiet nur verschwindend wenig Totenscheine von Leichenschauern ausgestellt worden sind." STAB 4,130/1 H. II. 4.1.

[65] In: STAB 4,14/1 VI.b.6.a.

[66] Wegen der fast unleserlichen Schrift der Aktennotiz kann dies nicht mehr genau geklärt werden. Für die liebevolle Transkription der Notiz danke ich Herrn Amtmann Fricke am Bremer Staatsarchiv. Vorsteher der israelitischen Gemeinde war zu dieser Zeit (1837-38) der Kaufmann Hesekiel Jacob Alexander, einer der Vorstände der drei jüdischen Familien aus Hastedt, die mit dem Reichsdeputationshauptschluß 1803 zu Bremen kamen. Er begründete eine Lederfabrik, der jedoch mit der Vertreibung der Juden aus Bremen nach der napoleonischen Besetzung die Konzession entzogen wurde. 1826 wurde ihm ein Schutzbrief ausgestellt, der ihn berechtigte „Detailhandel" zu

wider Erwarten gelassen. Über den Lehrer heißt es in einer Aktennotiz: „Da er als Fremder sich mit Unwissenheit dieses Gesetzes entschuldigte, so ist es dißmal bei obigem Verweis und Belehrung belassen."[67]

Insbesondere Anfang der 1860er Jahre, als die Gemeinde sich in der Amtszeit von Leopold Jacobson (1862-1868)[68] konstituierte und mit Forderungen nach einer zentral am Bahnhof gelegenen Synagoge gegenüber dem Senat vorstellig wurde,[69] kam es zu mehreren Unregelmäßigkeiten. Verstöße gegen die Begräbnisvorschriften sind in den Akten überliefert, vielleicht, weil das Auge des Staates und seiner Vertreter nun insbesondere auf der jüdischen Gemeinde ruhte. Sie kamen offenbar vor allem dann vor, wenn der oder die Verstorbene und die Angehörigen mittellos waren.

Am 22.06.1862 wurden der gerade gewählte Vorsteher der jüdischen Gemeinde Leopold Jacobson sowie Abraham und S. Hammerschlag[70] am 22.2.1862 vor den Landherrn des rechten Weserufers geladen und darüber informiert, dass alle Begräbnisse, „auch die von auswärtigen Leichen", einer Genehmigung des Bremer Civilstandsamtes bedurften und nicht allein die Begräbniserlaubnis aus Hannover genüge. Beide meinten daraufhin: „Ihnen wäre es am liebsten, wenn die fremden Laichen gar nicht hereingebracht würden. Sie wollten jetzt den betr. fremden Glaubensgenossen anzeigen, daß sie zu der Beerdigung künftig die Hand nicht bieten könnten, so lange nicht in jedem einzelnen Falle, die durch das Bremische Gesetz erforderlichen Formalitäten durch jene Fremde erfüllt wären."[71]

Doch schon am 23. April 1862 berichtete der Leichenbestatter Heinrich Barlach[72] „ergebenst" an die „hochlöbliche Administration der altstädtischen Beerdigungs-Anstalten": „Laut Register des Civilstandsamtes ist bei J.P. Goslar, Seemannstr. n /14.[73] am 14. d. Mts der Handlungslehrling Julius Stern aus Ziegenhain gestorben und am 17. d. Mts Morgens in Hastedt beerdigt worden. Der für Beerdigungen in Hastedt

---

treiben. Zu Alexander siehe die Verweise bei: Max Markreich: Geschichte der Juden, S. 21, 25, 38, 44, 57 f. und 66 f. u. Anne E. Dünzelmann. Vom Gaste, den Joden und den Fremden, S. 313 f., 326.

[67] Aktennotiz vom 18.8.1838; in: STAB 4,14/1 VI.b.6.a.

[68] Über Jacobson (1830-1895) weiß Markreich nur wenig zu berichten. Danach stammte er aus Hamburg. Eine Tochter von ihm war Ende der zwanziger bis Anfang der dreißiger Jahre Rechnungsführerin im jüdischen Altersheim. Max Markreich: Geschichte der Juden, S. 90 und 200.

[69] Siehe dazu im Kapitel zur Chewra Kadischa.

[70] Bei S. Hammerschlag scheint es sich um einen Verwandten von Abraham Hammerschlag, Salomon, gehandelt zu haben. Im „Adreßbuch" von 1862 ist er mit dem gleichen Wohnsitz, Osterstr. 44, und sein Beruf mit Kaufmann angegeben.

[71] Auszug aus dem Journal des Landherrn des rechten Weserufers vom 11.3.1862; in: STAB 4,14/1 VI.b.6.a.

[72] Zu Barlach siehe auch: Staats-Calender der freien Hansestadt Bremen aus dem Jahr 1862 bzw. 1865, S. 66 bzw. 69.

[73] Der Eintrag im „Bremer Adreßbuch" von 1862 lautet: „Goßlar, J.P. Lotteriekollekteur, 'Hotel Goßlar', Seemanstr. 16, Inh. Isaak Pinkus Goßlar." In Markreichs „Geschichte der Bremer Juden" wird er als Mohel (ritueller Beschneider), Restaurateur und Lotteriekollekteur bezeichnet. Er gehörte zu einer Gruppe von Juden, die nach 1848 nach Bremen zugewandert waren und sich hier – so Markreich – „dem Lotteriegeschäft widmeten". Denn „die staatliche Lotterie der Braunschweiger und Hamburger Regierungen war in Bremen konzessioniert, und weder Vorkenntnisse noch wesentliche Geldmittel gehörten dazu." Max Markreich: Geschichte der Juden, S. 95, 98, 130 und 450.

und Schwachhausen bestehenden Vorschrift, wonach an die Beerdigungs-Anstalt die Gebühr von 1 rp 48 gt für die … [unleserlich; J.J.] Leiche zu entrichten und sodann nach erfolgter Erlaubniß des Herrn Civilstandsbeamten zur Beerdigung, seitens des ersteren für die Todtengräber daselbst ein Schein auszustellen ist, ohne welchen dieselben keine Leiche beerdigen dürfen, ist bei der oben bewegten Leiche so wenig in dem einen wie anderen Punkte nachgekommen, und wenn mir auch am Abend desselben Tages von Goslar durch seinen Gehülfen unter Producirung des Erlaubnisscheines des Herrn Civilstandsbeamten zur Beerdigung vom 16 d. Mts an, die Gebühr mit 60 gt angeboten und der erforderliche Schein abverlangt wurde, so dürfte der Thatbestand der Übertretung der gedachten Vorschrift seitens des Todtengräbers dadurch in keiner Weise eine Veränderung erleiden, da ich überdies die Gebühr als zu geringe zurückweisen mußte, die Ausstellung des Scheins aber wegen der schon stattgehabten Beerdigung völlig überflüssig war. Daß es der Beerdigungsanstalt bei einem solchen willkürlichen Verfahren nicht möglich ist, über die dort stattfindenden Beerdigungen die völlige Controle zu führen, die Erhebung der gesetzlichen Gebühren nach der Beerdigung namentlich bei Fremden, viele Schwierigkeiten haben und somit das Rechnungswesen kaum in Ordnung zu halten sein dürfte, glaube ich nicht weiter darlegen zu müssen, vielmehr ich die ergebene Bitte aussprechen zu können, hochlöbliche Administration wolle zur Vermeidung fernerer ähnlicher Fälle das in dieser Hinsicht etwa erforderliche veranlassen."[74]

Drei Jahre später kommt es zu neuen Auseinandersetzungen bei der Beerdigung einer Frau aus Achim. Der Sohn wollte seine Mutter in Hastedt beerdigen lassen, konnte sich aber mit dem Vorsteher der Gemeinde und zugleich Vorsteher des Friedhofes Leopold Jacobson nicht über die Beerdigungskosten einigen. Daraufhin wandte er sich an das Büro des Bremer Zivilstandesamtes, um zu erfahren, wie hoch die Beerdigungskosten seien. Der Beamte forderte von ihm nun natürlich auch die Vorlage des Leichenpasses und die Entrichtung der Gebühren an den Bestatter. Der Mann kam beidem nicht nach, und die Verstorbene wurde „den von dem Leichenbestatter Barlach bei Leopold Jacobson eingezogenen Erkundigungen zufolge nur auf Weisung des Letzteren von dem Totengräber Kracke in Hastedt beerdigt".[75] Jacobson stellte sich unwissend und gab am 11. Oktober 1865 zu Protokoll: „Daß es zur Beerdigung von auswärts kommender Leichen auf unserem Platze, wie bei hiesigen, der Erlaubniß des Civilstandsamtes bedürfe, ist mir bisher unbekannt gewesen. Ich habe mir in diesen Fällen stets die Todes-Bescheinigung des Arztes geben lassen und dann die Beerdigung gestattet. Ich meine auch, daß Herr Senator Donandt als Landherr mir vor einigen Jahren gesagt hat, daß seinerseits wenigstens es genüge, wenn ich so verfahre. Jener Mann hat mir nicht gesagt, daß ihm vom Civilstands-Amte

---

[74] Brief des „Leichen-Bestatters" H. Barlach vom 23.4.1892; in: STAB 4,14/1 V1.b.6.a.
[75] Bericht des Civilstandsbeamten vom 9.10.1865; ebd.

die Beibringung eines Leichenpasses oder dergl. auferlegt sei. Ich bitte übrigens um eine Belehrung, wie ich mich künftig zu verhalten habe."[76] Jacobsons Wunsch sollte schnell in Erfüllung gehen. Bereits am 13. Oktober wurde er vom „Landherrn" erneut instruiert.[77]

Nachbarschaftskonflikte, Vergrößerung und Ausgestaltung

Neben den bereits erwähnten größeren Konflikten verzeichnen die Akten im 19. und beginnenden 20. Jahrhundert eine Reihe von kleineren Auseinandersetzungen. Aus ihnen geht hervor, wie sehr der jüdische Friedhof ein normaler Bestandteil seiner Nachbarschaft war. Manchmal einigte man sich wie 1838, als zwei Hastedter „Israeliten" einem Nachbarn das Wegerecht über ihren Friedhof gewährten,[78] manchmal kam es zum Streit. Einen Anlaß dazu bot die 1870 neu erstellte „niedrige Friedhofsmauer"[79]. Der Köthner[80] Lürs Elmers hatte – wie sich Salomon Hammerschlag, der Vorsteher des jüdischen Friedhofs am 6. Mai 1871 gegenüber dem Landherrn am rechten Weserufer, Senator Dr. H.A. Schumacher,[81] beschwerte – „ein Stück des Friedhofsweges … eigenmächtig und heimlich abgegraben".[82] Das Schreiben des Landherrn verklagte daher Elmers, sollte der Vorwurf den Tatsachen entsprechen, auf Wiederherstellung des Weges bei Zahlung von „1 Taler Strafe"[83] und bestellte ihn zum Landherrn. Lürs Elmers, der ein paar Tage später erschien, bestritt den Vorfall und gab an, nur das „Land wieder beackert" zu haben, „das ich namentlich in vorigen Jahr beackert habe."[84] In einer Nachschrift fügte er hinzu: „Die jüdische Gemeinde hat den Kirchhof mit einer Mauer versehen lassen und dabei den Grenzpfahl überfahren. Mag dieselbe das Grundstück nachmessen lassen; sie wird dann finden, daß

---

[76] Ebd.
[77] Ebd.
[78] Siehe Leopold Jacobsohns Gesuch vom 19.2.1862; in: STAB 14/1 VI.C.6.a.
[79] Siehe den Bericht des Landjägers Wittgenfels vom 27.9.1870; in: STAB 4.14/1.C.6.a.
[80] Köthner nannte man die Pächter bäuerlichen Landes in Hastedt. Dieser Pächter, ein Verwandter des Bauern, der aufgrund des Erbrechtes nicht hatte erben können, baute auf dem gepachteten Land Gemüse, vornehmlich Kohl an. Wenn das Land zur Eigenversorgung nicht ausreichte, mußte er daneben noch ein Handwerk oder Gewerbe betreiben. Köthner und sogenannte „Brinksitzer", Pächter mit weniger Land als die Köthner, gab es seit der zweiten Hälfte des 19. Jahrhunderts häufig, da die Bauern einen großen Teil ihres Besitzes an sie abgaben, um vom Pachtzins zu leben. Ende des 19. Jahrhunderts war die landwirtschaftliche Kultur in Bremen von ihnen geprägt und nicht mehr von den Bauern. Nach dem Zweiten Weltkrieg begann mit den billigen Gemüseimporten aus Holland der Niedergang der Köthner und Brinksitzer. Angelika Timm u.a.: Hastedt, S. 27-35.
[81] Jurist und Richter (1808-1887); vgl. Staatshandbuch der Freien Hansestadt Bremen auf das Jahr 1871, Bremen 1871; Fritz Peters: Über die Herkunft der bremischen Senatoren von der Verkündigung der ersten demokratischen Verfassung bis zur Gegenwart (1849-1955); in: Jahrbuch der Bremischen Wissenschaften. Bd. 1., Bremen 1955, S. 139; Harry Schwarzwälder: Freie Hansestadt Bremen. Senatoren, Bürgermeister, Präsidenten des Senats, o. S.
[82] Siehe STAB 4,14/1 VI.b.6.a.
[83] Ebd.
[84] Ebd.

sie sich mit Unrecht beschwert."[85] Das wollte wiederum die jüdische Gemeinde nicht auf sich sitzen lassen. Die beiden Friedhofsverwalter, Salomon Hammerschlag und Moritz Jessurun[86], erschienen am 20. Mai erneut vor dem Landherrn und beteuerten: „Das ist unrichtig. Elmers hat … den Weg, wie wir gesagt, abgegraben."[87] Vor dem Landherrn einigten sich schließlich beide Parteien am 6. Juni 1871 darauf, dass die Gemeinde den Weg innerhalb der Grenzpfähle bekommen und sichern sollte, während der Köthner Elmers das „Areal…, was jenseits der Mauer und der Grenzsteine liegt", erhielt, „so daß Mauer und Grenzsteine die Grenze bildeten."[88]

Knapp zehn Jahre später wurde um den Weg zum Friedhof erneut gestritten. In Hastedt gab es zwei Mühlen, die eine, 1803 errichtet, war eine Papiermühle, die 1810 bereits 50 Sorten Papier herstellte. Die andere Mühle, um deren Besitzer es im folgenden geht, war eine Getreidemühle und lag an der Deichbruchstraße Ecke Fleetrade. Um 1824 erbaut, wechselte sie mehrfach den Besitzer und wurde 1898 durch einen Blitzschlag zerstört.[89] Über den Müller beschwerte sich Wilhelm Wolff, der damalige Vorsteher der israelischen Gemeinde (im Amt: 1876-1881)[90], beim zuständigen Landherrn Albert Wilhelm Gröning[91] im August 1880. Der „Müller in Hastedt, Leidenberg, über dessen Land der Weg nach dem israelitischen Friedhof führe", wolle der Gemeinde „verwehren…, auf diesem Wege das Gras abzumähen und denselben überhaupt in Stand zu setzen."[92] Ein paar Tage später löste sich der Konflikt gütlich auf. Der Nachfolger Leidenbergs, der neue Mühlenbesitzer Kortreg, betonte bei seinem Erscheinen vor dem Landherrn zwar, dass der Weg sein Eigentum sei, erkannte aber an, „daß die israelitische Gemeinde berechtigt sei, denselben als Weg zu benutzen." Die „Grundnutzung" stünde zwar ihm zu, „auch kann ich nicht darauf eingehen, das Gras abzumähen, so oft es verlangt wird, indeß werde ich aus freien Stücken der Gemeinde in dieser Beziehung thunlichst entgegenkommen und habe auch jetzt das Gras gemäht." Geschäftstüchtig bot er sodann der Gemeinde den Erwerb des „unbeschränkten Nutzungsrechts an dem Weg für 100 DM" zum Kauf an. Das Eigentum an dem Weg müsse er jedoch behalten, „weil die Übertragung desselben zu viele

---

[85] Ebd.
[86] Moritz Mosche Jessurun stammte aus Hamburg und war offenbar sephardischer, d.h. in diesem Fall portugiesischer Herkunft. Der Tabakhändler war 1872 im Präsidium der Gemeinde und gehörte 1874 zur abtrünnigen Fraktion der Gemeinde, den sogenannten Renitenten, die sich anläßlich des Synagogenbaus von der Hauptgemeinde abgespalten hatte. Er wurde Präsident der Abtrünnigen, jedoch schon bald von Wilhelm Wolff abgelöst. 1871 stiftete er der Gemeinde einen „kunstvollen Thoraschmuck" mit der einzigen portugiesischen Inschrift der Gemeinde. Max Markreich: Geschichte der Juden, S. 91, 114 und 151 f.
[87] Siehe STAB 4,14/1 VI.b.6.a.
[88] Ebd.
[89] Angelika Timm u.a.: Hastedt, S. 43 f.
[90] Zu Wilhelm Wolff (1815-188) siehe Max Markreich: Geschichte der Juden, S. 117 f., 121 und 315.
[91] Zu Gröning siehe den Artikel von Bippen in: Bremische Biographie des neunzehnten Jahrhunderts, Bremen 1912, S. 194 ff.
[92] Siehe das Protokoll des Landherrn vom 19.8.1880; in: STAB 4,14/1 VI.b.6.a.

Weiterungen machen würde."[93] Offenbar sollte die Gemeinde die jahrzehntelange gewohnheitsrechtliche Nutzung des Weges im nachhinein noch erkaufen. Der Landherr fand daran eigenartigerweise nichts Ungewöhnliches. Er stellte sich auf die Seite des Mühlenbesitzers und schickte das Protokoll Wolff mit der Bemerkung zu, „daß für jetzt kein Anlaß zu einem Befehle an Kortreg vorhanden sei."[94]

Am 10. Juni 1887 beantragte die israelitische Gemeinde Bremen unter ihrem neuen ersten Vorsitzenden Gerson Bloch (im Amt 1881-1897)[95], das Gebiet ihres Friedhofs zu vergrößern und fragte bei der Bremer Administration um Genehmigung nach.[96] Mit der Auflage, dass man das Gebiet aufschütte und auf „gleiche Höhe mit dem bisherigen Begräbnisplatz" bringe, damit die „Gräber möglichst hochwasserfrei liegen," und der Platz von ‚Futtermauern' umgeben wird, „so daß bei Hochwasser ein Ausspülen der Gräber" verhindert würde, stimmten Regierungsbaumeister Schultze und Landherr Gröning dem Vorhaben zu. Noch im gleichen Jahr erhöhte die jüdische Gemeinde das Gelände[97], und 1890 war dann endlich auch die Friedhofsmauer, eine „massive Einfriedung", errichtet.[98]

Nur zwanzig Jahre später beantragte die jüdische Gemeinde unter ihrem neuen Vorsteher Nathan Abraham (im Amt: 1898-1995)[99] erneut eine Vergrößerung des Friedhofs bei der „Deputation für die Friedhöfe", wobei es um einen „Theil des Flammannschen[100] Grundstücks in Hastedt Kat. 353A"[101] ging. Das etwa 2600 qm große Grundstück verdoppelte die Fläche des jüdischen Friedhofs. Dazu wollte die Gemeinde noch einen 6 m breiten Streifen erwerben, „um eine dem Zweck entsprechende Einfahrt vom alten Postwege aus herstellen zu können"[102], die heutige Einfahrt am Alten Postweg. Zunächst gab es eine Verzögerung, denn der dem Gesuch beigelegte Plan, der die genaue „beabsichtigte Vergrößerung" zeigen sollte[103], entsprach nicht den Anforderungen. Am 24. Januar 1909 reichte Abraham die notwendigen Papiere

---

[93] Siehe das Protokoll des Landherrn vom 24.8.1880; in: Ebd.
[94] Siehe die Anmerkung zum Protokoll vom 24.8.1980; ebd.
[95] Zu Gerson Bloch siehe: Max Markreich: Geschichte der Juden, S. 135 und 315.
[96] Brief vom 10.6.1887; in: STAB 4,14/1 VI.b.6.a.
[97] Aktennotiz des Landjägers Kolbe vom 3.7.1887; in: Ebd.
[98] Aktennotiz des Landjägers Kolbe vom 4.4.1890; in: Ebd.
[99] Zu Nathan Abraham siehe: Bettina Decke: Karl Abraham, insbesondere S. 12-15 und 28 f. Sowie Max Markreich: Geschichte der Juden, S. 92, 135 ff., 147, 186 und 315.
[100] Im „Bremer Adressbuch" von 1909, ebenso von 1923 – das von 1921 ist für diesen Teil nicht erhalten – lassen sich verschiedene Bauern mit dem Namen Flammann auffinden: „Flammann, Herm., Landm., Postweg 222; Flammann, Joh., Landm., Alter Postweg 3; Flammann, Hinr. Jacob, Landm., Postweg 3." Der eigentliche Bauernhof befand sich in der Föhrenstraße. Zum Hof gehörte dabei nicht nur die Föhrenstraße, sondern auch das angrenzende Land. Das gesamte Land wurde um die Jahrhundertwende nach und nach an die Stadt verkauft. 1937 wurde der Flammansche Hof abgerissen. Im Ersten Weltkrieg gehörte der Hof dem Köhlhöker Johann Flammann. Vgl. Angelika Timm u.a.: Hastedt, S. 32.
[101] Brief des Vorstehers „N. Abraham" an die „Deputation für die Friedhöfe" vom 17.1.1909; in: STAB 3,14/1 VI.b.6.a.
[102] Brief von Nathan Abraham an die „wohllöbliche Polizeidirektion", 24.1.1909; ebd.
[103] Siehe die Nachricht an den Vorstand der israelitischen Gemeinde, Nathan Abraham, 18.1.1909; in: Ebd.

nach.[104] Bei der Nachfrage der Polizeidirektion machten die beteiligten Verwaltungsstellen keine Bedenken gegen die Vergrößerung geltend. Gesundheitsamt bzw. Baupolizei stimmten unter der Bedingung zu, dass „eine geringe Aufhöhung, um mit dem jetzigen Kirchhofe in eine Höhe zu kommen", d.h. 5 m, erforderlich sei.[105] Eine weitere Auflage war, dass der Bau des neuen Zufahrtsweges „auf Straßengrund" und von der Tiefbauinspektion II zu erfolgen habe.[106] Der unterzeichnende Geschäftsführer des Gesundheitsrates Dr. Tiedemann äußerte sogar Verständnis für die jüdische Lage. Die bedeutende Vergrößerung des jüdischen Friedhofs erkläre sich daraus, dass „der Ritus nur Einzelgräber gestattet, das Raumerfordernis also ein größeres" sei als „auf anderen Friedhöfen."[107] Nach nochmaliger Nachfrage von Nathan Abraham, der darauf verwies, dass der Grundstücksbesitzer Flammann das Vorkaufsrecht nur bis zum 15. März 1909 eingeräumt habe[108], stimmte die Polizeidirektion dem Erwerb des Grundstücks am 7. März 1909 zu.[109] Die israelitische Gemeinde hatte sich das Gelände vorsorglich gesichert. Im Zuge der Industrialisierung in Hastedt, die mit der Eingemeindung Hastedts nach Bremen 1902 erst richtig begann, siedelten sich 1906/07 mehrere große Unternehmen an, die bereits im Jahr 1908 die „gewaltige Fabrikfläche von 70.000 qm" einnahmen. Dazu kamen eine Reihe von Kleinbetrieben. Auch die Zahl der Bevölkerung war sprunghaft angestiegen, so dass das Ersuchen Nathan Abrahams von Weitsicht zeugte.[110] Da die Gemeinde das Areal erst 10 bis 15 Jahre später nutzen wollte[111], verpachtete sie den Boden in der Zwischenzeit als Kleingartenland. Erst 1919, nachdem das übrige Friedhofsgelände „fast aufgebraucht" war, sollte sie das Land den Kleingärtnern wieder entziehen.[112]

Nun beschwerten sich die nichtjüdischen Nachbarn über die Besitzer des Friedhofs. Die Kleingärtner stellten sich quer – ähnlich wie später die von 1934 bei der Vergrößerung des nichtjüdischen Waller Friedhofes.[113] Sie richteten eine Beschwerde an das Kleingartenamt, stellten in einer „Verhandlung vor dem Einigungsamt, Abteilung für Kleingartensachen", als „glaubwürdig" dar, dass die „israelitische Gemeinde die Genehmigung für die Erweiterung des israelitischen Friedhofes in Hastedt nicht bekommen" würde. Der Vertreter der israelitischen Gemeinde wußte bei der Verhandlung über den zehn Jahre zurückliegenden Vorgang selbst nicht so recht Bescheid, denn er konnte – wie das Kleingartenamt der Polizeidirektion mitteilte

---

[104] Siehe seinen Brief an die „wohllöbliche Polizeidirektion", 24.1.1909; ebd.
[105] Siehe die diversen Notizen der Behörden vom 5.2.1909 bis 3.3.1909; ebd.
[106] Siehe Notiz des Bauinspektors vom 26.2.1909 und den Brief an den Vorsteher der israelitischen Gemeinde Nathan Abraham vom 7.3.1909; ebd.
[107] Brief von Dr. Tiedemann i.V. an die Polizeidirektion, 5.2.1909; ebd. bzw. in: STAB 4,21-565.
[108] Siehe den undatierten Brief von Nathan Abraham an die Polizeidirektion, nach der Datierung der umgebenden Aktennotizen und Briefe vermutlich von Ende Februar 1909; ebd.
[109] Brief an den Vorsteher der israelitischen Gemeinde, 7.3.1909; in: STAB 4,14/1 VI.b.6.a.
[110] Angelika Timm u.a.: Hastedt, S. 95 ff., 108 ff. und 118 ff.
[111] Siehe Aktennotizen vom 14.6.1909 und 16.6.1910; in: STAB 4,14/1 VI.b.6.a.
[112] Brief des Friedhofinspektors Hamann an Senator Schlüter, 15.12.1919; in: Ebd.
[113] Zur Erweiterung des Waller Friedhofes siehe STAB 4,29/1-1105.

– „eine bindende Erklärung nicht abgeben".[114] Von der Polizeidirektion erhielt das Kleingartenamt schließlich die Auskunft, dass der Erweiterung bereits 1909 zugestimmt worden war.

Drei Jahre darauf, im Frühjahr 1922, befürchtete Bauer Flammann, Besitzer des um den jüdischen Friedhof gelegenen Grundstücks, die Baupläne der Gemeinde könnten schlimme Folgen haben: „So wie mir bekannt, beabsichtigt die Isr. Gemeinde die Mauer entlang meines Grundstücks noch 1 m höher als die bereits vorhandene und den anschließenden Teile herzustellen. Da ich in meinem Gemüsebau wegen Abschluß der Morgensonne stark hierdurch geschädigt würde, so erhebe ich Protest und bitte, die Arbeiten zu unterbrechen."[115] Doch Flammann konnte beruhigt werden. Die neue Mauer würde nicht höher, sondern sogar eher etwas niedriger werden als die alte, und Flammann war zufrieden.[116] Am 1. Juli 1922 fand die Schlußabnahme der Mauer statt. Wenige Monate zuvor, noch zur Zeit der Inflation, hatte Max Markreich am 2. März 1922 für die Gemeinde beantragt, den „Zufahrtsweg zu unserem Gelände am Alten Postweg mit einer Drahteinfriedung versehen zu lassen."[117]

Jüdische Friedhöfe sollen nach traditioneller religiöser Vorstellung auf unbebautem Gebiet angelegt werden. Doch es war für die jüdischen Gemeinden oft schwer, geeigneten Boden zu erwerben.[118] Manche ältere Friedhöfe finden sich daher auf unwegsamem Gelände, steilen Abhängen, Überschwemmungsland oder ähnlichem. Auch die Lage des Bremer jüdischen Friedhofes war zumindest nicht günstig. Beim Ausheben der Gräber stieß man immer wieder auf Grundwasser. Unter Wasser gesetzt wurde der Friedhof auch durch die großen Sturmfluten, die Bremen 1825, 1827 und 1841 heimsuchten.[119] Max Markreich, Autor der umfangreichen Geschichte der Bremer Juden, erinnerte deshalb an die Redensart: „De Jöden starwt tweemal, eenmal starwt se und eenmal versuppt se." (Die Juden sterben zweimal: einmal sterben sie und einmal ersaufen sie.)[120] Noch 1863 bot der Friedhof – nach einem Artikel des „Couriers an der Weser" – „einen so traurigen Anblick, als ob er ein Armensünderkirchhof sei".[121] Erst die bürgerliche Gleichstellung der Juden in Bremen seit 1848 und

---

[114] Brief des Kleingartenamts an die Polizeidirektion, 2.12.1919, und die nochmalige Anfrage vom 22.12.1919; in: STAB 4,14/1 VI.b.6.a.
[115] Aktennotiz vom 10.4.1922; in: Bauordnungsamt Bremen, Akte israelitischer Friedhof, Deichbruchstraße 1 und 2, darin: Bauakte h) 1587/21, Inhaltsverzeichnis Nr. 3.
[116] „Nach Auskunft des Bauleiters Herrn H. Schröder und des Unternehmers Webner ist nicht beabsichtigt, die Mauer höher zu machen, als dieselbe im Seitenflügel bereits hergestellt ist. Hier beträgt die Höhe nur etwa 2,00 m, wird allerdings teilweise, entsprechend der Unregelmäßigkeit im Gebäude, etwas höher. Dieselbe bleibt aber immerhin niedriger, als die vorhandene Friedhofsmauer der alten Friedhofsmauer. Flammann wurde in Kenntnis gesetzt, erklärte sich zufrieden und verzichtete auf eine schriftliche Nachricht." Aktennotiz vom 12.4. 1922; in: Bauordnungsamt Bremen, Akte israelitischer Friedhof; ebd.
[117] Ebd.
[118] Michael Brocke u.a. (Hg.): Stein und Name, S. 37.
[119] Die Aufhöhung des Areals war so auch Bedingung für die Vergrößerungen von 1887 und 1909.
[120] Max Markreich: Geschichte der Juden, S. 51; auch zitiert bei: Anne Dünzelmann: Juden in Hastedt, S. 154.
[121] Courier an der Weser, 21. Juni 1863. Zitiert nach Anne Dünzelmann: Juden in Hastedt, S. 156.

das damit verbundene langsame Wachsen der jüdischen Gemeinde führte zur Sanierung und zeitgenössischen gärtnerischen Ausgestaltung im Sinne einer erholsamen Grünanlage. Nun sollte das Gelände, wie allgemein üblich seit Anfang des 19. Jahrhunderts, mit einer „ordentlichen Einfriedung von Hecken und Gräben" umgeben und mit Neuanpflanzungen verschönert werden, nicht zuletzt um den Friedhof vor Eindringlingen und Vandalismus besser zu schützen.[122] Anstatt des „Rickelwerks" erhielt der Friedhof schon 1870 eine erste „niedrige Mauer".[123]

Bereits Anfang der dreißiger Jahre des 20. Jahrhunderts gehörten Kapellen – auf europäischen Friedhöfen schon zu Beginn des 19. Jahrhunderts en vogue[124] –, Leichenhallen, Toiletten und Verwaltungsgebäude zum funktionalen, versachlichten Erscheinungsbild von Friedhöfen.[125] 1888 erhielt der Waller Friedhof einen Wasseranschluß[126], und im Oktober 1885 sprach sich der Bremer Senat dafür aus, den Riensberger Friedhof mit Leitungswasser zu versorgen.[127] 1872/76 begann man in der Hansestadt mit dem Bau der unterirdischen Kanalisation. Die Arbeiten waren 1893 beendet.[128] Hastedt aber verband man erst ab 1902, nach der Eingemeindung ins Stadtgebiet, mit dem neuen Abwassersystem. Zwischen 1902 und 1908 wurden hier alle Straßen kanalisiert[129], was auch für den jüdischen Friedhof eine Chance zur Modernisierung bedeutete.

Der Akkulturation und dem bürgerlichen Repräsentationswillen der Bremer Juden ist es zu verdanken, dass die Gemeinde 1893 – ähnlich wie 1918 im benachbarten Oldenburg – eine Friedhofskapelle errichtete,[130] in der man 1923 durch veränderte Nutzung mehr Platz schaffte. Sie wurde im für das 19. Jahrhundert typischen neugotischen Stil errichtet. Im Sommer 1904 beantragte die Gemeinde bereits den Bau einer Spülklosettanlage. Nachdem die Straßeninspektion bestätigt hatte, „daß die Deichbruchstraße in ganzer Länge kanalisiert ist und Spülklosetts angeschlossen werden können", wurde die Anlage im Herbst 1904 fertiggestellt.[131] 1923 erhielt die neue Lei-

---

[122] Ebd. Vgl. auch: Friederike Schepper-Lambers: Beerdigungen und Friedhöfe im 19. Jahrhundert in Münster, S. 130; Philippe Ariès: Geschichte des Todes, S. 678 ff.
[123] Bericht des Landjägers Wittgenfels, 27.9.1870; in: STAB 4.14/1.b.6.a.
[124] Philippe Ariès: Geschichte des Todes, S. 684 f.
[125] Artikel „Friedhof"; in: Wasmuths Lexikon der Baukunst. Bd. 2, Berlin 1930, S. 551 f.
[126] Siehe STAB 6,40-L.4.R.Nr. 17.
[127] Siehe STAB 6,40-L.4.K.Nr. 15.
[128] Zuvor führte man die Abwässer in Zementröhren ab, die 1862 verlegt worden waren. Der „menschliche Unrat" wurde in Tonnen auf die Straße gestellt und nachts von einem Unternehmer abgefahren. Zur Kanalisation Bremens vgl.: Herbert Schwarzwälder: Geschichte, Bd. II, S. 379 f.
[129] Bis auf die Alte Dorfstraße, die offenbar erst in den zwanziger Jahren nach Protesten des Hastedter Bürgervereins angeschlossen wurde. Zur Kanalisation Hastedts vgl. Angelika Timm u.a.: Hastedt, S. 83 f. Der Anschluß an die Wasserleitung scheint in Hastedt allerdings schon 1888 erfolgt zu sein. Zumindest werden ab Oktober 1888 alle Anlieger Hastedts „wassersteuerpflichtig". STAB 6,40-L.4.R. Nr. 17.
[130] Bauordnungsamt Bremen, Akte israelitischer Friedhof, Deichbruchstraße 1 und 2, darin: Akte 12 C, Inhaltsverzeichnis-Nr. 1.
[131] Bauordnungsamt Bremen, Akte israelitischer Friedhof, Deichbruchstraße 1 und 2, darin: Akte 12 C, Inhaltsverzeichnis-Nr. 2.

chenkammer einen Wasseranschluß, Kapelle und Leichenhalle bekamen elektrisches Licht.[132] Mit der Vergrößerung der Gemeinde, insbesondere seit der Gründung des Deutschen Reiches, wird der Friedhof zudem bunter: Zur einfachen Grabstele kommen vielfältige Grabsteinformen hinzu.

Die Vergrößerung und Umfriedung des Areals Anfang der zwanziger Jahre gestaltete sich zu einem besonderen Problem: „Die Inflation machte ... diese(r) Arbeiten fast undurchführbar: einmal durch die Schwierigkeit, genug Mauersteine zugewiesen zu erhalten, und dann durch die fortwährende Erhöhung der Arbeitslöhne und Materialpreise, wodurch der Voranschlag ganz erheblich überschritten wurde,"[133] schreibt Max Markreich. Auch den Friedhofsnutzern brachte die Inflation Nachteile, ähnlich wie bei den staatlichen Friedhöfen dieser Zeit[134]: der Tarif für Grabstellen stieg an, und die Errichtung von Grabsteinen wurde gebührenpflichtig.[135] Die Entwässerung und der Umbau des Geräteschuppens, den man mit einem schönen Glasdach ausstattete, ließen sich deshalb wohl erst 1925/26 durchführen.[136]

Der Eigenwert des Friedhofs als Grünfläche, von einem professionellen Gartenbetrieb gepflegt und Instand gehalten, ist nun für die Gemeindemitglieder selbstverständlich. In Max Markreichs Beschreibung der Friedhofsvergrößerung (1921) und der Renovierung der Gebäude (1923) heißt es: „Der neuerworbene Friedhofsteil wurde bald in Reihen eingeteilt, mit Grabsteinen versehen und mit fünfzig Lindenbäumen bepflanzt ... Auch an den Friedhofswegen wurden zur leichteren Besprengung der Rasen und Grabstellen Leitungsanschlüsse gemacht. Die gärtnerische Instandhaltung und Aufsicht unterstand dem Friedhofsgärtner Friedrich Rötsch, dessen eigener Gartenbetrieb an der benachbarten Fleetrade No. 6 lag."[137] Ein Zeichen der Anpassung und repräsentativen Ausgestaltung des Friedhofes ist es schließ-

---

[132] Aus dem Aktenmaterial des Staatsarchivs Bremen bzw. des Bauordnungsamtes lassen sich diese Veränderungen nicht mehr rekonstruieren. Dazu insbesondere Max Markreich: Geschichte der Juden, S. 161; zum Teil übernommen von Anne Dünzelmann: Juden in Hastedt, S. 158 f. Nach Dünzelmann waren „diese Aktivitäten ... ein Beweis für eine angestrebte und gelungene gesellschaftliche Integration, die eine ernsthafte Bedrohung unwahrscheinlich erscheinen ließ." Ebd., S. 159. Dies erscheint mir jedoch eine zu euphemistische Deutung. Zeitgleiche antisemitische Aktivitäten in Bremen (Vgl. dazu Regina Bruss: Die Bremer Juden, 1988, S. 13ff.; Marßolek, Inge u. Hartmut Müller: Antisemitismus in Bremen 1918-1933, 1988, S. 14-20.) verweisen eher auf die ambivalente Situation auch der Bremer Juden zwischen kultureller Anpassung und antisemitischer Ausgrenzung. Seit 1867 gab es in Hastedt eine Straßenbeleuchtung mit Gaslaternen, die zunächst von den Drei Pfählen bis zum Postweg reichte und später auch die Nebenstraßen erfaßte. Angelika Timm u.a.: Hastedt, S. 85. Elektrische Beleuchtung existierte in Bremen seit dem Ende des 19. Jahrhunderts. Lange Zeit spielte daneben aber auch Gas eine wichtige Rolle, zumal elektrisches Licht zunächst recht teuer war. (Herbert Schwarzwälder: Geschichte, Bd. II, S. 482 ff.)
[133] Max Markreich: Geschichte der Juden, S. 161.
[134] Für die staatlichen Friedhöfe beschlossen der Senat und die Bürgerschaft am 17.10.1922 eine achtfache Erhöhung der Begräbnisgebühren; vgl. STAB 6,40-L.4.i. Nr. 12
[135] Max Markreich: Geschichte der Juden, S. 161; siehe auch die Gebührenliste für die Aufstellung von Grabsteinen im Mitgliederbrief vom 10.9.1925; in: Zentralarchiv B. 1/10, Nr. 1205.
[136] Bauordnungsamt Bremen, Akte israelitischer Friedhof, Deichbruchstraße 1 und 2, darin: Akte Nr. 4 285/25, Inhaltsverzeichnis-Nr. 6; sowie Akte Nr. 4284/25, Inhaltsverzeichnis-Nr. 5.
[137] Max Markreich: Geschichte der Juden, S. 161.

lich, dass die Gemeinde 1931 eine „Kondolenzliste unter die Überdachung vor dem Wachraum" auslegte. Das Jüdische Gemeindeblatt kommentierte den Vorgang wie folgt: „Die auch auf den übrigen bremischen Friedhöfen bestehende Einrichtung wird sich zweifelsohne bei Beerdigungen auf unserem Gemeindefriedhof in gleicher Weise einbürgern."[138]

---

[138] Jüdisches Gemeindeblatt. Mitteilungsblatt der Israelitischen Gemeinde – Amtliches Organ der Gemeindeverwaltung Bremen, 15.7.1931 (künftig: Jüdisches Gemeindeblatt Bremen).

Die Chewra Kadischa

Zedaka (hebräisch: Gerechtigkeit), seit talmudischer Zeit in der Bedeutung von Wohltätigkeit gebraucht, war von großer Wichtigkeit für die jüdischen Gemeinschaften in der Voremanzipationszeit und auch danach.[139] Das Begraben der Toten gehört zu den ehrenvollsten traditionellen jüdischen religiösen Aufgaben. Es wird als besonders gottesfürchtige und verdienstvolle Tat angesehen, gilt doch die Begleitung der Sterbenden und die Bestattung der Toten als religiöse Pflichterfüllung (Mizwah) und Akt großer Barmherzigkeit.[140] In einer rabbinischen Legende heißt es, dass ein Rabe Adam und Eva zeigte, was sie mit ihrem ermordeten Sohn Abel tun sollten, indem er ein Loch scharrte. Wegen des rituellen Gebots, nach Berührung eines Leichnams den Tempel sieben Tage lang nicht aufsuchen zu dürfen, hat man schon im antiken Jerusalem Totenbestattung und Sorge um die Trauernden einer bestimmten Menschengruppe übertragen. In nachbiblischer Zeit erwähnt der Talmud Vereinigungen, die sich um die Krankenpflege und die Beerdigung der Toten kümmerten. Sie werden Mitassekim (Menschen, die sich mit etwas beschäftigen) oder Gomelei Chassadim (Gegenseitigkeit der Weisen) genannt. Erst später kam der heute übliche Name Chewra Kadischa (Heilige Brüderschaft bzw. Vereinigung) auf. Heilige Gesellschaft werden diese Vereinigungen genannt, weil bei der Vorbereitung des Toten zum Begräbnis die genaue Kenntnis der Reinheitsvorschriften erforderlich ist. Neben dem Totenkult übernehmen sie traditionell auch die Krankenpflege. Die Mitglieder der Chewra Kadischa sind häufig geachtete und einflußreiche Gemeindemitglieder. Zu den ältesten Chewra-Kadischa-Vereinigungen in Deutschland gehören Frankfurt am Main (vor 1600), Halberstadt (1631), Worms (1659) und Mainz (1661). Die Bremen benachbarte Hannoveraner Chewra Kadischa gründete sich 1762. Doch auch wenn es keine Begräbnisvereinigung am Ort gab, haben Juden ihre Toten in traditioneller Weise bestattet.

Zu den Aufgaben der Bestattungshilfe zählte das Sprechen der rituellen Gebete am Sterbebett, die Vorbereitung des Toten für das Begräbnis (Tahara), also das Waschen des Toten mit lauwarmem Wasser, das Kämmen seiner Haare, Schneiden von Finger- und Fußnägeln und das Nähen und Einkleiden in die traditionellen schlichten weißen Totenkleider (Tachrichim), das Ausheben des Grabes und der Bau des

---

[139] Siehe: Luisa Levi d'Ancona: Philantrophy and Politics, S. 89 f.; Artikel „charity"; in: Encyclopaedia Judaica, Vol. 5, Jerusualem, Israel, 1971, Sp. 338-353; Artikel „Zedakah". In : Encyclopaedia Judaica, Vol. 16, Jerusalem, Israel, 1971, Sp. 961 u; in: Julius H. Schoeps: Neues Lexikon des Judentums, Gütersloh 2002, S. 886.

[140] Zum Begräbnis und den Aufgaben der „Chewra Kadischa" siehe die diversen jüdischen Lexika, insbesondere: The Universal Jewish Encyclopedia. Vol. 2, New York 1948, S. 594-604; Encyclopaedia Judaica. Bd. 2, Berlin 1930, S. 430-438; Encyclopaedia Judaica, Vol. 4, Jerusalem 1971, Sp. 1515-1523. Zur Sexualität und Geschlechtertrennung im Judentum siehe u.a. Menachem Brayer, The Jewish woman in rabbinic literature. A psychohistorical perspective. Vol. I und II, New Jersey 1986.

schlichten, einfachen Holzsarges nach rituellen Vorschriften[141], die Begleitung des Toten zum Friedhof sowie die Bereitstellung der nötigen Anzahl von zehn religionsmündigen Männern zur Verrichtung der Gebete (Minjan) während der auf den Tod folgenden sieben vorgeschriebenen strengen Trauertage (Schiwa) im Haus des Verstorbenen. Manchmal sorgen sie auch für die erste Mahlzeit im Haus der Trauernden, bestehend aus Brot, hart gekochten Eiern und einem Getränk. Arme, deren Verwandte nicht in der Lage sind, die Begräbnispflichten zu erfüllen, erhalten diese Leistungen kostenlos. Die meisten dieser Vorbereitungen zur Bestattung, Waschung des Toten, Einkleidung in einfache weiße Sterbegewänder etc. gab es auch in der christlichen Kultur. Neben der Schiwa ist die Einfachheit der jüdischen Beerdigung jedoch ein typisches Merkmal in einer Umgebung, in der es bis zur Mitte des 19. Jahrhunderts noch den opulenten Leichenschmaus der Erben gab und die Ausstattung des Toten eine Familienangelegenheit war, die ihn im 19. Jahrhundert häufig in seinem besten Gewand beerdigten.

In der christlichen Gesellschaft richteten im 19. Jahrhundert sogenannte Toten- oder Leichenfrauen, „ärmere Weiber", die häufig aus der weiteren Verwandtschaft des Toten kamen, den Leichnam für die Bestattung her. Im Judentum, in dem stärker als in der christlichen Kultur die Geschlechtertrennung verankert ist, sind dagegen die Begräbnisvereinigungen traditionell dem Geschlecht nach organisiert: die Frauen nehmen sich der weiblichen Kranken und Toten, die Männer der männlichen an. Schon die 1573 gegründete Prager Chewra Kadischa, deren Statuten später vorbildhaft für die europäischen Juden wurden, besaß eine assistierende Frauenvereinigung, die Naschim Zidkaniot (re chtschaffene/gerechte).

Der „Israelitische Krankenwohltätigkeits-Verein" und der „Israelitische Frauen-Verein"

Mit der 1848er Revolution und dem Inkrafttreten des „Gesetzes betreffend der Grundrechte der Juden" wuchs der jüdische Bevölkerungsanteil in Bremen.[142] Um 1860 lebten ca. 18 jüdische Familien mit etwa 100 Personen in Bremen. Ihren Gottes-

---

[141] Holzsärge sind nicht überall Teil des Beerdigungsritus, sie gehören z.B. nicht zur Beerdigungstradition in orientalischen Ländern, in denen der Verstorbene zur Beerdigung in Tücher gewickelt wird.
[142] Zur Entwicklung der jüdischen Gemeinde seit 1848: Herbert Obenaus (Hg.): Historisches Handbuch, S.316 ff.; In der Zeit seit den Befreiungskriegen zuvor konnten nur einzelne Juden Statusverbesserungen erreichen, so gelang etwa Juden in Hastedt der Kauf ihrer Häuser. Betty Salomon, Tochter eines Schutzjuden, wurde der Aufenthalt in Hastedt und ein kleiner Handel gestattet, illegale Zuwanderung jedoch streng geahndet. Siehe verschiedene Beispiele bei: Anne E. Dünzelmann: Vom Gaste, den Joden und den Fremden, S. 315, S. 317-322 f. Insgesamt aber ist die Entwicklung zwischen 1814-1848 durch die Wiederherstellung eines „tradierten, rückwärtsgerichteten Rechtssystems" gekennzeichnet, durch erneute korporative Mitspracherechte und die Wiederherstellung des alten Bürgerstatus, durch die nichterwünschte Fremde erneut ausgeschlossen werden konnten. Anne E. Dünzelmann: Vom Gaste, den Joden und den Fremden, S. 248. Auch die 1848 Gleichbe-

dienst hielten sie in Privathäusern ab: zunächst im zweiten Stock eines Privathauses in Hastedt,[143] Seit 1856 in der Marienstraße 12, ab 1865 in der Hankenstraße.[144] 1861 lehnte der Senat unter Bürgermeister Carl Friedrich Mohr den Antrag der Kaufleute und Vorsitzenden der Israelitischen Gemeinde Abraham Hammerschlag[145] und Jacob Hesekiel Abraham[146] zum Bau einer zentral gelegenen Synagoge, „möglichst in der Nähe des Bahnhofs"[147] ab. Mohrs judenfeindliche Begründung spricht für sich. Ungeachtet der nominellen Gleichberechtigung, betrachtete er die jüdische Religion als minderwertig gegenüber der christlichen und erklärte zu der Bitte der Gemeindevertreter: „Ich meine, daß sie abgeschlagen werden muss. Alles, was die Verfassung gewährt, geniessen sie. Eine anerkannte Religions-Gesellschaft sind sie nicht und stehen auch den christlichen 3 Konfessionen nicht gleich, können sich darauf nicht einmal de sequo berufen. Die reine Gutmütigkeit passt auch nicht hier, wo man principaliter von den Juden nichts wissen will. Man sollte sie daher ohne Phrasen, lediglich mit den Worten: Der Senat beschließt, 1. Dass dem Gesuch nicht zu willfahren sei, abweisen."[148]

1871 gab es 321 jüdische Einwohner. 1880 gehörten 570 Personen zur Gemeinde, darunter einige kapitalkräftige Kaufleute. 1863 verlieh der „Hohe" Senat der jüdischen Gemeinde die Rechte einer juristischen Person und erkannte damit auch offiziell die jüdische Gemeinde an.[149] Ihr offizieller Name ist nun „israelitische Gemeinde",

---

rechtigung, konnte nach Markreich jedoch einen Trend zur Taufe nicht stoppen. (Max Markreich: Geschichte der Juden, S. 89 f., siehe auch: Wilhelm Tacke: Die Mär, S. 104.)

[143] Anne E. Dünzelmann: Juden in Hastedt, S. 67.
[144] Wilhelm Tacke: Die Mär, S. 104 f.
[145] Abraham Hammerschlag wurde 1816 in Hastedt geboren. Er folgte Leopold Jacobson 1868-1872 als Gemeindevorsteher. Max Markreich: Geschichte der Juden, S. 96 f. und 315. Im „Bremer Adressbuch" von 1862 ist er als Kaufmann und Inhaber der Firma Hammerschlag & Co., einem Commissions- und Produkten-Geschäft in der Osterstr. 44, geführt. Des Weiteren existierte noch ein „Packhaus" in der Plunkenstr. 18.
[146] Jacob Hesekiel Abraham (1809-1877) war ein Sohn von Hesekiel Abraham, des jüngsten der drei jüdischen Haushaltsvorstände, die 1803 nach Bremen gelangten. Er leistete als erster Jude 1848 den Bremer Staatsbürgereid und übernahm von 1849 bis 1854 das Amt des 1. Vorstehers, „wozu er" – so Markreich – „in seiner Eigenschaft als Bremer Bürger die erforderliche Qualifikation besaß." Max Markreich: Geschichte der Juden, S. 88. In seine Amtszeit fällt die Berufung des Predigers Samuel Marcus Gollancz und die Verlegung der Beetstube von der Hastedter Heerstr. 8 nach Bremen in das Haus von Lazarus Ander in der Marienstr. 12. Von 1856 bis 1861 wurde Jacob Hesekiel Abraham erneut zum ersten Vorsteher gewählt. Während dieser zweiten Amtszeit richtete er mit Abraham Hammerschlag das bereits erwähnte Bittgesuch zur Errichtung einer zentral gelegenen Synagoge an den Bremer Senat. Zu Jacob Hesekiel Abraham siehe: Max Markreich: Geschichte der Juden, S. 82, 88, 90, 96 und 315. Im „Bremer Adreßbuch" von 1862 heißt es über ihn: „Abraham, Jacob Hesekiel, Kfm., Herrlichkeit 14, Teilhaber der nachstehenden Firma. Abraham, J.H. & Co., Manufacturen, Herrlichkeit 14, Inhaber, J.H. Abraham und E.H. Abraham."
[147] Max Markreich: Geschichte der Juden, Bremen 2009, S. 97; auch zitiert bei : Wilhelm Tacke: Die Mär, S. 105.
[148] Max Markreich: Geschichte der Juden, S. 97; auch zitiert bei : Wilhelm Tacke: Die Mär, S. 105.
[149] Die Statutenentwürfe für die Verfassung der jüdischen Gemeinde vom 15.5.1862 und vom 10.6.1862 sowie der vom Bremer Senat am 25.8.1863 genehmigte Entwurf, der der jüdischen Gemeinde die Rechte einer juristischen Person verlieh, unterschieden dabei zwischen „wirklichen Mitgliedern" der Gemeinde und sogenannten „auswärtigen Gemeindegenossen". Letztere wohnten nur „in der Nähe des Bremischen Gebietes" und hatten ein „Anrecht an der Benutzung des Friedhofes zu Hastedt erworben". Dagegen waren die „wirklichen Gemeindemitglieder Theilhaber des Gemeindevermö-

erst seit den 90er Jahren des vergangenen Jahrhunderts nennt sie sich „Jüdische Gemeinde im Lande Bremen."

Erst 15 Jahre nach ihrem abgelehnten Antrag erwirbt die Gemeinde ein Etagenhaus an einem bescheidenen Platz, in der Gartenstraße 6 im Schnoor, und lässt es durch den Architekten Johann Dietrich Dunkel zur Synagoge umbauen. Auch nach dem Umbau ist sie „eher in dem Etagenhaus versteckt". Zur Einweihung der Synagoge kommen auch „einige Senatoren, der Präsident der Bremischen Bürgerschaft und mehrere freisinnige Prediger". Im gleichen Jahr erscheint zum ersten Mal der Gottesdienst der jüdischen Gemeinde unter dem Stichwort „öffentliche Gottesverehrung"[150] Damit ist der Prozess öffentlicher Anerkennung durch den Bremer Staat zunächst abgeschlossen.

Der Prozess öffentlicher Anerkennung durch den Bremer Staat ist jedoch erst mit der Einweihung der Synagoge 1876 an einem bescheidenen Platz im Schnoor und der Aufnahme des jüdischen Gottesdienstes im Bremer Staatskalender im gleichen Jahr unter dem Stichwort „öffentliche Gottesverehrung"[151] abgeschlossen. Es entwickelte sich parallel dazu ein Gemeindeleben, und gemeindeeigene Institutionen bildeten sich aus, zuerst vor allem Wohlfahrtseinrichtungen, seit der Jahrhundertwende zunehmend auch auf „Geselligkeit und Kultur"[152] angelegte Vereine.

In der Stadt herrschten große „Vermögens- und Einkommensunterschiede" aufgrund der „weltweiten marktwirtschaftlichen Verflechtungen und Expansionen der Handelsunternehmen". Eliten und normale Bürger sonderten sich voneinander ab.

---

gens und des Friedhofes zu Hastedt …, sie sind in den Gemeindeversammlungen stimmberechtigt und zu den Ehrenämtern der Gemeinde Wähler und wählbar." Die Statuten von 1868 verringern bereits den Abstand zwischen „Gemeindegenossen" und vollwertigen „Mitgliedern". Der Status als „Genosse" entwickelte sich zur Vorform der eigentlichen Mitgliedschaft, die durch ein „Einkaufsgeld" in die Gemeinde und die Ableistung des Bremer Staatsbürgereides erworben wurde. Erst mit der Gründung des Deutschen Reiches 1870/71, das die Übernahme der preußischen Gesetzgebung auch für Bremen zur Folge hatte und vor allem „die lange ersehnte Freizügigkeit" im ganzen Reich brachte, so dass jeder Deutsche innerhalb der Reichsgrenzen seinem Erwerb nachgehen konnte, ohne dass er Bürger des betreffenden Staates zu werden brauchte, fällt die Differenz zwischen Mitgliedern und auswärtigen „Genossen" in den Statuten von 1872, 1874 und 1877 schließlich fort. Nur die in Vegesack und Bremerhaven ansässigen Juden sind ausgeschlossen, denn hier gab es eigene Gemeinden. 1877 heißt es: „Gemeindemitglieder sind diejenigen in Bremen oder dem Bremer Landgebiet (mit Ausnahme von Vegesack und Bremerhaven) wohnenden männlichen Israeliten, welche die Erklärung des Ausschusses an die Gemeinde abgeben." Nur die jüdischen Frauen bleiben jetzt von Wahlen und Ämtern noch ausgeschlossen. Die Statutenentwürfen enthalten in: STAB 2- T.O. f; zur Auswirkung der Reichsgründung sowie der vorangehenden Eingliederung Bremens in den Norddeutschen Bund siehe: Karl Reinike, Das bremische Bürgerrecht, S. 195-232, insbesondere S. 219 f.; Peter Marschalk: Der Erwerb des bremischen Bürgerrechts und die Zuwanderung nach Bremen, S. 295-305; Herbert Schwarzwälder: Geschichte, Bd. II, S. 278 ff.

[150] Ein Schlaglicht auf die Einstellung der Bremer Obrigkeit zu den Juden werfen die Bremer Staatskalender. Erst mit dem Bau der Synagoge (1876) erscheint hier unter dem Stichwort „Öffentliche Gottesverehrung" die „israelitische Gemeinde". Trotz rechtlicher Gleichstellung seit 1848 wird die Existenz einer jüdischen Religion offiziell somit erst 1876 zur Kenntnis genommen.

[151] Ein Schlaglicht auf die Einstellung der Bremer Obrigkeit zu den Juden werfen die Bremer Staatskalender. Erst mit dem Bau der Synagoge (1876) erscheint hier unter dem Stichwort „Öffentliche Gottesverehrung" die „israelitische Gemeinde". Trotz rechtlicher Gleichstellung seit 1848 wird die Existenz einer jüdischen Religion offiziell somit erst 1876 zur Kenntnis genommen.

[152] Herbert Obenaus (Hg.): Historisches Handbuch der jüdischen Gemeinden, Bd. 1, S. 319.

Und es gab auch eine städtische Unterschicht, die im 19. Jahrhundert etwa 43% der Bevölkerung betrug und damit größer war als die soziale Mittelschicht und die Oberschicht. Die Mehrheit dieser „Armen" war allerdings in einem bürgerlichen Haushalt untergebracht, zum Beispiel als Hausangestellte, Gesellen und Lehrlinge oder Anverwandte und damit „entsprechend versorgt".[153] Die politischen und sozialen Konflikte des Vormärz bis in die 1860er Jahre, die Probleme des „einfachen Volkes", dessen Alltag von Notfällen wie Deichbrüchen und Überschwemmungen, der Cholera oder Hunger begleitet war, führten etwa ab der Jahrhundertmitte zu einer Reihe von „Vorsichtsmaßnahmen" der Bremer Oberschicht und des Bürgertums. Es begann eine „Serie von Vereinsgründungen, in denen sich private, bürgerliche Wohltätigkeit organisierte."[154] Die städtische Elite, das städtische Armenwesen und bürgerliche soziale Vereinsgründungen kümmerten sich recht effektiv um die heimischen, städtischen Unterschichten, die privaten Vereine insbesondere um die sogenannten „verschämten Armen", die städtische Armenhilfe insbesondere um arme Alte, Witwen und Waisen bzw. Kinder und Jugendliche.[155] Allerdings endete bei „Erwerbsunlust", Faulheit, Alkoholismus und Müßigkeit die bürgerliche Solidarität. Armut galt in Europa als individuelles Fehlverhalten und nicht als Folge gesellschaftlicher und ökonomischer Entwicklungen. Erst im Verlauf des 19. Jahrhunderts fühlten sich die Bürger zunehmend auch für andere Arme der Stadt, wie verarmte unzünftige Handwerker, entlassene Gefangene, Alkoholiker, Prostituierte, Kriegsopfer und Soldatenwitwen zuständig.[156]

Anspruch auf gesellschaftliche Führungspositionen und Herrschaft erwarb man sich in der nichtjüdischen wie auch in der jüdischen Gesellschaft durch wirtschaftliche Potenz, Bildung und den „Nachweis von Gemeinsinn und Mildtätigkeit."[157]

Neben obrigkeitliche Spendenaufrufe aus Anlass von Notsituationen, wie Hochwasser und Feuersbrünste, und die mit der Diakonie verbundene städtische, vormals kirchliche Armenpflege als nebenberufliche Aufgabe von Senatoren und Bürgern der Bremer Oberschicht traten seit Beginn des 19. Jahrhunderts in Bremen wohltätige Vereine.[158]

---

[153] Andreas Schulz: Vormundschaft und Protektion, S. 162. Aber auch im Haushalt eines wohlsituierten Bürgers versorgte Personen konnten in prekäre Verhältnisse kommen, z. B. Dienstboten, wenn ihr Arbeitsvertrag auslief, (Andreas Schulz: Vormundschaft und Protektion, S. 161 f.) oder auch bürgerliche Kaufleute, wenn sie riskante Geschäfte tätigten. Siehe dazu auch die Ausführungen von Sylvelin Wissmann zu den sogenannten „verschämten Armen".

[154] Sylvelin Wissmann: Ein gutes Zeichen der Zeit, S.33. Zu den Vereinen mit sozialer Zielsetzung in diesem Zeitraum: Sylvelin Wissmann: Ein gutes Zeichen der Zeit, S. 55, 60-62; Sylvelin Wissmann: Wohltätig für Wohtäter, S. 50 ff.; Sylvelin Wissmann: Vom Gemeinwohl zur Liebe zur Sache, 74-77; Sylvelin Wissmann: Wohltätigkeit im Verein, S. 174-176, 180 ff.

[155] Andreas Schulz: Vormundschaft und Protektion, S. 165 (insbes. Anmerkung Nr. 165), 167., 331 f.

[156] Andreas Schulz: Vormundschaft und Protektion, S. 326, 336.

[157] Zur nichtjüdischen Gesellschaft in Bremen siehe: Sylvelin Wissmann: Vom Gemeinwohl zur Liebe zur Sache, S. 69, 74; Andreas Schulz: Vormundschaft und Protektion, S.323 ff., insbes. 325.

[158] Sylvelin Wissmann: Wohltätig für Wohltäter, S. 48; Sylvelin Wissmann: Vom Gemeinwohl zur Liebe zur Sache, S. 68; Sylvelin Wissmann: Wohltätigkeit im Verein, S. 168-170. Andreas Schulz: Vor-

Das „Prinzip der Selbstorganisation zur Durchsetzung eigener Interessen" war für das ganze 19. Jahrhundert bedeutungsvoll. Es hatte sich als „durchschlagkräftig und identitätsstiftend" erwiesen.[159] Die entscheidenden Anstöße für die „kulturellen Gemeinschaftsaktionen des Bürgertums" kamen nach Andreas Schulz historischer Expertise zum Bürgertum in Bremen vom Ende des 18. bis zur Wende zum 20. Jahrhundert dabei nicht von der Stadt, aus dem Senat oder der Bürgerschaft, sondern aus den Vereinen.[160]

Die Aktivitäten der bürgerlichen Vereine und wohltätigen Stiftungen bewegten sich dabei innerhalb eines staatlich vorgegebenen Rahmens und sprengten diesen nicht.[161] Soziale Zielsetzungen standen dabei nicht unbedingt immer im Fokus bürgerlicher Initiativen. Kulturelle und politische Zielsetzungen oder bildungspolitische Vereinsinitiativen zogen zeittypisch viele Mitglieder an und banden Kapital.[162]

Soziale Vereinsaktivitäten richteten sich auf die Armutsfolgen eines improvidenten Lebens, das den betroffenen Menschen häufig nur ermöglichte mit ihrer Arbeit die Erfordernisse des nächsten Tages zu bestreiten. Jeder 7. Einwohner Bremens war um die Jahrhundertmitte z. B. in der Tabakindustrie beschäftigt, deren Betriebe nach der Gründung des Norddeutschen Bundes kurzer Hand ausgelagert wurden, wodurch viele Zigarrenarbeiter arbeitslos wurden.[163] Empfänger privater Vereinswohltätigkeit[164] waren jedoch zumeist nicht unspezifische Arme und Randständige der Gesellschaft wie Alkoholiker, Prostituierte, sondern sogenannte „verschämte Arme", die sich nicht an die städtische Armenpflege wenden konnten oder wollten und zudem der Zuwendung „würdig" waren.[165]

[ ] mundschaft und Protektion, S. 323 ff.
[159] Andreas Schulz: Vormundschaft und Protektion, S. 517.
[160] Andreas Schulz: Vormundschaft und Protektion, S. 654.
[161] „Die nationale Abstimmung bürgerlicher Politik blieb von der einzelstaatlichen Gesetzgebung und Rechtsprechung abhängig, die den Rahmen für die Entfaltung der bürgerlichen Vereins- und Versammlungstätigkeit und die Öffentlichkeitsarbeit setzte. In Bremen waren die Voraussetzungen für die Kooperation mit der nationalen Elite des Bürgertums besonders günstig."(Andreas Schulz: Vormundschaft und Protektion, S. 688)
[162] Siehe: Andreas Schulz: Vormundschaft und Protektion, S. 216, 218, 389,397 ff.; 401 f., 406, 411 f., 4134 f.; 434 ff., 436, 515 f., 640. 40 000 Reichstaler verschlang der Neubau des Waisenhauses 1783, zu dem 3/4 der Baukosten durch Bürgerspenden aufgebracht wurden, über das Doppelte dieser Summe betrug der Neubau des Bremer Theaters von 1843. Das Areal des Waisenhauses wurde 1899 ohne „Skrupel" an die Bremer Bank verkauft. Theater und Kunsthalle, die 1849 mit den Geldern des Kunstvereins errichtet wurde (Vgl. Andreas Schulz: Vormundschaft und Protektion, S. 331 f. (Siehe insbes.: Anm. Nr. 254, S.401.), gibt es noch heute.
[163] Sylvelin Wissmann: Wohltätigkeit im Verein, S. 177; Sylvelin Wissmann: Ein gutes Zeichen der Zeit, S. 62.
[164] Siehe für das Folgende: Sylvelin Wissmann: Ein gutes Zeichen der Zeit, S. 36 f., 48 f., 56 f., 83, S. 101; Sylvelin Wissmann: Wohltätig für Wohltäter, S. 48.
[165] Neben dem Erhalt anderweitiger Versorgung konnte „Unwürdigkeit" so auch zum Entzug der Unterstützung führen. In Bremen gab es aufgrund der Wohnverhältnisse ein nahes Miteinander der verschiedenen Schichten, so dass die Geber häufig sehr genaue Kenntnisse über die Lebenssituation der Empfänger ihrer Gaben hatten. Sylvelin Wissmann: Ein gutes Zeichen der Zeit, S. 58; Sylvelin Wissmann: Wohltätigkeit im Verein, S. 185.

Die Wohltätigkeit der Vereine richtete sich dabei nicht selten auf Angehörige der eigene sozialen Schicht, die in Notlagen geraten waren. Verarmungen auch im Besitzbürgertum durch Konkurs, Leichtsinn, oder Misswirtschaft waren häufiger. So werden vom „Verein zum Wohlthun" u.a. auch verarmte Hausbesitzer mitbetreut. Und der „Frauenverein für verschämte Arme" von 1816 hat die anvisierte Zielgruppe direkt in seinem Namen.[166]

Seit den 1870er Jahren differenzierte sich das Vereinswesen in Bremen nach „spezifischen Interessen und Zwecken" aus, im „Gleichschritt mit der arbeitsteiligen Entwicklung der bürgerlichen Gesellschaft".[167] Den nächsten Anstoß für Vereinsgründungen mit sozialer Zielsetzung gab dann der deutsch-französische Krieg und die allgemeine Depression ab 1875, die sich über die Jahrhundertwende fortsetzte.[168]

Diese Vereinsgründungen waren einerseits „Appeasementpolitik"[169], die die Machtverhältnisse bewahren sollte. Sie brachten den Gebern durch soziale Kontakte und Anerkennung andererseits aber auch „signifikant gesellschaftlichen Nutzen".[170] Insbesondere die privaten Vereine ermöglichten vor der Gründung des deutschen Kaiserreiches 1871 mit seinen staatlichen Wohlfahrtseinrichtungen und zeitgleich mit ihnen bis etwa zu Beginn des 1. Weltkrieges eine flexible „bedarfsorientierte Wohlfahrt".[171] Vereine waren mit ihren regelmäßigen Mitgliedsbeiträgen als Finanzgrundlage eine „sehr effektive Arbeits- und Wirkungsform"[172] nicht nur im sozialen Bereich, sondern in vielen anderen. Seit etwa der Jahrhundertmitte wählten auch die religiösen Gemeinschaften, so der 1849 entstandene evangelische Verein für innere Mission und seine Abzweigungen, und nur wenige Jahre später die katholische und die jüdische Minderheit, die Form des Vereins für ihre sozialen Zwecke.[173]

Neben der städtischen Armenfürsorge, die zu Beginn des 18. Jahrhunderts in der kirchlichen Diakonie noch ehrenamtlich von Senatoren und der städtischen Elite

---

[166] Sylvelin Wissmann: Ein gutes Zeichen der Zeit, S. 36, S. 48, S. 56 f.S. 8, S. 101; Sylvelin Wissmann: Wohltätigkeit für Wohltäter, S. 48; siehe auch: Andreas Schulz: Vormundschaft und Protektion, S. 164.
[167] Andreas Schulz: Vormundschaft und Protektion, S. 636.
[168] Sylvelin Wissmann: Vom Gemeinwohl zur Liebe zur Sache, S. 86-91, 9; Sylvelin Wissmann: Wohltätigkeit im Verein, S. 175 f.
[169] Sylvelin Wissmann: Wohltätig für Wohltäter, S. 51 f.
[170] Sylvelin Wissmann: Wohltätig für Wohltäter, S. 50.
[171] Sylvelin Wissmann: Wohltätigkeit im Verein, S. 183; Sylvelin Wissmann: Wohltätig für Wohltäter, S. 51.
[172] Sylvelin Wissmann: Wohltätigkeit im Verein, S. 175.
[173] Sylvelin Wissmann: Wohltätigkeit im Verein, S. 175, S. 186 (insbes. Anmerkung 64); Andreas Schulz: Vormundschaft und Protektion, S. 623-625 (zum Verein für innere Mission und seinen Abzweigungen).

geleistet wurde[174], und Stiftungen[175] und Vereinen mit einem hierarchisch-patriarchalischem Verhältnis zu den zu Unterstützenden gab es auch genossenschaftliche Sozialhilfemaßnahmen, die auf das Prinzip der gegenseitigen Hilfe setzten. Ihre Wurzeln hatten diese genossenschaftlichen sozialen Institutionen in den Einrichtungen der Zünfte seit dem 17. Jahrhundert. Hospitäler, Herbergen und insbesondere die Kranken- Witwen- und Sterbekassen waren ein wichtiges Modell für die „bürgerliche Selbsthilfe und Armenfürsorge, die späteren Einrichtungen der Arbeiterbewegung sowie die spätere staatliche Sozialgesetzgebung."[176] Das genossenschaftliche Modell war in Bremen aufgrund des im Vergleich zu anderen Städten recht großen Wohlstandes recht erfolgreich und langlebig.[177]

„Sowohl der Versicherungsgedanke als auch das genossenschaftliche Organisationsprinzip spielten in der frühbürgerlichen Selbstverwaltung eine zentrale Rolle".[178] Berufsständische und kooperative Zusammenschlüsse prägten noch im letzten Drittel des 18. Jahrhunderts das soziale Leben der Stadt.[179] Mit Genossenschaften glaubten Hermann Schulze-Delitzsch und seine Bremer Propagandisten, der Volkswirtschafter und Journalist sowie ab 1860 Syndicus der Bremer Handelskammer Victor Böhmert und der Publizist August Lammers, ein Parteigänger der liberalen Marktökonomie,[180] eine Lösung für die wirtschaftlich schwachen und unterlegenen Kleinproduzenten gefunden zu haben. Genossenschaften waren um 1860 im wohlhabenden Bremen eine wichtige Organisationsform vor allem der selbständigen Handwerker.[181] In den bedrängten Sparten des Handwerks, bei Schuhmachern, Schneidern und Tischlern trugen die Genossenschaften dazu bei den „Anpassungszwang an die liberale Marktökonomie zu mildern."[182] Nach 1873 wurden in Bremen

---

[174] Sylvelin Wissmann: Wohltätigkeit im Verein, S. 168-170; Andreas Schulz: Vormundschaft und Protektion, S. 164 (Siehe auch insbesondere Anmerkung Nr. 360) Zum Konzept der Armenfürsorge gehörte damals auch ganz selbstverständlich die Einweisung von als „arbeitsscheu" eingeordneten Erwerbslosen in Arbeitshäuser und niedrig entlohnte Zwangsarbeit. Andreas Schulz: Vormundschaft und Protektion, S. 164 f.; Herbert Schwarzwälder: Bremer Geschichte, 1993, S. 103.

[175] Zahlungsunfähigkeiten in der bürgerlichen Oberschicht waren oft durch Familien-Stiftungen abgedeckt. Sylvelin Wissmann: Wohltätigkeit im Verein, S. 177 f. Zu Bremer Stiftungen im 19. Jahrhundert siehe auch: Andreas Schulz: Vormundschaft und Protektion, S. 627.

[176] Andreas Schulz: Vormundschaft und Protektion, S. 153.

[177] Sogar frühsozialistisch-demokratische Publizisten hoben den „relativen Wohlstand der Bremer Unterschichten gegenüber der Situation in Hamburg oder Breslau" hervor. Andreas Schulz: Vormundschaft und Protektion, S. 163.

[178] Andreas Schulz: Vormundschaft und Protektion, S. 153 f.

[179] Andreas Schulz: Vormundschaft und Protektion, S. 207.

[180] Er trat 1869 für den „Gewerbe- und Industrieverein" auf Vortragsreisen für die Schaffung von „Gewerken" ein und löste damit eine Gründungswelle aus, die bis 1873 anhielt. Zu August Lammers: Andreas Schulz: Vormundschaft und Protektion, S. 521 f.

[181] Andreas Schulz: Vormundschaft und Protektion, S. 519.

[182] Andreas Schulz: Vormundschaft und Protektion, S. 521. Aufgrund des „zeitweise hohen Lohnniveaus war die Arbeiterbewegung in Bremen vergleichsweise gemäßigt". Im Verlauf des 19. Jahrhunderts separierte sich aber auch in Bremen die Arbeiterschaft zunehmend vom Bürgertum. Schon in der 1848er Revolution waren Ansätze einer sozialen Polarisierung zwischen Arbeitern und Bürgertum sichtbar geworden. Nach 1869 gab es ein deutliches Übergewicht der liberalen Arbeitervereine, aber auch eine „fortschreitende Radikalisierung von Teilen der Arbeiterschaft". Am Ende des 1.

in schneller Folge Handwerkervereine gebildet, die den Charakter von „Notgemeinschaften" hatten. Zu ihren Zielen gehörten Abwehrmaßnahmen gegen Streiks, die Einführung von Arbeitsnachweisen sowie auch die Gründung von „Krankenkassen".[183] In ihnen organisierten sich offenbar insbesondere selbständige Handwerker, dazu Kaufleute, Krämer und Fabrikanten, Freiberufler und Rentiers. Unselbständige Gesellen und Lohnarbeiter – die von Schulze-Delitzsch und Böhmert anvisierte Zielgruppe – bildeten dagegen eine "verschwindend kleine Gruppe."[184] Aber auch der im Dezember 1849 als Zweigverein gegründete „Zigarrenmacher-Assoziations-Hauptverein" und der 1851 gebildete „Zigarrenmacherverein" hatten als Ziel vor allem gegenseitige Unterstützung gegen die Wechselfälle des menschlichen Lebens, das heißt Krankheit, Invalidität, Tod und Arbeitslosigkeit.[185] Ihre Klientel, Arbeiter oder Selbständige, gehörte wie die „unterbürgerliche Schicht" der Arbeitsleute, die im Hafen oder in der Spedition arbeiteten, zu den von Armut bedrohten oder schlicht armen Schichten der Bevölkerung.[186]

Auch in Vereinen mit bildungspolitischer und emanzipatorischer Ausrichtung, wie der Bremer Arbeiterbildungsverein „Vorwärts" und dem „Frauenerwerbsverein" überwogen nach Sylvelin Wissmann die genossenschaftlichen Züge gegenüber paternalistischen, da die Vereine für ihre Mitglieder tätig waren und Mitglieder auch zu Tätigen werden konnten.[187]

Daneben waren eher traditionelle patriarchalische Vereinsmodelle im sozialen Bereich erfolgreich tätig wie die Zweigvereine der evangelischen Mission[188] oder die kaufmännischen Traditionsvereine.[189]

Weltkrieges war dann die „radikale Arbeiterbewegung die Mehrheitsströmung innerhalb der lokalen Sozialdemokratie." Andreas Schulz: Vormundschaft und Protektion, S. 522 f.

[183] Andreas Schulz: Vormundschaft und Protektion, S. 522. Die Wirkung der genossenschaftlichen Vereine der Handwerksmeister und Selbständigen war dabei ambivalent. Sie stärkten die Handwerker, trieben aber die Gesellen in eigene „Gewerksgenossenschaften", die sich schließlich zu nationalen Gewerkschaften vereinten. Andreas Schulz: Vormundschaft und Protektion, S. 522.

[184] Den Genossenschaften gelang es ebenfalls nicht die Arbeiter in die Institutionen der Genossenschaften zu integrieren. Andreas Schulz: Vormundschaft und Protektion, S. 521. Erfolgreich waren unter den Bremer Genossenschaften der 1849 gegründete „Sparverein", der „Vorschussverein" von 1864 und der „Konsumverein". Die Gewerbebank zählte 1874 über 750 selbständige Handwerksmeister zu ihren Kunden, die damit 50% der Kreditnehmer stellten. Andreas Schulz: Vormundschaft und Protektion, S. 640 f. Auch der französische Ökonom und Wachstumskritiker Serge Latouche hält Genossenschaften und Kooperativen nicht für eine zukunftsfähige ökonomische Form. Serge Latouche: Es reicht, München 2015, S. 92.

[185] Andreas Schulz: Vormundschaft und Protektion, S. 516.

[186] Andreas Schulz: Vormundschaft und Protektion, S. 155 f.

[187] Sylvelin Wissmann: Vom Gemeinwohl zur Liebe zur Sache, S. 86, 93

[188] Sie offerierten in der Bremer Neustadt den sogenannten „kleinen Leuten", „Cigarrenarbeitern, Handwerkern, Kramern, Schenkenbesitzern" ein religiöses Bildungsangebot und zusammen mit den „sozialen Nothilfen", den Kranken-, Besuchs-, und Wohnungsvereinen und Herbergsvereinen", ein „Unterstützungsnetz". Andreas Schulz: Vormundschaft und Protektion, S.625, 630.

[189] Die traditionellen Kaufmannsmahlzeiten im Schütting, die Schaffermahlzeit, die Eiswette und die Treffen zum Curry-Essen des Ostasiatischen Vereins Bremen e.V. waren und sind bis in die Gegenwart mit Spenden an Bedürftige, mit Zahlungen in die „Witwen- und Statutenkasse" oder für das „Haus Seefahrt", in der Gegenwart eine Stiftung zur Unterstützung bedürftiger Seefahrer und deren Witwen", Spenden für die „Gesellschaft zur Rettung von Schiffbrüchigen" oder das „Hilfswerk Ost-

Die traditionellen Begräbnispflichten nahmen in der jüdischen Gemeinde der „Krankenwohltätigkeits-Verein", der 1853 gegründet wurde, und der 1872 gegründete „Israelitische Frauen-Verein" wahr. Die Institutionalisierung der beiden Vereine steht wohl auch im Zusammenhang mit der Ausweitung bürgerlicher Wohltätigkeit in der zweiten Hälfte des 19. Jahrhunderts in Bremen, für die zumeist die Form des Vereins gewählt wurde.[190]

In der zweiten Hälfte des 19. Jahrhunderts vollzog sich die Verstädterung und pragmatische Akkulturation der jüdischen Minderheit an die christlich-bürgerlichen Lebensformen der Mehrheitsgesellschaft. Insbesondere die bessergestellten städtischen Juden übten eine eher liberale Religiosität aus. Hinweise für Verbürgerlichung und pragmatische religiöse Liberalität in der Gemeinde gibt es in Bremen, ebenso für eine Akkulturation der jüdischen Unterschichten.[191] Gerade in den 80er Jahren war auch der Gemeindevorstand liberal.

Der „Krankenwohltätigkeitsverein" von 1853 und der „Israelitische Frauenverein" von 1872 boten ihren Mitgliedern Unterstützung nach dem gerade in Bremen verbreiteten genossenschaftlichen Prinzip in familiären und persönlichen Krisensituationen wie Krankheit und Tod, sowie insbesondere der Frauenverein in spezifisch weiblichen Krisensituationen wie Schwangerschaft und Geburt.

Die Statuten insbesondere des schon 1853 gegründeten „Krankenwohltätigkeits-Vereins" sind ein Versuch bürgerlich zu wirken und die Gemeinde durch Vereinsgründungen nach außen zu institutionalisieren, noch bevor sie vom Bremer Staat anerkannt wurde.

Vermutlich aus diesem Grund haben sich die Verantwortlichen der Gemeinde für den Abdruck der Statuten des „Krankenwohltätigkeitsvereins" in deutscher Schrift entschieden genauso wie bei ihrem Vorbild, den zeitgleich erschienen Statuten der

---

asien" verbunden. Klaus Berthold: Bremer Kaufmannsfeste, S. 51, 60, 64 f., 67 f., 74, 76 f., 79, 87, 98, 103, 114, 117, 119 f., 129, 135.

[190] Siehe dazu u.a. mit weiterführenden Literaturangaben u.a. zum Bremer „Verein zum Wohlthun" von 1804; Sylvelin Wissmann: Ein gutes Zeichen der Zeit. 200 Jahre Verein zum Wohlthun in Bremen, Bremen 2004; www.wohlthun.de; Klaus Berthold: Bremer Kaufmannsfeste, S. 51, 60, 64 f., 67 f., 74, 76 f., 79,84, 86 f., 88, 98, 102, 114, 117, 119 f., 123, 129, 133.

[191] Die Bremer Juden weisen die typische Selbständigenstruktur der deutschen Juden der Kaiserzeit auf (Gustav Goslar : die Israelitische Gemeinde Bremen. Erinnerungen eines alten Bremers; in: Jahrbuch für die jüdischen Gemeinden Schleswig-Holsteins und der Hansestädte und der Landgemeinde Oldenburg, Nr.6, 1934/35, S. 40) Viele Bremer Juden scheinen zu einem Drei-Tage-Judentum an den Hohen Feiertagen geneigt zu haben. Die Synagoge in der Marienstraße 12 hätte - so Goslar - mit ihren 40 Männersitzen und einer kleineren Frauen-Abteilung für die Schabbat-Gottesdienste ausgereicht. Aber an den Hohen Feiertagen im Herbst sei die Synagoge überfüllt gewesen: „Sogar der Korridor und die Treppe waren dann von Andächtigen (meist Angestellten, Arbeitern usw.) dicht belagert." (ebd., S. 37). Auch in den 20er Jahren des 19. Jahrhunderts mussten zu den Hohen Feiertagen zusätzliche Räume in der Wachmannstraße angemietet werden. Die Einweihung der Synagoge 1876 und die Auseinandersetzungen in der Gemeinde in den 80er Jahren deuten ebenfalls auf zeitweise starke liberale Züge in der Gemeindeleitung. Siehe: Herbert Obenaus (Hg.): Handbuch der jüdischen Gemeinden, Bd. 1, S. 318, Max Markreich: Geschichte der Juden, S. 115, 119 ff.; Rolf Rübsam: Die Brombergers, S. 15.

Hannoveraner Chewra Kadischa,[192] und nicht für einen Abdruck mit hebräischen Lettern wie bei der Hamburger Chewra Kadischa 1870.[193] Auch die Statuten des „Israelitischen Frauenvereins" von 1872 wurden dann auf Deutsch und in lateinischer Schrift verfasst.[194] Gleichwohl mögen die Anfänge einer Beerdigungsbruderschaft noch weiter zurückliegen. Vermutlich traf man sich in der noch kleinen Gemeinde zuvor ohne vereinsrechtliche Absicherung, um die traditionellen Handlungen vorzunehmen.[195] Gustav Goslar spricht in seinen „Erinnerungen eines alten Bremers" davon, dass der ökonomische Status der meisten Gemeindemitglieder nicht so gut gewesen sei, was daran gelegen hätte, dass sie erst kurze Zeit in Bremen ansässig gewesen seien,[196] so dass es sicherlich auch handfeste ökonomische und soziale Erwägungen für die Vereinsgründungen gegeben hat.

Goslar[197] beschreibt in seinen „Erinnerungen eines alten Bremers" das Leben in der jüdischen Gemeinde und das Befolgen der Chewra-Kadischa-Vorschriften als geradezu ideal: „Der Zusammenschluß der Mitglieder war bei der geringen Anzahl damals naturgemäß ein anderer wie in der gegenwärtigen Zeit, was besonders bei vorkommenden Fällen freudiger oder trauriger Art wohltuend in Erscheinung trat. Die Frauen bewiesen ihre Teilnahme durch Besuche in Krankheitsfällen und dergleichen und fanden sich bei Sterbefällen zahlreich im Sterbehause ein, um die Totenkleider anzufertigen, während die Männer bei den verschiedenen Anlässen, Minjan, Beerdigungen usw. nicht fehlten."[198] Ähnlich äußerte sich Hugo Lewy im Frühjahr 1937 in seinem „Jahresbericht zur Generalversammlung des Krankenwohltätigkeits-Vereins", mit dem er nach 20jähriger Tätigkeit aus dem Amt des Vorsitzenden schied: „Daß alles in streng traditioneller Weise vor sich ging war mein und meiner Mitarbeiter Bestreben, und wenn ich bei dieser Gelegenheit die Bitte ausspreche, daß ein Nachfolger im Amt bei jeder, auch der kleinsten Diensthandlung für die Chewra Kadischa sich aufs strengste nach dem ‚Din', der althergebrachten Form richten

---

[192] Statuten des „Krankenwohltätigkeitsvereins" von 1853, 1862 und 1910 sowie die Statuten des Wohltätigkeitsvereins Hannover von 18534; in: STAB 2-T.6.p.I.2.
[193] Sie waren in deutscher Sprache jedoch in hebräischer Schrift verfassst, ebenso bis 1877 die Protokolle der Brüderschaft. Edgar Frank: Zum 125jährigen Bestehen der Beerdigungs-Brüderschaft der Deutsch-Israelitischen Gemeinde zu Hamburg, S. 99 f.
[194] STAB 2-T.6.p.I.4.
[195] Max Markreich nimmt an, dass „vom ersten Augenblicke der jüdischen Einwanderung an – daran ist nicht zu zweifeln –...ein Wohltätigkeitsverein, die „Heilige Bruderschaft" in Bremen bestanden habe. (Max Markreich: Zur Geschichte der jüdischen Fürsorgetätigkeit in Bremen, S. 423) Wahrscheinlicher ist jedoch, dass sich die Mitglieder der kleinen Gemeinde zunächst einfach ohne organisatorischen Überbau zu den überlieferten Handlungen zusammenfanden.
[196] Gustav Goslar : die Israelitische Gemeinde Bremen. Erinnerungen eines alten Bremers, S. 41.
[197] Zu Gustav Goslar: Max Markreich: Geschichte der Juden, S. 130 (Anmerkung Nr. 9)
[198] Jahrbuch für die jüdischen Gemeinden Schleswig-Holsteins und der Hansestädte und der Landgemeinde Oldenburg. Hrsg. vom Verband der Jüdischen Gemeinden Schleswig-Holsteins, Nr. 6, Hamburg 1934/1935 S. 349

möge, so liegt darin eigentlich alles, was ich ihm in meiner Eigenschaft als Gabbai der Chewra Kadischa zu sagen habe."[199]

Die tatsächlichen Veränderungen im Umgang mit der Tradition sind diesen Äußerungen jedoch nicht zu entnehmen. Allerdings kennzeichnete auch die Bremer Chewra Kadischa die Erfüllung der traditionellen Aufgaben. Die Statuten der Bremer Chewra Kadischa kümmerten sich, ähnlich wie ihr Vorbild, die im gleichen Jahr entstandenen Statuten der Hannoveraner Chewra Kadischa und später die Statuten des „Israelitischen Frauen-Vereins" um beide Aspekte, sowohl um die Krankenpflege als auch um den Totendienst. Mit dem Eintrag als juristische Person konnte ein Verein vor Gericht erscheinen und war etwa in Haftungsfragen handlungsfähig. Der Bremer Senat entsprach einem solchen Antrag bis zur Jahrhundertmitte „stets", zumal es um förderungswürdige Dinge ging und der Antragsteller häufig aus der gleichen senatorischen Oberschicht kam.[200] Dennoch war es wohl etwas Besonderes, als die jüdische Gemeinde um Anerkennung ihres „Krankenwohltätigkeits-Vereins" nachsuchte und diese am 18. Februar 1862 auch erhielt, noch vor der Anerkennung der Gemeinde als juristische Person ein Jahr später.[201] Der „Frauenverein" erhielt die Rechte als juristische Person dann 1872.[202] Dies entsprach vielleicht auch einem allgemeinen Trend zu einer Semiprofessionalisierung der in der Sozialarbeit engagierten Bremer Frauenvereine, die nun auch mit Ärzten und Lehrern zusammenarbeiten.[203]

Der Verein nahm zunächst vor allem die Aufgaben und Funktionen einer konfessionell gebundenen Krankenkasse und Sterbendenversicherung der männlichen Haushalts- und Familienvorstände mit ihren Angehörigen wahr.[204] Schließlich war er ja noch vor der Einführung der Bismarckschen Sozialgesetzgebung gegründet worden. Der „Zweck des Vereins ist", heißt es in § 1 der Statuten, „Werke der Wohltätigkeit gegen seine Mitglieder … auszuüben". Neben „Unterstützung und Hilfe" für Vereinsmitglieder leistet er „Beistand bei Sterbenden und bestattet unter Erfüllung der religiösen Obliegenheiten die Leiche auf dem jüdischen Friedhof zu Hastedt." Noch 1931 gab es einen „Vereinsarzt",[205] doch bereits in der revidierten Satzung des Vereins von 1910 steht das Bestattungswesen im Vordergrund.

---

[199] Jüdisches Gemeindeblatt für die Synagogengemeinden in Preußen und Norddeutschland, 1. März 1937 (dort: Mitteilungen der Israelitischen Gemeinde Bremen und der Synagogen-Gemeinden Nordwestdeutschlands).

[200] Sylvelin Wissmann: Wohltätigkeit im Verein, S. 184. Schon 1835 ließ sich der älteste Bremer wohltätige Verein, der „Verein zum Wohlthun" als juristische Person eintragen. Sylvelin Wissmann: Ein gutes Zeichen der Zeit, S. 52. Zum Konstrukt der juristischen Person: https://de.wikipedia.org/wiki/Juristische_Person; http://wirtschaftslexikon.gabler.de/Definition/juristische-person.html.

[201] Max Markeich: Geschichte der Juden, S. 80.

[202] Max Markreich: Geschichte der Juden, S. 81.

[203] Sylvelin Wissmann: Wohltätigkeit für Wohltäter, S. 56 f.

[204] Nach § 2 der Statuten mußte der Bewerber um eine Mitgliedschaft im „Krankenwohltätigkeits-Verein" so ein „Gesundheits-Attest des Vereinsarztes" beibringen, wobei „hiesige Bürger, welche nicht jüdische Gemeindemitglieder sind, … in diesen Verein nicht aufgenommen werden" durften.

[205] Siehe die Meldung „Krankenwohltätigkeits-Verein der israelitischen Gemeinde". Sie gibt als „Vereinsarzt" Dr. med. Paul Hes, Lützower Straße. 48, an. (Jüdisches Gemeindeblatt Bremen, 15.8.1931;

Die Gestaltung der Statuten des „Israelitischen Krankenwohltätigkeits-Vereins" orientierte sich in seiner Ausgestaltung offenbar an den ausdifferenzierten, effizienten Regularien des Vereinswesens in Bremen und in Deutschland überhaupt, die aus dem Regelwerk des städtischen Armenwesens übernommen worden waren.[206] Die Leitung des Vereins setzte sich aus einer von den Vereinsmitgliedern alle zwei Jahre neu gewählten fünfköpfigen „Direction" zusammen: dem Präsidenten, zwei Vorstehern, einem Rechnungsführer und einem Assistenten.[207] Zu den Verpflichtungen des Vorstandes nach den Statuten der Chewra Kaddischa von 1853 zählte es, dafür zu sorgen, dass der Minjan anwesend war: beim Begleiten der Leiche zum Friedhof,[208] den sieben Tagen der strengen Trauer im Haus des Verstorbenen (Schiwa)[209] und bei dem jährlich wiederkehrenden Todestag,[210] an dem vom nächsten männlichen Verwandten, im allgemeinem vom ältesten Sohn, in der Synagoge das Kaddisch-Gebet gesprochen wird, um – wie schon zuvor am Grab – an den Toten zu erinnern.

Die Vereinsstatuten weisen die Tätigkeiten, die ein frommer Jude im Sterbehaus und auf dem Friedhof zu vollziehen hat, der Aufsicht des ersten und zweiten Vorsitzenden bzw. dem Präsidenten zu und erlauben so einen verhältnismäßig guten Einblick in die jüdischen Rituale und die Vielzahl der Verrichtungen, die bei einem Begräbnis auszuführen waren. Insbesondere dem ersten Vorsteher oblag die Aufgabe, sich um die Sterbenden und Toten zu kümmern und dafür Sorge zu tragen, dass im Sterbehause ein Minjan zugegen war. „Treten bei Kranken Zeichen des herannahenden Todes ein, so ist der erste Vorsteher, insofern der Kranke oder dessen nächste Umgebung es gestatten, verpflichtet, dafür Sorge zutragen, daß beim Herannahen und im Augenblicke des Todes und unter Berücksichtigung des Zustandes, in welchem sich der Sterbende befindet, die üblichen Gebete mit Minjen und nach Anleitung des sogenannten Andachtsbuches zum Gebrauch bei Sterbefällen verrichtet werden. Jedes Vereins-Mitglied ist verpflichtet, auf Ladung des ersten Vorstehers, seiner religiösen Pflicht gemäß im Sterbehause zu erscheinen und den Anordnungen desselben Folge zu leisten." Dem ersten Vorsteher sollte daher auch Nachricht bei

---

siehe auch Bremer Adreßbuch von 1930) Dr. Hes, 1894 in Papenburg geboren und seit 1921 approbiert, ließ sich 1922 als praktischer Arzt in Bremen nieder. Mit seiner jüdischen Frau Gertrude, geb. Wolff, hatte er zwei Töchter. 1938 war er für kurze Zeit zweiter Vorsteher der israelitischen Gemeinde. Mitte Dezember zog er sich aus diesem Amt zurück und wirkte nur noch als Ersatzmann im Gemeinderat. Er emigrierte im August 1939, seine Frau folgte ihm etwas später über Holland. Stephan Leibfried u. Charlotte Niermann, Die Verfolgung jüdischer und sozialistischer Ärzte in Bremen in der NS-Zeit, S. 9 f., 23 f. und 29.

[206] Sylvelin Wissmann: Stadtväter, Hausväter, Wohltäter, S. 227; Sylvelin Wissmann: Wohltätig für Wohltäter, S. 55; zum „Verein zum Wohlthun" : Sylvelin Wissmann: Ein gutes Zeichen der Zeit, S.37 f.; 58 (Betreuungsbezirke); zur Gliederung der Inneren Mission in Bremen siehe auch: S. 63 f.
[207] § 30.
[208] § 20.
[209] § 23.
[210] § 24. Siehe auch den Artikel „Trauer, Trauergebräuche"; in: Jüdisches Lexikon. Bd. IV, Berlin 1930, Sp. 1035-1039, insbesondere S. 1038 („Jahrzeit"); ebenso den Artikel „Jahrzeit"; in: Jüdisches Lexikon. Bd. II, Berlin 1929, Sp. 128 f.

einem Todesfall im Krankenhaus zugehen.[211] Nach jüdischer Tradition war das Grab erst am Tag der Beerdigung auszuheben und sollte wie „ein frisch gemachtes Bett"[212] den Toten aufnehmen. Bestand diese Möglichkeit nicht, musste die Grube über Nacht zumindest mit Brettern bedeckt werden. Die Aufsicht gehörte ebenfalls zu den Pflichten des 1. Vorstehers der Bremer Chewra Kadischa, und § 18 der Statuten des Krankenwohltätigkeits-Vereins bestimmte daher: „Das Verfertigen des Grabes nach ritueller Vorschrift geschieht am Tage der Beerdigung, ehe die Leiche auf dem Friedhof anlangt, von zwei Mitgliedern des Vereins unter Beistand des ersten Vorstehers sowie mit Beihülfe des Totengräbers." Unter Aufsicht des Vereins-Präsidenten und fünf Vereinsmitgliedern war gemäß § 17 der Statuten „die übliche Waschung einer Leiche … thunlichst vom Todestage oder vom nächstfolgenden … vorzunehmen". Den Abschluss der Reinigungszeremonie bildete die eigentliche Tahara, das dreimalige Begießen des auf dem Rücken ausgestreckten Körpers, wobei man die Bibelworte zitierte: „Denn an diesem Tage geschieht eure Entsühnung, daß ihr gereinigt werdet: von allen euren Sünden werdet ihr gereinigt vor dem Herrn." (3. Mose 16, 30)[213] Zu den Pflichten des 2. Vorstehers zählte dagegen das Anzeigen des Beerdigungstermins, das Benachrichtigen des Minjan für den Gottesdienst im Trauerhaus während der Schiwa und die Aufsicht über die Anfertigung des Sarges (hebr. aron oder aron hakodesch),[214] der zum Zeichen der Gleichheit aller im Tod und vor Gott ein schlichter Holzsarg sein soll.

Nach jüdischem Ritual ist der Tote möglichst innerhalb von 24 Stunden ins Grab zu legen. Eine längere Aufbahrung ist nicht üblich und widerspricht dem Gebot: „Und beerdigt ihn noch am gleichen Tag in seinem Grabe!"[215] (5. Mose 21, 23) Nur während des Schabbat und an Feiertagen finden keine Beerdigungen statt. Verzögerungen sind möglich, wenn z. B. der Sohn zum Sprechen des Kaddisch-Gebetes von auswärts anreisen muß. Die Vorschriften der Bremer Chewra Kadischa folgen dieser Tradition und verbinden sie mit den Bedürfnissen der Trauernden: „Der Tag der Beerdigung wird in Gemäßheit der gesetzlichen Bestimmungen von den Vorstehern festgesetzt. Die Zeit ist in der Regel vormittags, im Sommer um acht, im Winter um neun Uhr. In besonderen Fällen können die Vorsteher Abänderungen treffen."[216]

Erst nach dem Ersten Weltkrieg erhielten Frauen in Deutschland das Wahlrecht. 1920 gelang es auch dem Jüdischen Frauenbund, in den meisten jüdischen Gemeinden das Frauenstimmrecht zu etablieren – schon vor dem Ersten Weltkrieg war in

---

[211] § 13.
[212] S. Ph. de Vries: Jüdische Riten und Symbole, S. 300.
[213] Ebd., S. 293.
[214] § 16, § 23 und § 19.
[215] Israel M. Lau: Wie Juden leben, S. 344.
[216] § 16.

den Kirchen das Frauenwahlrecht eingeführt worden.[217] In Bremen war dies ein äußerst vorsichtiger und „schleppender" Prozess mit unterschiedlichen Verläufen in den Gemeinden seit der Jahrhundertwende, der sich bis in die 70er Jahre hinzog.[218] Erst nach dem 2. Weltkrieg war dieser Prozess im Wesentlichen in der evangelischen Kirche Bremens beendet.[219] Die freie kirchlich-soziale Konferenz vom 14. bis 16. April 1903 in Berlin hatte das aktive Wahlrecht für Frauen befürwortet und als Leitsätze angenommen. In Bremen war auch bekannt, dass die Gleichberechtigung in den skandinavischen Ländern, in Großbritannien und in außereuropäischen Staaten wie Australien und den USA weiter fortgeschritten war und es dort zum Beispiel auch Predigerinnen gab. Einige Bremer Gemeinden waren dabei Neuerungen gegenüber durchaus aufgeschlossen, ließen Frauen zum aktiven Wahlrecht zu oder ließen einzelne Frauen mit dem Exoten- oder Prominenten-Bonus auf die Kanzel.[220] In der israelitischen Gemeinde in Bremen erhielten Frauen es jedoch erst nach 1945.[221] In den Statuten des „Krankenwohltätigkeits-Vereins" von 1853 besaßen zwar auch weibliche Mitglieder – wie in den gleichzeitig entstandenen Statuten des Wohltätigkeitsvereins der Synagogengemeinde Hannover, die ihnen als Vorbild dienten[222] – Anteil an den traditionellen Aufgaben, waren aber bei Entscheidungen nicht stimmberechtigt. § 8 der Statuten bestimmte: „Witwen von Vereins-Mitgliedern, welche nach dem Tode ihres Mannes die Beiträge ... bezahlen, bleiben Mitglieder des Vereins. Die Pflichten können sie jedoch, außer von Vereins-Mitgliedern, von einem in ihrem Hause lebenden über achtzehn Jahre alten Sohn oder Verwandten ausüben lassen, ebenso

---

[217] Siehe jeweils mit weiteren Literaturangaben zum Jüdischen Frauenbund: Marion Kaplan: Schwesterlichkeit auf dem Prüfstand, S. 128-139. Englische Version unter dem Titel: Marion A. Kaplan, Sisterhood under Siege, S. 174-196. Zu den christlichen Frauenverbänden: Herrad Schenk, Die feministische Herausforderung, S. 53 ff.

[218] Siehe: Karl H. Schwebel: Die Bremische Evangelische Kirche 1800-1918, S. 4 f.; Elfriede Bachmann: Das Kirchliche Frauenstimmrecht, S. 55-132.

[219] Elfriede Bachmann resümiert 1975: „Nach dem Zweiten Weltkrieg hat die am Anfang dieses Jahrhunderts begonnene Entwicklung, den Frauen kirchliche Rechte zu gewähren, weitgehend ihren Abschluss gefunden. In den meisten Gemeinden der Stadt Bremen wird kein rechtlicher Unterschied mehr zwischen männlichen und weiblichen Gemeindemitgliedern gemacht. Traditionsreiche ältere Stadtgemeinden erwägen sogar, den Frauen das Bauherrenamt zugänglich zu machen. In den Kirchenausschuss der Bremischen Evangelischen Kirche wurde für die Session 1971 bis 1976 erstmals eine Frau berufen." Elfriede Bachmamm: Das kirchliche Frauenstimmrecht, S. 125.

[220] 1904 konnte so in St. Martini die amerikanische Predigerin Anna Howard Shaw (1847 – 1919) predigen. Sie war auf der Durchreise zum Internationalen Frauenkongress in Berlin. Am 12.04.1908 stellte Pastor Felden der in England tätigen Dr. Gertrud von Pätzold seine Kanzel zur Verfügung. Elfriede Bachmann: Das kirchliche Frauenstimmrecht, S. 61, 63, 75, 111, 125 (Anmerkung Nr. 9).

[221] Dies lag u.a. daran, dass die Gemeinde aufgrund der Kirchensteuern sich letztlich nicht dazu entschließen konnte, die Gemeindesatzung von 1922/23, die ihr die Rechte einer öffentlich-rechtlichen Person eingebracht hätte, zu verabschieden. Damit blieb das Gemeindestatut von 1877 bis 1938 in Kraft. Dann wurde es durch ein Nationalsozialisten genehmes abgelöst, in dem Frauen natürlich wiederum nicht wahlberechtigt, geschweige denn wählbar waren. STAB 3-K.1.d.3. Nr. 10, Nr. 22, Nr. 19 und Nr. 15.

[222] Die in der Akte des Bremer Staatsarchivs mit enthaltenen Statuten des Wohltätigkeits-Vereins der Synagogen-Gemeinde Hannover von 1853 unterscheiden zwischen „stimmberechtigten" Mitgliedern und anderen (§ 3). Frauen werden nur in ihrer Funktion als Hilfspersonal erwähnt (§ 24 und 25) oder als Witwen, die anstelle des verstorbenen Mannes in den Verein eintreten bzw. dort verbleiben können, ohne jedoch das Stimmrecht direkt ausüben zu dürfen (§ 12).

können sie das Stimmrecht in den Plenar-Versammlungen nur durch einen solchen Verwandten, wenn derselbe nicht Mitglied des Vereins ist, ausüben lassen."

Im Vergleich mit den zeitgenössischen Bremer Vereinen war der „Krankenwohltätigkeitsverein" damit durchaus nicht rückständig: „Kein wohltätiger Verein führte bis zur Mitte des Jahrhunderts weibliche Mitglieder."[223] Allenfalls führten sie ab etwa 1845 als Witwen die Mitgliedschaft ihres Mannes fort.[224] Erst im letzten Jahrhundertdrittel werden Frauen mit eigenem Namen in den Vereinslisten geführt. Dennoch führten sie, z. B. in den „Kinderbewahranstalten", leitende Funktionen aus und trafen eigenständige Entscheidungen, wie überhaupt Frauen von Bremischen Politikern und Kaufleuten, die oft monatelang abwesend waren, zumindest zeitweise sehr selbständig handeln mussten.[225]

Seit etwa der Mitte des 18. Jahrhunderts gestalteten Frauen im nordwestdeutschen Gebiet den öffentlichen Raum der Städte durch eigene Vereinsgründungen mit.[226] In Bremen gab es die ersten Vereinsgründungen von Frauen schon im Zusammenhang mit den Befreiungskriegen von 1813 – 15.[227] Die Aufgaben der Begräbnissschwesterschaft übernahm schließlich der „Israelitische Frauen-Verein", der 1872 als Person öffentlichen Rechts gegründet wurde.[228] Mitglied konnte jede „verheiratete Israelitin" sein sowie „jede unverheiratete Israelitin, sobald sie das 18. Lebensjahr erreicht hat". Die 1. Vorsteherin des Vereins war verpflichtet, sie aufzunehmen.[229] Aktivitäten in philanthropischen Vereinen seit den Befreiungskriegen boten Bremerinnen Möglichkeiten des Agierens außerhalb der nahen familiären Bezüge und des Einflusses des Ehemannes. Sie reichten vom „eigenständigen Agieren, über Geltendmachen von Rechten bis zu einer gewissen Selbstbestimmung am Ende des Jahrhunderts, als

---

[223] Sylvelin Wissmann: Wohltätig für Wohltäter, S. 55.
[224] So hatte etwa der Bremer Traditionsverein „zum Wohlthun" nur eine Anzahl von Witwen, die – wie im „Krankenwohltätigkeits-Verein" – nominell die Mitgliedschaft ihres Mannes weiter fortführten, aber an den Generalversammlungen des Vereins nicht teilnahmen. Das änderte sich erst 1870 als mit der unverheirateten, „unerschrockenen" Schulvorsteherin Fräulein M. Wilmans nach den Listen eine Frau in den Verein eintrat. 1879 folgten weitere „Frl." und eine „Fr.", deren Anteil langsam anstieg. Insbesondere unter den Witwen wurde es Tradition die Mitgliedschaft des Mannes „nominell" fortzusetzen. Erst mit dem Vermögensschwund von Privatpersonen und Vereinen nach dem 1. Weltkrieg geht der Frauenanteil bedeutend zurück. Sylvelin Wissmann: Ein gutes Zeichen der Zeit, S. 66 f.; 78, 85.
[225] Sylvelin Wissman: Wohltätig für Wohltäter, S. 55 f., 60 (Anmerkung 18)
[226] Rebekka Habermas: Auf der Suche nach dem Bürgertum im Niedersachen des 19. Jahrhunderts, S. 16.
[227] Sylvelin Wissmann: Wohltätigkeit im Verein, S. 171 f.; Sylvelin Wissmann: Wohltätigkeit für Wohltäter, S. 53 – 55. Siehe zum Teil auch: Andreas Schulz: Vormundschaft und Protektion, S.333, 628 f..
[228] Zum „Israelitischen Frauen-Verein" vgl. STAB 2-T.6.p.I.4; zu seiner Beaufsichtigung durch männliche Gemeindemitglieder siehe auch Max Markreich: Geschichte der Juden, S. 91. Nach Markreich existierte der Verein schon vor seiner eigentlichen Gründung: „Allem Anschein nach hatte in früheren Jahren ein Frauenverein immer als ein Komitee des Gemeindevorstands existiert, nur so kann das Vorhandensein eines übergeordneten Präsidiums erklärt werden." Ebd., S. 91.
[229] § 3 der Vereinsstatuten. Nach § 4 musste jedes Mitglied des Vereins „vierteljährlich 36 Grote Gold" als Beitrag entrichten.

Frauen über errungene Berufsqualifikationen größere Unabhängigkeit erlangten."230 Die Tätigkeit von jüdischen Frauen im „Israelitischen Frauenverein" war demgegenüber traditioneller. Sie bot ihnen aber in einem beschränkten Rahmen ebenso gesellschaftlich akzeptierte, respektable und geschätzte Betätigung außerhalb des eigenen Hauses oder der Mithilfe im Geschäft des Ehemannes. In seiner Tätigkeit für weibliche Mitglieder entsprach er dabei eher einem genossenschaftlichen als dem patriachalischen Prinzip.

Der Frauenverein kümmerte sich natürlich nicht nur um die weiblichen Toten. Seine Aufgabe war auch die Krankenpflege weiblicher Gemeindeangehöriger und „Wöchnerinnen" sowie die Sorge um finanziell bedürftige Jüdinnen in Bremen.231 Einen wahrscheinlich eher indirekten Einfluss auf seine Gründung, einfach durch seine pure Existenz, hatte der schon seit 1841 in Bremen bestehende, gesellschaftlich hoch anerkannte weibliche evangelische Krankenpflegeverein. Seine Mitgliedsdamen praktizierten Krankenpflege im Stil der englischen „landed gentry", beaufsichtigten die eigentliche Krankenpflegerinnen, informierten sich aber auch über neuere Entwicklungen in der beginnenden professionellen Krankenpflege.232

Von den drei gleichberechtigten Vorsteherinnen der „Direction" des Vereins, die von der Plenarversammlung der anwesenden Mitglieder nach Stimmenmehrheit für die Dauer von drei Jahren gewählt wurde, war es die dritte, die sich speziell mit den Vorbereitungen zur Bestattung und der Beerdigung beschäftigte. In § 13 der Vereinsstatuten des „israelitischen Frauen-Vereins" heißt es: „Die dritte Vorsteherin ist, sobald bei der Kranken die Symptome des herannahenden Todes eintreten, verpflichtet, sofern die Kranke oder deren Umgebung es gestatten, dafür zu sorgen, daß beim Herannahen und im Augenblicke des Todes unter Berücksichtigung des Zustandes, in welchem die Leidende sich befindet, die üblichen Gebete in andachtsvoller Stille verrichtet werden. Nach erfolgtem Tode hat die dritte Vorsteherin die nötige Anzahl von Mitgliedern zum Abheben, Nähen, zur Leichenwaschung (Tahara, hebr.) und zu den sonstigen üblichen religiösen Obliegenheiten einzuladen und bei diesen Verrichtungen anwesend zu sein."233

Dass Männer bei der Gründung von Frauenvereinen eine mehr oder minder entscheidende Rolle spielten und auch im Vorstand vertreten waren, war auch für nichtjüdische Vereine im Bremen der damaligen Zeit nichts Besonderes. Möglichst

---

230 Sylvelin Wissmann: Wohltätig für Wohltäter, S. 52 f, s. a. S. 53 f. Frauen, die über den vorgegebenen Rahmen hinaus selbstbestimmt versuchten mehr Verwirklichungen zu erlangen, wie die Schriftstellerin Louise Franziska Aston (1814 – 1871), oder die Bremerin Marie Mindermann (1808 – 1882) oder in England Florence Nightingale wurden „gesellschaftlich diszipliniert und ausgestoßen". Sylvelin Wissmann: Wohltätig für Wohltäter, S. 57.
231 § 1 der Vereinsstatuten.
232 Er hatte sich in Anlehnung an die Hamburger Initiative von Amalie Sieveking (1794 – 1859) gegründet. Sylvelin Wissmann: Wohltätig für Wohltäter, S. 58; zu Amalie Sieveking mit weiterführenden Literaturangaben: https://de.wikipedia.org/wiki/Amalie_Sieveking.
233 STAB 2-T.6.p.I.4

holte man sich einen repräsentativen, einflussreichen Senator dazu.[234] So hatte der 1865 im Zusammenhang mit dem aus zahlreichen regionalen Initiativen entstanden „Dachverband deutscher Frauen Vereine" gegründete spätere Bremer „Frauen-Erwerbs- und Ausbildungsverein", der die Berufsqualifikation von Frauen der Mittel- und Oberschicht nach den wirtschaftlich schweren Zeiten nach 1848 und den Folgen der Gründung des Norddeutschen Bundes für Bremen zu seiner Aufgabe machte, erst 1895 einen rein weiblichen Vorstand.[235] Und der Frauenkonvent der evangelischen Gemeinde „Unser Lieben Frauen" tagte bei seinem ersten Treffen zum Frauenstimmrecht Anfang Dezember 1911 unter dem Vorsitz des einberufenden Bauherrn, der auch den allgemeinen Kirchenkonvent einberief.[236] Organisatorisch war der „Israelitische Frauen-Verein" ebenfalls nicht selbständig, sondern von einem Präsidium zweier männlicher Gemeindemitglieder abhängig, wie zu dieser Zeit z.B. auch die Vorläufer des Jüdischen Frauenbundes oder kirchliche Frauenorganisationen.[237] Später übernahm Eduard Abraham als zweiter Gemeindevorsteher die Beaufsichtigung der Generalversammlungen des Vereins bis ins erste Jahrzehnt des 20. Jahrhunderts. Erst nach dem Ersten Weltkrieg scheinen die Versammlungen des Frauenvereins ohne männliche Aufsicht stattgefunden zu haben.

Organisation und Mitglieder

Organisatorisch veränderte sich die Bremer Chewra Kadischa in der Amtszeit von Moses Schragenheim,[238] der von 1896 bis 1926 ihr erster Vorsteher war. Schragenheim „brach mit dem alten System der Abschließung von der staatlichen Fürsorge und suchte jede gesetzlich vorgesehene Beihilfe für Unterstützungszwecke zum Besten der jüdischen Fürsorge zu erreichen."[239] 1920 beschloss der Gemeindevorstand

---

[234] An Idee und Gründung des von 1867 bis in die Gegenwart bestehenden „Vereins zur Erweiterung des weiblichen Arbeitsgebietes", später „Frauenerwerbsverein", der bis heute besteht, waren so Männer beteiligt. Den Vorstand bildeten bis 1895 „acht Damen und vier Herren". Männer machten auch danach 7% der Mitglieder aus. Auch Ottilie Hoffmann, die Begründerin der Anti-Alkohol-Bewegung nach englischem Vorbild und Initiatorin von alkoholfreien Speisehäusern in Bremen seit 1891, hatte in Johannes Schröder (1873 – 1916), dem Vater des Dichters Rudolf Alexander Schröder, einen männlichen Mitstreiter. Sylvelin Wissmann: Vom Gemeinwohl zur Liebe zur Sache, S. 83 – 88. Zu Ottilie Hoffmann mit weiteren Literaturangaben u.a.: http://www.bremer-frauenmuseum.de/frauenhandbuch/hoffmann.html; http://www.bremer-frauenmuseum.de/projekte/hausschilder.html.
[235] Sylvelin Wissmann: Wohltätig für Wohltäter, S. 58 f., 181 f. Eher eine Ausnahme und den „Erfordernissen der Zeit" geschuldet war hingegen der rein weibliche Vorstand des wohltätigen „Frauenvereins von 1814" und seines Abzweigs des 1816 begründeten „Frauenvereins für verschämte Arme", die sich um Kriegsverwundete und später auch um die Hinterbliebenen der Bremer Soldaten des Befreiungskrieges kümmerten. Sylvelin Wissmann: Wohltätig für Wohltäter, S. 35-55; Sylvelin Wissmann: Wohltätigkeit im Verein, S. 171 f.
[236] Elfriede Bachmann: Das kirchliche Frauenstimmrecht, S. 114.
[237] Zunächst Moritz Jessurun und Isidor Neumark 1872.
[238] Zu Moses Schragenheim vgl.: Max Markreich: Geschichte der Juden, S. 145, 162, 173, 181, 321 ff. und 396.
[239] Max Markreich: Zur Geschichte der jüdischen Fürsorgetätigkeit, S. 424.

zudem die „Zentralisierung der jüdischen Wohlfahrtspflege unter Einbeziehung der Wohlfahrtskommission der Gemeinde, des Kranken-Wohltätigkeits-Vereins und des Israelitischen Frauenvereins ... als 'Arbeitsgemeinschaft' Jüdisches Wohlfahrtsamt Bremen."[240] Folgt man der Schilderung Markreichs und der Selbstdarstellung der Chewra Kadischa in dieser Zeit, so war der Zusammenschluss etwas ganz Neues. Die meisten sozial engagierten Vereine Bremens mussten in Folge des 1. Weltkrieges und den nachfolgenden Wirtschaftskrisen ihre Arbeit einstellen, weil sie ihr Vermögen verloren hatten.[241] Dagegen scheint sich der Zusammenschluss der sozialen Institutionen der „israelitischen Gemeinde" nicht nur in der wirtschaftlich schwierigen Inflationszeit,[242] sondern gerade auch in der Weltwirtschaftskrise, die auch Familien des jüdischen Mittelstandes traf, bewährt zu haben, ließen sich doch die Aktivitäten der einzelnen Gemeindeinstitutionen und traditionellen Vereine besser miteinander koordinieren.[243] Aus den spärlichen erhaltenen Protokollen des Krankenwohltätigkeits-Vereins aus den Jahren vor dem Ersten Weltkrieg lässt sich indes ablesen, dass es schon zuvor eine enge Zusammenarbeit der verschiedenen organisatorischen Zusammenschlüsse der Gemeinde gab, die bei der geringen Gemeindegröße und den häufigen personellen Verflechtungen[244] in den verschiedenen Institutionen auch nicht unwahrscheinlich ist. Zumindest gegenseitige finanzielle Hilfe war offenbar üblich. So heißt es im Bericht der Chewra Kadischa von 1912 ähnlich wie 1914:

---

[240] Ebd. Aus dem Bericht über das 60. Stiftungsfest des „Israelitischen Frauen-Vereins" läßt sich dagegen ein späteres Datum des Zusammensschlusses folgern, der in diesem Fall Ende der zwanziger bzw. Anfang der dreißiger Jahre liegen müßte. Artikel „Sein 60. Stiftungsfest"; in: Jüdisches Gemeindeblatt Bremen, 1.2.1932.

[241] Sylvelin Wissmann: Ein gutes Zeichen der Zeit, S. 80; Sylvelin Wissmann: Wohltätigkeit im Verein, S. 183.

[242] In dieser Zeit musste die Gemeinde ihren 1910 gefassten Plan, ihre 1878 endlich als Etagenhaus im Schnoor erworbene Synagoge, zu vergrößern oder durch einen Neubau zu ersetzen, fallen lassen. (Max Markreich: Geschichte der Juden, S. 121; siehe auch: Wilhelm Tacke: Die Mär, S. 107.)

[243] Im Jahresbericht des „Krankenwohltätigkeits-Vereins" der Israelitischen Gemeinde für das Jahr 1931 heißt es: „In bisheriger Weise ist gemeinsam mit dem Israelitischen Frauen-Verein und der Gemeinde-Zedaka zusammengearbeitet worden. Der Zusammenschluß erweist sich gerade in einer Zeit gesteigerter Not, wie wir sie jetzt erleben, als überaus segensreich: vermieden bleibt das sinnlose Nebeneinanderherarbeiten, während das Zusammenwirken der vorhandenen Kräfte aufs höchste angespannt werden kann. Hierbei braucht nicht besonders betont zu werden, daß sich die Zusammenarbeit auf den verschiedensten Gebieten der sozialen Fürsorge auswirkt und daß es allein durch das Jüdische Wohlfahrtsamt möglich war, in vielen Fällen materiellen Niederbruchs umfangreiche Hilfe zu bringen, zu der unserem Krankenwohltätigkeits-Verein allein nicht die Mittel zur Verfügung gestanden hätten." Jahresbericht des Krankenwohltätigkeits-Vereins der Israelitischen Gemeinde Bremen für das Jahr 1931; in: Jüdisches Gemeindeblatt Bremen, 24.2.1932.

[244] So war zum Beispiel Hugo Levy lange Zeit Wohlfahrtspfleger, aber auch Mitglied im Vorstand der Chewra Kadischa und im Gemeinderat. Zu Hugo Levy siehe Jahrbuch für die jüdischen Gemeinden, Nr. 5, 1933/34, S. 8; ebd., Nr. 9, 1937/38, S. 8 f.; Artikel „Abschiedstee für Hugo Levy", „Jahresbericht zur Generalversammlung", „Krankenwohltätigkeits-Verein" und „Generalversammlung der Israelitischen Gemeinde"; in: Jüdisches Gemeindeblatt für die Synagogengemeinden in Preußen und Nordwestdeutschland (Berlin), 1. März 1937, 1. April 1937, 1. Juni 1936. Nach Markreich ist Hugo Levy 1939 in Frankfurt a.M. gestorben. Max Markreich: Geschichte der Juden, S. 333; dort auch: S. 164, 175, 177, 188 f., 197, 203, 223 f., 242.

„Größere Ausgaben sind wie stets in den letzten Jahren zwischen unserem Verein, Frauenverein und der Armenkasse unserer Gemeinde repartiert."[245]

Der Vorstand des „Krankenwohltätigkeits-Vereins" wollte möglichst alle Gemeindemitglieder zu zahlungspflichtigen und tätigen Vereinsmitgliedern machen.[246] Um 1912/13 waren im Verein rund 130 Personen organisiert, was etwa der Hälfte aller Gemeindemitglieder entspricht.[247] Dennoch klagte der Vorstand immer wieder über fehlendes Interesse der Mitglieder, ausstehende Beitragszahlungen und allzu geringe Beteiligung an den Vereinsaufgaben. So heißt es im Bericht von 1912: „Wenn wir im vorigen Jahre noch erwähnen konnten, daß sich die Zahl unserer Mitglieder auf 132 erhöht, müssen wir zu unserem Bedauern heute konstatieren, daß durch die andauernde Zahlungsverweigerung die Mitgliederzahl auf 129 gesunken ist … Trotz Mühewaltung eines unserer Vereinsmitglieder ist es bis jetzt nicht gelungen, die erforderliche Anzahl Unterschriften für die neue Satzung zu beschaffen, und ist eine solche Interessenlosigkeit kaum zu begreifen."[248]

Im kollektiven Gedächtnis der Mitglieder spielte die jüdische Religiösität zwar durchaus noch eine Rolle. Die Vergütung der „Minjan-Leute" und der „Leichenwachen" gehörte jedoch schon vor dem Ersten Weltkrieg zu jenen Ausgaben des Vereins, die zeigen, dass die Erfüllung der religiösen Pflichten nicht mehr zu den Selbstverständlichkeiten der Bremer Juden und der Gemeindemitglieder insbesondere gehörten, sondern dass sie zunehmend „professionellen" Hilfskräften überlassen wurde.[249] Auch andere religiöse Verpflichtungen wurden durch Geldbeträge ersetzt. Der Bericht des „Krankenwohltätigkeits-Vereins" vom 20. Februar 1914 machte darauf aufmerksam, „daß viele Mitglieder unserem Verein aus Anlaß von Jahrzeiten, an denen

---

[245] CJA, 1, 75 A Br.5, Nr. 3; CJA, 1, 75 A Br. 5, Nr. 1.
[246] Die Zahl der Mitglieder war daher nicht wie in den meisten mittelalterlichen Chewrot Kadischot auf 18 beschränkt, dem Zahlenwert des hebräischen Wortes „Chaj". Michael Brocke u.a. (Hg.): Stein und Name, S. 33; Fritz Baer: Der Ursprung der Chewra; in: Zentrale Wohlfahrtsstelle der deutschen Juden (Hg.), Zeitschrift für jüdische Wohlfahrtspflege (Berlin), 1. Jg. /1929, S. 242, bzw. die Zusammenfassung seiner Darstellung von Hugo Levy im „Jahresbericht der Chewra Kadischa am 8.4.1935"; in: Jüdisches Gemeindeblatt Bremen, 15.5.1935, S. 6.
[247] Direkte Vergleichszahlen für Gemeinde und Chewra Kadischa existieren nicht. Nach Markreichs Angaben betrug die Anzahl der Mitglieder der Gemeinde 1922 297 männliche Mitglieder und 41 weibliche Beitragszahler, „die letzteren waren zumeist Witwen verstorbener Mitglieder". Hinzu kamen 225 Ehefrauen, 180 Jungen und 151 Mädchen, insgesamt 853 Personen bei einer Gesamtzahl von 1329 jüdischen Menschen in Bremen. 294 „Jüdische Haushaltungen" waren der Gemeinde nicht angeschlossen. Max Markreich: Geschichte der Juden, S. 158.
[248] CJA, 1, 75 A Br. 5, Nr. 3.
[249] Die Satzung von 1911 führte unter den „ordentlichen Ausgaben des Vereins" die „Kosten für Leichenwachen" und die „Kosten für Minjan-Leute" auf. Satzung des Krankenwohltätigkeits-Vereins der Israelitischen Gemeinde zu Bremen. Errichtet am 1. April 1853, S. 8 und 11 (§ 28 h); in: CJA, 1, 75 A Br. 5, Nr. 3. Im Jahresbericht des Krankenwohltätigkeits-Vereins der Israelitischen Gemeinde vom 20.2.1914 heißt es: „Wir waren ferner genötigt, die Vergütung der Hilfskräfte für Minjan um 20 % zu erhöhen, was gleichfalls eine große Mehrbelastung unserer Kasse bedeutet." CJA, 1, 75 A Br. 5, Nr. 3.

sie nicht persönlich teilnehmen können, Ablösungen in Form einer größeren Spende zugewendet haben."[250]

Ende der zwanziger Jahre werden die Aufrufe um mehr Beteiligung im Jüdischen Gemeindeblatt dringlicher. Es geht um die geringe Teilnahme an der Tahara, fehlende Sargträger und die mangelnde Bereitschaft jüngerer Mitglieder mitzuhelfen. Zwar zahlten im Verlauf des Jahres 1929 mehr Mitglieder als zuvor ihren Beitrag, ihre Bereitwilligkeit, sich auch aktiv zur Verfügung zu stellen, ließ jedoch weiter „zu wünschen übrig".[251] Dies galt nicht nur für den „Krankenwohltätigkeits-Verein", sondern auch für den „Israelitischen Frauen-Verein".[252] Schließlich befürchtete der Vorstand sogar, dass er „auf Dauer die religiösen Obliegenheiten bei Sterbefällen nicht ritualgemäß" durchführen könne.[253] Weder ironische Aufforderungen[254] zu mehr Beteiligung noch der Hinweis auf die Tradition oder gar auf den Lohn in der gegenwärtigen und kommenden Welt[255] vermochten jedoch die Aktivität der Mitglieder zu steigern.

---

[250] Ebd.
[251] „Die Anzahl der beitragzahlenden Mitglieder hat sich Dank der rührigen Tätigkeit des Rechnungsführers Herrn Osias Ostro bedeutend vermehrt; bedenkt man jedoch, daß für jeden einmal der Augenblick kommt, in dem er die Dienste der Chewra in Anspruch nehmen muß, so ist es verwunderlich, daß es überhaupt noch Juden gibt, die ihre Pflicht gegenüber der Chewra Kadischa nicht erfüllen. Die Beteiligung an der Tahara läßt laut Vorstandsbericht immer noch zu wünschen übrig, zumal der Nachwuchs für die erforderliche Mitarbeit fehlt." Artikel „Generalversammlung des Krankenwohltätigkeits-Vereins der israelitischen Gemeinde Bremen"; in: Jüdisches Gemeindeblatt Bremen, 12.4.1929.
[252] Artikel „Chewra Kadischa"; in: Jüdisches Gemeindeblatt Bremen, 3.9.1929, sowie Artikel „Tahara"; in: Jüdisches Gemeindeblatt Bremen, 18.6.1930. Zum 60. Stiftungsfest des „Israelitischen Frauenvereins" vom Sonntag, dem 14.2.1932, heißt es: „Nur wenige sind es, die sich bei Sterbefällen regelmäßig zur Hilfeleistung einfinden; aber diese wenigen bilden den eigentlichen Stamm der Chewrath naschim, der, ohne Worte zu machen, die alte Tradition hochhält und die vornehmste Pflicht des Frauenvereins, Mizwah Hameth, erfüllt. Möge es dem jetzigen Vorstand des Israelitischen Frauen-Vereins durch Heranziehung eines opferwilligen Nachwuchses gelingen, die alte Tradition in eine ferne, hoffentlich bessere Zeit hinüber zu retten." Artikel „Zum 60. Stiftungsfest"; in: Jüdisches Gemeindeblatt Bremen, 1.2.1932.
[253] Siehe Artikel „Krankenwohltätigkeits-Verein"; in: Jüdisches Gemeindeblatt Bremen, 23.12.1929.
[254] „Die Jahreshauptversammlung unserer Chewra Kadischa fand am Montag, 11. März 1929, in Levys Hotel statt. Der Besuch war der übliche und zeigte wiederum, daß bei den Gemeindemitgliedern scheinbar noch immer nicht das nötige Verständnis und Interesse für die Aufgaben unserer Chewra besteht. Bei eintretenden Schicksalsschlägen kennt man die Adresse des Chewra-Gabbais nur zu gut, aber sonst glaubt man sich nicht verpflichtet, dem Chewravorstand seine schwere Aufgabe erfüllen zu helfen. Aus dem Jahresbericht, den der Vorsitzende, Herr Hugo Levy, erstattete, war zu entnehmen, daß sich die finanzielle Lage des Vereins im Berichtsjahre infolge einer größeren Jubiläumsspende etwas erholen konnte, daß aber die Mittel doch nicht ausreichen, um allen Anforderungen der Wohlfahrtspflege voll gerecht werden zu können ... Die Beteiligung an der Tahara läßt laut Vorstandsbericht immer noch zu wünschen übrig, zumal der Nachwuchs für die erforderliche Mitarbeit fehlt." Artikel „General-Versammlung des Kranken-Wohltätigkeits-Vereins der Israelitischen Gemeinde Bremen"; in: Jüdisches Gemeindeblatt Bremen, 12.4.1929.
[255] „Studium der Thora oder Meth mizwah? Meth mizwah ist wichtiger. Man unterbreche das Studium der Thora, um einen Toten hinauszuführen ... Gottesdienst oder Meth mizwah? Meth mizwah ist wichtiger..., die Vorlesung der Estherrolle oder Meth mizwah, was ist wichtiger? Das Vorlesen der Estherrolle, weil uns da Wunder sich kundtun, oder Meth mizwah aus Ehrung des Menschenlebens? Meth mizwah ist wichtiger. Der Hohepriester und der Nasir dürfen sich an den Leichen ihrer Verwandten nicht verunreinigen, aber an einem Meth mizwah, ja. Wer einen Totenzug sieht und ihn nicht begleitet, der versündigt sich, denn es heißt: 'Wer einen Armen verspottet, lästert seinen Schöpfer.' (Prediger, 17, 5) Der Lohn (Gottes) für die Begleitung von Toten ist nicht zu ermessen. Von folgenden Dingen, wenn der Mensch sie tut, genießt er schon den Lohn hinieden, aber der

In einem Artikel zu Beginn des Jahres 1930 heißt es: „Mehr noch als früher ist es in der jetzigen Notzeit erforderlich, daß sich alle Kreise der Israelitischen Gemeinde für die Wirksamkeit der h. Brüderschaft interessieren. Das Zusammenarbeiten der Gemeindevereine im jüdischen Wohlfahrtsamt darf nicht davon abhalten, auch für die übrigen Arbeitsgebiete der Chewra alles zu tun, was notwendig ist. Insbesondere als jüdische Beerdigungsbruderschaft ist der K.-W.-V. auf die tätige Mithilfe aller angewiesen: wenn nicht für Nachwuchs gesorgt wird, können die alten traditionellen Einrichtungen nicht aufrecht erhalten werden. Der jüngeren Generation liegt es ob, in die Bresche zu springen. Wahre Frömmigkeit zeigt sich am besten in der tätigen Mitarbeit bei der Chewra Kadischa. Es wird erwartet, daß der Besuch der Generalversammlung, die nur durch die Anzeige im heutigen Gemeindeblatt bekannt gegeben wird, ein überaus reger sein wird."[256] Erst Anfang der dreißiger Jahre stieg offenbar die Beteiligung an der Tahara etwas, obwohl es auch bis dahin nicht gelungen war, den Nachwuchs zu interessieren.[257]

Das Gemeinnützige Bestattungs-Institut

Längst war es auch in den zwanziger Jahren nicht mehr die Bremer Chewra Kadischa allein, die für die finanzielle Seite der Beerdigung zuständig war. Wohl auch um die eigenen knappen Kassen in der Zeit der Arbeitslosigkeit und Weltwirtschaftskrise nicht zu sehr zu strapazieren, empfahl der Vorsteher der Chewra Kadischa den Beitritt in die „Notgemeinschaft des Gemeinnützigen Bestattungs-Instituts (Volkshaus, Ecke Nord- und Germaniastraße)".[258] Die Mitgliedschaft bewirkte „eine Barvergütung von 70 Mark, die als Anzahlung auf Erwerbung des Nutzungsrechts an einer Grabstelle anzusehen ist, die freie Gestellung des Sarges, Leichentransport und eines Begleitwagens."[259] Angesichts der Verarmung vieler Gemeindemitglieder in der Wirtschaftskrise und dem Rückgang der Spenden für die verschiedenen Gemeind-

---

Hauptlohn bleibt ihm für die kommende Welt: Ehrung von Vater und Mutter, Werke der Nächstenliebe … Krankenbesuche … Toten das Geleite geben. Welche Damen und Herren sind bereit, im Kranken-Wohltätigkeits-Verein (Frauen: im Israelitischen Frauenverein) mitzuarbeiten? Es gilt, würdige Persönlichkeiten zu finden, die ihre Kräfte dem altehrwürdigen Chewra-Dienste zu widmen wünschen; vor allem die Übernahme von Krankenbesuchen und Mitwirkung bei der Tahara (Waschung und Einkleidung der teuren Entschlafenen). Bereitwilligkeits-Erklärungen erbeten an den Vorstand des Krankenwohltätigkeits-Vereins der Israelitischen Gemeinde, Bremen, Gartenstr. 7. Die im Namen der Chewra Kadischa geübte Liebestätigkeit wird als die heiligste im Judentum gewertet." Artikel „Welche Pflichten haben die Mitglieder eines Krankenwohltätigkeits-Vereins"; in: Jüdisches Gemeindeblatt Bremen, 15.4.1930.

[256] Artikel „Chewra Kadischa"; in: Jüdisches Gemeindeblatt Bremen, 15.2.1930.
[257] Jahresbericht des Krankenwohltätigkeits-Vereins der Israelitischen Gemeinde Bremen für das Jahr 1931; in: Jüdisches Gemeindeblatt Bremen, 24.2.1932.
[258] Siehe Artikel „Beerdigungskosten"; in: Jüdisches Gemeindeblatt Bremen, 1.7.1929.
[259] An die Friedhofskommission der Gemeinde waren hingegen weiterhin das „Nutzungsrecht an Grabstellen, Bauerlaubnisgebühr für Grabsteine usw." zu zahlen.

einstitutionen leistete die Zusammenarbeit mit der „Notgemeinschaft" offenbar gute Dienste: "Die Belastung für unseren Verein war im vergangenen Jahr um so schwieriger als unter den 17 Beerdigungen eine ganze Anzahl ohne Vergütung erfolgen mußte. In diesen Fällen kam uns unsere Vereinbarung mit dem Gemeinwirtschaftlichen Bestattungs-Institut sehr zu gute. Ohne diese Rückversicherung wäre der Vermögensschwund im Berichtsjahre noch erheblich größer geworden."[260]

Später, als Juden zunehmend aus der deutschen Gesellschaft und den Berufsverbänden ausgeschlossen wurden, gab es eine kleine „jüdische" Sterbekasse, „Die Hilfe". Schon im Oktober 1932 warb das „Jüdische Gemeindeblatt" in einem Artikel für den Eintritt in diesen „ersten jüdischen Versicherungsverein". Die Privatversicherung war Vertragsgesellschaft des Preußischen Landesverbandes Jüdischer Gemeinden und hatte ihre Zentrale in Berlin.[261] Sie bot ihre Dienste erneut im „Jüdischen Gemeindeblatt" vom 18. Mai 1936 an. Ende der dreißiger Jahre waren schließlich weder Gemeinde noch Chewra Kadischa mehr in der Lage, Beerdigungskosten zu verauslagen. Das Vermögen der Chewra Kadischa scheint in dieser Zeit fast völlig geschwunden zu sein.[262]

---

[260] „Jahresbericht des Krankenwohltätigkeits-Vereins der Israelitischen Gemeinde Bremen für das Jahr 1931"; in: Jüdisches Gemeindeblatt Bremen, 24.2.1932. Zum Problem des Spendenrückganges siehe die Statistik „Synagogenspenden" von 1930 bis 1933; in: Jüdisches Gemeindeblatt Bremen, 27.4.1934.
[261] Ebd., 15.10.1932.
[262] Den Nachrichten der Israelitischen Gemeinde ist zu entnehmen: „Beerdigungskosten sind stets im voraus zahlbar, evtl. durch Deponat. Die Chewra Kadischa ist nicht in der Lage, ohne Vorauszahlung die notwendigen Barauslagen zu machen." Jüdisches Gemeindeblatt für die Synagogen Gemeinden in Preußen / Norddeutschland, 1.10.1937 sowie 1.7.1938.

Zeichen der Säkularisation und Assimilation

Einerseits hielten sich in der jüdischen Gemeinde bis in die zwanziger Jahre noch Traditionen, die auf einen Zustand vor der Angleichung an bürgerlich-christliche Normen der deutsch-jüdischen Gemeinden im 19. Jahrhundert verweisen. So erinnert sich z. B. ein alter Anwohner des Friedhofs noch an Begräbnisse mit „Klageweibern",[263] möglicherweise bei Begräbnissen der vor allem in Hastedt Ansässigen mit ostjüdischem Hintergrund, andererseits gibt es auch deutliche Anzeichen des Nachlassens religiöser Bindungen, wie sie auch schon bei der Entwicklung der Organisation der Chewra Kadischa angesprochen worden sind.

Dass es mit der Disziplin beim Sprechen der Gebete nicht immer zum besten bestellt war, deutet § 120 der Statuten des „Krankenwohltätigkeits-Vereins" von 1853 an, wo es heißt: „Zur Leichenbegleitung werden zehn Vereins-Mitglieder vom Vorstand gestellt. Dieselben sind verpflichtet bis nach Beerdigung resp. verrichtetem Kaddisch-Gebete sich vom Friedhof *nicht*[264] zu entfernen, wenn nicht der Präsident oder in dessen Abwesenheit der erste Vorsteher, eine frühere Entfernung gestattet."

Die bürgerliche Familie grenzte sich im 19. Jahrhundert zunehmend nach außen ab. Nicht jeder sollte Zutritt zur Familie haben und deren Intimität stören könne. Äußeres Zeichen dieser Entwicklung sind Vor- und Empfangsräume in bürgerliche Wohnungen.[265] Auch das Bremer Haus, das in dieser Zeit entstand, war für eine bürgerliche Kleinfamilie gedacht.[266] Die Statuten der Bremer Chewra Kadischa sind einem bürgerlichen Habitus verpflichtet, bzw. dem Bemühen bürgerlich zu wirken. Der Vorsteher der Chewra wird in Paragraph 12 der Statuten nur zum Sprechen der traditionellen Gebete verpflichtet, „insofern es der Kranke oder dessen nächste Umgebung" gestatten."[267] Gleiches gilt für die Durchführung der Schiwa, der strengen sieben Trauertage. Während dieser Zeit sitzt die Familie des Verstorbenen auf den Boden oder auf niedrigen Schemeln, zum Zeichen der Trauer ohne Schuhe. Freunde, Nachbarn und entferntere Verwandte kommen, um mit den Trauernden zu beten. Distanziert ist in den Statuten von einem „Privatgottesdienst im Hause des Verstorbenen" die Rede, zu dem der Vorstand die „erforderliche Zahl von Teilnehmern herbeischaffen" helfe, „sollte" dies von den „Leidtragenden"[268] gewünscht werden. Vermutlich hielten nicht mehr alle tatsächlichen und potentiellen Mitglieder der

---

[263] Gesprächsbeitrag von Hartmut Müller in: Inge Buck, Manuskript zum Hörbild „Denn der Stein ist für ewig". Die Geschichte des jüdischen Friedhofs in Bremen, Radio Bremen 2, Sendung vom 8.5.1999.
[264] Hervorhebung im Text.
[265] Roger-Henri Guerrand: Private Räume; in: Philippe Ariès u. Georg Duby (Hg.): Geschichte des privaten Lebens, Bd. 4, S. 331 – 393.
[266] Wolfgang Voigt: Das Bremer Haus, Hamburg 1992; Das Bremer Haus, Geschichte, Programm, Wettbewerb, Bremen 1982; Jürgen Lettau und Uwe Riedel: So wohnen die Bremer, Bremen 1988.
[267] Paragraph 12 der Statuten.
[268] Paragraph 23 der Statuten.

Chewra die strengen sieben Trauertage ein oder konnten dies – etwa als abhängig Beschäftigte – ermöglichen.

Auch später handelte es sich um ein fakultativ von der Chewra durchgeführtes religiöses Ritual.[269]

Auch Teile der noch aus dem christlichen Mittelalter stammenden Vereinstradition[270]hat man schon Ende der zwanziger Jahre längere Zeit nicht mehr eingehalten, z.B. den 7. Adar, den Sterbetag Moses'; traditionell war er bzw. der Tag vor einem Rosch Chodesch (Beginn des neuen Monats) zugleich der Fasttag der Chewra-Mitglieder, an dem man die Gräber aufsuchte und für etwaige Bestattungsfehler um Verzeihung bat. Den Abschluß des Tages bildeten religionsgesetzliche Belehrungen und ein Festschmaus, die Chewra-Kadischa-Seuda.[271] Bei der Generalversammlung des Vereins 1929 äußerten Mitglieder den Wunsch, „wie im letzten Jahre anläßlich des Jubiläums, so alljährlich einen Chewra Sudah abzuhalten."[272] Erst in den folgenden Jahren sind im „Jüdischen Gemeindeblatt" Lernabende der Chewra in der „Hoschana-rabbo-Nacht" angezeigt: 1930 zum Thema „Keduscha und Genta, Heiligung und Erlösung",[273] 1931 zum Thema „Der Hüter Israels"[274] und 1937 zum Thema „Das Recht – Eine Hütte des Friedens".[275]Der letzte Tag des Sukkot-Festes gehört im jüdischen Denken noch insoweit zu den Hohen Feiertagen, Rosch haSchana und Jom Kippur, dazu, als es hier die letzte Möglichkeit zu sühnen gibt. Er ist und war – wie in Bremen – vielerorts ein Lerntag bzw. eine Lernnacht nach jüdischem Brauch (minhag).[276]

---

[269] Im Jahresbericht zur Generalversammlung vom 17.02.1937 schreibt der Chewra-Vorsteher Hugo Lewy: „Es bedarf kaum der Erwähnung, daß wir pflichtgemäß überall, wo es uns zur Kenntnis gebracht wurde, Krankenbesuche vornahmen und in Trauerhäusern, wenn es den Wünschen der Hinterbliebenen entsprach, Gottesdienst während der ersten Trauerwoche abhielten." Jüdisches Gemeindeblatt für die Synagogengemeinden in Preußen und Norddeutschland, 1.3.1937. Ähnlich heißt es zu den Jahrzeitaktivitäten des „Krankenwohltätigkeits-Vereins" 1914: „Diejenigen Mitgliedern, welche Jahrzeit halten, sind regelmäßige Benachrichtigungen zwecks Hinzuziehung von Freunden zugegangen. Wo derartige Benachrichtigungen noch gewünscht werden, ist die Anmeldung beim Vorstand erforderlich." CJA, I, 75 A Br. 5, Nr. 3

[270] Zur Herkunft der Institution der Chewra Kadischa vgl. Fritz Baer, Der Ursprung der Chewra, S. 242. Siehe auch die Zusammenfassung des Aufsatzes als „Jahresbericht der Chewra Kadischa" vom 8.4.1935 von Hugo Levy; in: Jüdisches Gemeindeblatt Bremen, 15.5.1935, Nr. 5, S. 6 f. Sowie zu den Traditionen des 7. Adar den Artikel „Chewra Kadischa"; in: Encyclopaedia Judaica, Bd. 5, Berlin 1930, Sp. 434.

[271] Rabbiner Dr. Winter, Geschichte und Satzung der Talmud Thora-Vereine in Moislingen und Lübeck; in: Jahrbuch für die Jüdischen Gemeinden, Nr. 4, 1932/33, S. 24. In der Hamburger Chewra Kadischa war dieser Tag von etwa 1917 bis in die dreißiger Jahre der „Erew Rausch Chaudesch Adar". Edgar Frank: Zum 125jährigen Bestehen, S. 102.

[272] Jüdisches Gemeindeblatt Bremen, 12.4.1929.

[273] Jüdisches Gemeindeblatt Bremen, 1.10.1930.

[274] Ebd., 1.10.1931.

[275] Jüdisches Gemeindeblatt für die Synagogen-Gemeinden in Preußen / Norddeutschland, 1.9.1937.

[276] Zu Hoschana Rabba siehe: Israel M. Lau: Wie Juden leben, S. 209 f. Zu den Lerntagen der Chewroth Kadischot an Schawuot und Hoschana Rabba: Rabbiner Dr. Winter: Geschichte und Satzung der Talmud Thora-Vereine, S. 24 und 27 u. https://de.wikipedia.org/wiki/Hoschana_Rabba. Die Bräuche der Beerdigungsgesellschaften sind dabei unterschiedlich: einige treffen sich am 7. Adar, dem Geburts- und Sterbetag Moses, andere am 15. oder 20. Kislev. Die Prager Chewra Kaddischa traf sich zu Lag baOmer. Es wird gefastet, eine spezielle Form von Trauer-Gebeten (Slichot) rezitiert und

Die Verbrennung des Toten, also die Urnenbestattung, ist nach orthodoxer und auch nach konservativer jüdischer Vorstellung nicht möglich. Der Tote steht nämlich – nach Auslegung der biblischen Texte – am jüngsten Tag wieder auf. Grabumbettungen, außer wenn der Tote ins Heilige Land, nach Israel, überführt wird, finden nicht statt. Sie widersprechen den religiösen Vorschriften.

Die Haltung der Bremer Gemeinde insbesondere im sogenannten „Urnenstreit" und bei einem Leichenexhumierungsprozess verdeutlichen dagegen säkulare Tendenzen, die sich auf dem Hastedter Friedhofsareal ebenso niederschlagen wie in den Begräbnisvorschriften. Ende des 19. Jahrhunderts „wogte" der Streit um die von orthodoxer und konservativer Seite abgelehnte Feuerbestattung.[277] Als im Jahr 1907 auf dem Riensberger Friedhof das Bremer Krematorium eröffnet wurde,[278] fand hier auch eine Konferenz nordwestdeutscher Rabbiner statt. An ihr nahmen die Rabbiner aus Oldenburg, Wandsbek, Hannover, Hildesheim und Stade sowie aus Bremen Dr. Rosenak und der Chewra-Vorsteher Moses Schragenheim teil. Sie lehnte die Einäscherung als „größten Verstoß gegen das jüdische Religionsgesetz ab" und verwarf die Beteiligung des Rabbiners an einem solchen Begräbnis oder der Chewra Kadischa.[279] Als Zeichen der Lösung von orthodoxen Traditionen seitens der mehrheitlich liberalen Gemeindemitglieder ist anzusehen, wenn es doch zu Urnenbestattungen kam.[280] Die Urnen beerdigte man dann in einem Sarg; auf dem Grabstein durfte es aber keinen Hinweis auf die Einäscherung geben. In der Satzung von 1910 hieß es in einem Nachtrag des „Krankenwohltätigkeits-Vereins", der ein Jahr später Teil der regulären Statuten wurde[281]: „Sollte bei Einäscherung der Leiche von Vereinsmitgliedern oder deren Angehörigen die Familie Vornahme vorheriger Taharo wünschen, soll

---

am Ende des Tages ein gemeinsames Mahl verzehrt. (Siehe auch: „Hevrah kaddischa"; in: Encyclopaedia judaica, Vol. 8, Jerusalem 1971, Sp. 444, https://de.wikipedia.org/wiki/Siebenter_des_Adar, ich danke für den Hinweis auch Michah Claßen.)

[277] Michael Brocke: Der jüdische Friedhof von Soest, S. 12; Michael Brocke u.a. (Hg.): Stein und Name, S. 32; Artikel „Leichenbestattung"; in: Jüdisches Lexikon. Bd. III, Berlin 1929, S. 33.

[278] Bericht über das XXI. Vereinsjahr 1913. Verein für Feuerbestattungen (e.V.) in Bremen, gegründet am 1. Januar 1893, S. 4; in: STAB 4,21-565.

[279] Max Markreich: Geschichte der Juden, S. 145. Die Haltung der liberalen Rabbiner in Deutschland war jedoch letztlich nicht so weit von der orthodoxen Haltung entfernt. 1899 erklärte zumindest die „Union der liberalen Rabbiner Deutschlands", daß die Feuerbestattung nicht mit der traditionellen jüdischen Praxis übereinstimme. Pflicht des Rabbiners sei es, sich für den Erhalt der Tradition einzusetzen. Der Rabbiner solle jedoch, wenn er darum gebeten werde, nicht verweigern, beim Begräbnis zu amtieren. David Philipson: The Reform movement in Judaism, S. 394.

[280] Nach dem Bericht des Bremer Vereins für Feuerbestattungen wurden in der Hansestadt 1913 659 Personen eingeäschert, darunter 492 aus Bremen. Von ihnen waren „627 evangelisch, 17 katholisch, 5 mosaisch, 6 Dissidenten, 4 unbekannt." Bericht über das XXI. Vereinsjahr 1913, S. 4; in: STAB 4,21-565. Der in STAB 4,21-565 ebenfalls erhaltene Bericht von 1915 nennt nur noch die in Deutschland insgesamt in diesem Jahr bzw. im Jahr 1914 eingeäscherten Personen mit ihrem Religionsbekenntnis: „8980 gehörten dem evangelischen, 796 dem Katholischen, 80 dem altkatholischen Bekenntnis an, 334 waren mosaisch. In 430 Fällen lag ein anderes Bekenntnis vor oder ein solches war überhaupt nicht angegeben." Insgesamt waren dies 10620 Personen, für 1914 gibt der Verein aber 11138 Einäscherungen an, für 1915 10650 Einäscherungen in Deutschland insgesamt. Bericht über das XXV. Vereinsjahr 1915. Verein für Feuerbestattungen (e.V.) in Bremen, gegründet am 1. Januar 1893, S. 18 f; in: STAB 4,21-565.

[281] Statuten von 1911 (§ 8); in: CJA, 1, 75 A Br. 5, Nr. 3, S. 5.

diese seitens des Vereins nicht abgelehnt werden. Die Beteiligung an dieser Taharo ist jedoch eine freiwillige. An der Überführung nach dem Krematorium beteiligt sich der Verein nicht. Falls die Urne der Leichenhalle des Israelitischen Friedhofs zur Verfügung gestellt wird, wird diese vom Verein in einem Sarg beigesetzt." 1929 waren die Mitglieder des „Krankenwohltätigkeits-Vereins" unter dem neuen Rabbiner Felix Aber wohl zu weiteren vorsichtigen Konzessionen bereit. Im Bericht über die Generalversammlung des Vereins vom 11. Mai 1929 heißt es: „Der weitere Teil des Abends war mit der Beratung des neu ausgearbeiteten Statutenentwurfs ausgefüllt. Schwierigkeiten bietet die Behandlung der Frage der Urnenbestattung. Nach einer vorliegenden Entscheidung unseres sel. Rabbiners Dr. Rosenak werden Urnen zwar in einem kleinen Holzsarg auf dem Friedhof beerdigt, aber der jetzige Chewra-Vorstand lehnt nach wie vor seine Beteiligung ab; es wurde deshalb vorgeschlagen, durch den Gemeinderat drei Herren zu bestimmen, die in Fällen, in denen die jetzigen Chewra-Gaboim in Gewissenskonflikt geraten, einspringen sollen."[282] Von dem orthodoxen Beschluß distanzierte sich der Nachfolger Rosenaks nur vorsichtig. Offensichtlich hatte er eine liberalere Einstellung, wollte aber in dieser Frage nicht in offenen Gegensatz zum Vorstand der Chewra treten. „Herr Gemeinderabbiner Dr. Aber[283] hält an der bisherigen Entscheidung fest, ohne sie als seine persönliche Meinung zu bezeichnen,"[284] schrieb der ungenannte Verfasser des Artikels.

Auf starke säkulare Tendenzen der Gemeindemitglieder, die sich wohl auch in der Beachtung der Begräbnisvorschriften äußern, verweist auch der § 15 der Satzung von 1910 und 191,[285] in dem es heißt: „Wer bei einem Todesfall die Betätigung des Vereins in seiner Familie in Anspruch nimmt, verpflichtet sich dadurch allen Maßnahmen des Vereins nachzukommen und sich den rituellen Vorschriften zu fügen. Sollte dies nicht geschehen, so ist der Verein berechtigt, seine Tätigkeit einzustellen. Der Vorstand ist verpflichtet, den Hinterbliebenen auf Wunsch jede erforderliche Auskunft zu erteilen."[286]

Konflikte um Tradition und Säkularisation gab es, wie schon erwähnt, auch in einem Leichenexhumierungsprozess, der sich um 1908 in Bremen abspielte. Der Malermeister A. J. Neumark, zunächst 1908 auf dem jüdischen Friedhof begraben, sollte

---

[282] Artikel „General-Versammlung des Krankenwohltätigkeits-Vereins der israelitischen Gemeinde Bremen"; in: Jüdisches Gemeindeblatt Bremen, 13.4.1929.
[283] Zu Rabbiner Felix Aber: Sabine Hank, Uwe Hank u. Hermann Simon: Feldrabbiner, S. 20 ff., S. 218 ff.
[284] Artikel „General-Versammlung des Krankenwohltätigkeits-Vereins der israelitischen Gemeinde Bremen"; in: Jüdisches Gemeindeblatt Bremen, 13.4.1929. Orthodoxer ist dagegen wohl Abers Haltung in Bezug auf den Bestattungstermin gewesen. Am 1.4.1926 schrieb er anläßlich einer Versammlung der Chewra Kadischa an Max Markreich: „Im Anschluß an meine Ausführungen in der letzten Chewra-Versammlung soll das Mißverständnis entstanden sein, daß die Bestattung der Toten unentgeltlich von seiten der Gemeinde zu erfolgen habe. Meine Worte bezogen sich nur darauf, daß im Falle der nachgewiesenen Unmöglichkeit einer sofortigen Barzahlung die Bestattung nicht aufgeschoben werden dürfe." Zentralarchiv B. 1/10, Nr. 11205.
[285] Siehe die Statuten von 1911; in: CJA, 1, /5 A Br. 5, Nr. 3, S. 7.
[286] Ebd.

– so der Wunsch seiner Witwe – auf dem städtischen Friedhof seine letzte Ruhestätte finden. Der Vorstand der jüdischen Gemeinde weigerte sich jedoch, und die Familie des Toten strengte einen Prozess an. Schließlich musste die Leiche doch überführt werden.[287]

Liberaler verhielten sich dagegen der Gemeindevorstand und Rabbiner in der Frage der Beschriftung der Grabsteine. Im Gegensatz zu Oldenburg, wo der Landesgemeinderat 1915 beschloss, dass auf dem Stein zumindest die zwei hebräischen Buchstaben der traditionellen Abkürzung für „Hier ruht" bzw. „Hier ist begraben" und die fünf Buchstaben der Abkürzung für „Seine / Ihre Seele sei dem Lebensbunde eingegeben" eingraviert werden sollten, gab es eine solche Regelung für Bremen nicht.[288] Gelegentlich findet man daher noch aus den zwanziger und dreißiger Jahren auf dem Friedhof Grabsteine, die durch kein Kennzeichen an die jüdische Zugehörigkeit erinnern.

Friedhofspflege mit „geringer Mühe"

Das „Triumvirat" der deutsch-jüdischen Orthodoxie, Asriel Hildesheimer[289], Samson Raphael Hirsch und Marcus Lehmann, verboten in den sechziger Jahren des vorigen Jahrhunderts das Bepflanzen der Gräber mit Blumen und Bäumen. Ebenso wie die orthodoxen Gemeinden grenzten sie sich damit von einer Sitte ab, wie sie sich im ausgehenden 19. Jahrhundert auf christlichen Friedhöfen gerade einbürgerte.[290] Der jüdischen Tradition entspricht auch, wenn das einzelne Grab überwuchert. Ähnlich wie in der christlichen Lehre hängt man der Vorstellung von einer Totenruhe an, die nicht gestört werden darf, wobei die einzelnen Vorschriften weitaus strenger ausfallen. Nicht nur die Blumen des Grabes gehören den Toten,[291] alles was auf einem jüdischen Friedhof wächst, gehört ihnen. Wenn das Gras auf dem jüdischen Friedhof gemäht wird, damit er gepflegt aussieht, soll es in einer Ecke gesammelt werden. Nur was in Büschen und unter Bäumen wächst und sich nicht weiterentwickeln kann, darf nach dem Schneiden und Stutzen verkauft werden. Der Ertrag dient der Pflege des Friedhofes.[292]

Weniger an der jüdischen Tradition als am Bremer Friedhofsstandard und den Sitten der nichtjüdischen bürgerlichen Umgebung orientierte sich wohl der Vor-

---

[287] Max Markreich: Geschichte der Juden, S. 145 f.
[288] Zwi Asaria: Die Juden in Niedersachsen, S. 481.
[289] Auch: Esriel oder Israel Hildesheimer (1820-1899), siehe: https://en.wikipedia.org/wiki/Azriel_Hildesheimer
[290] Ernst Roth: Zur Halacha des jüdischen Friedhofs, S. 117.
[291] Auch in der nichtjüdischen Umgebung gibt es die Vorstellung, dass die Ruhe der Toten nicht gestört werden darf. So sollen Grabblumen nicht gepflückt oder mit nach Haus genommen werden. Vgl. Paul Geiger, Deutsches Volkstum in Sitte und Brauch, S. 131.
[292] S. Ph. de Vries: Jüdische Riten, S. 325.

stand der jüdischen Gemeinde in Bremen. Die Vorschriften für das Aufstellen von Grabmälern und das Bepflanzen der Gräber waren in Bremen recht streng. Seit 1874 wachte darüber eine Deputation, die jeden Einzelfall auf den Friedhöfen in Riensberg, Walle oder Osterholz prüfte.[293] Und die israelitische Gemeinde scheint die Vorstellungen ihrer nichtjüdischen Umgebung geteilt zu haben. Im Gemeindeblatt erschienen 1930 mahnende Aufrufe: „Grabpflege darf nicht vernachlässigt werden. Soweit keine Grabpflegefonds bei der Gemeinde errichtet worden sind, ist es Sache der Hinterbliebenen, die Gräber ihrer Lieben gut instand zu halten. Ohne ein entsprechendes Opfer ist das allerdings nicht möglich, empfehlenswert sind Vereinbarungen mit dem Friedhofsgärtner, der den Wünschen der Gemeindemitglieder in jeder Weise entgegenkommt."[294] Das überwuchernde Einzelgrab war nicht nach dem Geschmack der Verantwortlichen des jüdischen Friedhofs. Nachdem das Bremer Friedhofsamt eine amtliche Bekanntmachung betreffend die „Instandhaltung der Grabstätten und Besichtigung der Friedhöfe" erlassen hatte, heißt es im Gemeindeblatt: „Hierzu bemerken die Tageszeitungen: Es ist wohl für keinen Friedhofsbesucher angenehm, wenn er, das Grab seiner Lieben besuchend, das Nachbargrab in einem verwahrlosten Zustande findet. Auch das Gesamtbild des Friedhofes leidet unter solcher Nachlässigkeit. Bei einigem guten Willen läßt sich mit geringer Mühe ein Grab in Ordnung halten."[295]

Die von der jüdischen Gemeinde eingerichteten Grabpflegefonds, wie sie auch auf anderen jüdischen Friedhöfen üblich waren[296] diente neben der Pflege[297] des Grabes, dessen Namen sie trugen, traditionell auch wohltätigen Zwecken. Sie waren – wie andere Stiftungen auch – der Inflation in den zwanziger Jahren zum Opfer gefallen.[298] Ob damit auch Folgen für die Pflege des Friedhofs verbunden waren, ist dem vorhandenen Material nicht mehr zu entnehmen. Daß jedoch der wirtschaftliche Niedergang am Ende der Weimarer Republik Spuren auf dem jüdischen Friedhof hinterlassen hat, steht außer Zweifel. Die „Grabpflegefonds", zur Ehre der Verstorbenen mit ihrem Namen benannt und seit 1929/1930 als Anreiz zum Erwerb einer solchen Pflegestelle regelmäßig im Rechnungsbuch der Gemeinde und im „Jahrbuch für die Jüdischen Gemeinden Preußens und Norddeutschlands" veröffentlicht,[299]

---

[293] Erst Anfang 1927 wurde die Prüfgebühr von 5 Mark aufgehoben. STAB 6,40-L 4.i. Nr. 12.
[294] Jüdisches Gemeindeblatt Bremen, 15.4.1930.
[295] Ebd., 1.6.1930.
[296] Max Plaut: Die jüdischen Friedhöfe in Deutschland. Memorandum zur Frage der Instandsetzung und Instandhaltung der jüdischen Friedhöfe in der Bundesrepublik vom 22.2.1954; in: Zentralarchiv B. 1/10, Nr. 559, bzw. Zentralarchiv B. 1/10, Nr. 420, S. 3. Sowie Max Plaut, Die jüdischen Friedhöfe in Deutschland. Ergänzung zum Memorandum über die Frage der Instandsetzung und Instandhaltung der jüdischen Friedhöfe in der Bundesrepublik vom 2.5.1955; in: Zentralarchiv B. 1/10, Nr. 559, S. 1.
[297] Sie erfolgte durch den Friedhofsgärtner.
[298] Max Markreich: Geschichte der Juden, S. 161.
[299] Siehe Jahrbuch für die Jüdischen Gemeinden, 1929/30, S. 79; 1930/31, S. 84; 1931/32, S. 117 f.; 1932/33, S. 114 f.; 1933/34, S. 51; 1934/35, S. 103 f.; 1935/36, S. 120; 1936/37, S. 151; ebenso den Hinweis auf den Eintrag im Rechnungsbuch der Gemeinde von 1937/38.

wurden nicht regelmäßig bezahlt, und so mahnte das „Jüdische Gemeindeblatt": „Abgesehen von den zu erwartenden Weiterungen wegen Nichtzahlung auftragsgemäß ausgeführter Arbeiten sieht sich der Friedhofsgärtner genötigt, die Pflege der betreffenden Gräber einzustellen. Wir fordern daher sämtliche Pflichtigen auf, die fälligen Zahlungen unverzüglich zu erledigen."[300]

„Mehr Würde …"

Nach dem Beerdigungsbuch der israelitischen Gemeinde ist in Bremen bis in die dreißiger Jahre die Tradition der schnellen Beerdigungen eingehalten worden. Zugleich forderten die Verantwortlichen jedoch eine Trauerbekleidung, die den bürgerlich-christlichen Normen entsprach.[301] Diesem Brauch zu folgen war sicherlich nicht immer einfach, wenn man unter Umständen von einem Moment zum anderen, z. B. von der Arbeit, zu einer Beerdigung gerufen werden konnte, um den Minjan zu vervollständigen. Gerade die Erfüllung der Normen der nichtjüdischen Umgebung, die seit dem 19. Jahrhundert schwarze Trauerkleidung und für Männer Zylinderhüte vorschrieb, scheint jedoch für die Verantwortlichen der jüdischen Gemeinde Ende der zwanziger Jahre an Bedeutung zu gewinnen, vielleicht auch als Reaktion auf eine sich zum Ende der Weimarer Republik immer feindseliger gebärdende Umgebung. „Mehr Würde bei Beerdigungen" forderte im September 1929 das „Jüdische Gemeindeblatt" und fuhr fort: „So selbstverständlich es ist, daß die offiziellen Vertreter der Gemeinde und der Chewra Kadischa nur im schwarzen Anzug und Zylinder an einer Beerdigung teilnehmen, so entspricht es doch der Würde einer jüdischen Beerdigung, daß auch alle übrigen Teilnehmer der Trauerversammlung schwarz gekleidet erscheinen. Mögen andere Länder andere Sitten haben: in Nordwest-Deutschland, insbesondere in Bremen, ist es gang und gäbe, daß man an Trauerfeiern der deutschen Landessitte entsprechend teilnimmt und die Würde der Trauerfeier nicht durch Erscheinen im hellen Anzug mit Spazierstock und buntem Schlapphut oder im hellen Sommerpaletot stört."[302]

Frauen nahmen traditionell nicht an der Beerdigung teil, sondern erwarteten, unterstützt von Freundinnen und Nachbarn, die Trauernden zu Haus; sie galten als emotionaler und als weniger in der Lage, sich zu beherrschen. Allerdings gehörte dieser Brauch schon zu de Vries' Zeiten, also zu Beginn des 20. Jahrhunderts, vielfach der Vergangenheit an.[303] In der jüdischen Gemeinde war die Teilnahme von Frauen

---
[300] Jüdisches Gemeindeblatt Bremen, 15.3.1931.
[301] Traditionelles Zeichen der Trauer ist im Judentum dagegen die „Kerija", das Einreißen der Kleidung: wenn Vater oder Mutter verstorben sind links vom Herzen, bei Ehegatten, Kindern, Brüdern oder Schwestern an der rechten Seite. Vgl. S. Ph. de Vries: Jüdische Riten, S. 303.
[302] Jüdisches Gemeindeblatt Bremen, 15.9.1929.
[303] S. Ph. de Vries: Jüdische Riten, S. 313 f.

durchaus üblich. Doch ebenso wie die Männer entsprachen sie in ihrer Bekleidung nicht den Vorstellungen der Verantwortlichen: „Auch von den Damen, wenn sie es überhaupt für geboten halten, Zeuge einer Beerdigung zu sein, muß mehr Rücksicht auf die Weihe des Friedhofs und auf die Trauerfeier selbst verlangt werden, nicht immer braucht auf Gleichgültigkeit gegenüber den Leidtragenden geschlossen zu werden, wenn Damen in bunten Blusen und auffallend sichtbaren weißen Strümpfen zur Stätte des Todes kommen; immerhin, ein wenig mehr Nachdenken und ein wenig mehr Rücksicht auf die Majestät des Todes tut not."[304] Das Problem als solches ließ sich aus verständlichem Grund nicht so leicht aus der Welt schaffen. Der Vorstand der Gemeinde blieb jedoch unerbittlich in seinen Forderungen und bestand in einem Aufruf vom Sommer 1930 erneut auf Einhalten der Norm: „Mehr Würde! Wiederholt ist in diesen Blättern schon davon gesprochen worden, wie oft bei offiziellen Anlässen gegen die einfachsten Formen der Gesittung verstoßen wird. Europäische Sitte war es seit jeher, bei Beerdigungen im dunklen Anzug mit dunklem Mantel und schwarzem Hut zu erscheinen; eine Sitte, der sich auch die Damenmode allgemein anpaßt, indem sie jede andere als dunkle Bekleidung in solch ernsten Momenten für unzulässig erklärt. Dennoch ist immer wieder zu beobachten, daß Teilnehmer an Beerdigungen sich mit hellem Sommermantel, Damen mit bunten Blusen und hell bestrumpft einfinden und daß diese Teilnehmer sich nicht scheuen, in solchem Aufzuge als Sargträger zu fungieren."[305]

Das Begräbnis des jüdischen Zigarrenmachers Julius Lewin

Darüber hinaus entsprachen jüdische Beerdigungen in vieler Hinsicht den nichtjüdischen. Ein sicherlich eher untypisches Begräbnis ist das des 29jährigen Berliner Zigarrenmachers Julius Lewin im Sommer 1882. Als Lewin in Bremen eintrifft, ist er in mancher Hinsicht ein Kind seiner Zeit, Abbild der assimilatorischen, bisweilen revolutionären Tendenzen im deutschen Judentum und Vertreter einer neuen, in die Defensive gedrängten Partei, die erstmalig die Interessen der Arbeiter vertritt. Im Oktober 1878 waren die Sozialistengesetze in Kraft getreten. 1880 wurde über Hamburg-Altona und Umgebung, Berlin und Leipzig der sogenannte „Kleine Belagerungszustand" verhängt. Fähige Sozialdemokraten aus Hamburg, wie der Schriftsteller Willhelm Bloß[306] und der erst 21jährige Julius Bruns, Anführer des radikalen Flügels der Bremer Sozialdemokraten[307], gelangten so nach Bremen. Auch

---
[304] Jüdisches Gemeindeblatt Bremen, 15.9.1929.
[305] Ebd., 17.8.1930.
[306] Nach 1918 wurde Bloß der erste Ministerpräsident des Freistaates Württemberg. Christian Paulmann: Die Sozialdemokratie, S. 63.
[307] Bruns wurde nach Aufhebung der Sozialistengesetze 1890 der erste sozialdemokratische Abgeordnete Bremens im Reichstag. Christian Paulmann: Die Sozialdemokratie, S. 62

der Berliner Julius Lewin zählte zu den Ausgewiesenen. Lewin war aus Berlin ausgewiesen worden, weil er sich wie andere radikale Sozialdemokraten weigerte, sich politischer Aktionen zu enthalten.[308] In Berlin hatte er Frau und Kind zurückgelassen und war über Magdeburg nach Bremen[309] gekommen. Bei seiner Vernehmung durch die Bremer Polizei gab der junge Zigarrenmacher[310], der auf dem rechten Fuß „lahmte"[311], an „Sozialdemokrat aus Überzeugung" zu sein, „Mitglied im Ausschuss der Cigarrenarbeiter-Krankenkasse in Berlin" und -wie viele jüdische Sozialdemokraten- „Dissident".[312] Sein plötzlicher Tod machte ihn zum Märtyrer der Bremer Sozialdemokraten. Dass einem Juden diese Rolle zugestanden wurde, zeigt auch, wie frei die Bremer Sozialdemokraten und die Sozialdemokraten überhaupt -im Gegensatz zu den meisten bürgerlichen Parteien- damals vom Antisemitismus waren.[313] In Bremen fand Julius Lewin eine Unterkunft und mit Hilfe von Julius Bruns, auch Arbeit beim Zigarrenfabrikanten Kleevenhusen[314], die ihm sogar ermöglicht hätte seine kleine Familie nachkommen zu lassen. Aber nur kurze Zeit kann er sich der für Sozialdemokraten in Bremen etwas besseren Existenzbedingungen als in Preußen und anderen deutschen Staaten erfreuen.[315] Tuberkulose war aufgrund der schlech-

---

[308] Sie weigerten sich im Gegensatz zu den sogenannten Rutschern ein „de- und wehmütiges Bittgesuch an die preußische Regierung" zu richten und darin politische Abstinenz zu versprechen, um wieder in ihre Heimat zurückkehren zu dürfen. Julius Bruns: Es klingt im Sturm, S. 46

[309] Nur mit behördlicher Erlaubnis durfte er nach seinem Auffenthalt in Magdeburg vier Tage nach Berlin zurückkommen, um dort zu heiraten.

[310] Die Tabakarbeiter zählten „unumstritten zu den Trägerschichten der frühen Arbeiterbewegung". Dagmar Burgdorf: Blauer Dunst, S. 166; siehe auch: Andrea Hauser: Tabakstadt Bremen, S. 239-246.

[311] Lewin wird im Berliner Polizei-"Signalement" als schlanker Mann mit schwarzem Haar, Schnurrbart und „länglichem Kinn" beschrieben, der auf dem rechten Fuß „lahmte". In: STAB 4,14/1-XII.C.1.c.4. Sehr knappe Informationen zu Lewin auch bei: Anne E. Dünzelmann: Juden in Hastedt, S. 156 f. Mit seiner körperlichen Beeinträchtigung entsprach er dem Bild des Zigarrenarbeiters. Vielfach waren in diesem Beruf etwa kriegsversehrte Soldaten tätig, denn die Arbeit konnte auch im Sitzen ausgeführt werden. Sie ist bis zum Ende des 19. Jahrhunderts rein handwerklich. M,an brauchte nur wenige einfache Hilfsmittel dazu. Erst ab 1890 wurden die meisten Arbeitsgänge maschinell ausgeführt.

[312] Viele jüdische Sozialdemokraten wählten den Dissidenten-Status, um sich damit generell von jeder Religion loszusagen. Vgl. Monika Richarz: Die Entwicklung der jüdischen Bevölkerung; in: Michael Meyer u. Michael Brenner (Hg.): Deutsch-jüdische Geschichte, Bd.3, S. 21. In dem aus Berlin nach Bremen gesandten Polizeibericht heißt es, dass er von dort aus wahrscheinlich beabsichtige „nach Amerika" auszuwandern, eine Entscheidung, die bereits einige aktive Sozialdemokraten vor ihm getroffen hatten. Brief des Berliner Polizeipräsidiums vom 28.07.1882; in: STAB 4,14/1-XII.C.1.c.4.; vgl.: Julius Bruns: Es singt im Sturm, S. 47.

[313] Eine starke antisemitische Tendenz hatte zu Beginn der 80er Jahre dagegen die Hamburger Mitglieder des „Allgemeinen Deutschen Arbeitervereins", an dessen Publikationsorgan, dem „Deutschen Volksblatt", auch die Bremer Ortsgruppe beteiligt war. Seine Mitgliederzahl war mit 15 (1878) bis 10 (um 1881) Personen in Bremen jedoch sehr gering und die Veranstaltungen kaum besucht, die seit Juli 1881 auch nicht mehr stattfanden. Ullrich Böttcher: Anfänge und Entwicklung, S. 127.

[314] Lewin verweigerte vorsichtshalber die Auskunft über seinen neuen Arbeitgeber, denn schon in Magdeburg hatten Nachfragen der Polizei bei seinem Arbeitgeber zu seiner Entlassung geführt. Die Bremer Polizei hatte jedoch schon bald seinen Arbeitgeber herausgefunden. Er wird „beobachtet" heißt es in einer Aktennotiz vom 30.07.1882 an Senator Schulz, den Chef der Bremer Polizeidirektion. In: STAB 4,14/1-XII.C.1.c.4.

[315] Zwar waren die Nachforschungen der Bremer Polizei bei Arbeitgebern und Vermietern wie auch anderenorts darauf aus, wie Julius Bruns schrieb, „uns brotlos, selbst obdachlos zu machen". (Julius Bruns: Es klingt im Sturm, S. 63). Die Arbeitsbedingungen bei Kleevenhusen halfen jedoch den

ten Lebensbedingungen eine typische Krankheit bei den Tabakarbeitern.[316] Lewin, bereits bei seiner Ankunft an Tuberkulose erkrankt, wird schon nach kurzer Zeit arbeitsunfähig und stirbt bald darauf an einem „Blutsturz".[317] Er hinterlässt in Bremen nichts „außer einigen Kleidungsstücken", so dass der Schreiber des Polizeiberichts meinte, dass die „Beerdigung der Leiche" wohl „die Armenpflege übernehmen" müsse.[318] Doch dann kam es ganz anders. Die demokratische Volksbewegung benutzte den Märtyrer- und Totenkult seit der 1848er Revolution als Instrument, um „Straßenpolitik" in einem Klima großer gesellschaftlicher und politischer Ungleichheit zu machen und ihre Macht gegenüber dem Staat und den Herrschenden zu demonstrieren.[319] Lewins Beerdigung wurde zu einer politischen Versammlung unter freiem Himmel. Solche Treffen hielten die Bremer Sozialdemokraten nach der Verabschiedung der Sozialistengesetze 1878 und der Ausrufung des „kleinen Belagerungszustandes" über Hamburg-Altona und Umgebung, Berlin und Leipzig im Frühjahr und Sommer 1882 des Öfteren ab.[320] Führende gemäßigte (Wilhelm Frick, Imwolde, Wilhelm Blos) wie auch radikalere (Julius Bruns, Alwin Kerrl und A.Mechler) Sozialdemokraten hatten jetzt die Todesanzeige in den „Bremer Nachrichten" vom 13.August mit dem Aufruf an „alle Freunde"[321] versehen, zur Teilnahme am Begräbnis aufgefordert und Geld für die Begräbniskosten gesammelt.[322] Die Polizei vermutete, dass die „Beerdigung des Sozialdemokraten Lewin zu einer Parteidemonstration ausgenutzt werden"[323] sollte. Sie vernahm am nächsten Tag den langjährigen führenden Kopf der Bremer Sozialdemokraten und Gastwirt Wilhelm Frick,[324] Wilhelm Bloß und den

---

Ausgewiesenen. Und die Urteile der Bremer Richter über die verbotenen Aktionen der Sozialdemokraten fielen verhältnismäßig milde aus, ebenso war das Verhalten einzelner Polizeibeamter nicht darauf ausgelegt, Verdächtige aufzuspüren. Denn die Verantwortlichen wollten auch ihre Selbstständigkeit als alte Hansestadt gegenüber Preußen betonen. (Julius Bruns: Es klingt im Sturm, S. 58, 62, 73; Christian Paulmann: Die Sozialdemokratie, S. 68; Wilhelm Tacke: Die Mär, S. 138 f.)

[316] Ulrich Böttcher: Anfänge und Entwicklung, S. 135 f. ; Dagmar Burgdorf: Blauer Dunst, S. 162.
[317] STAB 4,114/1-XII.6.1.c.4.
[318] STAB 4,114/1-XII.6.1.c.4.
[319] Leichenzug und Gedenkfeier für Conrad Diedrich Seemann am 8. März 1852 wurden so in Bremen zur „Heerschau der Demokraten", die mit dem Erweckungssozialisten, Revolutionsmärtyrer und Pfarrer von „Unser Lieben Frauen" Rudolph Dulon (1807 – 1870) als Leichenprediger Straßenpolitik machten. Andreas Schulz: Vormundschaft und Protektion, S. 548, 569 f. (zur Popularität von Dulon gerade bei den Frauen).
[320] Zu den Sozialdemokraten in Bremen: Ullrich Böttcher: Anfänge und Entwicklung; Christian Paulmann: Die Sozialdemokratie; Wilhelm Tacke: Die Mär, S. 137 ff.
[321] Bremer Nachrichten, 13.08.1882, S.6
[322] Der Gastwirt Frick, langjähriger Kopf der Bremer Sozialdemokraten, in dessen Lokal – nach Bruns einem „Hauptquartier der Ausgewiesenen" - Lewin gestorben war, kümmerte sich insbesondere um die Formalitäten der Bestattung Lewins und veranlaßte unter den Bremer Sozialdemokraten eine Sammlung für das Begräbnis. Er scheint auch Kontakt zur jüdischen Gemeinde aufgenommen und erreicht zu haben, dass Lewin als „Israelit" in den Polizeibericht vom 10. August 1882 einging. Dabei half warscheinlich auch, dass schon in Lewins Berliner Polizei-„Signalement" seine Religion als „jüdisch" angegeben war. Einen Tag später jedenfalls erklärte der Vorsteher der israelitischen Gemeinde, dass die Gemeinde für die Beerdigung sorgen wolle. Siehe: STAB 4,14/1-XII.C.1.c.4; Julius Bruns: Es klingt im Sturm, S. 54 f.
[323] Notiz in: STAB 4,14/1-XII.C.1.c.4
[324] Zu Frick: Julius Bruns: Es klingt im Sturm, S. 54 f.; Ullrich Böttcher: Anfänge und Entwicklung, S. 126.

Prediger der jüdischen Gemeinde Moritz Lewinger.[325] Bloß erklärte von der ganzen Angelegenheit erst aus den „Bremer Nachrichten" erfahren zu haben. Er selbst wolle sich daran nicht beteiligen. Ahnungslos gab sich auch Frick. Lewin sei in seiner „Behausung verstorben und habe ich mich deshalb um sein Begräbnis bemüht," erklärte er der Polizei. Von seiten der Sozialdemokraten" sei „weiter nichts beabsichtigt, als dem Sarge zu folgen." Es würden sich wahrscheinlich nur die „Arbeitskollegen des Verstorbenen, die Cigarrenmacher, am Zuge in aller Stille beteiligen" und „außer vom Geistlichen keine Reden gehalten werden", denn "ich weiß, daß dergleichen auf dem jüdischen Friedhof unstatthaft ist." Immerhin gab Frick zu, dass er zu den „Beerdigungskosten mit meinen Freunden 25 M. beisteuern wolle." Lewinger sagte schließlich, dass er Lewin „nach jüdischem Ritus heute Nachm. (J.J.: unleserlich, vielleicht 18:50) Uhr" beerdigen lasse. Am Grab würde nur das „rituelle Gebet" gesprochen. Er würde „nicht dulden..., daß noch ein Anderer dort etwa Reden halte."[326]

Das Begräbnis wurde dann dennoch zum politisches Bekenntnis der Bremer Sozialdemokraten und zugleich zu einem typisch bürgerlichen Festakt des 19. Jahrhunderts mit Trauerzug, Predigt des liberalen Lehrers und Predigers der jüdischen Gemeinde Moritz Lewinger, Kranzniederlegung, ergriffener Reaktion des Publikums und stiller Verabschiedung des Toten.

Drei Versionen sind über den Verlauf der Beerdigung überliefert. Der Polizei-Oberwachtmeister Diepel spricht in seinem Bericht von einem Begräbnis, das „diesen Nachmittag unter dem Gefolge von etwa 200 Mann auf dem jüdischen Friedhof zu Hastedt" stattgefunden habe: „Der Zug bewegte sich in aller Stille; am Grabe hält der jüdische Prediger Lewinger im geistlichen Sinne eine Rede. Nachdem das Grab zugeworfen und über demselben in üblicher Weise ein Hügel geschaufelt worden, traten aus dem Gefolge 4 Männer, legten je einen Kranz mit rothem Bande auf das Grab, indem sie in fast halblauten Worten die Vereine ihrer Parteigenossen ‚Berlin, Hamburg, Verden und Bremen nannten und ungefähr äußerten: im Namen des Vereins so und so lege ich zum ehrenden Gedenken unseres Parteigenossen diesen Kranz nieder. Weiter verlief das Begräbnis in aller Ordnung."[327] Die zwei anderen Darstellungen, aus sozialdemokratischer Sicht geschrieben und ideologisch gefärbt, heben hingegen Lewingers Engagement hervor. Der offenbar von Parteifreunden verfasste Bericht, der einen Tag später in den „Bremer Nachrichten" erschien, lau-

---

[325] Moritz Lewinger, der 1872 unter dem Vorsteher Moritz Ries (1872-1875) eingestellt worden war, war in der Bremer Bevölkerung auch außerhalb der Jüdischen Gemeinde populär. Er hatte nach Max Markreich einen guten Kontakt zu bürgerlichen Bremern aber auch zur Arbeiterschicht. Markreich schreibt über ihn: „Zu gern pflegte man ihn anläßlich allgemeiner Festlichkeiten als Redner auszuwählen. Lange blieb noch in Erinnerung, daß er einst veranlaßt worden war, vom Balkon des Rathauses zu einer auf dem Marktplatz versammelten Menge zu sprechen, betrachtete doch die bürgerliche und Arbeiter-Bewegung ihn als einen der ihrigen, und sie verehrte ihn, den Judenpastor, als den anerkannten Dolmetsch ihrer Gefühle." (Max Markreich: Geschichte, S. 125)
[326] STAB 4,14/1-XII.C.1.c.4
[327] STAB 4,1/1-XII.C.1.c.4.

tete folgendermaßen: „Beerdigung. Wir erhielten folgende Meldung: Der Cigarrenmacher Julius Lewin, welcher vor einigen Tagen hier plötzlich verstorben ist, wurde gestern auf Nachmittag 4 ½ Uhr vom Doventhorsfriedhof aus auf dem Friedhof der hiesigen israelitischen Gemeinde in Hastedt beerdigt. Die Parteigenossen und Freunde des Verstorbenen hatten sich in überaus großer Zahl zur Beerdigung eingefunden und folgten bis zum Grabe. Der Prediger der israelitischen Gemeinde, obgleich Reconvalescent, hielt am Grabe eine kurze, tief empfundene und zu Herzen gehende Ansprache über die Arbeit als Lebensprinzip. Nach Gebet und Segen wurde das Grab zugeschüttet und verschiedene Kränze Namens hiesiger und auswärtiger Vereine auf dasselbe niedergelegt. Die ganze Trauerfeierlichkeit hatte einen ernsten und würdigen Verlauf."[328] Die fast vierzig Jahr später erscheinenden Lebenserinnerungen Julius Bruhns erhöhten die Anzahl der Teilnehmer um das fünffache und machten Lewinger zu einem Apologeten der Sozialdemokraten: „Wir bereiteten ihm nach besten Kräften ein ehrenvolles Leichenbegräbnis, an dem, obwohl der Tag des Begräbnisses ein Wochentag war, an tausend Arbeiter teilnahmen. Am Grabe sprach der Prediger der jüdischen Gemeinde in Bremen, Herr Lewinger, kräftige und mannhafte Worte, die uns allen Tränen des Schmerzes und der Erbitterung entlockten."[329]

Der Vorstand der jüdischen Gemeinde war zu diesem Zeitpunkt liberal und offen für Neuerungen, was die Kritik konservativer Gemeindemitglieder hervorrief.[330]

Ohne „Sargenes" und Erde aus dem Heiligen Land – das Begräbnis des Rabbiners Leopold Rosenak

Aber auch bei der Trauerfeier für den im Sommer 1923 verstorbenen orthodoxen Rabbiner Leopold Rosenak, den ersten Rabbiner der Bremer Gemeinde, verbanden sich Elemente jüdischer Begräbnistradition mit Aspekten der Assimilation.[331] Zur jüdischen Tradition gehörte der schlichte Holzsarg, in dem man das geistige Oberhaupt der jüdischen Gemeinde beerdigte, „wie er in jüdischen Kreisen für reich und arm üblich ist", ein aus „ungehobelten Brettern gezimmerter schlichter Holzkasten ohne Farbe". Die schwarze Decke wiederum, mit der er verhangen wurde[332], und der schwarz „drapierte" Almemor[333] waren wohl der christlichen Umgebung und

---
[328] Bremer Nachrichten, 15.08.1882.
[329] Julius Bruns: Es klingt im Sturm, S. 57.
[330] Siehe: Herbert Obenaus (Hg.): Historisches Handbuch, Bd.1, S. 317 f.; Max Markreich: Geschichte der Juden, S. 119, 121.
[331] Vgl. zum folgenden die Artikel „Trauerfeier für Rabbiner Dr. Rosenak"; in: Bremer Nachrichten, 28.8.1923, und „Trauerfeier für Dr. Rosenak"; in: Weser-Zeitung, 28.8.1923, sowie Markreichs Erinnerungen, die möglicherweise nicht in jedem Detail genau sind, aber sicherlich die Vorstellungen des damaligen Gemeindevorstandes von einem repräsentativen und angemessenen Rabbiner-Begräbnis widerspiegeln. Max: Markreich, Geschichte der Juden, S. 164 f.
[332] „Trauerfeier für Rabbiner Dr. Rosenak"; in: Bremer Nachrichten, 28.8.1923.
[333] Max Markreich: Geschichte der Juden, S. 165.

den Inszenierungen säkularer Trauerfeiern der Weimarer Republik geschuldet. Der Farbkontrast von Schwarz und leuchtendem Blau hatte schon die mit Beifall aufgenommenen Trauerfeierlichkeiten im Reichstag für den ermordeten Außenminister Walter Rathenau im Jahr zuvor bestimmt.[334] Die weißgeschmückten Thora-Rollen, die man nun zur Ehre des Bremer Rabbiners im geöffneten Almemor zeigte, knüpften an die Bedeutung der Farbe weiß in der jüdischen Tradition an, die u. a. mit dem Jom Kippur und dem Tag des jüngsten Gerichts sowie dem Sterben überhaupt assoziiert werden konnten.[335] Der Vortrag des „El mole rachamim", des Sterbegebets, die traditionelle Totenwache und die Rezitation hebräischer Psalmen durch Oberkantor Mehrgut[336] und Kantor Seif[337] entsprach ebenso dem jüdischen Ritus.[338] Bei der Trauerfeier selbst fehlte auch die für Gelehrte übliche Hesped nicht, die Lobrede auf den Verstorbenen, die ein Verwandter, Rabbiner Dr. Emanuel Carlebach, aus Köln hielt. Weitere Reden schlossen sich in der Synagoge bzw. auf dem Friedhof an: vom damaligen Vorsitzenden der israelitischen Gemeinde, Siegfried Meyer,[339] sowie von Vertretern von Vereinigungen, denen Rosenak angehört bzw. mit denen er zusammengearbeitet hatte, so dem Hilfsverein der deutschen Juden, der Großloge des Ordens Bneibrit und ihrem Bremer Zweig, der Kaiser-Friedrich-Loge, dem „Centralverein deutscher Staatsbürger jüdischen Glaubens", den Wohlfahrtsorganisationen der Bremer Gemeinde sowie Landesrabbiner Dr. de Haas, dem Vertreter der jüdischen Gemeinden in Stadt und Land Oldenburg und des Abrahambundes.[340] Einige dieser Organisationen wie z. B. der Centralverein oder die jüdische Loge waren das Resultat assimilatorischer Bestrebungen, andere, wie der Abrahambund, waren Ergebnis der Versuche, die jüdische Tradition zu bewahren.

Ein Element des jüdischen Begräbnisrituals ist die Begleitung des Toten, Halwaja Hamet bzw. Lewaja, zumindest für einige Minuten. Sie gilt als „Mizwah", als fromme Tat, für die auch das Thora-Studium unterbrochen werden sollte. Nicht mehr üblich war im 19. und 20. Jahrhundert, dass der Leichnam vom Sterbehaus zum Friedhof getragen wurde. Doch sollte der letzte Weg, wenn es nicht der Lebensführung des Toten entgegenstand, an der Synagoge vorbeiführen. Die Aufbahrung in der Synagoge, wie bei Leopold Rosenak, gehörte für Rabbiner und Kantoren – nach S. Ph. de Vries

---

[334] Sabine Behrenbeck, Der Kult um die toten Helden. Nationalsozialistische Mythen, S. 285 und 353 f.
[335] Die Inszenierung des Begräbnisses in den Farben weiß und schwarz findet sich allein bei Markreich.
[336] Zu Jacob Mehrgut vgl.: Max Markreich: Geschichte der Juden, S. 127, 137, 163, 170, 184, 212 und 216, sowie zu seinem „Goldenen Amtsjubiläum" und seinem Tod: Jüdisches Gemeindeblatt Bremen, 15.9.1932, 18.8.1932 und 15.3.1933 bzw. Mai 1933.
[337] Zu Kantor Seif aus „Pinne" siehe: Max: Markreich: Geschichte der Juden, S. 159; weiterhin „Fünfundzwanzigjähriges Berufsjubiläum"; in: Jüdisches Gemeindeblatt Bremen, 12.4.1929.
[338] Nach der Erinnerung von Max Markreich: Geschichte der Juden, S. 165. Die Bremer Nachrichten vom 28.8.1923 (vgl. Anmerkung 232) erwähnten jedoch nur Kantor Seiff.
[339] Zu Siegfried Meyer, Inhaber des Seidenhauses Koopmann und von 1916 bis 1923 erster Vorsitzender der jüdischen Gemeinde, siehe: Max Markreich: Geschichte der Juden, S. 165, 172, 194, 243 und 319, sowie den Nachruf in: Jüdisches Gemeindeblatt Bremen, 16.8.1935.
[340] Schließlich sprach Oberkantor Mehrgut als Religionslehrer für die jüdischen Kinder der Gemeinde.

– bereits zum Ritual, stellte aber eine Übernahme aus der nichtjüdischen Umgebung dar, zumal sie im Widerspruch zur Verpflichtung des schnellen Begrabens stand.[341] Der „lange Trauerzug über die Garten- und Komthurstrasse, den täglichen Weg des Rabbiners zum und vom Gotteshaus, über den Alten Wall und den Osterdeich zum jüdischen Friedhof an der Deichbruchstrasse unter Vorantragen von Thorarollen", den Insignien der jüdischen Religion, und dem „Vorantritt der Schulkinder",[342] entsprach mit seinem betont repräsentativen und würdevollen Charakter der jüdischen Variante eines Staatsbegräbnisses in der Weimarer Republik.

Der Berichterstatter der „Bremer Nachrichten" schreibt von der „großen Trauerversammlung, an der auch aus christlichen Kreisen die Vertreter der Vereinigungen, denen der Verstorbenen nahe gestanden hatte, teilnahmen", so die „Polizeidirektion" und der „Norddeutsche Lloyd", mit denen Rosenak bei der Betreuung der jüdischen Auswanderer zusammengearbeitet hatte, sowie die „demokratische Partei und philantropische Kreise."[343] Die Wünsche des orthodoxen Rabbiners und seiner Frau[344] nach einem traditionellen Begräbnis ließen die dafür Verantwortlichen der Israelitischen Gemeinde dabei zum Teil außer acht. In ihren Memoiren berichtete Bella Carlebach-Rosenak, die Frau des Rabbiners, über das Begräbnis: „Der Vorstand sagte, daß Dr. R. immer gewünscht hatte – wenn er über 100 Jahre heimberufen würde[345] – inmitten der Kinder zu ruhen. So eröffnete man einen neuen Teil des Friedhofes und baute eine würdige Ruhestätte für uns beide, die G. s. D. [Gott sei Dank, J.J.] trotz des Terrors nicht zerstört wurde. Aber leider bettete man ihn ohne ‚Sargenes' [Tachrichim, Sterbekleider. J.J.] und ohne 'Kissen aus Erde'[346], das er sich von der Palästina-Fahrt mitbringen wollte."[347] Nicht überliefert ist, wie der Rabbiner letztlich aussah.[348]

---

[341] S. Ph. de Vries: Jüdische Riten, S. 298 f.
[342] Max Markreich: Geschichte der Juden, S. 165.
[343] Ebd. Nicht anwesend waren im Unterschied zur Zeit nach dem Zweiten Weltkrieg offizielle Vertreter des Senats.
[344] Sicherlich entsprach ein orthodoxes Begräbnis den Vorstellungen des Rabbiners. Das muß auch dem Vorstand von Chewra und Gemeinde bekannt gewesen sein. Bella Carlebach-Rosenak beschreibt in ihren Erinnerungen, wie emotional besetzt und wichtig für den Rabbiner Aspekte dieser Tradition waren: „Zweimal in unserem Leben sah ich meinen Mann bittere Tränen vergießen – einmal als er hörte, wie die Eltern im Ersten Weltkrieg zwei Tage lang bei Nachbarn versteckt gehalten wurden, und das zweite Mal, als man – ebenfalls während des Krieges – ihm sein ‚Sargenes' [die auch an den Hohen Feiertagen, bei der Eheschließung und am Pessach-Seder von den Männern getragene einfache leinene oder baumwollene Totenbekleidung, J.J.] gestohlen hatte. In diesem Fall sprang unser Freund Herr Leo Neumann ... helfend ein und ließ Leinen aus der Schweiz kommen, da man in Deutschland nichts kaufen konnte." Bella Carlebach-Rosenak, Lebenserinnerungen, S.31.
[345] Der jüdische Geburtstagswunsch lautet: „ad mea schana" oder „ad mea we esrim schana" – Mögest Du 100 bzw.120 Jahre alt werden, letzteres ist der religiöse Glückwunsch, d.h. so alt wie Moses (Deuteronomium 34, 7). Werner Weinberg: Lexikon zum religiösen Wortschatz und Brauchtum, S. 39 und 73.
[346] Dass der Tote auf etwas Erde aus dem Heiligen Land ruht, ist Teil der aschkenasisch-jüdischen Bestattungsbräuche. Vgl.: S. Ph. de Vries, Jüdische Riten, S. 294 f.
[347] Bella Carlebach-Rosenak: Lebenserinnerungen, S. 30.
[348] In ihren Memoiren beschreibt B. Carlebach-Rosenak die typische Bekleidung deutscher Rabbiner und hebt davon mit einem humorvollen entschuldigenden Hinweis auf ihre damalige „Jugend" –

Auswanderer aus Osteuropa

Die Geschichte des Bremer Friedhofs ist nicht nur verbunden mit den Prozessen der Säkularisation und Assimilation, sondern auch mit der Massenemigration aus Osteuropa Ende des 19. und Anfang des 20. Jahrhunderts. Ostjuden kamen, um in Deutschland ansässig zu werden oder weiterzuwandern. Einige scheinen sich, wie z. B. in Berlin, schnell der nichtjüdischen Umgebung angepaßt zu haben. Andere wurden Teil der „Israelitischen Gemeinde". Eine größere Anzahl Zuwanderer bildete seit etwa 1890 in Sebaldsbrück und Hastedt eine eigene kleine orthodox lebende ostjüdische Gemeinde, die nur lose mit der Hauptgemeinde in Verbindung stand, aber Gemeindeeinrichtungen wie z. B. die Religionsschule und eben auch den Friedhof, mitnutzte.[349]

Mehr noch als diese Neuankömmlinge beschäftigte die „Israelitische Gemeinde" aber das Problem der Auswanderung nach Übersee. Die Hansestadt war einer der wichtigsten Häfen in Deutschland und Tor für die Auswanderung nach den USA. Jährlich verließen etwa 10 – 30.000 Juden vor dem Ersten Weltkrieg über Bremen Europa.[350] Sie waren Opfer von Kriegen und nicht selten Flüchtlinge vor den Pogromen des Zarenreiches und später der Russischen Revolution, aber auch der schlechten Lebensbedingungen in Russland. Manche erreichten Bremen ohne das nötige Geld für die Überfahrt oder ohne ausreichende Kleidung. Andere waren Emigrantenschleppern in die Hände gefallen, die in jungen heiratswilligen Frauen Kandidatinnen für Bordelle in Übersee suchten oder nur vorgeblich Schiffstickets für die Überfahrt besorgt hatten. Um die Hilfsbedürftigen zu unterstützen, war schon 1881 das erste Komitee für die „jüdische Wanderfürsorge" ins Leben gerufen worden. Zu Beginn des 20. Jahrhunderts gründete der neueingestellte Rabbiner Leopold Rosenak erneut ein Komitee, das nach der Entstehung des „Hilfsvereins der deutschen Juden"

„Großvater 55 und ich 46" – die geradezu extravagante Bekleidung ab, die ihr Mann und sie sich für die Amerika-Reise anfertigen ließen: „Zur damaligen Zeit trug ein Rabbiner gewöhnlich einen schwarzen Gehrock, und die Frau des Rabbiners kleidete sich möglichst unauffällig … Der Rabbi ließ sich einen modernen, kurzen leichten Anzug arbeiten, ich mir ein helles Kostüm, hellen Reisemantel, wählte helle Schuhe u.s.w." B. Carlebach-Rosenak, Lebenserinnerungen, S. 19.

[349] Literatur zur jüdischen Auswanderung der Kaiserzeit über Bremen vgl.: Arno Armgot: Bremen, Bremerhaven; ders.: Geduldet, bedrängt, vertrieben – Juden in Bremen; in: Diethelm Knauf u. Helga Schröder (Hg.): Fremde in Bremen. Auswanderer, Zuwanderer, Zwangsarbeiter, S. 108 – 118; Minnie Rosenak: The Rosenaks. Zur jüdischen Auswanderung dieser Zeit allgemein: Karin Schulz: Von Anatevka nach Amerika – Stationen einer Reise; in: Dies. (Hg.): Hoffnung Amerika, S. 119 – 136. Zu den ostjüdischen Zuwanderern nach Bremen siehe: Max Markreich: Geschichte der Juden, S. 101 f., 172 (Juden am Bremer Theater) und 335 f.; zu Bernhard Galatzer vgl. ebd., S. 134, 169, 178, 184 und 324 f., Angelika Timm u. a.: Hastedt, S. 250 ff.

[350] Nach den Angaben von Minnie Rosenak: 1906: 26.755, 1907: 24.020, 1908: 12.500, 1909: 12.335; 1910: 19.750, 1911: 15.496, 1912: 19.836, 1913: 35.000. Minnie Rosenak: The Rosenaks, S. 10 ff. Nach dem Komiteebericht von 1908 liegen die Zahlen für die Auswanderung über Bremen in den Jahren 1907 und 1908 wesentlich niedriger: 1907: 1815. (Bericht des Bremer Komitees für hilfsbedürftige durchreisende Juden. Hilfsverein der deutschen Juden über die Tätigkeit im Jahre 1908, S. 3; in: CJA, 1. 75 A Nr. 2.)

1901 in Berlin zum Bremer Zweig der neuen Organisation wurde. Insbesondere beschäftigte man sich mit den diversen Problemen der Emigranten und Flüchtlinge vor der Abreise. Das Bremer Hilfskomitee versorgte sie mit warmen rituell reinen Speisen und koscheren Nahrungsmitteln auch bei der Überfahrt auf den Dampfern des Norddeutschen Lloyd. Es stellte Bedürftigen Kleidung. Es kümmerte sich um die vorübergehende oder – als Folge der verschärften amerikanischen Einreisebedingungen in den zwanziger Jahren – dauerhafte Unterbringung[351] und übernahm die ärztliche Betreuung. Augenkrankheiten wie Trachoma oder Narbentrachom bildeten einen Hauptgrund für die Zurückweisung von Emigranten bei ihrer Ankunft in Amerika: „Ganze Familien werden auseinandergerissen, während die einen Mitglieder in Amerika landen, werden die anderen Glieder der Familie erbarmungslos nach Europa zurückgeschickt. Eltern werden von Kindern getrennt," charakterisierte der Bericht des Komitees von 1908 die Folgen der strengen Bestimmungen.[352] Ebenfalls befasste sich das Komitee mit den Problemen der Rückwanderer, die nach harten, arbeitsreichen Jahren wieder bei ihren Familien sein wollten,[353] oder mit dem Problem der von ihren Ehemännern verlassenen oder zurückgelassenen Frauen, die nun ihren Ehepartner suchten. Es fahndete nach verloren gegangenen Gepäckstücken[354] und warnte in Zusammenarbeit mit Auswandererbüros und Schiffskapitänen junge allein reisende jüdische Frauen vor den Gefahren der Prostitution.[355]

Trotz der Anstrengungen des Bremer Hilfskomitees erreichten nicht alle Emigranten Amerika, das Ziel ihrer Wünsche. Einige starben in der Hansestadt und wurden auf dem jüdischen Friedhof beigesetzt. Die Gräber dieser Menschen sind heute nicht mehr auffindbar. Im Bericht des Bremer Komitees von 1906 heißt es jedoch: „Das Pogromjahr, beginnend mit den Oktobertagen 1905, hat bis in die letzten Tage hinein alle verfügbaren Kräfte der jüdischen Hilfsorganisationen außerordentlich stark in Anspruch genommen … Ein Opfer der Verfolgung haben wir auch hier zu Grabe getragen. Ein Flüchtling hatte sich durch dreitägigen Aufenthalt in einem feuchten Keller in Russland eine Lungenentzündung zugezogen und starb hier nach achtmo-

---

[351] 1899 richtete die Gemeinde die „israelitische Volksküche für Auswanderer" ein. Ein Jahr später veranlaßte Rosenak den Auswanderungsagenten und Logierhausbesitzer Friedrich Mißler, in seinem Logierhaus „Hotel Stadt Warschau" eine koschere Küche für Auswanderer einzurichten. Später wurde das Hotel ausschließlich für jüdische Emigranten benutzt. Es verfügte über einen Bet- und Lesesaal und Räume zur Aufbewahrung der Kleidungsstücke des Komitees. Hier wurden auch religiöse Feiern für die Emigranten abgehalten, z. B. zu Pessach und Chanukka. Vgl. Arno Armgot: Geduldet, bedrängt, vertrieben; in: Diethelm Knauf u. Helga Schröder (Hg.): Fremde in Bremen. Auswanderer, Zuwanderer, Zwangsarbeiter, S. 109; Bericht von 1907; in: CJA, 1. 75 A Nr. 2, S. 4 f. Auch auf den Dampfern des Norddeutschen Lloyd werden nach Dr. Rosenaks Intervention koschere Küchen für die Auswanderer eingerichtet (Max Markreich: Geschichte der Juden, S. 103, 105; siehe auch Wilhelm Tacke: die Mär, S. 106.)
[352] Bericht von 1908; in: CJA, 1. 75 A Nr. 2, S. 5 f.
[353] Ebd., S. 4 f.
[354] Ebd., S. 3 f.
[355] Minnie Rosenak: The Rosenaks, S. 8 ff.

natiger Pflege im hiesigen Krankenhaus,[356] während die arme Frau mit zwei kleinen Kindern vergeblich die Ankunft des Mannes in Philadelphia erwartet. Auch ein armer 15jähriger Junge, den die ausgestandene Angst und die erduldeten Strapazen überwältigten, starb hier nach dreimonatlichem Krankenlager.[357] Fürwahr, beim Anblick so vielen Elends ist es schwer, keine Träne zu weinen."[358] Und der Bericht des Bremer Komitees über seine Tätigkeit im Jahr 1907 erwähnt, dass fünf Menschen, vier Kinder und ein Erwachsener, während ihres Aufenthalts in Bremen gestorben seien:[359] „Auch hierbei hatten wir die traurige Pflicht zu erfüllen, den Toten und Überlebenden Liebesdienste zu erweisen … Eine überaus schwere aber auch wohltuende Pflicht. Bei dieser Gelegenheit möchten wir ein erschütterndes Ereignis nicht unerwähnt lassen: Ein Russe, der in Amerika sein Geschäft zu machen hoffte, erlebte drüben viele Enttäuschungen. Er hatte schwer zu arbeiten, mußte gar oft von einer Beschäftigung zur anderen übergehen und büßte schließlich seine Gesundheit ein. Als er fühlte, daß seine Tage zu Ende gehen, raffte er seine armselige Habe zusammen, um für den Erlös die Heimreise anzutreten. Er kam nur bis Bremen. Hier mußte er sofort ins Krankenhaus überführt werden. Er schrieb an seine alte Mutter, sie möchte kommen, denn er verzehre sich in Sehnsucht nach ihr. Die Ärmste kam, aber der Sohn erkannte sie nicht mehr, am Tage ihrer Ankunft starb er – ihr einziger Sohn, ihr einziges Kind."[360]

Besonders erschwert wurde die Emigration durch die Verschärfung der amerikanischen Einwanderungsgesetze 1921 und 1923.[361] Von 3390 jüdischen Transitreisenden im Jahr 1922 mußten 272 Personen vorerst in Bremen bleiben. Manche warten in Bremen bis zu sechs Jahren oder länger, bis sie endlich ausreisen durften. Sie mussten sich in den Emigrationshallen der Schiffsgesellschaften aufhalten und erhielten keine Arbeitserlaubnis. Für die Kinder organisierte Rabbiner Leopold Rosenak in Zusammenarbeit mit der Bremer Schulverwaltung besondere Klassen, außerdem besuchten sie die Religionsschule der Gemeinde. Erst 1929 konnten die letzten 23 Personen aus dieser Gruppe in die USA ausreisen. Zu denjenigen, die 1922

---

[356] Wahrscheinlich Nr. 127 im Beerdigungsregister der israelitischen Gemeinde: „Auswand. H. Tow 30 J. 9 Monat. aus Trudulubowska / Rußland, gest 3. beerdigt 7. October". Israelitische Gemeinde Bremen, Beerdigungsregister des Krankenwohltätigkeits-Vereins 1890-1940, STAB, Xerokopie 1980, S. 13.

[357] Wahrscheinlich: „129 Abraham Bindewska, 14 1/2 Jahre, … Auswand., gest. 11. beerdigt 13. Mai." Die Angaben des Komitees für dieses Jahr scheinen nicht ganz genau zu sein. Vermerkt sind im Beerdigungsregister noch: „125 Heine Dorfmann, Frau Auswanderung, 51 Jahre, gest März … 132 Jankelwietz, Tochter, Auswanderer, gest. 11 beerd. 12. Juni." Ebd., S. 12 f.

[358] Bericht von 1906; in: CJA, 1. 75 A, Nr. 2, S. 3.

[359] Wahrscheinlich: „155 Berl Kohlbauer 36 Jahr. aus Zmigrod (Galizien) … Reise nach Amerika … gest. 11. beerdigt 13. October". Sowie die Kinder: „152 Sohn von Ausw. Aron Schwarz, 3 Mt. gest 7. beerd. 7. August … 154 Tochter v. Ausw. B. Rowinski 6 Jahre gest. 4. beerdigt 7. October … 156 Sohn Fritz v. Ausw. Rowiscy, 5 Mte, gest. 29. beerdigt 30. Octobr." Beerdigungsregister, S. 14 f. Das vierte Kind ließ sich nicht eindeutig ermitteln.

[360] Bericht von 1907; in: CJA, 1. 75 A, Nr. 2, S. 7.

[361] Die jährliche Quote für Litauen betrug 349 Personen, für Lettland 142 und für Rußland insgesamt 2.248.

Bremen nicht verlassen konnten, gehörte auch der jüdische Lehrer Morduch Dardyk. Wiederholt unternahm er den Versuch, in die USA zu emigrieren. Aber man hielt ihn immer wieder auf Ellis Island fest und schickte ihn nach Bremen zurück. Schließlich starb er in der Hansestadt und wurde auf dem jüdischen Friedhof an der Deichbruchstraße begraben (siehe S. XXII f.).[362]

---

[362] Zu Marduch Dardyk siehe: Max Markreich: Geschichte der Juden, S. 168.

Reflexion zur Bedeutung des Ortes

Nach Philippe Ariès wurden Friedhöfe im Europa des 19. Jahrhunderts zur kulturellen und religiösen Institution, zum Ort von Meditation und philosophischen Gedanken, den man regelmäßig zur Erbauung aufsuchte. Im 19. und beginnenden 20. Jahrhundert verbanden sich zudem Totenkult und Nationalgefühl.[363] Die Bedeutung, die der Besuch bei den verstorbenen Verwandten als Stätte innerer Einkehr und gewissermaßen Religionsersatz in ganz Europa seit Beginn des 19. Jahrhunderts bekam, verdeutlicht nicht zuletzt die Rede des emigrierten Bremer Rabbiners Felix Aber 1952 bei der Einweihung des Ehrenmales für die jüdischen Opfer des Nationalsozialismus in Bremen. Nach jüdischer Tradition sollen die Gräber Verstorbener eigentlich nicht zu häufig aufgesucht werden. Aber meinte dagegen in seiner Ansprache: „Dieses Denkmal ist für uns, die Lebenden, bestimmt, damit, wenn unsere glücklicheren Brüder die Gräber ihrer Eltern und Anverwandten besuchen, wir auch eine Stätte hier auf Erden haben, wo wir die mit der Seele suchen können, die unserem irdischen Auge entrückt sind."[364] In diesem Sinn hat der jüdische Friedhof in Hastedt gerade im 20. Jahrhundert eine Bedeutungsvielfalt erfahren, die er nur mit den anderen jüdischen Friedhöfen in Deutschland teilt. Auf ihm dokumentiert sich einerseits die Betroffenheit der jüdischen Minderheit als Folge der Auswirkungen des Ersten Weltkrieges und ihre Teilhabe am patriotischen Kult um die im Ersten Weltkrieg gefallenen deutschen Soldaten, andererseits aber auch die traumatischen jüdischen Verfolgungserfahrungen.

---

[363] Philippe Ariès: Geschichte des Todes, S. 668 ff., S. 704.
[364] Einweihung der Friedhofskapelle und Enthüllung des Ehrenmals für die Opfer des Jahre 1933 – 1945 auf dem Friedhof der Israelitischen Gemeinde Bremen, S. 14.

Erster Weltkrieg und Volkstrauertag: Kriegsfreiwillige und „Mörder"

Seit den Befreiungskriegen hatten deutsche Juden als Soldaten an den kriegerischen Auseinandersetzungen des deutschen Reiches teilgenommen. Geboten war dies auch aus jüdisch-religiösen Gründen.[365] Immer hatten sie damit auch die Hoffnung auf ihre rechtliche Gleichberechtigung verbunden.

Sie war auch 1914 nicht erreicht, als Wilhelm der II. mit der Burgfrieden-Ansprache erneut zum Krieg aufrief: „Ich kenne keine Parteien mehr, ich kenne nur noch Deutsche, und zum Zeugen dessen, daß sie fest entschlossen sind, ohne Parteiunterschiede, ohne Standes- und Konfessionsunterschiede zusammenzuhalten, mit mir durch dick und dünn, durch Not und Tod, fordere ich die Vorstände der Parteien auf, vorzutreten und mir das in die Hand zu geloben."[366]

Der Reichstag hatte danach einstimmig die Kriegsvorlagen der Regierung angenommen. Die jüdischen Organisationen teilten die allgemeine Kriegsbegeisterung und forderten ihre Mitglieder auf, ihren Beitrag zur „Verteidigung des Vaterlandes" zu leisten. Sie riefen die Gemeinden jedoch zugleich zu einer genauen Dokumentation auf, weil sie spätere antisemitische Beschuldigungen offenbar bereits voraussahnten.[367]

Die überwiegende Mehrheit der deutschen Juden, inklusive der deutschen Zionisten, verstand sich als deutsche Staatsbürger, für die es selbstverständlich war, ihr „Vaterland" zu verteidigen.[368] Auch die Juden der kleinen Bremer Gemeinde identifizierten sich mit ihrem „deutschen Vaterland". Die „Allgemeine jüdische Zeitung" berichtete am 25. September 1914, dass nur wenige jüdische Familien in Bremen keine Angehörigen an der Front hätten. Vor allem junge jüdische Menschen meldeten sich als Kriegsfreiwillige. Nach Kriegsausbruch hielt der ursprünglich aus dem kleinen

---

[365] Der talmudischen Grundsatz „dina demalchuta dina" (das Gesetz des Staates ist das Gesetz, Gittin 10b, Nedarim 28a, Baba Kamma 113 b, Baba Bathra 55a) galt für die Teilnahme jüdischer Soldaten in der napoleonischen Armee, der preußischen Armee und für deutsch-jüdische Soldaten im Ersten Weltkrieg. Dabei sollte aber eine jüdische, nicht entwürdigende Lebensführung möglich sein. Gideon Römer-Hillebrecht: Sind jüdisch-religiöser Lebensweg und Militärdienst in nicht-jüdischen Armeen vereinbar? In: Michel Berger u. Gideon Römer-Hillebrecht (Hg.): Juden und Militär in Deutschland, S. 21ff.

[366] Wilhelm der II. zitiert nach: Jacob Rosenthal: Die Ehre des jüdischen Soldaten, S. 40.

[367] Jacob Rosenthal: Die Ehre des jüdischen Soldaten, S. 43 f. Die jüdische Monatsschrift Jeschurun merkte in einem Artikel im November 1914 kritisch an, dass Gleichberechtigung und ein Ende des Antisemitismus durch den Krieg nicht zu erlangen seien, dies hätte die Erfahrung aus den Befreiungskriegen und dem Krieg von 1870/71 gelehrt, ähnlich wie 1870 das Blatt Hamaggid zum deutsch-französischen Krieg.
Gideon Römer-Hillebrecht: Prolog II. Deutschland und Frankreich; in: Michael Berger u. Römer-Hillebrecht (Hg.): Jüdische Soldaten – jüdischer Widerstand, 2011, S. 60.

[368] Sogar russische Juden traten zu Beginn des Krieges in die deutsche Armee ein, weil sie sich von einem Sieg über Russland die Beseitigung des antisemitischen Zarenreiches versprachen. Thomas Schindler: Studentischer Anitsemitismus und jüdische Studentenbewegung; in: Michael Berger u. Gideon Römer-Hillebrecht (Hg.): Jüdische Soldaten – jüdischer Widerstand, 2011, S. 377 f.

Ort Nadas in Ungarn stammende Rabbiner Leopold Rosenak in der voll besetzten Synagoge in der Gartenstraße eine flammende patriotische Rede. Auf einer Vergnügungsreise mit dem Schiff vom Kriegsausbruch in Norwegen überrascht, stellte er sich sofort als Armeerabbiner zur Verfügung,[369] obwohl die jüdische Feldseelsorge wie auch schon in den Kriegen zuvor im Gegensatz zu den christlichen Religionen nicht staatlich finanziert wurde.[370] Ebenso war sein Sohn Ignatz Kriegsfreiwilliger.[371] Während des Krieges erhielten einige Bremer Juden Auszeichnungen. Eine Reihe von Kriegsteilnehmern wurden mit dem Eisernen Kreuz[372] ausgezeichnet bzw. mit dem Orden der Hansastädte, dem Hanseatenkreuz[373]. Und die Frau des Rabbiners ehrte man für ihre häufigen Lazarettbesuche bei türkischen Soldaten mit der „türkischen silbernen Medaille vom Roten Halbmond".[374] Noch heute erinnern auf dem Friedhof an der Deichbruchstraße die Gräber von sechs jüdischen Kriegsgefallenen an die patriotische Begeisterung und die Kriegsopfer der Gemeinde.

Die offizielle Kriegspropaganda hielt das Bild der unbedingten Opferbereitschaft und Tapferkeit der Soldaten hoch und des im Feld unbesiegten Heeres. Der Krieg erschien darin als „Abenteuer, als verlängertes und gesteigertes Sommerferienlager."[375] Die „zunehmend kriegskritische Haltung vieler Soldaten"[376], Kriegsmüdigkeit und kollektive Erschöpfung in Deutschland und Österreich-Ungarn, die sich in Meutereien, Streiks, Desertationen und Kriegsgerichtsverfahren zeigten, sparte sie aus.[377] Die allgemeine Kriegsbegeisterung, die die Deutschen zu Beginn des Krieges erfasst hatte, verschwand „in dem Maße, wie der Krieg andauerte und die Schrecken des Krieges auf die Deutschen zu wirken begannen." Sie wich „dem Kampf ums nackte Überleben", wurde „aufgesogen vom Elend des Schützengrabens, seinen Toten und Verwundeten, und der zunehmenden Erbarmungslosigkeit eines Krieges, wie es ihn zuvor nie gegeben hatte."[378]

---

[369] Bella Carlebach-Rosenak: Lebenserinnerungen, S. 92.
[370] Gideon Römer-Hillebrecht: Prolog II. Deutschland und Frankreich; in: Michael Berger u. Gideon Römer-Hillebrecht (Hg.): Jüdische Soldaten – jüdischer Widerstand, 2011, S. 61.
[371] Zu Leopold und Ignatz Rosenak: Historische Gesellschaft zu Bremen/Staatsarchiv Bremen (Hg.): Bremische Biographien 1912-1962, S. 423 f., Minnie Rosenak: The Rosenaks, passim; Christoffersen, Peter u.a.: Stolpersteine, Mitte, S. 61.
[372] Das Eiserne Kreuz, ursprünglich ein preußischer Orden von 1813, wurde im Ersten Weltkrieg zum „Massenartikel", der hauptsächlich an Soldaten in der Etappe und an Offiziere verliehen wurde. Erst durch die Veteranen des Ersten Weltkrieges wurde er „in der Retrospektive wieder aufgewertet." Jörn Leonhard: Die Büchse der Pandora, S. 648 f.
[373] Das Hanseatenkreuz wurde nach 1813 als Ehrenzeichen für die hanseatischen Teilnehmer der Befreiungskriege gestiftet und im Ersten Weltkrieg als Orden erneuert. Eine eigene Bremer Auszeichnung gab es nicht. Werner Kloos: Bremer Lexikon, S. 141; Peter Galperin: Die Ehrenzeichen der Freien Hansestadt Bremen, S. 20 f.
[374] Bella Carlebach-Rosenak: Lebenserinnerungen, S. 26.
[375] Jörn : Die Büchse der Pandora, S. 591.
[376] Jörn Leonhard: Die Büchse der Pandora, S. 591, 593.
[377] Jörn Leonhard: Die Büchse der Pandora, S. 641 f., 647, 806, 828.
[378] Michael Berger: Erster Weltkrieg; in: Michael Berger u. Gideon Römer-Hillebrecht (Hg.): Jüdische Soldaten – jüdischer Widerstand, 2011, S. 91

Die zu Beginn des Krieges von Kaiser Wilhelm dem II. propagierte einige, klassenlose deutsche Nation stellte sich schon bald als Chimäre heraus. In allen kriegsteilnehmenden Staaten war ein Klima des gesteigerten, alltäglichen Misstrauens und des Argwohns zu beobachten, es gab antisemitische und rassistische Verdächtigungen, rassistische Propaganda und auch Gewalttätigkeiten, die sich gegen vermeidlich Illoyale, fremde Ethnien und Minoritäten entluden, am schlimmsten im von der türkischen Armeeführung inszenierten Völkermord an den Armeniern. Der Antisemitismus und die diskriminierende Judenzählung im deutschen Heer war ebenfalls Ausdruck dieses Kriegsklimas.[379]

Deutsche jüdische Soldaten hofften durch ihre Kriegsteilnahme die endgültige Gleichberechtigung zu erlangen und als ebenbürtig angesehen zu werden. Diese Hoffnung schwand nicht unbedingt durch die Erfahrung des Antisemitismus als „ständigen Begleiter", aber sie wurde „ernüchtert."[380] Der Krieg, der „alle bestehenden Loyalitäten in Frage stellte"[381], führte bei deutschen Juden zu einem Überdenken ihrer Einstellungen und Prioritäten. Deutsche Juden orientierten sich nach Palästina, wandten sich dem Ostjudentum zu, das sie teilweise im Krieg kennenlernten und über das in Gemeindepublikationen berichtet wurde, und beschäftigten sich allgemein mehr mit ihrer jüdischen Identität.[382] Jüdische Autoren sahen im Nachhinein im Ersten Weltkrieg eine der nationalen Katastrophen des Judentums, da hier Juden gegen Juden kämpfen mussten. Zumal der Krieg an einem 9. Av begann, dem Tag der Tempelzerstörung.[383] Die Judenzählung im deutschen Heer, die einzige konfessionelle Statistik, die bei den kriegführenden Parteien erstellt wurde,[384] markierte dabei ein „einschneidendes politisches Ereignis", den „Zusammenbruch des Burgfriedens"[385],

---

[379] Jörn Leonhard: Die Büchse der Pandora, siehe u.a. S. 290 f., 353 f., 390, 394, 399 f., 406-409, 593 f., 613, 644 f., 724, 776.

[380] Michal Grünwald: Antisemitismus im deutschen Heer und Judenzählung; in: Michael Berger u. Gideon Römer-Hillebrecht (Hg.): Jüdische Soldaten – jüdischer Widerstand, 2011, S. 129.

[381] Peter Pulzer: Der Erste Weltkrieg; in: Michael Meyer (Hg.): Deutsch-jüdische Geschichte in der Neuzeit, Bd. 3 (Umstrittene Integration 1871 – 1918), München 1996, S. 373; zitiert nach: Michal Grünwald: Antisemitismus im Deutschen Heer und Judenzählung; in: Michael Berger u. Gideon Römer-Hillebrecht (Hg.): Jüdische Soldaten – jüdischer Widerstand, 2011, S. 131.

[382] Gideon Römer-Hillebrecht: Prolog II. Deutschland und Frankreich, S. 63; Michal Grünwald: Antisemitismus im Deutschen Heer und Judenzählung, S. 129, 131; Thomas Schindler: Studentischer Antisemitismus und jüdische Studentenverbindungen, S.379 – 383; Kurt Neuhoff: Jüdische Gefallene des Ersten Weltkrieges in Weißensee, S. 209. Alle in: Michael Berger u. Gideon Römer-Hillebrecht (Hg.): Jüdische Soldaten – jüdischer Widerstand, 2011.

[383] Gideon Römer-Hillebrecht: Sind jüdisch-religiöser Lebensweg und Militärdienst in nicht-jüdischen Armeen vereinbar? In: Michel Berger u. Gideon Römer-Hillebrecht: Juden und Militär in Deutschland, S. 30.

[384] Jacob Rosenthal: Die Ehre des jüdischen Soldaten, S. 202.

[385] Michal Grünwald: Antisemitismus im deutschen Heer und Judenzählung, in: Michael Berger u. Gideon Römer-Hillebrecht (Hg.): Jüdische Soldaten – jüdischer Widerstand, 2011, S. 137. Die Judenzählung im deutschen Heer wird von der historischen Forschung sehr unterschiedlich wahrgenommen. Ihre Einschätzung geht von einem relativ wirkungslosen Ereignis bis zu einer „antisemitischen Welle" auf der Antisemiten und Offizierskorps bis in die Kaiserzeit „surften". Michal Grünwald: Antisemitismus im deutschen Heer und Judenzählung. Michael Berger u. Gideon Römer-Hillebrecht (Hg.): Jüdische Soldaten – jüdischer Widerstand, 2011, S. 140; Jo Berlien: Startschuss zur Ausgrenzung. Erster Weltkrieg; in: Jüdische Allgemeine, Nr. 26/14, 26.Juni 20014, S. 17.

einen innenpolitischen Klimawandel, der auf jüdischer Seite als staatliche Bedrohung wahrgenommen wurde. Die zurückgehaltenen Ergebnisse dieser methodisch äußerst fragwürdigen Zählung hatten dem Antisemitismus neue Nahrung gegeben.

Die jüdische Minderheit reagierte auf die Judenzählung in öffentlichen Publikationen und persönlichen Äußerungen mit „Empörung", „Enttäuschung" und „Verbitterung".[386] Jüdische Organisationen rechneten schon vor der offiziellen Judenzählung 1916 mit Vorwürfen und dem Wiederaufflammen der antisemitischen Bewegung nach dem Krieg.[387] Um dem Vorwurf des Sichdrückens vor dem Kriegsdienst entgegen treten zu können, hatten sie eigene statistische Daten erhoben, die die prozentual gleichwertige jüdische Beteiligung im Krieg belegten. Gerade im letzten Kriegsjahr verbreiteten sich eine Vielzahl von antisemitischen Verdächtigungen in der Bevölkerung, erzeugten „Pogromstimmung" und mündeten nach dem Krieg in den Vorwurf der „Zersetzung" und der Verantwortung für die militärische Niederlage Deutschlands.[388] Deutsche Juden hatten die Weimarer Republik zunächst als „Sieg der Aufklärung"[389] begrüßt und waren bereit sie auch militärisch zu verteidigen.[390] Bremen war für Juden auch in der Vergangenheit kein Ort reiner Gleichberechtigung und Toleranz gewesen. Antisemitische Vorurteile waren in allen Schichten der Bevölkerung vorhanden. Das lag insbesondere am Einfluss der protestantischen Kirche.[391] In den zwanziger Jahren nahm der Einfluss des Antisemitismus jedoch in Deutschland insgesamt zu, auch in Bremen. Dazu gehörte auch, dass der 1918 in Berlin gegründete „Stahlhelm, Bund der Frontkämpfer" jüdischen Soldaten die Mitgliedschaft verweigerte. Das Gefühl der Zugehörigkeit mischte sich mit dem der Ausgrenzung und Resignation.

Vor diesem historischen Hintergrund müssen die beiden Gedenktafeln gesehen werden, ebenso aber auch vor einer eigenständigen jüdischen Gedenktradition.

Alle kriegführenden Staaten hatten im Zusammenhang mit dem ersten Weltkrieg „das Bedürfnis dem Gedenken an die Toten in Form von Kriegerdenkmalen symbolisch Ausdruck zu verleihen und sich damit zugleich der Sinnhaftigkeit ihres Todes und des Krieges zu vergewissern."[392] „Neben der politischen Funktion des

---

[386] Michal Grünwald: Antisemitismus im deutschen Heer und Judenzählung, in: Michael Berger u. Gideon Römer-Hillebrecht (Hg.): Jüdische Soldaten – jüdischer Widerstand, 2011, S. 141 f.
[387] Declaration of the Jewish Ausschuss für Kriegsstatistik, 1916, Werner Tom Angress Collection. Zitiert nach: Michal Grünwald: Antisemitismus im deutschen Heer und die Judenzählung, in: Michael Berger u. Gideon Römer-Hillebrecht (Hg.): Jüdische Soldaten – jüdischer Widerstand, S. 128. Sowie Jacob Rosenthal: Die Ehre des jüdischen Soldaten, S. 43 f.
[388] Michael Berger: Erster Weltkrieg, in: Michael-Berger u. Gideon Römer-Hillebrecht (Hg.): Jüdische Soldaten – jüdischer Widerstand, S. 95 u. S. 101.
[389] Leo Baeck am 16.02.1919 zitiert nach: Gideon Römer-Hillebrecht: Ein ambivalentes Verhältnis. Jüdische Identität, deutsche Nation und deutsche Armee, in: Michael Berger u. Gideon Römer-Hillebrecht: Juden und Militär, S. 212.
[390] Ebd., S. 212.
[391] Siehe zusammenfassend: Wilhelm Tacke: Die Mär, S. 97 ff., insbes. S. 112.
[392] Rainer Kosellek u. M. Jeismann: Der politische Totenkult, S. 28; zitiert nach: Renate Meyer-Braun: Denkmalsturz und Namensstreit; in: Wiltrud Drechsel (Hg.): Geschichte, S. 65.

Vorbildgebens mögen die Denkmäler für den einzelnen Betrachter etwas Entlastendes, Schuldgefühle und Zweifel Linderndes, für die Angehörigen vielleicht sogar Tröstendes haben, wenn man dem Kriegstod junger Männer nachträglich einen Sinn unterlegt."[393]

Der Funktion der nationalen Sinnstiftung, des Heldenkultes und der kollektiven Entlastung begegnen die beiden Gedenktafeln der jüdischen Gemeinde zwiespältig. Sie folgen dem allgemeinen Denkmalskult, stellen den nationalen Sinn des Krieges mit ihren Inschriften jedoch in Frage. Schon vor dem ersten Weltkrieg ist jüdisches Gefallenengedenken nicht nach außen und gegen den ehemaligen Gegner gerichtet. Die in ihnen suggerierte „Atmosphäre von Intimität und Trauer" unterscheidet sich von der „heroisch-massiven Ausstrahlung" nichtjüdischer Mahnmale.[394] Sie sind stärker vom Trauer- und Opfergedanken geprägt im Vergleich zu den „den Opfertod überhöhenden, die deutschpatriotische Sinngebung in den Vordergrund stellenden nichtjüdischen Denkmälern."[395] Die von Michael Jeismann und Rolf Westerheider für deutsche Kriegerdenkmale festgestellte Funktion als Mittel „nationaler Identität" und eines „unverhohlenen Revanchismus"[396] trifft auf sie nicht zu. Die „Binnenperspektive" jüdischer Kriegerdenkmäler ist auf die „gewaltsam Umgekommenen und die Trauer"[397] ausgerichtet. Dies hat letztlich religiöse Gründe. Ein Totenkult, der den soldatischen Tod glorifiziert oder aufgrund ihrer weltlichen Verdienste besonders verehrungswürdige Juden als gefallene Helden über normale Juden erhebt, sei dem Judentum "wesensfremd", meint der Historiker Gideon Römer-Hillebrecht.[398] Zum einen hat nach der biblischen Überlieferung Gott alle Menschen als Gottesebenbild und damit gleich geschaffen,[399] zum anderen waren beim Bundesschluss am Berg Sinai alle Juden „gleich, eines Herzens, und sprachen: Alles, was der Ewige geredet, wollen wir tun."[400] Daraus folgt eine schlichte, egalitäre Grabgestaltung für jüdische

---

[393] Renate Meyer-Braun: Denkmalssturz und Namensstreit; in: Wiltrud Drechsel (Hg.): Geschichte, S. 65.
[394] Judith Prokasky: Gestorben wofür? Die doppelte Funktionalisierung der deutsch-jüdischen Kriegerdenkmäler am Beispiel Guben; in: Dieter Hübener, Kristina Hübener u. Julius H. Schoeps (Hg.): Kriegerdenkmale in Brandenburg von den Befreiungskriegen 1813/14 bis in die Gegenwart, Berlin 2003, S. 210. Zitiert nach: Gideon Römer-Hillebrecht: Erinnerung als Widerstand; in: Michael Berger u. Gideon Römer-Hillebrecht (Hg.): Jüdische Soldaten – jüdischer Widerstand, 2011, S. 216.
[395] Gideon Römer-Hillebrecht: Erinnerung als Widerstand; in: Michael Berger u. Gideon Römer-Hillebrecht (Hg.): Jüdische Soldaten – jüdischer Widerstand, 2011, S. 216.
[396] Michael Jeismann und Rolf Westerheider: Wofür stirbt der Bürger? In: Reinhard Kosellek und Michael Jeismann: Der politische Totenkult. Kriegerdenkmäler in der Moderne, München 1994, S. 29; zitiert nach: Gideon Römer- Hillebrecht: Erinnerung als Widerstand; in: Ebd., S. 216.
[397] Gideon Römer-Hillebrecht: Erinnerung als Widerstand. In: Ebd., S. 217.
[398] Gideon Römer-Hillebrecht: Erinnerung als Widerstand. In: Ebd., S. 211.
[399] Gideon Römer-Hillebrecht: Epilog. Jüdischer Kosmopolitismus als Chance, in: Ebd. S. 502.
[400] Samson Raphael Hirschs Übersetzung von Exodus/2. Buch Moses, Kap. 24, 3, zitiert nach Gideon Römer-Hillebrecht: Epilog: Jüdischer Kosmopolitismus als Chance, S. 503, siehe auch: S. 501-504. Etwas anders die Übersetzung von Leopold Zunz: „… da antwortete das Volk mit einer Stimme und sprachen: Alle Worte, die der Ewige geredet, wollen wir tun." Leopold Zunz: Die vierundzwanzig Bücher der Heiligen Schrift, S. 148.

Tote und die schlichte einheitliche Bekleidung.[401] Seit den Judenpogromen des 1. Kreuzzuges hatte sich zudem ein Memorialkult ausgebildet, der – anknüpfend an die alttestamentarischen Namenslisten – die Verpflichtung beinhaltete an „jeden Toten zu erinnern" als Vertragspartner des Bundes mit Gott und untereinander. In der nichtjüdischen Umgebung setzte diese Erinnerungspflicht erst mit der Verbürgerlichung des Soldatenstandes im Nationalstaat ein.[402] Auch die hebräische Bibel, der Tanach, kennt jedoch bereits eine Art Heldengedenken. In Samuel 2, 1, 25 heißt es so: „Wie fielen die Helden inmitten des Kampfes."[403], die sich in vielen Aufschriften in Synagogen und jüdischen Friedhöfen in Deutschland bis 1932 findet und sogar weltweit.

Trotz ihrer Betonung der Trauer zielten jüdische Kriegerdenkmale aber auch auf eine politische Wirkung. Die akribische Auflistung der Gefallenen soll der nichtjüdischen Außenwelt den wahren Umfang der jüdischen Kriegsbeteiligung nachweisen, ebenso wie die akribischen Namenlisten des Reichsbundes Jüdischer Frontsoldaten als moderne „Memorbücher".[404] Sie untermauern die Forderung nach Gleichberechtigung und treten den antisemitischen Anschuldigungen von Drückebergerei und Dolchstoß entgegen, wie auch die Publikationen der jüdischen Organisationen, insbesondere des Reichsbundes und des Zentralvereins.[405]

Eine Vorbildfunktion für andere Gedenkanlagen für die toten jüdischen Soldaten des ersten Weltkrieges hatte die Denkmalanlage in Berlin Weißensee von 1927 wohl auch für Bremen. Mit ihrer Konzeption hatte die Berliner Gemeinde den Architekten Alexander Beer beauftragt. Erste Beratungsgespräche zur Gestaltung des Denkmals sind schon für den Juni 1918 belegt. Das Denkmal befindet sich auf einem erhöhten Plateau. Es besteht aus einem „altarähnlichen Aufbau"[406] von drei Meter Höhe mit einem quadratischen Treppenunterbau. Neben der Liste der Gefallenen enthält es u. a. auf beiden Seitenflächen einen Spruch aus dem Hohenlied Salomons (8,6): „Denn gewaltig wie der Tod ist die Liebe." Der einzige figurale Schmuck ist ein Löwe, der in einem nichtjüdischen wie auch in einem jüdischen Sinne interpretiert werden kann.[407] Bereits die Inschrift der Anlage in Weißensee ist ohne nationale und militärische Bezüge. Sie hebt dagegen den Charakter der jüdischen Gemeinschaft als

---

[401] Gideon Römer-Hillebrecht: Erinnerung als Widerstand; in: Michael Berger u. Gideon Römer-Hillebrecht (Hg.): Jüdische Soldaten – jüdischer Widerstand, 2011, S. 213 f.
[402] Siehe mit weiterführender Literatur: Gideon Römer-Hillebrecht: Erinnerung als Widerstand; in: Michael Berger u. Gideon Römer-Hillebrecht (Hg.): Jüdische Soldaten – jüdischer Widerstand, 2011, S. 211, 217, 221.
[403] Gideon Römer-Hillebrecht: Erinnerung als Widerstand; in: Michael Berger u. Gideon Römer-Hillebrecht (Hg.): Jüdische Soldaten – jüdischer Widerstand, 2011, S. 215.
[404] Gideon Römer-Hillebrecht: Erinnerung als Widerstand; in: Ebd., S. 221
[405] Gideon Römer-Hillebrecht: Erinnerung als Widerstand; in: Ebd., S. 141; Michael Berger: Erster Weltkrieg; in: Ebd., S. 102-107.
[406] Kurt Neuhoff: Jüdische Gefallene, S. 206.
[407] Zum Löwen: Gideon Römer-Hillebrecht: Erinnerung als Widerstand; in: Michael Berger u. Gideon Römer-Hillebrecht (Hg.): Jüdische Soldaten – jüdischer Widerstand, 2011, S. 217.

„Schicksalsgemeinschaft"[408] hervor. Im Verlauf des Krieges war gerade für deutsche Soldaten der Bezug zur lokalen und regionalen Heimat immer wichtiger geworden. Die abstrakten Vorstellungen von Nation, Klasse oder Ehre traten demgegenüber zurück. „Die Verteidigung der konkreten Heimat gegen einen Krieg, dessen Konsequenzen die Soldaten täglich erlebten, trat in den Vordergrund."[409]

Bereits die 1918 in der Synagoge angebrachte „kunstvoll gearbeitete metallene Gedenktafel"[410], die in der Nacht des Novemberpogroms zerstört wurde, war weniger nationalistisch, sondern eher heimatverbunden. Sie trug das Bremer Wappen und den Text „Die Israelitische Gemeinde Bremen den im Weltkriege 1914 – 1918 Gefallenen in Dankbarkeit gewidmet" sowie den abschließenden Wunsch in hebräischer Sprache „ Januchu be Schalom al miaschkewossom, T'N'Z'W'H'H".[411]

Kriegsmüdigkeit und Kriegsbelastungen, die die Bremer Juden auch mit nichtjüdischen Bremern teilten,[412] spiegelten sich hingegen in der in der Friedhofskapelle angebrachten Gedenktafel, die die Chewra Kadischa den 24 jüdischen Gefallenen des Ersten Weltkrieges Ende der 20er Jahre widmete.[413] Sie scheint der Stimmung in der Gemeinde und deren Verantwortlichen Ende der 20er Jahre mehr entsprochen zu haben.[414] Ähnlich wie bei dem 1927 eingeweihten Gefallen-Denkmal auf dem Berliner jüdischen Friedhof in Weißensee[415] fehlte jeglicher nationaler Bezug. Die Reihe der Namen schloss hingegen ein Vers aus Jeremia 8,15 in hebräisch und deutsch, der als pazifistischer Kommentar auf den vergangenen Krieg gelesen werden kann – ähnlich wie der biblische Spruch auf dem jüdischen Zentralfriedhof in Wien 1927 [416] – genauso wie als Antwort auf den andauernden Antisemitismus:„Wir hoffen auf Frieden, und kein Glück ist da. Auf die Zeit der Heilung, und siehe da Schrecken."[417]

---

[408] Kurt Neuhoff: Jüdische Gefallene, S.206.
[409] Jörn Leonhardt: Die Büchse der Pandora, S. 552.
[410] Max Markreich: Geschichte der Juden, S. 155.
[411] Max Markreich: Geschichte der Juden, S. 155.
[412] Peter Kuckuck: Das Ehrenmal für die Bremer gefallenen Soldaten des Ersten Weltkrieges auf der Altmannhöhe; in: Willtrud Drechsel: Geschichte im öffentlichen Raum, Bremen 2011, S. 88 f., siehe auch: ders.: Rezension von Gerhard Engel (Hg,.): Rote in Feldgrau. Kriegs- und Feldpostbriefe junger linkssozialdemokratischer Soldaten des Ersten Weltkrieges, Berlin 2008; in: Arbeiterbewegung- und Sozialgeschichte 234/24, Bremen 2009, S. 140 ff.
[413] 24 Gefallene verzeichnete das Jahrbuch für die jüdischen Gemeinden 1929/34, S. 87. Ebenso: Max Markreich: Geschichte der Juden, S. 155 f. Sowie: die Broschüre zum 125jährigen Gemeindejubiläum 1928, S.5. CJA, I, 75, Abr. 5, Nr. 1. Das Gedenkbuch des Reichsbundes Jüdischer Frontsoldaten vermerkt dagegen 25 Gefallene mit z. T. anderen Namen (Reichsbund Jüdischer Frontsoldaten (Hg.): Ein Gedenkbuch. Die jüdischen Gefallenen des deutschen Heeres, der deutschen Marine und der deutschen Schutztruppen 1914 – 1918, Berlin 1933, S. 116 und 401.) Die heutige Gedenktafel in der Synagoge Schwachhauser Heerstraße enthält hingegen 42 Namen.
[414] Eine Reproduktion der Gedenktafel wurde 1928 in die Broschüre zum 125 jährigen Gemeindejubiläum und 1929/30 in das Jahrbuch für die jüdischen Gemeinden Nord-Westdeutschlands aufgenommen. CJA, I, 75 Nr., S. 5; Jahrbuch für die jüdischen Gemeinden 1929/30, S. 87.
[415] Peter Melcher: Weißensee, Berlin 1986, S. 64.
[416] „Nicht wird Nation gegen Nation das Schwert erheben und sie werden den Krieg nicht mehr lernen." (Micha 4,4). Zum Denkmal in Wien: Michael Berger: Kampf gegen Antisemitismus; in: Michael Berger u. Gideon Römer-Hillebrecht (Hg.): Jüdische Soldaten – jüdischer Widerstand in Deutschland und Frankreich, 2011, S. 233.
[417] Max Markreich: Geschichte der Juden, S. 156.

Die Mitglieder der Bremer Gemeinde reagierten auf die schon kurz nach dem Krieg in Bremen offenkundig werdenden aggressiven antisemitischen Tendenzen durchaus empfindlich. So verteilten Angehörige des „Centralverein der deutschen Staatsbürger jüdischen Glaubens" Flugblätter gegen den Antisemitismus, organisierten Veranstaltungen und versuchten bei der Bremer Polizei ihre Rechte einzuklagen.[418] Dabei kommt es auch zu einer Zusammenarbeit zwischen dem jüdischen Kaufhausbesitzer Julius Bamberger, dem evangelischen Pastor Emil Felden und Leopold Rosenak, dem Rabbiner der „israelitischen Gemeinde" in Bremen. Sie geben gemeinsam „in rund 30.000 Exemplaren die „Anti-Anti-Blätter" heraus, in denen sie „den Bremern das „Basiswissen über das Judentum sowie Argumente gegen den Antisemitismus zu vermitteln" versuchen.[419] Einen direkten Bruch im Gefühl nationaler Zugehörigkeit hat es – wie bei den meisten deutschen Juden – jedoch nicht gegeben, selbst als es Ende der zwanziger Jahre vermehrt zu tätlichen Vorfällen kam. Vielmehr beteiligte sich die Bremer Gemeinde an den Kundgebungen nationaler Zusammengehörigkeit.[420] Es scheint, als hätte die jüdische Gemeinde zu diesem Zeitpunkt eine größere Akzeptanz in der Öffentlichkeit erreicht, als es vorher oder nachher der Fall gewesen ist.[421] Wichtige Gemeindeereignisse wie der Bau des jüdischen Altersheims in der Gröpelinger Heerstraße, Gemeindejubiläen sowie Geburtstage des Rabbiners wurden von Vertretern des Norddeutschen Lloyds oder auch des Senats besucht. Das Rabbiner-Haus jedenfalls verband Patriotismus mit dem Eintreten gegen den Antisemitismus.[422] Die Ortsgruppe Bremen des „Centralvereins deutscher Staatsbürger jüdischen Glaubens" forderte zur „Abwehr"[423] auf – ebenso wie die Bremer Ortsgruppe des „Reichsbundes Jüdischer Frontsoldaten", die bis in den Nationalsozialismus das

---

[418] Dazu sowie zum Antisemitismus der zwanziger Jahre – soweit nicht anders vermerkt: Regina Bruss: Die Bremer Juden, S. 13 ff.; Dieter Fricke: Antisemitismus in Bremen; Inge Marßolek u. Hartmut Müller: Antisemitismus; in: Wilhelm Lührs u.a. (Hg.): „Reichskristallnacht", S. 13 ff.; Wilhelm Tacke: Die Mär, S. 107 ff.

[419] Wilhelm Tacke: Die Mär, S. 108. Siehe u.a. auch: Helmut Donat u. Andreas Röpcke (Hg.): „Nieder die Waffen – Die Hände gereicht!", S 109 ff.

[420] Das Gemeindebüro in der Gartenstraße 7 diente als Sammelstelle für jüdische Soldatenbriefe aus Bremen und dem „gesamten nordwestdeutschen Bezirk". Es leitete das Material an das „Gesamtarchiv der deutschen Juden" weiter. Jüdisches Gemeindeblatt Bremen, 12.4.1929. Zu den folgenden Ausführungen im Text siehe: Dieter Fricke: Antisemitismus in Bremen, S. 36; Max Markreich: Geschichte der Juden, S. 174 u. 184.

[421] Allerdings wurde, wie Wilhelm Tacke betont, der Antrag der Bremer Juden für ihre Gemeinden in Bremen, Aumund und Wesermünde die Rechtsstellung einer Körperschaft öffentlichen Rechts wie die Kirchen zu erlangen 1923 vom Senat „abgeschmettert". Sie bleiben weiterhin nur „juristische Person". (Wilhelm Tacke: Die Mär, S. 109 f.; nach: Herbert Schwarzwälder: Geschichte, Bd. III, S. 506 f.)

[422] Als Minnie Rosenak im Frühjahr 1933 von einem zionistischen Treffen nach Bremen zurückkehrte, bekam sie schwere Vorwürfe zu hören: „This is our Vaterland where we belong! We have to fight for our rights." Minnie Rosenak: The Rosenaks, S. 31 (STAB Ai-9995-16). Zum Patriotismus der Rosenaks siehe auch: Bella Carlebach-Rosenak: Lebenserinnerungen, S. 17.

[423] Siehe den Artikel „Erziehung zur Abwehr" von Julius Bamberger in: Jüdisches Gemeindeblatt Bremen, 1.4.1929.

einigende Kameradschaftserlebnis des Krieges betonte.[424] Die Auswanderung nach Israel gehörte zur Ausnahme in der Bremer Ortsgruppe der Zionisten.[425]

Zur zehnjährigen Wiederkehr des Beginns des 1. Weltkrieges nahmen die politischen Repräsentanten der Weimarer Republik an der politisch weitgehend neutralen, wenn auch als Zugeständnis an die Nationalisten veranstalteten zentralen Gedenkfeier in Berlin teil. Die Bremer Senatsspitzen und Honoratioren erschienen bei der nationalistischen und republikfeindlichen, gegen den Versailler Vertrag gerichteten Kundgebung in Bremen zum gleichen Anlaß im Dom. In der Nähe gab es ein „vaterländisches Konzert" im Stadttheater. Pastor Emil Felden war verantwortlich für die „Nie wieder Krieg-Kundgebung" in der Martinikirche, die den Völkerbundsgedanken favorisierte und von den pazifistischen Organisationen getragen wurde. Die Gedenkfeier der Kommunisten im „Casino" gedachte der Leiden der Opfer und rief zu gemeinsamen Aktionen mit der kommunistischen Internationale auf. Spezifisch anders war die Gedenkstunde, die 1924 auf dem jüdischen Friedhof stattfand. Sie war nicht revanchistisch. Ähnlich Feldens Veranstaltung trug sie pazifistische Züge, unter denen im Bild der um ihre Söhne trauernden Mütter auch die Kriegsbelastungen und traumatischen Kriegsfolgen sichtbar wurden, und betonte naheliegend besonders die militärischen Opfer der jüdischen Gemeinde. Sie enthielt bereits einen Aufruf zur Abwehr antisemitischer Angriffe und ging selbstverständlich von aktiver jüdischer Mitgestaltung und einer gemeinsamen Zukunft in Deutschland aus.[426] „Herr

---

[424] Siehe die Artikel „Reichsbund jüdischer Frontsoldaten Ortsgruppe Bremen" sowie „An die jüdischen Kriegskameraden"; in: Jüdisches Gemeindeblatt Bremen, 1.4. bzw. 12.4.1929. Allgemein zur Ortsgruppe Bremen siehe auch: Jacob Toury: Jewish Aspects as Contributing Factor to the Genesis of the Reichsbanner Schwarz-Rot-Gold, S. 239-243, 252 und 255.

[425] Die jüdischen Kaufleute in Bremen spendeten nach Markreich ohnehin lieber für die diversen Palästina-Aufbau-Fonds, als sich politisch zu engagieren. Max Markreich: Geschichte der Juden, S. 143 f. Die Auswanderung des Sohnes des Bremer Zionisten Joseph Wallheimer war – dies kann man aus den Nachrufen auf seinen Vater im „Jüdischen Gemeindeblatt" schließen – aus der Sicht seiner jüdischen Zeitgenossen in Bremen ein bewunderter Einzelfall und der Lebenslauf eines Idealisten. Jüdisches Gemeindeblatt Bremen, 15.9. und 15.10.1929.

[426] Rabbiner Felix Aber, Leopold Rosenaks Nachfolger in der „israelitischen Gemeinde Bremen" und sein Schwiegersohn, hatte wie Rosenak am 1. Weltkrieg teilgenommen. Nach dem 1. Weltkrieg neigte er jedoch zu einer pazifistischen Haltung wie auch schon vor der Weimarer Republik offenbar die weiblichen Mitglieder der Rabbinerfamilie Rosenak. Dies entspricht und dem nichtrevanchistischen, pazifistischen Gedenken in den jüdischen Gemeinden aber auch dem in Bremen gegenüber pazifistischen Auffassungen z. T. aufgeschlossenen Klima, sowohl von seiten der Arbeiterbewegung wie auch vielleicht entscheidender für die zumeist bürgerlichen Kaufleute der jüdischen Gemeinde von bürgerlicher Seite. Ansprechend mag das für die Bremer Gemeinde auch deshalb gewesen sein, weil die für den Pazifismus eintretenden Verbände und Einzelpersonen, wie z. B. Pastor Emil Felden oder die Republikanische Abwehrstelle Bremen, zugleich für die Republik eintraten und den Antisemitismus bekämpften. Dabei verband sich der Friedensgedanke der jüdischen Gemeinde mit einem gewissen Stolz auf die jüdischen Opfer im Ersten Weltkrieg. Eine Kombination, die sicherlich auf das Streben nach einer immer wieder in Frage gestellten Anerkennung in der nichtjüdischen Umgebung, z. B. durch die „Judenzählung" im deutschen Heer von 1916, zurückzuführen ist. Bella Carlebach-Rosenak, die Frau des Rabbiners Rosenak, wurde von einem Bekannten gebeten, leicht verwundete Soldaten zu einer „unterhaltenden Kaffeetafel" einzuladen und überbrachte den jungen Soldaten dabei folgenden „Friedensgruß": „Wenn ihr tretet in ein Haus, sprecht: / Schalom-Alechem – Friede sei mit Euch! / Wenn ihr tretet dann hinaus, sprecht: Friede sei mit Euch! / Was der Mensch auch wünschen mag, / 'nen schoen'ren Gruß bis diesen Tag ward noch nicht erdacht / als

Rabbiner Dr. Aber legte die biblische Erzählung von der Sunamiterin[427] seiner Gedächtnisrede zugrunde. Wie die Sunamiterin beklagen tausende jüdischer Mütter in Deutschland den Tod ihrer für das Vaterland gefallenen Söhne. Die jüdischen Gräber predigen nicht Rache, sondern Frieden, und deshalb sollte jede jüdische Mutter die Frage, weshalb sie heute ins Gotteshause gehe, obwohl doch gar kein Feiertag sei, mit dem Worte der Sunamiterin: ‚Es sei Friede' beantworten. In der biblischen Erzählung erweckt der Prophet das verstorbene Kind zum neuen Leben. Auch wir haben wieder aufzubauen, wenn wir auch körperliche Wunder biblischer Art nicht zu erwarten haben. Das Wunder wird möglich, weil der Prophet sich mit all seiner Kraft, mit Auge, Mund und Hand seiner Aufgabe widmet. Unser Mund muß Verleumdungen widersprechen, unser Auge klar erkennen, was not tut, unsere Hand schaffen, um den Frieden zu sichern und den Wiederaufbau des deutschen Vaterlandes und des Judentums, dem zwölftausend junge, kräftige Menschen fehlen, die der unerbittliche Tod in der Mitte ihres Lebens auf den Schlachtfeldern in Ost und West dahingerafft hat, erfolgreich herbeizuführen. In markigen Worten ergänzte dann im Auftrage des Reichsbundes Jüdischer Frontsoldaten Herr Rudolf Abt die Ausführungen des Gemeinderabbiners. Klein scheint die Zahl derer zu sein, die auf der Gedächtnistafel

---

Fried' hinnieden!" Bella Carlebach-Rosenak: Lebenserinnerungen, S. 100. Zur jüdischen Gemeinde vgl. auch: Regina Bruss: Die Bremer Juden, S. 13, Zur Friedensbewegung in Bremen siehe: Helmut Donat u. Reinhard Jung (Hg.): „Mit Gott dem Herrn zum Krieg"? Sowie insbesondere: Helmut Donat u. Andreas Röpcke (Hg.): „Nieder die Waffen – Die Hände gereicht!" In letzterem vor allem Reinhold Lütgemeier-Davin: Bremen und die Weimarer „Nie-wieder-Krieg"-Bewegung, S. 63 f.; Elisabeth Hannover: Aktivitäten der Deutschen Friedensgesellschaft in Bremen, S. 65 ff.; Lothar Wieland: Sozialdemokratie und Pazifismus in Bremen, S. 79-82; Helmut Donat, Die Republikanische Abwehrstelle Bremen, S. 83-86. Zur Gedenkfeier für die Opfer des Ersten Weltkrieges siehe die Artikel in der Weser-Zeitung, 4.8.1924; Bremer Zeitung, 3.8. und 4.8.1924; Bremer Volkszeitung, 4.8.1924; Arbeiter-Zeitung. Organ der KPD, 2.8. und 4.8.1924 (mit Beilage „Roter Stern" – Illustrierte Arbeiterzeitung, Berlin, 5.8.1924).

[427] Die „Sunamiterin" oder Sunamitin ist eine verheiratete, kinderlose Frau, die mit ihrem Mann für den Propheten Elischa in ihrem Haus ein gemauertes Obergemach herrichtet. Die Geschichte des Ehepaares ähnelt der Abraham-Sarah-Episode. Der Mann der Sunamiterin ist schon alt und sie können deswegen keine Kinder bekommen. Doch sie wird vom Propheten mit der Geburt eines Sohnes belohnt, der jedoch im Kindesalter stirbt. Sie verlässt ihren Mann, der von der Wirkung ihrer hastigen Aktion offenbar nicht überzeugt ist, beruhigt ihn mit den Worten „Friede" und eilt zum Propheten. Daraufhin gelingt es Elischa das Kind vom Tod zu erwecken. Die Rückkehr vom Treffen mit dem Propheten zu ihrem Kind, die sie nur mit Elischa gemeinsam unternehmen will, hat Ähnlichkeit mit dem Aufbruch der Israeliten beim Exodus. Sie soll nach der Anweisung des Propheten ohne Zeit zu verlieren sich „gürten" und ohne mit jemanden auf dem Weg zu sprechen zurückkehren. (2. Kön. 4, 8 - 37 in: Leopold Zunz: Die Heilige Schrift, S. 698-701; teilweise auch: https://www.bibelkommentare.de/index.php?page=dict&article_id=1300 u. Jens Peter Clausen: Historisch-kritischer Bibelüberblick, Bonn 2000-2003, S. 22 (Nr. 6)) Elischa kann – ähnlich wie Moses das Meer – den Jordan spalten und so auf die andere Seite des Flusses gelangen. Er besitzt ähnlich wie Moses einen Stab, mit dem er Wunder bewirken kann. Die Autoren der Agada vergleichen Elischa so auch mit Moses. Es heißt darin: „Mose machte das Meer zum trockenen Land, Elischa das trockene Land zum Meer (Deut. r. 10, 2). Seine Taten wurden mit denen Gottes parallelisiert: „ Gott belebt die Toten, ebenso Elischa, Gott erhört die unfruchtbaren Frauen, ebenso Elischa." (Ab. Sar. I) Die Agadisten führen seine besonderen Fähigkeiten auf sein Gebet (Meg. 27 a), seine Unterwerfung unter den Willen Gottes (Sed. Elijahu r. V) und auf die Gerechtigkeit der Sunamiterin (Pirke r. El. 33) zurück. (Artikel: Elischa; in: Encyclopaedia Judaica, Bd. 6, Berlin, Sp. 526 f.; zu seinen Wundern siehe auch: Artikel: Elisha; in: Encyclopaedia Judaica, Vol. 6, Jerusalem, Sp. 665 ff.)

als die Opfer der Gemeinde bezeichnet werden. Überwältigend groß aber ist ihre Zahl angesichts der Gesamtzahl der Gemeindemitglieder, überwältigend traurig für den, der weiß, welche Arbeitskraft und welches wertvolle Menschentum mit jedem Einzelnen von ihnen dahingegangen ist."[428]

Der zu Beginn der Weimarer Republik von verschiedenen Seiten, u.a. vom „Volksbund deutscher Kriegsgräberfürsorge", in dem auch die jüdischen Gemeinden vertreten waren, angeregte „Volkstrauertag" bot Anlass zum Ausdruck von patriotischen und nationalen Gefühlen in einem demokratischen Rahmen, innerhalb dessen politische Gegensätze nach dem Willen der Verantwortlichen ausgespart bleiben sollten. Dennoch gelang es nicht, den Tag in einen Gründungs- und Einigungsmythos der Weimarer Republik zu verwandeln. Wie andere jüdische Gemeinden beging auch die Bremer Gemeinde regelmäßig den Volkstrauertag, an dem sie ihrer Toten gedachte. Ort des Gedenkens war zumeist der jüdische Friedhof in der Deichbruchstraße.[429] Die Feiern der Gemeinde folgten dabei der bürgerlichen Festkultur – Reden, umrahmt von Musikstücken und Liedern –, die auch die staatlichen Feiern der Weimarer Republik kennzeichneten. Die Gestaltungselemente der Gedenktage kamen aus dem religiösen, militärischen (z. B. Kranzniederlegungen) und zivilen Bereich.[430] Bei der Feier vom 1. März 1931 sprach Rabbiner Dr. Felix Aber z. B. zunächst das „Menacho nechanno-Gebet", interpretierte dann eine Stelle aus der Esther-Geschichte, und im abschließenden deutschsprachigen Gebet, das mit dem „Kaddisch" endete, wurde „der Namen der Gefallenen ehrenvoll Erwähnung getan".[431] Aus dem „Jüdischen Gemeindeblatt" erfährt man über die Trauerfeier des Jahres 1931, dass man die „Kriegergedenktafel … durch günstige Anordnung der Ausschmückung besonders gut zur Geltung" brachte, die Bremer Ortsgruppe des „Reichsbundes Jüdischer Frontsoldaten" „geschlossen" an der Veranstaltung teilnahm und der Sohn des verstorbenen Rabbiners, Dr. jur. Ignatz Rosenak, Teilnehmer des Ersten Weltkrieges, es verstanden hätte, „in ergreifender Weise Erlebnisse von Zypern und andere Episoden vom westlichen Kriegsschauplatz zu schildern."[432] In den Gedenkreden waren jedoch

---

[428] Siehe Artikel „Eine Gedächtnisstunde", ohne Quellenangabe; in: Zentralarchiv B.1/10, Nr. 1205 – 1914/15

[429] Aus den Berichten im Jüdischen Gemeindeblatt Bremen ist allerdings nicht in jedem Fall zu erkennen, ob die jeweiligen Veranstaltungen in der Synagoge oder auf dem Friedhof stattfanden. Für die im Weiteren nicht zitierten Volkstrauertage siehe: Jüdisches Gemeindeblatt Bremen, 15.3.1930 und 17.4.1935 sowie für den 13.3.1927 bzw. den 3.3.1928: Max Markreich: Geschichte der Juden, S. 184 bzw. 188.

[430] Sabine Behrenbeck: Der Kult, S. 284 und 290.

[431] Jüdisches Gemeindeblatt Bremen, 15.5.1931.

[432] Ebd., 9.5.1932. Andere Gedenkfeiern scheinen jedoch einfach nur eine Erweiterung des Schabbat-Gottesdienstes gewesen zu sein. So wurde 1926 am „Sonnabend, 27. Februar, beim Sabbath-Gottesdienst eine schlichte Gedenkfeier für die gefallenen Krieger abgehalten," ähnlich auch 1930 und 1935. Mitgliederbrief der Gemeinde, 25.1.1926; in: Zentralarchiv zur Erforschung der Geschichte der Juden in Deutschland, Heidelberg (künftig als Zentralarchiv bezeichnet), Bestand B. (= Jüdische Gemeinde im Lande Bremen) 1/10, Nr. 1205; Jüdisches Gemeindeblatt Bremen, 15.3.1930 und 17.4.1935. Die reichsweite Gedächtnisfeier vom August 1924, die Gebete der beiden Gemeindekantoren Mehrgut und Seif „umrahmten", fand noch am Tag der Wiederkehr des Kriegsbeginns statt

nicht nur verklärende patriotische und nationale Töne zu hören, sie spiegelten auch die Angriffe auf die jüdische Minderheit zum Ende der Weimarer Republik. In seiner Ansprache vom 1. März 1931 betonte Rabbiner Felix Aber seinen „Schmerz" über den „unglücklichen Ausgang des Krieges", doch müsse „uns Juden … der Gedanke traurig stimmen, daß trotz der schweren Blutopfer man sich nicht scheue, im politischen Kampfe den Juden die Zugehörigkeit zum deutschen Volke streitig zu machen." Aber zitierte Gabriel Riesser, den liberalen deutschen Politiker und Vorkämpfer der Judenemanzipation von 1848, mit den Worten: „Wer mir den Anspruch auf mein deutsches Vaterland bestreitet, der bestreitet mir das Recht auf meine Gedanken und Gefühle, auf die Sprache, die ich rede, auf die Luft, die ich atme: darum muß ich mich gegen ihn wehren wie gegen einen Mörder."[433] Diese „Mörder" gelangten 1933 an die Macht. Die Verfolgung, bislang von Parteien, Vereinigungen und Einzelpersonen ausgeübt, wurde nun zur staatlichen Bedrohung.

---

und wurde mit der Einweihung des Grabsteines des im Jahr zuvor verstorbenen Rabbiners Rosenak verbunden. Siehe den Artikel „Eine Gedächnissstunde"; in: Zentralarchiv B. 1/10, Nr. 1205.

[433] Jüdisches Gemeindeblatt Bremen, 15.3.1931.

Der Nationalsozialismus

Die Machtübernahme: Einschüchterung und Anpassung

Die Machtübernahme der Nationalsozialisten veränderte auch die Bedeutung und den Inhalt des Volkstrauertages, der neben dem 9. November (Marsch auf die Feldherrnhalle und Absage an das „Novemberregime") zum wichtigsten Feiertag des Dritten Reiches wurde und Anlass zur Selbstdarstellung bot. Schon wenige Wochen nach dem 30. Januar 1933 nutzten die neuen Machthaber die Gedenkveranstaltung in der Berliner Staatsoper als „ersten Repräsentationsanlass für die Regierung der nationalen Erhebung". Das militärische Gepräge und die Präsenz der paramilitärischen NS-Organisationen wurden verstärkt. „Schwarz-weiß-rote Fahnen" und Hakenkreuzfahnen wehten. Hindenburg erschien in kaiserlicher Uniform, Hitler in Zivil, war aber umgeben von hohen Militärs.[434]

Schon nach den Reichstagswahlen vom 5. März 1933 hatte der Bremer Senat mit dem „Hissen der Schwarz-weiß-roten Fahne am Rathaus...seine Selbstaufgabe"[435] signalisiert. Ähnliche Züge trug nun auch die zum Volkstrauertag in Bremen stattfindende Veranstaltung. Die öffentlichen Kundgebungen und Arrangements am 12. März 1933[436] in der Hansestadt waren bestimmt von der Absage an die Weimarer Republik sowie vereinzelten antisemitischen Untertönen. Wehrverbände und paramilitärische revisionistische Vereinigungen wie der Stahlhelm oder Anhänger der Brigade Ehrhardt, die SA-Standarte 75,[437] der neue nationalsozialistische Polizeipräsident Laue[438] und die Bremer Jugendverbände „unter Führung der Hitlerjugend"

---

[434] Sabine Behrenbeck: Der Kult, S. 292.

[435] Konrad Elmshäuser: Geschichte Bremens, München 2007, S. 98; zitiert nach: Wilhelm Tacke: Die Mär, S.142. Bei den Wahlen vom 6. November 1932 in Bremen hatten die Nationalsozialisten zwar einen Stimmenverlust erlitten – von 30,8% auf 21,2% während sie im Reich bei 33,1% lagen. Und auch die letzte Reichstagswahl am 5. März 1933 brachte nicht die absolute Mehrheit für die NSDAP. Sie wird aber mit 32,6% die stärkste Partei in der Bürgerschaft, im Reichsdurchschnitt bekommt sie 43,9%. Die Senatoren der SPD traten zurück, die Bremische Bürgerschaft wurde im Oktober 1933 aufgelöst. Die Mitglieder des Senats wurden von nun an vom Reichsstatthalter ernannt. (siehe die Zusammenfassung bei: Wilhelm Tacke: Die Mär, S. 142.)

[436] Während der Weimarer Republik konnte man sich nicht auf ein gemeinsames Datum für die Feier einigen. Die Tradition der Bremer Jüdischen Gemeinde folgte dem vom Volksbund deutscher Kriegsgräberfürsorge favorisierten Datum, das sich mit dem Fastensonntag im März am katholischen Kirchenkalender orientierte. Im protestantischen Preußen beging man hingegen gewohnheitsmäßig den Totensonntag Ende November als Gedenktag wie in den meisten Ländern. Sabine Behrenbeck: Der Kult, S. 289 und 292.

[437] Angehörige dieser Gruppen, der SA und SS, des Stahlhelms und des „Kampfbundes Niedersachsen", bildeten schon bald unter den neuen Machthabern eine „Hilfspolizei", die gegen politische Gegner eingesetzt werden sollte. Sie führten Razzien durch und stellten die Wachmannschaft im KZ Mißler. (Herbert Schwarzwälder: Geschichte, Bd. III, S. 50)

[438] Der „Schmierölkaufmann und PG von 1930 sowie SA-Sturmbannführer Theodor Laue" hatte kurz zuvor, am 8. März, den deutschnationalen Polizeipräsidenten Petri abgelöst. Er war ein „eifriger Nationalsozialist mit einem ganz persönlich gefärbten Fanatismus". Zunächst beschäftigt mit der Unterdrückung politischer Gegner, der Einrichtung und Verwaltung des KZ Mißler, übernahm er auch sofort das Kommando über die Hilfspolizei und betrieb „rücksichtslos den Einbau der ordentlichen Polizei in den neuen Staat." Herbert Schwarzwälder: Geschichte, Bd. III, S. 51; sowie Diane

spielten eine gestaltende Rolle bei Kranzniederlegungen und Kundgebungen bzw. dem zentralen Gedenkgottesdienst in der Liebfrauenkirche.[439] Offenbar wenig erfolgreich war hingegen der Aufruf der Kreisleiterin der NS-Frauenschaft, die ihre weiblichen Untergebenen aufforderte, „geschlossen zum Kirchgang zur Hohentorskirche, Hohentorsheerstraße," anzutreten.[440] Äußerlich gab sich Bremen im Unterschied zu Berlin weniger nationalsozialistisch als konservativ-kaisertreu und lokalpatriotisch: „Zu Ehren der Gefallenen wehten von allen öffentlichen Gebäuden die alten Farben des Reiches, daneben vielfach die bremischen Farben. Darüber hinaus waren zahlreiche Privathäuser beflaggt", schrieb die „Bremer Nationalsozialistische Zeitung".[441]

Zuvor hatten die neuen Machthaber allerdings zu Einschüchterungsversuchen gegriffen. Am 15. Februar, noch vor der Machtübernahme der NSDAP in Bremen, konnten die Mitglieder der jüdischen Gemeinde in ihrem Gemeindeblatt einen an mittelalterliche Zustände der Getthoisierung erinnernden Aufruf lesen, der vermutlich auf Druck der NSDAP publiziert worden ist. Da der Volkstrauertag in diesem Jahre mit dem Purimfest zusammenfalle, werden „sämtliche jüdische Vereinigungen ... schon jetzt darauf hingewiesen, daß es mit Rücksicht auf die Trauerstimmung des gesamten deutschen Volkes erforderlich ist, öffentliche Purimfeiern nicht in die Nähe des 22. März zu legen, vielmehr dafür Sorge zu tragen, daß der Volkstrauertag überall in stiller Besinnlichkeit begangen wird."[442] Möglicherweise war dieser Aufruf ein Grund für den Gemeindevorstand seine Veranstaltung zum Volkstrauertag nicht in der zentral gelegenen Synagoge, sondern auf dem vom Zentrum abseits gelegenen Friedhof abzuhalten[443] und damit Verständigungsbereitschaft gegenüber dem neuen Regime zu demonstrieren. Ebenso verhielten sich die führenden deutsch-jüdischen Organisationen und selbst die deutschen Zionisten.[444]

Kutschke,: Von den Auswandererhallen zum KZ Mißler; in: Diethelm Knauf u. Helga Schröder (Hg.): Fremde in Bremen, S. 110 und 114 f.

[439] Zur Darstellung des Volkstrauertages in der Bremer Presse: Bremer Nachrichten, 12. und 13. März 1933; Weser-Zeitung, 12. und 13. März 1933; Bremer Nationalsozialistische Zeitung, 12., 13. und 14. März 1933. Die Berichterstattung der Presse spiegelt dabei schon nicht mehr die Breite der öffentlichen Meinung. Bereits eingeschränkt durch die Notverordnungen der Weimarer Republik, wurde die Pressefreiheit nach der Machtergreifung der NSDAP vollends beseitigt. Die Zeitungen von KPD und SPD waren bereits Ende Februar bzw. Anfang März 1933 verboten worden. Erhältlich waren nur noch die konservativen bis rechten „Bremer Nachrichten", die ebenfalls im Schünemann Verlag erscheinende „Weser-Zeitung" sowie die „Bremer Nationalsozialistische Zeitung". Gerade die bürgerlichen Zeitungen waren bereits in der Endphase der Weimarer Republik weit nach rechts gerückt und vertraten antidemokratische und völkische Positionen. Hartwig Gebhardt: Zeitung und Journalismus in Bremen, S. 209 ff.; ders., Der Weg nach rechts, S. 191 – 202.

[440] Bremer Nationalsozialistische Zeitung, 12. März 1933. In der Berichterstattung über den Volkstrauertag findet dieses Ereignis zumindest keine Erwähnung mehr.

[441] Bremer Nationalsozialistische Zeitung, 13. März 1933.

[442] Jüdisches Gemeindeblatt Bremen, 15.2.1933.

[443] Markreich, Geschichte der Bremer Juden, S. 215.

[444] So appellierte im März 1933 die Berliner Gemeinde in einem Brief an Adolf Hitler: „Wir wiederholen in dieser Stunde das Bekenntnis unserer Zugehörigkeit zum deutschen Volke, an dessen Erneuerung und Aufstieg mitzuarbeiten unsere heilige Pflicht, unser Recht und unser sehnlichster Wunsch ist." Und der „Centralverein deutscher Staatsbürger jüdischen Glaubens" wandte sich im Frühjahr 1933 gegen „Panikparolen, gegen überstürztes Aufgeben wirtschaftlicher Positionen und gegen

Im Gegensatz zur erklärten Abkehr von der Weimarer Republik, die die sonstigen Kundgebungen in Bremen an diesem Tag gekennzeichnet hatte, beschwor Rechtsanwalt Dr. Ignatz Rosenak auf dem jüdischen Friedhof nochmals die Zugehörigkeit der jüdischen Minderheit zum deutschen Volk, die sie mit ihrem Einsatz im Ersten Weltkrieg bewiesen hätte. Jüdischsein sei ein religiöses Bekenntnis unter anderen, keine Rassenfrage: „12.000 deutsche Juden aber sind gefallen. 12.000 jüdische Tote, deutsche Väter und Söhne jüdischen Glaubens liegen Grab an Grab und in Massengräbern mit ihren christlichen Kameraden in fremder Erde. Mit ihren Leibern haben sie die heilige Gemeinschaft besiegelt, die in großer Stunde alle Deutschen ohne Unterschied des Bekenntnisses umschloß. Diese Gemeinschaft war keine Gemeinschaft des Zwecks, sie war eine Gemeinschaft der Hingabe des Blutes, eine Gemeinschaft der Aufopferung für das gemeinsame Vaterland, eine nationale Gemeinschaft in des Wortes edelstem, lauterstem Sinn. Die heldenhafte Haltung unserer jüdischen Kameraden, die zur Ehre deutscher Waffen und zum Ruhme des deutschen Vaterlandes draußen gekämpft haben, ist eine historisch geheiligte Tatsache, und wer an ihr zweifelt, schändet das Andenken und das Grab unserer Toten. Niemand darf wagen zu sagen, daß wir den Kameraden anderer Konfessionen in der Erfüllung unserer vaterländischen Pflicht nachgestanden hätten."[445]

Ignatz Rosenak selbst zweifelt zu diesem Zeitpunkt wie die Mehrzahl der deutschen Juden und trotz der vorangegangenen antisemitischen Ausschreitungen nicht an der Integrationskraft und Unerschütterlichkeit des Rechtsstaates. Er findet dafür auch in seiner Bremer Umgebung Belege:

„Als ich kürzlich in einer Bremer Tageszeitung an unsere 12.000 Toten zu erinnern und in ihrem Gedächtnis gegen die konfessionelle Verhetzung Stellung zu nehmen mir erlaubt habe, sind mir Zustimmungserklärungen so mannigfacher Art zugegangen, daß ich mich, wenn der Schluß vom kleinen Teilchen auf das Ganze erlaubt ist, zu sagen berechtigt fühle: Unsere Kriegstoten sind am heutigen Tage in ganz Deutschland Gegenstand des ehrfurchtsvollen Gedächtnisses nicht nur der jüdischen Kreise, sondern des ganzen deutschen Volkes, soweit es seine Urteilskraft sich bewahrt hat. Daß umgekehrt unsere Gedanken in dieser Stunde der Erinnerung aller Opfer des Krieges gewidmet sind, braucht wahrhaftig nicht erst betont zu werden."[446]

Ein Jahr später ersetzten die Nationalsozialisten den Volkstrauertag durch den sogenannten „Heldengedenktag". Die Trauer um den Verlust von Menschenleben hatte dem Gedenken an die zu Helden stilisierten Gefallenen, denen man nacheifern

---

wilde Flucht". Zitiert nach: Peter Melcher: Weissensee, S. 72. Siehe auch: Konrad Kwiet: Gehen oder Bleiben, S. 133.
[445] Jüdisches Gemeindeblatt Bremen, 15.3.1933.
[446] Ebd.

sollte, zu weichen.[447] Dennoch hielten viele jüdische Gemeinden an dem Gedenktag bis weit in die dreißiger Jahre hinein fest. Er war Symbol ihrer Identifikation mit dem „deutschen Vaterland" und diente insbesondere dem „Reichsbund jüdischer Frontsoldaten" als Anlaß zur Selbstdarstellung gegenüber dem neuen Regime, von dem es eine Begünstigung ehemaliger Frontsoldaten und „alteingesessener Familien"[448] erhoffte. Erst mit dem Novemberpogrom 1938 stellte der Reichsbund seine Tätigkeit und damit auch seine regelmäßigen Totenfeiern ein. Schon im Herbst 1936 war ihm allerdings vom Reichsführer der SS jedwede Betätigung außer der Betreuung jüdischer Kriegsopfer verboten worden.[449] Inzwischen war die Bedrohung so offenkundig, dass alle jüdischen Organisationen für die Auswanderung plädierten.[450]

Für die Bremer Gemeinde lassen sich hingegen nur bis zum Frühjahr 1936 Belege finden, dass sie den Volkstrauertag als „Heldengedenktag" beging.[451] Zum Teil sehr rasch, manchmal erst durch die Erfahrung des Novemberpogroms, erkannten Bremer Juden wie die Juden im Reich allgemein,[452] dass es für sie keine Zukunft in Deutschland mehr gab. Ihre Erkenntnis war begleitet von einer „ständig wachsende(J.J: n) antisemitische(J.J.: n) Hetze" in der Presse – bei damals insgesamt 314 Gemeindemitgliedern[453] –, früher Bereitschaft des Bremer Senats, Juden aus dem Wirtschaftsleben auszuschließen[454], Boykotten und Gewaltakten des Mittelstandes

---

[447] Sabine Behrenbeck: Der Kult, S. 293 ff.; Artikel „Volkstrauertag"; in: Brockhaus-Enzyklopädie. Bd. 23, 1994, S. 426.
[448] Peter Melcher: Weissensee, S. 76.
[449] Peter Melcher: Weißensee, S. 76, 47. Mit dem Verbot Reichspropagandaministers Joseph Goebbels vom 21. Oktober 19345 die „Namen gefallener Juden auf Ehrentafeln und Denkmälern für die Gefallenen des 1. Weltkrieges aufzuführen" sollten Juden aus dem öffentlichen Gedenken eliminiert werden. (Peter Kukuck: Das „Ehrenmal" für die Bremer gefallenen Soldaten des ersten Weltkrieges auf der Altmannhöhe; in: Wiltrud Drechsel (Hg.) : Geschichte, S. 92.)
[450] Bettina Decke, „Du mußt raus hier!", S. 42.
[451] Jüdisches Gemeindeblatt Bremen, 18. 3. 1936.
[452] Gideon Römer-Hillebrecht: Identität und Moderne; in: Michael Berger u. Gideon Römer-Hillebrecht (Hg.): Juden und Militär in Deutschland, 2009, S. 215 ff. Zu den Bremer Juden: Die Bremer Ortsgruppe des Reichsbundes betonte 1936 zwar bei ihren monatlichen „Kameradschaftsabenden" im „Hotel zum Falken" das verbindende Kriegserlebnis der „Kameraden", bot aber auch schon seit Anfang September auf die Auswanderung vorbereitende Kurse in „Englisch und Spanisch" an, die „rege Beteiligung" bei den „Frontkameraden" und „ihren Angehörigen" fanden. Mitteilungen der israelitischen Gemeinde Bremen und der Synagogen Gemeinden Nordwestdeutschlands. In: Gemeindeblatt für die jüdischen Gemeinden Preußens, Berlin, 1.9., 1.11. und 1.12.1936. Die bisher für Bremen gesammelten lebensgeschichtlichen Zeugnisse von Emigranten weisen in der Mehrzahl auf eine Entscheidung für die Auswanderung vor dem Novemberpogrom hin. Siehe: Inge Marßolek, Wiebke Davids u.a., „Man hängt immer zwischen Himmel und Erde…"; Bettina Decke, „Du mußt raus hier!" S. 36 ff. Nach Markreich versuchten viele Bremer Familien schon seit 1933, ihre verwandtschaftlichen Kontakte in die USA wiederzubeleben. Max Markreich: Geschichte der Juden, S. 275. Für die Juden in Deutschland allgemein: Konrad Kwiet, Gehen oder Bleiben, S. 135; Bettina Decke, „Du mußt raus hier!" S. 35 ff.
[453] Wilhelm Tacke: Die Mär, S. 110, siehe auch S. 143.
[454] Schon am 29. März 1933 beschließt der Senat, dass „bremische Behörden nicht mehr in jüdischen Geschäften einkaufen dürfen", was nicht alle Senatsstellen zweckmäßig finden, aber viele nichtjüdische Einzelhändler freut. (Herbert Schwarzwälder: Geschichte, Bd. IV, S. 75, 76; siehe auch: Wilhelm Tacke: Die Mär, S. 143.)

während des Weihnachtsgeschäftes 1934, gefolgt von Ausplünderung, Vertreibung und Ermordung.[455]

Antisemitismus, Auswanderung, Kriegszerstörung, Bunkerbau – der Friedhof als gefährdeter Ort jüdischer Identität

Auch der jüdische Friedhof in Bremen wurde zum Ziel antisemitischer Angriffe und Zerstörungen. Die zunehmende Schändung jüdischer Friedhöfe war Ende 1927 Gegenstand einer besorgten Anfrage des deutschen Zweiges der Internationalen Frauenliga für Frieden und Freiheit an das Reichsministerium des Inneren, das den Vorgang an die Länder des Deutschen Reiches weiterleitete.[456] Als im Frühjahr 1930 in einflussreichen jüdischen Kreisen in den USA Klagen über Friedhofsschändungen in Deutschland laut geworden waren, die über das Auswärtige Amt auch Bremen erreichten,[457] wurde die Beantwortung der Frage immer dringlicher. In den letzten Jahren, heißt es in dem Brief des Reichsinnenministers Wirth vom 2. Mai 1931, seien nicht weniger als 100 Fälle von Schändungen jüdischer Friedhöfe vorgekommen. Er bitte darum, sich „nachdrücklich" um Aufklärung und Verfolgung der „Störungen des Gräberfriedens" zu bemühen und halte „schärfstes Einschreiten gegen solche verabscheuungswürdigen Straftaten für nötig". Nach den Erfahrungen der letzten Jahre vertrete er die Auffassung, „daß es nicht möglich ist, ihnen ohne empfindliche Strafen mit Erfolg zu begegnen."[458] Die Anfrage der Bremer Polizeidirektion bei der israelitischen Gemeinde ergab, dass Schändungen auf dem vom Zentrum ab-

---

[455] Senatsstellen wickelten die Arisierung jüdischen Eigentums ab, das in Bremen hanseatisch-freundlicher, aber gleichermaßen effektiv verlief. Bremens Freihafen war zudem Umschlagplatz für das Umzugsgut ehemaliger deportierter und ausgeplünderter, schon emigrierter und noch auf Ausreise hoffender Juden. Die Bremer Finanzbehörde war hier Auktionator. Bremen ist auch Firmensitz der Spedition „Kühne&Nagel", die am Transport geraubten jüdischen Besitzes aus den vom Deutschen Reich besetzten Gebieten verdiente; nicht zu schweigen von den Bremern, die z.B. in einer Bremer Polizeitruppe, an der physischen Vernichtung beteiligt waren. Unterstützung erhielten Bremer Juden dagegen nur in Ausnahmefällen von Einzelpersonen. Auch die Bremer Kirchen bzw. ihre Pastoren äußerten sich nicht öffentlich zu den „Tabubrüchen" des Novemberpogroms, vermutlich, wie Wilhelm Tacke aus älterer in den 50er Jahren erschienener Literatur zum Thema schließt, aus Besorgnis selbst zur Zielscheibe zu werden. Nur die Mitglieder der Stefani-Kirche kümmerten sich um ihre Christen jüdischer Herkunft. (zusammenfassend: Wilhelm Tacke: Die Mär, S. 111, 144 ff.)

[456] Wirth äußerte sich noch 1927 eher reserviert und skeptisch: „Inwieweit die Behauptungen der Eingabe auf tatsächlicher Grundlage beruhen, ist hier nicht feststellbar. Ich beehre mich, von der Eingabe Kenntnis zu geben, und stelle im Einverständnis mit dem Herrn Reichsminister der Justiz ergebenst anheim, wegen Verhütung und Verfolgung von Störungen des Gräberfriedens die zuständigen Behörden erforderlichenfalls mit Weisungen zu versehen." Brief des Reichsinnenministers Wirth an die Landesregierungen, 20.12.1927; in: STAB 4,14/1 VI.b.6.a.m . In den Jahren 1923 bis 1931 registrierte der Centralverein insgesamt 106 Friedhofs- und 40 Synagogenschändungen. (Friedhofsschändungen in Deutschland 1923-1931. Dokumente der politischen und kulturellen Verwilderung unserer Zeit, 4. Auflage, Berlin 1932; zitiert nach: Ismar Elbogen und Eleonore Sterling: Die Geschichte der Juden, S. 292)

[457] STAB 3-M.1.p.Nr.49 bzw. STAB 3-F.3.Nr. 157.

[458] Brief des Reichsinnenministers Wirth an die Landesregierungen, 2.5.1931; in: STAB 4,65-987 bzw. STAB 4,14/1 VI.b. 6.a.

gelegenen Friedhof bislang nicht vorgekommen seien, die Situation erschien aber der Gemeinde inzwischen bereits so bedrohlich, dass sie, wie ihr erster Vorsitzender Max Markreich erklärte, den Friedhof nunmehr zeitweise überwachen und von Anwohnern beobachten ließ. Und dies nicht ohne Grund. Ende der zwanziger Jahre war das Klima nicht nur im Reich, sondern auch in Bremen aggressiv-judenfeindlich geworden, wobei sich hier wie anderswo die Polizei und Justiz „auf dem rechten Auge als blind" erwies.[459] Es kam nicht mehr, wie noch zu Beginn der zwanziger Jahre „nur" zu antisemitischen Flugblattaktionen und Kundgebungen, gelegentlichen verbalen Angriffen auf jüdische Bürger oder – wie 1926 – zu Versuchen wirtschaftlicher Ausgrenzung: Seit August des Jahres 1928 gehörten „Überfälle auf Juden fast zur Tagesordnung."[460] Und ebenfalls im Sommer 1928 waren von „Rüpeln" – wie die sozialdemokratische „Bremer Volkszeitung" schrieb – die Scheiben des Portals der Synagoge in der Gartenstraße eingeworfen und in „widerwärtiger Weise besudelt"[461] worden, so dass der Gottesdienst der jüdischen Gemeinde an den Hohen Feiertagen im Herbst, Rosch Haschana und Jom Kippur, bereits unter Polizeischutz stattfand.[462] Ein ähnlicher Übergriff, den antisemitische Kreise offenbar bereits vorher geplant hatten, ereignete sich kurz nach der Machtübernahme der Nationalsozialisten auf dem jüdischen Friedhof. Max Markreich spricht von einer „unliebsamen Störung durch Nichtjuden"[463], die am 17. Februar 1933 stattgefunden habe. Wahrscheinlich handelt es sich um die Vorfälle bei der Beerdigung des jüdischen Kaufmanns und Inhabers eines Herrenmodengeschäftes in der Obernstraße 38, Louis Gurau.[464]

Immer mehr jüdische Menschen auch in Bremen dachten an Auswanderung und realisierten sie.[465] Die Friedhofskommission der Gemeinde bot Personen, die

---

[459] Inge Marßolek u. Hartmut Müller: Antisemitismus in Bremen; in: Wilhelm Lührs (Hg): „Reichskristallnacht", S. 13 ff.; Regina Bruss: Die Bremer Juden, S. 13 ff.; Dieter Fricke: Antisemitismus, S. 47. Schon 1923 wird allerdings der Kaufmann Adolf Orbach, Mitglied im Reichsbund jüdischer Frontsoldaten, beim Flugblattverteilen während der Bürgerschaftswahlen von einer völkischen Gruppe, die mit dem Ruf „schlagt alle Juden tot!" durch die Straßen zieht, beschimpft und geschlagen. Ein Streifenpolizist rettet ihn, zwei Täter werden „mangels Beweisen" freigesprochen, der dritte zu einer „geringfügigen Geldstrafe" verurteilt. (Wilhelm Tacke: Die Mär, S. 109)

[460] Regina Bruss: Die Bremer Juden, S. 14.

[461] Bremer Volkszeitung, 23.6.1928.

[462] Für die Hohen Feiertage 1932 und – nach einem anonymen Drohbrief – erneut für den Morgengottesdienst des Schabbat vom 1. April 1933 forderte die Gemeinde ebenfalls Polizeischutz an. Vgl. STAB 4,65-987.

[463] Max Markreich: Geschichte der Juden, S. 224. Vgl. auch Dieter Fricke: Antisemitismus, S. 76 f.

[464] Neben Gurau, der am 16.2.1933 mit 61 Jahren verstarb, wurde der am selben Tag verstorbene, aus der Bukowina stammende Julius Feiczewitz auf dem jüdischen Friedhof beerdigt. Vgl. das Beerdigungsregister, S. 61. – Den „attraktiveren" Anlass für antisemitische Angriffe bildete aber sicherlich der bekannte Geschäftsinhaber Gurau, dessen Namen mit Geschäftsadresse und Foto des Textilgeschäftes später in der ca. 1936 publizierten Broschüre „Auch dich geht's an!" erschienen. STAB Ab 9997-2a. Zu Gurau siehe: Regina Bruss, Die Bremer Juden, S. 291; STAB 4,82/1-1/504 (Gurau, Louis). Zu Feiczewitz siehe STAB 4,82/1-1/363 (Feiczewitz, Julius).

[465] Insgesamt 1034 jüdische Bremer können rechtzeitig emigrieren. (Mit Bezug auf Angaben des Staatsarchivs Bremen, im Internet-Auftritt, die dort offenbar nicht mehr eingestellt sind: Wilhelm Tacke: Die Mär, S. 147) Schon 1933 verließen 37.000 jüdische Menschen Deutschland, darunter 100 Bremer. Danach sank die Zahl der jüdischen Auswanderer: Von 1934 bis 1937 wanderten jährlich ca. 23.000 Jüdinnen und Juden aus. In Bremen waren es in dieser Zeit insgesamt nach Arno Armgort

Deutschland verlassen wollten, aber Grabstellen reserviert hatten, an, dass sie die „Freihaltung der Stelle für 5 Jahre" beantragen könnten, „bei Ausübung des Anrechts" aber die „rückständigen Gebühren" nachgezahlt werden müßten.[466] Im Gemeindeblatt für die jüdischen Gemeinden Preußens regte man zu Beginn des Jahres 1937 – wie in einer Vorahnung auf Kommendes – an, dass die noch ausstehenden Gemeinden der bei der Mannheimer Versicherungsgesellschaft abgeschlossenen Kollektivfriedhofsversicherung beitreten sollten, da sie sehr „vorteilhaft" sei.[467] Ob die Bremer „Israelitische Gemeinde" dem Rat folgte, ist aus den heutigen Aktenbeständen nicht mehr zu klären. Einen Schutz vor den Zerstörungen und den Schäden des Novemberpogroms bot die Versicherung wohl letztlich nicht; die Gemeinden mussten für die Schäden selbst aufkommen, und der Staat kassierte die Versicherungssummen.

Die reichsweiten Ausschreitungen zum Novemberprogrom ordnet in Bremen der Bremer Bürgermeister und Führer der SA-Gruppe „Nordsee" Heinrich Böhmker an. Synagoge und Friedhof werden angezündet und geplündert und 5 jüdische Menschen ermordet.[468] Zunächst ist der Friedhof wegen seiner dezentralen Lage von den Nationalsozialisten jedoch fast vergessen worden.[469] Erst am Tag nach dem 9. November 1938 kam es zu antisemitischen Zerstörungen. Junge SA-Angehörige zerschlugen Beerdigungsgeräte, beschädigten Grabanlagen, legten Feuer in der Friedhofshalle und verstärkten somit das Gefühl existentieller Bedrohung unter den jüdischen Bürgern Bremens sowie den Zwang zu einer zu diesem Zeitpunkt bereits fast unmöglichen Auswanderung.

Kurze Zeit später wurde der geschändete Friedhof Schauplatz eines weiteren Anschlags. Opfer waren jüdische Bremerinnen und zwei Jugendliche. Kurz zuvor hatte

---

258 jüdische Menschen. Nach Max Markreich, der sich auf eine interne Gemeindestatistik bezieht, waren es hingegen im Zeitraum zwischen 1935 und 1937 244 Personen. Die Reichspogromnacht 1938 ließ die Zahl der Flüchtlinge auf 40.000 hochschnellen, 1939 waren es 80.000, und in den Jahren zwischen 1942 und 1945 konnten nochmals 83.000 Menschen fliehen. Aus Bremen emigrierten nach Armgort 1938 278 Juden, 1939 273 und in den folgenden beiden Jahren nochmals 37 Personen. Max Markreich geht hingegen für 1939/40 von 170 Personen aus. Etwa die Hälfte der in Deutschland lebenden Juden konnte auf diese Weise entkommen. Die Mehrheit der Bremer Juden ging Markreich zufolge in die USA, viele auch nach Südamerika. Ebenso stand für die deutschen Juden insgesamt als Auswanderungsland die USA an erster Stelle, vor Palästina und Großbritannien. Vgl. A. Armgort, Geduldet, bedrängt, vertrieben; in: Diethelm Knauf u. Helga Schröder (Hg.): Fremde in Bremen, S. 111 f. und 116; vgl. dagegen: Max Markreich: Geschichte der Bremer Juden, S. 260 und 275. Zur jüdischen Auswanderung im Nationalsozialismus allgemein siehe u. a.: Maria-Luise Kreuter, Emigration; in: Wolfgang Benz, Hermann Graml u. Hermann Weiß (Hg.): Enzyklopädie des Nationalsozialismus, Stuttgart 1997, S. 301 f.; Juliane Wetzel: Fluchtpunkt New York: Jüdische Auswanderung aus Deutschland in die USA während der NS-Zeit; in: Karin Schulz (Hg.), Hoffnung Amerika, S. 175 – 186.

[466] Jüdisches Gemeindeblatt für die Synagogen Gemeinden in Preußen / Norddeutschland, 1.8.1937.
[467] Vgl. den Artikel „Friedhofsversicherung"; in: Gemeindeblatt für die jüdischen Gemeinden Preußens – Verwaltungsblatt, Berlin, 1.3.1937.
[468] Zusammenfassend: Wilhelm Tacke: Die Mär, S. 110 f.
[469] Siehe den Bericht des Zeitzeugen Heinz Holtsteger; in: Kirchenbote Osnabrück, Nr. 45, 6.11.1988 (vgl. STAB 9, S.0-3213), sowie Regina Bruss: Die Bremer Juden, S. 16 (Anmerkung: 26); STAB 4,65-II.E.6.a. 1.

man sie mit ihren Familien im Hof des Alten Gymnasiums und in den Mißlerhallen zusammengetrieben, wo sie die Deportation von männlichen Familienangehörigen, Bekannten und Freunden mitansehen mußten.[470] Zwei Tage später brachte man sie, von Polizisten begleitet, auf das Friedhofsgelände, wo sie folgendes erlebten: „Die Polizei sorgte dafür, daß sämtliche jüdischen Frauen von Bremen sich auf dem Friedhof zur gleichen Zeit einfanden und einen großen Kreis bildeten. Noch ein Junge und ich – wir waren damals 15 Jahre alt – mußten zwei Gräber graben, und dann brachte man die Leichen [von Heinrich Rosenblum und Selma Zwienicki, zwei der fünf Opfer des Novemberpogroms, J. J.] mit einem Lastwagen, und wir mußten die Leichen in die Gräber geben und diese Gräber zuschütten, und dann wurden die Leute wieder freigelassen, konnte jeder seinen Weg gehen…"[471]

Wenig später regte die Kreispropagandaleitung der NSDAP an, den Friedhof in einen Sportplatz für die SA umzuwandeln oder in einen Kinderspielplatz für die NSV. Wie konkret damals Parteikreise bereits von der endgültigen Deportation, womöglich der Vernichtung der Juden ausgingen, verdeutlicht die Begründung des Antrages, in dem es heißt, „daß die Judenfrage sehr schnell einer weiteren radikalen Lösung zugeht, so daß wir in kurzer Zeit in Bremen wohl kaum mehr Juden haben werden."[472] Die Bauverwaltung befand jedoch, dass der Friedhof als „Grünfläche wenig geeignet" sei, und Bürgermeister Böhmcker lehnte ab.

Erst in den letzten Kriegsjahren wurde der Friedhof enteignet. Vermutlich ging er nach der Deportation der Bremer Juden nach Theresienstadt im Sommer 1942 in die Hände der „Reichsverwaltung der Juden in Deutschland" über.[473] Den Erlassen

---

[470] Zunächst ins Gefängnis nach Oslebshausen und dann ins KZ-Sachsenhausen. Zum Marsch der Gefangenen durch die Stadt mit neueren Literaturangaben: Wilhelm Tacke: Die Mär, S. 111 f. Ältere Darstellungen: Archivpädagoge des Staatsarchiv Bremen und Wissenschaftliches Institut für Schulbildung (Hg.): Wir schritten durch eine schweigende Stadt.

[471] Transkribierte Abschrift des auf Kassette gesprochenen Lebensberichtes von Martin Bialistock; in: I. Marßolek / W. Davids, Man hängt immer, S. 3; zu Martin Bialistock siehe auch: Christoffersen, Peter u.a.: Stolpersteine, Mitte, S. 88-94. Die Darstellung von Rabbiner Felix Aber anläßlich der Einweihung von Friedhofskapelle und Ehrenmal 1952 läßt das Geschehen auf dem Friedhof am 11. November nicht als bedrohliche Zwangsmaßnahme der Polizei, sondern als freiwilligen Liebesdienst der zurückgelassenen Frauen und Kinder an den Toten erscheinen: „Die Friedhofskapelle war zerstört. Die Beerdigungsgeräte zertrümmert. Alle Männer der Gemeinde waren mit ihrem Rabbiner ins Konzentrationslager Sachsenhausen gebracht worden. Niemand wollte Hand anlegen, die Erschlagenen zur Ruhe zu bringen. Meine liebe Frau mit einigen Frauen und Kindern gruben das Grab und betteten die Erschlagenen im Schoße dieser geweihten Erde." Einweihung der Friedhofskapelle und Enthüllung des Ehrenmals für die Opfer, S. 16. Ähnlich auch die Erinnerungen von Hanna Aber im Interview des Films „Heimatzwitter" und die Abschrift der Rede bei Markreich, der die Enttäuschung über das Verhalten der nichtjüdischen Nachbarn hervorhebt: „Auch nicht eine einzige Hand eines nichtjüdischen Nachbarn rührte sich, die schlichte Menschenpflicht zu erfüllen, die Ermordeten zu beerdigen. Meine gute Frau und wenige Frauen und Knaben, unerfahren in dieser Tätigkeit, kuhlten die Gräber und begruben die Toten." Max Markreich: Geschichte der Juden, S. 309 f.

[472] Stimmungsberichte der Reichspropagandaleitung der NSDAP, 12.12.1938; in: STAB 3-N.7. Nr. 162 (24).

[473] Siehe „Verzeichnis über jüdisches Grundvermögen, das durch Einziehung oder Verfall in die Verwaltung des Oberfinanzpräsidenten Weser-Ems in Bremen übernommen worden ist"; in: STAB 3-K.1.d.3. Nr. 31, S. 2. Im September 1933 schlossen sich die Mehrzahl der jüdischen Organisa-

des „Führers und Reichskanzlers über die Verwertung des eingezogenen Vermögens von Reichsfeinden" vom 29. Mai 1941 und den daran anschließenden Erlassen und Schreiben des „Reichs- und Preußischen Ministeriums des Innern" vom 9. April 1942, 2. April 1943, 7. September 1943 und 29. Februar 1944[474] folgend, wurde er vom Oberfinanzpräsidenten Weser-Ems[475] konfisziert und den Bremer Behörden „unentgeltlich" angeboten. Der Bremer Finanzsenator und Jurist Richard Duckwitz, seit 1943 im Bremer Senat,[476] war von dem Plan nicht begeistert. Mit der Übernahme des Friedhofs würden sich auch Ansprüche der jüdischen Eigentümer an den Grabstellen verbinden, die das Reich gleichfalls Bremen übertragen wolle, gab er in zwei Schreiben vom 31. März 1944 und 2. Mai 1944 an den Bausenator zu bedenken. Die „Hansestadt Bremen" würde mit „unabsehbaren verwickelten Rechtsansprüchen auf Schadenersatz"[477] zu rechnen haben. Außerdem sei das Gelände erst 1975 für etwas anderes als für Friedhofszwecke benutzbar, da es bis in die letzten Jahre belegt worden sei.[478] Sicherlich spielte in Duckwitz' Überlegungen das sinkende Kriegsglück der Deutschen eine Rolle, des Weiteren wohl auch die Bedeutung des internationalen Handels für die Wirtschaft der Hansestadt. Solche Bedenken teilte der Bremer Bausenator Eduard Ferdinand Grunow[479] nicht. „Die unentgeltliche Übernahme des Ju-

---

tionen zur „Reichsvertretung der deutschen Juden" zusammen. 1935 mußten sie sich unter dem Druck der Nationalsozialisten in „Reichsvertretung der Juden in Deutschland" umbenennen. 1939 trat an ihre Stelle die Zwangsorganisation „Reichsvereinigung der Juden in Deutschland". Vgl. Arno Armgort: Geduldet, bedrängt, vertrieben, S. 113.

[474] Ein Erlaß des Reichsministers der Finanzen hatte am 5.9.1942 ausdrücklich bestimmt, dass das eingezogene Vermögen „von Juden ... grundsätzlich nach dem gemeinsamen Erlaß des Reichsministers des Innern und des Reichsministers der Finanzen vom 9.4.1942 ... zu behandeln" sei. Dieser und die weiteren angegebenen Erlasse in: STAB 3-M.2.h.3. Nr. 73.

[475] In einem Brief des Senators für Finanzen vom 4.7.1946 an den Senator für das Wohlfahrtswesen heißt es: „Der hiesige jüdische Grundbesitz wird übrigens von dem Oberfinanzpräsidenten Weser-Ems verwaltet, der eine Freigabe des Grundbesitzes und damit eine Rückerstattung des Grundvermögens bisher abgelehnt hat." STAB 3-K.1.d.3. Nr. 31. Betraut mit dem Verkauf der jüdischen Friedhöfe im Bezirk Nordwestdeutschland, zu dem auch die Hansestädte gehörten, war Max Plaut, der während der NS-Zeit Syndikus der Deutsch-Israelitischen Gemeinde in Hamburg und Leiter der Bezirksstelle Nordwestdeutschland der Reichsvereinigung der Juden in Deutschland war. Vgl. Max Plaut: Die jüdischen Friedhöfe in Deutschland. Memorandum; in: Zentralarchiv B. 1/10, Nr. 559, bzw. Zentralarchiv B. 1/10, Nr.420, S. 5. Zu M. Plaut vgl. auch Anmerkung 604.

[476] Zu Duckwitz siehe STAB 9 S. 3. (Duckwitz, Richard); Fritz Peters: Über die Herkunft, S. 222 und 225 f.

[477] STAB 3-G.7. Nr. 2825.

[478] Max Plaut hatte als Vertreter der „Reichsvereinigung der Juden" für den Bezirk Nordwestdeutschland eine Ruhefrist von 25 Jahren für die ihm unterstellten Friedhöfe ausbedungen, die ihm „mit Rücksicht auf polizeiliche Bestimmungen erreichbar" schien. Duckwitz überschreitet diese Frist in seinem Brief noch um fünf Jahre. Max Plaut: Die jüdischen Friedhöfe in Deutschland; in: Zentralarchiv B. 1/10, Nr. 559, bzw. Zentralarchiv B. 1/10, Nr. 420, S. 5.

[479] Der Jurist Eduard Grunow (1869 – 1954) war seit 1920 im Bremer Eisenbahndienst tätig und an führender Stelle mit der Organisation des für Bremen ökonomisch wichtigen Hafen- und Eisenbahnverkehrs betraut. Ähnlich wie Duckwitz beteiligte er sich auch an Projekten, die den für Bremen wichtigen internationalen Verkehr betrafen, also über den engeren deutschen Rahmen hinausreichten. 1934 zum „Präsident der Behörde für Verkehr" ernannt, traf er in diesem Amt seine Entscheidungen eigenverantwortlich. Erst am 1.4.1942 trat er, zuvor immer wieder um Verlängerung seiner Amtszeit gebeten, mit 73 Jahren in den Ruhestand. Bereits ein Vierteljahr später wurde er mit der Wahrnehmung der Geschäfte des Senators für das Bauwesen betraut, ein Amt, das er bis zum

denfriedhofes auf die Stadt" sei „zweckmäßig", da ein „Mangel an Friedhofsgelände zur Bestattung Angehöriger des feindlichen Auslandes besteht und etwa ein Viertel der Fläche noch belegt werden kann … Die Frage der Ruhezeit und etwaiger jüdischer Ansprüche ist u. E. ohne Bedeutung",[480] antwortete er am 15. Mai 1944. Und Duckwitz stimmte zu.

Zwar ließ die erforderliche Erlaubnis des Reichsministers für Finanzen noch bis Kriegsende auf sich warten, den Plan der nationalsozialistischen Bremer Baubehörde, die noch ungenutzten Flächen zur Bestattung „von Angehörigen des feindlichen Auslandes" zu nutzen, realisierte man jedoch trotzdem. Am Ort der heutigen Gedenkanlage für die jüdischen Opfer des Nationalsozialismus in Bremen ließ die Wehrmacht 1941/42 etwa 150 russische Zwangsarbeiter und Kriegsgefangene in Massengräbern bestatten. Eine zweite Beerdigung russischer Kriegsgefangener fand unter Zustimmung der „Reichsvereinigung der Juden" in Berlin offenbar Ende 1944 statt. Nach dem Krieg wurden sie exhumiert und in die Sowjetunion überführt.[481] Einen weiteren Teil des Friedhofes verpachtete der Oberfinanzpräsident Weser-Ems als „200 qm Gartenland" an einen Anwohner der Hastedter Heerstraße.[482]

Heute fehlen an vielen Gräbern die Metalleinfassungen. Ob dies im Zusammenhang mit den freiwilligen Metallspenden während des Ersten Weltkrieges steht oder mit der 1938 auch für christliche Friedhöfe angeordneten „Entschrottungsaktion",

---

31.3.1945, kurz vor der Übernahme der Stadt durch die britische Besatzungsarmee, bekleidete. Zum Kriegsende siehe: Herbert Schwarzwälder: Geschichte, Bd. IV, S. 613 ff. und 617. Mit seinem ausgeprägten Organisationstalent ließ Grunow Arbeiten durchführen, „die in mancher Richtung während des Bombenkrieges für die Bevölkerung Bremens Erleichterungen geschaffen haben." 1954 erhielt Grunow anläßlich der Vollendung seines 85. Lebensjahres das „Große Verdienstkreuz der Bundesrepublik". Am 11.7.1967 wurde durch Beschluß des Bremer Senats eine Straße im Ortsteil Ostertor nach ihm benannt. Der Verfasser seiner Vita in der „Bremischen Biographie", Carl Völkers, lobt ihn wie folgt: „Weit über Bremens Grenzen hinaus ist die Arbeit Grunows gewürdigt worden. Seine Stimme hatte Gewicht in den Reichsministerien und in Wirtschaftsverbänden. Seine Klugheit, verbunden mit hervorragenden Charaktereigenschaften, seine stete Hilfsbereitschaft haben ihm in seiner Arbeit wie in seinem Privatleben eine besondere Stellung und Autorität geschaffen." Aus seinem Engagement bei der Enteignung des jüdischen Friedhofs wird aber auch deutlich, wie sehr der Jurist selbst zu Kriegsende bereit war, die nationalsozialistische Rechtsprechung anzuerkennen und anzuwenden. Vgl. Bremische Biographie 1912 – 1962, S. 190 f.; STAB 9, S. 3 (Grunow, Eduard).

[480] STAB 3-G.7. Nr. 2825.

[481] Ob die zweite Bestattung tatsächlich stattfand, ist nicht ganz klar. In einem Brief vom 7.12.1945, in dem es um die Aufstellung einer Namensliste der russischen Kriegsgefangenen zur Vervollständigung des Friedhofsbuches geht, erwähnt Karl Bruck als Vertreter der Gemeinde nur die Bestattungen von 1941/42. Vgl. Stadtgrün Bremen 42-1 55029/1; z. T. Zentralarchiv B. 1/10, Nr. 420, sowie Auskunft von Frau Ingeburg Berger, New York, Tochter von Carl Katz, dem ehemaligen ersten Vorsitzenden der israelitischen Gemeinde Bremen, gegenüber der Verfasserin bei ihrem Besuch in Bremen im Juni 1997. Anne Dünzelmann irrt, wenn sie schreibt, dass hier keine Zwangsarbeiter beerdigt worden seien. Vgl. Anne Dünzelmann: Juden in Hastedt, S. 161 f.

[482] Brief des Oberfinanzpräsidenten an Herrn Otto Benthin, Hastedter Heerstr. 260, 1.10.1946; in: Zentralarchiv B. 1/10, Nr.420. Das Protokoll der Vorstandssitzung der Jüdischen Gemeinde vom 26.1.1950 spricht dann davon, dass es mit Hilfe von „Dr. Löwenstein", wahrscheinlich ist Dr. Siegmund Loebenstein gemeint, Direktor des Regionalbüros der IRSO in Kassel, bei verschiedenen ehemaligen Gemeindegrundstücken, so u. a. auch beim Friedhof an der Deichbruchstraße, gelungen sei, Vergleiche „mit den jetzigen Eigentümern zustande zu bringen". Zentralarchiv B. 1/10 Nr. 1061; zu Löwenstein bzw. Loebenstein vgl. auch den Brief der IRSO vom 17.11.1948 und das Protokoll der Versammlung der Israelitischen Gemeinde vom 12.12.1948; in: Zentralarchiv B. 1/10, Nr.1061.

deren Ertrag Rüstungszwecken zugeführt werden sollte, ist heute nicht mehr klärbar. Damals wurden auch auf anderen jüdischen Friedhöfen „Gitter und Zäune ... für den Westwall von der Gestapo beschlagnahmt, ... Metallbuchstaben und religiöse Embleme von den Grabsteinen entfernt" und selbst „Gedenktafeln für Gefallenen des Ersten Weltkrieges ... fortgenommen", „sofern sie nur Metallwert hatten".[483] Wenn ja, geschah dies vermutlich in Zusammenarbeit mit der jüdischen Friedhofsverwaltung, zumal man die Inschriften dabei nicht von den Grabsteinen gerissen hat.[484] Offenbar sind jedoch in dieser Zeit die Tore des Friedhofs zerstört bzw. beschlagnahmt worden.[485]

Zur Geschichte des Friedhofs während des Nationalsozialismus gehört schließlich auch der Bau des Luftschutzbunkers direkt an der Friedhofsmauer zur Inselstraße. Wegen seiner Industrie (Borgward, Focke-Wulf, Lloyd Dynamo-Werke, Weser-Wehr)[486] und dem täglichen Pendelverkehr der Arbeiter zählte Hastedt zu den Ortsteilen Bremens, die besonders gefährdet waren, in denen man also den Bunkerbau besonders forcierte. Das war nicht einfach, weil „in günstiger Lage nur wenig geeignete größere Plätze vorhanden" waren.[487] Daß Böhmker den Bunker getreu den Plänen des Luftschutzbauamtes[488] in direkter Nähe des „Judenfriedhofes" zusammen mit anderen Bauten am 18. Juni 1941 genehmigte, zeigt, wie wenig den Nationalsozialisten an der Achtung jüdischer Existenz und Tradition gelegen war.[489] Es dürfte zumindest sehr fraglich sein, ob einem gleichen Bunkerbau am nahegelegenen städtischen Hastedter Friedhof zugestimmt worden wäre. Noch heute erhebt sich der Bunker des Typs 094[490] wie ein Klotz an der Friedhofsmauer; man hätte ihn in der Nachkriegszeit nicht sprengen können, ohne den jüdischen Friedhof erneut zu zerstören. Am 13. Mai 1942 fand im Luftschutzbauamt die vorläufige Überga-

---

[483] Max Plaut: Die jüdischen Friedhöfe in Deutschland; in: Zentralarchiv B. 1/10, Nr. 559, bzw. Zentralarchiv B.1/10, Nr. 420, S. 5.
[484] Vgl. dazu Peter Melcher: Weissensee, S. 89.
[485] Siehe den Bericht von Max Plaut an Finanzsenator Nolting-Hauff vom 4.12.1946; in: Zentralarchiv B. 1/10, Nr. 367.
[486] Vgl.: Angelika Timm u.a.: Hastedt, S. 97 ff.
[487] Antwort des Luftschutzbauamtes Bremen auf eine Beschwerde eines Grundstücksbesitzers, auf dessen Boden der Bunker in der Hastedter Heerstraße gebaut werden sollte, 24.4.1942; in: STAB 4,29/1-1186; siehe auch die Antwort des Senators für das Bauwesen an den Regierenden Bürgermeister, 25.9.1944, sowie den Bericht des Kommandeurs der 8. Flakdivision an den Gauleiter Weser-Ems, Gauleiter und Reichsstatthalter Wegener am 28.8.1944; in: STAB 4,29/1-1180.
[488] Am 29.11.1940 war der Plan des Luftschutzbauamtes fertig. STAB 4,29/1-1200.
[489] An anderen Orten wurden z. B. auch auf dem Gelände zerstörter Synagogen Bunker errichtet. Michael Foedrowitz: Bunkerwelten, S. 49.
[490] Eine Vereinheitlichung der verschiedenen Luftschutzbunkertypen war aus Rationalisierungsgründen und zwecks Beschleunigung der Bauverfahren vielfach angestrebt. Von Berlin wurde jedoch zunächst nur das Grundmaß festgelegt, so dass verschiedene Städte, u.a. auch Bremen, Standardpläne entwickelten. Zu einer reichsweiten Vereinheitlichung, die dann jedoch niemandem mehr nützte, kam es erst Anfang 1945. M. Foedrowitz, Bunkerwelten, S. 34 f. Der Bunker 094 ist daher der einzige seines Typs in Bremen. Vgl. STAB 4,29/1-1180; STAB 4,29/1-1140; STAB 4,29/1-1141, sowie den Bericht zum Stand der „L.S.-Bunkerbauten des Luftschutzbauamtes Bremen" vom 23.3.1942, Blatt 1-5; in: STAB 4,29/1-1142.

be des Bunkers statt. Mit einem Fassungsvermögen von 300 Personen gehörte er zu den kleinen Bunkerbauten, die kurze Zeit später der besonderen Genehmigung des Reichsministers der Luftfahrt und Oberbefehlshabers der Luftwaffe, Hermann Göring, bedurften.[491]

Die größten materiellen Zerstörungen des Friedhofs ereigneten sich bei den Luftangriffen auf die Hansa Lloydwerke 1944 und besonders beim letzten Luftangriff auf Bremen am 20. April 1945. Die Mauer rechts von der Friedhofskapelle an der Deichbruchstraße wurde weggerissen, die Kapelle beschädigt sowie die Leichenhalle und der Geräteschuppen zerstört. Ein Bombeneinschlag vernichtete oder ramponierte auch die Grabsteine auf dem neuen Friedhofsteil am Alten Postweg. Ebenso waren die Häuser der Umgebung des Friedhofs an der Deichbruchstraße und der Fleetstraße betroffen. Beim Einmarsch der 29. Division war der Friedhof – so Markreich – in einem „unbeschreiblich schlechten Zustande". Niemand konnte ihn betreten. Der Schutt der ausgebombten Häuser der Deichbruchstraße türmte sich meterhoch vor dem Eingang.[492] Der Bunker war zwar direkt von der Inselstraße aus begehbar,[493] die Bewohner der Deichbruchstraße und ihrer näheren Umgebung liefen jedoch bei Luftangriffen über den Friedhof zum Bunker.[494] Mit dem Bombenkrieg endete auch die traditionelle jüdische Pietät gegenüber den Toten.

Trotz aller Gefährdung war der Friedhof für die jüdischen Menschen Bremens von großer emotionaler Bedeutung, gesteigert durch eine Umgebung, die Juden die bloße Existenz und das Lebensrecht absprach. Er war ein Ort jüdischer Identität, ein Ort des Gedenkens und der Verbindung mit den Vorfahren. Emigranten suchten ihn nicht selten auf, um sich vor dem Aufbruch in ein unbekanntes Land noch einmal der eigenen Wurzeln und Herkunft zu vergewissern und den Verstorbenen Lebewohl zu sagen.[495] Gepflegt wurde der Friedhof so auch bis zur Deportation nach Theresienstadt am 23. Juli 1942. Zu diesem Zeitpunkt bestand die jüdische Gemein-

---

[491] Sie waren standardmäßig noch nicht einmal mit einem Erste-Hilferaum versehen. Zur Ausstattung der Bunker siehe: Michael Foedrowitz: Bunkerwelten, S. 32 ff. und 38 f.

[492] Max Markreich: Geschichte der Juden, S. 294. Die Akten des Staatsarchivs verzeichnen nicht die Zerstörung des Friedhofs, sondern nur die Bombenschäden der nahe gelegenen Straßen: Inselstraße / Ecke Osterdeich in der Nacht vom 12. zum 13. Mai 1941, Inselstraße in der Nacht vom 8. zum 9. Mai 1941, Hastedter Heerstraße und Alter Postweg 150 und 185 am 20.12.1943, Fleetstraße in der Nacht vom 24.2. bis zum 25.2.1945; STAB 4,29/1-1491.

[493] Der Lageplan des Luftschutzbauamtes in: STAB 4,29/1-1200.

[494] Auskunft von Herrn Richard Müller, seit den zwanziger Jahren Besitzer eines Hauses direkt am Eingang des Friedhofs an der Deichbruchstraße, gegenüber der Verfasserin im Sommer 1997. Auch Schulkinder benutzten den Weg über den Friedhof als Abkürzung. Ihre Eltern hatten ihnen den Ort als jüdischen Friedhof erklärt und ihnen die Abkürzung erlaubt, wenn sie sich dabei respektvoll verhielten und keinen Krach machten. Vgl.: Lilly Kertesz: Von den Flammen verzehrt, S. 123.

[495] „Gar mancher hat gebeugt, im Seelensturme, einsamen Abschied von seinen Toten genommen in der Stunde des Aufbruchs, und ich erinnere mich des Augenblicks, da ich, nachdem ich meinen genommen hatte, noch einmal still stand und zurückblickte auf das Grab meines Vaters, bevor ich langsam die eiserne Pforte ins Freie öffnete, am Vorabend des Tages, an dem mich das Schiff heraustrug zu den neuen Ufern eines neuen Tages," schreibt Ignatz Rosenak – sich an seine Emigration im Jahre 1938 erinnernd – zum 26. Todestag 1948 seines Vaters. Minnie Rosenak: The Rosenaks, S. 55 f.

de nur noch aus etwa 130 bis 140 alten Menschen und jenen etwa 90 Personen, die in Mischehe lebten.[496] Viel spricht dafür, dass der Friedhof eine besondere Bedeutung gerade für die alten Menschen besaß, die, getrennt von ihren Angehörigen, in Bremen ausharren mussten. Nach dem Minsker Transport am 18. November 1941 hatte – nach Max Markreichs Überlieferung – Carl Katz die allgemeine Verwaltung, insbesondere die Betreuung der Altersheimbewohner übernommen. Max Jonas hingegen widmete sich vor allem den Arbeiten, „die den Friedhof betrafen, den er in den Sommermonaten auch persönlich instand hielt"[497] – eine Aufgabe, die seit dem 18. September 1941, als das Reichsverkehrsministerium die Benutzung öffentlicher Verkehrsmittel durch Juden mit großen Einschränkungen versah, sicherlich nicht ganz einfach war.[498] Danach kümmerte sich der von den Nationalsozialisten als Vertreter der „Reichsvereinigung der Juden in Deutschland" eingesetzte Kaufmann jüdischer Herkunft Karl Bruck[499], der eigentlich nicht zur Gemeinde gehört hatte, um Gemeindegrundstücke und Friedhof bis in die erste Nachkriegszeit. Und selbst die junge jüdische Zwangsarbeiterin aus Ungarn, die ihn im Herbst 1944 mit ihren Kameradinnen zufällig fand, maß ihm große emotionale, sogar heimatliche Bedeutung zu. Die Hinweise auf nur 1 1/2 Jahre zuvor stattgefundene Beerdigungen, auf eine noch vor kurzem in Bremen existierende Gemeinde und besonders die in der Friedhofshalle im Schrank zurückgelassenen Gebetbücher rührten und erschütterten die jungen Frauen. Im KZ ist ihnen der Besitz von Büchern verboten. Die gefundenen wagten sie jedoch – aus Respekt vor fremdem Eigentum – nicht mitzunehmen.[500]

---

[496] Herbert Schwarzwälder: Geschichte, Bd. IV, S. 463 f.; Initiativkreis Gedenkfahrt nach Minsk (Hg.): Deportation Bremer Juden nach Minsk, S. 13.

[497] Max Markreich: Geschichte der Juden, S. 285. Max Jonas, 1881 in Borken geboren, war Händler und Vertreter für Spirituosen. Er wohnte bis zum 2.10.1941 in der Kreuzstr. 51 im Ostertorviertel, danach bis zum 30.12.1941 in der Franz-Lizst-Str. 11a und zuletzt in der Parkstr. 1, im vorderen Schwachhausen, bevor er nach Theresienstadt deportiert wurde und schließlich in Auschwitz umkam. Zu Jonas siehe R. Bruss: Die Bremer Juden, S. 299, bzw. STAB 4,82/1-1/688 (Jonas, Meyer Israel).

[498] Siehe dazu die Aussage von Max Plaut, Bericht zur Besprechung im Bundesinnenministerium zur „Instandsetzung und Instandhaltung jüdischer Friedhöfe" vom 11.2.1954; in: STAB 3-F.3. Nr. 236.

[499] Bruck (1907 – 1970) war gebürtiger Bremer. In seiner Meldekartei wird seine Konfession wie die seiner Frau Berta Käthe als evangelisch, später ersetzt durch konfessionslos, angegeben. Markreich bezeichnete ihn als „Kryptojuden". Noch in den ersten Nachkriegsmonaten vor der Neugründung durch Carl Katz fungierte Bruck als Vertreter der Israelitischen Gemeinde Bremen. Der von der britischen Militärregierung eingesetzte Finanzsenator Hermann Heinrich Wolters (1910 – 1974), Mitglied der KPD, später der SPD, lehnte jedoch die Zusammenarbeit mit ihm bei den Verhandlungen über Wiedergutmachungsansprüche ab. Bruck habe „der Gestapo bei der Deportierung der Juden und bei der Verbannung der Halbjuden und jüdisch verheirateten Arier Handlangerdienste geleistet," indem er zumindest die Listen der von diesen Gestapo-Aktionen Betroffenen geführt hat." Ein weiterer von drei Vertretern der ersten Nachkriegsgemeinde war Neumark. Er war nach einer Notiz des von der Militärregierung ernannten und schon einen Monat später wieder entlassenen Regierenden Bürgermeisters Erich Johannes Vagts (DNVP) „ein Freund der NSDAP" gewesen. Zu Karl Bruck siehe: Max Markreich: Geschichte der Juden, S 293; R. Bruss, Die Bremer Juden, S 277; STAB 4,82/1-4/56 (Bruck, Karl), sowie Wolters' Brief an Wilhelm Kaisen, 3 9.1945; in: STAB 3-K.1.d.3.Nr. 31. Zu Neumark siehe die Notiz von Vagts vom 10.6.1945; in: Ebd. Zu Wolters und Vagts siehe: Fritz Peters: Über die Herkunft, S. 227 bzw. 223.

[500] Vgl. den Bericht der damals zwanzigjährigen Lilly Weisz. Lilly Kertesz: Von den Flammen verzehrt, S. 123 f.

Nach dem Holocaust

Wiedergutmachungen, Nachkriegsidentitäten und das „Problem von Schuld und Sühne"

Schon kurze Zeit nach dem Zusammenbruch des NS-Regimes und der „Befreiung durch die Alliierten" begründete Carl Katz, der langjährige erste Vorsitzende der Nachkriegsgemeinde, am 16. August 1945 die Bremer Jüdische Gemeinde neu. Sie beantragte schon am 4. September 1945 in einer Besprechung mit Bürgermeister Wilhelm Kaisen und Senatsvertretern die Wiederherstellung des jüdischen Friedhofs in Hastedt. Kaisen übergab die Angelegenheit am 5. September 1945 an den Senator für das Bauwesen.[501] Eine unter Bausenator Hermann Emil Theil (1892 – 1968)[502] gegründete Deputation beschloß die Wiedergutmachungsansprüche der jüdischen Gemeinde nicht gesondert, sondern im Rahmen von Gedenkstättenmaßnahmen für verschiedene Gruppen von NS-Opfern in Bremen, Zwangsarbeitern, KZ-Insassen des Außenlagers Farge und anderen KZ-Opfern aus Bremen und Umgebung zu behandeln.[503] Eine Vorstellung, die sicherlich auch Bremens bekanntestem Nachkriegsbürgermeister entsprach, der als NS-Gegner in seinen Reden gleichermaßen die Verantwortung gegenüber den Opfern des Nationalsozialismus betonte wie die Schuld des Dritten Reiches gegenüber den Kriegstoten.

Die Gedenkstätten für die NS-Opfer wurden schließlich auf dem Osterholzer Friedhof an der Seebaldsbrücker Heerstraße realisiert. Am 14. September 1947 legte Bürgermeister Kaisen im Rahmen der „Internationalen Gedenkwoche für die Opfer des Faschismus und Krieges" den Grundstein für die Anlage, auf der die Opfer des Nationalsozialismus und des Krieges begraben sind. Im September 1951 weihte Kaisen hier das Relief „Brüderlichkeit im Tod" ein.[504]

---

[501] W. Kaisen an Bausenator Emil Theil, 5.9.1945, sowie Brief von C. Katz an das Garten- und Friedhofsamt, 5.9.1945. In Stadtgrün Bremen 42-1 55029/2; Senator für die Finanzen an den Senator für das Bauwesen, 30.12.1946; in: STAB 4,29/1-1109. Gartenbauamt an die Israelitische Gemeinde, 20.12.1947; in: Zentralarchiv B. 1/10, Nr. 420. Auch auf der vom 12. bis 26. Januar in Bremen gezeigten „KZ-Ausstellung", die Teil der Entnazifizierungspolitik der Amerikaner in Bremen war, wird die Zerstörung des jüdischen Friedhofs auf einem Plakat angeprangert. Zentralarchiv B. 1/10, Nr. 1046.

[502] Zu Theil siehe: Herbert Schwarzwälder: Bremer Geschichte, 1993, S. 255; Fritz Peters: Über die Herkunft, S. 226, 229 und 231 f.; Käthe Popall, Ein schwieriges politisches Leben. Erzählte Geschichte. Bearbeitet von Peter Alheit und Jörg Wollenberg Fischerhude 1985, S. 119; STAB 9 S 3 (Theil, Emil).

[503] Bausenator Hermann Theil an den Bremer Finanzsenator, 8.2.1947; in: STAB 3-K.1.d.3. Nr. 31 bzw. STAB 4,29/1-1109 bzw; in: Stadtgrün Bremen 42-1 55029/4. Auf Antrag der jüdischen Gemeinde in Hamburg setzte auch die in Bremen vom 12. bis 13.10.1947 stattfindende Sitzung des Central-Comitees Bergen-Belsen einen Ausschuß zwecks Förderung und Überwachung der Instandbringung von Jüdischen Friedhöfen und Kultstätten in der Britischen Zone auf ihre Tagesordnung. Jüdische Gemeinde Hamburg an das Central-Comitee, 10.10.1947; in: Zentralarchiv B. 1/10, Nr. 11217.

[504] Zur Gedenkstättenanlage für die Opfer von NS-Verfolgung und dem Bombenabwurf auf dem Osterholzer Friedhof : Susanne Engelbertz: Heimatgeschichtlicher Wegweiser, S. 50 f. Ebenso die Akte STAB 4,29/1-1109.

Wie bei vielen jüdischen Friedhöfen in der Nachkriegszeit waren die Länder für die Instandsetzung verantwortlich. Bremen gehörte zu den ersten, die diese Aufgabe in Angriff nahmen. Hatten zuerst amerikanische Soldaten erste Aufräumarbeiten geleistet,[505] so übernahm ab dem 18. September 1945 das Gartenbauamt die Aufsicht.

Die Aufräumungsarbeiten auf dem jüdischen Friedhof begannen am 18. September 1945. Beaufsichtigt vom Gartenbauamt waren zunächst 15, später 25 vom Arbeitsamt gestellte ehemalige aktive Nationalsozialisten[506] damit beschäftigt, 410 Gräber von etwa 700 – 800 sowie die verschütteten Zufahrtswege zum Friedhof am Alten Postweg und an der Deichbruchstraße wiederherzustellen. Der Teil des Friedhofs, auf dem man die russischen Kriegsgefangenen bestattet hatte, erhielt zunächst eine „Lebensbaum-Hecke".[507] 1952 wurde hier die Anlage für das Denkmal für die ermordeten Bremer Juden des Holocausts errichtet. Bereits im Frühjahr 1945 hatte man mit den Restaurierungs- und Instandsetzungsarbeiten auf anderen Bremer Friedhöfen, in Osterholz, Riensberg, Walle, Hastedt, Hemelingen, am Buntentor, in Woltmershausen und Gröpelingen begonnen.[508]

Schon früh flossen der israelitischen Gemeinde auf unbürokratischem Weg Gelder zum Wiederaufbau der Synagoge und des Friedhofes zu – noch bevor die Besatzungsmächte der Westzonen ein Rückerstattungsgesetz und eine individuelle Entschädigung für Juden verkündeten.[509] Auf Anregung von Rechtsanwalt Dr. Ahlers, dem späteren Präsidenten des vorläufigen Kirchenausschusses der Bremischen Evangelischen Kirche, stimmte der Senat einer Sammlung nach der „altbewährten Art" des Bremer „Schosses" zu, bei dem „jedermann ungenannt und nach Maßgabe seiner Mittel und seiner Einsicht für die Gerechtigkeit solcher Wiedergutmachung sein Scherflein beisteuert."[510] Am 10. November 1945 forderte ein Aufruf die Bremer Institutionen und die Bevölkerung dazu auf, durch Spenden mitzuhelfen, das „Gotteshaus" und den „Friedhof" der jüdischen Gemeinde wiederherzustellen. Die Nennung des Friedhofes geht wesentlich auf die Korrektur eines Entwurfs des Spendenaufrufs durch Dr. Ahlers zurück. Er begründete in einem Brief an Kaisen die spe-

---

[505] Bericht über die Besprechung im Bundesinnenministerium vom 8.6.1953; in: STAB 3-F.3. Nr. 236. Noch bis 1957 war in mehreren Ländern die Erstinstandsetzung nicht erfolgt. Vgl. Bericht des Bremer Vertreters über die „Besprechung im Bundesinnenministerium" vom 21.6.1957; in: STAB 3-F.3. Nr. 236. Siehe auch: Karl Marten Barfuß u. a. (Hg.): Geschichte der Freien Hansestadt Bremen, Bd. 1, Bremen, 2008, S. 205.
[506] Zentralarchiv B. 1/10 Nr. 420; Stadtgrün Bremen 42-1 55029/2. Nach Markreich war die Erstaufräumung des Friedhofs vor allem dem amerikanischen Chaplain Manuel M. Poliakoff aus Baltimore zu verdanken, dem es gelungen sei, ein „Detail", also einen Sondertrupp von Nazis, für die Aufräumarbeiten zu bekommen. Max Markreich: Geschichte der Juden, S. 294.
[507] Karl Bruck an das Gartenbauamt Bremen, Abt. Friedhöfe, 7.12.1945; in: Stadtgrün Bremen 42-1 55029/1; Zentralarchiv B. 1/10, Nr. 420.
[508] Siehe den Bericht des Hochbauamtes an den Senator für das Bauwesen und das Wohnungswesen, 12.2.1948; in: STAB 4,29/1-1105.
[509] Zu den komplizierten Vorgängen um die Rückerstattung und Verwaltung herrenlosen Vermögens sowie um die individuelle Entschädigung siehe u. a.: Michael Brenner: Nach dem Holocaust, S. 92 – 95.
[510] Ahlers an W. Kaisen, 3.10.1945; in: STAB 3-K.1.d.3. Nr. 31.

zielle Erwähnung des Friedhofes mit den Worten, dass „bei unserem so überwiegend dem religiösen Denken und Fühlen entfremdeten Volke das Gefühl für die Ehrwürdigkeit und Unantastbarkeit einer Grabstätte immerhin noch lebendig erhalten geblieben ist."[511] Den Ertrag der Sammlung – 21.699,32 RM – verwendete die Gemeinde hauptsächlich zur Instandsetzung der Gräber sowie zur Wiederherstellung bzw. Erneuerung der zerstörten und beschlagnahmten Tore und Einfriedungen.[512] Dennoch blieben Bestattungen auf dem jüdischen Friedhof zunächst weiter ein Provisorium. Im Novemberpogrom 1938 waren die „Hanftaue für Beerdigungszwecke" gestohlen worden, so dass die Bestattungen sich nicht „ordnungsgemäß" durchführen ließen. Bis Anfang 1947 gelang es der Gemeinde nicht, neue Hanfseile zu bekommen; der Seiler erhielt für die erforderlichen 10 kg Hanf keinen Bezugsschein.[513] Trotz der ersten Aufräumarbeiten 1946 befand sich der jüdische Friedhof noch längere Zeit in einem heute kaum mehr vorstellbaren Zustand der Verwahrlosung. Im Sommer 1946 schreiben zwei Anwohner des Friedhofes an die jüdische Gemeinde: „Nachdem die Anlagen des Friedhofes wieder in einen würdigen Zustand versetzt werden konnten, sind die Menschen z. T. wenig ehrfurchtsvoll geblieben. Der neu angelegte Weg von der Deichbruchstraße zum Friedhof ist ohne weiteres zugängig und wird von den Kindern vielfach als Tummelplatz benutzt. Anwohner der Straße führen ihre Hunde an diesen Platz und selbst Kinder und Erwachsene benutzen diesen Ort. Es muß befürchtet werden, daß sich hier bei zunehmender Wärme neben atmosphärischer Unreinheit ein Krankheitsherd auftut. Eine zweckmäßige Einfriedung und ein für Kinder nicht erreichbarer Torverschluß könnten noch Unangenehmes, insbesondere für die Friedhofsbesucher unterbinden."[514]

Doch erst 1947 waren die Einfriedungsmauern wiederhergestellt.[515] Das Aufstellen der durch den Krieg oder Vandalismus zerstörten Grabsteine zog sich hingegen noch bis zum Anfang der sechziger Jahre hin: Bis Ende 1949 stellte der Senat Gelder für die laufende Instandhaltung des Friedhofes zur Verfügung.[516] Als das Bundesinnenministerium im Sommer wegen sich häufender Pressemitteilungen über Beschädigungen und Verunreinigungen auf jüdischen Friedhöfen, die in der Weltöffentlichkeit, insbesondere in den USA Aufsehen erregen würden und das Deutsch-

---

[511] Ahlers an W. Kaisen, 3.10.1945; in: STAB 3-K.1.d.3. Nr. 31.
[512] Ahlers an W. Kaisen, 30.10.1945; in: Ebd. Aus einer Aufstellung von Max Plaut für Senator Dr. Nolting-Hauff über die Schäden der jüdischen Gemeinde geht hervor, dass 10.000.– RM der Gartenbaubetrieb Rötsch erhielt und 4.250.– RM der Schlossermeister Benthin. Max Plaut an Senator Nolting-Hauff, 4.12.1946; in: Zentralarchiv B. 1/10, Nr. 367; siehe auch Carl Katz an Senator Nolting-Hauff, 9.12.1946; in: 3-K.1.d.3. Nr. 31.
[513] Carl Katz an das Wirtschaftsamt Bremen mit der Bitte um Ausstellung eines Bezugsscheins, 6.2.1947; in: Zentralarchiv B. 1/10, Nr. 420.
[514] A. Noor und Richard Müller an die Israelitische Gemeinde Bremen, 2.5.1946; in: Zentralarchiv B. 12/10, Nr. 420.
[515] Im Jahresbericht der israelitischen Gemeinde von 1963 heißt es: „Der Friedhof wurde weiter instand gesetzt, fehlende Grabsteine ebenfalls weiter ergänzt." Zentralarchiv B. 1/10, Nr. 71, S. 2.
[516] Brief des Gartenbauamts an die israelitische Gemeinde Bremen, 20.12.1947; in: Zentralarchiv B. 1/10, Nr. 420.

landbild im Ausland schädigen könnten, eine besorgte Anfrage auch an die Bremer Landesregierung richtete, musste über den jüdischen Friedhof nichts Nachteiliges berichtet werden.[517]

Im Frühjahr 1947 beantragte der von der jüdischen Gemeinde beauftragte Bremer Architekt Wilhelm Tonne den Wiederaufbau der Kapelle und die Wiederherstellung der Einfriedungsmauer, die sich jedoch erst 1952 ausführen ließen.[518] Aufgrund von Befehlen der amerikanischen Militärregierung vom 2. April 1947 war um alle Bunker eine Sperrzone errichtet worden, in der „Umbauten, Anbauten oder sonstige Aufwendungen an Zeit und Geld nicht stattfinden sollten."[519] Man plante, die Bunker zu sprengen. Später waren die Amerikaner aber nicht mehr an weiteren Sprengungen interessiert, und so entschied der Bremer Senat am 22. November 1948, dass in der Sperrzone doch eine Bauerlaubnis erteilt werden könne, wenn der Bauherr eine Verzichtserklärung für jeden Schaden, der im Falle einer späteren Sprengung entstünde, unterzeichne. Eine solche Unterschrift wollten Gemeindevorstand Katz und der ausführende Architekt jedoch verständlicherweise nicht leisten. Erst nachdem eine Dienstanweisung vom 20. September 1950 festlegte, dass eine Erklärung generell nicht mehr erforderlich sei, erteilte die Behörde für ein weiteres Jahr die Verlängerung der Bauerlaubnis. Bereits 1949 hatte der Senat entschieden, dass der Friedhof, insbesondere Umfassungsmauer und Kapelle, von der Stadt instandgesetzt werden würden.[520] Wirtschaftliche Schwierigkeiten des Senats führten schließlich dazu, dass man erst im November 1951 mit den Wiederaufbauarbeiten begann.

Sowohl für die Kapelle als auch insbesondere für den Gedenkstein ließ sich die Bremer Gemeinde von ähnlichen Projekten aus den jüdischen Gemeinden in München, Berlin und Düsseldorf anregen.[521] Am Sonntag, dem 18. Mai 1952, vormittags um 11.00 Uhr, weihte man schließlich die Kapelle und das von dem Bremer Bildhauer August Traupe[522] geschaffene Ehrenmal für die von den Nationalsozialisten

---

[517] Stadtgrün Bremen 42-1 55029/2.
[518] Die Gemeinde selbst war Ende 1946 beim Finanzsenator vorstellig geworden und hatte um Finanzierung der Restauration der Grabkapelle und des Raums für die Aufbewahrung der Toten gebeten. Vgl. Brief des Senators für das Bauwesen an den Finanzsenator, 30.12.1946; in: Stadtgrün Bremen 42-1 55029/2. Siehe im Einzelnen: Zur Kapelle: Bauordnungsamt Bremen, Israelitischer Friedhof, Deichbruchstraße 1 und 2; darin: Akte Hochbau Abt. C, Nr. 800/47, Inhaltsverzeichnis Nr. 8. Zur Einfriedungsmauer: Ebd., Hochbau Abt. C, Nr. 798/47, Inhaltsverzeichnis Nr. 7. Einige Schreiben in dieser Angelegenheit enthalten auch in: Zentralarchiv B. 1/10, Nr. 420. Nach einem Grundrißplan des Architekten von Mai 1947 mußte die Mauer am Friedhofseingang an der Deichbruchstraße sowie die Mauer rechts von der Kapelle, gesehen vom Eingang an der Deichbruchstraße, ersetzt werden. Weitere Schreiben zu den Wiederaufbauarbeiten von 1952 sind enthalten in: Zentralarchiv B. 1/10, Nr. 1115.
[519] Baurat an Architekt Wilhelm Tonne, 8.6.1950; in: Ebd.; Akte Hochbau Abt. C, Nr. 800/47, Inhaltsverzeichnis Nr. 8, bzw. Zentralarchiv B. 1/10, Nr. 420.
[520] Siehe die Aktennotiz vom 6.11.1949; in: Zentralarchiv B. 1/10, Nr. 1061.
[521] Zentralarchiv B. 1/10, Nr. 420.
[522] Der Steinmetzmeister und Bildhauer August Traupe, in den fünfziger Jahren Mitglied im Prüfungsausschuß für Grabmale (Vgl. STAB 3-F.3. Nr. 282), war ähnlich wie der Familienbetrieb des Friedhofsgärtners Rötsch, der die gärtnerische Ausgestaltung bei der Einweihung besorgte, schon vor 1933 für die jüdische Gemeinde tätig gewesen. Insbesondere die Gärtnerei war wohl freund-

ermordeten Bremer Juden ein. Die Kapelle war mit der ebenfalls von August Traupe restaurierten Ehrentafel der 24 im Ersten Weltkrieg gefallenen Bremer Soldaten jüdischen Glaubens ausgestattet worden, sie war ursprünglich in der Vorhalle der Synagoge angebracht gewesen und im Novemberpogrom zerstört worden.[523]

Der Friedhof als politisches und religiöses Symbol und die „Einweihung" am 18. Mai 1952 – Wilhelm Kaisen, Carl Katz und Felix Aber

1948 mahnte der High Commissioner der amerikanischen Zone John J. Mc Cloy bei den Wiedergutmachungsverhandlungen in Bremen, dass der Umgang der Deutschen mit den Juden im Nachkriegsdeutschland der „Prüfstein der Demokratie"[524] sei. Gegenüber der Weltöffentlichkeit war es erforderlich – wie es 1950 Mc Cloy formuliert hatte – den „großen Schandfleck" des nationalsozialistischen Verhaltens gegenüber den Juden „baldigst" zu „beseitigen".[525] Die Adenauer-Regierung übernahm die Vorstellung der Alliierten von der Rolle der Juden, zunächst aus außenpolitischen Gründen, später auch aus innenpolitischen. Sie entwickelte „zur Abwehr antinazistischer, linker Kräfte und zur Kontrolle ‚neonazistischer Käfte' den jüdischen Topos." Die in Deutschland lebenden Juden wurden in Adenauers Konzept zu einem Grundpfeiler der „moralischen Aufrüstung" im Kalten Krieg."[526]

Nach den ersten finanziellen Zuwendungen zum Aufbau von Friedhof und Synagoge kommt es noch vor der Einweihungsfeier zum Abschluss eines Vertrages zwischen der Hansestadt und der „Jewish Restitution Successor Organisation" (IRSO)

---

schaftlich mit Vertretern des Vorstandes, wie Max Markreich bzw. später Carl Katz, verbunden. Rötschs Anzeige im Gemeindeblatt findet sich noch in der letzten Ausgabe vom März 1936, die von Traupe in der Ausgabe vom 17.11.1932; speziell zu Rötsch siehe: Jüdisches Gemeindeblatt Bremen, 15. März 1930; Max Markreich: Geschichte der Juden, S. 294; Carl Katz an Senator Nolting-Hauff, 9.12.1946; in: STAB-3/4-K.1.d.3. Nr. 31.

[523] Max Markreich: Geschichte der Juden, S. 155, sowie die Rechnung von August Traupe an die israelitische Gemeinde vom 6.5.1952; in: Zentralarchiv B. 1/10, Nr. 1077.

[524] Häufig wird sein Ausspruch zitiert, nach dem der Umgang der Deutschen mit den Juden der „Prüfstein der Demokratie" sei bzw. der „Prüfstein ihrer Gesittung und ihres echten demokratischen Aufbauwillens." Werner Bergmann u. Rainer Erb: Wie antisemitisch sind die Deutschen? Meinungsumfragen 1945 – 1994; in: Wolfgang Benz (Hg.): Antisemitismus in Deutschland, 1995, S. 51; Josef Foschepoth: „Helfen Sie uns und Sie helfen Deutschland ...". Die Anfänge der Gesellschaften für christlich-jüdische Zusammenarbeit; in: Wolfgang Benz (Hg.): Zwischen Antisemitismus und Philosemitismus,1991, S. 65; Frank Stern: Philosemitismus statt Antisemitismus. Entstehung und Funktion einer neuen Ideologie in Westdeutschland; in: ebd., S. 48.

[525] Mc Cloy benutzt diese Formulierung bei den Verhandlungen mit dem Bremer Senat um die Entschädigungsfrage gegenüber der „Jewish Restitution Successor Organization" (IRSO). In der Niederschrift der Senatssitzung vom 25.08.1950 heißt es, Mr. Mc Cloy habe darauf hingewiesen, „daß in der öffentlichen Meinung der Welt über Deutschland nichts wichtiger sei, als die Entschädigungsfrage an die ausgeplünderten Juden aus der Welt zu schaffen. Es würde niemand Deutschland als gleichberechtigt in der Welt anerkennen, wenn dieser große Schandfleck nicht baldigst beseitigt würde." STAB 43/34, Senatsprotokolle, Jg. 1950, S. 1086 f.

[526] Y. Michal Bodemann: Staat und Ethnizität. Der Aufbau der jüdischen Gemeinden im Kalten Krieg; in: M. Brumlik u. a. (Hg.): Jüdisches Leben, S. 65; Michael Wolfsohn: Die deutsch-israelischen Beziehungen; in: ebd., S. 88 f.

im Januar 1952. Er gewährte der jüdischen Gemeinde unabhängig von den Regelungen individueller Entschädigungsansprüche „eine Globalabfindung für die Schäden, die sie durch Plünderungen und Zerstörungen erlitten"[527] hatte. Diese Regelung, die vergleichsweise früh erfolgte, fand nicht nur die Anerkennung des Hohen Kommissars für Deutschland Mc Cloy, sondern auch die der jüdischen Gemeinde und des damaligen Generalsekretärs des Zentralrates der Juden in Deutschland Dr. Heinrik van Damm.[528]

Nachdem für individuelle Entschädigungsansprüche die rechtliche Grundlage geschaffen worden war, die jüdische Gemeinde 1948 wieder eingetragener Verein wurde, und schließlich – seit dem 1. Mai 1952 – Körperschaft des öffentlichen Rechts, war dies ein weiterer Schritt der Restitution. In dieses Konzept gehörte auch die Einweihungsfeier auf dem jüdischen Friedhof. Sie machte den Friedhof zum Ort deutscher Nachkriegsgeschichte und -politik aber auch zum Schauplatz von jüdischen Überlegungen zur Interpretation des Holocausts und zur jüdischen Rolle bei einem Verbleib in Deutschland.

Dabei machten schon die Vorbereitungen für die Feier deutlich, wie schwirig es sich gestaltete jüdisches Leben in Bremen wie auch in Deutschland erneut zu etablieren.[529] Die Beschaffung von kosheren Fleischwaren für die Feier und für die nachfolgende, in Bremen stattfindende Konferenz der „Nordwestdeutschen Gemeinden" war mit großen Schwierigkeiten verbunden, und erst Nachfragen bei anderen Gemeinden in der Bundesrepublik führten zu einem Erfolg. Ebenso weitete sich die Suche nach einem „stimmlich begabten Kantor"[530] zu einem Briefwechsel aus, der mit Belgien und Dänemark auch die Nachbarländer einschloss. Endlich fand man einen Kantor in Kopenhagen, der abkömmlich war.

Die Inszenierung der Gedenkfeier als gesellschaftspolitisches Ereignis mit vorausgehendem Empfang im Rathaus bewog die lokalen von den Besatzern kontrollierten Medien, Weser- Kurier und Bremer Nachrichten, zu ausführlichen Berichten. Sie wa-

---

[527] Hans Koschnik (Hg.) unter Mitarbeit vo Wilhelm Lührs, Hartmut Müller u. a.: Zuversicht und Beständigkeit. Wilhelm Kaisen, S. 103 f.
[528] Zur Reaktion der Gemeinde: ebd, S. 103; STAB 34-K.1.d.3. Nr. 31; Zur Reaktion des Generalsekretärs des Zentralrates der Juden in Deutschland, Dr. Henrik van Damm: Artikel im Weser-Kurier, 10.10.1953; auch enthalten in: STAB 43-J.5. Nr. 256. Kritisch äußert sich zu dieser Abfindung hingegen Max Markreich: „eine Abfindung in ‚Bausch und Bogen' für alle Ansprüche, die herrenlos gewordenes jüdisches Eigentum betrafen wurde Ende Juni 1951 (sic!) zwischen Vertretern des bremischen Staates und Abgeordneten der ‚Jüdischen Nachfolgeorganisation' (IRSO) getroffen ..." (Max Markreich: Geschichte der Juden, S. 299 f.)
[529] Korrespondenz der jüdischen Gemeinde Bremen in: Zentralarchiv B, 1/10, Nr. 82, In den späteren Jahren war die Beschaffung von kosherem Fleisch offenbar kein so großes Problem mehr. Siehe die Abrechnungsbücher der jüdischen Gemeinde: Zentralarchiv B. 1/10, Nr. 1219 (Februar 1959 – 1961); Zentralarchiv B. 1/10, Nr. 1200 (Altersheim Haushaltskasse ab April 1957).
[530] Brief an die Communauté Israelite de Bruxelles vom 15.04.1952 in: Zentralarchiv B. 1/10, Nr. 82.

ren wohl eher Ausdruck der in sie gesetzten Erwartungen als genuines Interesse der Zeitungsmacher.[531]

Zu diesem Zeitpunkt übten die Alliierten noch die Oberhoheit in Deutschland aus (bis 1955). Die Entnazifizierung[532] war 1949 in Bremen abgeschlossen und hatten zu ähnlichen Ergebnissen wie im Bundesgebiet geführt: 95% der Bevölkerung waren nicht betroffen, von den übrigen 5% waren 9/10 als Mitläufer eingestuft worden oder konnten damit rechnen. Die junge deutsche Bundesregierung hatte in dieser Zeit eine Reihe von Amnestien erlassen, die den Kreis der von den mit den Alliierten abgestimmten Landesgesetzen zur Befreiung vom Nationalsozialismus und Militarismus Betroffenen erheblich reduzierten.

Nationalsozialisten konnten „in jede Stellung im privaten wie öffentlichen Leben zurückkehren,"[533] kritisierte John F. Napoli, amerikanischer Offizier und Leiter der Entnazifizierungsabteilung der amerikanischen Militärregierung in Bremen.

Die Ansprachen der Einweihungsfeier hielten hochrangige Vertreter der Bremer Nachkriegsobrigkeit. Landeskommissar Charles R. Jeffs als Vertreter der Amerikaner, Bürgermeister Wilhelm Kaisen, dazu Carl Katz, der Vorsitzende der jüdischen Gemeinde Bremen und der aus den USA extra angereiste letzte Rabbiner der Bremer Gemeinde, Felix Aber.

Charles R. Jeffs stellte als Vertreter der amerikanischen Alliierten noch einmal die offizielle alliierte Position zu den NS-Verbrechen und zum Kriegsverlauf dar. Die Ereignisse der letzten Jahre hätten gezeigt, dass niemand „unter seinem Sitz" ein „Loch ins Boot schlagen" könne, ohne alle zu gefährden. Das Ehrenmahl sei ein stummer Zeuge dieses Gesetzes. Aber trotz des furchtbaren Denkzettels dieser Jahre gäbe es immer noch unter den Menschen, die im öffentlichen Leben Verantwortung trügen, viele, die sich von „selbstsüchtiger Verblendung"[534] leiten ließen.

Warum und wie diese Menschen wieder in ihre Positionen gekommen waren, und welche Mitverantwortung daran die Alliierten wie auch die neue deutsche Politik trugen, darauf geht Jeffs in seiner Ansprache jedoch nicht ein. Die Festanspra-

---

[531] Über die folgenden Gedenkfeiern auf dem jüdischen Friedhof in den nächsten Jahren wird so nicht mehr berichtet.
[532] Zur Entnazifizierung in Bremen siehe mit weiteren Verweisen: Wiltrud Drechsel u. Andreas Röpke (Hg.): Denazification, S. 105 ff.
[533] Joseph F. Napoli, amerikanischer Offizier und Leiter der Entnazifizierungskommission in Bremen, zitiert nach: Wiltrud Drechsel: Holocaust-Denkmäler in Bremen; in: dies. (Hg.): Geschichte, S. 106 f.
[534] Weser-Kurier, 19.05.1952. Etwas versöhnlicher zitierten die Bremer Nachrichten und Max Markreich den Vertreter der Alliierten: „Admiral Jeffs zeigte an einem Bild, wie wir alle in einem Boot sitzen und deshalb keiner das Recht habe, unter seinem Sitz ein Loch ins Boot zu bohren. Unsere gegenwärtige Lage und die Erinnerung an das furchtbare Geschehen der Vergangenheit sollte uns alle zur Brüderlichkeit führen."Artikel: Keinen Haß im Herzen dulden! Enthüllung des jüdischen Ehrenmals- Versöhnung nur durch Opfer; in: Bremer Nachrichten, 19.05.1952; Max Markreich: Geschichte der Juden, S. 300 ff.

che wurde in der Bremer Presse denn auch unter dem etwas nebulösen Aspekt von „Schuld und Sühne" bzw. „Versöhnung" wiedergegeben.[535]

In den Ansprachen von Wilhelm Kaisen und Carl Katz ging es dann um die gewünschte politische und gesellschaftliche Entwicklung in Deutschland, die Folgen der NS-Zeit für die jüdische Gemeinde in Bremen und ihre künftige Rolle in der Gesellschaft.

Für die Situation der jüdischen Gemeinde nach dem Holocaust fand Bürgermeister Wilhelm Kaisen, an dessen Glaubwürdigkeit als SPD-Politiker und Mann der inneren Emigration kein Zweifel bestand, nüchterne und bewegende Worte. Sie zeigten die Schwierigkeiten auf, mit denen die Bremer Gemeinde wie auch die Nachkriegsgemeinden überhaupt bis Anfang der 1990er Jahre zu kämpfen hatten:[536] „Die Israelitische Gemeinde in Bremen, die vor 1933 rund 2000 Personen umfaßte, ist in den folgenden Jahren völlig dezimiert worden. Kein einziges jüdisches Kind von ca. 400 jüdischen Familien in Bremen aus der Zeit des Nazi-Regimes ist am Leben geblieben. Sie fielen dem dummen Rassenwahn zu Opfer. Heute umfaßt die israelitische Gemeinde nur erst wieder rund 100 Seelen, von denen 80% im Greisenalter stehen.[537] Nach 1945 sind in Bremen drei jüdische Kinder geboren worden. Sie können schon aus dieser Ziffer ersehen, wie schwer es ist, angesichts des Ernstes dieser furchtbaren Bilanz die Worte zu finden, die dazu dienen sollen, den Weg der Annäherung und der Versöhnung zu öffnen."[538]

Positiv erwähnt Kaisen daraufhin die finanziellen „Wiedergutmachungs"-Taten der Bremer Regierung, die „allgemeine Anerkennung"[539] gefunden hätten.

Klar benennt Kaisen den Rassismus des NS-Regimes als Ursache, die daraus erwachsene Scham und Verantwortung für die Folgen als Aufgabe der deutschen Nachkriegsgesellschaft: „Aber die Versöhnung mit Israel kann man nicht beschließen und arrangieren, weil der Schmerz das Geschehene nicht vergessen läßt, und weil die Scham in uns nicht darüber erstickt, daß inmitten unseres Volkes im 20. Jahrhundert 6 Millionen unschuldige Menschen aus rassischen Gründen wider Recht und Gesetz

---

[535] „Das große Problem der der Schuld und der Sühne. Bürgermeister Kaisen vor der israelitischen Gemeinde – Enthüllung des Ehrenmals"; in: Weser-Kurier, 19.05.1952); „Keinen Haß im Herzen dulden! Enthüllung des jüdischen Ehrenmals – Versöhnung nur durch Opfer"; in: Bremer Nachrichten, 19.05.1952)

[536] Kaisens Angaben sind nicht ganz korrekt. 1946 wurden 107 jüdische Einwohner in der Stadt Bremen gezählt, 127 im Land Bremen. Die Anzahl der von der Gemeinde zu betreuenden Personen lag bei 200. Dazu kamen z. B. noch 50 Überlebende aus Bergen-Belsen, die nach den USA auswandern wollten, sowie amerikanisch-jüdische Besatzungssoldaten. Siehe: Obenaus, Herbert u. a. (Hg.): Historisches Handbuch, Bd. 1, S. 339.

[537] 1946 lagen die Zahlen mit 127 Gemeindemitgliedern für das Land Bremen und 107 für die Stadt Bremen noch etwas höher. Insbesondere durch Auswanderung nach Israel/Palästina waren die Zahlen für 1950 niedriger mit 105 und 96 für die Stadt Bremen. Die Gemeinde bestand aus KZ-Rückkehrern und DPs, sowie amerikanischen Besatzungssoldaten. Karl Marten Barfuß u. a.(Hg.): Geschichte der Freien Hansestadt Bremen von 1945 bis 2005, Bd. 1, S. 204 f.)

[538] STAB 3-F. 34., Nr. 236 bzw. Einweihung der Friedhofskapelle, S. 21 f.; gekürzt in: Max Markreich: Geschichte der Juden, S. 305 f.

[539] Ebd.

in den Gaskammern von Auschwitz und Minsk und anderswo umgebracht wurden, und daß Deutsche dafür die Verantwortung tragen."[540]

Ganz wie in der Mahnung Mc Cloys bei den Bremer Wiedergutmachungsverhandlungen werden die Juden bei Kaisen zum Prüfstein der demokratischen Entwicklung in Deutschland. Mit klarem Blick auf die von den Alliierten geforderte moralische Haltung in Bezug auf die bevorstehende Westintegration der Bundesrepublik und ebenso im Sinne der jungen Adenauer-Regierung und deutschjüdischer Organisationen spricht Kaisen von den zukünftigen Erziehungsaufgaben in der Bundesrepublik. Wie dies allerdings geschehen soll, bleibt bei Kaisen unkonkret. Kaisen gestand –wie auch seine bürgerlichen und sozialdemokratischen Senatoren – „fast allen politischen Parteigängern und Funktionsträgern des NS-Staates das Recht auf ‚politischen Irrtum' zu, wie es Eugen Kogon formuliert hatte.[541] Dazu war für ihn, wie auch für viele Sozialdemokraten, die Auseinandersetzung mit der NS-Zeit ein Akt der individuellen Selbstprüfung, da „Schuld" nur durch „Insichgehen und Bessermachen" gesühnt werden könne.[542] Für das Ziel einer Erneuerung des „Geistes" und einer nicht rassistischen und nicht antisemitischen Gesellschaft bemüht Kaisen schließlich „die Dialektik der ewig ausgleichenden Gerechtigkeit". Kaisens Bezeichnung der jüdischen Minderheit als „unsere jüdischen Mitbürger" in seiner Rede, die bis in die Gegenwart in Reden und Denkmalinschriften auftritt, integriert bewusst und deutlich die aus dem Bürgerstatus in der NS-Zeit Ausgeschlossenen in die Nachkriegsgesellschaft:[543]

„Trotz alledem müssen wir versuchen, die unselige Erbschaft des Hasses zu liquidieren. Hier liegt eine wesentliche erzieherische Aufgabe vor uns an unsere heranwachsende Jugend … Wir wissen uns in der Lösung dieser Aufgabe einig mit unseren Mitbürgern jüdischen Glaubens, die gleich uns als Deutsche geboren sind und unter uns leben und jetzt wieder mit unserer Unterstützung diese Stätte ihres Glaubens errichten konnten. … Heute fordern wir Deutsche von der Welt für uns die Wiederherstellung der Gleichberechtigung und die gleiche Achtung. Vergessen wir aber nicht, daß das Maß der Achtung, das wir für uns selbst begehren, bestimmt wird von dem Maß der Achtung, das wir unseren Mitmenschen und nicht zuletzt unseren jüdischen Mitbürgern entgegenzubringen bereit sind. Für Bremen kann ich erklären, daß der Senat bereit ist, nach diesem Grundsatz zu verfahren. Ich möchte an dieser Stelle daher der Hoffnung Ausdruck geben, daß wir alle uns stets der großen Pflicht

---

[540] Ebd.
[541] Karl Ludwig Sommer: Wilhelm Kaisen, S. 204.
[542] Brief Kaisens an Dr. Karl Stoevesandt vom 9.04.1947, in: Karl Ludwig Sommer: Wilhelm Kaisen, S. 195.
[543] Die Formulierung ist aber zugleich problematisch. Sie suggeriert eine besonders nahe emotionale Bindung der nichtjüdischen Mehrheitsgesellschaft an die jüdische Minderheit, wo es doch darum geht klare, deutliche Formulierungen für die Aberkennung der deutschen Staatsbürgerschaft, Ausgrenzung und Ermordung zu finden, sowie die Bürgerrechte und Pflichten für Juden in der Gegenwart zu benennen.

bewußt bleiben, die uns gleich anderen deutschen Stellen das entsetzliche Erbe des Nazi-Regimes gegenüber unseren jüdischen Mitbürgern auferlegt hat ... Wird es gelingen, den Geist zu erneuern, und wird es gelingen, den nazistischen Rassen- und Größenwahn mit seiner Afterkultur nie wieder aufkommen zu lassen – das sind im Grunde genommen die Prüfsteine für unsere weitere geschichtliche Entwicklung, und das sind die beiden Fragen, auf die unsere Bevölkerung in Bremen angesichts dieses Ehren- und Mahnmals sich eine Antwort zu geben hat. Lassen sie uns geloben, in diesem Sinne tätig zu sein. Sind wir dabei mit vollem Herzen, und blicken wir dabei auf die Dialektik der ewig ausgleichenden Gerechtigkeit, dann werden wir uns auch mit dem Volke Israel ausgesöhnt haben und für unsere Völker den Frieden finden."[544]

Wirkungsvoll schließt Kaisens Rede mit einer Verbeugung vor dem Mahnmal und damit vor den jüdischen Opfern des Nationalsozialismus in Bremen,[545] eine Geste, die sich als staatsmännischer Akt von internationaler Beachtung später mit Willy Brandts Kniefall vor dem Denkmal für die Opfer des Nationalsozialismus 1970 in Warschau wiederholen sollte.

Der Friedhof war jedoch nicht nur Präsentationsort der von den Amerikanern gewünschten demokratischen Gesinnung, sondern ebenso Schauplatz jüdischer Überlegungen zu einem Verbleib in Deutschland und zur Frage der Deutung des Holocausts.

Die internationalen jüdischen Organisationen waren gegen einen Verbleib von Juden in Deutschland.[546] So forderte der jüdische Weltkongress 1948 die Juden in aller Welt auf, sich „nie wieder auf blutgetränktem deutschem Boden anzusiedeln." Im Sommer 1951 schloss die zionistische Jewish Agency sogar alle ihre Büros in Deutschland und forderte zur Auswanderung nach Israel auf. Deutschland galt zusammen mit Rom nach der Zerstörung des zweiten Tempels als „Amalek", als der ewige antisemitische Feind.[547]

Zugleich war aber auch in Deutschland eine Interessenorganisation jüdischer Gemeinden entstanden, die schließlich zur Gründung des „Zentralrats der Juden in Deutschland" führte. Bereits auf einer Tagung in Heidelberg 1948 waren prominente Redner, u. a. John Mc Cloy, der Politologe und Buchenwald-Überlebende Eugen Kogon sowie der amerikanische Rabbiner Isaac Klein, für eine Stärkung jüdischen Lebens in Deutschland eingetreten. Kogon kritisierte diejenigen, die zum Rückzug der Juden aus Deutschland aufforderten, ihre „vollkommen verständliche Haltung" bedeute den „endgültigen Triumph Hitlers."[548] Deutsch-jüdische Organisationen hat-

---

[544] STAB 34-F.34. Nr. 2346 bzw. Einweihung der Friedhofskapelle, S. 21 f.; gekürzt in: Max Markreich: Geschichte der Juden, S. 305 f.
[545] Sie ist allein bei Max Markreich überliefert. Max Markreich: Geschichte der Juden, S. 306.
[546] Michael Brenner: Nach dem Holocaust, S. 69 – 77, 111 – 116.
[547] Marchetta, 2001, S. 44; zitiert nach: Jürn Jakob Lohse, S. 23.
[548] Michael Brenner: Nach dem Holocaust, S. 115.

ten zuvor dafür plädiert, an der „demokratischen Erziehung des deutschen Volkes entscheidend Anteil zu nehmen" und vertraten gelegentlich sogar die Ansicht, deutsche Juden hätten die Pflicht in Deutschland auszuharren.[549]

Nichts kann Auschwitz, nichts kann Völkermord rechtfertigen. Der Wechsel von leidvollen zu glücklichen Emotionen aber und der erneute Wechsel vom Glück zum Leid erscheinen psychobiologisch sinnvoll. „Unsere neuronale Konstitution lässt es …. ratsam erscheinen, dass wir einen Rhythmus organisieren, ein Auf und Ab, ein Hin und Her zwischen Glück und Unglück"[550], meint der Neurobiologe, Resilienzforscher und Holocaust-Überlebende Boris Cyrulnik. Ein solches Auf und Ab ist auch dem jüdischen religiösen Jahr eingeschrieben, in dem Verfolgung mit Errettung und Befreiung abwechseln, passives Erleiden mit aktiver Befreiung.

Das Mitteilen der traumatischen Erfahrung in vertrauenswürdiger Umgebung ermöglicht individuell erst den Neuanfang[551] Dies gilt wohl auch für kollektives Erleben. Zumindest ist sowohl das individuelle wie das kollektive Gedächtnis „intentional". Das heißt: „Es sucht sich aus der Vergangenheit die Fakten zusammen, die dem, was sein Träger in der Gegenwart empfindet, Gestalt verleihen … Die gleiche Geschichte zu erzählen, an die gleichen Vorstellungen zu glauben, erzeugt ein Gefühl großer Vertrautheit. Deshalb sind gemeinsame Erzählungen oder Mythen und Gebete in der Gruppe ausgezeichnete kulturelle Beruhigungsmittel."[552]

Konstitutiv für das jüdische Selbstverständnis ist so die Erinnerung an vergangene Verfolgungen, denen Juden seit den Zeiten der Bibel immer wieder ausgesetzt waren. Innerhalb des jüdischen Jahres werden diese Verfolgungserfahrungen zusammen mit den Katastrophen der Tempelzerstörungen und anderen Übeln wie der Abkehr des jüdischen Volkes von Gott in der Wüste und dem Tanz um das goldene Kalb insbesondere am 9. Aw (Tischa beAw) rezitiert. Dieses aktive – nach Marchetta – „präsentische" Erinnern ist nicht Selbstzweck, sondern befähigt dazu „Gottes Weisung zu befolgen und dadurch ein Licht für die Völker zu sein." Es ist „aktives, heilbringendes Tun."[553] Die Opfer dieser Verfolgungen werden dabei als „Märtyrer" angesehen, die für ihren Glauben gestorben sind. Um an diese Glaubensmärtyrer erinnern zu können, entstand im Mittelalter aufgrund der zahlreichen während der Kreuzzüge verübten Pogrome der Brauch, Gedenkbücher, ‚Yizkor- oder Memor-Bücher' mit den Namen der Verstorbenen anzulegen, ein Brauch, der sich auf die Namenslisten der

---

[549] Dagegen sahen die Mehrheit der „Displaced Persons" in Deutschland meist nur eine Übergangsstation auf dem Weg nach Palästina. Ebd., S. 71 f.; Wolfgang Jacobsmeyer: Die Lage der jüdischen „Displaced Persons in den deutschen Westzonen 1946/47 als Ort jüdischer Selbstvergewisserung; in: Micha Brumlik u. a.: Jüdisches Leben in Deutschland seit 1945, S. 341 ff. Hannah Levinsky-Koevary: Auf der Suche nach einem neuen Zuhause. Nachkriegsauswanderung von jüdischen „Displaced Persons" in die USA; in: Karin Schulz (Hg.): Hoffnung Amerika, S. 193 ff.; Barbara Johr: Reisen ins Leben, Bremen 1997.
[550] Boris Cyrulnik: Mit Leib und Seele, 2007, S. 69.
[551] Boris Cyrulnik: Scham, 2011, S. 97 – 100, 102, 107 f.
[552] Boris Cyrulnik: Rette dich, 2013, S. 172.
[553] Marchetta: 2001, S. 44; zitiert nach: Jürn Jakob Lohse: S. 23.

alttestamentarischen Schriften zurückführen lässt. Mit den Namen wird an den einzelnen erinnert, ohne den das jüdische Volk keinen Bestand hat. Das Erinnern von „Märtyrer"-Namen geht auf die hebräische Bibel zurück. In Jesaja 56,5 heißt es über die, die beschnitten sind und den Sabbat halten: „ Ich will ihnen in meinem Haus und in meinen Mauern ein Denkmal (yad) stiften und einen Namen, besser denn Söhne und Töchter, einen ewigen Namen stifte ich ihnen, der unvertilgbar ist."[554] An Jom Kippur wird in der Vorstellung gläubiger Juden die ganze Welt geprüft und wer die Prüfung bestanden hat in das Buch des Lebens (Sefer Ha Chaim) eingeschrieben.

Konstitutiv für das jüdische religiöse Selbstverständnis ist aber auch die „präsentische" Erinnerung an die Errettung aus lebensbedrohlicher Gefahr und die Rückkehr in das gelobte Land, nach Israel, als freies Volk, insbesondere an den jüdischen Feiertagen von Pessach.[555] „Im kulturellen Gedächtnis des jüdischen Volkes ist der Auszug aus Ägypten, wie er Jahr für Jahr beim Vorlesen der Pessach (Haggada) in Erinnerung gerufen wird, genau so präsent wie die Vertreibung aus Spanien. Und zu den Toten aus Auschwitz und Bergen-Belsen treten die Opfer der Egged-Buslinien von Tel Aviv und Jerusalem als Märtyrer."[556]

Der Exodus (2. Buch Moses, hebr. Schemot), der nicht nur zu einer tief verankerten wesentlichen Geschichte der jüdischen sondern auch der westlichen Kultur wurde, ist dabei zugleich „eine nach vorn gerichtete Reise – nicht nur in Zeit und Raum. Er ist ein Marsch auf ein Ziel zu, ein moralischer Fortschritt, eine tiefgreifende Verwandlung. Die Männer und Frauen, die Kanaan erreichen, sind, im buchstäblichen und übertragenen Sinne, nicht mehr dieselben Männer und Frauen, die Ägypten verließen."[557]

Beide Aspekte der jüdischen Identität, Erinnerung an vergangener Verfolgungen und Befreiungserlebnis, werden in den Ansprachen der jüdischen Vertreter angesprochen und zur Sinndeutung der aktuellen Verfolgungserfahrung genutzt.[558]

Katz war in Frack und Zylinder, der typischen angemessenen Vorkriegskleidung, auch bei Friedhofsbesuchen zum Volkstrauertag des „Centralvereins deutscher

---

[554] Leopold Zunz: Die Heilige Schrift, S. 828. An Jom Kippur hoffen gläubige Juden zudem, dass sie von Gott in das Buch des Lebens, Sefer ha Chaim, eingetragen werden.
[555] Zu Beginn der Pessach-Haggada heißt es: „Einst waren wir Sklaven des Pharaos in Ägypten, aber der Ewige, unser Gott, führte uns von da heraus mit starker Hand (yad hasaka) und ausgestrecktem Arm..." Zitiert nach: Sefer haggada shel pessach, S. 8) Und zum Schluss der Pessach-Liturgie wird gesungen: „Le shana haba biruschalaim", kommendes Jahr in Jerusalem. (Sefer hagaddah shel Pessach, S. 57) etc. Ähnliche Rettungs- oder Transferaspekte in die Freiheit oder in das gelobte Land haben auch Rosch haSchana, das Laubhüttenfest, Chanukkah oder Purim.
[556] Rheinz: 2003, S. 62; zitiert nach: Jürn Jakob Lohse: S. 24.
[557] Michael Walzer: Exodus und Revolution,1988, S. 21
[558] Jürn Jakob Lohse bezieht sich in seiner Interpretation der Einweihungsfeier nur auf den Opferaspekt. Dies mag einer kollektiven Erzählung geschuldet sein, die Juden nur als Opfer des Holocausts sieht, als „Schafe, die zur Schlachtbank geführt werden", und den aktiven Teil des jüdischen Widerstandes nicht wahrnimmt. (Vgl. dagegen: Boris Cyrulnik: Rette dich, S. 146 f.; ders.: Scham, S. 216 – 219)

Staatsbürger jüdischen Glaubens", erschienen.[559] In seiner Rede klingt die Haltung deutsch-jüdischer Organisationen für einen Verbleib in Deutschland an und die Bereitschaft zur Übernahme der den Juden in der Bundesrepublik zugedachten Rolle. Der Schulterschluss mit den Sozialisten und Kommunisten, an die Katz in der direkten Nachkriegszeit Anschluss gesucht hatte, ist nicht mehr gefragt. Selbst engagiert in der von den Amerikanern eingerichteten Gesellschaft für Brüderlichkeit ist er bereit, zumindest die Rolle einzelner kirchlicher Vertreter im dritten Reich ausgesprochen positiv zu sehen.[560] Katz religiös-jüdische Deutung der Schoa verband sich mit einer Stilisierung des jüdischen Volkes insgesamt als quasi natürlichen Feind des NS-Staates und Verbündeten der neuen Demokratie so wie der Annahme des zugedachten Erziehungsauftrags im neuen demokratischen Deutschland. Die problematische Rolle, die Katz selbst in der jüdischen Gemeinde wie auch andere Repräsentanten der „Reichsvereinigung der Juden in Deutschland" spielen mussten, und das Problem jüdischer Denunzianten[561] blendet Katz dabei aus. Katz' Ansprache passt auch in ein christlich-philosemitisches zeitgenössisches Konzept, das die Schoa zu einer Art „Opfergang des jüdischen Volkes stilisierte" und mit einem „höheren heilsgeschichtlichen Sinn" versah, der „religiösen Monumentalisierung als leidendes auserwähltes Volk".[562] Die Presse kolportierte seine Rede dennoch recht unspezifisch unter dem Aspekt „Versöhnung" und „kein Kompromiss mit dem Bösen". Dabei rief Katz – ähnlich wie Kaisen – ebenso zur Wachsamkeit gegenüber den Relikten des Nationalsozialismus' auf und zur Erziehung der nachfolgenden Generationen. Mit einem Zitat aus dem Talmud bat er schließlich um das Ende des Hasses auf beiden Seiten.

„Ein Volk, daß seine Toten ehrt, ehrt sich selbst. Für uns Juden ist es von Anbeginn unserer Geschichte eine heilige Pflicht, Würde und Freiheit des Menschen zu achten und zu ehren bis über den Tod hinaus. Dafür haben unsere Väter gelebt und gelitten in einer vieltausendjährigen Geschichte. Unter diesem Gesetz ist auch unsere Generation angetreten. Als Geschöpfe und Bekenner Gottes mußten wir der Staatsfeind des Dritten Reiches sein und in all unserem Leid sagen wir noch heute ‚Ja' dazu, daß man uns in der Epoche tiefsten Niedergangs als Feind empfunden hat. Nie, niemals kann es sinnlos sein, für Gott sterben zu müssen. Sehr spät, beinahe zu spät, hat die Welt sich gegen die Mächte der Finsternis erhoben, die mit einer grausamen Logik und vernichtenden Konsequenz ihr Vernichtungswerk ausführten.

---

[559] Mündliche Mitteilung von Barbara Johr zum „Gedenkbuch" der Gemeinde, März 2002.
[560] Tatsächlich gab es konkrete Hilfeleistungen nur von den Mitgliedern der Stephani-Gemeinde gegenüber ihren getauften Mitgliedern jüdischer Herkunft. Dieter Koch: Die Deportationen von Christen jüdischer Abstammung aus der Stephani-Gemeinde; in: Günther Rohdenburg (Bearb.): „... sind Sie für den geschlossenen Arbeitseinsatz vorgesehen ...", S. 64 – 86.)
[561] Siehe dazu für Bremen mit weiteren Literaturangaben: Günther Rohdenburg: Die Beteiligung der Juden an den Deportationen. Das Problem der Helfershelfer; in: ders.: „... sind Sie für den geschlossenen Arbeitseinsatz vorgesehen ...", S. 131 ff.
[562] Frank Stern: Philosemitismus statt Antisemitismus; in: Wolfgang Benz (Hg.): Zwischen Antisemitismus und Philosemitismus, S. 59.

Erst als die Gefährdung der Kultur und Zivilisation der ganzen Welt offenbar wurde, erkannte man, was auf dem Spiel stand. Man wurde sich schließlich bewußt der Märtyrerrolle, die die Juden für alle Freiheitsliebende hatten übernehmen müssen. In den Zeiten höchster Not wuchs in den christlichen Kirchen, in den Herzen aufrechter Männer ein neues Verständnis für das gemeinsame Gut unserer heiligen Schrift. Ist nicht vieles von dem heute schon wieder vergessen? Täuschen wir uns nicht. Die Gefahr des Dritten Reiches mag vielleicht überwunden sein, aus der Gefahrenzone sind wir sicherlich noch nicht heraus. Nur bei größter Wachsamkeit können wir dem drohenden Untergang entgehen. Nur wenn wir alle aus der Vergangenheit gelernt haben, wenn wir keine Kompromisse mit dem Bösen – in welchem Gewande es auch erscheinen mag – mehr dulden, wenn wir unsere Erziehungsaufgaben gegenüber einer heranwachsenden Generation ganz ernst nehmen, nur dann kann aus den Trümmern der Gegenwart allmählich eine Welt entstehen, in der das Leben wieder lebenswert ist. ... Wir gedenken unserer Toten, die als Geschöpfe Gottes als Märtyrer sterben mußten. Wollen wir sie in lebendiger Erinnerung halten, soll nicht nur dieses Ehrenmal von ihnen sprechen, dann müssen wir den Menschen als Geschöpf wieder achten und ehren lernen. Lassen Sie mich schließen mit einem Gebet aus dem Talmud. Gib, Ewiger, mein Gott und Gott meiner Väter, daß in keines Menschen Herz Haß aufsteige gegen uns, und laß in unseren Herzen keinen Haß aufsteigen gegen andere Menschen."[563]

Der letzte Rabbiner Bremens bis 1939, Felix Aber,[564] Schwiegersohn Leopold Rosenaks, legte den Schwerpunkt seiner Rede dagegen auf die jüdisch-theologische Deutung der Schoa. Zunächst geht er auf die Zerstörungen ein, die der Nationalsozialismus in der Bremer Gemeinde hinterlassen hat. An das Bild des „endlosen Zuges der Leichenwagen" schließen sich Biographien einzelner Gemeindemitglieder an. „Weit öffnen sich die Pforten. Unser geistiges Auge sieht einen endlosen Zug von Leichenwagen, der, wenn er in Wirklichkeit bestände, kilometerweit sich durch die Stadt erstrecken würde. So viele von ihnen habe ich gekannt und geschätzt ... Heinrich Rosenblum war ein schlichter Mann aus dem Volke, der bescheiden und anspruchslos in der Mitte unserer Gemeinde lebte und in Ehren seine Familie großzog. Und als ob es nicht genug mit dem Opfer seines Lebens gewesen wäre, enthält die lange Liste der Toten, die wir ehren, die Namen seiner Gattin und seiner Kinder Irmgard und Toni, die in Minsk den Nazis zum Opfer fielen ..."[565]

In seiner Gedenkrede zur zehnjährigen Wiederkehr des Beginns des 1. Weltkrieges 1924 war Abers Vision – angelehnt an die biblische Geschichte der Sunamiterin

---
[563] Einweihung der Friedhofskapelle, S. 11 f.
[564] Felix Aber wurde selbst 1938 nach dem Novemberpogrom mit anderen Bremer Juden nach Sachsenhausen verschleppt: Sabine Hank, Uwe Hank u. Hermann Simon: Feldrabbiner, S. 20 ff., S. 218 ff.
[565] Ebd., S. 15 f.; leicht abgewandelt bei: Max Markreich: Geschichte der Juden, S 308 f.

(2. Kö 4,8 - 37)[566] – das „Wunder" des erneuten Aufbaus einer gemeinsamen Zukunft in Deutschland aus der Katastrophe durch die Anstrengung von Juden und Nichtjuden. Das ist nach der Schoah nicht möglich. In der Vision des Propheten Ezechiel von der Wiedererweckung der Toten durch Gott und ihrer Rückkehr nach Israel (Ezechiel Kap. 37)[567] beschreibt Aber, der sich in einem privaten undatierten Dankesbrief an Carl Katz positiv über den Wiederaufbau seiner alten Gemeinde äußert,[568] nun die Sinnstiftung der Schoa im jüdischen Denken. Aus der Zerstörung und Ermordung erfolgt erneut die Heimkehr nach Israel, nicht nur als spirituelle, sondern mit der Staatsgründung 1948 als konkrete Hoffnung. „Der Prophet träumte, wir haben die Wirklichkeit gesehen, das Gräbertal und die Heimkehr zu Israel. Im Schattenreich des Todes wurde dem jüdischen Volk ein neuer Lebenswille geboren. Der Geist der jüdischen Kämpfer des Warschauer Ghettos kam zum Leben, und die dem Tode Entronnenen, die Sklaven von Gestern, bauten dem jüdischen Volk mit der Waffe und der Kelle in der Hand ein neues Heim im alten Väterland[569]. Und darum spricht das jüdische Volk nicht länger, unsere Gebeine sind verdorrt, unsere Hoffnung ist geschwunden. Es hat sein Schicksal in die eigene Hand wieder genommen und hat seinen geachten Platz im Rate der Völker wieder eingenommen … Unsere Feinde wollten den Namen Israel ausrotten, sie sind zusammen- gebrochen. Wir bestehen. Wir haben das Gnadengeschenk von der Hand Gottes empfangen ..."[570] Aber schließt seine Rede mit einem Zitat aus der Todeszene aus Goethes Faust II, kurz vor den Zeilen, in denen Faust mit dem Eingeständnis seines Glückes in der Welt die Wette mit dem Teufel verliert: „In unserem Schicksal ist die blühende Vision des größten deutschen Dichters zur Wahrheit geworden. Solch ein Gewimmel möcht ich sehn, auf freiem Grund mit freiem Volke stehn."[571]

Im Topos der Heimat Israel deutet sich dabei die kritische Distanz an, die die jüdischen Nachkriegsgemeinden gegenüber der neuen Bundesrepublik nach der Schoa

---

[566] Siehe: Anmerkung Nr. 427
[567] Das 37 Kapitel des Buches Ezechiel beinhaltet nicht nur die von Aber zitierte Wiedererweckung der Toten durch Gott aus dem „Gräbertal": „Siehe, sie sprechen: Verdorrt sind unsere Gebeine und geschwunden ist unsere Hoffnung; wir sind verloren." Sondern auch die Rückkehr nach Israel und die Wiedervereinigung der getrennten, israelitischen Stämme. Ezechiel soll sie nach der Anweisung Gottes auf Hölzer schreiben und wieder zusammenfügen. Leopold Zunz: Die Heilige Schrift, S. 1022 ff.
[568] „Die Tage, die ich in Bremen verbringen durfte, waren für alle Teilnehmer tief erschütternd. Ich werde noch sehr lange an sie denken. Hoffen wir, daß jetzt bessere Tage den Mitgliedern meiner alte Gemeinde beschieden sein mögen. Es war für mich sehr tröstlich, Ihr persönliches reges Interesse und Ihr tatkräftiges Schaffen und Planen festzustellen." Zentralarchiv B. 1/10, Nr. 82.
[569] Abraham, Isaak und Jakob sind nach jüdischer Tradition die Stammväter des jüdischen Volkes. Die vier Stammmütter sind Sarah, Rebecca, Rahel und Lea.
[570] Einweihung der Friedhofskapelle, S. 19; sowie leicht abgewandelt in: Max Markreich: Geschichte der Juden, S. 313 f.
[571] Ebd.

einnahmen und einnehmen mussten, eine Haltung, die sich erst mit dem Zuzug russischer Juden seit den 1990er Jahren veränderte.[572]

Der tatsächliche Weg in eine neue Gesellschaft in der Bundesrepublik[573] war dagegen sehr lang. Erst mit der Kritik von Intellektuellen und Studenten in den 1960er Jahren an der „unbewältigten Vergangenheit" öffnete sich die Gesellschaft für das Thema Holocaust. Bis in die dritte Generation und damit in die Gegenwart löst die Konfrontation mit den NS- Verbrechen Umdeutungs- und Entlastungsreaktionen aus, denn „Opa" war kein Nazi.

Die Bedeutung des Ortes für Juden nach 1945

Als Ort der Einkehr und Rückkehr sowie der Suche nach den eigenen Wurzeln hat der Friedhof wie viele jüdische Friedhöfe in der Nachkriegszeit für die Überlebenden der Schoa, die Emigranten und deren Nachkommen eine besondere Bedeutung, die sich von der nichtjüdischer Friedhöfe unterscheidet: Tod und Trennung durch erzwungene Emigration, gewaltsamer Verlust von vielen oder gar allen Familienangehörigen. Rechtsanwalt Ignatz Rosenak schreibt über seine Empfindungen beim ersten Besuch am Grab seines Vaters nach seiner Emigration in die USA 1948: „Nichts aber ist der Erschütterung vergleichbar, die einen Sohn erfaßt, wenn er nach Ewigkeiten der Trennung zum ersten Male wieder dem Grabmal gegenübersteht, welches den Namen seines Vaters trägt. Da also ruht er im ewigen Schlafe, das also war sein Grabmal inmitten der Grabmale der Toten der jüdischen Gemeinde zu Bremen; sie alle ruhen aus vom tödlichen Kampfe des Daseins, jenseits aller Mühsal, stumm, unnahbar erhaben – und der Schnee fiel langsam und sanft, wie schweigend, und breitete sein riesiges Leichentuch über diese mir so wohl bekannte Stätte des Friedens."[574] Eine Folge

---

[572] Siehe u. a.: Gideon Römer Hillebrecht: Identität und Moderne. In: Michael Berger u. Gideon Römer-Hillebrecht (Hg.): Juden und Militär in Deutschland, 2009, S. 219 ff.

[573] Siehe zusammenfassend dazu: Wiltrud Drechsel: Holocaust-Denkmäler in Bremen; in: dies. (Hg.): Geschichte, S. 104 ff.

[574] Minnie Rosenak: The Rosenaks, S. 56. Ignatz Rosenak hielt sich in den fünfziger Jahren häufiger wegen jüdischer Restitutionsangelegenheiten in Deutschland auf. Ebd., S. 48. Ähnlich äußerte sich für die Emigranten auch Felix Aber bei der Einweihungsfeier auf dem jüdischen Friedhof vom 18.5.1948: „Die Brüder und Schwestern über den weiten Erdenrund verstreut, die einst unsere blühende Gemeinde bildeten, die durch Gottes Gnade den furchtbaren Schicksalssturm überlebt, haben ihr Herz an dieser Stätte, dein letzten Stück [vermutlich „das letzte Stück", J. J.] deutschen Bodens, das wir uns nicht aus der Seele reißen konnten, ... eine Stätte, die für uns im Ausland teuer geblieben ist um der Gräber willen, die wir zurückließen." Felix Aber, Gedenkrede, in: Einweihung der Friedhofskapelle, S. 14. Die Grabsteine auf dem Friedhof zeugen ebenfalls von der fortdauernden Verbundenheit der Emigranten mit ihren Familien: Jacob Michel und seine in New York verstorbene Frau Auguste (C 8/16-17); die in Antwerpen verstorbene Rosa Körbchen auf dem Familiengrabstein Körbchen (B 1/5-1); die Gedenkplatte für Bella Carlebach-Rosenack, verstorben in New York, neben dem Grabstein ihres Mannes Rabbiner Leopold Rosenack (C 6/13-14); Karl Martin Weiss und dessen Frau Clara, die in London verstorben ist (C 6/19-20); Albert Jacobsen 1874 – 1931, dessen Frau, Kinder und Enkelkinder nach Südafrika und Südwest-Afrika emigrierten (C 7/12); Emil Meyer (1875 – 1933), dessen Frau Selma 1942 in London gestorben ist. Mir bestätigte

der Schoa ist es aber zumeist, dass die Überlebenden oftmals keinen Ort hatten und haben, um ihrer Toten zu gedenken, so auch die ehemaligen Bremer Juden, deren Angehörige bei der Deportation nach Minsk umkamen. „Nur in einigen Fällen gelang es deutschen Gerichten, z. B. dem Landgericht Karlsruhe und dem Landgericht Koblenz, in Gerichtsverfahren gegen NS-Verbrecher, die Namen der Opfer zu identifizieren. Wann und wie ihre Eltern und Geschwister umgekommen sind, wissen auch heute nahezu alle rechtzeitig emigrierten jüdischen Bremer, Verdener, Achimer und Osterholzer nicht. Sie wissen auch nicht, wo ihre Angehörigen beerdigt wurden. Sie haben kein Grab, das sie aufsuchen können."[575] Schon ein Glück für die Angehörigen bedeutet es, wenn von einer einstmals großen Familie wenigstens noch ein oder zwei identifizierbare Gräber existieren. So sind von der Familie Flamm nur zwei Gräber erhalten: das des Altwarenhändlers Abraham Jehuda Flamm und das seiner Tochter Minna Flamm, die als Kind starb.[576] Manchmal haben Angehörige oder überlebende Gemeindemitglieder den Ermordeten auf Familiengräbern ein Erinnerungszeichen gesetzt. Für die anderen Überlebenden aber, die ihre Angehörigen in den namenlosen und nicht individualisierbaren Massengräbern der Konzentrationslager in Minsk und Theresienstadt verloren haben, wird die Fiktion des Grabes, das Denkmal, zum Ersatz für das Grab als Erinnerungs- und Gedenkort. Ein Unterscheidungsmerkmal nicht nur zwischen Juden und Nichtjuden, sondern auch zwischen den Überlebenden der Schoah und anderen Juden. Diese Funktion des Bremer Mahnmals für die Opfer des Nationalsozialismus sprach der ehemalige Rabbiner der Gemeinde, Felix Aber, auf der Gedenkfeier am 18. Mai 1952 an: „Dieses Denkmal ist für uns, die Lebenden, bestimmt, damit, wenn unsere glücklicheren Brüder die Gräber ihrer Eltern und Anverwandten besuchen, wir auch eine Stätte hier auf Erden haben, wo wir die mit der Seele suchen können, die unserem irdischen Auge entrückt sind."[577]

Das Mahnmal

Schon 1946 hatte die jüdische Gemeinde gegenüber Bürgermeister Kaisen darauf gedrängt „einen Ehrenhain oder Gedenkstein für die jüdischen Opfer des Nazismus auf dem jüdischen Friedhof an der Deichbruchstraße anzulegen", und nachgefragt,

---

der Bremer Lehrer und Historiker Rolf Rübsam, welche Bedeutung der Gang auf den Friedhof noch heute für die überlebenden ehemaligen Bremer Juden hat, die einmal im Jahr vom Bremer Senat zu einem Besuch in der Stadt eingeladen werden. Gespräch mit Rolf Rübsam, 3.7. 1998, anläßlich eines solchen Besuches.

[575] Jürgen Weidemann: „Hunger, Krankheit und Tod waren allgegenwärtig". Vom Leben in Minsk und danach; in: Staatsarchiv Bremen (Hg.): Es geht tatsächlich nach Minsk, S. 30.

[576] Vgl. den Artikel „Überall wächst das Grün der Hoffnung. Gang über den jüdischen Friedhof in Hastedt"; in: Weser-Kurier, 21.11.1987, S. 15; Anne Dünzelmann: Juden in Hastedt, S. 138 ff.; Regina Bruss: Die Bremer Juden, S. 285.

[577] Einweihung der Friedhofskapelle, S. 14.

ob der Bremer Senat dafür die Kosten übernehmen würde.[578] Spätere Anträge der Gemeinde beziehen sich jedoch nur auf die Wiederherstellung des Friedhofs, die Instandsetzung von Kapelle, Leichenwaschraum und Friedhofsmauer.[579] Der nächste Versuch erfolgte erst wieder im Herbst 1946 bzw. Anfang 1947 von der Bremer Hilfsstelle für Konzentrationslager-Entlassene und der Bremer Senatorin für Flüchtlingswesen und Wiedergutmachung Käthe Popall (KPD).[580] Angeregt von der Hamburger Zonentagung der Betreuungsstelle der politisch Verfolgten, drängten sie auf Mahnmale für die politischen Opfer des Nationalsozialismus.[581] Die von Bausenator Emil Theil geleitete Deputation des Bremer Senats verfügte 1947, die Ansprüche der jüdischen Gemeinde im Rahmen von Gedenkstättenmaßnahmen für verschiedene Gruppen von NS- Opfern zu verwirklichen.[582]

Der Bau des Mahnmals fiel in die Zeit des Kalten Krieges. Ereignisse wie die Blockade Berlins boten die Möglichkeit von der nationalsozialistischen Vergangenheit abzulenken. Zunehmend errichtete man in dieser Zeit Gedenkstätten für zivile Kriegsopfer und Soldaten.[583]

Das Denkmal für die jüdischen Opfer der NS- Vernichtung auf dem jüdischen Friedhof von 1952 steht in einem politischen und religiösen Kontext. Samuel Berger, der Schwiegersohn von Carl Katz,[584] hat es in Zusammenarbeit mit dem Steinmetz und Bildhauer August Traupe gestaltet, der schon vor dem Krieg für die Gemeinde gearbeitet hatte.

Die äußere Form der Mahnmale dieser Zeit lehnte sich zumeist noch an Überliefertes an und suchte keinen eigenen Ausdruck für das Geschehene. Die Gestalt des Bremer Ehrenmahls erinnert an einen überdimensionierten Obelisken, eine Form, wie man sie neben Grabstellen und traditionellen figürlichen Elementen nach 1945 häufig bei der Gestaltung von Gedenksteinen verwendete.[585] An der Spitze trägt es einen Davidsstern. Rabbiner Felix Aber rückt das Mahnmal in seiner Rede so auch

---

[578] Vgl. Die maschinenschriftliche Liste für eine Besprechung mit Kaisen; in: Zentralarchiv B. 1/10. Nr. 1046.
[579] Bauordnungsamt Bremen, Bauakte btr. Das Grundstück israelitscher Friedhof. Deichbruchstraße 1 und 2, darin: Hochbau Abt. C, Nr. 801/47, Nr. 800/47, Nr. 798/47; sowie Brief des Senators für die Finanzen an den Senator für das Bauwesen vom 30.12.1946; in: STAB 4, 29/1-1109.
[580] Ihr unterstand „das Flüchtlingswesen und das Amt für Wiedergutmachung im Ressort für Wohlfahrtspflege. Zu Käthe Popall siehe: Inge Buck unter Mitarbeit von Elisabeth Meyer-Rentschhausen: Käthe Popall. Ein schwieriges politisches Leben, S. 1934 ff.
[581] Siehe die Briefe von Käthe Popall vom 20.09. 1946 und 18.01.1947; in: STAB 4, 29/1-1109
[582] Brief von Hermann Emil Theil vom 28.02. 1947, in: STAB 34-K.1.d. Nr. 341bzw. STAB 4, 29/1-1109.
[583] Ihre Gesamtzahl in der alten Bundesrepublik – man schätzt sie auf 35 bis 40.000 – übertrifft bei weitem die Gedenkorte für die Opfer des Nationalsozialismus. Peter Reichel: Politik mit der Erinnerung, S. 111.
[584] Gespräch der Autorin mit Samuel Berger am 21.08.1998 in Bremen.
[585] Peter Reichel: Politik mit der Erinnerung, S. 1034. Der Gedanke, dass Denkmäler nicht versöhnen, sondern erschrecken oder sogar provozieren sollten, ist erst eine Vorstellung der neueren Zeit. (Vgl. : Hajo Funke: Wenn die Erinnerung kommt. Solidarität mit dem nicht Bekannten. Zur Debatte um das Berliner Holocaust-Mahnmal; in: Freitag, 27.02.1998, S. 134 f.; Salomon Korn:Aufgeschoben, aufgehoben? Dem Berliner Holocaust-Mahnmal könnte aus politischem Kalkül das Aus drohen; in: Allgemeine Jüdische Wochenzeitung (Bonn), 28.05.1998, S. 1.)

in die Nähe des Grabmals für den unbekannten Soldaten.[586] Damit parallelisierte Aber die für die humanitären Ideale der französischen Revolution gefallenen französischen Soldaten mit den jüdischen Glaubenshelden in Bremen, den Opfern des Holocausts, den Gefallenen „al Kiddusch haSchem"(zur Ehre Gottes), für die er die gleiche Anerkennung und Ehrfurcht anmahnt.

Das Denkmal trägt zwei Inschriften, eine deutsche und eine hebräische. Die dem Betrachter nahe Inschrift auf dem Sockel ist auf Deutsch. Sie wirbt um Konsens und Anerkennung in der nichtjüdischen deutschen Öffentlichkeit:

„Bewahre oh Herr die Menschheit vor Schrecken und Gewalt in allen Zeiten. In den Jahren 1933 – 1945 mussten unter dem nationalsozialistischen Regime 915 Menschen unserer Gemeinde ihr Leben lassen, weil sie Juden waren. Öffne den Opfern deine Himmelstore. Sie waren unsere Besten."

Die Zahl von 915 ermordeten Gemeindemitgliedern ist überhöht, sie entspricht aber ziemlich genau der Zahl der in den Deportationslisten erwähnten Personen (917).[587] Die eigentliche Zahl der Ermordeten lag tiefer.[588] Diese Ungenauigkeit war den Veranstaltern – Kaisen spricht von 915 Juden, die „in Bremen und Umgebung unter Ausnahmegesetz umgekommen" seien – wohl bewusst. Weder für den Senat noch für die jüdische Nachkriegsgemeinde stand jedoch eine langwierige Prüfung der Fakten im Vordergrund, die von der historischen Forschung in Bremen erst in den letzten Jahren geleistet wurde. Ging es der Gemeinde vor allem um eine würdige Repräsentation ihrer Toten und die Anerkennung ihrer Verluste in der Nachkriegsgesellschaft, so ging es für die Bremer Regierung um den sichtbaren Bruch mit der Vergangenheit.

Der deutschsprachige Text der Inschrift ist in vieler Hinsicht typisch für Mahnmaltexte dieser Zeit, die eine versöhnende Funktion hatten. Während in den Mahnmaltexten der direkten Nachkriegszeit noch der unmittelbare „Schmerz der Lebengebliebenen und Antifaschisten"[589] vorherrschte, noch ohne Tabus das vergangenen Geschehen beschrieben wurde,[590] oder nur mit wenigen Worten auf die Opfer

---

[586] Aber beginnt seine Rede mit dem Hinweis auf das Grabmal des unbekannten Soldaten: „ Vor einigen Tagen stand ich in Paris unter dem Arc de Triomphe. Turmhoch wölbte sich sein Bogen über dem Grab des unbekannten Soldaten. Ehrfurchtsvoll blickten die Besucher in die ständig brennende Flamme, die über dem Grabstein flackerte." Einweihung der Friedhofskapelle, S. 14. Zum Grabmal des unbekannten Soldaten mit weiteren Literaturangaben: Peter Reichel: Politik mit der Erinnerung, S. 24.

[587] Gunther Rohdenburg (Bearb.): „... sind Sie für den geschlossenen Arbeitseinsatz vorgesehen ...", S. 10.

[588] „Nach neuesten Forschungen überlebten 2156 Bremer Juden die Shoa, die Hälfte davon konnte aufgrund rechtzeitiger Auswanderung der Verfolgung entkommen. Fast 800 waren in Arbeits- und Vernichtungslagern ermordet worden." Karl Martin Barfuß u. a. (Hg.): Geschichte der Freien Hansestadt Bremen, Bd. 2, S. 207. Etwas andere Zahlen gibt es bei Wilhelm Tacke zu lesen, der von 765 Ermordeten und 3700 jüdischen Verfolgungsopfern „auf Grund der NS-Rassegesetze" berichtet, mit Bezug auf weitere Literatur und Auskünfte. (Wilhelm Tacke: Die Mär, S. 147)

[589] Ulrike Haß-Zumkehr: Mahnmaltexte in Südniedersachsen, S. 191 – 204.

[590] „51.000 erschossen, gehängt, zertrampelt, erschlagen, erstickt, ersäuft, verhungert, vergiftet, abgespritzt ..."

hingewiesen wurde[591], änderten sich Sprache und Inhalt der Texte seit den 1950er Jahren. Allgemeine Tendenz der wenigen Gedenkstätten dieser Zeit ist ein Hang zur Nivellierung der verschiedenen Opfergruppen. Auf ihnen wird zumeist „möglichst ausgewogen" der „Opfer verschiedener -Ismen", sowohl der „Opfer des Stalinismus" als auch der „Opfer des Nationalsozialismus"[592] gedacht. Der Tod selbst und nicht das „Getötetwerden" ist in den Mittelpunkt gerückt."[593] Der Volksbund deutscher Kriegsgräberfürsorge, der allerdings erst nach der Gedenkfeier auf dem jüdischen Friedhof am 27. Mai 1952 seine Arbeit aufnahm, fasste z. T. mit sehr großzügigen Formulierungen wie „Hier ruhen als Opfer des Krieges 1939 – 1945" sehr unterschiedliche Menschengruppen zusammen. Der Historiker Peter Reichel spricht in diesem Zusammenhang von „Harmonisierung" und einer ins „menschlich Allgemeine" gehenden „Abstraktion."[594]

Absicht der zwischen 1947 und 1951 errichteten Gedenkanlage auf dem Osterholzer Friedhof in Bremen war es jedoch, die Ausgegrenzten und Ermordeten in ein demokratisches Gedenken an alle Opfer der NS-Zeit in Bremen zu integrieren. Kaisen hatte bei der Einweihung der Gedenkanlage 1947, die von der Vereinigung der Verfolgten des Nazi-Regimes und dem Bremer Senat initiiert wurde, die verschiedenen Opfergruppen der NS-Zeit klar benannt[595], distanzierte sich jetzt in seiner Ansprache auf dem jüdischen Friedhof deutlich von einer aufrechnenden und nivellierenden Gleichbehandlung und benannte klar die Entrechtung und Ermordung der Bremer Juden: „Hüten wir uns angesichts des Ehrenmals vor Selbstzufriedenheit, die da glaubt, daß alle Teile der Bevölkerung furchtbare Opfer bringen mußten. Dieses Ehrenmal birgt die Namen von 915 toten Juden, die nicht im Krieg, sondern während des Naziregimes in Bremen und Umgebung unter Ausnahmerecht umgekommen sind."[596]

Auch der jüdischen Gemeinde ging es sicherlich nicht um Nivellierung. Allerdings wirkt das einleitende Talmud-Zitat durchaus harmonisierend und verallgemeinernd. Es enthält die allgemeine Aufforderung an Gott, die Menschheit insgesamt vor leidvoller Erfahrung zu bewahren. Opfer und Täter werden in der Bezeichnung „Menschheit" unterschiedslos zusammengefasst. Die Verantwortung für die Zukunft überträgt der Text in einer religiösen Ausdeutung Gott.

Allgemeine Konsensfähigkeit sollte hergestellt werden mit einer nichtjüdischen deutschen Öffentlichkeit und Bevölkerung, in der Mitläufer und die alten NS- Funk-

---

[591] „Für die Opfer des Faschismus" oder den „Opfern des KZs XY zum Gedenken."
[592] Ulrike Haß-Zumkehr: Mahnmalstexte, S. 193. Zwei Beispiele in Berlin (Plötzensee und Stauffenberg-Str. 13) beschreibt Peter Reichel. Er spricht bei seinen Beispielen von Harmonisierung und einer ins Menschlich-Allgemeine gehenden Abstraktion. Peter Reichel: Politik mit der Erinnerung, S. 226 – 228.
[593] Ulrike Haß-Zumkehr: Mahnmalstexte, S. 193.
[594] Peter Reichel: Politik mit der Erinnerung, S. 226 ff.
[595] Siehe: Wiltrud Drechsel: Holocaust-Denkmäler in Bremen; in: dies (Hg.): Geschichte, S. 114.
[596] Einweihung der Friedhofskapelle, S. 21.

tionsträger schon bald rehabilitiert waren und in ihren alten Positionen saßen, ehemalige KZ-Häftlinge häufig auf Misstrauen und Ablehnung stießen und nach Meinungsumfragen 30 bis 40 Prozent der Bevölkerung antisemitisch waren. Zur Atmosphäre der Nachkriegsjahre gehörte auch Schweigen und Schuldabwehr.[597]

Erst dann geht der Text auf den eigentlichen Grund des Mahnmals ein, die in Bremen ermordeten Juden. Die Formulierung „mussten ihr Leben lassen" ist ein zeittypischer Euphemismus für die Ermordung und die verschiedenen Tötungsarten, denen diese Menschen ausgesetzt waren. Die Bezeichnung „Sie waren unsere Besten" als Qualitätsmerkmal der Ermordeten ist die traditionelle Würdigung der Ermordeten als Glaubensmärtyrer. Sie deutet zugleich an, wie sehr sich die kleine jüdische Nachkriegsgemeinde aus dem Blickwinkel des Holocausts definieren musste und wollte.

Mit einiger Berechtigung ist das Denkmal in den Kontext der jüdischen identitätsstiftenden Erinnerung des „Zachar" gestellt worden.[598] Im Mittelalter entstand der Brauch sogenannte Yizkor-Bücher anzulegen, in denen die Opfer der mittelalterlichen Pogrome namentlich verzeichnet waren. Dies geht auf die alttestamentarischen Namenslisten zurück. Seit 1945 wird diese Tradition wieder aufgenommen, wenn von Juden an jüdische Opfer erinnert wird. So auch im Denkmal auf dem jüdischen Friedhof, in dem in den Sockel eine Pergamentrolle mit den Namen der „915" Bremer Juden eingelassen ist, die im Nationalsozialismus ermordet worden sind.[599]

Die sich um die Kante des Obelisken ziehende, nach oben – zu Gott – strebende hebräische Inschrift ist ein Zitat aus der Bibel:

„Rachel weint um ihre Kinder, weigert sich getröstet zu werden um ihre Kinder, denn sie sind nicht da. So spricht der Herr: Wehre deiner Stimme das Weinen und deinen Augen die Tränen, denn dein Weh wird belohnt, spricht der Herr. Und sie werden heimkehren aus Feindesland." (Jeremia 31, 16 – 18)[600]

In diesem biblischen Zitat ist der komplementäre Aspekt der jüdischen Identität angesprochen, die präsentisch erinnerte Errettung aus der Bedrückung und Verfolgung seit den Tagen des Tanach, dem Auszug aus Ägypten und der Heimkehr ins gelobte Land als freie Menschen. Diese andere Erfahrung der jüdischen Existenz spricht der aus den USA einmalig für die Einweihungsfeier zurückgekehrte letzte Rabbiner der jüdischen Gemeinde, Felix Aber, an. Im „Geist" der Kämpfer des Warschauer Ghettos, in der nur wenige Jahre zuvor erfolgten Neugründung des Staates

---

[597] Siehe: Wiltrud Drechsel: Holocaust-Denkmäler in Bremen; in: dies (Hg.): Geschichte S. 104 ff.; Wolfgang Bergmann u. Rainer Erb: Wie antisemitisch sind die Deutschen? In: Wolfgang Benz (Hg.): Antisemitismus in Deutschland, S.51; Werner Bergmann: Antisemitismus in öffentlichen Konflikten; in ebd, S. 44.
[598] Jürn Jakob Lohse: S. 23 ff.
[599] Mit weiteren Literaturverweisen: Jürn Jakob Lohse, S. 24.
[600] Zitiert nach: Ulrike Puvogel u. Martin Stankowski (unter Mitarbeit von Ursula Graf): Gedenkstätten für die Opfer des Nationalsozialismus, S. 220. Bzw.: Einweihung der Friedhofskapelle, S.3.

Israel „mit der Waffe und der Kelle in der Hand"[601], in der Kapitulation der nationalsozialistischen Gegner, hat sich der Zyklus von Bedrohung und aktiver Befreiung erneut vollzogen. Im Erlebnis der erneuten Befreiung spendet die hebräische Inschrift den Überlebenden der Gemeinde uralten Trost. Felix Aber sagt in seiner Rede: „Unsere Feinde wollten den Namen Israels ausrotten, sie sind zusammengebrochen. Wir bestehen! Wir haben das Gnadengeschenk von der Hand Gottes empfangen."[602]

Das Schweigen der Opfer[603] parallelisierte in der Nachkriegszeit oftmals das Schweigen der nichtjüdischen Deutschen. Die hebräische Inschrift fasst dagegen die Erfahrung von Ausgrenzung, Diskriminierung und Mord in der Form der überlieferten Erinnerung. Die Untröstlichkeit Rachels in ihrem Schmerz ist ein passendes Bild für die sich die Ereignisse vergegenwärtigenden Gemeindemitglieder, ein Schmerz so großen Ausmaßes, den nur Gott allein trösten kann.

Der Schmerz Rachels, einer der Stammmütter des jüdischen Volkes, ist ein oft in der Literatur und Kunst und in der jüdischen kantoralen Überlieferung dargestelltes Thema. In der Untröstlichkeit Rachels schwingen dabei noch andere Elemente wie Wut, Hass und Zorn mit, die der nichtjüdischen Umgebung zumeist verschwiegen werden mussten.[604] Das ist nicht ungewöhnlich, häufig ist die hebräische Inschrift auf solchen Gedenksteinen deutlicher als die deutsche.[605]

Die auf dem Obelisken dargestellte Flamme ist dabei nicht nur – wie oft dargestellt –[606], „Ner Tamid" für die ermordeten Glaubensangehörigen, sondern genauso Mahnungs- und Erinnerungszeichen, ewiges Licht der Erinnerung an die Toten, wie es auch auf nichtjüdischen Friedhöfen und in Kirchen oder anderen öffentlichen Denkmalen gefunden werden kann. Dies machte Felix Aber in seiner Ansprache deutlich.[607]

---

[601] Felix Aber in seiner Rede; in: Einweihung der Friedhofskapelle, S. 19. Siehe auch: Markreich: Geschichte der Bremer Juden, S. 308 f.
[602] Ebd.
[603] Zum Schweigen der Überlebenden siehe: Raphael Seeligmann: Tewje wohnt hier nicht mehr; in: Allgemeine jüdische Wochenzeitung, 26.6.1997, S. 1; David Joel de Levita: Über das Schweigen; in: Das Schweigen brechen. Zum 5jährigen Bestehen des Beratungszentrums esra, S. 65 ff. Zum Schweigen von Bremer Überlebenden der Transporte nach Minsk siehe: Jürgen Weidemann: „Hunger, Krankheit und Tod waren allgegenwärtig." Vom Leben in Minsk und danach; in: Staatsarchiv Bremen (Hg.): Es geht tatsächlich nach Minsk, S. 34, wieder abgedruckt in: Günther Rohdenburg (Bearb.): „... sind Sie für den geschlossene Arbeitseinsatz vorgesehen ...", S. 62 f. Erst 40 bis 50 Jahre später löste sich dieses Schweigen, siehe u. a.: Peter Reichel: Politik mit der Erinnerung, S. 9; Wiltrud Drechsel: Holocaust-Denkmäler in Bremen: In: dies. (Hg.): Geschichte, S. 104 ff.
[604] Vergeltungswünsche finden deutlicheren Ausdruck in der Inschrift für Selma Zwinicki, eines von zwei auf dem jüdischen Friedhof begrabenen Opfer des Novemberpogroms (siehe die Biographie von Selma Zwinicki im Buch).
[605] Michael Brocke: Der jüdische Friedhof in Solingen, 1996, S. 194.
[606] Wiltrud Drechsel: Holocaust-Denkmäler in Bremen, in: dies (Hg.): Geschichte, S. 110; Jürn Jakob Lohse, S. 26.
[607] „Ehrfurchtsvoll blicken die Besucher in die ständig brennende Flamme, die über dem Grabstein flackert", sagt Aber über die ewige Flamme am Grabmal des unbekannten Soldaten, die er mit dem „Ner tamid" auf dem Denkmal für die ermordeten Juden auf dem Bremer Friedhof in Bezug setzt. Einweihung der Friedhofskapelle, S. 14.

Der Rechtsstreit zwischen Bund und Ländern

Im März 1954 stellte man das zweiflügelige Tor an der Deichbruchstraße wieder her. Bundesmittel halfen dabei. Die Instandsetzung des Friedhofs war damit abgeschlossen.[608] Am 26. Juli 1955 stimmte der Bremer Senat auf Empfehlung Senator Theils zu, die Kosten für den Unterhalt des Ehrenmals zu übernehmen. Ebenfalls bewilligte der Bremer Senat 1955/56 einen Betrag „für die Gräber der Opfer des Nationalsozialismus"[609] und stellte das Mahnmal schließlich 1957 unter Denkmalschutz.[610] Seit dem Sommer 1955 obliegt dem Gartenbauamt Bremen aufgrund des Kriegsgräbergesetzes vom 27./28. Mai 1952 die Pflege und Instandsetzung der Gräber von KZ-Opfern und Displaced Persons.[611]

Unterhaltsfragen eines jüdischen Friedhofs gehörten in den 50er Jahren sicherlich nicht zum zentralen Teil der Nachkriegspolitik, die sich wie auch in anderen Städten auf den Wiederaufbau, in Bremen insbesondere der Hafenwirtschaft, danach auf den Wohnungsbau und die öffentlichen Schulen richtete. Mögliche Bundesaufgaben versuchte Kaisen in der angespannten Bremer Haushaltslage der 50er Jahre möglichst dem Bund zuzuweisen. So erklärt sich die abwartende Bremer Haltung, die im Folgenden beschrieben ist.

Erst 1957 fanden die wiederholten Anträge der jüdischen Gemeinde von 1949 auf fortlaufende Instandhaltungsmaßnahmen Gehör.[612] Die finanzielle Situation hatte sich in der Zwischenzeit durch die Auswanderung von zahlungsfähigen Mitgliedern der Gemeinde „eher verschlechtert als verbessert."[613] Seit Ende 1949 trug die Gemeinde die Kosten für den Unterhalt des Friedhofes selbst. Das war für sie ein Problem, besaß sie doch, bedingt durch Überalterung und die Auswanderung zahlungskräftiger Mitglieder, 1954 nur noch 16 zahlende Mitglieder, was zur Folge hatte, dass man sich lediglich um 50 von 683 Grabstellen kümmern konnte. Die übrigen Grabstellen waren verwaist. Man sei – so befürchtete der Gemeindevorstand – daher

---

[608] Brief mit Anlage des Bremer Senators für Inneres an den Bundesminister des Inneren, 25.11.1954; in: STAB 3-F.3. Nr. 236.
[609] Auszug aus dem Senatsprotokoll vom 26.7.1955; in: STAB 3-F.3. Nr. 236; STAB 3/3 Senatsprotokolle 1955, S. 1016 f. Vgl. auch die Jahresberichte der israelitischen Gemeinde von 1955 und 1956; in: Zentralarchiv B. 1/10, Nr. 20, dort nach der Reihenfolge, S. 2 und 3. Sowie: Stadtgrün Bremen 42-1 55029/2.
[610] Jahresbericht der Gemeinde von 1957; in: Zentralarchiv B. 1/10, Nr. 20, S. 5.
[611] Die Gemeinde hatte trotz einer Anfrage vom Gartenbauamt vom 20.9.1954 zunächst nichts unternommen. Sie wurde offenbar erst nach einer an die Gemeinden gerichteten allgemeinen Aufforderung der Zentralwohlfahrtsstelle der Juden vom 18.5.1955 aktiv. Vgl. den Briefwechsel der israelitischen Gemeinde mit dem Gartenbauamt vom 20.9.1954, 31.5.1955, 21.6.1955 und 30.6.1955 sowie den Aktenvermerk von Max Plaut vom 14.6.1955 und das Rundschreiben der Zentralwohlfahrtsstelle der Juden in Deutschland e.V. vom 18.5.1955; in: Zentralarchiv B. 1/10, Nr. 1077; Teil des Briefwechsels mit dem Gartenbauamt auch in: Stadtgrün Bremen, 42-1 55029/2.
[612] Vgl. z. B. den Brief der Gemeinde vom 27.12.1949 und 15.6.1950 an den Bremer Senat bzw. den Bausenator sowie dessen Antwort vom 20.6.1950; in: Zentralarchiv B. 1/10, Nr. 420.
[613] Brief der jüdischen Gemeinde vom 27.12.1949; in: Ebd.

nicht in der Lage, die rund 700 Grabstätten in „ortsüblicher Weise zu pflegen."[614] Der Senat aber lehnte die Anträge der Gemeinde zunächst aus „Mangel an Haushaltsmitteln" ab.[615]

Im Juni 1953 wurde die Frage des Unterhalts jüdischer Friedhöfe zu einem Rechts- und Finanzierungsstreit zwischen Bundesinnenministerium und Ländern, der zu mehreren Besprechungen und einem Briefwechsel zwischen dem Land Bremen und dem Bundesinnenministerium führte. Bei der ersten von mehreren Unterredungen am 5. Juni 1953 im Bundesministerium des Innern über die „Instandhaltung und Instandsetzung jüdischer Friedhöfe" waren IRSO-Vertreter und Bundesvertreter der Auffassung, dass der laufende Unterhalt der jüdischen Friedhöfe eine kommunale Angelegenheit sei. Dagegen plädierten die meisten Länder, unter ihnen auch Bremen, dafür, dass der Bund die Kosten tragen solle. „Der bremische Standpunkt, daß es sich um eine Angelegenheit handele, die im Rahmen der allgemeinen Wiedergutmachung gelöst werden könne, wurde von dem Unterzeichneten zum Ausdruck gebracht", heißt es im Bericht des Bremer Vertreters Meyer.[616] Dieser Standpunkt fand nicht die Billigung der anderen Länder und des Vertreters des Bundesinnenministeriums, Regierungsdirektors Gussone. Letzterer betonte, dass sich die Frage nicht über das Wiedergutmachungsgesetz lösen lasse,[617] sondern „hier das moralische Moment in den Vordergrund" trete. Ebenso sprachen sich die anderen Ländervertreter dagegen aus. Doch „schälte sich mehr und mehr eine Zustimmung der meisten Länder zu dem bayerischen Vorschlag heraus, der darauf hinauslief, Kosten für die laufende Instandhaltung dem Bund und die Durchführung den jüdischen Organisationen zu übertragen."[618] Der Bund lehnte diese Lösung später mit der Begründung ab, „daß die Instandhaltung der jüdischen Friedhöfe als eine kulturelle Angelegenheit grundsätzlich zum Aufgabenbereich der Länder gehöre."[619] Eine weitere Variante, die

---

[614] Brief des Senators für Inneres an den Bundesminister des Inneren vom 28.10.1953; in: STAB F.3. Nr. 236.
[615] Vgl. dazu STAB F.3. Nr. 236.
[616] Dieser und die folgenden Berichte bzw. Stellungnahmen der damals Verantwortlichen finden sich, wenn nicht anders angegeben, in: STAB 3-F.3. Nr. 236.
[617] Nach Auffassung des Bundesinnenministeriums konnte das Bundesentschädigungsgesetz nicht in Kraft treten, da sich der Begriff der Wiedergutmachung im Sinne von Artikel 74, Ziffer 9 auf die „Entschädigung für unmittelbare Schädigungen beschränkt". Schnellbrief des Bundesministers des Innern an die „Herren Kultusminister und Senatoren der Länder, Herren Innenminister und Senatoren der Länder", 30.1.1954; Referat III 3 über die Besprechung am 10. und 12.2.1954; in: Zentralarchiv B. 1/10, Nr. 559.
[618] Auf dem Städtetag vom 10.8.1953 versuchten einige Städte die Kosten der Wiederherstellung der Friedhöfe vom Bund erstattet zu bekommen. Eine Lösung des Problems sahen die Mitteilungen des Deutschen Städtetages darin, dass die Gemeinden nach dem militärischen Zusammenbruch die Instandsetzung nicht gemeindeeigener jüdischer Friedhöfe auf Anordnung der Besatzungsmächte vornehmen mußten, so dass die gemeindlichen Leistungen sich aus Aufwendungen für Besatzungskosten im Sinne von Artikel 120 GG darstellen würden, die dem Bund zur Last fielen. Die Mitteilungen baten daher „um Unterrichtung darüber, ob die Wiederinstandsetzung auf Grund von Anordnungen der Besatzungsmächte, aus freiwilligem Entschluß oder aus sonstigen Gründen durchgeführt worden ist." Stadtgrün Bremen, 42-1 55029/2.
[619] Vgl. den Bericht des Referats III 3, 12.2.1954; in: Zentralarchiv B. 1/10, Nr. 559.

das Bundesinnenministerium in die Diskussion einbrachte, war, dass die jüdischen Nachfolgeorganisationen bzw. die Claims Conference Gelder, z. B. das erbenlose Vermögen, das ihnen erstattet worden sei bzw. werde, für die jüdischen Friedhöfe verwenden solle. Gegen dieses Ansinnen verwahrte sich Dr. Löwenthal als Vertreter der jüdischen Interessen in der Besprechung vom 3. Februar 1954 im Bundesinnenministerium. Nach den vertraglichen Bestimmungen seien diese Mittel „ausschließlich als Wiedergutmachungsleistungen an lebende Verfolgte zu zahlen."[620]

Auch innerhalb der jüdischen Organisationen in Deutschland kam es nun zum Konflikt. Die IRSO versuchte den größeren jüdischen Gemeinden die Besitzrechte auf die unprofitablen jüdischen Friedhöfe zu übertragen, wogegen sich die jüdischen Kultusvereinigungen wehrten. Die jüdische Gemeinde in Württemberg wollte sich nur damit einverstanden erklären, wenn die IRSO für einen Zeitraum von über zehn Jahren den Gemeinden Beträge zur Verfügung stellte.[621]

Zu Beginn der Verhandlungen im Bundesinnenministerium hatten die Vertreter der jüdischen Seite darauf hingewiesen, dass jüdische Friedhöfe für die Ewigkeit angelegt seien und in diesem Sinne eine Lösung für ihre Pflege gesucht werden müsse.[622] Die Bremer Gemeinde war hingegen nach Kriegsende und noch bis Anfang der fünfziger Jahre bei den Wiedergutmachungsverhandlungen mit dem Senat in Briefen und einem Vertragsentwurf für eine zeitlich begrenzte Übernahme der Grabpflegekosten für zwanzig bzw. für dreißig Jahre bei verwaisten Gräbern eingetreten.[623] Anpassung an die christlichen bzw. nichtjüdischen Vorstellungen von Ruhezeiten, die

---

[620] Brief des Bundesministers des Innern an den Zentralrat der Juden in Deutschland über die Besprechung vom 3.2.1954 sowie die Aktennotiz über dieselbe Besprechung von Max Plaut, 5.2.1954; in: Zentralarchiv B. 1/10, Nr. 559.

[621] Brief der Israelitischen Kultusvereinigung Württemberg und Hohenzollern an das Direktorium des Zentralrats der Juden in Deutschland, 5.2.1954; in: Zentralarchiv B. 1/10, Nr. 559.

[622] Vgl. die Darlegung der Haltung der Vertreter des Zentralrates in dieser Frage im Schreiben des Bundesministers des Innern vom 21.5.1952 an die Länder; in: Stadtgrün Bremen, 42-1 55029/2.

[623] Max Plaut bat im Namen der Gemeinde in einem Brief vom 4.12.1946 an Finanzsenator Nolting-Hauff: „Eine weitere Sorge, die uns begreiflicherweise am Herzen liegt, ist nun die Pflege der Gräber derjenigen Personen, deren Angehörigen entweder Opfer der nationalsozialistischen Regierung geworden sind oder deren Angehörigen es vorgezogen haben, aus Deutschland zu flüchten, um nicht solche Opfer zu werden. Wir müssen daher darum bitten, daß der Staat die Pflege der Gräber solcher Verstorbenen, für die Angehörige nicht mehr da sind, für die Dauer von dreißig Jahren, gerechnet vom Todestage des Verstorbenen an, übernimmt. Sie werden es begreiflich finden, daß wir an sich zwar wohl die Pflege des einen oder anderen Grabes, bei denen kein Angehöriger mehr da ist, hätten gemeindeseitig übernehmen können, daß es uns aber nicht möglich ist bei der geringen Anzahl der Mitglieder, die unversehrt in ihre Heimat zurückgekommen sind, die Pflege der Gräber aller derjenigen Personen zu übernehmen, deren Angehörigen Opfer des Nationalsozialismus geworden sind. Diese Last würde für die geringe Anzahl der Gemeindemitglieder zu groß sein." Zentralarchiv B. 1/10, Nr. 367. Wenig später bittet der Gemeindevorsteher Carl Katz in einem Brief vom 9.12.1946 erneut Finanzsenator Dr. Nolting-Hauff, dass der Bremer Staat die Pflege von Gräbern, deren Angehörige Opfer des NS-Regimes geworden sind bzw. die Emigranten sind, „für die Dauer von dreißig Jahren, gerechnet vom Todestage des Verstorbenen an, übernimmt"; in: STAB 3-K.1.d.3. Nr. 31. In einem Vertragsentwurf der Gemeinde vom 29.3.1951 hieß es schließlich, dass der Bremer Senat „für die Zeitdauer von zwanzig Jahren einen jährlichen Zuschuß von DM 5.000.-, zahlbar am 2.1. eines jeden Jahres, beginnend mit dem Kalenderjahr 1950", zur Verfügung stellen solle; in: STAB 3-K.1.d.3. Nr. 31. Intern wollte die jüdische Gemeinde zu diesem Zeitpunkt gegenüber dem Senat allerdings schon die Pflege des Friedhofes „für ewige Zeiten …, damit dieser, wenn

zwischen zwanzig und vierzig Jahren liegen,[624] scheinen dabei eine Rolle gespielt zu haben. Offenbar wollte man in den ersten Jahren nach dem Krieg, als die Entschädigung für Opfer des Nationalsozialismus noch nicht geklärt war, nicht zu „jüdisch" klingende Forderungen stellen. Die israelitische Gemeinde in Bremen setzte sich nun aber in einem Brief an den Verband der jüdischen Gemeinden Nordwestdeutschlands dafür ein, dass der Unterhalt der Friedhöfe auf Dauer erfolgen müsse, da „jüdische Friedhöfe nicht auf Zeit, sondern auf Dauer angelegt"[625] würden. Anfang Februar 1954 suchte Max Plaut als Gemeindevertreter Oberregierungsrat Dr. Specht beim Senator für Inneres auf und bat ihn, sich in diesem Sinne auf der nächsten Konferenz in Bonn für eine dauernde Finanzierung durch den Bund bzw. die Länder auszusprechen[626]: „Da Bremen bei der Behandlung derartiger Angelegenheiten führend gewesen sei und der Senatspräsident[627] sich wiederholt mit großer Entschiedenheit für diese Dinge eingesetzt habe, erwarten wir, daß auch der Vertreter Bremens bei der Referentenbesprechung im Bundesinnenministerium sich ohne Vorbehalt für eine Regelung einsetzt, die die Kosten für die Instandsetzung und Instandhaltung durch die öffentliche Hand auf die Dauer gewährleistet."[628] Specht zeigte sich interessiert, machte aber keine eindeutige Zusage, sondern verwies darauf, dass die Kosten für die Instandsetzung in Bremen und Bremerhaven bereits vom Land Bremen übernommen worden seien. In Bezug auf die Instandhaltung wollte er noch mit dem „Senator" Rücksprache halten, „sobald die Sache akut sei."[629] Auf der folgenden Sitzung des Bundesinnenministeriums und der Länder am 11. Februar 1954 ging der Bremer Vertreter, Kümmel, der an Stelle des verhinderten Specht teilnahm, auf die Situation der Bremer Gemeinde und deren Wünsche gar nicht erst ein, im Gegenteil: „Für Bremen sind die meisten Schwierigkeiten hinsichtlich der praktischen Durchführung kaum von Interesse. Es handelt sich um Schwierigkeiten, die überwiegend bei den geschlossenen Friedhöfen bestehen und vorwiegend bei den kleineren Gemeinden zu verzeichnen sind."[630] Die Interessen der jüdischen Gemeinde stießen offenbar bei einigen Mitgliedern des Bremer Senats auf erheblichen Widerstand bzw. auf Ablehnung.

---

späterhin keine Gemeinde mehr besteht, nicht verfällt", heißt es im Protokoll der Vorstandssitzung vom 29.1.1950; in: Zentralarchiv B. 1/10, Nr. 1061.
[624] Bericht des Bremer Senatsvertreters Kümmel über die Sitzung zur Instandhaltung und Instandsetzung jüdischer Friedhöfe im Bundesinnenministerium vom 11.2.1954; in: STAB 3-F.3. Nr. 236.
[625] Brief des Vorstandes der Israelitischen Gemeinde Bremen, Dr. Max Plaut, 4.5.1954; in: Zentralarchiv B. 1/10, Nr. 559.
[626] Aktennotiz von Max Plaut vom 5.2.1954 über die Besprechung am 3.2.1954 im Bundesinnenministerium; in: Zentralarchiv B. 1/10, Nr. 559, S. 1.
[627] Wilhelm Kaisen, siehe die für das Bremer Staatsarchiv zusammengestellte Sammlung von: Harry Schwarzwälder: Freie Hansestadt Bremen. Senatoren, Bürgermeister, Präsidenten des Senats. STAB Ai 346 LS, Biographien II.
[628] Aktennotiz, 8.2.1954; in: Zentralarchiv B. 1/10, Nr. 559.
[629] Ebd.
[630] Vgl. seinen Bericht von der Sitzung vom 11.2.1954 zur „Instandhaltung und Instandsetzung jüdischer Friedhöfe"; in: STAB 3-F.3. Nr. 236.

Noch vor einer eigentlichen rechtlichen Regelung gewährte der Bund 1953 und 1954 Zuschüsse für die Instandhaltung jüdischer Friedhöfe, darunter auch 500.- DM jährlich dem jüdischen Friedhof in Bremen.[631] In der Begründung von Ministerialrat Gussone hieß es: „Es komme jetzt in erster Linie darauf an, rasch ohne weitere Erörterungen der rechtlichen Verpflichtungen und Zuständigkeiten das von allen Beteiligten als dringend und wichtig anerkannte Anliegen einer praktischen Lösung zuzuführen."[632]

Ein juristisches Gutachten des Bundesinnenministeriums, nach dem die politischen Gemeinden aus gesundheitspolizeilichen Gründen zur Erstellung und Unterhaltung von Friedhöfen verpflichtet seien, also auch zur Instandhaltung der jüdischen Friedhöfe, wenn keine jüdischen Gemeinden mehr vorhanden wären, führte am 6. September 1954 zur Nachfrage und Gegendarstellung des Bremer Senators für Inneres[633] beim „Herrn Senator für kirchliche Angelegenheiten"[634]. Es ging dem Innensenator um die Vermeidung von Kosten und die Wahrung staatlicher Nutzungsrechte, die durch jüdisch-religiöse Erfordernisse beschränkt werden könnten.

„Zwischen dem Bundesministerium des Innern und den Ländern ist seit längerer Zeit die Frage streitig, ob die politischen Gemeinden verpflichtet sind, solche jüdischen Friedhöfe, für die keine jüdischen Kultusgemeinden als Unterhalter mehr bestehen, in ihre Betreuung zu übernehmen. Die Frage ist deswegen von Bedeutung, weil nach den jüdischen rituellen Vorschriften Friedhöfe nicht geschlossen werden dürfen, sondern einem ‚ewigen' Ruherecht unterliegen. Wenn die politische Gemeinde also die Unterhaltung eines solchen Friedhofes übernehmen und sich als Gegenleistung das Eigentum übertragen lassen würde,[635] könnte sie ein derartiges

---

[631] Der Betrag wurde dem bereits damals in Bremen für die Pflege verantwortlichen Garten- und Friedhofsamt beim Senator für das Bauwesen überwiesen. Vgl. den Bericht von Referat III 3 vom 12.2.1954 über die Besprechung vom 10.2.1954 im Bundesministerium des Innern mit den Vertretern der Länder, der jüdischen Organisationen und der beteiligten Referate des Bundesministeriums des Innern, den Schnellbrief an die „Herren Kultusminister und Senatoren der Länder, Herren Innenminister und Senatoren der Länder" vom 30.1.1954 sowie die Aktennotiz von Max Plaut über die Besprechung im Bundesministerium des Innern am 3.2.1954 und 5.2. 1954; in: Zentralarchiv B. 1/10, Nr. 559. Ein Versuch Dr. Lowenthals, des Vertreters der J.T.C. (Jewish Trust Company), im Januar 1954 mit Hilfe seiner Kontakte ins Innenministerium zu bewirken, dass das Geld an den Zentralrat der Juden in Deutschland überwiesen werde, gelang nicht, da das Geld bereits als Zuschuß für die Länder bewilligt worden war. Vgl. Aktennotiz von Max Plaut, 18.1.1954; in: Zentralarchiv B. 1/10, Nr. 559.
[632] Bericht von Referat III 3 vom 12.2.1954 über die Besprechung vom 10.2.1954 im Bundesministerium des Innern mit den Vertretern der Länder, der jüdischen Organisationen und der beteiligten Referate des Bundesministeriums des Innern; in: Zentralarchiv B. 1/10, Nr. 559.
[633] Adolf Ehlers nach dem „Bremer Adreßbuch" von 1954.
[634] Dr. Arnold Theodor Spitta nach ebd.
[635] Eine Antwort des Gartenbauamtes auf eine Anfrage des Innensenators im Jahr zuvor war bereits zu dem Schluß gekommen, dass jüdische Friedhöfe als Privatfriedhöfe nicht durch eine staatliche Stelle gepflegt werden könnten, da der Eigentümer zum Unterhalt verpflichtet sei. Die „bürgerliche Gemeinde" könne erst dann herangezogen werden, wenn er in ihr Eigentum übergegangen sei. Vgl. dazu die Antwort des Gartenbauamtes an den Senator für Inneres vom 23.9.1953; in: Stadtgrün Bremen, 55029/2.

Grundstück nicht nach Ablauf der normalen gesundheitspolizeilichen 30jährigen Ruhezeit anderweitig nutzen.

In dem in der Anlage beigefügten Gutachten vertritt nunmehr das Bundesministerium des Innern die Meinung, dass den politischen Gemeinden aus gesundheitspolizeilichen Gründen, wonach sie zur Erstellung und Unterhaltung von Friedhöfen verpflichtet sind, auch die Verpflichtung zur Übernahme dieser vorhandenen Friedhöfe obliegt, wenn jüdische Kultusgemeinden als Träger nicht mehr vorhanden sind.

Mit den meisten Bundesländern trage ich Bedenken, dieser Schlußfolgerung zuzustimmen. M. E. könnten doch höchstens nach § 24 der Verordnungen zur Bekämpfung übertragbarer Krankheiten die politischen Gemeinden angehalten werden, aus gesundheitspolizeilichen Gründen die jüdischen Friedhöfe für die Zeit von etwa dreißig Jahren als Begräbnisplätze von einer profanen Nutzung freizuhalten. Man könnte daher den Standpunkt vertreten, daß eine Unterhaltung dieser praktisch ja geschlossenen Friedhöfe überhaupt nicht erforderlich ist und die gesundheitspolizeilichen Anforderungen erfüllt sind, wenn irgendwie sichergestellt ist, daß diese Friedhöfe vor Ablauf der gesetzlichen Ruhezeit nicht anderweitig in Anspruch genommen werden. Andere Verpflichtungen als gesundheitspolizeiliche der politischen Gemeinden konnten für das Land Bremen hier nicht festgestellt werden. Der § 62 Ziffer 5 der früheren Landgemeindeordnung … dürfte von der gleichen Auffassung ausgehen, daß es sich hier um eine gesundheitspolizeiliche Verpflichtung der Gemeinde handelt, zumal hier nicht der Ausdruck ‚Friedhof', sondern der Ausdruck ‚Begräbnisplatz' verwandt wird. Diese Wahl des Ausdruckes scheint doch darauf hinzudeuten, daß man nur die polizeiliche Seite der Angelegenheit regeln wollte, ohne den Gemeinden Vorschriften über die Ausgestaltung eines solchen Begräbnisplatzes machen zu wollen.

Im übrigen dürfte es sich, wie sich aus dem Wortlaut weiterhin ergibt, nur um eine subsidiäre Verpflichtung der politischen Gemeinden gehandelt haben. Man wird daher annehmen können, daß diese beiden Grundsätze der Subsidiarität und der lediglich polizeilichen Verpflichtung dem allgemein in Bremen geltenden Bestattungsrecht entsprachen.

Ist das richtig, dann wird für Bremen nur anerkannt werden können, daß die beiden Stadtgemeinden lediglich zur gesundheitspolizeilichen Sicherstellung der geschlossenen jüdischen Friedhöfe verpflichtet werden können …

Ich darf um Prüfung der Rechtslage bitten. Insbesondere wäre ich für eine Auskunft darüber dankbar, ob nach bremischem Kirchenrecht etwa eine andere Beurteilung des Sachverhaltes erfolgen muß. Die Frage ist deswegen von Bedeutung, weil zur Zeit noch die IRSO die Interessen der ehemaligen jüdischen Kultusgemeinde in Bremerhaven wahrnimmt, aber diese Aufgabe abstoßen will. Für Bremen besteht zur Zeit noch eine Kultusgemeinde. Diese behauptet aber, nur unter großen Schwierigkeiten die Unterhaltung des hiesigen Friedhofes durchführen zu können, da sie nur sechzehn zahlende Mitglieder hat."[636]

Ohnehin scheint es Meinung des Bremer Senats und seiner Bonner Vertreter gewesen zu sein, dass eine Regelung der Pflege des jüdischen Friedhofes nicht dringend sei, da es dafür ja noch eine Gemeinde gäbe. So machte Bremen auf den Besprechungen auch keinen Vorstoß, die besondere Lage von nicht verwaisten Friedhöfen mit zu kleinen Gemeinden zu klären. Eine Rolle mag dabei auch gespielt haben, dass diese Frage auch für die jüdischen Interessenvertreter nicht zu den zentralen Problemen gehörte und ihre Haltung wohl schon deshalb nicht einmütig war. Eine Tagung des Zentralrats der Juden in Deutschland, die im Oktober 1953 in Bremen stattfand, beschäftigte sich zwar u. a. mit der „Sorge für Erhaltung und Pflege der jüdischen Friedhöfe an Orten, an denen keine jüdische Gemeinde mehr besteht", jedoch nicht ausdrücklich mit der speziellen Situation der Bremer Gemeinde, die der vieler kleiner Gemeinden in Deutschland nach 1945 entsprach.[637] Dr. van Dam, der Vorsitzende des Zentralrats, war noch 1957 der Ansicht, dass die Betreuung der offenen Friedhöfe den jüdischen Gemeinden selbst zustände, und ließ sich erst im Sommer 1957 auf einer Besprechung im Bundesministerium des Innern davon überzeugen, dass auch die Pflegeübernahme der offenen Friedhöfe „unvermeidlich" sei, „da die jüdischen Kultusgemeinden – wie auch in Bremen – außerstande sind, sie allein zu leisten."[638]

Nachfragen internationaler Organisationen und Teilen des Zentralrates führten schließlich zum Beschluß des Bundeskabinetts vom 31. August 1956, dass ausgehend „von der in der feierlichen Erklärung der Bundesregierung zur Judenfrage vom 27. September 1951 anerkannten Verpflichtung zur moralischen und materiellen Wiedergutmachung der durch die Verfolgungsmaßnahmen des nationalsozialistischen Regimes entstandenen Schäden ... die Bundesregierung zusammen mit den Ländern anstelle der vernichteten jüdischen Gemeinden für die Sicherung und Betreuung der jüdischen Friedhöfe in der Bundesrepublik zu sorgen" habe. Dabei regte das Kabinett eine Teilung der Kosten zwischen Bund und Ländern an. Nun wandelte sich die abwartende Bremer Haltung..[639] Zuvor gelang am 28. Juli 1953 der Vertragsabschluß

---

[636] Die Antwort des „Senators für Justiz, Verfassung und kirchliche Angelegenheiten" dürfte für den Innensenator weniger befriedigend ausgefallen sein, stellte letzterer sich doch auf den Standpunkt, dass die Ausführungen des Gutachtens des Bundesinnenministeriums zutreffend seien. Vgl. den Brief des Senators für Justiz, Verfassung und kirchliche Angelegenheiten an den Senator für Inneres, 13.9.1954; in: STAB 3-F.3. Nr. 236.

[637] Weitere Tagungsschwerpunkte waren die „Sorge für die Existenz der jüdischen Gemeinden, Interessenwahrung, Zentrale Organisation der Kultus- und Kulturarbeit der Gemeinden", Rechtshilfe für Personen mit Anspruch auf Wiedergutmachung und die Bekämpfung von Antisemitismus und Neonazismus. Vgl. die Mitteilung für die Presse; in: STAB 3-J.5. Nr. 256.

[638] Bericht zur Besprechung vom 21.6.1957; in: STAB 3-F.3. Nr. 236.

[639] Noch im angehängten Bremer Kommentar zum übermittelten Bundeskabinettsbeschluß, der auch auf eine Besprechung von Bund und Ländern vom 12.9.1956 hinweist, heißt es jedoch: „An der Verhandlung vom 12.9.1956 hat Herr Kümmel teilgenommen. Es geht in den Verhandlungen um die Frage, wer die Kosten der Pflege, nicht der Instandsetzung jüdischer Friedhöfe zu tragen hat,

zwischen dem Bremerhavener Magistrat und der IRSO, der Jewish Restitution Successor Organisation Regional Office, und ihrem Direktor Dr. Siegmund Loebenstein, für den ebenfalls zu Bremen gehörenden jüdischen Friedhof in Bremerhaven. Danach übernahm die Stadt Bremerhaven gegen Gebietsabtretungen der Rechtsnachfolgerin der Bremerhavener Gemeinde für dreißig Jahre die Pflege des Friedhofes, der Eigentum der IRSO blieb.[640] Am 18. Dezember 1956 folgte der Senat dem Votum von Senator Ehlers, der sich für den Vorschlag des Bundeskabinetts aussprach, wonach die Kosten für die Pflege verwaister jüdischer Friedhöfe je zur Hälfte von Bund und Land getragen werden sollten.[641] Und in einer weiteren Sitzung vom 8. Oktober 1957 stimmte der Senat auf Antrag des selben Senators dem Sitzungsprotokoll der Unterredung vom 21. Juni 1957 zu, das ausdrücklich die beiden jüdischen Friedhöfe in Bremen und Bremerhaven in die generelle Regelung einbezog, und verpflichtete sich, für die „dauernde Unterhaltung" des Bremer jüdischen Friedhofs zu sorgen.[642] Seitdem beteiligen sich Bund und Land Bremen jeweils zur Hälfte an den Unterhaltskosten für die Pflege des jüdischen Friedhofes.[643] Im Oktober 1978 wurde der „alte Teil" des jüdischen Friedhofs schließlich als „letztes Zeugnis der wechselvollen und tragischen Geschichte des Judentums in Bremen" unter Denkmalschutz gestellt. Damit sollte auch erreicht werden, dass „dieser Teil in einer dem jüdischen Ritus entsprechenden Form unberührt bleiben kann."[644] Der rechtliche Vorgang der offiziellen Akzeptanz fand damit seinen Abschluß.

---

wenn eine jüdische Gemeinde, deren Sache die Pflege an sich ist, am Orte des Friedhofes nicht oder nicht mehr vorhanden ist … In der Stadtgemeinde Bremen ist eine jüdische Gemeinde vorhanden, für die es nur darum geht, Zuschüsse für die Pflege des jüdischen Friedhofs zu erhalten; ein Fall, auf den die Bundesregierung in den bisherigen Verhandlungen noch gar nicht eingegangen ist." Vgl. die Anlage zum Brief des Bundesministers des Innern an den Herrn Ministerpräsidenten der Länder bzw. Herrn Präsidenten des Senats, Bonn, 28.9.1956, in: Ebd.

[640] Ebd.
[641] STAB 3/3 Senatsprotokolle, 1956, S. 1320.
[642] Auszug aus dem Senatsprotokoll, ohne Datum [etwa Oktober 1957], Betr: Betreuung jüdischer Friedhöfe; vgl. auch Auszug aus dem Senatsprotokoll vom 8.10.1957, S. 1094 f.; Beschluß des Senats vom 8.10.1957. Alles in: STAB 3-F.3. Nr. 236.
[643] Besprechung im Bundesinnenministerium zur „Betreuung jüdischer Friedhöfe" vom 21.6.1957; in: Ebd.; sowie der Jahresbericht der jüdischen Gemeinde von 1958; in: Zentralarchiv B. 1/10, Nr. 20, S. 4. Zunächst erhob die Stadt dabei keine Begräbnisgebühren. 1979 erfolgte die Übernahme der städtischen Gebührenordnung für Bestattungen als Gegenleistung für die Personalkosten der Stadtgemeinde. Stadtgrün Bremen Akte 42-2. Die Pflegearbeiten auf dem Friedhof übernahm die Stadt gemäß des Beschlusses der Bundesregierung von 1956 selbst. Zum Teil war ein privater Gärtnereibetrieb damit beauftragt. Aus Sondermitteln beglich man größere Reparaturen an den Hochbauten, z. B. der Kapelle, deren Kostenübernahme im Wortlaut des Protokolls des Beschlusses von 1956 nicht ausdrücklich enthalten sind. Stadtgrün Bremen 42-1 55029/4.
[644] Einschreiben des Senators für Wissenschaft und Kunst an die „Israelitische Gemeinde", 9.10.1978. Akte zum Jüdischen Friedhof; in: Denkmalschutzamt Bremen.

Die Chewra Kadischa nach 1945

Nach 1945 gab es in der wiedergegründeten jüdischen Gemeinde schon bald wieder Versuche zur Errichtung einer Beerdigungsgesellschaft.[645] Zunächst waren Beerdigungstätigkeiten mit traditioneller Geschlechtertrennung Teil der Aufgaben der „Kultuskommission", der auch der jüdische Kultus, d. h. der Gottesdienst selbst, unterstellt war.[646] Später gehörten sie auch zum Aufgabenbereich des Ende November 1952 wiedergegründeten „Israelitischen Frauenvereins Bremen"[647] bzw. zur am 30. April 1958 wieder ins Leben gerufenen „Beerdigungsbruderschaft der Israelitischen Gemeinde im Lande Bremen",[648] die nun auch Frauen als Mitglieder aufnahm. Paragraph 2 der Satzung der Beerdigungsbruderschaft führt die traditionellen Aufgaben der Chewra Kadischa als Zweck des Vereins an: „Die Bestattung von Juden beiderlei Geschlechts nach traditionellem Ritus sowie alle dazugehörigen Funktionen … Abheben, bewachen, waschen und reinigen, ankleiden, einsargen, begleiten und begraben … Zum Zweck des Vereins gehört auch [der] Besuch von Kranken, Abhaltung von Gottesdienst im Trauerhause."[649]

Sinn für die überlieferten Traditionen gab es auch in der Nachkriegsgemeinde. Der Jahresbericht von 1957 führt zumindest unter Punkt 4 – „Friedhof und Bestattungswesen" – aus: „Wir begrüßen bei dieser Gelegenheit die Anregung von Herrn Leuwarden, die Chewra Kadischa in unserer Gemeinde neu zu beleben, und würden es begrüßen, wenn sich noch heute Freiwillige für den Ehrendienst in der Heiligen Bruderschaft melden würden."[650] Und in den Berichten der Gemeinde von 1954, 1956 und 1959 wird den Mitgliedern, „die die heiligen Aufgaben der Chewra Kadischa erfüllt haben", ausdrücklich Dank ausgesprochen.[651]

---

[645] Die „Fürsorge für das jüdische Bestattungswesen" gehörte sogar zu den gesetzlich festgelegten Aufgaben der wiedergegründeten jüdischen Gemeinde in Bremen. Vgl. Gesetzblatt der Freien Hansestadt Bremen, Nr. 18, 18.6.1952, S. 50.
[646] Vgl. Protokoll der Vorstandssitzung vom 17.7.1952; in: Zentralarchiv B. 1/10, 20, S. 2.
[647] Zentralarchiv B. 1/10, 292. Erste Anregungen gab es zu dieser Wiederbegründung schon auf der Mitgliederversammlung der Israelitischen Gemeinde Bremen vom 26.6.1949. Vgl. Sitzungsprotokoll; in: Zentralarchiv B. 1/10, Nr. 1061.
[648] Protokoll der Sitzung der Kommission für Kultus, Bestattung und Friedhofswesen am 30.4.1958 um 19.00 Uhr im Altersheim; in: Zentralarchiv B. 1/10, Nr. 412.
[649] Zentralarchiv B. 1/10, 391.
[650] Jahresbericht von 1957; in: Zentralarchiv B. 1/10, 20, S. 6.
[651] Jahresbericht von 1954; in: Ebd., S. 3; Jahresbericht von 1956; in: Ebd., S. 3; Jahresbericht von 1959; in: Ebd., S. 8.

Doch eine eigentliche Chewra Kadischa hat in der kleinen Nachkriegsgemeinde, die wie die meisten in dieser Zeit überaltert war[652], nur sehr kurze Zeit existiert.[653] Wie schon in den zwanziger Jahren fiel die Beteiligung an der Chewra nicht gerade befriedigend aus. Die notwendigen Aufgaben wurden offenbar von einer kleinen Gruppe der älteren Mitglieder bewältigt.[654] Der Bericht von 1958 merkt kritisch an: „Die Gründung der Chewra Kadischa ist von vielen Gemeindemitgliedern lebhaft begrüßt worden. Leider hat diese Neugründung noch nicht ihre vielseitigen Aufgaben in Angriff genommen. Die Durchführung der Beerdigungen war nach wie vor nur dem Verantwortungsgefühl einiger weniger überlassen. Wir wollen hoffen und wünschen, daß die Chewra Kadischa durch eine Neuordnung bald in die Lage versetzt wird, so zu arbeiten, wie wir uns das vorgestellt hatten."[655] Schwierigkeiten gab es zum Beispiel, bei Beerdigungen die nötige Anzahl von zehn Männern für den Minjan zustande zubringen.[656]

1959 wählte man noch einmal Levi Leuwarden, der auch die Neugründung der Chewra angeregt hatte, zum Vorsitzenden. Er konnte das Amt jedoch wegen seines schlechten „Gesundheitszustandes" nicht annehmen.[657] In späterer Zeit behandelten die Verantwortlichen der Gemeinde die Angelegenheiten der Chewra Kadischa wie schon zuvor bei den Sitzungen der „Kommission für Kultus, Bestattung und Friedhofswesen".[658] Ohnehin war die Anzahl der Beerdigungen gering: 1955 drei, 1956

---

[652] In Bremen waren die Mitglieder in der Mehrzahl zwischen 60 und 70 Jahren alt. Vgl. die Jahresberichte von 1957 und 1958; in: Ebd., S. 2 bzw. 1. Die Anzahl der Gemeindemitglieder betrug bis Anfang der neunziger Jahre etwa 100 Personen. 1945 war die Gemeinde zunächst mit „ca. 200 Seelen" etwas größer, von denen allerdings schon Anfang September 1946 „etwas mehr als die Hälfte ... ausgewandert" waren. Andererseits betrachteten sie alle Juden aus der Umgebung Bremens als die für sie zuständige Gemeinde. Vgl. den Bericht der Israelitischen Gemeinde Bremen vom 10.9.1946; in: Zentralarchiv B. 1/10, Nr. 1046; Zur Anzahl der Gemeindemitglieder siehe auch die Jahresberichte von 1957 und 1958; in: Zentralarchiv B. 1/10, Nr. 20, S. 1; ebenso der Jahresbericht von 1962; in: Zentralarchiv B. 1/10, Nr. 71, S. 1.
[653] Nur ein Protokoll einer Sitzung der Chewra Kadischa vom 3.9.1958 findet sich in den Akten der Gemeinde; in: Zentralarchiv B. 1/10, Nr. 391.
[654] Vgl. Jahresbericht von 1959; in: Zentralarchiv B. 1/10, 20, S. 8.
[655] Jahresbericht von 1958; in: Zentralarchiv B. 1/10, 20, S. 4. Auch die Zusammenarbeit mit dem Frauenverein war offenbar aufgrund der geringen Gemeindegröße und Mitgliederzahl schwierig. Im Sitzungsprotokoll der Chewra Kadischa vom 3.9.1958 heißt es: „Beim Frauenverein soll angeregt werden, auch einige Frauen für die Mitarbeit in der Chewra Kadischa zu interessieren. Dabei wird darauf hingewiesen, daß der Frauenverein seit einem Vierteljahr keine Veranstaltungen gemacht habe." In: Zentralarchiv B. 1/10, Nr. 391.
[656] Schon 1950 bat die Kultuskommission darum, „daß die Mitglieder aufgefordert werden, sich besser an den Beerdigungen zu beteiligen." Vgl. dazu das Protokoll der Vorstandssitzung vom 26.1.1950; in: Zentralarchiv B. 1/10, Nr. 1061. In einem Brief an eine Hinterbliebenen von 1975 heißt es anläßlich der Steinsetzung: „Wir werden unsererseits versuchen, am 19. Oktober auf dem Friedhof einen Minjan zustande zu bringen. Allerdings kann ich nicht garantieren, ob wir die benötigte Anzahl von Mitgliedern zusammenkriegen." Vgl. dazu den Brief des damaligen Vorsitzenden Siegfried Stoppelmann vom 8.10.1975; in: Zentralarchiv B. 1/10, Nr. 802.
[657] Dabei wird ihm eine Liste mit 23 Mitgliedern der Chewra Kadischa zugesandt. Vgl. Zentralarchiv B. 1/10, Nr. 391.
[658] „Protokolle der Kommission für Kultus, Bestattung und Friedhofswesen" vom 13.2.1958 und 30.4.1958; in: Zentralarchiv B. 1/10, Nr. 412. Sowie die Schreiben für die Berufung von Julius Simon, Moses Eigenmacht, Erich Neublum, Siegfried Stroppelmann und Luise Korte vom 23.3.1961 und 7.2.1962 in die Kommission: Ebd.

zwei, 1957 drei, 1958 vier, 1960 eine, 1961 fünf, 1962 zwei und 1963 zwei.[659] Gelegentlich waren kranke Gemeindemitglieder zu besuchen oder auch einmal zwei israelische Seeleute, die auf der chirugischen Abteilung des Städtischen Krankenhauses lagen.[660] Dabei übernahmen die Mitglieder der Gemeinde auch Funktionen der nach 1945 nicht mehr wiedererrichteten Gemeinde in Bremerhaven und kümmerten sich z. B. um die Tahara bei einem auf einem Schiff nach Bremerhaven verstorbenen jüdischen Mann.[661]

Trotz des Zuzuges von russischen Juden, durch die sich die Mitgliederzahl der Gemeinde nach und nach auf ca. 850 Personen seit dem Anfang der neunziger Jahre erhöht hat, gab es auch 1997 und 1998 keine eigentliche Beerdigungsbruderschaft, sondern nur einzelne Mitglieder, die Aufgaben wie Krankenbesuche wahrnahmen und Beerdigungsdienste versahen[662] – sicherlich auch eine Folge der Entfremdung von jüdischen Traditionen und der starken Säkularisation der neuen Mitglieder aus der ehemaligen Sowjetunion.

---

[659] Jahresberichte von 1955, 1956, 1957 und 1958; in: Zentralarchiv B. 1/10, 20, dort jeweils nach der Chronologie: S. 1, 3, 2, 2.; Jahresberichte von 1960, 1961, 1962, 1963; in: Zentralarchiv B. 1/10, 71, dort jeweils nach der Chronologie: S. 5, 3, 1, 2.
[660] Vgl. auch die Mitteilung vom 23.10.1958 an die Mitglieder; in: Zentralarchiv B. 1/10, Nr. 301.
[661] Aktennotiz von Max Plaut vom 20.4.1960 zum Tod von Hans Trugmann auf einem Schiff nach Bremerhaven; in: Ebd.
[662] Siehe den internen Bericht über die „Mitgliederversammlung der jüdischen Gemeinde im Lande Bremen" vom 28.9.1997, S. 1 f. (einsehbar in der Jüdischen Gemeinde Bremen), sowie die mündliche Aufforderung des Rabbiners Benjamin Barslay an einem Schabbat Kiddusch an den neugegründeten Senioren-Club der Gemeinde Anfang Juli 1998, doch aus diesem Zusammenschluß mit seinem Beistand auch eine Chewra Kadischa zu entwickeln.

Der Fall des Kellners Albert Wohlgemuth und seiner Frau Valerie

Siegfried Stoppelmann[663] meinte, es habe mit Carl Katz eine interne Absprache gegeben, dass auch „verdienstvolle" nichtjüdische Ehepartner auf dem Friedhof beerdigt werden könnten, die im Nationalsozialismus treu zu ihrem Partner gehalten hätten. Ihm selbst sei eine solche Beerdigung mehrfach gelungen.[664] Unterlagen über Gräberfelder für „Mischehen", wie sie nach 1945 unter Rabbiner Peter Levinson in Hamburg und Berlin angelegt wurden,[665] finden sich jedoch nicht. Rabbiner Joel Berger holte im Fall einer Mischehe, die mit der Annahme einer Erbschaft verbunden war, Ende der siebziger Jahre das Gutachten eines Mitgliedes der deutschen Rabbinerkonferenz ein, das aus religionsrechtlichen Gründen ablehnte. Der Vorstand pflegte daraufhin zwei Gräber, das des Kellners Albert Wohlgemuth auf dem Huckelrieder Friedhof und das seiner Frau Valerie, die er 1933 geheiratet hatte, auf dem jüdischen.[666]

---

[663] Siegfried Stoppelmann wurde 1964 stellvertretender Vorsitzender, 1965 und 1966 gehörte er dem Vorstand an. Nach dem Tod von Carl Katz 1972 übernahm er für vier Jahre das Amt des Gemeindevorsitzenden. Später war er an dem vierköpfigen „Kollegialgremium" beteiligt, das von 1982 bis Anfang der neunziger Jahre die Gemeinde leitete. Vgl.: Peter Meier-Hüsing, Religiöse Gemeinschaften in Bremen, S. 15; ebenso die Unterlagen in: Zentralarchiv B. 1/ 10, Nr. 391, Nr. 412, Nr. 466, sowie in: STAB 3-K.1.d.3. Nr. 15, und Gespräch der Autorin mit Siegfried Stoppelmann im August 1997.
[664] Gespräch mit der Autorin im August 1997. Vgl. auch Inge Buck, Manuskript zum Hörbild „Denn der Stein ist für ewig". Die Geschichte des jüdischen Friedhofs in Bremen, Radio Bremen 2, Sendung vom 8. Mai 1999.
[665] Vortrag von Peter Levinsohn auf einer Tagung liberaler und reformerischer Gruppen in Arnoldshain bei Frankfurt a. M. im Sommer 1996.
[666] Vgl. Nachlaßsache Wohlgemuth; in: Zentralarchiv B. 1/10, Nr. 877.

Friedhofspflege nach 1945

Dass der Friedhof sich in einem „gepflegten" Äußeren darbot, lag auch nach 1945 im Interesse des Gemeindevorstandes. Das hatte sicherlich auch damit zu tun, dass man in Bremen noch Anfang der fünfziger Jahre geradezu penibel auf eine einheitliche Grabmalgestaltung und -pflege achtete. Sie fand auch im nahen Ausland Anerkennung,[667] die rechtlichen Grundlagen stammten aber noch aus der NS-Zeit.[668] In Briefen und Gesprächen mit der zuständigen Senatsstelle (Referat B 3) nannte Max Plaut als Vertreter der Gemeinde jedoch jüdische Tradition, moralische und Pietätsgründe, vor allem die Verantwortung gegenüber den Opfern der Schoah und ihren Familien, sowie auch die häufigen Besuche von Emigranten, die eine „würdige Friedhofspflege" und damit auch eine finanzielle Unterstützung der dezimierten Gemeinde durch den Bremer Senat erforderlich machten.[669] Nach einem Kostenvoranschlag der Gärtnerei Rötsch aus dem Jahre 1946 gehörte die Bepflanzung mit Blumen zur Grabpflege,[670] was auch eine Reihe von Angehörigen wünschten. Andere sahen es als selbstverständlich an, dass am Jahrzeittag Blumen auf das Grab gelegt würden.[671] Dagegen setzte sich das Bundesministerium des Inneren für die orthodoxe Pflege ein.[672]

---

[667] Noch in den fünfziger Jahren unterhielt die Stadt eine eigene Prüfungskommission, bestehend aus Bildhauern und Architekten, zur Grabmalgestaltung und -pflege. Sie hatte nach Senator Hermann Emil Theil wesentlichen Anteil daran, dass die Bremer Friedhöfe „als vorbildlich galten". Vgl. dazu die Auszüge aus den Senatsprotokollen vom 26.6.1955 und 8.11.1955; in: STAB 3-F.3. Nr. 282. Eine Schweizer Gärtnerzeitung spricht 1952 u.a. von der „vollendeten Friedhofskunst" des Osterholzer Friedhofs. Franz Vogel: „Gartenbauliches aus der Hansestadt Bremen"; in: Schweizer Gärtnerzeitung, Nr. 40, 9.10.1952; in: STAB 4,29/1-53. Die Einstellung der Kommission, die industriell gefertigte Ware ausschalten und handwerkliche Kunst fördern wollte, war Anfang der fünfziger Jahre z. T. geradezu penibel, so etwa im Fall einer nicht genehmigten Taube auf einem Grabstein des Osterholzer Friedhofs bzw. im Fall einer nachträglich angebrachten schwarzen Platte auf einem Grabstein innerhalb eines weißen GräberfeldeS. In: STAB 3-F.3. Nr. 179. Die Vorfälle führten im Senat zu einer Diskussion, in der Bürgermeister Kaisen die Auffassung vertrat, dass geprüft werden müsse, ob die Vorschriften zu starr seien und gelockert werden müßten. Vgl. dazu Senatsprotokoll vom 9.2.1951, S. 187; in: STAB 3-F.3. Nr. 179.

[668] Siehe insbesondere die „Richtlinien für die Gestaltung des Friedhofes" I 2 und 3, III 2 und 3 vom 24.3.1941; in: STAB 3-F.3. Nr. 179.

[669] Siehe den Bericht des Referats B 3 vom 12.3.1951 sowie den Brief vom 29.5.1951; in: STAB 3-K.1.d.3. Nr. 31. Ebenso den Brief der Jüdischen Gemeinde an den Bremer Senat vom 27.12.1949 und vom 15. / 16.6.1950; in: STAB 3-F.3. Nr. 236. Die Kritik insbesondere von „Besuchern aus dem Ausland" war auch ein Argument, das Carl Katz bei seinen gelegentlichen Beschwerden beim Gartenbaubetrieb Rötsch über das Aussehen des Friedhofes hervorhob, so im Brief vom 21.4.1958; in: Zentralarchiv B. 1/10, Nr. 1077. Die Bindung der Emigranten oder auch der Durchwanderer nach 1945 an die Gräber ihrer verstorbenen Familienangehörigen macht die im Zentralarchiv in Heidelberg erhaltene Korrespondenz der Gemeinde deutlich. Sie beauftragten die Gemeinde mit der Grabpflege, Steinsetzungen und ähnlichem, ließen sich von anderen Emigranten, die den Friedhof besuchten, über den Zustand der Gräber der Verwandten unterrichten und überwiesen regelmäßig die Grabpflegekosten der Jüdische Gemeinde etc., siehe die Briefe aus den Jahren 1954 und 1960; in: Zentralarchiv B. 1/10, Nr. 1077.

[670] Vgl. die Berechnung vom 11.6.1946; in: STAB 3-K.1.d.3. Nr. 31.

[671] Siehe die Briefe vom 25.4.1956, 2.5.1956, 16.7.1957 und 12.5.1960; in: Zentralarchiv B. 1/10, Nr. 1077. Eine Emigrantin wünschte dagegen ausdrücklich eine Grabpflege ohne Blumen. Brief vom 25.7.1956; in: Ebd.

[672] Bei der Besprechung im Bundesinnenministerium am 5.6.1953 über die Instandsetzung und Instandhaltung der jüdischen Friedhöfe führte der Vertreter der IRSO, Dr. Loebenstein, aus: „Die

Die kleine Gemeinde wurde auch selbst aktiv und richtete schon bald nach 1945 in Bremen erneut „Grabpflegekapitalien" ein.[673] Nach dem Abschluss der Instandsetzungsarbeiten war das Aussehen des Friedhofs offenbar kein größeres Problem mehr. Die Jahresberichte der Gemeinde von 1952 bis zum Anfang der sechziger Jahre melden regelmäßig, dass Friedhof und Ehrenmal „dank sorgsamer Pflege", die seit Anfang der sechziger Jahre das Bremer Friedhofsamt übernommen hatte,[674] in „tadellosem Zustand" seien.[675] 1959 gestaltete man mit dessen Hilfe den Friedhof „völlig neu", und auch die jüdische Gemeinde steuerte dazu Gelder bei. Im Bericht von 1959 heißt es: „Wir können stolz darauf sein, daß unser Friedhof nunmehr zu den vorbildlich geführten Einrichtungen gehört."[676] 1961 renovierte man die Friedhofskapelle „gründlich" und beseitigte „alle Schäden".[677]

Trotz der Pflege durch das staatliche Friedhofsamt[678] befand sich der Friedhof aber in späterer Zeit gelegentlich in einem Zustand, der der Gemeinde nicht repräsentativ erschien,[679] zumal die kleine Gemeinde die Pflege einzelner Gräber nicht finanzieren konnte. Patina auf den Grabsteinen, nach orthodoxem oder traditionellem Verständnis durchaus beabsichtigt, störte die Verantwortlichen der Gemeinde. Darüber hinaus diente der Friedhof gelegentlich erneut als „Müllabladeplatz". Siegfried Stoppelmann, seit Anfang der sechziger Jahre im Vorstand der eigentlich konservativen Gemeinde, wie die meisten jüdischen Gemeinden nach 1945, war damals Gemeindesprecher. Er verhandelte 1985 „monatelang" mit Vertretern von Senat, Behörden und dem Volksbund Deutscher Kriegsgräberfürsorge, um den Friedhof inklusive sei-

---

jüdischen Friedhöfe werden lediglich in ihrer Gesamtheit gepflegt und erhalten. Dabei kann das Einzelgrab ohne weiteres verfallen und überwachsen. Es ist jüdische rituelle Gepflogenheit, daß über das Grab ‚die Zeit hinweggehen' soll. Eine Ausschmückung der Gräber mit Blumen oder eine Auffrischung ehemals vergoldeter Inschriften sowie die Wiederherrichtung verfallener Grabhügel lehnt der jüdische Glaube ab. Danach wäre der Friedhof so instandzusetzen, daß er als solcher klar zu erkennen ist. Nach der Instandsetzung (Ausbesserung der Einfriedung, Wiederaufrichtung umgestürzter Grabsteine usw.) bedürfen zur Instandhaltung lediglich noch die Wege, die Rasenflächen und die Bäume einer laufenden Pflege, so daß der Friedhof als Einheit würdig und sichtbar erhalten bleibt." In: STAB 3-F.3. Nr. 236.

[673] Max Plaut, Die jüdischen Friedhöfe in Deutschland. Ergänzung zum Memorandum; in: Zentralarchiv B. 1/10, Nr. 559, S. 2.

[674] Siehe Jahresberichte der Gemeinde von 1960, 1962 und 1963; in: Zentralarchiv B. 1/10, Nr. 71, jeweils nach der Chronologie S. 5, 3, 6.

[675] Vgl. die Jahresberichte von 1953, 1954, 1955, 1956, 1957, 1960, 1962, 1963 – S. 2, 2, 2, 3, 5, 5, 3, 5 – jeweils nach der Chronologie; in: Zentralarchiv B. 1/10, Nr. 20 bzw. B. 1/10, Nr. 71. Der Gartenbaubetrieb Rötsch hatte offenbar auch das Putzen der Toiletten übernommen, deren Zustand Carl Katz gelegentlich zu Beschwerden Anlaß gab, so in seinen Briefen vom 18.4.1955 und 21.4.1958; in: Zentralarchiv B. 1/10, Nr. 1077.

[676] Jahresbericht der Gemeinde von 1959; in: Zentralarchiv B. 1/10, Nr. 20, S. 6.

[677] Jahresbericht der Gemeinde von 1961; in: Zentralarchiv B. 1/10, Nr. 71, S. 3.

[678] Hier hatte inzwischen die Moderne Einzug gehalten, und so erprobte man 1984 die Befestigung der Grabmale mit „Zwei-Komponenten-Klebern" anstelle der bisherigen aufwendigen Verdübelung. Stadtgrün Bremen 42-1 55029/6.

[679] Vgl. den Artikel „Dankbar für Grabpflege"; in: Bremer Nachrichten, 5.8.1985, sowie „Versöhnung über den Gräbern. Jugendlager des Volksbundes pflegte Israelitischen Friedhof in Bremen"; in: Allgemeine Jüdische Wochenzeitung, 1.11.1985. Siehe auch die Briefwechsel von 1979 und von 1986; in: Akte „Betreuung des Jüdischen Friedhofs". Stadtgrün Bremen 42-1 55029/4.

ner Grabsteine „einmal gründlich reinigen" zu lassen. Erst danach war der Friedhof wieder repräsentativ und vorzeigbar – für die Bremer Emigranten, die die Gräber ihrer Familienangehörigen aufsuchen wollten, aber auch für Bremer Schulklassen. „In der Vergangenheit haben wir oft Anrufe von Schulklassen bekommen, die den Friedhof besuchen wollten, aber bei dem Zustand hatten wir lieber abgesagt," erläuterte Stoppelmann. Das neuerwachte Interesse für jüdische Geschichte und Tradition seit den siebziger Jahren machte den Friedhof auch für nichtjüdische Besuchergruppen, Schulklassen oder katholische Frauengruppen, attraktiv.[680]

Das Waschen der Hände nach dem Friedhofsbesuch, der als rituelle Verunreinigung angesehen wird, gehört zu den jüdischen Pflichten. Jede Hand muss dreimal gewaschen, d. h. mit sauberem Wasser übergossen werden. Die Hände trocknet man sich dabei nicht ab, um die Erinnerung an den / die Verstorbene(n) länger wach zu halten. Für de Vries wird mit dem Händewaschen nach dem Friedhofsbesuch auch eine symbolische Trennungslinie zwischen Tod und Leben gezogen.[681] Sichtbaren Ausdruck fand dieser Teil des Bestattungsritus auf dem Friedhof 1963. Durch den „starken Frost" waren verschiedene Reparaturen notwendig geworden, was der Gemeindevorstand nutzte, um „am Eingang des Friedhofes eine neue Mauer aufstellen zu lassen und dabei auch das ‚Waschbecken' zu erneuern."[682]

---

[680] Ebd. sowie den Artikel „Jüdischen Friedhof besucht. Israelitischer Gemeindevorstand führte Katholikinnen durch die Geschichte"; in: Die Tageszeitung (Bremen), 31.10.1988.
[681] S. Ph. de Vries: Jüdische Riten, S. 313. Zum Händewaschen vgl. auch: Israel M. Lau, Wie Juden leben, S. 7 f. und 347.
[682] Jahresbericht der Gemeinde von 1963; in: Zentralarchiv B. 1/10, Nr. 71, S. 5 bzw. S. 2; siehe auch die Briefe von Gartenbauamt und Gemeinde im Februar 1963; in: Stadtgrün Bremen 42-1 55029/3. 1956 schaffte die Gemeinde zur Erleichterung der Bestattungen einen Beerdigungswagen an. Jahresbericht von 1956; in: Zentralarchiv B. 1/10, Nr. 20, S. 4, sowie das Angebot für Bestattungswagen der Firma „Köttgen & Cie.", Bergisch Gladbach; in: Zentralarchiv B. 1/10, Nr. 1077.

Das schwierige Gedenken

Seit der Einweihungsfeier vom 18. Mai 1952 fanden anlässlich des Tages der „Befreiung" vom Nationalsozialismus vom 7. bzw. 9. Mai 1945 jährlich Gedenkfeiern am Ehrenmal des Friedhofes statt,[683] die erst mit der Einweihung der neuen Synagoge in der Schwachhauser Heerstraße 1961 eingestellt wurden. Solche Erinnerungstage,[684] wie der seit Ende der siebziger Jahre staatlich geförderte Gedenktag zur Reichspogromnacht oder der mit der israelischen Staatsgründung in den jüdischen Gemeinden weltweit institutionalisierte Holocaustgedenktag, den man in einem längeren Prozess der Traditionsbildung erst relativ spät auf ein bestimmtes Datum fixierte,[685] waren in den Nachkriegsgemeinden üblich. Wie bei vergleichbaren Anlässen in der Bundesrepublik blieben die Veranstaltungen beschränkt auf den Kreis der jüdischen Opfer. Neben Mitgliedern der jüdischen Gemeinde waren es darüber hinaus auch vermutlich Angehörige der Gesellschaft für christlich-jüdische Zusammenarbeit, die an den Veranstaltungen teilnahmen.[686] Kantoren und Mitglieder der jüdischen Gemeinde gestalteten die Gedenkfeiern.[687]

Wie in vielen Gemeinden nach 1945[688] war die Atmosphäre in der Bremer Gemeinde nicht konfliktfrei. Mitglieder prozessierten gegen den Vorstand, und die Abwanderung von Displaced Persons, die Zuwanderung von Rückkehrern, insbesondere die Durchreise von Juden aus Ungarn und Polen 1957/58,[689] die mit Care-Paketen, Mazzot, Lebensmitteln und Bekleidung versorgt werden mussten, brachte Unruhe in die Gemeinde. Die Bindung der Einzelnen an die Gemeinde und ihre spezielle Lokalgeschichte mag sich durch diese Vorgänge gelockert haben.[690] Aber ohnehin

---

[683] Die erste derartige Feier ist im Jahresbericht der Jüdischen Gemeinde von 1955 erwähnt. Zentralarchiv B. 1/10, Nr. 20, Jahresbericht von 1955, S. 2; Brief der Gemeinde vom 18.4.1955 an den Gartenbaubetrieb Rötsch; in: Zentralarchiv B. 1/10, Nr. 1077.

[684] Zu den Gedenktagen vgl.: Micha Bodemann: Gedächtnistheater, S. 93 ff.; Cilly Kugelmann: Die gespaltene Erinnerung. Zur Genese von Gedenktagen an den Holocaust; in: Micha Brumlik u. Petra Kunik (Hg.): Reichspogromnacht, S. 11 – 17.

[685] In der Zeit vor dem Kalten Krieg nahm z. B. die Jüdische Gemeinde im September an der Gedenkfeier am „Tag der Opfer des Faschismus" teil, der nichtjüdische und jüdische Opfer verband, oder gestaltete eigene Veranstaltungen zu diesem Tag.

[686] Klaus Manneberg und Siegfried Leuwarden meinten sich zu erinnern, dass auch gelegentlich der eine oder andere Senatsvertreter anwesend war. Gespräch der Autorin mit den beiden Herren im Frühsommer 1998.

[687] So nahm an der Feier am 11.5.1958 der Kopenhagener Oberkantor Grabowski teil, der schon mehrfach den Gottesdienst zu den Hohen Feiertagen in Bremen geleitet hatte; in: Zentralarchiv B. 1/10, Nr. 20, Jahresbericht von 1958, S. 4, und Jahresbericht von 1955, S. 2.

[688] Vgl. Michael Brenner: Nach dem Holocaust, S. 478 ff.

[689] Einige wenige dieser Durchwanderer blieben in Bremen. Vgl. Zentralarchiv B. 1/10, 20, darin: Jahresbericht von 1953, S. 3 f.; Jahresbericht von 1954, S. 3; Jahresbericht von 1956, S. 3; Jahresbericht von 1957, S. 1 und 6; Jahresbericht von 1958, S. 1, sowie die Statistik über Ab- und Zugänge der Gemeinde von 1949/50; in: Zentralarchiv B. 1/10. Bremen 524; vgl. auch Max Markreich: Geschichte der Juden, S. 297.

[690] Die Bindung der Gemeindemitglieder an die lokale deutsch-jüdische Geschichte in den jüdischen Gemeinden der Bundesrepublik war in den fünfziger und sechziger Jahren ohnehin gering. Man schämte sich, in Deutschland zu sein, und orientierte sich unter dem Einfluß der internationalen

war die Gemeinde nur sehr klein und überaltert. Die Gedenkfeier im Jahre 1957 fiel möglicherweise aus diesen Gründen nicht befriedigend aus, wie dem Protokoll von Carl Katz zu entnehmen ist: „Wie alljährlich wurde auch im Berichtsjahr, und zwar am 12. Mai, eine Gedenkfeier am Ehrenmal durchgeführt. Es muß mit großem Bedauern festgestellt werden, daß nur sehr wenige Mitglieder ihre Ehrenpflicht den Toten gegenüber erfüllt haben. Wir fühlten uns beschämt durch die größere Anzahl von Nichtjuden. Es erfüllt uns mit Bitterkeit zu sehen, daß so kurze Zeit nach den schweren Jahren, das Band der Lebenden zu den Toten sich schon derartig gelockert hat."[691]

Hatten 1952 der Rundfunk und die lokale Presse ausführlich über die Gedenkveranstaltung berichtet,[692] so nahmen die lokalen Medien von diesen Ereignissen in den folgenden Jahren kaum Notiz: 1958 erschienen im „Weser-Kurier" und in den „Bremer Nachrichten" lediglich Veranstaltungsankündigungen,[693] 1961 ein kurzer Bericht. Das ist nicht verwunderlich. Auf nichtjüdischer wie teilweise auch auf jüdischer Seite verfiel man, was die meisten Kriegsereignisse anging, in „Amnesie", wie es der Soziologie Micha Bodemann einmal bemerkt hat.[694] Wohlverhalten gegenüber den Alliierten musste nicht mehr demonstrativ zur Schau getragen werde. Zwar war seit 1945 der Philosemitismus politisch en vogue: „Jüdische Großmütter zu Schwarzmarktpreisen" titelte schon 1946 eine jüdische Zeitung.[695] Doch noch Anfang der fünfziger Jahre wurde der Anti-Antisemitismus nur von den Betroffenen und relativ kleinen, zumeist linksstehenden Gruppen vertreten,[696] während größere Teile der Bevölkerung durchaus zu antisemitischen Äußerungen bereit waren. „Mit dem Abschluß des Wiedergutmachungsabkommens mit Israel 1953 sowie dem Verbot der rechtsextremen Sozialistischen Reichspartei durch das Bundesverfassungsgericht 1952 einerseits, mit der Begnadigung und sukzessiven Freilassung der schwer belasteten NS-Verbrecher aus der Haft ab 1951 und dem Ende der Entnazifizierung andererseits verschwand das Thema Antisemitismus für mehrere Jahre aus der öffentlichen Diskussion."[697] Wirtschaftswunder und Westintegration bewirkten, dass die Auseinandersetzung mit der NS-Zeit noch weiter zurückgedrängt wurde.[698] In den Jahren 1957 – 1959 häuften sich allerdings „Fälle, in denen es um Beleidigung jü-

---

jüdischen Organisationen nach Israel, eine Haltung, die sich erst in den siebziger und achtziger Jahren änderte. Vgl. Michael Brenner: Nach dem Holocaust, S. 198 und 205.
[691] Zentralarchiv B. 1/10, Nr. 20, Jahresbericht von 1957, S. 5 f.
[692] Einweihung der Friedhofskapelle, S. 10.
[693] In: Weser-Kurier, 10.5.1958, S. 4; Bremer Nachrichten, 10.5.1958, S. 4.
[694] Michael Bodemann: Gedächtnistheater, S. 98.
[695] Zitiert nach: Michael Brenner: Nach dem Holocaust, S. 77.
[696] Zum folgenden vgl. Werner Bergmann: Antisemitismus in öffentlichen Konflikten 1949 – 1994; in: Wolfgang Benz (Hg.): Antisemitismus in Deutschland, S. 68 ff.; R. Erb u. W. Bergmann: Wie antisemitisch sind die Deutschen? In: Ebd., S. 52.
[697] Werner Bergmann: Antisemitismus in öffentlichen Konflikten; in: Wolfgang Benz (Hg.), Antisemitismus in Deutschland, S. 73.
[698] In den fünfziger Jahren zeigt sich so ein deutlicher Rückgang antisemitischer Einstellungen verbunden mit einer unentschiedenen Haltung zum Verbleib von Juden in Deutschland.

discher Bürger, um den Vertrieb antisemitischer Schriften, die Billigung von KZ-Verbrechen usw. ging". Die antisemitischen Übergriffe gingen im Winter 1959/60 in eine bundesweite „Schmierwelle" (insgesamt etwa 470 Fälle) über, gefolgt von einer Reformdiskussion in Politik, Schule und Kirchen. „Die Schmierwelle führte zu einer bis dahin beispiellosen Mobilisierung gegen den Antisemitismus und zugleich zu einer positiven Hinwendung zur jüdischen Geschichte. Der Protest, geäußert in großen Demonstrationen und zahllosen Stellungnahmen, ging erstmals quer durch alle gesellschaftlichen Gruppen, von Hausfrauenverbänden über Studentenvereinigungen hin zu Kirchen, Gewerkschaften und Medien."[699] Der Ulmer Einsatzgruppenprozess von 1958, die seit 1960 einsetzende Verjährungsdebatte im deutschen Bundestag, der Eichmann-Prozess von 1961 in Jerusalem[700] und der 1963 eröffnete Auschwitz-Prozess brachten das Thema der nationalsozialistischen Verbrechen in die Öffentlichkeit. Der gesteigerten Sensibilität der Öffentlichkeit für jüdische Belange entsprach wohl auch der Bericht der „Bremer Nachrichten" vom 7. Mai 1961 über die Ansprache zur Gedenkfeier am Ehrenmal von Max Plaut. Plaut führte in seiner durchaus bemerkenswerten Rede aus, dass in diesen „alljährlichen Gedenkfeiern nicht nur der Opfer aus den Reihen der jüdischen Gemeinde gedacht werde, sondern all jener anderen tapferen Männer und Frauen, die ebenfalls für ihr Bekenntnis unter der Gewaltherrschaft des Nationalsozialismus ihr Leben lassen mußten." Zur Hochzeit des Kalten Krieges plädierte er zudem für Verständigung zwischen den Machtblöcken. Solange diese „in der Welt um politische Vorteile ringen und nicht zu einer Verständigung kommen …, solange besteht die Furcht des Menschen, daß es erneut zu einer Explosion kommt, die wieder Schrecken und Finsternis verbreitet."[701]

Die Gedenkfeiern zum 25. Jahrestag des November-Pogroms fanden dann in Bremen nicht mehr auf dem jüdischen Friedhof, sondern in der neuen, 1961 eingeweihten Synagoge der jüdischen Gemeinde in der Schwachhauser Heerstraße und im Festsaal des Neuen Rathauses statt.[702]

Erst über zwanzig Jahre nach der Einweihungsfeier von 1952 kam es 1973 wieder zu einer größeren Kundgebung auf dem jüdischen Friedhof. Schon in dieser Veranstaltung zeichneten sich Elemente jener staatlich unterstützten nationalen Gedenkpolitik ab, wie sie seit Ende der siebziger Jahre fixiert in den Feierlichkeiten zum 9. November üblich werden und – so Bodemanns These – einen wichtigen Teil der „neuen deutschen Identitätspolitik"[703] bilden sollten.

---

[699] Werner Bergemann: Antisemitismus in öffentlichen Konflikten; in: Wolfgang Benz (Hg.): Antisemitismus in Deutschland, S. 78.
[700] Der Prozess fand vom 11.April bis zum 16. Dezember 1961 in Jerusalem statt und erreichte 95% der Bevölkerung über die Medien.
[701] Vgl den Artikel „Jüdische Gemeinde gedachte der Opfer des NS-Regimes", in: Bremer Nachrichten, 7.5.1961.
[702] Jürn Jakob Lohse: S.36.
[703] Michael Bodemann: Gedächtnistheater, S. 99.

Die Situation hatte sich bereits vor 1973 gegenüber den fünfziger Jahren gewandelt. Die Gedenkfeier fand zum einen nicht mehr unter der erzieherischen Präsenz der Alliierten statt.[704] Die Reformpolitik und Modernisierung der Bundesrepublik hatten in den siebziger Jahren zum anderen dazu beigetragen, dass das Thema Antisemitismus in der Öffentlichkeit in den Hintergrund trat.[705] Das Interesse der Medien konzentrierte sich nun auf die Studentenbewegung und den Kampf gegen den Terrorismus.[706]

Dennoch war die Gedenkveranstaltung von 1973 mit bundes- und lokalpolitischen Aspekten und Interessen verknüpft. Mitte der sechziger Jahre hatte die deutsche Regierung offizielle politische und wirtschaftliche Kontakte zu Israel aufgenommen. Für die seit 1969 amtierende sozialliberale Koalition in Bonn gehörte zumindest bis zur Ölkrise 1973/74 das Bemühen um gute Kontakte zu Israel zum außenpolitischen Profil. Zudem wurde das Land damals von der sozialdemokratischen Arbeiterpartei (Mapam) geführt.[707] „Wehret den Anfängen" war traditionell die Haltung der Sozialdemokraten und liberalen Parteien der Bundesrepublik seit 1945, während die konservativ-rechten Parteien die NS-Vergangenheit und den Antisemitismus traditionell als überwunden ansahen.[708] Die von der 68er-Generation in Gang gebrachte Auseinandersetzung mit dem Nationalsozialismus war ebenfalls für die junge Bremer Landesregierung unter Bürgermeister Koschnick von Bedeutung. Ein Jahr vor der Gedenkveranstaltung hatte das Massaker arabischer Terroristen gegen israelische Sportler auf der Münchner Olympiade die Welt erschüttert und die deutsche Öffentlichkeit für Israel und die Juden eingenommen wie schon 1967 der „Sieben-Tage-Krieg" Israels gegen die arabischen Gegner. Ähnlich wie die Neugründung der Universität gehörte daher die Gedenkveranstaltung zusammen mit der Hinwendung zu Israel zum neuen Profil der Bremer SPD,[709] die – ohne den bisherigen Koalitionspartner FDP – seit 1971 mit absoluter Mehrheit die Stadt regiert. Es war mit weitem Abstand der „größte Wahlerfolg für die Sozialdemokraten seit Bestehen der Bonner

---

[704] Zum Antisemitismus in den siebziger Jahren vgl.: Werner Bergmann u. Rainer Erb: Wie antisemitisch sind die Deutschen? S. 54; Werner Bergmann: Antisemitismus in öffentlichen Konflikten, S. 79. Beide in: Wolfgang Benz (Hg.): Antisemitismus in Deutschland, S. 73.

[705] Antisemitische Einstellungen gingen zurück, waren aber noch in einem beträchtlichen Umfang vorhanden. Alphons Silbermanns und Herbert Sallens Untersuchung von 1974 stufte 20% der Westdeutschen als stark antisemitisch ein und fand bei etwa der Hälfte der Bevölkerung noch Reste antisemitischer Einstellungen. Ebenfalls kam es zu rechtsradikalen und gelegentlich antisemitischen Aktionen.

[706] Vgl. hierzu die Literaturhinweise in Anmerkung 651.

[707] Michael Wolfsohn: Die deutsch-israelischen Beziehungen; in: Micha Brumlik u. a. (Hg.): Jüdisches Leben, S. 92 f. und insbesondere 98 f.

[708] W. Bergmann: Antisemitismus in öffentlichen Konflikten; in: Wolfgang Benz (Hg.), Antisemitismus in Deutschland, S. 84.

[709] Zur Politik des Bremer SPD-Senats in den siebziger Jahren vgl.: Helgard Köhne: Hans Koschnick; Meinhardt Schmidt-Degenhardt: Hans Koschnick, S. 9 – 11 und 18 – 22. Teilweise auch: Heinz-W. Stürzer: Hans im Glück? Die Ära Koschnick, Bremerhaven 1985. Zu Hans Koschnick um 1973 vgl. auch die Sammlung von Zeitungsartikeln in: STAB 9, S 3, Koschnick, Hans.

sozialliberalen Koalition"[710] gewesen und eines der höchsten Landtagswahlergebnisse der SPD nach 1945. Im Juli 1973 begrüßte daher Bürgermeister Koschnick den Vorstand der Israelischen Arbeiterpartei in Bremen.[711] Vier Wochen später empfing er 72 Sänger und Sängerinnen des Israel Kibbuz-Chores in der Oberen Rathaushalle. Nach diesen Besuchen forderte er alle demokratischen Parteien in der Bundesrepublik auf, die „israelische Position im jetzigen Nahost-Konflikt deutlich zu unterstützen", denn „wer wie wir in schicksalhafter Verstrickung mit dem jüdischen Volk ist, darf jetzt nicht schweigen."[712]

Die politische Geste gegenüber der israelischen Schwesterpartei und der Bremer Öffentlichkeit manifestierte sich dann erneut in der Gedenkveranstaltung auf dem jüdischen Friedhof vom 24. September 1973.[713] In diesem Zusammenhang sei auf das Dilemma hingewiesen, in dem sich öffentliche Gedenktage zu schmerzhaften Ereignissen generell befinden. Die Publizistin Cilly Kugelmann schreibt dazu: „Kein geplanter Festakt kann eine symbolische Sprache entwickeln, die dem Anlaß gerecht wird, während es andererseits unmöglich ist, auf ein solches Ereignis zu verzichten … Diese Unterschiede im Gefühl und in der Interpretation der Ereignisse bei Juden und Nichtjuden gestalteten Erinnerungstage an die NS-Judenverfolgung und an Daten des Zweiten Weltkrieges in der Bundesrepublik zu peinlichen Angelegenheiten."[714] Die Reden zum Gedenktag, wie sie in den „Bremer Nachrichten" zusammengefasst sind, scheinen von solchen Unsicherheiten geprägt. Sie spiegeln den allgemeinen Zeitgeist, werfen ein Licht auf die beherrschenden Ost-West-Auseinandersetzungen der damaligen Zeit und Versuche der Exkulpation. Der damalige Gemeinderabbiner Joel Berger[715] warnte vor den Gefahren eines neuen Antisemitismus. „Heilige Pflicht" sei es, darauf hinzuweisen, „was Unfreiheit und Diktatur für die Allgemeinheit mit sich bringen." Pastor Heinz-Georg Binder,[716] Schriftführer des Kirchenausschusses der Bremischen Evangelischen Kirche und damit ihr oberster Repräsentant, nannte mit einer Tendenz zur Exkulpation, die in beiden Kirchen nach 1945 vorherrschend war,[717] die „Opfer des Nazismus … stumme Zeugen für die Ohnmacht christlichen Lebens in diesem Lande."

---

[710] Helgard Köhne: Hans Koschnick, S. 28.
[711] Aus diesen Kontakten erwuchs später u. a. das Freundschaftsabkommen zwischen Bremen und der Stadt Haifa.
[712] Zitiert nach: Helgard Köhnen: Hans Koschnick, S. 31.
[713] Zu den folgenden Zitaten vgl. den Artikel: „Die Zukunft besser gestalten. Israelitische Gemeinde gedachte der Opfer des Nazismus"; in: Bremer Nachrichten, 24.9.1973.
[714] Cilly Kugelmann: Die gespaltene Erinnerung; in: Brumlik, Micha u. Petra Kunick (Hg.): Reichspogromnacht, 1988, S. 11 f.
[715] Nach Meyer-Hüsing war Berger, der erste Bremer Gemeinderabbiner der Nachkriegszeit, der bis 1985 amtierte, erst seit 1974 [sic!] Gemeinderabbiner in Bremen. Vgl. Peter Meyer-Hüsing: Religiöse Gemeinschaften in Bremen, S. 15.
[716] Zu Binder vgl.: STAB 9, S 3, Binder. Heinz-Georg, Pastor.
[717] Vgl. u. a.: Michael Brenner: Nach dem Holocaust, S. 86.

Die Reden der beiden SPD-Politiker Koschnick und Klink zielten dagegen eher auf die Integration der Mitglieder der jüdischen Gemeinde in der Gegenwart. Dabei klang erneut das Thema von Schuld und Sühne an. Bürgermeister Koschnick bekundete, „daß wir, wissend um ihr Leid, uns bemühen wollen, zumindest die Zukunft besser zu gestalten." Wie schon Kaisen erwähnte er die Opfer der jüdischen Gemeinde in der NS-Zeit und dankte den zurückgekehrten jüdischen „Mitbürgern" für die „Bereitschaft, es wieder mit uns zu versuchen". Bürgerschaftspräsident Dr. Dieter Klink[718] bat sie schließlich „wegen der großen Schuld um Verzeihung" sowie darum, „am demokratischen Aufbau unseres Landes mitzuwirken." Am Ort des Gedenkens, des Eingeständnisses von Schuld, der Bindung der politischen Verantwortlichen an eine demokratische „bessere" Gegenwart und Zukunft schrieb sich jedoch zugleich die Geschichte des Antisemitismus bis in die Gegenwart fort.

---

[718] Zu den Gründen von Klinks positiver Einstellung zu den Juden und Israel vgl.: Jürgen Fränzel: Der Bürgerpräsident. Dieter Klink, S. 132 – 140.

Friedhofsschändungen, Fonds und „kollektiver Lernprozeß"

Die wachsende Zahl der Friedhofsschändungen sei „besorgniserregend", äußerte der Historiker Julius H. Schoeps bereits 1986 in einem Aufsatz. Allein 598 Schändungsfälle seien seit 1945 bekannt geworden.[719] 1987 fiel – offenbar zum ersten Mal nach 1945 – der jüdische Friedhof in Bremen einer solchen Schändung zum Opfer.[720] Allerdings waren schon am Jahrestag des Novemberprogroms 1979 ein Sargtuch und eine Bibel aus der Kapelle gestohlen worden.[721]

Unbekannte Täter beschmierten die Friedhofsmauer und sechzehn Grabsteine mit „volksverhetzenden Parolen" und nationalsozialistischen Symbolen, u. a. mit dem häufig in solchen Fällen benutzten Hakenkreuz.[722] Wie die linksliberalen Parteien nach 1945 im Allgemeinen reagierte der SPD-Senat sensibel und moralisch betroffen. Innensenator Volker Kröning, Bürgermeister Klaus Wedemeier und SPD-Landeschef Herbert Brückner verurteilten die Tat. Klaus Wedemeier äußerte: „Hier hat nicht nur eine Beschimpfung unserer jüdischen Mitbürger stattgefunden, sondern ebenso eine Verhöhnung der Millionen unschuldiger Opfer, die durch die Schergen der Nazi-Diktatur im deutschen Namen ermordet worden sind." Es sei ein „Schlag" für alle, die sich um Aussöhnung nach dem Holocaust bemüht hätten. Er bat die jüdische Gemeinde im „Namen Bremens" um Entschuldigung. Für Brückner war die Schändung „ein Beispiel für die Früchte der Wiederbelebung von rechtsradikalem Gedankengut"[723], und die „Bremer Nachrichten" titelten: „Unbekannte schändeten Friedhof der israelitischen Gemeinde."[724] Bedenkt man die Kontinuität antisemitischer Vorurteile in der deutschen bzw. bundesrepublikanischen Bevölkerung,[725] so handelt es sich jedoch gerade nicht um eine Wiederbelebung antisemitischer Vorurteile. Auch der Kreis der Täter lässt sich im Gegensatz zur verharmlosenden Überschrift der „Bremer Nachrichten" zumindest recht genau eingrenzen. Das politische Klima in der Bundesrepublik und insbesondere die politische und ökonomische Situation in Bremen bildeten Hintergrund und Anlass für die Tat. In den Auseinander-

---

[719] Julius H. Schoeps: Sepulcra hostium religiosa, S. 33.
[720] Vgl. den Artikel „Nazi-Hetze auf Judengräbern. Unbekannte schändeten Friedhof der Israelitischen Gemeinde"; in: Bremer Nachrichten, 5.5.1987.
[721] Karl Marten Barfuß u. Hartmut Müller (Hg.): Geschichte der Freien Hansestadt Bremen, Bd. 2, S. 425.
[722] Vgl. Julius H. Schoeps: Sepulcra hostium religiosa, S. 36.
[723] „Nazihetze"; in: Bremer Nachrichten, 5.5.1987.
[724] Ebd.
[725] Meinungsumfragen von 1986, 1987 und 1989 stellten mit unterschiedlichen Methoden immerhin einen Anteil von ca. 15% Antisemiten in der Bevölkerung der Bundesrepublik fest, wobei – wie man schon in den siebziger Jahren konstatierte – der Antisemitismus bei den jüngeren und besser ausgebildeten Personen, die schon in der Bundesrepublik aufwuchsen und sozialisiert wurden, stark zurück ging. Vgl.: Werner Erb: Wie antisemitisch sind die Deutschen? In: Wolfgang Benz (Hg.), Antisemitismus in Deutschland, S. S. 55 f.

setzungen und Skandalen seit Mitte der achtziger Jahre,[726] die sich mit der Haltung zu den Juden befassten, ging es vor allem um die Frage, welche Bedeutung Nationalsozialismus und Holocaust für die Gegenwart und Zukunft der Bundesrepublik haben sollten, so in der Bitburg-Affäre, dem Fall des Bundespräsidenten Jenninger, dem Historiker-Streit oder auch der Diskussion um Rainer Werner Faßbinders Theaterstück „Der Müll, die Stadt und der Tod". Im Verlauf dieser Auseinandersetzungen fielen auch antisemitische Äußerungen. Mit heftiger Kritik reagierten 1986 SPD, Grüne und jüdische Organisationen auf die unbedachten öffentlichen antisemitischen Äußerungen zweier Unions-Politiker, des Bundesabgeordneten Fellner und des Korschenbroicher Bürgermeisters Graf Spee. Ein Jahr später machten auf lokaler Ebene drei rechtsradikale, stark ausländerfeindliche Parteien die Bürgerschaftswahlen vom 13. September 1987 Bremen zum Exerzierfeld für ihre Agitation,[727] insbesondere die DVU (Deutsche Volksunion), die als „Liste D" auftrat, führte einen aufwändigen Wahlkampf, übersprang in Bremerhaven die 5%-Hürde und gewann hier sogar einen Sitz.[728] Sie nutzten die schlechte ökonomische Lage der Stadt, vor allem die Strukturkrise in der Werft- und Stahlindustrie, und profitierten zusammen mit der FDP von der Unzufriedenheit der bürgerlichen Wähler mit der Oppositionsrolle der CDU. Vom Wahlkampf der Rechtsradikalen und der Formation dieser Parteien wurde wohl auch die Schändung des jüdischen Friedhofs in Bremen im Mai des Jahres motiviert. Sie verdeutlicht, in welchem Maße der Antisemitismus zum ideologischen Gepäck der rechtsradikalen Szene gehörte, bei einer zum damaligen Zeitpunkt mit etwa 100 überalterten Mitgliedern kaum mehr als symbolisch zu bezeichnenden realen jüdischen Existenz in der Stadt und von Juden in der Bundesrepublik überhaupt.[729] Nicht unwahrscheinlich ist, dass die Täter zu jenem Umkreis von rechtsradikalen Jugendlichen gehörten, die Ende Februar 1980 die Synagoge in der Schwachhauser Heerstraße mit „antisemitischen Schmierereien" versehen hatten,[730] vielleicht als verspätete Reaktion auf die fast genau ein Jahr zurückliegende Erstausstrahlung der amerikani-

---

[726] Ebd., S. 55; Werner Bergmann: Antisemitismus in öffentlichen Konflikten; in: Wolfgang Benz (Hg.), Antisemitismus in Deutschland, S. 81 – 84.

[727] Zur Wahlanalyse vgl.: Wahl in Bremen. Eine Analyse der Bürgerschaftswahl am 13. September 1987. Berichte der Forschungsgruppe Wahlen e.V. Mannheim, Nr. 50, 16. September 1987, insbesondere S. 9, 27, 36 f. und 45.

[728] Zur Wahl hatten sich die Republikaner, die DVU und die FAP (Freiheitlich Demokratische Arbeiterpartei) gestellt. Die DVU erreichte im Land Bremen 3,41 %, die Republikaner 1,19 % und die FAP, die nur in Bremen angetreten war, 0,08 %. Die Wahlergebnisse der rechtsradikalen Parteien fielen in Bremerhaven etwas höher aus als in der Stadt Bremen. Vgl. dazu die Wahlergebnisse in dem Amtsblatt der Freien Hansestadt Bremen, Nr. 64, 8. Oktober 1987, S. 371, bzw. – mit einem Vergleich zu den Bürgerschaftswahlen 1983 – Statistische Mitteilungen, Wahl zur Bremischen Bürgerschaft am 23.9.1987, Heft 71, Juli 1988, S. 17.

[729] Zur jüdischen Kultur ohne Juden vgl.: Michael Brenner: Nach dem Holocaust, S. 216 ff.; Alphons Silbermann u. Herbert Sallen: Juden in Westdeutschland. Selbstbild und Fremdbild, S. 31 und 69.

[730] Siehe die diesbezüglichen Artikel „Senat reagierte mit Betroffenheit"; „Betroffenheit und Empörung. Stellungnahmen zu den Schmierereien an der Bremer Synagoge"; „Auch Hitlerreden beschlagnahmt. Beschmierer der Synagoge vermutlich gefaßt. Acht Wohnungen durchsucht." In: Weser-Kurier, 26.2.1980; 28.2.1980 und 11.3.1980.

schen Fernsehserie „Holocaust". Sie wurde zum Medienereignis, löste große Betroffenheit in der Bevölkerung sowie einen Aufklärungsboom aus, steigerte jedoch auch die Zahl von Übergriffen auf jüdische Einrichtungen.[731]

Seit der Vereinigung der beiden deutschen Staaten formierten sich „Rechtsextremisten, Nationalisten und Deutschtümelnde" mit gewalttätigen Angriffen auf Ausländer, aber auch mit antisemitischen Skandalen und Parolen, die auch die jüdischen Friedhöfe nicht verschonen.[732] Von 1990 bis September 1994 wurden annähernd 150 jüdische Friedhöfe geschändet, mehr als in der Weimarer Republik, wie die FDP-Politikerin Hildegard Hamm-Brücher feststellte. Schon im Mai 1994 regte der kulturpolitische Sprecher von Bündnis 90/ Grüne daher im hessischen Landtag an, jüdische Friedhöfe und Synagogen unter Denkmalschutz zu stellen. Und im Sommer des gleichen Jahres richtete die Deutsch-israelische Gesellschaft gemeinsam mit der Gesellschaft für christlich-jüdische Zusammenarbeit und den Bremer Freunden Israels einen Fond ein, der es ermöglicht, „unverzüglich Schandmale auf jüdischen Friedhöfen und an Synagogen zu tilgen."[733] Die Bremer Organisationen folgten damit einem Vorschlag des rheinland-pfälzischen SPD-Landtagsabgeordneten Axel Redmer. Der Historiker Karl Holl, Initiator der Bremer Aktion, erklärte, sie solle den Tätern signalisieren: „Es gibt in diesem Land eine Mehrheit, die anderer Meinung ist, Menschen, die gegen diese Ruchlosigkeit antreten."[734] Holls Feststellung ist richtig. Insgesamt ist seit den fünfziger und sechziger Jahren die Sensibilität der Öffentlichkeit gegenüber antisemitischen Vorurteilen gewachsen, ebenso das Verständnis für die jüdische Perspektive. Ein kontinuierlicher Rückgang antisemitischer Einstellungen ist zu beobachten, so dass sich so etwas wie ein „kollektiver Lernprozess" abzuzeichnen scheint.[735] Die erneute Schändung des jüdischen Friedhofs in Hastedt Ende August 1997, bei der mehrere Grabsteine umgeworfen und auch Fenster in der Friedhofskapelle zerschlagen wurden, hat der gute Wille der Bremer Initiatoren dennoch nicht verhindern können.[736] Die Zerstörungen fielen nicht zuletzt in eine Zeit, in der durch den Zuzug russischer Juden nach Bremen seit Anfang der neunziger Jahre auch die jüdische Gemeinde zu neuem Leben erwacht und – etwa durch

---

[731] Julius H. Schoeps: Sepulcra hostium religiosa, S. 37; Werner Bergmann: Antisemitismus in öffentlichen Konflikten; in: Wolfgang Benz (Hg.), Antisemitismus in Deutschland, S. 81.
[732] Vgl. Marion Neiss: Diffamierung mit Tradition – Friedhofsschändungen; in: W. Benz (Hg.), Antisemitismus in Deutschland, S. 155 f.; Werner Bergmann, Antisemitismus in öffentlichen Konflikten; in: Wolfgang Benz (Hg.), Antisemitismus in Deutschland, S. 84 ff.; Cornelia Rabitz: Und keiner schaut hin. Verfassungsschutzbericht 1997: Rechtsextreme Gewalt in Deutschland nimmt zu; in: Allgemeine Jüdische Wochenzeitung, 14.5.1998, S. 1.
[733] Artikel „Schandmale sofort tilgen. Fonds hilft jüdischen Stätten"; in: Weser-Kurier, 1.6.1994. Zur jüngsten öffentlichen Auseinandersetzung um die Friedhofsschändungen vgl.: „Die Innenminister sind gefordert." Gespräch von Hans-Ulrich Dillmann mit Julius H. Schoeps. In: Allgemeine Jüdische Wochenzeitung, 28.9.2000, S. 1.
[734] „Schandmale"; in: Weser-Kurier, 1.7.1994.
[735] Siehe das Resümée von Werner Bergmann: Antisemitismus in öffentlichen Konflikten; in: Wolfgang Benz (Hg.), Antisemitismus in Deutschland, S. 87 f.
[736] Artikel „Jüdische Grabsteine in Hastedt geschändet"; in: Weser-Kurier, 6.9.1997.

die Gründung des jüdischen Kindergartens im Mai 1997 oder die Diskussion um die „Judenmission" der St. Matthäus-Gemeinde[737] und freikirchlicher Gemeinden in Bremen – stärker in der Öffentlichkeit präsent ist. Noch 2010 kommt es zu einer Schändung des jüdischen Friedhofs, Zeichen eines fortbestehenden und in der deutschen Gesellschaft verwurzelten Antisemitismus auf hohem Niveau.[738] Und erneut wird der Friedhof im April 2017mit einem Hakenkreuz geschändet,[739] im Kontext von Flüchtlings- und Islamismusdebatte und der Formierung rechter Gesinnungen ein halbes Jahr vor der Bundestagswahl im Herbst.

---

[737] Die Formierung rechtsradikaler Parteien hat im Gegensatz zu 1987 wohl 1997 keine aktuelle Rolle gespielt. Die rechtsradikalen Parteien, DVU, REP und NPD, blieben bei den Bürgerschaftswahlen vom 14.5.1995 weit unter 5 %. Das Ergebnis der DVU, der stärksten dieser Parteien, die bei den Bürgerschaftswahlen von 1991 noch 5,38 % in Bremen und 10,06 % in Bremerhaven erreichte, fiel erheblich geringer aus: 2,02 % in Bremen und 4,99 % in Bremerhaven. Bei den vorangegangenen Bundestagswahlen vom 16.10.1994 hatte die REP unter 2 % gelegen. Vgl. Statistisches Landesamt Bremen, Statistische Monatsberichte. Trends und Entwicklungslinien der Wahlen vom 14.5.1995. Formen der Vermögensbildung privater Haushalte, 49. Jg., Heft 5/1995, S. 156-158; Statistisches Landesamt Bremen, Wahl zur Bremischen Bürgerschaft am 14.5.1995 – Endgültige Ergebnisse, Wahlen zu den Beiräten im Gebiet der Stadt Bremen im Juni 1995, Heft Nr. 5; Statistisches Landesamt Bremen in Zusammenarbeit mit dem Landeswahlleiter, Statistische Mitteilungen. Wahl der Bremischen Bürgerschaft am 14.5.1995. Vorläufiges Wahlergebnis, Heft 91, S. 9-11; Freie Hansestadt Bremen – Statistisches Landesamt Bremen in Zusammenarbeit mit dem Landeswahlleiter (Hg.): Statistische Mitteilungen, Heft 89, Bundestagswahl '94 im Land Bremen. Vorläufiges Wahlergebnis, S. 32-34 und 39; Statistisches Landesamt Bremen, Statistische Monatsberichte. Endgültige Ergebnisse der Bundestagswahl 1994 in den Wahlkreisen des Landes Bremen, 46. Jg., Heft 11/1994, S. 319. Zur „Judenmission" der St. Matthäus-Gemeinde und ihrem Pfarrer Jochen Müller siehe: Wilhelm Tacke: Die Mär, S. 155; https://www.matthaeus.net/matthaeus/presse/pr_infos2008/080131_weser-kurier.pdf

[738] Wilhelm Tacke: Die Mär, S. 156; http://www.tagesspiegel.de/politik/straftaten-gegen-juden-wie-antisemitisch-ist-deutschland/13593906.html; http://dip21.bundestag.de/dip21/btd/18/092/1809255.pdf

[739] http://www.weser-kurier.de/bremen/bremen-stadtreport_artikel,-hakenkreuz-auf-juedischem-friedhof-_arid,1588853.html. Im November 2016 wurden bereits auf dem jüdischen Friedhof im Landkreis Cuxhaven in Hagen Grabsteine beschädigt . http://www.weser-kurier.de/bremen/bremen-stadtreport_artikel,-Juedischer-Friedhof-Grabsteine-beschaedigt-_themenwelt,-Geschichte-Bremsiens-_arid,1502687_twid,8.html.) und zum Jahresanfang 2015 wurden auf dem jüdischen Friedhof in Oldenburg auf Grabsteinen rechtsextreme Parolen gefunden. http://www.weser-kurier.de/region_artikel,-Juedischer-Friedhof-in-Oldenburg-geschaendet-_arid,1058040.htmlhttp://www.weser-kurier.de/region_artikel,-Juedischer-Friedhof-in-Oldenburg-geschaendet-_arid,1058040.html

Der Friedhof als Objekt historischer Forschung

Die Erforschung jüdischer Friedhöfe beginnt im 19. Jahrhundert mit dem Entstehen der „Wissenschaft des Judentums",[740] die sich ihr Handwerkszeug von den historischen Wissenschaften der nichtjüdischen Umgebung lieh und nicht einer genuinen jüdischen Tradition entsprang. Zunächst konzentrierte man sich – zwecks Erforschung des jüdischen Mittelalters – auf die ältesten erhaltenen Grabsteine, von denen allerdings nur noch wenige vorhanden waren. Die großen jüdischen Gemeinden in Frankfurt am Main und in Wien betrachteten es als „Ehrensache", dass die Inschriften ihrer ältesten Friedhöfe abgeschrieben und veröffentlicht wurden.

In Bremen entstand der Drang nach wissenschaftlicher Erforschung des jüdischen Friedhofs erst in den zwanziger Jahren des 20. Jahrhunderts. Im März 1923, genauer am „27. vor. Mts.", wurde „Herr Max Markreich, wohnhaft hierselbst, Kohlhökerstr. 66, lt. Beschluss der Generalversammlung … zum ersten Vorsteher unserer Gemeinde gewählt,"[741] teilte die jüdische Gemeinde Bremens dem Senat mit. Der Kaufmann Max Markreich, langjähriger und immer wieder gewählter Vorsteher der Gemeinde bis zu seiner Emigration in die USA im Dezember 1938, kurz nach dem November-Pogrom,[742] war interessiert an allen Aspekten der Geschichte der kleinen Gemeinde, die er in verschiedenen Aufsätzen vor allem ab 1929 im „Jahrbuch für die jüdischen Gemeinden Schleswig-Holsteins und der Hansestädte und der Landesgemeinde Oldenburg" veröffentlichen sollte. Er befasste sich natürlich auch mit der Geschichte des jüdischen Friedhofes von Bremen, ist dieser doch neben anderen ein Beleg dafür, wie früh Juden bereits in Bremen ansässig waren. Am 1. Februar 1926 stellte er einen Antrag an die Bremer „Kommission zur Erhaltung kunsthistorischer Denkmäler", der folgenden Hintergrund hatte: In der ältesten Kirche Bremens, der Ansgariikirche an der Obernstraße,[743] fand er in der Zütphenkapelle in einem „Strebepfeiler" ein 45 cm langes und 40 cm hohes Bruchstück einer „aus feinkörnigem Sandstein gehauenen alten Grabplatte", von der er überzeugt war, dass sie aus dem 14. Jahrhundert stammte. Die Oberfläche der Platte war teils vom Mörtel, teils von der Auswitterung beschädigt, doch ließe sich eine etwa 10 cm hohe Schrift erkennen, die „besonders aus einiger Entfernung … durchaus einen Eindruck hebräischer Schrift" machte.[744]

---

[740] Vgl. dazu: Peter Honigmann: Dokumentation jüdischer Grabinschriften in der Bundesrepublik Deutschland, S. 267 f.
[741] STAB 3-K.1.d.3. Nr. 112.
[742] STAB 3-K.1.d.3. Nr. 15, S. 21-31 (Archivpaginierung).
[743] Die Ansgariikirche, 1243 eingeweiht, war neben dem Dom die größte und kostbarste Kirche Bremens. 1522 wurde sie mit dem evangelischen Prediger Heinrich von Zütphen zum Zentrum der Reformation in Bremen. Zur Ansgariikirche vgl.: Claus Heitmann: Von Abraham bis Zion. Die Ortsgemeinden der Bremischen Evangelischen Kirche, S. 29 ff.
[744] STAB 3-K.1.d.1.a.3. Nr. 10.

Markreichs Fund war durchaus nichts Ungewöhnliches, denn im Mittelalter hatte sich die christliche Einwohnerschaft häufig den zurückgelassenen Besitz der Vertriebenen angeeignet – Häuser wurden konfiziert, Synagogen abgerissen oder zu Kirchen umgebaut und jüdische Grabsteine als Baumaterial „für Kirchen und Klöster, für Befestigungen und Bürgerhäuser" verwandt.[745] Zudem gibt es für diese Zeit durchaus Hinweise auf eine Anwesenheit von Juden in Bremen. Das Grabsteinbruchstück jedenfalls wollte Markreich freilegen lassen und dem Focke-Museum bzw. der „jüdischen Gemeinde für ihren Friedhof" zur Verfügung stellen. In seiner Darstellung der historischen Fakten ist Markreich nicht immer ganz verlässlich. Manchmal verleitete ihn sein Wunsch, der Geschichte der kleinen Bremer Gemeinde mehr Dauer und Beständigkeit und damit mehr Würde zu verleihen, als es den nüchternen Fakten entsprach.[746] Seinem Antrag fügte Markreich jedoch ein Gutachten der „Gesellschaft zur Erforschung jüdischer Kunstdenkmäler (E.V.) zu Frankfurt a.M."[747] vom 27. Januar 1926 bei. Es bestätigte, dass das Sandsteinbruchstück „sicherlich ein jüdischer Grabstein mit deutlich sichtbaren hebräischen Schriftzeichen" sei, die „seine Entstehung um 1300 wahrscheinlich" mache.[748] Der von der kunsthistorischen Kommission in Bremen eingeschaltete Gutachter, Ernst Grohne, Direktor des Focke- und Gewerbemuseums, Germanist, Völkerkundler und Vorgeschichtler,[749] jedoch kein Spezialist für das Hebräische, war anderer Ansicht: „Zur Anfrage wegen eines angeblichen jüdischen Grabsteins an der Ansgariikirche erlaube ich mir, ergebenst zu bemerken, daß es sich m. E. um das Bruchstück einer gotischen Grabplatte handelt, die der ersten Hälfte des 15. Jahrhunderts angehören dürfte. Die Schrift halte ich nicht für hebräisch, sondern für deutsch oder lateinisch bzw. für den gotischen Typ jener Zeit. Für das Focke-Museum lege ich keinen Wert auf dieses Bruchstück, da wir besser erhaltene gotische Grabtafeln in hinreichender Anzahl besitzen. Es empfiehlt sich, evtl. die betr. Schrift an dem Bruchstück ihrem Inhalt nach aufzunotieren oder aufzuzeichnen und den Kirchenakten beizufügen, bevor sie durch Verwitterung unleserlich wird."[750] Heute ist nicht mehr feststellbar, wer in dem Streit recht hatte: beim 122. Luftangriff

---

[745] Michael Brocke u.a. (Hg.): Stein und Name, S. 30.
[746] Die Gründung der Bremer Gemeinde datiert Markreich auf das Jahr 1803, als es Bremen gelang, sein Gebiet beim Reichsdeputationshauptschluß zu arrondieren, die Stadt jedoch damit zugleich von Hannover drei jüdische Familien mit Schutzbriefen übernehmen mußte. Der Bremer Senat hat die Juden auf seinem Staatsgebiet offiziell erst 1848 anerkannt, so dass die Gemeindegründung 1803 zweifelhaft ist. Vgl. den Aufsatz von: Max Markreich: Zwei Epochen der Geschichte der Juden in Bremen, S. 91.
[747] Der Verein gehörte nach der Schrift zum 125jährigen Gemeinde-Jubiläum von 1928 zu den „korrespondierenden Körperschaften" der Gemeinde. CJA, 1, 75 ABr. 5, Nr. 1.
[748] Das Gutachten hält daher auch eine „sachgemäße und sichere Unterbringung dieses für Norddeutschland seltenen Stücks" für „wünschenswert"; in: STAB 3-K.1.d.1.a.3 Nr. 10.
[749] Dr. phil. Ernst Theodor Grohne (1888 – 1957) war seit 1924 Direktor des Focke- und Gewerbemuseums und fast von Beginn seiner Tätigkeit in Bremen Mitglied der „Kommission zur Erhaltung kunsthistorischer Denkmale", seit 1933 war er auch Denkmalpfleger. Vgl.: Bremische Biographie 1912 – 1962, Bremen 1969, S. 184 ff.
[750] STAB 3-K.1.d.1.a.3. Nr. 10. „Die Kommission zur Erhaltung kunsthistorischer Denkmale" teilte Markreich den Befund des Direktors des Focke-Museums mit und stellte ihm anheim, sich mit dem

auf die Stadt wurde im Jahre 1944 die Ansgariikirche zerstört. Doch seinen Fund vergaß Max Markreich nicht so schnell. Zunächst hatte ihn aber wohl das Urteil des Direktors des Focke-Museums verunsichert. In einer Broschüre, die Markreich im September 1926 zum 50jährigen Synagogen-Jubiläum herausgab,[751] erwähnte er den Grabstein nicht mehr, vielleicht auch weil sie lokalen Bremer Autoritäten zugänglich war und nicht erneut zu Gegensätzen führen sollte. Innerhalb jüdischer Kreise hielt Markreich allerdings an seiner Auffassung fest. In einer 1928 publizierten Broschüre sowie in einem Aufsatz über die frühe Ansiedlung von Juden in Bremen, der 1929/30 im „Jahrbuch für die jüdischen Gemeinden Schleswig-Holsteins und der Hansestädte" erschien, ist der Grabstein eines der frühesten Zeugnisse für die Ansiedlung von Juden vor der Pest und Beleg für einen mittelalterlichen jüdischen Friedhof an der Ostseite der Ansgariikirche.[752]

Die Funktion des Bruchstücks der Ansgariikirche übernahm aber auch der jüdische Friedhof bzw. sein ältester nachweisbarer und entzifferbarer Grabstein, der zum Markstein für die Existenz und das Existenzrecht einer jüdischen Gemeinde in Bremen wurde. „1803 Gründungsjahr der israelitischen Gemeinde Bremen. Übernahme des bisher zu Achim gehörenden jüdischen Friedhofs in Hastedt (Ältester Grabstein: Lewis Simon aus London 32 Jahre alt, gestorben am 25. Nov. 1796),"[753] heißt es in der Broschüre zum Synagogenjubiläum von 1926.

Trotz zunehmender politischer Polarisierung und eines spürbarer werdenden Antisemitismus war von jüdischer Seite die Einschätzung der Akzeptanz jüdischer Friedhöfe in der nichtjüdischen Umgebung noch Anfang der dreißiger Jahre positiv.[754] Noch im „Jahrbuch für die Jüdischen Gemeinden" von 1931/32 hieß es trotz einiger Beunruhigung letztlich optimistisch: „Wären wir nicht das ewige Volk, das seine Gegenwartsbeurteilung immer aus den Erfahrungen der Jahrtausende nimmt, wir müßten vielleicht für unsere Zukunft bangen. Aber es wird der Partei der Fried-

---

Vorstand der Ansgariikirche in Verbindung zu setzen, wenn er den Stein auf den jüdischen Friedhof überführen wolle. Ebd.

[751] Historische Daten zur Geschichte der israelitischen Gemeinde Bremen 1803 – 1926, Bremen, 5. September 1926; in: STAB Ag-9993-25.

[752] „Aus dem 14. Jahrhundert stammt ein in die Außenmauer der Zütphen-Kapelle eingemauerter Stein, dessen Inschrift von Sachverständigen als hebräisch beurteilt wird, ohne sie infolge zu starker Verwitterung deuten zu können; wahrscheinlich befand sich an der Ostseite der St. Ansgariikirche der jüdische Friedhof." (Max Markreich, Ein Judenschutzbrief des Senats der Freien Hansestadt Bremen und seine Vorgeschichte, 1929/30, S. 141) In Max Markreichs Aufsatz „Zwei Epochen der Geschichte der Juden" (Markreich: Zwei Epochen der Geschichte der Juden in Bremen, S. 91) ist das Bruchstück allerdings nicht mehr erwähnt.

[753] Historische Daten, S. 5; in: STAB AG-9993-25. Im Bremischen Jahrbuch heißt es ähnlich: „1803 Gründungsjahr der Israelitischen Gemeinde Bremen. Übernahme des bisher zu Achim gehörenden jüdischen Friedhofs in Hastedt und der in Hastedt und am Barkhof wohnenden bisherigen hannoverschen Schutzjuden"; in: Bremisches Jahrbuch, Nr. 8, Bremen 1936/37, S. 91.

[754] Bereits im Frühjahr 1930 meldete allerdings die deutsche Botschaft in Washington dem Auswärtigen Amt, dass in einflußreichen jüdischen Kreisen in den USA Klagen über die „zunehmende Schändung jüdischer Friedhöfe in Deutschland" laut würden; in: STAB 3-M.1.p. Nr. 49; derselbe Brief in: STAB 3-F.3. Nr. 157.

hofsschänder, der Phantasten, des Hasses und der Brutalität, der Lüge und Verleumdung, deren Sprache der Gassenton gemeinster Schmähung, nicht gelingen, uns den Glauben an die Zukunft und das Vertrauen auf alle wohlgesinnten Deutschen zu rauben … Das Interesse für die Denkmäler des Nordens ist durch die Tätigkeit des Verbandes allseitig gewachsen. Auch die nichtjüdische Öffentlichkeit hat den kulturhistorischen Wert unserer Friedhöfe und der Zeugnisse altjüdischer Grabmals- und sakraler Kunst anerkannt."[755] Vertrauen auf die Errungenschaften der Emanzipation, auf Rechtsstaatlichkeit und den aufklärerischen Gedanken der Bildungsfähigkeit des Menschen dürften so auch das Verhältnis der jüdischen Gemeinde in Bremen zu ihrer Umgebung bestimmt haben. Als die Ortsgruppe Bremen des „Centralvereins deutscher Staatsbürger jüdischen Glaubens" im Frühjahr 1932 die vom Hauptverband in Berlin zugesandte neueste Liste der Friedhofsschändungen von „1923 bis zur Gegenwart" Bremer Institutionen zuschickte, druckte das Jüdische Gemeindeblatt Bremen die positiven Reaktionen der Senatskommission für das Unterrichtswesen, des Dompredigers D. Otto Haulich und der Evangelischen Kirchenkanzlei ab.[756]

Die Machtübernahme der Nationalsozialisten veränderte die Situation. Die Erinnerung an die Geschichte, die jüdische Herkunft oder an berühmte jüdische Persönlichkeiten versprach Halt und Trost in der für jüdische Menschen immer bedrückender werdenden Situation. So sah es der jüdisch-deutsche Rabbiner und Historiker Ismar Elbogen in dieser Zeit als seine Aufgabe an „das jüdische Geschichtsbewußtsein zu kräftigen", insbesondere wollte er den Juden, die sich „assimilatorischen Tendenzen nachgebend" vom Judentum entfernt hatten, „den Weg zur Wiederentdeckung und Rückkehr bahnen."[757] Er schrieb nach dem Boykott-Tag im April 1933: „Unsere Lage ist nur dann verzweifelt, wenn wir selber verzweifeln. Eine Gemeinschaft geht nicht unter, außer sie gibt sich selbst auf … Unsere Ahnen trugen ihr Los mit Heldenmut, mit Würde und religiöser Hingabe. Lasst uns von ihnen lernen."[758] Das Zerreißen von Familien durch die erzwungene Emigration förderte den Wunsch zum Bewahren der jüdischen Identität. Archive ermöglichten es vielleicht sogar, Verwandte aufzuspüren, die bei der Emigration – etwa nach Amerika – behilflich sein konnten.[759] Das „Gesamtarchiv der Juden in Deutschland" mit dem Hauptsitz in Berlin sammelte die Materialien der jüdischen Gemeinden und förderte die

---

[755] Bremisches Jahrbuch, Nr. 3, Bremen 1931/32, S. 4 f.
[756] Die Antwort der Senatskommission für das Unterrichtswesen erhielt das Versprechen, „das Material … bei allem Mitgliedern der Unterrichtskommission und bei den Herren Schulaufsichtsbeamten in Umlauf" zu setzen. Vgl. Jüdisches Gemeindeblatt Bremen, 9.3.1932.
[757] Eleonore Sterling in: Imar Elbogen und Eleonore Sterling: Geschichte, S. 5
[758] Ismar Elbogen in CV-Zeitung vom 6.04. 1933; zitiert nach: Ismar Elbogen und Eleonore Sterling: Geschichte der Juden, S. 5
[759] Siehe die Artikel „Ein Aufruf"; in: Gemeindeblatt für die jüdischen Gemeinden, Berlin, 1.2.1937; „Fragt die vorigen Geschlechter"; in: Ebd., 1.6.1937; „Schützt euer Archivgut"; in: Jüdisches Gemeindeblatt für die Synagogengemeinden in Preußen / Norddeutschland, 1.9.1938.

Inventarisierung jüdischer Friedhöfe sogar finanziell.[760] Auch die Bremer Gemeinde forderte zum „Schutz des Archivgutes" auf und veröffentlichte folgenden Appell der Gesellschaft für jüdische Familienforschung: „Eine wichtige Quelle für die Feststellung von Daten unserer Vorfahren sind die Mazewoth, die Grabsteine der jüdischen Friedhöfe. Für die Zeit vor 1812 (und an manchen Orten und zu manchen Zeiten noch bis ins späte 19. Jahrhundert hinein) sind sie eine sichere und gewisse Quelle, da die Steine gewissermaßen Urkundenwert haben. Da mit Recht zu befürchten ist, daß im Laufe der Zeit die Grabsteine immer mehr verwittern und unlesbar werden und so diese wichtige Quelle allmählich zu versiegen droht, ist es an der Zeit, heute eine Bestandsaufnahme der Grabsteine und damit eine Sicherstellung der auf ihnen befindlichen Urkunden vorzunehmen .... Mit der Fertigstellung dieses Grabsteinregisters, das in kleineren Gemeinden ja nicht allzuviel Zeit in Anspruch nehmen dürfte und das in keiner Gemeinde fehlen sollte, werden die Zeugen einer Vergangenheit auch für die nachfolgenden Geschlechter gerettet und der Gefahr der Vergangenheit entrissen sein."[761] Und doch wurde das Vorhaben in Bremen nur in bescheidenem Maß verwirklicht. Vier der ältesten Grabsteine des Friedhofes schrieb der betagte Hugo Levy, ehemals Gemeinderat, Wohlfahrtspfleger und langjähriger Vorsteher der Chewra Kadischa der jüdischen Gemeinde, ab[762] und überließ die Aufzeichnungen vor seinem Umzug nach Frankfurt am Main im Frühjahr 1937 der Gemeinde. Markreich „rettete" die Abschriften: er nahm sie bei seiner Emigration in die USA mit und hielt sie in seinem Manuskript zur „Geschichte der Juden Bremens und Umgegend" fest, das er 1955 in San Francisco fertigstellte.

Auch die Nationalsozialisten interessierten sich plötzlich, mitten im Krieg, für den jüdischen Friedhof. Im Sommer 1942 hatte das „Reichsinstitut für Geschichte des neuen Deutschland" (RIGND) ein Projekt zur „Sicherstellung des historischen und anthropologischen Materials der Judenfriedhöfe in Deutschland" eingerichtet. Förderer des Projekts war Heinrich Himmler, dessen fanatischen rassenideologischen Vorstellungen das Forschungsvorhaben wohl besonders entsprach.[763] Am 4. Dezember 1943 wandte sich das „Reichsinstitut" an den Vorsitzenden der Historischen Gesellschaft in Bremen, Professor Dr. Hermann Entholt.[764] Entholt war eine anerkannte Autorität auf dem Gebiet der Bremer Geschichte und bis 1936 Leiter des Staatsarchivs. Auch in Berlin war er sicherlich kein Unbekannter: 1940 war ihm die

---

[760] Vgl. den Artikel „Gesamtarchiv der Juden in Deutschland"; in: Gemeindeblatt für die jüdischen Gemeinden Preußens, 1.5.1937.
[761] Vgl. Jüdisches Gemeindeblatt Bremen, 24.10.1935, Nr. 10, S. 6, bzw. mit gleichlautendem Text: Gemeindeblatt für die jüdischen Gemeinden Preußens, 1.2.1936.
[762] Max Markreich: Geschichte der Juden, S. 333. Die Grabsteininschriften, die Hugo Levy dokumentierte, finden sich bei M. Markreich: Geschichte der Bremer Juden, S. 331 ff.
[763] Zu diesem Projekt vgl.: Ina Lorenz u. Jörg Berkemann: Streitfall jüdischer Friedhof Ottensen. Wie lange dauert die Ewigkeit. Bd. 1 (Chronik), Hamburg 1995, S. 150.
[764] Zu Entholt vgl.: Bremische Biographie 1912 – 1962, Bremen 1969, S. 137 ff.; STAB 9, S 3 (Entholt, Hermann Heinrich); Karl H. Schwebel: Hermann Entholt; in: Bremisches Jahrbuch, Nr. 46, Bremen 1959, S. 1 – 18.

vom nationalsozialistischen Senat unter Bürgermeister Böhmker gestiftete Plakette für Kunst und Wissenschaft verliehen worden.[765] Nun bat man ihn um seine Mithilfe bei einer „wissenschaftlichen Bestandsaufnahme" der „Judenfriedhöfe" in Bremen und Delmenhorst. „Das Reichsinstitut für Geschichte des neuen Deutschland ist dabei die Grabinschriften der Judenfriedhöfe im deutschen Reichsgebiet aufnehmen zu lassen. Diese Grabinschriften bilden für die Zeit vor Einführung der Personenstandsregister und der teilweise schon früher angelegten Personallisten die einzige Quelle für die genealogische Erforschung des Judentums und seine Verbreitung im deutschen Volkskörper."[766] Das Argument einer notwendigen Sicherstellung rassenkundlich wertvollen Materials spielte in diesem Brief jedoch nicht eine so gewichtige Rolle wie noch 1 1/2 Jahre zuvor bei dem jüdischen Friedhof in Hamburg-Ottensen[767] oder noch 1/2 Jahr zuvor bei einer ersten Anfrage des Reichsinstituts an die Bremer Bauverwaltung in Sachen jüdischer Friedhof.[768] Der Beauftragte des Reichsinstituts ließ nun das von den Hamburger Vertretern der jüdischen Gemeinde zur Rettung der Gräber erfolgreich angeführte Argument, dass durch Messungen der auf dem Friedhof noch auffindbaren Schädel- und Knochenreste wertvolle anthropologische Erkenntnisse gewonnen werden könnten, beiseite. Möglicherweise war eine solche Argumentation doch zu zweifelhaft und angesichts der zu erwartenden Niederlage als zu decouvrierend erschienen.[769] Alle Grabinschriften aus der Zeit vor 1876 sollten jedoch aufgenommen werden. Die entstehenden Kosten wollte das Reichsinstitut tragen. Die nationalsozialistischen Historiker hatten sich über das Gartenbauamt, das wiederum mit dem Bremer Vertreter der Reichsverwaltung der Juden in Deutschland in Verbindung getreten war, gut informiert. Das Alter der Friedhöfe und die erste Beisetzung lieferte der Brief gleich mit: in Bremen 1796, in Delmenhorst 1851. Nationalsozialistische Vernichtungspolitik und die bereits von jüdischen Historikern geforderte Bewahrung historischer Urkunden, nunmehr Teil der rassenkundlichen Forschung, verschränkten sich in der Begründung des Auftrages an Professor Entholt: „Diese Bestandsaufnahme muß jetzt durchgeführt werden, da der Weiterbestand der Judenfriedhöfe fraglich ist, der Erhaltungszustand der Gräber aber immer schlechter wird."[770] Auf eine exakte Datensicherung der Grabsteine

---

[765] Entholt, politisch „national-konservativ", war kein Nationalsozialist. Er scheint jedoch den Nationalsozialisten zumindest zu Beginn ihrer Herrschaft sehr positiv gegenübergestanden zu haben. So betrieb er 1933, dass das Staatsarchiv dem Bildungsressort des Senatspräsidenten direkt unterstellt wurde.

[766] STAB Registratur des Staatsarchivs Akte 98-22. Ähnlich auch der Brief, den das Bremer Gartenbauamt zuvor mit Anfragen zu den Friedhöfen und möglichen Ansprechpartnern erhielt. Vgl. Stadtgrün Bremen, 42-1 55029/0.

[767] Zum Friedhof in Hamburg-Ottensen vgl.: Ina Lorenz u. Jörg Berkemann: Streitfall jüdischer Friedhof Ottensen, Bd. 1, S. 150 – 152.

[768] Siehe den Brief des Reichsinstituts vom 18.6.1943 an die Bremer Stadtverwaltung; in: Stadtgrün Bremen, 5 5029/0.

[769] Der Arbeitskräftemangel am Ende des Krieges machte Exhumierungen oder auch wie in Hamburg Gräberverlegungen ohnehin unrealistisch.

[770] STAB Registratur des Staatsarchivs Akte 98-22.

legte das Reichsinstitut genauso viel wert wie zuvor die jüdischen Historiker. Die Vorgehensweise hatte man gleich mit übernommen: „Die Sicherstellung dieses Quellenmaterials geschieht am zweckmäßigsten in der Weise, daß die Inschriften fotografisch aufgenommen werden. Die Aufnahme muß so ausgeführt werden, daß später eine hebräistisch geschulte Fachkraft den Inhalt der Inschrift aus ihr entziffern und in ein dafür geschaffenes Formblatt übertragen kann. Eine Kartei dieser Formblätter soll dann also gleichsam die für die Juden nicht vorhandenen Kirchenbücher ersetzen … Die spätere Auswertung macht es nötig, die Grabsteine vor ihrer Aufnahme jeweils so zu nummerieren, daß die Nummer auf der Wiedergabe zu erkennen ist. Das ist vor allem nötig bei Steinen mit doppelseitiger, hebräischer und deutscher Beschriftung, bei denen beide Seiten aufgenommen werden müssen. Da in manchen Fällen gerade die älteren Grabsteine keine Jahresangaben enthalten, empfiehlt es sich, mit der Nummerierung bei denjenigen Grabsteinen zu beginnen, welche nach äußeren Merkmalen als die ältesten erkennbar sind. Solche Merkmale sind u. a. die Form der Grabsteine, die angewandte Schriftform und der Grad der Verwitterung; bei letzterem ist jedoch Vorsicht geboten, da die Güte des Steinmaterials nicht immer durchgehend gleich ist. Bei der Aufnahme ist Wert darauf zu legen, daß die Inschrift leserlich wiedergegeben wird."[771] Über das Gartenbauamt hatte das Reichsinstitut sich bereits nach einem geeigneten Bremer Fotografen erkundigt,[772] den sie nun Entholt empfahl. Ermittelt hatte man auch schon einen geeigneten jüdischen Ansprechpartner zur Entzifferung komplizierterer Inschriften. Das Gartenbauamt schlug ihn nach gemeinsamer Friedhofsbegehung des Gartenbaudirektors Homann mit dem Vertreter der Reichsvereinigung der Juden in Bremen, Karl Bruck[773], vor: „Wie uns das Gartenbauamt in Bremen ferner mitteilte, hat sich der Jude Dr. jur. Ludwig Israel Cobliner bereit erklärt, bei der Entzifferung der hebräischen Inschriften vor allem auf den älteren Grabsteinen mitzuwirken. Wir stellen ihnen anheim zu beurteilen, ob diese Mitwirkung vorteilhaft und zweckmäßig ist. Sie könnte vor allem bei denjenigen Grabinschriften nützlich sein, die so stark verwittert sind, daß die Inschrift nicht nur photographisch aufgenommen, wohl aber an Ort und Stelle abgeschrieben werden kann."[774] Der Rechtsanwalt und Notar Ludwig Cobliner[775] war seit 1926 mit

---

[771] STAB Registratur des Staatsarchivs Akte 98-22. Der Hinweis auf möglicherweise bereits bestehende Beerdigungsregister fehlt allerdings. Ähnlich bereits der Brief vom 18.6.1943 an die Stadtverwaltung, der auch die Anfertigung eines Lageplans für die Grabstätten vorsah, „damit späteren anthropologischen Messungen vorgearbeitet wird." In: Stadtgrün Bremen, 42-1 55029/0.
[772] Es handelte sich um den nichtjüdischen E. M. Kaufmann, geboren 1873, der in der Schwachhauser Heerstraße 68 ein Fotogeschäft besaß. STAB 4, 82/1-1/722, Kaufmann Otmar Emil Max.
[773] Siehe den Brief von Karl Bruck an das Garten- und Friedhofsamt vom 5.10.1943; in: Stadtgrün Bremen, 42-1 55029/0.
[774] STAB Registratur des Staatsarchivs Akte 98-22. Vgl. auch Stadtgrün Bremen, 42-1 55029/0.
[775] Cobliner, geboren am 20.5.1888, lebte seit 1919 bei Bremen. Seit 1926 war er mit der evangelisch getauften Anna Hermine (1887 – 1963), geborene Partheymüller, verheiratet und wohnte in Blumenthal, das erst 1939 in das Bremische Staatsgebiet eingemeindet wurde. Zu Ludwig Cobliner siehe vor allem die Wiedergutmachungsakte seiner Frau in: STAB 4,54 E 6176/4. Sowie: Cobliner, Anna; STAB 4, 82/1-2/2605, Cobliner Dr. Ludwig; Gedenkbuch. Opfer der Verfolgung der Juden

einer nichtjüdischen Frau verheiratet und somit von den ersten Deportationen nach Minsk und Theresienstadt nicht betroffen. Bevor die Nationalsozialisten sein Haus requirierten, lebte er in Blumenthal, wo er bis zur Machtübernahme der Nationalsozialisten eine gutgehende Anwalts- und Notariatspraxis geleitet hatte.[776] Seit Frühjahr 1942 wohnte er mit seiner Frau im Ostertorviertel, zuletzt in der Horner Straße 38. Seit dem 19. September 1941 musste er wie alle Juden in Deutschland den Judenstern tragen. Anfang August 1944 wurde der damals 56jährige in das Arbeitslager bei Farge, später ins KZ nach Neuengamme deportiert. Die Judenpolitik in Bremen war im Oktober 1943, insbesondere seit April 1944 unter dem neuen Abteilungsleiter der Geheimen Staatspolizei, Hasse,[777] verschärft worden. Von Neuengamme kehrte Dr. Cobliner nicht mehr zurück. Warum er, der nach Aussage seiner Frau keinerlei Vereinen oder Organisationen angehört hatte, sich für die Übersetzungsarbeit auf dem jüdischen Friedhof interessierte, ist aus den vorhandenen Archivalien nicht ersichtlich. Nach außen hielt Brucks Antwort an das Gartenbauamt den Eindruck eines tätigen Anwalts aufrecht. Cobliner wolle sich „nebenberuflich" der Aufnahme der Grabsteine widmen, hieß es darin.[778] Vielleicht hatte Cobliner von dem Hamburger Projekt gehört, an dem ja auch Juden mitarbeiteten? Nicht unwahrscheinlich ist, dass die Zusage seiner Mitarbeit an die Hoffnung geknüpft war, der sich verschärfenden Vernichtungspolitik der Nationalsozialisten zu entgehen.

Entholt wiederum erschien das vom Reichsinstitut angekündigte Projekt verdächtig. Er übergab den Brief am 9. November 1943 dem Senat für Inneres zur Prüfung. Dieser reichte ihn noch am gleichen Tag an die ihr organisatorisch untergeordnete[779] „Staatspolizeistelle" weiter mit der Anfrage, „ob Bedenken bestehen." Am 28. Dezember 1943 beschied die Geheime Staatspolizei dem Senator für innere Verwaltung: „Bedenken werden von hier aus nicht erhoben." Entholt erhielt seinen Brief am 3. Januar 1944 zurück. Erst etwa drei Monate später meldete sich Entholt beim Reichsinstitut, beruhigt und durchaus kooperationsbereit: „Infolge einer längeren Erkrankung konnte ich erst vor kurzem ihrem Wunsche, betreffend Aufnahme der Grabinschriften des hiesigen Judenfriedhofes nähertreten. Der Photograph Kaufmann hat die Gräber ebenfalls angesehen und mir mitgeteilt, daß für die Zeit von 1796 bis 1875

---

unter der nationalsozialistischen Gewaltherrschaft in Deutschland 1933 – 1945, Koblenz 1986. Der Eintrag in der Nachkriegskartei der jüdischen Gemeinde lautet: „Cobliner, Anna, Bremen-Blumenthal, Blumenstr. 26, Hausfrau, verh. ev., Krupp".

[776] Als Frontkämpfer hatte er die Praxis mit reduzierter Kundschaft und ohne Angestellte bis zum endgültigen Verbot 1939 aufrechterhalten können.

[777] Er gab bei seinem Dienstantritt die Parole aus, die Stadt müsse bis Jahresende „judenrein" werden, und sorgte dafür, dass der Befehl Himmlers, nach dem Halbjuden und „jüdisch versippte" festgenommen und in Arbeitslager gebracht werden sollten, besonders gründlich durchgeführt wurde. Vgl. Inge Marßolek u. René Ott: Bremen im 3. Reich, S. 342.

[778] Brief von Karl Bruck an das Garten- und Friedhofsamt vom 5.10.1943; in: Stadtgrün Bremen, 42-1 55029/0.

[779] Vgl.: Ina Marßolek u. René Ott: Bremen im 3. Reich, S. 299. Herbert Schwarzwälder: Geschichte, Bd. IV, S. 298 ff.

80 bis 100 Aufnahmen in Frage kommen, die er bereit ist, in dem Format 10 mal 15 für 8 M das Stück herzustellen. Ich hoffe, Ihnen mit diesen Angaben gedient zu haben, und bitte mir mitzuteilen, ob ich weitere Schritte in der angegebenen Weise vornehmen soll. Heil Hitler!"[780] Eine Antwort auf dieses Schreiben ist nicht bekannt. Zur Aufnahme von Grabsteinen durch die Historische Gesellschaft Bremen scheint es indes nicht mehr gekommen zu sein.

Der älteste Grabstein von 1796 erhielt erst in der Nachkriegszeit erneut Bedeutung: in der 1959 veröffentlichten Festschrift zum 60. Geburtstag von Carl Katz, dem Begründer der Bremer Nachkriegsgemeinde, die 1959 erschien, ist auch eine tabellarische Gemeinde-Chronik enthalten, die ihren Ausgangspunkt von diesem Stein nimmt.[781] Max Plaut, der Verfasser der Broschüre und eine der wichtigen Persönlichkeiten der jüdischen Nachkriegsgeschichte,[782] übernahm wörtlich die Formulierung aus Max Markreichs Publikation zum 50jährigen Synagogen-Jubiläum von 1926, und orientierte sich damit unbewusst an einer Tradition deutsch-jüdischer Geschichtsschreibung und jüdischer Existenz in Deutschland, deren Kontinuität durch den Holocaust in Frage gestellt wurde. Ein Angehöriger der „Scherit haPleta", des Rests der

---

[780] STAB Registratur des Staatsarchivs Akte 98-22.
[781] Festschrift zum 60. Geburtstag von Carl Katz, 14.9.1959, S. 22. Ein Exemplar der Festschrift befindet sich in der Bibliothek des Bremer Staatsarchivs.
[782] Dr. jur. Max Plaut (1901 – 1974) war nach dem Novemberpogrom allein zeichnungsberechtigter Vertreter aller jüdischen Organisationen in Hamburg und ersetzte damit den liquidierten Gemeindevorstand. Er wurde von der Gestapo überwacht und gilt neben Leo Lippmann und Hans W. Hertz als maßgeblicher Initiator einer Fotodokumentation der jüdischen Friedhöfe Ottensen und Königstraße / Altona, die dem Vorbild einer 1937 abgeschlossenen Dokumentation für den Hamburger Grindelfriedhof folgte. Als Leiter der Hamburger Bezirksstelle der Reichsvereinigung der Juden in Deutschland mußte er unter Aufsicht der Gestapo 1943 die Deportation der verbliebenen Hamburger Juden nach Theresienstadt organisieren. Vgl. dazu Ina Lorenz u. Jörg Berkemann: Streitfall jüdischer Friedhof Ottensen, Bd. 1, S. 127; 145 und 149 ff. Plaut selbst verbrachte 1943/44 nur eine relativ kurze Zeit im KZ. Seine Kontakte ermöglichten ihm schon 1944 die Emigration nach Palästina, wo er bis 1950 lebte. Im Frühjahr 1951 kam er mit seiner Frau, die er 1946 in Israel geheiratet hatte, und der dort geborenen Tochter Renate nach Bremen. Als Vertreter der jüdischen Gemeinde, dessen Vorstand er bis Mitte der sechziger Jahre angehörte, führte er u. a. von Mai bis Juli 1951 die Verhandlungen mit den Vertretern des Bremer Senats (Referat B 3) um die Wiedergutmachung. In Bremen engagierte er sich auf verschiedenen ehrenamtlichen Posten, so im Vorstand der Gesellschaft für Brüderlichkeit und als Referent und erster Vorsitzender des „Vereins der Freunde der Bremer Volkshochschule". 1953 wirkte er mit in der Statutenkommssion des Zentralrates der Juden in Deutschland, dessen Aufgabe es war, Vorschläge für eine Reorganisation des Zentralrats zu machen. Er war Mitglied der UNESCO und arbeitete um 1966 im Auftrag der Universität Hamburg an einer Geschichte der Hamburger Juden. Zu Dr. Max Plaut in der Nachkriegszeit vgl.: STAB 3-K.1.d.3.Nr. 31; STAB 3-J.5.Nr. 256; STAB 3-K.1.d.3.Nr. 15; STAB 3-B.16.Nr. 587; Einwohnermeldekartei Bremen: STAB 4,82/1-3/253, Max Plaut; Gesellschaft für Brüderlichkeit in Bremen e. V., Rundschreiben Nr. 5/71, Ende Sept. 1971. Dr. Max Plaut zum 70. Geburtstag; in: STAB Za-510, sowie diverse Artikel in: Weser-Kurier, 13.10.1953, 17.10.1966, 12.3.1974; Bremer Bürgerzeitung, 15.10.1966; Bremer Nachrichten, 15.10.1966, 16.10.1971, 18.10.1971, 13.3.1974. In der „Bremischen Biographie" verfaßte Plaut die Artikel über Julius Bamberger sowie über den Bremer Rabbiner Dr. phil. Leopold Rosenak und seinen Sohn Rechtsanwalt Dr. jur. Ignatz Rosenak; in: Bremischen Biographie 1912 – 1962, S. 24 und S. 423 f. Ebenfalls war er verantwortlich für die Redaktion der Festschrift zur Einweihung der Friedhofskapelle und des Denkmals für die jüdischen Opfer des Nationalsozialismus in Bremen. Einweihung der Friedhofskapelle und Enthüllung des Ehrenmals für die Opfer der Jahre 1933 – 1945 auf dem Friedhof der israelitischen Gemeinde Bremen in der Deichbruchstraße, 18. Mai 1952, Düsseldorf-Benrath o. J. [1952].

Überlebenden,[783] der sich nach 1945 als Liquidationsgemeinden konstituiert hatte und dessen fortdauernde Existenz von den jüdischen Gemeinden und Vertretern des Auslandes kritisch und ablehnend beurteilt wurde, verband sich mit einer schwierigen deutsch-jüdischen Vergangenheit.[784] In der Nachkriegszeit entstand zudem für den internen Gebrauch der Gemeinde eine Kartei mit den Namen der Begrabenen und einer Bezeichnung des Grabes, die jedoch nicht weiter fortgeführt worden ist.[785] Erst 1983 kam es im Zusammenhang mit einem neu erwachenden Interesse an jüdischen Studien in Deutschland und der deutsch-jüdischen Geschichte zu einem erneuten Versuch einer Aufnahme und Dokumentation zumindest des Bestandes an alten Grabsteinen; ein Teil der hebräischen Inschriften wurde abgeschrieben, übersetzt und nach einem Plan des Bremer Friedhofsamtes „verortet".[786] Zuvor hatte der Bremer Senator für Wissenschaft und Kunst in seiner Begründung für die Unterstellung des ältesten Teils des Friedhofs unter Denkmalsschutz ausgeführt, dass der Erhalt „aus wissenschaftlichen (geschichtlichen) und heimatgeschichtlichen Gründen im öffentlichen Interesse" liege. Damit erkannte zum ersten Mal in Bremen eine staatliche Stelle die geschichtliche Bedeutung des Friedhofes an.[787]

---

[783] Eigentlich der „Rest der Entronnenen". Siehe zu „Pleta": Wilhelm Gesenius: Hebräisches und Aramäisches Handwörterbuch, S. 643 mit verschiedenen Angaben in der Bibel, insbes. zu „Scherit haPleta" 1 Ch. 4, 43. In der Übersetzung von Zunz: „Und sie schlugen den geretteten Überrest Amaleks und wohnten dort bis auf diesen Tag." (Leopold Zunz: Die vierundzwanzig Bücher der Heiligen Schrift, S. 1470). In den übrigen biblischen Belegen wird Schar oder Scherit bzw. pleta aber nicht mit Amalek, dem Widersacher der Israeliten und ersten Antisemiten, in Verbindung gebracht, sondern mit den Entronnenen der israelitischen Stämme oder Häuser nach gerechter göttlicher Vergeltung, denen in Jes. 37, V. 31 - 32, erneute Prosperität versprochen wird. Arno Herzig gibt „Scherit haPleta" dagegen mit bezug auf Jessaja als die „letzten Entronnenen" wieder. Vgl. Arno Herzig, Jüdische Geschichte in Deutschland von den Anfängen bis zur Gegenwart, München 1997, S. 272.

[784] Zur Akzeptanz der jüdischen Gemeinden in der Nachkriegszeit durch das jüdische Ausland siehe: Arno Herzig, Jüdische Geschichte in Deutschland; Micha Brumlik u. a. (Hg.): Jüdisches Leben. Eine spätere Veröffentlichung bezieht ebenfalls das älteste Grab auf dem jüdischen Friedhof und den Termin, an dem der Friedhof zu Bremen gelangte, in die Geschichte der Gemeindegründung mit ein. Vgl. Karla Müller-Tupath: Die Israelitische Gemeinde in Bremen; in: Wilhelm Lührs u. a. (Hg.): „Reichskristallnacht", S. 8. In den Veröffentlichungen von Anne Dünzelmann ist er hingegen eher Teil einer Geschichte des Stadtteils Hastedt und seiner jüdischen Bevölkerung; in: Anne Dünzelmann: Juden in Hastedt; Angelika Timm u. a.: Hastedt, S. 137 - 265; Regina: Bruss, Die Bremer Juden, S. 177 f.

[785] Heute im Büro der Jüdischen Gemeinde Bremen einsehbar.

[786] Die alten Grabsteine auf dem Friedhof der Israelitischen Gemeinde im Lande Bremen, Deichbruchstraße, zusammengestellt von Ursula Siebert, Kastanienallee 12, 2820 Bremen-Lesum, aus dem Hebräischen übersetzt von Meir Mandelbaum, Jerusalem, z. Zt. Sozial- u. Kultusreferent Israelitsche Gemeinde im Lande Bremen 1983; in: Zentralarchiv zur Erforschung der Geschichte der Juden in Deutschland, Heidelberg: C 1/ Bremen, Inv.-Nr. 5293; bzw. Stadtgrün Bremen.

[787] Siehe das Einschreiben des Senators für Wissenschaft und Kunst an die „Israelitische Gemeinde" vom
9.10.1978. Akte zum jüdischen Friedhof; in: Denkmalschutzamt Bremen.

Biographien

Einleitung

Der folgende Abschnitt zu Biographien jüdischer Personen und einzelnen Grabsteinen beansprucht keine Vollständigkeit. Historische Gesichtspunkte zu thematisch interessanten Bereichen der Friedhofsgeschichte, die Dokumentation bedeutsamer oder bekannter Persönlichkeiten, aber auch die Ästhetik des einen oder anderen Grabsteins des 19. Jahrhunderts leiteten die Auswahl. Gleichwohl sind einige allgemeine Aussagen zu den Grabsteininschriften möglich. Nach der Halacha, der rechtlichen Auslegung der Tora im Talmud, wird der Friedhof als „Kever Avot" (Grabstätte der Väter) angesehen, so dass die Toten im 19. Jahrhundert nicht mit ihren Familienangehörigen, sondern in chronologischer Reihenfolge begraben wurden. Dabei berücksichtigte man aber den Wunsch von Ehegatten, nebeneinander bestattet zu werden oder einen Doppelgrabstein zu erhalten.[788] So ist es auch auf dem Bremer Friedhof. Um 1900 finden sich in Bremen allerdings häufiger auch Familiengrabanlagen.

Durchaus üblich für jüdische Friedhöfe ist die Bestattung von Kindern auf eigenen Gräberfeldern.[789] So gibt es in Bremen im Eingangsbereich linker Hand an der Friedhofsmauer, d. h. im ältesten Teil der Anlage (Gräberfeld A), Reihen von Kindergräbern, ebenso gegenüber der Mauer rechts und links von der Kapelle und vor ihr auf dem Gräberfeld B sowie zwischen Gräberfeld C und A. Sie lassen auf eine, allerdings nicht konsequent durchgeführte, separate Bestattung schließen. Die Grabinschriften des 19. Jahrhunderts verklären zumeist – ähnlich wie die für nichtjüdische Friedhöfe übliche romantische Innerlichkeit[790] – die Verstorbenen zu Idealgestalten, jedoch mit den strengeren traditionellen Metaphern der jüdischen Bibel, der Traditionsliteratur und des Gebets in den hebräischen Inschriften. Privates geben sie in der Regel nicht preis. Gelobt wird die gute Hausfrau und Mutter oder der tüchtige Familienvater, Teilaspekte des Berufslebens oder der Stellung in der Gemeinde können dabei ebenfalls sichtbar werden.[791] Jüdische Grabsteine sind bis ins erste Drittel des 19. Jahrhunderts

---

[788] Zur Erörterung des Problems siehe u. a. den Artikel „Grab"; in: Encyclopaedia Judaica. Bd. VII Berlin 1931, Sp. 614; Michael Brocke u.a.(Hg.): Stein und Name, S. 37 f.; Ernst Roth: Zur Halachah des jüdischen Friedhofs II; in: Udim. Zeitschrift der Rabbinerkonferenz in der Bundesrepublik Deutschland. Bd. V, Frankfurt a. M. 1975/75, S. 98 f.

[789] Michael Brocke (Hg.), Der jüdische Friedhof in Solingen, S. 21.

[790] Siehe dazu bzw. zur Einstellung zum Tod in der nichtjüdischen Gesellschaft des 20. Jahrhunderts: Philippe Ariès, Bilder zur Geschichte des Todes, S. 236 ff. und 741 ff.; Martin Kazmaier, Die deutsche Grabrede im 19. Jahrhundert, S. 322 ff.

[791] Hierzu siehe insbesondere auch: Michael Brocke, Der jüdische Friedhof in Solingen, S. 23 f. Nach Brocke folgt der Aufbau einer hebräischen Grabsteininschrift einem Grundschema. Es setzt sich in chronologischer Reihenfolge aus dem Familienstand des Verstorbenen, dem (Vor-)Namen und Vaternamen, bei verheirateten Frauen oft auch dem Namen des Gatten, aus Sterbe- und Begräbnisdaten zusammen. Daran schließt sich ein Segensspruch, wie „Seine / Ihre Seele sei dem Bündel des Lebens eingegeben", und eine mehr oder weniger lange Eulogie auf die „tätigen Tugenden" des /

in der Regel nur hebräisch beschriftet. Ein solcher traditioneller Grabstein ist der von Schlatche, Tochter des „ehrenwerten Herrn" Mordechai (s. S. V).[792] Anders jedoch der älteste Grabstein[793] auf dem Friedhof. Die unter die hebräische Würdigung gesetzte englischsprachige Kurzinschrift mit dem darin integrierten lateinisch Wort „obiit" für „Er ist gestorben" verweist auf die englische Herkunft und wohl auch auf Weltoffenheit und säkulare Bildung des jungen englischen Kaufmanns (s. S. III). Im Verlauf des 19. Jahrhunderts werden die hebräischen Inschriften durch deutsche ergänzt, die zu Beginn des 20. Jahrhunderts den hebräischen Text verdrängen können. Der Grabstein kann nun auch mit einer Art Motto versehen sein, vermutlich nach protestantischem Vorbild. Gewählt wurden deutschsprachige und hebräische Zitate aus der jüdischen Bibel, deutsche Sinnsprüche bzw. subjektiv-emotionale Formulierungen (z.B. S. XVIII).

Im 20. Jahrhundert verstummt nach und nach das Mitteilungsbedürfnis. Die Inschriften reduzieren sich häufig – wie auch auf nichtjüdischen Friedhöfen – auf die Angaben von Namen, Geburts- und Todesdaten mit hebräischsprachiger Einleitungs- und Schlußformel.[794] Der Holocaust markiert dabei auf einigen Grabsteinen einen Einschnitt mit einer bewußten Rückkehr zur hebräischsprachigen Inschrift und zur jüdischen Tradition (s.S. XXXIII, XXXIV).

Seit 1871 wuchs die jüdische Gemeinde. Die einfache steinerne Grabstele, die Philippe Ariès als Kennzeichen des jüdischen Friedhofs ansah[795], wird in der Folgezeit durch vielfältige Grabsteinformen ergänzt, die – wie auf anderen jüdischen Friedhöfen – bürgerliches und säkulares Selbstbewußtsein demonstrieren. Zum Ende des 19. Jahrhunderts gibt es so auch häufiger Familiengräber mit dem im 19. Jahrhundert auf christlichen Friedhöfen beliebten „Flügelaltar ähnlich gemeißelten Schrein des Andenkens"[796] im neugotischen Stil (s. S. XVII, XXIX).

Die Grabsteine der Juden und Jüdinnen osteuropäischer Herkunft, die Ende des 19. Jahrhunderts Bremen erreichten, sind bisher ebenfalls nicht eingehend erforscht. Sie bilden kein eigenes Gräberfeld. Personen ostjüdischer Abstammung scheinen Varianten der traditionellen rechteckigen Grabstele mit rundem Abschluss bevorzugt zu haben. Gegenüber zeitgleichen Grabsteinen deutscher Juden wurde dabei auf ihren Steinen zumeist mehr Wert auf die hebräische Beschriftung gelegt[797], was wohl

---

der Verstorbenen, eventuell auch seine bzw. ihre Stellung in der Gemeinde. Bei Männern stellt man Ehrentitel wie „thoragelehrt" u.ä. voran, ebenso die Ämter, die sie in der Gemeinde innehatten. Dieses Schema kann vielfältig ergänzt werden durch wörtlich übernommene oder entsprechend abgewandelte Schriftzitate, Reime, Wort- und Namensspiele bzw. Akrostichen. Bedeutende Familien lassen den bürgerlichen Namen in den hebräischen Text einfügen etc.

[792] Nach dem vom Gartenbauamt erarbeiteten Plan: Grab-Nummer A 7/10.
[793] Grab-Nummer A 2/9.
[794] So etwa „Hier ist begraben" oder „Seine / Ihre Seele sei dem Bündel des Lebens eingegeben."
[795] Philippe Ariès: Geschichte des Todes, S. 241.
[796] Martin Kazmaier: Die deutsche Grabrede, S. 191.
[797] Siehe so beispielsweise die hebräisch- und deutschsprachigen Grabsteine von Carola Stahl, geborene Lange (*1875 in Kalisch/Polen – 1928, Grab-Nummer C 4/6), Alfred Derkatsch (*1865 in

auch der häufig stärker religiösen Bindung entsprach. Obwohl die Juden ostjüdischer Herkunft zumeist noch Jiddisch als Umgangssprache benutzten oder verstanden, scheint eine Beschriftung des Grabstein auf Hebräisch und Jiddisch – wie für die 1924 verstorbene Judith, Tochter von Zeev Schatzka „ois Minsk" – die Ausnahme zu sein.[798]

Einzelne dieser Stelen legen dagegen auch Zeugnis dafür ab, wie schnell sich einige der Ankömmlinge – wie dies für den Beginn des 20. Jahrhunderts insbesondere für Berlin belegt ist – in ihre neue deutschsprachige kulturelle Umgebung integrierten.[799] In der Zeit des Nationalsozialismus und der nach dem Zweiten Weltkrieg sind die Grabsteine einfacher und kleiner gehalten. Manchmal auffällig wegen ihrer Größe oder wegen ihrer Beschriftung mit kyrillischen Buchstaben, sind in der Gegenwart vor allem die Grabsteine für die neu zugewanderten russischen Gemeindemitglieder.

Strenger noch als auf anderen jüdischen Friedhöfen wurde in Bremen das Bilderverbot beachtet,[800] wobei sicherlich auch der Einfluss der kalvinistisch-protestantischen Umgebung wirksam gewesen ist. Menschliche Abbildungen oder Skulpturen gibt es in Bremen nicht. An jüdischen Symbolen finden sich das Sefer hachaim, das Buch des Lebens (s. S. VII), die segnenden Priesterhände als Zeichen der Abstammung des Toten vom biblischen Priestergeschlecht („Kohanim") (s. S. XVII, XXIX, XXXVIII), Levitenkanne und Schüssel (s. S. VI, X) als Zeichen der Herkunft des Verstorbenen aus dem biblischen Levitengeschlecht, die Davidsharfe (s. S. XXV) und der siebenarmige Leuchter des Tempels, „Menora" (s. S. XL). Etwa seit der Wende

---

Odessa/Russland – 1928; Grabstein C 4/5), Bernhard Galatzer (*1865 in Brody/Galizien – 1927) und seiner 1880 in Deutschland geborenen Frau Selma, geborene Wolff (Grabstein C 2/8-9), Bertha Wolken, geborene Karp (*1856 in Lemberg/Galizien – 1929; Grabstein C 4/10), Markus Klein (*1847 in Radomysl/Polen – 1933) und seine in Bremen geborene Frau Bertha, geborene Grabner, Grabstein C 1/5-6), Chaim Moses Rosenthal (*1891 „zu Dombie"/Polen – 1925; Grabstein C 3/15) sowie die Grabsteine von Bernhard (1866 – 1913) und Toni Rosenblum (1866 – 1936; B 12/8 und B 12/9), den Eltern von Heinrich Rosenblum, die aus Galizien stammten (s. S. 142), Marduch Dardyck aus Rußland (s. S. 42 und S. XXII), Rabbiner Leopold Rosenblum, der aus Ungarn kam (s. S. 38 ff. und S. XXff.). Deutsche Inschriften mit den hebräischen Einleitungs- und Schlußformeln haben dagegen Srul Halperson (*1876 in Dubno/Russland – 1927; Grabstein C 2/3), Stephanie Kornblum, geborene Glassner (*1876 in Krakau/Polen – 1929; Grabstein C 4/15), die vermutlich die erste Frau von Jan Kornblum, Moritz Blöde (*1871 in Krakau/Polen – 1939; Grabstein D 3/2), Rosa Lifschitz, geborene Duker (*1876 in Berditschew/Rußland – 1936; Grabstein C 9/15), Hermann Weinstein (*1888 in Ulanov/Russland – 1941, ermordet in Buchenwald; Grabstein D 6 A /17), Jeannette Lauffer (*1863 in Brzezany/Galizien -1930) und ihr Mann David Lauffer (*1862 in Chyrow/Galizien – 1930; Grabstein C 6/16 und 6/17), Lotti Sprei (*1868 in Wiznicz/Galizien – 1930) und ihr Mann Heinrich Sprei (*1862 in Zalubinze/Zalubincze (Nowy Sacz-Zalubinze) liegt in Polen) – 1931; Grabstein C 6/18 und C 6/17), Anna Weinstein, geborene Weisman (*1890 in Raclawice/ Polen – 1934; Grabstein C 9/11) sowie Josef Propper (*1875 in Oswiecim-Auschwitz / Polen – 1934; S. S. XXXI); Abraham Jehuda Flamm (S. XXXVI) und Jan Kornblum (S. 145 f. und S. XXXVII).

[798] Grab-Nummer C 3/7.
[799] Eine rein deutsche Inschrift mit einer emotional gehaltenen Würdigung weist der Grabstein von Leo Goldberg auf, dem „Sänger des Bremer Stadttheaters" (*1872 in Lemberg/Galizien – 1927; Grabstein C 3/11). Nur das Dekor des Grabsteins ist mit einem stark stilisierten Stern versehen. Auch die kleine Grabplatte von Mariel Lewinson, geborene Lonas (*1867 in Berditschew/Rußland – 1936; Grabstein D 2/1) trägt nur eine deutsche Inschrift.
[800] Vgl. dazu das Beispiel Solingen: Michael Brocke: Der jüdische Friedhof in Solingen, S. 23.

zum 19. Jahrhundert ist als Symbol der Zugehörigkeit zum Judentum vor allem der Davidstern beliebt (s. S. X, XIV, XVI, XXII, XXVI, XXVII, XXXI, XXXVI, XXXVII, XXXIX, XL). Nichtjüdische Symbole stellen die gebrochene Säule (s. S. XVIII) und der Lorbeerkranz (s. S. X, XXIX) dar. Blumengirlanden und -kränze oder stilisierte Blattornamentik sind ebenfalls, insbesondere auf den älteren Grabsteinen, häufiger (s. S. V, VII, IX, XIV).

Abraham Isaak Heine

Der Kaufmann Abraham Isaak Heine (1787 – 1845) stammte aus der Familie eines angesehenen kinderreichen Obberrabbiners aus Hannover.[801] Seit seinem sechsten Lebensjahr – 1792 – war er bei seinem Schwager aufgewachsen, dem Hannoveraner Schutzjuden Hesekiel Abraham, der Am Barkhof wohnte. Heine besuchte die christliche Rembertischule. Er glaubte, wie die Familie seines Schwagers mit der Londoner Konvention nach Bremen übernommen worden zu sein. In Bremen machte er sich mit einem Weinhandel selbständig. 1815, nach der Befreiung von der napoleonischen Besetzung, konnte Heine einen bis 1820 gültigen Vertrag mit dem Senat abschließen. Bereits im Juni desselben Jahres wurde er jedoch auf Betreiben der Weinhändler polizeilich verwarnt und mit Ausweisung bedroht.

Heine büßte den Detailhandel ein und vermochte sich nur noch in dem allein von der Regierung zu genehmigenden Großhandel zu betätigen, der jedoch infolge seiner geringen finanziellen Mittel nicht sehr umfangreich war. Später handelte er mit Batist und alten Kleidern. Als Bremen 1820 mit der Austreibung jener Juden begann, die sich während der französischen Besatzung in der Hansestadt niedergelassen hatten, sollte offenbar auch an Heine ein Exempel statuiert werden. Er aber kämpfte um sein Bleiberecht und forderte zunächst, ihm ein anderes Domizil zu bieten. Als sich herausstellte, dass es nicht so leicht war, ihm in Deutschland einen neuen Ort zuzuweisen, beauftragte der Senat die Polizei, ihn nach Amerika auszuweisen. Heine widersetzte sich, indem er untertauchte. Zugleich veranlasste er eine Intervention des „Cabinets-Ministerium Hannover", die eine Debatte in der Senats-Kommission auslöste. „Der Vorschlag, durch seinen Abtransport vollendete Tatsachen zu schaffen, erschien nach reiflichem Überlegen zu riskant; ihn eines Steuer-Vergehens zu be-

---
[801] Die Grabsteininschrift gibt Nienburg, das damals zum Hannoveraner Territorium gehörte, als seinen Geburtsort an. Inge Vorbeck erwähnt nur, dass Heine aus der Familie eines „hannoveraner Oberrabiners" stammte. Die Angaben zum Geburtsjahr von Heine in den von Vorbeck durchgesehenen Urkunden differieren um ein Jahr. Das mag nach der mündlichen Auskunft F. G. Hüttenmeisters daher kommen, dass die Angabe 5547 in 1787 umgerechnet wurde anstelle von 1786. Zu Heines Biographie vgl.: Inge Vorbeck: Außenseiter, S. 89 ff. (= STAB U 877), Grabstein-Nummer A 10/9. Siehe z. T. auch: Anne E. Dünzelmann: Vom Gaste, den Joden und den Fremden, S. 307, 310 f, 313.

zichtigen, hätte aber – so meinte man – für alle Zukunft die Möglichkeit verbaut, ihn loszuwerden. Wie andere Juden hatte Heine durch einen Bankrott des Senators Gondela große finanzielle Verluste erlitten und war in Zahlungsschwierigkeiten geraten. Ein gerichtliches Moratorium hatte ihm auferlegt, die Stadt nicht zu verlassen. Daher war eine sofortige Abschiebung nach Amerika nicht möglich; die Polizei bestand auf seiner Inhaftierung und drohte den Gläubigern mit den sich daraus ergebenden Kosten. Diese protestierten jedoch energisch: wenn es Heine verwehrt sei, selbst umherzugehen und seine Außenstände zu kassieren, könne er niemals seine eigenen Schulden begleichen."[802] Am 25. August 1824 nahm man Heine ohne gerichtliche Verfügung in Haft. Rechtsanwalt Motz, mit dem er befreundet war, unterstützte ihn bei seinen Protesten gegen die polizeiliche Willkür. Es kam sogar zu einer persönlichen Vernehmung des Verhafteten durch Senator Noltenius, der letztlich jedoch nicht bereit war zu helfen. Am 24. September 1824 gelang es anlässlich der Hohen Feiertage, Heine gegen Kaution für etwa eine Woche zu befreien. Er nutzte die Zeit und kam bei den mit ihm verwandten Gebrüdern Heine in Hamburg unter. In den folgenden Jahren bewegte er sich ständig zwischen Bremen und Hastedt hin und her und war so für die Polizei schwer zu fassen. 1826 befand er sich erneut in Haft. Man versprach ihm einen Pass und ein polizeiliches Führungszeugnis, sobald er Bremen verlassen habe; in der Stadt weiter aufhalten dürfe er sich nur, wenn er einen anderen Wohnsitz nachweisen könne. Heine bat um die Rückgabe seiner von anderen Regierungen zugesandten abschlägigen Bescheide auf seine Bitte um Aufnahme. Die Ablehnungen zeigen, dass gerade arme Juden Schwierigkeiten hatten, von anderen Ländern aufgenommen zu werden.[803]

Die vom Bremer Staat mit der Ausweisung beauftragte „Commission wegen der Juden" berichtete 1827 u. a., dass die Polizei ermächtigt worden sei Heine nach Amerika zu schaffen. Er hätte sich jedoch zuvor „aus dem Staube"[804] gemacht. Jetzt sei er wieder in Bremen und könne nur „gewaltsam, denn freiwillig geht er nicht" nach Amerika transportiert werden.[805]

Der Polizeibericht von 1832 führt ihn als einen jener Juden auf, „mit denen man nicht zu bleiben weiß und die daher stillschweigend geduldet werden."[806] 1836 meinte der Berichterstatter, man müsse darauf achten, dass er sich nicht verheirate. 1841 zwang man die letzten drei Juden, Fremdenkarten anzunehmen, andernfalls müssten sie gehen. Heine ließ sich die Karte schließlich mit der Bemerkung aushändigen: „Er

---

[802] Zitiert nach: Inge Vorbeck: Außenseiter, S. 90.
[803] Anne E. Dünzelmann meint, dass trotz aller Kritik an Bremen andere Länder nicht bereit waren mittellose Juden aufzunehmen (Anne E. Dünzelmann: Vom Gaste, den Joden und den Fremden, S. 310.)
[804] Anne E. Dünzelmann: Vom Gaste, den Joden und den Fremden, S. 311.
[805] Ebd., S. 311.
[806] Zitiert nach: ebd., S. 92.

habe nur gehofft, man werde ihn, da er schon über 50 Jahre hier sey, nicht als Fremden mehr ansehen."[807]

Die schön geformte und am Zeilenende auf „O" reimende Grabsteininschrift (s.S. VIII) nimmt Bezug auf das Leben des Bestatteten und auf die Namensgleichheit Heines mit den jüdischen Stammvätern Abraham und Isaak.[808] Die durch Ausrufezeichen am Schluss und bogenförmige Gestaltung hervorgehobene zweite Zeile – „Und Abraham kehrte zu seinem Ort zurück!" –, die zum Schluss der zwölften Zeile erneut aufgenommen wird, ist ein Zitat aus Genesis 18, 33: „Und der Ewige ging weg, als er aufgehört zu reden zu Abraham, und Abraham kehrte zurück nach seinem Orte", d. h. zu seinem Land und seiner Familie.[809] Als jüdische „Erde" und Ort der Vorväter, also der verstorbenen Familienangehörigen, wird gemäß der jüdischen Tradition auch der Friedhof angesehen. In dem Thora-Abschnitt „Wajera", aus dem das Zitat stammt, geht es aber ebenso um Gottes Versprechen, die Kinderlosigkeit Sarahs zu beenden. Und mit dem Problem der vom Bremer Staat erzwungenen, den jüdischen religiösen Verpflichtungen des Mannes zuwiderlaufenden Ehe- und damit Kinderlosigkeit Abraham Heines, die ihn von den jüdischen Stammesvätern Abraham und Isaak unterschied, beschäftigen sich die Zeilen sieben und acht der Grabsteininschrift: „Schnell werden ihm die Tore der Barmherzigkeit geöffnet werden und im Garten Eden wird man die Chuppa aufstellen." Dies erfolge – so legt die Inschrift mit traditionellen Würdigungen nahe – auch aufgrund seiner Verdienste in der diesseitigen Welt, seiner Zuverlässigkeit in seinem Beruf, seinem Lebenswandel und seinem „Mitgefühl" für bedürftige Glaubensangehörige. Die letzte Zeile der Inschrift – „Abraham hast du am Berg Moria geschworen" – nimmt Bezug auf die Akedah (Genesis 22), die Isaak-Opferung, in der Abraham von Gott aufgrund seiner Treue die Zusicherung erhält, dass er ihm zahlreiche Nachkommen schenken werde, „wie die Sterne des Himmels und wie den Sand, der am Rande des Meeres, und besitzen wird dein Same die Tore seiner Feinde und sich segnen werden mit deinem Samen alle Völker der Erde, zum Lohne, daß du gehorchst hast meiner Stimme." (Genesis 22,

---

[807] Zitiert nach ebd., S. 92.
[808] Zu den patriarchalischen Gestalten Abraham und Isaak vgl. „Abraham"; in: Jüdisches Lexikon. Bd. 1, Berlin 1927, S. 34 – 38; Encyclopaedia Judaica. Bd. 1, Berlin 1928, Sp. 374-405; The Universal Jewish Encyclopedia. Vol. 1, New York 1939, S. 35 – 38; Encyclopaedia Judaica. Vol. 1, Jerusalem 1971, Sp. 111 – 125; „Isaak"; in: Jüdisches Lexikon. Bd. 3, Berlin 1929, Sp. 34 – 39; The Universal Jewish Encyclopedia. Vol. 5, New York 1941, S. 587 ff.; Encyclopaedia Judaica. Bd. 8, Berlin 1931, Sp. 478 – 485; Encyclopaedia Judaica. Vol. 9, Jerusalem 1971, Sp. 2 – 7.
[809] Anklang auch an Genesis 32, 1. „Da machte sich Laban auf in der Frühe und küßte seine Söhne und Töchter und segnete sie, dann ging Laban und kehrte zurück an seinen Ort." Gemeint ist das außerhalb Israels liegende Ursprungsland der Familie Abrahams, Padan-Aram. F.G. Hüttenmeister zog in einem Gespräch mit mir, der Verfasserin, den Vergleich zu Genesis 3, 19, d.h. dass Abraham zu der Erde zurückkehre, von der er genommen sei. Vgl. in diesem Zusammenhang auch die Inschrift der Eltern Josef Kasteins. Ich meine aber, dass der Rückkehr an „seinen Ort" aufgrund ihrer hervorgehobenen Stellung als bogenförmige Kopfzeile der Inschrift mit abschließendem vom Autor hinzugefügtem Ausrufezeichen und auch mit Bezug auf Genesis 32, 1, eine politischere Bedeutung zugesprochen werden kann.

17 und 18)[810]. Die Anfangsbuchstaben der hebräischen Zeilen nach dem Kürzel für „Hier ist begraben" formen den Namen Abraham als Akrostichon, die somit ebenfalls einen Hinweis auf die Bedeutung der biblischen Abrahamgeschichte für den Begrabenen geben. Misst man dem Ort, an den „Abraham zurückkehrt" eine politische Bedeutung zu, wird daraus unversehens ein Kommentar zu Heines Kampf um ein Bremer Bleiberecht. Wenn schon nicht zu Lebzeiten, so hat er ihn doch in „Jüdischer Erde" gewonnen. Versagte ihm die Bremer Judengesetzgebung Ehe und Kinder, in der kommenden Welt würden ihm seine Verdienste mehr als vergolten werden.

Die Grabsteininschrift nimmt so Bezug auf die Namensgleichheit Heines mit den in Genesis 22 auftretenden Hauptpersonen, Abraham und Isaak, und wandelt sie zugleich ab. Die zentrale Handlung der Akedah, die die Glaubenstreue und Frömmigkeit der beiden jüdischen Patriarchen symbolisieren soll, wird zur Metapher und zum Sinnbild für das Verharren des realen Abraham Isaac Heine in Bremen. Trotz aller Widrigkeiten gibt er – sozusagen an seinem ihm von Gott zugewiesenen Platz – eine religiös überhöhte Probe seiner Standfestigkeit.

Benjamin Benjamin und Friede Levy

Benjamin Benjamin Levy (1825 – 1899), genannt „B. B. Levy"[811], arbeitete seit 1857 in Kiel als Religionsbeamter. 1872 wurde er – nach Max Markreich – im selben Jahr wie Moritz Lewinger, als Kantor und Vorbeter angestellt und war seitdem etwa zwanzig Jahre an der Bremer Israelitischen Gemeinde tätig. Im Bremer „Adressbuch" ist Levy jedoch 1873 zunächst als Inhaber eines Restaurants in der Buchtstraße eingetragen und erst zwei Jahre später auch als „Cultusbeamter und Schächter der Israelitischen Gemeinde".[812] 1886 zieht er mit seinem Restaurant in die zentral gelegene Bahnhofsstraße 11 um und eröffnet hier das einzige koschere Hotel Bremens. Levys Sohn wurde Pädagoge und Kantor in Frankfurt am Main sowie ein führendes Mitglied der jüdischen Loge „B'nai Brith". 1894 wird sein Schwiegersohn Hugo Levy, der Ehemann seiner Tochter Fanny, Geschäftsführer des Hotels und ein Jahr später dessen Besitzer.[813] Benjamin Levy ist seitdem nur noch als „Cultusbeamter und Schächter" der Gemeinde im „Adressbuch" zu finden. Ein Jahr vor seinem Tod zieht er sich

---

[810] Leopold Zunz: Die Heilige Schrift, S. 40.
[811] Benjamin Levy wurde nach seinem Vater genannt, der noch vor der Geburt seines Sohnes verstarb. Auf seinem Grabstein heißt er deshalb auch „Benjamin ben Benjamin Halevy". Vgl. Max Markreich: Geschichte der Juden, S. 23 f., sowie die Bremer „Adreßbücher" seit 1871.
[812] Vgl. „Bremer Adreßbuch" von 1875. Markreichs Ausführungen scheinen in dieser Hinsicht nicht ganz zuverlässig zu sein. Er meint, dass Levy die Gemeindearbeit Anfang der 1890er Jahre quittiert habe, um sich nur noch seinem Hotel zu widmen. Grabstein-Nummern: A 26/3 u. A 26/4.
[813] Zu Hugo Levy, der viele Jahre lang auch Vorsitzender der Chewra Kadischa war, siehe Seite 129 f. in diesem Buch.

auch aus dieser Tätigkeit zurück. Im September 1927 wurde Hugo Levy und dessen Frau Ziel antisemitischer Bedrohung. Man beleidigte und übte Telefonterror aus.[814]

Benjamin Levys Grabstein ist mit Levitenkanne und -schüssel dekoriert, den Symbolen der levitischen Abstammung, der Stein seiner Frau mit dem Davidstern. Traditionelle Formen der Eulogie verbinden sich in den Inschriften für das Ehepaar mit persönlichen Anspielungen. Benjamin Levys Grabinschrift spielt auf die religiöse Bindung der Familienmitglieder an, die auch am Engagement seines Schwiegersohnes für die Gemeinde ablesbar ist. Aber auch das konkrete Zusammenwohnen von Eltern, Tochter und Schwiegersohn spiegelt sich in der Formulierung: „Er baute ein Haus voll Gottesfurcht." Der Satz erinnert dabei u. a. an das biblische „Haus des Vaters" bzw. das „Haus der Väter"[815] für die Herkunftsfamilie Jacobs, ebenso an die in der Neumondsverkündung (s. S. 159 f. Worterklärungen) enthaltene Bitte um Gottesfurcht,[816] sowie an Psalm 111,10 „Anfang der Weisheit ist die Furcht vor dem Ewigen, gute Einsicht allen die sie üben. Sein Ruhm bestehet ewiglich" und Sprüche 1,7 „Furcht des Ewigen ist die erste Kenntnis, Weisheit und Zucht verachten Toren".[817] Benjamin Levys traditionell-jüdische Lebensweise und seine religiöse Bindung wird mit „Er trug das Joch der Thora mit Liebe"[818] beschrieben. Zudem wird er als Zadik, als Gerechter,[819] gelobt und als Muster eines im jüdisch-religiösen Sinne guten Menschen: „Seine Eigenschaften und seine Taten gingen nicht in das Reich der Toten" heißt es in einer jüdischen Variante von „Du bleibst uns ewig unvergessen". Denn das Wirken in der Gegenwart und das Befolgen von Gottes Geboten zeichnen den jüdischen Menschen aus.

Die Grabsteininschrift seiner Frau spielt mit der Übersetzung ihres Vornamens ins hebräische „Schalom" – Friede und ist zugleich Anspielung auf Jesaja 57, 19, mit dem Trost für die Trauernden: „Schaffend der Lippen Frucht: Friede, Friede dem Fernen wie dem Nahen, spricht der Ewige, und ich heil' es."[820] Diese Anspielung ge-

---

[814] Vgl. Dieter Fricke: Antisemitismus in Bremen, S. 76 f.
[815] Siehe u.a. Genesis, 23,38, 46,31, 47,12; Numeri 1,2 und 1,18 ff.; Jessaja 2,5 und 6 (siehe Artikel „bait" bzw. „bais" in: Wilhelm Gesenius: Hebräisches und Aramäisches Handwörterbuch, S. 95 f.; Werner Weinberg: Lexikon zum religiösen Wortschatz, S. 65 f.).
[816] Zur Neumondsverküdigung siehe: Werner Weinberg: Lexikon zum religiösen Wortschatz, S. 135; Sidur sefat emet, S. 122. Siehe auch den Begriff Gottesfurcht in den Sprüchen der Väter, die vom Schabbat nach Pessach bis zum 17. Tammus bzw. bis Rosch Haschana nach dem Mincha-Gebet gelesen werden sollen: „Antigonos, der Mann von Socho, empfing von Schimon, dem Gerechten. Er pflegte zu sagen: „Seid nicht solchen Knechten gleich, die ihrem Herrn nur unter der Bedingung dienen, Lohn zu empfangen, sondern seid solchen Knechten gleich, die ihrem Herrn nicht mit der Bedingung dienen, Lohn zu empfangen, und Gottesfurcht ruhe auf euch." Sidur sefat emet, S. 150; siehe auch 159 f. in diesem Buch.
[817] Zu den Beispielen siehe: Werner Weinberg: Lexikon zum religiösen Wortschatz, S. 135; Leopold Zunz: Die heilige Schrift, S. 1218,1242.
[818] Zum Joch der Gebote vgl. den Artikel „aul" in: Werner Weinberg: Lexikon zum religiösen Wortschatz, S. 55.
[819] Zum „Zadik" siehe auch 170 in diesem Buch.
[820] Leopold Zunz: Die heilige Schrift, S. 830; Werner Weinberg: Lexikon zum religiösen Wortschatz, S. 243.

hört nicht zum gebräuchlichen Repertoire der Eulogie[821] und ist so auch Zeichen der Orginalität der Inschrift. Friede Levy wird darin als „Eschet Chajil" beschrieben, als tüchtige, tätige und auf dem geraden Weg wandelnde Ehefrau, und als glaubenstreue Jüdin.

Die kunstvolle Gestaltung beider Inschriften zeigt sich nicht zuletzt auch in den Endreimen der Eulogien auf „eiah" bzw. „ah", mit denen die Inschriften beginnen.

Grabsteine der Familie des Psychoanalytikers Karl Abraham

Karl Abraham (1877 – 1925)[822], der Begründer der Psychoanalyse in Deutschland und Schüler Sigmund Freuds, stammte aus einer orthodoxen jüdischen Familie, aus deren Milieu er sich während seiner Studienzeit jedoch rasch löste. Sein Vater Nathan Abraham (1842 –1916) war über zehn Jahre Religionslehrer der Israelitischen Gemeinde in Bremen gewesen. 1873 heiratete er seine Cousine Ida (1847 – 1929), eine Verwandtenehe, wie sie vielfach in deutsch-jüdischen Familien der Kaiserzeit üblich war. Schließlich gab er dem Druck seiner Schwiegereltern nach, die keinen gering verdienenden Schullehrer zum Schwiegersohn haben wollten, und wurde Kaufmann. Zunächst arbeitete er als Teilhaber des Mannes der Schwester seiner Frau, eines Tabakgroßhändlers. 1880 eröffnete er, schon zu Beginn des Niederganges der Tabakverarbeitung in Bremen, einen eigenen Großhandel, löste das Geschäft aber wieder auf und wandte sich 1897 dem Großhandel mit Kurzwaren und Herrenartikeln zu. Mit der Zeit stieg die Familie ins „mittlere Wirtschaftsbürgertum"[823] auf.

Karl Abraham wuchs in einer traditionellen patriarchalischen Großfamilie auf, in der mehrere Frauen jedoch eine wichtige Rolle spielten. Neben den Eltern und den beiden Söhnen Karl und seinem älteren Bruder Maximilian, genannt Max, wohnten noch weitere Angehörige im Haus der Abrahams: die Eltern Idas, Julie und Samson Oppenheimer, und zwei ältere unverheiratete Schwestern Nathans, die aufgrund einer tuberkulösen Erkrankung in der Jugend bucklige und geistesgestörte Jeanette[824]

---

[821] Siehe: Michael Brocke: Der jüdische Friedhof in Solingen, S. 24.
[822] Zu Karl Abraham und seiner Familie siehe: Max Markreich: Geschichte der Juden, S. 335; Bettina Decke: Karl Abraham, S. 7 – 63; dies., „Du mußt raus hier!" Lottie Abraham-Levy – Eine Jugend in Bremen, Bremen 1998; Christoffersen, Peter u.a.: Stolpersteine, Mitte, S. 82-85; Hilda Abraham: Karl Abraham, München 1976. Sowie die Artikel zu Karl Abraham in: Encyclopaedia Judaica. Vol. 2, Jerusalem 1971, Sp. 128; Encyclopaedia Judaica. Bd. 1, Berlin 1928, Sp. 502; Grabsteine B 13/1; B 14/1-2; B 15/1; B 16/1; B 13/1; A 16/2-3.
[823] Bettina Decke: Karl Abraham, S. 15.
[824] Jeanette Abraham war zeitweise Mitglied im Verein für Feuerbestattungen in Bremen, was neben der orthodoxen patriachalischen Tradition auf liberale Unterströmungen in der Familie hindeutet, will man den Vereinsbeitritt nicht als das Ergebnis der psychischen Störung Jeanettes interpretieren. Im Bericht über das Vereinsjahr 1913 findet sich in der Mitgliederliste so u. a. „Abraham, Janette, Fräul., Uhlandstr. 20", aufgeführt. Vgl. den Bericht über das XXI. Vereinsjahr 1913. Verein für Feuerbestattung (e.V.) in Bremen, gegründet am 1. Januar 1893, S. 25; in: STAB 4,21-565. Sie steht 1915 nicht mehr auf der Mitgliederliste, vielleicht weil die Familie Einfluß genommen hatte. Bericht über

sowie die gelernte Putzmacherin und Modeeinkäuferin Johanne, die „Am Wall 171" ein Putzwarengeschäft betrieb. Zu allen Hauptmahlzeiten und zu den Wochenenden fand sich im Haus auch ein jüngerer Bruder Nathan Abrahams, Adolf, ein, der als Kaufmann und Teilhaber einer Bank tätig war. In ihren Erinnerungen schildert Hilda Abraham, Tochter von Karl Abraham, nicht nur die Geborgenheit, die in der Familie vorherrschte, sondern auch, wie sich Karl und sein Bruder Max gegen die Übermacht der Erwachsenen im Haus durch eine Reihe von Streichen, vor allem gegen die ältlichen Tanten wehrten. Sobald es seine beruflichen Umstände erlaubten, engagierte sich Nathan Abraham wieder in der Bremer Gemeinde. Mitte der achtziger Jahre ließ er sich in den Vorstand wählen, dem er von nun an mehr als dreißig Jahre angehören sollte. 1897 wurde er deren erster Vorsteher, ein Amt, das er bis zu seinem Tod im Jahre 1915 innehatte.

Die enge Verbundenheit und die Frömmigkeit der Familie drückt sich in der Anordnung ihrer Grabsteine auf dem Friedhof aus. Die geachtete Stellung des Familienoberhauptes hat sicherlich dazu beigetragen, dass die Begräbnisplätze so nah beieinander erworben werden konnten. Dass dabei auf eine Familiengrabanlage verzichtet wurde, zeigt wiederum die Verbundenheit der Abrahams mit der jüdischen Tradition.

In den Reihen direkt über und unter dem Grabstein des Elternpaares Nathan und Ida Abraham im Gräberfeld B stehen die kleineren gleichartigen Sandsteinpilaster des Onkels Adolf und der beiden Tanten (s. S. XIII). Fast auf gleicher Höhe im älteren Gräberfeld A sind die beiden Grabsteine der Eltern Ida Abrahams (s. S. XIII) angeordnet.[825]

Die Bezeichnung „unsere Schwester" nicht nur in der deutschen Inschrift auf den beiden Pilastern für die Schwestern des Vaters, sondern auch, wie sonst nicht üblich, im hebräischen Text verweist auf die Verbundenheit der Familie Abraham gerade auch mit den im Haus wohnenden unverheirateten Schwestern. Die hebräischen Inschriften auf dem Grabstein der Eltern Karl Abrahams enthalten die traditionellen Würdigungen. Bei Nathan Abraham ist dessen Einsatz in der Gemeinde hervorgehoben. Er „beschäftigte sich mit den Anliegen der Gemeinde in Treue", heißt es.

Die Würdigungen der Verstorbenen ergänzt ein Zitat aus Hiob 1, 21, das auch bei der jüdischen Bestattung, nach dem Einreißen der Kleidung zum Zeichen der Trauer

---

das XXV. Vereinsjahr 1915. Verein für Feuerbestattungen (e.V.) in Bremen, gegründet am 1. Januar 1893, S. 35; in: STAB 4,21-565.

[825] Die beiden Brüder Karl und Maximilian sind nicht in Bremen beerdigt. Karl Abrahams Grab befindet sich auf dem nichtjüdischen „Parkfriedhof in Berlin-Lichterfelde". Vgl. Hilde Abraham: Karl Abraham, S. 22. Max wurde mit seiner Frau nach Minsk deportiert und dort ermordet.

(Kerija)[826], gesprochen wird.[827] Es beschreibt die Ohnmacht des Menschen gegenüber dem Tod: „Der Herr gibt, der Herr nimmt, der Name des Herrn sei gepriesen."

Grabstein der Eltern des Kaufhausbesitzers Julius Bamberger, Friederike und Simon

Der Bremer Kaufhausbesitzer Julius Bamberger (1880 – 1951)[828] wuchs mit zwei Geschwistern, der zwei Jahre älteren Schwester Selma (1878 – 1941) und dem jüngeren Bruder Kurt (1886 – vermutlich 1939), genannt Sally, zunächst in Schmallenberg (Sauerland/Westfalen) und dann in Köln auf, wo er die jüdische Schule und später die Oberrealschule besuchte, an der er der einzige Jude unter 69 Mitschülern war. Da die Eltern das hohe Schulgeld nur mit Mühe aufbrachten, hofften sie auf ein Stipendium für ihren Jungen. Julius enttäuschte sie nicht, wurde aber als Klassenbester von den Mitschülern angefeindet und beneidet.[829] In Schmallenberg führten Bambergers Eltern, Simon Bamberger (1838 – 1914) und dessen Frau Friederike (1851 – 1926), ein Geschäft und einen landwirtschaftlichen Betrieb. Der Großvater Bambergers hatte die im Novemberpogrom zerstörte Synagoge des Ortes erbaut. Aber neben religiösen gab es in der Familie auch eine starke bildungsbürgerliche Orientierung der Familie, die sie mit vielen deutschen Juden der Kaiserzeit teilte.[830] Auf Betreiben der Mutter zog die Familie nach Köln um, wo der Vater sein Geld in eine Lack- und Farbwarenhandlung steckte, jedoch von seinem Geschäftspartner so betrogen wurde, dass er die Familie schließlich als Baumwollwarenvertreter durchbringen musste. Nach der Übersiedlung zu seinem erfolgreichen Sohn nach Bremen galt Simon Bamberger in den Bremer „Adressbüchern" als „Privatmann".

---

[826] Die Kerija machen nur die nächsten Verwandten: „Sind Vater oder Mutter gestorben, nimmt man die Kerija oberhalb des Herzens, etwas links davon vor. Bei Gatten, bei Kindern, Brüdern oder Schwestern an der rechten Seite. Ist ein anderer Verwandter gestorben, wird kein Einriß gemacht." S.Ph. de Vries: Jüdische Riten und Symbole, S. 303.
[827] Vgl. auch Michael Brocke u.a.(Hg.): Stein und Name, S. 34 f.; S. Ph. de Vries: Jüdische Riten und Symbole, S. 303.
[828] Zu Julius Bamberger siehe insbesondere: Günther Rohdenburg: „Das war das neue Leben." Leben und Wirken des jüdischen Kaufhausbesitzers Julius Bamberger und seiner Familie, Bremen 1999. Weiterhin: Ulf Niemeyer: Julius Bamberger – Leben und Wirken des jüdischen Kaufhausbesitzers. In: Archipäd. Archivsplitter vom 15.11.1997 – Kleine Ergebnisse der Archivarbeit. Anregungen für den Unterricht. Hrsg. vom Archivpädagogen am Staatsarchiv Bremen, Bremen 1997. Sowie der Eintrag von Max Plaut über J. Bamberger in: Bremische Biographie 1912 – 1962, S. 24, und den Artikel „Jules aus Santa Rosa heißt nach seinem Großvater Julius. Bamberger war einst für viele Bremer das Kaufhaus überhaupt." In: Weser-Kurier, 30.6.1998; Grabstein von Simon und Friederike Bamberger: B 13/2-3.
[829] Bambergers Erfahrungen in der Realschule als einziger Jude und Primus motivierten ihn offenbar später zu seinem Engagement gegen den Antisemitismus.
[830] Ein Onkel schenkte Julius beispielsweise zu seiner Bar Mizwah eine 64-bändige Klassiker-Bibliothek.

Julius machte zunächst eine kaufmännische Lehre im Krefelder Weißwäschegeschäft seines Onkels Dannenbaum. Danach war er in Zwickau im Kaufhaus Ury und später in der Zentrale des Kaufhauses in Leipzig tätig. Mit Simon Schocken, dem Geschäftsführer in Zwickau, war Julius Bamberger verwandtschaftlich verbunden.[831] Schocken übernahm 1906 das Zwickauer Geschäft und benannte es in Schocken um. Eine Filiale des Geschäfts bestand bereits seit 1903 in Bremerhaven. Julius Bamberger mag durch die Aktivitäten Schockens zur Gründung seines eigenen Kaufhauses motiviert worden sein. 1907 ließ er sich in Bremen nieder und eröffnete an der Faulenstraße / Ecke Doventor das „Kaufhaus Julius Bamberger", das zunächst nur „Kurz-, Weiß- und Wollwaren" sowie „verwandte Artikel"[832] führte und sich schon bald zu einem gerade auch in Arbeiterkreisen beliebten und erfolgreichen Warenhaus entwickelte. Einen nicht unbeträchtlichen Teil des Startkapitals hatten die Schwester Selma und ihr Mann, Moritz Ury, zur Verfügung gestellt. Mit seinem Ende der zwanziger Jahre erbauten Turm, den Rolltreppen und dem Dachcafé gehörte das Kaufhaus zu den Attraktionen der Stadt. Der Stil des Hauses, Kundenbetreuung, Darbietung der Waren in großen Schaufenstern und die Warenkontrolle waren von Bambergers Erfahrungen in den Geschäften seiner Verwandten geprägt.

Die Eltern Bambergers sind ihrem ältesten Sohn schon bald nach Bremen gefolgt.[833] Zeitweise wohnten sie am gleichen Ort, so 1909 – 1912 in der Falkenstraße 60/62, 1913 – 1914 in der Harzburger Straße 1 B, was auf einen engen Zusammenhalt der Familienmitglieder hindeutet.[834] 1921 zog auch sein jüngerer Bruder Kurt[835] nach Bremen. Er war ebenfalls Kaufmann, übernahm die Stelle eines Prokuristen im Warenhaus seines Bruders[836], leitete dort die Modeschauen und rief mit ihm weitere Geschäfte ins Leben. Am 15. Dezember 1932 siedelte Sally nach Leipzig über. Die wirtschaftliche Notlage des Kaufhauses seit 1929/30 hatte zum Einsatz von Wirtschaftsprüfern geführt, die u. a. Kurt Bambergers Entlassung aus der Prokura verfügten. 1933 emigrierte er nach Paris.

---

[831] Julius Bambergers Schwester Selma heiratete nach einer Ausbildung als Lehrmädchen und Lehrnäherin im Betrieb Dannenbaum den Kaufmann Moritz Ury, dessen Schwester Rosa die Frau von Simon Schocken war.
[832] Vgl. Ulf Niemeyer: Julius Bamberger; in: Archipäd. Archivsplitter vom 15.11.1997, S. 2 (Anmerkung 4).
[833] Seit 1909 ist Simon Bamberger in den Bremer „Adreßbüchern" als „Privatmann" geführt. Seine Frau Friederike ließ sich nach seinem Tode im Jahre 1915 als „Simon Wwe., geb. Dannenbaum." ins „Bremer Adreßbuch" eintragen.
[834] Ähnlich eng lebte Julius Bamberger von 1921 bis 1923 mit seiner nichtjüdischen Frau Thekla Frieda und seinem Bruder Kurt in einem Bremer Reihenhaus in der Georg-Gröning-Straße 26 zusammen. Vgl. auch „Eidesstattliche Versicherung von Johanna Kelle"; in: STAB 4.54 E 4012/1a, S. 20.
[835] Zu Kurt Bamberger siehe: Meldekartei 4,82/1-1/47 (Bamberger, Kurt). Im Gegensatz zum „Adreßbuch" nennt die Meldekarte als Zuzugstag Kurts den 10. Oktober 1923. Die polizeiliche Meldung ist offenbar erst später erfolgt.
[836] Vgl. Günther Rohdenburg: Leben und Wirken, S. 64 f.

Der Ausbau des Kaufhauses, das sich trotz starker Konkurrenz zu behaupten vermochte,[837] fiel in den zwanziger Jahren in eine Zeit wirtschaftlicher Prosperität. Die Idee des Kaufhauses war durchaus modern. Juden spielten beim Import der Kaufhaus-Idee aus Amerika eine wichtige Rolle und zählten in Deutschland um 1900 zu den ersten Kaufhausgründern. Ihre Bedeutung schwand jedoch im Zuge der Umwandlung vieler Kaufhäuser in Aktiengesellschaften in den zwanziger Jahren. Das „jüdische" Kaufhaus, das den Mittelstand verdrängte, blieb jedoch ein antisemitisches Stereotyp. Auch Julius Bamberger war die Wirkung dieses Stereotyps bewusst.

Julius Bamberger, der als „außergewöhnlich talentierter Inhaber"[838] des Kaufhauses galt, und sein geschickter Werbeleiter Walter Geerdes[839] warben mit auffällig gestalteten, großformatigen Anzeigen in den Bremer Tageszeitungen und im Jüdischen Gemeindeblatt. Als Vorsitzender der Bremer Zweigstelle des „Centralvereins deutscher Staatsbürger jüdischen Glaubens" (CV) engagierte er sich auch immer wieder öffentlich gegen antisemitische Vorkommnisse in Bremen. Bamberger war als Unternehmer mutig und neigte durchaus zu riskanten, zum Teil unüberlegten Spekulationen. Ende der zwanziger bzw. Anfang der dreißiger Jahre befand er sich auf dem Höhepunkt seiner geschäftlichen Expansion. Mit seiner Frau Thekla Frieda Rauh (1885 – 1940) und den adoptierten Zwillingen Anneliese und Egon[840] zog er in eine elegant ausgestattete Villa in der Bremer Parkallee. Von seinem Selbstbewusstsein zeugt auch, dass er sich im Sommer 1930 nicht scheute, mit nicht „koscheren" Waren im Jüdischen Gemeindeblatt Bremen, das kostenlos in „jedes jüdische Haus in Bremen" verschickt wurde und selbst noch in den benachbarten Gemeinden Interesse fand,[841] zu werben[842] – ein wohl eher singulärer Fall.

Selbstbewusstsein drückt auch der Grabstein der Eltern Julius Bambergers aus (s. S. XV). Obwohl nicht groß, hebt er sich mit seiner ungewöhnlichen Gestaltung – nur die glatte, spiegelnde Vorderseite mit der Aufschrift wirkt bearbeitet, während auf der Rückseite die „rohe" Steinstruktur erhalten ist – sowie mit seiner roten Farbgebung

---

[837] Die Kaufhäuser Heymann Neumann sowie Karstadt befanden sich in der Obern- und Sögestraße in einer wesentlich zentraleren Lage und waren zum Teil größer. Karstadt baute 1907 seine Geschäftsräume erheblich aus.

[838] So das Urteil von Frederick J. Meyer, Treuhänder des Kaufhauses Bamberger vom Juni 1932 bis März 1937; in: STAB 4,54 E 4012/1a, S. 71.

[839] Geerdes war engagierter Republikaner und SPD-Mitglied. Nach 1945 wurde er der erste Intendant von Radio Bremen und später Intendant des Senders Freies Berlin. Zu Geerdes vgl. Hans Hackmack: Walter Geerdes – ein streitbarer Republikaner; in: Helmut Donat u. Andreas Röpcke (Hg.), Friedensbewegung in Bremen 1898 – 1958, S. 87 f.

[840] Zu ihnen vgl. Anmerkung 29.

[841] Max Markreich: Geschichte der Juden, S. 192 und 196.

[842] Jüdisches Gemeindeblatt Bremen, 1.6.1930. Der Verlag „S. Kaufmann" in Kassel, der das Gemeindeblatt als „Kopfblatt für eine Reihe von Gemeinden herausgab", versuchte so auch möglicher Kritik vorzubeugen und teilte noch auf der selben Seite mit: „Der Verlag trägt keine Verantwortung für die religionsgesetzliche Zulässigkeit der im Anzeigenteil gebrachten Mitteilungen und für die rituell einwandfreie Beschaffenheit der dort angezeigten Waren. Die Prüfung derartiger Angebote ist lediglich Sache unserer Leser." Zum Jüdischen Gemeindeblatt Bremen vgl.: Max Markreich: Geschichte der Juden, S. 192 (mit der Anmerkung 5) und 196.

von den grauen und schwarzen Grabsteinen der Umgebung ab. Wie viele deutsche Juden hatte Julius Bamberger 1914 eine nichtjüdische Frau geheiratet.[843] Der Vater erhielt das – in traditionellen bzw. orthodox geführten Gemeinden wie in Bremen übliche – schnelle Begräbnis. Doch die Todesanzeige für den Vater Simon in den Bremer Nachrichten[844] weist ebenfalls auf die Assimilation der Familie Bamberger hin. Der Trost, der den Trauernden zuteil werden soll, gilt als ein wichtiges „religiöses Gebot…, das der Freund und Gemeindegenosse erfüllen soll, vorausgesetzt, daß die Trauer im Hause und in den Herzen der Hinterbliebenen lebt."[845] Die Familie aber lässt unter die Traueranzeige setzen: „Von Kondolenzbesuchen bitten wir abzusehen."[846] Damit macht sie die „Ausbürgerung des Todes"[847], die etwa seit dem Ende des Ersten Weltkrieges die öffentliche Trauer und Beileidskundgebungen abzulösen begann, auch für sich geltend. Der Vermerk im Beerdigungsregister der israelitischen Gemeinde „Mutter von Julius Bamberger" anlässlich des Todes von Friederike Bambergers, spiegelt den mittlerweile in Bremen großen Bekanntheitsgrad des Kaufhauses und seines Besitzers wider.[848]

Grabstein der Eltern des Juristen und Schriftstellers Josef Kastein, Manus und Lina Katzensteins

Der zionistische Schriftsteller Julius Katzenstein (1890 – 1946) wurde bekannt unter seinem Pseudonym Josef Kastein.[849] Seine Eltern, Manus und Lina Katzenstein, kamen ursprünglich aus Abterode, einem kleinen Ort in Hessen. Zwischen 1700 und

---

[843] Ebenso war seine spätere Berliner Geliebte Emma Essmann (1899 – 1979), mit der er zwei Kinder, die Zwillinge Anneliese und Egon, hatte, Nichtjüdin. Ob die von Bamberger und seiner Frau 1922 adoptierten, damals etwa 1 1/2jährigen Kinder, die leiblichen Kinder Julius Bambergers waren, läßt sein Biograph Günther Rohdenburg offen; er führt jedoch eine Reihe von Äußerungen und Belegen an, die seine Vaterschaft mehr als wahrscheinlich machen. Günther Rohdenburg: Leben und Wirken, S. 38 ff.

[844] Bremer Nachrichten, 28.10.1914. Einen solchen Vermerk enthält hingegen die Anzeige beim Tod der Mutter 1926 nicht. An der Trauerfeier hat offenbar ein größerer Kreis teilgenommen; das Kaufhaus war an dem Tag bis „mittags 3 Uhr" geschlossen, um so auch der Belegschaft und weiteren Personen den Besuch der Feier zu ermöglichen. Vgl. Bremer Nachrichten, 31.5.1926.

[845] „Kondolenzbesuche dankend verbeten"; in: Jüdisches Gemeindeblatt Bremen, 12.12.1929. Vgl. auch die Ausführungen von: S. Ph. de Vries: Jüdische Riten und Symbole, S. 303 – 306, 310 – 320. Und: Israel. M. Lau: Wie Juden leben, S. 341 ff.

[846] Bremer Nachrichten, 28.10.1914.

[847] Philippe Ariès: Geschichte des Todes, S. 741.

[848] Simon Bamberger, der in der Nacht vom 27. zum 28.10.1914 aus dem Leben schied, wurde am Donnerstag, den 29.10.1914, beerdigt. Seine Frau Friederike starb am Sonntag, den 30.5.1926, und ist am Dienstag, den 1.6.1926, um 12.00 Uhr, beigesetzt worden. Vgl. neben den Todesanzeigen auch: Israelitische Gemeinde. Beerdigungsregister des Kranken-Wohltätigkeits-Vereins 1890 – 1940 (Originalkopie). STAB, Xerokopie 1980, S. 22 (Nr. 235) und S. 49 (Nr.404).

[849] Zu Josef Kastein vgl.: Encyclopädia Judaica. Vol. 10, Jerusalem 1971, Sp. 814; The Universal Jewish Encyclopedia. Vol. 6, New York 1942/1948, S. 333 f.. Zu seiner Herkunft siehe auch: Alfred Dreyer, Josef Kastein, ein jüdischer Schriftsteller (1890 – 1946); in: Bremisches Jahrbuch. Bd. 58, Bremen 1980, S. 93 – 143. Ebenso das Nachwort in: Josef Kastein, Melchior. Ein hanseatischer Kaufmansro-

1744 befand sich hier die größte jüdische Gemeinde Niederhessens. In Abterode war die Familie Katzenstein seit mehreren Generationen als sesshafte oder umherziehende Händler wohnhaft. Manus Katzenstein wurde Schochet (Schlachter entsprechend den jüdischen Ritualvorschriften), ebenfalls ein eher typischer Beruf für Juden im noch stark landwirtschaftlich geprägten Hessen. Nach dem Tod des Vaters zog Manus Katzenstein 1886 mit der jungen Lina Aschenberg nach Bremen, die er bald darauf heiratete. Er folgte damit einem allgemein in der jüdischen Bevölkerung nachweisbaren Trend, der mit der Industrialisierung und dem Wachsen der Großstädte zusammenhing. Josef Kasteins Eltern ließen sich in der Altstadt nieder. 1887 wurde der erste Sohn Leopold geboren, drei Jahre später der zweite Sohn Julius. 1893 wechselte Kasteins Vater den Beruf und wurde wie seine Vorfahren Handelsmann bzw. Hausierer. Wahrscheinlich – so vermutet Kasteins Biograph Alfred Dreyer – sah er auf diesem Gebiet bessere Erwerbsmöglichkeiten. Die Familie zog so auch bald von einer kleinen Seitenstraße der Obernstraße in die Obernstraße selbst, die bereits zu diesem Zeitpunkt vor allem Büro- und Geschäftsstraße war. 1902 gab Manus Katzenstein seine Tätigkeit als Handelsmann auf und gründete in der Neustadt, Große Johannisstraße 58, eine Altwarenhandlung, ein weiterer Schritt zum sozialen Aufstieg. Das Grundstück, auf dem sich schon zuvor eine Altwarenhandlung befunden hatte, konnte der Vater indes nicht mit Bargeld, sondern nur mit der Übernahme von Hypotheken und mit Darlehen, u. a. von Max Markreich, dem späteren Gemeindevorsitzenden, ablösen. Ein Jahr danach beantragte Manus Katzenstein für sich und seine Familie das Bremer Stadtbürgerrecht. Dabei musste er auch sein jährliches Einkommen offenlegen. Nach seinen Angaben betrug es 1000.– bis 1200.– Mark, ein Betrag, der dem der Unterschicht entsprach. Die Finanzierung der Schulausbildung des begabten Sohnes Julius, ab 1900 die kostenpflichtige Realschule, später das Gymnasium und die Universität, dürfte – so vermutet Alfred Dreyer – der Familie nicht leicht gefallen sein. Die Eltern Kasteins gehörten zur kleinen Israelitischen Gemeinde Bremens. Sie pflegten eine „gemäßigte jüdische Orthodoxie, jene Art der traditionellen Frömmigkeit, die sich mehr an Formen als an tiefe Inhalte des Glaubens klammerte, die aber als wesentlich empfunden wurden."[850] Josef Kastein erhielt den traditionellen Religionsunterricht in der Religionsschule der Gemeinde und wurde Bar Mizwah. Er wuchs in einer doppelten Zugehörigkeit zur jüdischen Gemeinde und zur nichtjüdischen Umgebung auf. Auch später bestanden zwischen Josef Kastein und der jüdischen Gemeinde bzw. einzelnen ihrer Mitglieder Kontakte.[851] Jüdischsein war für die

---

man. Hrsg. von Jürgen Diercking und Johann-Günther König, Bremen 1997, S. 269 – 288; Grabstein der Eltern Kasteins: B 6/5-6.
[850] Alfred Dreyer: Josef Kastein, S. 101.
[851] Einen Teil seines juristischen Referendariats absolvierte Kastein während des Ersten Weltkrieges beim gebürtigen Bremer und Mitglied des Gemeinderats der Israelitischen Gemeinde Rechtsanwalt Hugo Abraham, der jahrelang die Israelitische Gemeinde in ihren rechtlichen Belangen vertrat. Zu Hugo Abraham siehe: Jüdisches Gemeindeblatt Bremen, 15.2.1933; Bremer Nachrichten, 5.2.1933.

Familie Katzenstein innerhalb einer als verunsichernd empfundenen nichtjüdischen Umgebung mit einer nur kleinen jüdischen Gemeinde nicht ganz selbstverständlich. Gegenüber dem christlichen Hausmädchen, das mit ihnen das Haus teilte und „über alle Einzelheiten eines jüdischen Lebens offenbar ziemlich genau unterrichtet"[852] war, bewahrte man Schweigen in allen jüdischen Dingen. Ein noch größeres, mit Scham verbundenes Geheimnis in der Familie war aber nach den Erinnerungen Kasteins, dass ein Bruder der Mutter Kunstmaler geworden war und eine Nichtjüdin geheiratet hatte; auch von ihm wurde „nur im Flüsterton gesprochen".[853] Als Jugendlicher war Kastein engagierter Zionist, später gehörte er verschiedenen Bremer Gruppen und Zirkeln an, die sich für Kultur und politischen Zeitfragen interessierten. Insbesondere nahm er an Zusammenkünften von jungen Akademikern, Künstlern und Kaufleuten – unter ihnen z. B. Heino Bollinger, Alfred Faust, Max Kalthoff, Willi Menz, und Hanns Meyer – im Haus des jüdischen Antiqitätenhändlers Erich Freuthal in der Bremer Neustadt teil. Freuthal besaß eine große Bibliothek, sammelte alte Musikinstrumente und hat ebenfalls auf dem jüdischen Friedhof seine letzte Ruhestätte gefunden (s. S. XXXVII). Während der Vater Kasteins bereits 1919 starb, erlebte die Mutter in Bremen die NS-Zeit. Am 23. Juli 1942 wurde sie nach Theresienstadt deportiert, wo sie am 20. August 1942 umgekommen ist.[854]

„Im Schweiße deines Angesichts sollst du Brot essen, bis du kehrst zu dem Erdboden, denn von ihm bist du genommen. Denn Staub bist du, und zum Staube zurück kehrst du."[855] Das hebräische Zitat (1. Moses 3, 19) auf dem elterlichen Grab (s. S. XIV) zeugt durchaus von jüdischem Selbstbewusstsein. Wie ein Motto ist es über die Angaben zur Person von Manus Katzenstein gestellt, als Zeichen der Bindung an die jüdische Tradition in hebräisch, nur der Anfang des Zitats ist darunter auf deutsch wiedergegeben. Es gehört zum Thora-Abschnitt „Bereschit", der zu Beginn des jüdischen Jahres vorgetragen wird. Der zweite Teil des Verses – „Denn Staub bist du, und zum Staube zurück kehrst du" – ist auch Teil der Gebete, die bei der Bestattung vor dem offenen Grab gesprochen werden.[856] Zugleich findet sich das Zitat von 1. Moses 3, 19 aber auch des Öfteren auf christlichen Gräbern. Es drückt im 19. Jahrhundert allgemein bürgerliches Pflichtbewusstsein als Mahnung aus. Das Zitat beschreibt somit recht treffend den mühsamen sozialen Aufstieg der Familie Katzenstein und die ursprüngliche von starker körperlicher Arbeit geprägte Berufstätigkeit des Vaters.

Zum 7.11.1925 organisierte die Gemeinde einen Vortrag von Kastein zum Thema „Soziale Motive in den Werken zeitgenössischer jüdischer Schriftsteller" und benutzte dafür den Vortragssaal in der Kunsthalle. Zentralarchiv B 1/10, Nr. 1205. Vgl. auch die positiven Buchbesprechungen der Werke Kasteins im Jüdischen Gemeindeblatt Bremen, 1.11.1930 bzw. 1.11.1931.

[852] Josef Kastein: On being a Jew. Zitiert nach: Josef Kastein: Melchior, S. 269.
[853] Josef Kastein: On being a Jew. Zitiert nach: Alfred Dreyer: Josef Kastein, S. 101.
[854] Vgl. Josef Kastein: Melchior, S. 287.
[855] Übersetzung: Leopold Zunz: Die vierundzwanzig Bücher der Heiligen Schrift, S. 10.
[856] Zur Benutzung des zweiten Teils des Zitats bei der Bestattung siehe: Michael Brocke u. a. (Hg.): Stein und Name, S. 34.

Die Erinnerung an die Familie Kastein und ihren bekannten Sohn wurde auch in der Nachkriegsgemeinde aufrecht erhalten. 1957 ließ Max Plaut das Grabmal der Eltern renovieren und die Inschrift neu vergolden.[857]

Zionismus

Harry und Emilie Koopmann

Das Grabmal, das der Bremer Kaufmann Eduard Koopmann seinen Eltern, dem ursprünglich aus Berne stammenden Kaufmann Harry Koopmann (1822 – 1906)[858] und dessen Ehefrau Emilie (1835 – 1879), die zu den drei Begründerinnen des Israelitischen Frauenvereins gehörte,[859] errichten ließ, ist eines der interessantesten auf dem jüdischen Friedhof (s. S. XVI). Aufgrund seiner Größe und besonderen Gestaltung ragt es aus dem umgebenden Gräberfeld hervor. Eduard Koopmann ließ dafür sogar den vorherigen Grabstein seiner Eltern entfernen.[860] Es handelt sich um eine genaue Kopie des Grabmals von Theodor Herzl, des Begründers des Zionismus, auf dem Döblinger Friedhof in Wien[861] und dokumentiert, wie ernst es dem Inhaber und Teilhaber der Firma „Eduard Koopmann & Co.", eines Putz- und Modewarengeschäfts in der Sögestraße, das später auch Pelzwaren führte,[862] mit dem Zionismus war.

---

[857] Vgl. die Rechnung für die Renovierungsarbeiten von August Traupe an Dr. Plaut vom 26.4.1957; in: Zentralarchiv B 1/10, Nr. 1077.

[858] Markreich schreibt über die Firma des Vaters von Eduard Koopmann: „H. Koopmann jr. war die Vorgängerfirma des Seidenhauses Koopmann, Harry Koopmann … hatte zuerst ein Detailgeschäft in Putz- und Modewaren an der Obernstraße errichtet, erwarb dann ein Grundstück an der Georgstraße und führte seine Firma als en gros Geschäft weiter. Sein Sohn Eduard vergrößerte das Geschäft durch Hinzunahme von Pelzwaren und gründete eine eigene Firma unter dem Namen Eduard Koopmann & Co." Max Markreich: Geschichte der Juden, S. 319 f. Nach der Handelskammerakte bestand die Firma seit 1850. Eduard Koopmann war zunächst Inhaber der Firma „H. Koopmann jr.", einem Putz- und Seidenwarengeschäft, gewesen und arbeitete dann 1901 – 1911 als Geschäftsführer in der „H. Koopmann GmbH". Eduard Koopmanns Ehefrau Alice, geborene Hess, übernahm nach dem Tod ihres Mannes 1915 seinen Geschäftsanteil. Die Wirtschaftskrise Ende der zwanziger Jahre führte zur Auflösung der Firma durch Vergleich im Sommer 1932. Eduard Koopmanns Schwiegersohn Ludwig Brandt, seit 1926 Geschäftsführer der Firma, verzichtete dabei auch auf die Ansprüche an der Firma, die seine beiden minderjährigen Töchter Marga und Emmy Brandt von ihrer verstorbenen Mutter geerbt haben. Noch bis 1952 bestand für die Firma H. Koopmann jr. eine Sicherungshypothek von 1500 DM auf einem Grundstück in Glückstadt, deren Löschung erst im Mai 1953 beantragt wurde. STAB Handelskammerakte, H. Koopmann jr. GmbH. Die Grabstein-Nummern Eduard Kooopmanns und seiner Eltern sind: A 17/7-8 u. B 11/5-6.

[859] Vgl. die Unterlagen zur Vereinsgründung, insbesondere den Antrag zur Verleihung der Rechte einer juristischen Person vom 22.3.1872; in: STAB 2-T.6.p.I.2; sowie: Max Markreich: Geschichte der Juden, S. 91 und 328.

[860] Max Markreich: Geschichte der Juden, S. 144 (Anmerkung).

[861] Vgl. Julius H. Schoeps, Theodor Herzl 1860 – 1904. Wenn ihr wollt, ist es kein Märchen. Eine Text-Bild-Monographie, Wien 1995, S. 205.

[862] Das Geschäft befand sich in der Sögestraße 60 und 62/64, später in der Sögestraße 33. 1938 – 1940 wurde Eduard Koopman & Co., das 1914 von dem Schwiegersohn Ludwig Brandt, einem Pelzfachmann, übernommen worden war, „arisiert". 1959 stellte die zweite Ehefrau Ludwig Brandts, Erna,

Eduard Koopmann war Leiter der kleinen zionistischen Bremer Ortsgruppe, die sich 1903 gegründet hatte. In ihr war als Oberschüler u. a. auch Josef Kastein aktiv. Die „Palästina-Idee" stieß bei den meisten älteren Bremer Juden der damaligen Zeit nach Max Markreich auf „Gleichgültigkeit".[863] Eine Ausnahme bildete Koopmann. Für Markreich war er als einziger aus der älteren Generation ein „verständnisvoller Anhänger und entschloß sich – trotz Verspottung durch seine vielen Freunde – die Leitung der zionistischen Ortsgruppe zu übernehmen."[864] Leichter Anklang als die Idee einer politischen zionistischen Organisation fand in Bremen dagegen der „Jüdische Nationalfonds" und später der „Keren Hajessod", die den Aufbau des jüdischen Landes durch Spenden förderten, ohne dass sich die Spender direkt mit der zionistischen Idee identifizieren mussten.[865]

Der Grabstein der Eltern Koopmanns stellt zugleich ein unfreiwilliges Denkmal der Assimilation der Bremer Juden dar. Eduard Koopmann wollte die Inschriften für seine Eltern auf dem Stein unterbringen. Dies hatte zur Folge, dass ein hebräischer Text, wie er das Grabmal Herzls zierte, auf dem Grabstein der Koopmanns nicht mehr Platz finden konnte. Allein die beiden Davidsterne erinnern noch an die jüdische Zugehörigkeit und – wie auf dem Vorbild – der Familienname in hebräischen Lettern.

Eduard Koopmann

Das Grabmal von Eduard Koopmann (1854 – 1915) selbst ist ebenso auffällig (s. S. XVI). Es lässt keine Verbindung zum Zionismus erkennen, sondern erinnert eher an die Engel und Blumenkompositionen des im nahen Worpswede beheimateten bekannten Künstlers Heinrich Vogeler während seiner Jugendstilphase. Jegliche „jüdische" Merkmale fehlen auf diesem Grabstein. Allerdings kann das Rosenbukett, folgt man der jüdischen (nichtbiblischen) Überlieferung, auch als Anklang an die Rosengärten Jerusalems gedeutet werden, als eine der Pflanzen des Paradieses und somit als Ausdruck der Heilsgewissheit oder der Hoffnung auf die – dem Gerechten verheißene – Auferstehung.[866]

---

geb. Marx, Entschädigungsansprüche. Max Markreich, Geschichte der Juden, S. 319 f., STAB Handelskammerakte, Eduard Koopmann & Co., sowie Bremer Adreßbücher von 1914 und 1933; auch: Christoffersen, Peter u.a.: Stolpersteine, Mitte, S. 51.
[863] Max Markreich, Geschichte der Juden, S. 143.
[864] Die ersten Vorsitzenden der Ortsgruppe waren Isidor Fischbein und Elias Schragenheim. Ebd., S. 143.
[865] Ebd., S. 144.
[866] Zur symbolischen Bedeutung der Rose in der jüdischen Tradition vgl.: Peter Melcher: Weissensee, S. 39 f. In der nichtjüdischen literarischen Tradition ist die Rose dagegen ein Symbol des Frühlings oder der Jugend, ein erotisches Motiv bzw. ein Bild für die Geliebte oder eine schöne Frau, eine Metapher für frohe Feste und die Liebe selbst oder die Sonne. Gelegentlich sind Rosen in Volksliedern auch ein böses, todverkündendes Omen. Sie sind auch Sinnbild der Vergänglichkeit auf

Nach der Kopie des Herzl-Grabmals war es sicherlich schwer, das Bekenntnis zum Zionismus noch mehr zu steigern; insofern mag sich die Familie für eine ebenso auffällige, jedoch völlig andere Grabmalsform entschieden haben. Spekulation muss auch bleiben, ob Eduard Koopmann bzw. seine Familie angesichts des Ersten Weltkrieges zu einer stärker deutsch gesinnten Haltung tendierten oder ob der Grabstein darauf hindeutet, dass Koopmanns zionistische Haltung in der eigenen Familie nicht in gleichem Maße geteilt wurde.

Joseph Wall

Joseph Wall (1873 – 1929)[867], Veterinärmediziner, Teilnehmer am Ersten Weltkrieg und Gutachter am Bremer Schlachthof, kam – so Markreich – „mit Frau, Sohn und Tochter aus Wronke nach Bremen".[868] Es war für ihn „recht schwirig", hier als Tierarzt Fuß zu fassen. Dies gelang ihm offenbar erst besser, als er nach dem Ersten Weltkrieg an der Tierärztlichen Hochschule in Hannover studiert und den Titel eines Dr. med. vet. erworben hatte. Wall war einerseits – Zeichen seiner Assimilation – ein beliebtes Mitglied im Bremer Schäferhundeverein, andererseits aber auch an jüdischen Belangen interessiert. In der Israelitischen Gemeinde wirkte er eine Zeitlang in der „Satzungskommission". Vor allem aber gehörte er zur kleinen Gruppe der Bremer Zionisten[869] und ließ – wie es in einem Nachruf des Jüdischen Gemeindeblatts heißt – „seinen einzigen Sohn … als Landwirt ausbilden und nach Erez Israel übersiedeln".[870] Die hebräische Inschrift auf seinem Grabstein (s. S. XVI) – ein Zitat von Jehuda Halevi – geht auf seine Begeisterung für Palästina ein, das er selbst, als es noch unter türkischer Herrschaft stand, besuchte. Die Formulierung „Erez Israel" könnte aber auch auf eine religiös geprägte Dimension seiner Liebe hinweisen: „Hier ist der Ort seiner Ruhe, das Land Israel war seine Sehnsucht."

    Gräbern, Metapher für auf den Schlachtfeldern vergossenes Blut, eine Verzierung auf Waffen, insbesondere Schilden oder anderer Kleidung; ebenso Bild für die Wunden Jesu oder die Menstruation. Vgl. Deutsches Wörterbuch von Jacob und Wilhelm Grimm. Bd. VIII, Leipzig 1893, Sp. 1163-1181.

[867] Zu Joseph Wall vgl. die Nachrufe in: Jüdisches Gemeindeblatt Bremen, 15.9.1929 und 15.10.1929; Max Markreich: Geschichte der Juden, S. 327; Grab-Nummer: C 6/12.

[868] Ebd., S. 327.

[869] Bereits Anfang des Jahrhunderts hatte er die zionistische Ortsgruppe in Wronke begründet und geleitet.

[870] Jüdisches Gemeindeblatt Bremen, 15.9.1929. Sein Sohn Albert wurde – so Max Markreich – der „erste Chaluz von Bremen". Max Markreich: Geschichte der Juden, S. 327.

Erster Weltkrieg

Die Grabsteininschriften für die im Ersten Weltkrieg umgekommenen Soldaten sind nicht selten nationalistisch, nicht nur in den deutschen, sondern auch in den hebräischen Formulierungen. Sie belegen, wie sehr sich die jüdische Minderheit als Teil des deutschen Volkes empfand. Die insbesondere von vielen deutschen Juden als diffamierend empfundene „Judenzählung" im deutschen Heer von 1916 spiegelt sich in ihnen nicht. Deutscher Nationalstolz und Zugehörigkeit zur jüdischen Gemeinschaft waren, soweit es sich aus den überlieferten Bruchstücken rekonstruieren lässt, keine Gegensätze. Formulierungen wie „der sich aufopferte für sein Land im Krieg"[871] oder das „Feld der Ehre"[872] wurden gelegentlich aus dem deutschen Sprachgebrauch ins Hebräische übertragen. Manchmal fällt der hebräische Text sogar nationalistischer aus als der deutsche. Steht auf dem Gedenkstein für Ludwig Körbchen (s. S. XVII) in der deutschen Inschrift nur „Zum Gedenken an unseren Sohn und Neffen Ludwig, geb. am 24. April 1891, gefallen am 1. Juli 1916 in Frankreich", so heißt es in der hebräischen Fassung auf der Rückseite des Grabsteins: „Und auch dieses Grabmal wird / soll zum Gedenken an seinen Sohn[873] Uri sein, der in Frankreich auf den Feldern der Ehre fiel."[874]

Nur eine deutsche Aufschrift hat das Grabmal von Hugo Stein (s. S. XVIII), der 1917 mit 22 Jahren „fürs Vaterland bei Cambrai, tiefbetrauert von seinen Eltern und Geschwistern", sein Leben gab,[875] gleiches gilt für den Grabstein von Hermann Schaul (s. S. XVII), Kaufmann und Inhaber eines „Spezialschuhwarenhauses am Brill 26/28", der bei seinem Tod 1917 47 Jahre alt war.[876] Auf den Grabsteinen sind die Kriegsauszeichnungen abgebildet. Beide erhielten das Eiserne Kreuz,[877] Hugo Stein noch dazu

---

[871] Grab-Nummer C 2/6.
[872] Ebd., Grab-Nummer B 10/10 (Füsilier Oskar Rotschild). Ein häufiger Topos z.B. bei Todesanzeigen in Bremen: Holger Böning u. Michael Nagel: Erster Weltkrieg und Bremer Presse, S. 242.
[873] Der Ausdruck „sein Sohn" ist nach F. G. Hüttenmeister eine Verschreibung. Mit einem zweiten „nun" sollte es eigentlich wie auf der deutschsprachigen Vorderseite des Grabsteins „unser Sohn" heißen.
[874] Grab-Nummer B 1/3. Nationalstolz und zugleich eine Bindung an die jüdische Tradition kennzeichnete die Familie Körbchen. Die Frauen Dora und Rosa waren jahrzehntelang im „Israelitischen Frauenverein" tätig. Zur Familie Körbchen, insbesondere zu den Frauen vgl.: Jüdisches Gemeindeblatt Bremen, 24.2.1932, 15.6.1929 und 15.9.1932; Max Markreich: Geschichte der Juden, S. 210 f., 284 und 328; ebenso die Karten des Einwohnermeldeamtes zu Abraham Körbchen und Levy Körbchen (STAB 4,82/1-1/794); zu Rosa Körbchen; vgl. auch Regina Bruss: Die Bremer Juden, S. 303.
[875] Grab-Nummer B 5/1.
[876] Grab-Nummer B 9/3. Zu Hermann Schaul siehe die Bremer „Adreßbücher" zwischen 1911 bis 1918.
[877] Das Eiserne Kreuz, an Deutsche aller Bundesstaaten verliehen, wurde im Laufe des Krieges wie bereits 1870 zu einem Reichsorden, den man für besondere Tapferkeit oder hervorragende Truppenführung verlieh. Seit dem 16.3.1945 konnte die Auszeichnung auch an Angehörige der verbündeten Mächte vergeben werden. Eine besondere Ausführung mit Lorbeerkranz und Schwertern war Frontkämpfern, eine schwarze Ausführung Hinterbliebenen vorbehalten. Hans Karl Geeb u. .a: Deutsche Orden und Ehrenzeichen, S. 155 f.; vgl. auch: den Artikel „Eisernes Kreuz", in: Meyers Enzyklopädisches Lexikon. Bd. 7, Mannheim 1973, S. 586 f.

das Hanseatenkreuz, das Bremen zusammen mit den anderen Hansestädten 1915 eingeführt hatte, u. a. für Bürger im Felddienst bei nichtbremischen Einheiten.[878]

Ebenso fiel der Sohn bzw. Verwandte des bekannten Baumwoll-Kaufmanns Siegmund[879], der Rechtsanwalt Dr. jur. Otto Cohn (14.9.1878 – 6.4.1918), „im Kampfe für sein Vaterland".[880]

1917 verringern sich die militaristischen „starken Worte" in den privaten Todesanzeigen der Bremer Zeitungen, die Belastungen des Krieges sind für die Bevölkerung zunehmend spürbar.[881]

Nationalistisch geprägt ist dennoch 1918 der Gedenkstein für den Jurastudenten Heinz Nebenzahl (s. S. XVIII). Im hebräischen Text opferte er sich „in den Tagen des Kampfes im Lande Frankreich"; und die deutsche Inschrift lautet: „Wer den Tod im heiligen Kampfe fand, ruht auch in fremder Erde im Vaterland"[882] – eine der typischen Redewendungen auf Grabsteinen des 1. Weltkrieges.[883]

Von einer distanzierteren Haltung zum Krieg zeugt dagegen der „Gedenkstein unserer geliebten Kinder." „Luise Freudenberg, geb. 24. Juni 1890, gest. 9. Juni 1919, Rudi Freudenberg, geb. 5. Dez. 1899, gest. 10. Juli 1918 im Mil. Laz. St. Quentin. Ihr bleibt uns unvergessen" heißt es darauf.[884] (s. S. XVII).

---

[878] Zum Hanseatenkreuz siehe: Peter Galperin: Die Ehrenzeichen der Freien Hansestadt Bremen, S. 20 f.

[879] Vgl. dazu: Hartmut Müller: Löb Simon Cohn und andere Juden in Brinkum, Bremen 1980, S. 32 f. (STAB 2086 C); Regina Bruss, Die Bremer Juden, S. 71 f.

[880] Grab-Nummer B 11/3-4. Im Nachruf auf Cohn, der im Weser-Kurier und in den Bremer Nachrichten erschien, heißt es: „Für sein Vaterland fiel in den schweren Kämpfen im Westen mein Mann, der Vater meines Kindes, Rechtsanwalt Dr. Otto Cohn, Lt. d. L. in einem Fußart.-Btl. Für die Trauernden: Elisabeth Cohn, geb. Mayer, Bremen-Frankfurt a.M." Vgl. auch als Zeichen der Lösung der Familie Cohn von traditionellen jüdischen Trauerbräuchen. „Ich bitte von Beileidsbesuchen abzusehen." In: Weser-Kurier, 9.4. (2. Morgen-Ausgabe) bzw. 10.4.1918; Bremer Nachrichten, 9.4. bzw. 10.4.1918). Die Verwandtschaft zwischen Dr. Otto Cohn und Siegmund ließ sich nicht zweifelsfrei belegen. Nach den Bremer „Adreßbüchern" lebte Otto aber schon als Gerichtsreferendar im Haus Häfen 25, wo auch Siegmund gemeldet war, und die Einbettung seines Grabes in die Grabanlage des Ehepaares Siegmund und Frieda Cohn spricht ebenfalls dafür. Vgl. die Bremer „Adreßbücher" von 1902 bis 1918. In diesem Fall wäre sein Onkel väterlicherseits Dr. jur Leopold Cohn, der als erster Jude in Bremen „Notar" wurde. Vgl. Max Markreich: Geschichte der Juden, S. 98 und 130.

[881] Holger Böning u. Michael Nagel: Erster Weltkrieg und Bremer Presse, S. 244.

[882] Grab-Nummer C 1 A /17. Seine Eltern Carl Leon (1859 – 1925) und Frieda (1858 – 1934) hatten zumindest noch einen weiteren Sohn. Der Vater besaß ein Kurzwarengeschäft in der Faulenstraße 21 mit einer Filiale im Ostertor, später übernahm er eine Melassefabrik am Schlachthof. Er war nach den Angabens Markreichs 25 Jahre im Gemeinderat und in verschiedenen Kommissionen sowie lange Jahre im „Beamtenrat" des jüdischen Honoratiorenverbandes der Kaiser-Friedrich-Loge in Bremen aktiv. Max Markeich, Geschichte der Bremer Juden, S. 183 und 320; vgl. auch die Angaben in den Bremer „Adreßbüchern" in dieser Zeit.

[883] Auch benutzt vom evangelischen Bremer Domprediger Erich Pfalzgraf 1915 in einem Artikel der Bremer Kriegsschau, der sich besonders an die Angehörigen von Gefallenen wendet und ihnen die richtige patriotische Haltung im Umgang mit der Tatsache beibringen will, dass sie auf ein Grab in der Heimat verzichten müssen. Holger Böning u. Michael Nagel: Erster Weltkrieg und Bremer Presse, S. 248.

[884] Grab-Nummer B 6/9.

Leopold Rosenak und Bella Carlebach-Rosenak

Dr. Leopold Rosenak (1868 – 1923)[885] war der erste Rabbiner der Bremer Gemeinde. Zuvor hatte sich die kleine Gemeinde mit Lehrern und Vorstehern beholfen. Rosenak gehörte zum Typus des auch säkular gebildeten jüdischen Gelehrten. Diesen Typ bevorzugte die nichtjüdische Obrigkeit, aber wohl auch die zunehmend emanzipierten und säkularen deutschen Juden seit dem 19. Jahrhundert. Er hatte zunächst eine traditionelle religiöse Ausbildung auf einer Jeschiwa in Preßburg, dann folgte die Ausbildung am Rabbiner Seminar in Berlin zusammen mit philosophischen Studien an der Berliner Humboldt-Universität. Danach studierte er Geschichte, Philosophie, Psychologie und Hebräische Sprache in Bern und schloß hier mit einer sprachwissenschaftlichen Dissertation zur hebräischen Sprache 1895 ab.[886] Während des Ersten Weltkrieges war Rosenak freiwilliger Feldrabbiner des Armeekorps des Generals Erich Ludendorf in Kowno (Kaunas) in Litauen und Berater der Militärverwaltung in Fragen jüdischer Religion und Kultur. Als Feldrabbiner[887] war Rosenak für die seelsorgerische Betreuung der deutschen jüdischen Soldaten seines Truppenteils zuständig, für Gottesdienste, Beerdigungen, seelsorgerische Betreuung in Begegnungen und Gesprächen mit Soldaten und beim Besuch von Verwundeten und Kranken. Dazu gehörte auch die Versorgung mit religiöser Lektüre, Liebesgaben (vor allem Schokolade, Tabak und auch Alkohol) und Zeitungen und Zeitschriften aus der Heimat. Er stellte in dieser Funktion auch den Kontakt zu Familienangehörigen verwundeter oder gefallener Soldaten her. Interessant ist aus heutiger Sicht, dass Rosenak mit einem evangelischen „Amtsbruder" auch ganz selbstverständlich interreligiöse Gottesdienste abhielt und in einem Fall auf „besonderen Wunsch" am 27. August 1915 allein einen „allgemeinen Gottesdienst im Waldhain Willenberg[888] vor etwa 150 Reconvaleszenten aller Konfessionen"."[889] In Kowno gründete er eine jüdische Volksküche (sog. Ludendorff-Küche) und zusammen mit Julius Carlebach ein jüdisches Gymnasium für beide Geschlechter. Mit Carlebach eröffnet er auch 1916 erneut die Jeschiwa in Slobodka bei Kowno. 1917 erwirkte er Kornspenden für die deutsche

---

[885] Heike Schepp: Jüdisches Leben in Bremen zwischen 1869 und 1933, S. 51 – 55; Historische Gesellschaft zu Bremen / Staatsarchiv Bremen (Hg.), Bremische Biographie 1912 – 1962, Bremen 1969, S. 423 f.; Minnie Rosenak: The Rosenaks; Sabine Hank, Uwe Hank u. Hermann Simon: Feldrabbiner, S. 139 ff., S. 364- 373. Zur Bildung und Ausbildung der Rabbiner in Deutschland im 19. Jahrhundert vgl. Albert Marx: Geschichte der Juden in Niedersachsen, Hannover 1995, S. 153 ff.; Andreas Brämer: Rabbiner und Vorstand, 1999; Michael Brocke u. Julius Carlebach (Hg.): Biographisches Handbuch der Rabbiner, Teil 2, Bd. 2, München 2009, S. 2509 f.; Grab-Nummer C 6 bzw. 7/13-14.
[886] Der Titel war: Die Fortschritte der hebräischen Sprachwissenschaft von Jehuda Chajjug bis David Kimchi (X. Bis XIII. Jahrhundert), Diss. Bern 1895 (Bremen 1898).
[887] Zu den Aufgaben der Feldrabbiner im 1. Weltkrieg allgemein: Sabine Hank, Uwe Hank u. Hermann Simon: Feldrabbiner, S. 139 ff., S. 11.
[888] Vermutlich im damaligen Ostpreußen, heutigen Polen.
[889] Rosenak in einem „Bericht über meine Tätigkeit vom 27. August bis 24. Sept. 1915" aus Bialistok am 26.9.1915; in: Sabine Hank, Uwe Hank u. Hermann Simon: Feldrabbiner, S. 370.

Bevölkerung in den Niederlanden. Rosenak wurde u. a. mit dem Eisernen Kreuz und dem Hanseatenkreuz ausgezeichnet. Rosenak war vielfältig engagiert. Er war Mitglied im Allgemeinen Deutschen Rabbiner Verband, in der Vereinigung der traditionell-gesetzestreuen Rabbiner Deutschlands und im Verein der jüdischen Lehrer der Rabbinatsbezirke Emden-Oldenburg-Bremen, dazu Präsident der Kaiser-Friedrich-Loge. Nach 1918 wirkte er als Leiter des 1896 gegründeten „Bremer Komitees für hilfsbedürftige Auswanderer" und kümmerte sich bis zu seinem frühen Tod um die ostjüdischen Pogromflüchtlinge und Emigranten, wozu er aufgrund seiner ostjüdischen Herkunft und seiner jiddischen Sprachkenntnisse besonders geeignet war. Mit dem Ausreiseproblem war Bremen als Hafenstadt und Durchgangsstation für Auswanderer in hohem Maße konfrontiert. Zusammen mit der jüdischen Frauenrechtlerin Berta Pappenheim engagierte er sich im Kampf gegen den „jüdischen" Mädchenhandel nach Übersee.[890]

Schon die Judenzählung 1916 hatte Rosenak betroffen gemacht.[891] Ebenso beschäftigte ihn der nach dem 1. Weltkrieg in Bremen und ganz Deutschland aufflammende Antisemitismus. Rosenak war nach dem Krieg Mitglied in verschiedenen Organisationen zur Bekämpfung des Antisemitismus, u.a. im Centralverein deutscher Staatsbürger jüdischen Glaubens. Mit seiner Schrift „Wahrheit und Gerechtigkeit" 1919 setzte er sich gegen die nach dem 1. Weltkrieg aufflammenden antisemitischen Tendenzen ein.[892] Er will aufklären und wird dadurch selbst zum Hassobjekt der Antisemiten. Zwar kann sich Rosenak rechtlich erfolgreich gegen die Anschuldigungen zur Wehr setzen, doch die Angriffe hören damit nicht auf. Sein Gegner wird Artur Dinther,[893] einer der bekanntesten damaligen Antisemiten. Dinther wird vom „Deutschvölkischen Schutz- und Trutzbund", der auch in Bremen viele Mitglieder hatte, unterstützt. Am 2. Juni 1920 hält diese Organisation im vollbesetzten großen Saal der Union eine Versammlung mit Dinther als Redner ab. Zu den Gegenrednern gehörte Rosenak mit seinem Rabbinerkollegen Dr. Bruno Lange. Noch am gleichen Tag bildete sich die Ortsgruppe des Reichsbundes Deutscher Frontsoldaten in Bremen. Im Oktober des gleichen Jahres organisierte der Abwehrausschuss gegen den Antisemitismus eine Gegenveranstaltung mit Lange und Rosenak als Redner zu der auch Dinther eingeladen war, der aber nicht erschien. Er erhoffte sich Unterstützung von seinen militärischen Vorgesetzten von der Ostfront, die fiel jedoch „enttäuschend"[894] aus. Hindenburg sandte sogar eine antisemitische Antwort, die die Familie aus Scham verschwieg und wahrscheinlich auch um antisemitischen Deutungen nicht

---
[890] Als Leiter des „Comité zur Bekämpfung des Mädchenhandels" im Unabhängigen Orden Bnei Brit.
[891] Siehe seine Antwort vom 24.12.1916 auf die Anfrage des Verbandes der deutschen Juden vom 12.12.1916 in: Sabine Hank, Uwe Hank u. Hermann Simon: Feldrabbiner, S. 112 f. u. S. 373.
[892] Zum Engagement Rosenaks gegen den Antisemitismus: Simon Sax: Leopold Rosenak, in: Holger Böning u. Michael Nagel: Erster Weltkrieg und Bremer Presse, S. 343 ff.
[893] Zu Artur Dinther siehe auch: Claudia Witte: Artur Dinther – Die Karriere, S. 113 ff.
[894] Simon Sax: Leopold Rosenak, S. 351.

noch mehr Nahrung zu geben. Dennoch engagiert sich Rosenak weiter öffentlich gegen den Antisemitismus und setzt sich gegen die antisemitischen Anschuldigungen des 2. Vorsitzenden der Deutschnationalen Volkspartei in den Bremer Nachrichten zur Wehr. Diese öffentlichen Auseinandersetzungen müssen Rosenak stark belastet haben. Seine Frau Bella macht in ihren Erinnerungen letztlich die Belastungen durch die antisemitische Bewegung für seinen frühen Tod verantwortlich.

Die Inschrift auf seinem Grabmal (s. S. XX-XXII) ist heute wegen der starken Verwitterung des Sandsteins ohne Hilfe eines Fachmanns nicht mehr entzifferbar. Die Jüdische Gemeinde hat sich daher wegen einer Erneuerung des Grabsteins mit den Angehörigen in den USA in Verbindung gesetzt.[895]

Insbesondere die Vorderseite des Grabsteins enthält eine ausführliche Eulogie auf die Verdienste des Toten in hebräischer Sprache, wie sie für Rabbiner und Gelehrte der jüdischen Gemeinden üblich ist. Sie bezeichnet ihn als „Thoragelehrten", nennt aber auch seine vom profanen Titel bestimmte Anrede „Dr. Rosenak". Zudem beschreibt sie die Stationen seines Lebens, insbesondere sein soziales Engagement vor und während des Ersten Weltkrieges. Die letzten vier Zeilen der Eulogie enden auf dem Reim „im". Rosenak starb 1923 auf der Rückfahrt von einer Reise nach Nordamerika, die ihm der Norddeutsche Lloyd als Anerkennung für seine Zusammenarbeit bei der Auswanderung gestiftet hatte. Während seines Aufenthaltes in den USA machte er sich zur Aufgabe, bei jüdischen Gemeinden und Institutionen Spendengelder für das Projekt des Altersheimes der Israelitischen Gemeinde Bremen zu sammeln. So spricht die Inschrift denn auch von „der Rückkehr von einer Mizwah-Reise"; Mizwot (Singular: Mizwah) sind gute Taten, zu deren Ausübung der jüdische Mensch verpflichtet ist.

Am Anfang wie am Ende ehrt die Inschrift den Toten in seiner Funktion als religiösen und gelehrten Führer der Gemeinde. Seine sozialen Verdienste erscheinen als Frucht seiner Frömmigkeit. „Hier ruht unser Fels,[896] der thoragelehrte, vollkommene Leiter unserer Gemeinde. Er kämpfte wie ein Held[897] für die Ehre unserer Thora", heißt es in den drei einleitenden Zeilen. „Du hast die Herzen weit gemacht mit deinen angenehmen und süßen Reden"[898] lautet die Schlusszeile, auf die die letzte Zeile

---

[895] Auch die Bremer Senatorin für Arbeit und Frauen fragte in dieser Sache beim Gartenbauamt nach und bat um Renovierung des Grabsteins. Vgl. dazu die Unterlagen in: Stadtgrün Bremen, Akte 42-2 und Akte „Betreuung Jüdischer Friedhof".

[896] Eigentlich sind mit „tor" bzw. „torim" im Plural die Säulen im Tempel Salomons bzw die dort aufgeschichteten Quadersteine oder Balken gemeint. Vgl. 1. K. 7,23; 1. K. 7, 18; 1. K. 74 und 12; 1. K. 6,36, in: Leopold Zunz: Die vierundzwanzig Bücher der Heiligen Schrift, S. 642 f.; Wilhelm Gesenius: Hebräisches und Aramäisches Handwörterbuch, S. 275.

[897] Anspielung auf Hiob 38, 3 und Hiob 40, 7: „Gürte doch, wie ein (tapferer) Mann, deine Lenden, und ich will dich fragen, und du belehre mich." Leopold Zunz: Die vierundzwanzig Bücher der Heiligen Schrift, S. 1315 und 1318; siehe auch die Artikel „gever" bzw. „gibor" in: Wilhelm Gesenius: Hebräisches und Aramäisches Handwörterbuch, S. 128.

[898] Anspielung auf drei biblische Zitate: „Honigseim sind holde Reden, angenehm für die Seele und heilsam für den Leib." Prediger 16, 24 (Leopold Zunz: Die vierundzwanzig Bücher der Heiligen Schrift, S. 1259); „Dann wirst du bangen und dich freuen, es bebt und weitet sich dein Herz, denn

folgt, mit der üblichen Schlussformel nach 1. Sam 25, 29: „Seine Seele sei eingebunden in das Bündel[899] des Lebens."

Die Rückseite des Grabsteins ist in Deutsch und Hebräisch gehalten. Die deutsche Schrift enthält wenig mehr als den weltlichen Titel und Namen des Verstorbenen sowie sein Geburts-, Todes- und Beerdigungsdatum. Der hebräische Text hingegen beinhaltet mit traditionellen Anspielungen auf Zitate der Bibel, u. a. dem in der Liturgie des Schabbats bekannten Psalm 93, 3, die Klage um den Toten und dessen Ehrung,[900] insbesondere auch die Ehrung seines Namens mit dem Verweis auf die Namensgleichheit mit einem der zwölf Stämme Israels: „Jehuda, dich preisen deine Brüder."[901] Dabei sind die letzten beiden Worte vertauscht wie bei längeren Zitaten aus der Tora üblich, denn außerhalb von Torarollen sollen nicht mehr als 3 bzw. 5 Worte direkt zitiert werden. Die Zitatmontage gipfelt in einem Lob des sozialen Engagement Rosenaks. „Für wahr alle Waisen Israels rufen zu Dir." Die Sorge um die „Waisen", die wohl als stellvertretende „Pars pro toto" für die Bedürftigen stehen, gehört seit biblischen Zeiten zu den Pflichten des jüdischen Menschen.[902] So lobt die Inschrift Rosenak als einen durch seine sozialen Tätigkeiten vorbildhaft bewährten und gottesfürchtigen Juden.

Rosenaks Frau Bella[903] stammte aus der bekannten deutsch-jüdischen Rabbinerfamilie der Carlebachs und kam ursprünglich aus Lübeck. Nach dem Tod ihres Mannes war sie in der Fürsorge der Stadtverwaltung engagiert. Um 1957 verfaßte Bella Carlebach-Rosenak in den USA ihre Lebensgeschichte. Sie erzählt u. a. von ihrem Aufwachsen als höhere Tochter in einer jüdisch-deutschen Familie, ihrem Leben als Rabbinergattin in Bremen und ihrer Flucht aus Deutschland in die Vereinigten Staaten während des Nationalsozialismus. Auf dem jüdischen Friedhof in Bremen ehrt sie ein Gedenkstein (s. S. XXII).

---

dir zu wendet sich des Meeres Fülle, der Völker Reichtum kommt zu dir." Jesaja 60, 5 (Leopold Zunz: Die vierundzwanzig Bücher der Heiligen Schrift, S. 833); „Und Gott gab Weisheit dem Schelemoh und sehr große Einsicht und ausgebreitete Erkenntnis, wie der Sand am Ufer des Meeres." 1. Könige, 5, 9 (Leopold Zunz: Die vierundzwanzig Bücher der Heiligen Schrift, S. 638). Siehe auch die Artikel „noam" und „lev"; in: Wilhelm Gesenius, Hebräisches und Aramäisches Handwörterbuch, S. 375 f. und 510.

[899] Zeror ist das Bündel, das Säckchen (Wilhelm Gesenius, Hebräisches und Aramäisches Handwörterbuch, S. 695. Siehe auch: Michael Brocke u.a. : Eingebunden in das Bündel des Lebens. Jüdische Friedhöfe – Ein Leitfaden, Duisburg 1986, S. 60.

[900] Zweiter Psalm nach dem Lied „Lecha dodi", das den Schabbat einleitet, sowie Jesaja 5, 20; siehe: Sidur sefat emet, S. 85; Leopold Zunz: Die vierundzwanzig Bücher der Heiligen Schrift, S. 762 und 1202.

[901] Genesis 49, 8 (Leopold Zunz: Die vierundzwanzig Bücher der Heiligen Schrift, S. 100).

[902] Siehe u. a. Deuteronomium 14, 29 (Leopold Zunz: Die vierundzwanzig Bücher der Heiligen Schrift, S. 366).

[903] Zu ihrer Biographie vgl.: Bella Carlebach-Rosenak: Lebenserinnerungen.

Nationalsozialismus

Das offizielle Denkmal für die jüdischen Opfer des Holocausts (s. S. I, XXXII) wie auch die meisten Texte, die überlebende Verwandte ihren ermordeten Angehörigen, Familienmitgliedern und manchmal Freunden gewidmet haben,[904] kennzeichnet eine verharmlosende Umschreibung des Mordes oder religiöse Sinnstiftung. Nicht nur der allgemeine Sprachduktus der Zeit mag sich darin abbilden, sondern ebenso die Schwierigkeit der Überlebenden, sich die Brutalität und Sinnlosigkeit der Ermordung zu vergegenwärtigen und sie zu ertragen.[905] Die traditionelle Deutung aus der Zeit der Kreuzzüge des Mittelalters „Al kiddush haSchem"[906] (s. S. XXX) – zur Ehre des Namens Gottes[907] – macht die Opfer zu Märtyrern ihres Glaubens.[908] Manchmal verrät allein der Ort des Todes – Auschwitz, Minsk, Theresienstadt, Sobibor – die Tatsache der Ermordung (so z. B. bei den Gräbern von Adolf Assenheimer [s. S. XXVII], Alfred Cohen [s. S. XXIX], Mathilde Eichholz [s. S. XXVI], Hugo, Lothar und Minna Meyer [s. S. XXIX], Jacob Plaut [s. S. XXIX], Isidor Propper

[s. S. XXXI], Albert, Kurt, Ruth und Siegfried Rennberg [s. S. XXXI], Berta Neublum, Alfred, Edith, Feodore und Werner Schloss [s. S. XXIX], Jeannette Behrens sowie Elias und Therese Schragenheim [s. S. XXX]).[909] Manchmal wird nur das Datum der Deportation erwähnt, weil der genaue Todestag nicht feststellbar war.[910] „Umgekommen"[911], „Ihr Leben lassen"[912] oder „gestorben"[913] sind geläufige Umschreibungen. Deportation und Bestimmungsort sind mit einer religiösen Deutung verbunden, z. B. „deportiert am 18.11.1941 nach Minsk. Sie gingen als Märtyrer in die Ewigkeit".[914] Nur ein Grabstein erwähnt die Rassenideologie als Grund der Verfolgung: „deportiert Nov. 1941 nach Minsk. Sie wurden ein Opfer des Rassenwahns. T'N'Z'B'H" (Grabstein für Angehörige der Familie Grünberg, s. S. XXVIII).[915] Formelhafte traditionelle Wendungen wie „in treuem Gedenken" oder „in seligem Andenken an"[916]

---

[904] Namen und Todesdaten ermordeter Angehöriger, zumindest der nächsten Verwandten, auf dem Grabstein mit aufzunehmen, gehörte offenbar zu den Gepflogenheiten nach 1945. Carl Katz schrieb so an Kurt Zacharias und dessen Frau Helen am 7.8.1957 nach Haifa: „Ich möchte vorschlagen, daß Du auch den Namen deines Vaters s. A. auf dem Stein mit vermerken läßt – ebenfalls mit Jahreszahlen – das haben die meisten so gemacht." Zentralarchiv B 1/10, Nr. 1077.
[905] Für die Nöte der zweiten Generation im Umgang mit dem Holocaust vgl. etwa: Sammy Speier: Von der Pubertät zum Erwachsenendasein; in: Micha Brumlik u. a. (Hg.): Jüdisches Leben, S. 191.
[906] Z. B.: Grabsteine mit den Nummern B 20/10, C 11/16-17 (hebräisch und deutsch).
[907] Eigentlich nur „zur Ehre des Namens", denn der Name Gottes darf in jüdischem Verständnis nicht ausgesprochen werden.
[908] Offen bleiben muß an dieser Stelle, ob sie es tatsächlich waren.
[909] Grabsteine mit den Nummern B 7/1-2, C 7/1-2, C 7/7-8, C 10/17-18.
[910] Grabsteine mit den Nummern B 9/6, C 9/20, C 1 A /4-5.
[911] Grabsteine mit den Nummern B 8/9-10, A 9/12.
[912] Grab-Nummer D 3/7.
[913] Zum Beispiel „gestorben in Auschwitz" (Grab-Nummer C 10/17-18) oder „gest. 1942 in Minsk" (C 7/7-8).
[914] Grabstein-Nummer C 10/1-2, ähnlich auch C 11/16-17, D 1-3.
[915] Grabstein-Nummer B 7/1-2.
[916] Grabstein-Nummern A 9/12, B 7/1-2, B 9/6, C 9/20, C 10/11, C 11/16-17, D 1/3.

erheben die Verstorbenen zum Mahnmal oder sogar zum Vorbild der Überlebenden. Sie reflektieren die Bedeutung, die der Holocaust als Identifikationselement bei den jüdischen Gemeinden in Deutschland nach 1945 einnimmt.

Benny und Rieke Zacharias

Benny Wolf Zacharias, geboren am 15. Februar 1861,[917] kam mit sechzehn Jahren nach Bremen. An der Faulenstraße eröffnete sein Vater Wolff B. Zacharias ein Kurzwarengeschäft, das der Sohn ab 1893 am Ostertorsteinweg weiterführte. Seit 1907 war er auch als Geld- und Häusermakler tätig.[918] Verheiratet war Benny Zacharias mit Rieke, hebräisch Riwka *(Rebekka)*, geborene Schickeler, die ebenfalls aus Hamburg stammte. Benny Zacharias war – nach den Erinnerungen Max Markreichs – viele Jahre im Gemeinderat der „Israelitischen Gemeinde" Protokollführer, Rieke Zacharias dagegen, wie die Frauen vieler Gemeindehonoratioren, im Vorstand des „Israelitischen Frauenvereins" aktiv. Sie gehörte dem „Besuchskomitee" des Frauenvereins[919] an und leitete 1927 die „vierteljährlichen Haussammlungen" für das Wohlfahrtsamt der Gemeinde.[920]

Das Ehepaar hatte vier Söhne. Zwei von ihnen starben im Ersten Weltkrieg: der Gefreite Hugo Zacharias (29.11.1887 – 20.9.1917) und Paul Zacharias (10.2.1892 – 15.4.1916). Ihre Namen finden sich auf den Gedenktafeln der jüdischen Gemeinde und der Chewra Kadischa.[921] Auch der älteste Sohn Siegbert Benny nahm als Offizier am Ersten Weltkrieg teil. Er besaß ein „Baumwollhandelsgeschäft" am Sielwall 52[922] und war eine Zeit lang Präsident der Kaiser-Friedrich-Loge der „Israelitischen Gemeinde". Noch vor dem Novemberpogrom wanderte er 1938 mit seiner Frau und der gemeinsamen Tochter in die USA aus.[923] Der jüngste Sohn Kurt[924] (15.12.1897 – Sept. 1970) absolvierte zunächst eine kaufmännische Lehre und diente wie seine Brüder im Ersten Weltkrieg als Soldat. Danach arbeitete er jahrelang als Textilvertreter; die Eltern waren nicht in der Lage gewesen, ihn das Abitur machen zu lassen. Seine am 8. Februar 1901 geborene spätere Frau Helene Heidenfeld, die seit 1925 in Bremen eine

---

[917] Zu Benny Zacharias und seiner Frau vgl.: Max Markreich: Geschichte der Juden, S. 324, 328 und 420, Grab-Nummer D 4/17.
[918] Beide Gewerbe meldete er 1931 ab.
[919] Siehe die Artikel „Der Israelitische Frauenverein" und „Hauptversammlung des Israelitischen Frauenvereins", in: Jüdisches Gemeindeblatt Bremen, 15.4.1930 und 21.3.1932.
[920] Das Ergebnis ihrer Sammlung war für die drei ersten Quartale offenbar so erfolgreich, dass Markreich die genaue Summe von 1848,- RM hervorhebt. Max Markreich: Geschichte der Juden, S. 176.
[921] Vgl. u. a. Max Markreich: Geschichte der Juden, S. 155 f.
[922] Vgl. die anonym verfasste Druckschrift „Auch dich gehts an", o. O., o. J. ca. 1936 (STAB, AB 99997-2b); Regina Bruss: Die Bremer Juden, S. 341.
[923] In Chicago betätigte er sich – so Markreich – im „Versicherungsgeschäft". Sein „einziger Sohn" ging später nach Israel und lebte in einem Kibbuz in Haifa. Max Markreich: Geschichte der Juden, S. 324.
[924] Zu Kurt und Helene Zacharias vgl. Charlotte Niermann u. Stephan Leibfried: Die Verfolgung jüdischer und sozialistischer Ärzte in Bremen in der NS-Zeit, S. 12 ff. und 31.

Zahnarztpraxis führte, motivierte ihn, das Abitur nachzuholen und Zahnmedizin zu studieren. Im Juli 1932 legte er das Staats- und Doktorexamen ab und stieg in die Praxis seiner Frau ein. Der Beginn der nationalsozialistischen Herrschaft bedeutete das Ende der Kassenzulassung für Helene Zacharias-Heidenfeld. Das Ehepaar verlegte die Praxis aus dem Arbeiterviertel Gröpelingen in die Innenstadt, um mehr Privatpatienten zu bekommen. Im Sommer 1934 gaben sie ihre Praxis auf und emigrierten nach Palästina. Kurt Zacharias war als aktiver Zionist bekannt. Seit 1929 Vorsitzender der zionistischen Ortsgruppe, hatte er Kurse in neuhebräischer Sprache eingeführt. Er begründete den jüdisch-nationalen Turnverein in Bremen und organisierte für Jugendliche halbjährliche Ausbildungen in der Landwirtschaft als Vorbereitung auf die Emigration.

Den Eltern Kurts gelang die Emigration nicht mehr. Rieke Zacharias starb 1941 in Bremen, Benny Zacharias wurde in Theresienstadt ermordet.[925] Kurt und Helene Zacharias kümmerten sich in den fünfziger Jahren um die Pflege des Grabes (s. S. XXVI).[926]

Heinrich Rosenblum und Selma Zwiniecki

Zwei der fünf Bremer Opfer des Novemberpogroms sind auf dem jüdischen Friedhof in Hastedt begraben: Selma Zwiniecki und Heinrich Rosenblum.[927] Wann und wer die beiden Grabsteine auf dem jüdischen Friedhof für die Ermordeten errichtete, ist nicht mehr genau rekonstruierbar. Bis 1939 war es der Jüdischen Gemeinde noch gestattet, Grabsteine aufzustellen.[928] Vielleicht stammen die Steine daher noch aus der Zeit vor dem Ende des Krieges. Wahrscheinlicher ist jedoch, dass man sie erst nach 1945 gestaltete. Die anspielungsreichen Inschriften und inhaltliche Ähnlichkeiten mit dem Mahnmal für die während des Nationalsozialismus ermordeten Bremer Juden sowie der Betonguss legen es zumindest nahe, dass sie in Anlehnung an das Denkmal entstanden sind, vermutlich 1955. Im Jahr zuvor hatte der Senat die Sorge für die Kriegsgräber dem Gartenbauamt der Stadt Bremen übertragen. Bis Anfang 1955 verfügte die Gemeinde u. a. noch über keine Angaben zu den Geburtstagen und -orten von Selma Zwiniecki und Heinrich Rosenblum und bat daher das Ein-

---

[925] Nach Markreich starb Rieke 1939, ihr Mann kam 1942 in Theresienstadt um. Max Markreich: Geschichte der Juden, S. 324. Nach der Aufschrift auf ihrem Grabstein (Nummer D 4/17) starb sie hingegen 1941, ihr Mann 1942. Die Einwohnermeldekarte gibt sein Todesdatum dagegen mit dem 4.1.1938 an.
[926] Vgl. den vermutlich von Carl Katz stammenden Brief an „Herrn Dr. Zacharias" aus Haifa vom 7.8.1957; in: Zentralarchiv B 1/10, Nr. 1077.
[927] Ihnen und ihren Familien sowie den drei anderen Opfern des Pogroms hat der Bremer Lehrer und Historiker Rolf Rübsam detaillierte Biographien gewidmet. Rolf Rübsam, Sie lebten unter uns, S. 84 ff.; Siehe auch: Regina Bruss: Die Bremer Juden, S. 324 und 341; Grab-Nummern: D 7/3 und D 7/4.
[928] Aussage von Samuel Berger gegenüber der Verfasserin bei seinem Besuch in Bremen am 21.8.1998.

wohnermeldeamt um die entsprechenden Daten.[929] Im Juni 1955 schickte sie dem Gartenbauamt, das nunmehr mit der Pflege beauftragt war, schließlich eine Liste mit ergänzten Personalien zu.[930]

Heinrich Rosenblum (1892-1938) war mit seinen Eltern und Geschwistern aus Galizien nach Bremen gezogen. 1912 hatte die Familie die Bremer Staatsbürgerschaft beantragt und erhalten; damit verbunden war das Wahlrecht für die Bürgerschaft. Die Bremer Staatsbürgerschaft war aber zu diesem Zeitpunkt schon nicht mehr erforderlich, um in Bremen eine Existenz zu begründen. Sein Biograph Rolf Rübsam betont die nationale Begeisterung, mit der der Antrag geschrieben sei. In dem Antrag verweist der Vater auch auf die Wehrtauglichkeit der Söhne. Vermutlich steht hinter der Antragsstellung auch ein großer Anpassungsdruck, der auf den Neuankömmlingen lastete, zumal in der Kaiserzeit ostjüdische Emigranten aus Deutschland ausgewiesen wurden.

Heinrich Rosenblum erlernte das Glaserhandwerk in Bremen. Er nahm als Sanitätsunteroffizier am Ersten Weltkrieg teil und wurde später Mitglied des „Reichsbundes jüdischer Frontsoldaten". 1924 machte er sich mit einer Metallgroßhandlung in der Thedinghauserstraße 46 selbständig. 1920 heiratete er die 1896 in Bremen geborene Jüdin Ernestine Felczer. Das Ehepaar hatte vier Kinder, drei Mädchen und einen Jungen; das Jüngste, im Januar 1937 geboren, war im November 1938 noch ein Kleinkind. Die beiden älteren Kinder emigrierten kurz nach dem Novemberpogrom in die USA. Der Mutter und den beiden jüngeren Kinder gelang dies nicht mehr. Sie wurden später in Minsk ermordet.

Die Inschrift auf dem Grabstein (s. S. XXXIII) mit Zitaten aus dem Tanach[931] versetzt den / die des Hebräischen kundige(n) Leser(in), in die Situation der zurückbleibenden Familienangehörigen. Der Text beginnt mit einer Stelle aus den Klageliedern Jeremias' (Klagelieder 5, 16). Sie werden in der jüdischen religiösen Tradition an Tischa beAv vorgetragen, einem Trauertag, der an die zweimalige Tempelzerstörung, die Pogrome an Juden und an die Schoah erinnert: „Gefallen ist die Krone unseres Hauptes."[932]

Doch nicht mit der in den Klageliedern folgenden Selbstbezichtigung „Wehe uns! Denn wir haben gesündigt" geht das Zitat weiter, sondern mit der Klage um den ermordeten Gatten und Vater.

---

[929] Siehe den Brief der Israelitischen Gemeinde vom 21.1.1955 an das Gartenbauamt; in: Stadtgrün Bremen 42-1 55029/2 bzw. Zentralarchiv B 1/10, Nr. 1077.
[930] Siehe den Brief der Israelitischen Gemeinde vom 21.6.1955 an das Gartenbauamt; in: Stadtgrün Bremen 42-1 55029/2 bzw. Zentralarchiv B 1/10, Nr. 1077.
[931] Hebräische Bibel, bestehend aus der Thora (den 5 Büchern Moses), den Propheten und den sonstigen Schriften.
[932] „Gefallen ist die Krone unseres Hauptes. Weh uns! Denn wir haben gesündigt." Siehe: Leopold Zunz, Die vierundzwanzig Bücher der Heiligen Schrift, S. 1344.

Die Krone hat eine vielfältige Bedeutung in der jüdischen Tradition.[933] Sie bezeichnet z. B. die Würde einer Person und ihren sozialen Rang, die Krone der Thora, die der jüdische Mensch durch Beachten der Tradition und Befolgen der religiösen Verpflichtungen erringen kann, ebenso wie die Krone des Priestertums. Die Krone ist auch Symbol des guten Namens, deren Wert nach den Sprüchen der Väter den Wert aller anderen drei Kronen übersteigt. Eine gute Frau ist nach den Sprüchen der Väter die Krone ihres Mannes. Mit einer Krone bekränzte schließlich Salomons Mutter ihren Sohn am Tag seiner Hochzeit im Hohelied (3, 11). Auf dem Grabstein Rosenblums versinnbildlicht die fallende Krone jedoch das ermordete, nun fehlende Oberhaupt der Familie und die dadurch ausgelöste Trauer.

Rosenblums Ermordung wird nachträglich religiöser Sinn verliehen. Er starb den „Märtyrertod" – wie schon im Mittelalter Juden als Märtyrer zur Ehre des Gottesnamens starben. Der Verlust ist letztlich unersetzbar, wie es auch der hebräische Text in einer allgemeinen, weniger personalisierten Form im Denkmal für die ermordeten Bremer Juden insgesamt beschreibt, denn – so schließt die Inschrift für Rosenblum mit einem abgewandelten Zitat aus den Klageliedern (2, 13)[934] „groß wie das Meer ist unser Verlust."

Selma Zwiniecki wurde 1882 in Hamburg als Selma Stiefel geboren. Sie wollte zunächst Kindergärtnerin werden, entschloss sich dann aber zu einer Ausbildung als kaufmännische Angestellte. 1916 heiratete sie den 1892 in der Ukraine zur Welt gekommenen Schlosser Joseph Zwiniecki und zog zu ihm nach Bremen. 1918 richtete Selma Zwiniecki mit ihrem Mann in der Hohentorstraße eine Fahrradhandlung ein und übernahm die Leitung des Geschäfts. Ihr Mann Joseph war für den handwerklichen Teil zuständig. Fahrräder wurden zunächst nur von Vermögenden in der Freizeit und dann später von breiten Schichten der Bevölkerung auch zur Fahrt zum Arbeitsplatz benutzt. Sie gehörten seit spätestens 1888, dem Jahr der Erfindung des Dunlopluftreifens, zum innerstädtischen Verkehr in Bremen, wenn auch der hohe Preis die Verbreitung zunächst einschränkte.[935] Die Eheleute hatten vier Kinder, drei Söhne und eine Tochter. Dem Mann, den drei Söhnen und der Tochter gelang die Auswanderung nach Kanada.[936]

---

[933] Vgl. den Artikel „Krone" bzw. „Crown(s)"; in: Encyclopaedia Judaica. Vol. 5, Jerusalem 1971, Sp. 1130 – 1133; Jüdisches Lexikon. Bd. 4, Berlin 1929, Sp. 912; The Universal Jewish Encyclopedia. Vol. 3, New York 1941, S. 420.

[934] „Was soll ich für dich aufrufen, was dir ähnlich finden, Tochter Jerushalajim's, was mit dir vergleichen, daß ich dich tröste, jungfräuliche Tochter Zijon? Denn groß wie das Meer ist deine Wunde, wer wird dich heilen?" (Leopold Zunz: Die vierundzwanzig Bücher der Heiligen Schrift, S. 1340).

[935] Herbert Schwarzwälder: Geschichte, Bd. II, S. 484 f.

[936] Die Angaben in der Literatur sind nicht ganz klar in diesem Punkt. Die beiden Artikel in der „tageszeitung" („Ein Teil der Geschichte" – Rabbi Dr. Jacob Gerd Wiener, Silver Spring, tageszeitung (Bremen), 31.5/1.6.1997 bzw. Die „dead-end-school" in Bremen, tageszeitung (Bremen), 7.6. / 8.6.1997) sprechen nur davon, dass der Vater mit drei Kindern emigrierte. Rolf Rübsam meint, dass der Vater mit zwei Söhnen emigriert sei, darunter dem späteren Rabbiner Dr. Jacob Wiener, und dass ein weiterer Sohn und die Tochter ebenfalls „emigriert sein" sollen. R. Rübsam: Sie lebten unter uns, S 120.

Ähnlich wie für Heinrich Rosenblum ist die Inschrift des Grabsteins für Selma Zwiniecki gestaltet (s. S. XXXIV). Selma Zwiniecki ist in einer Ausweitung der Kronen-Metapher nicht nur das Diadem ihres Gatten, sondern auch ihrer „geliebten Kinder".[937] Mit denselben Worten wie auf dem Grabstein Heinrich Rosenblums ist ihrer Ermordung nachträglich religiöser Sinn verliehen worden und zusätzlich ihr Alter mit „56 Jahre(n)" angegeben. Die Inschrift schließt wie bei Rosenblum mit dem abgewandelten Zitat aus den Klageliedern (2, 13).

Sie beginnt mit einen „Tränenhügel" für die „tüchtige / rechtschaffende" Gattin, die „Eschet Chajil", die in der Schabbatnacht von ihrem Gatten gepriesen wird.[938] Einen Sinn ergibt die nur scheinbar missglückte Metapher des „Tränenhügels", wenn man sie als intelligente Zitatenmontage und -abbreviatur liest, bestehend aus dem hebräischen Wort für Tränen und dem Wort für Hügel.[939] In den Klageliedern aber auch an anderen Stellen des Tanach ist mehrfach von den unablässig fließenden Tränenbächen als Zeichen unversiegbarer Trauer die Rede.[940] Das Wort Hügel wird hier hingegen vielfach in der Bedeutung von Schutthaufen gebraucht, so als Beispiel für eine Stadt, die Gott aus Zorn für ihre Verfehlungen und Sünden zerstören lässt.[941]

---

[937] Dies entspricht den Versen im Preislied der „Eschet Chajil": „Kinder erstehen ihr, die sie preisen, und ihr Gatte rühmt sie." Sprüche 31, 28; Sidur sefat emet, S. 99; vgl. auch Leopold Zunz: Die vierundzwanzig Bücher der heiligen Schrift, S. 1277. Das nach den 22 Buchstaben des hebräischen Alphabets angeordnete Loblied ist Teil des Gebetbuches (Siehe: Sidur sefat emet, S. 98 f., ebenso Leopold Zunz: Die vierundzwanzig Bücher der Heiligen Schrift, S. 1277 f.) und die Anrede als „Eschet Chajil" daher eine häufige Würdigung für Frauen auf hebräischen Grabsteinen. Das Lied wird vom Hausherrn oder vom Vater mit den Kindern am Freitagabend vor dem Kiddusch in der Familie gesungen. Es wird manchmal bei jüdischen Hochzeiten vorgetragen und im sephardischen Ritus bei der Beerdigung einer Frau vor dem Aschkawah-Gebet. Zur Eschet Chajil und ihren Tugenden siehe auch: Sprüche 31, 10 ff. sowie Encyclopaedia Judaica, Vol. 6, Jerusalem 1971, S. 886 f.; Jüdisches Lexikon, Bd. 2, 1968, S. 510f.

[938] Selma Zwiniecki wird in der Inschrift „zenua" genannt, was den Tugenden der „Eschet Chajil" entspricht.

[939] Selma Zwiniecki hat ihren Kindern bei all ihrer sonstigen Arbeit eine traditionell-jüdische Bildung vermitteln können. Einer ihrer Söhne, Dr. Jacob Gerd Wiener, geboren 1917, wurde nach seiner Emigration Rabbiner in New York. Zu Jacob Gerd Wiener siehe die Artikel: „Ein Teil der Geschichte" – Rabbi Dr. Jacob Gerd Wiener, bzw. Die „dead-end-school" in Bremen; in: tageszeitung (Bremen), 31.5/1.6.1997 bzw. 7.6. /8.6.1997.

[940] „Es vergehen in Tränen meine Augen, es glühen meine Eingeweide, verschüttet zur Erde ist meine Leber, ob dem Sturze der Tochter meines Volkes, wenn ohnmächtig verschmachten Kind und Säugling in den Straßen der Stadt." Klagelieder 2, 11 (Leopold Zunz: Die vierundzwanzig Bücher der Heiligen Schrift, S. 1340). Oder: „Darum beweine ich, im Weinen um Jaser, Sibmah's Weinstock, ich tränke dich mit meinen Tränen Cheschbon und Elaleh; denn in deine Fruchtlese und in deine Ernte fällt Schlachtgeschrei." Jesaja 16, 9 (Leopold Zunz, Die vierundzwanzig Bücher der Heiligen Schrift, S. 776). Weitere Textstellen belegt im Artikel „dumot"; in: Wilhelm Gesenius: Hebräisches und Aramäisches Handwörterbuch, S. 165.

[941] „Und all das Erbeutete aus ihr sollst du zusammenschütten mitten auf ihrem Markte, und ganz in Feuer verbrennen die Stadt samt allem aus ihr Erbeutetem, dem Ewigen deinem Gotte, und sie werde ein ewiger Schutthaufen; nicht werde sie wieder aufgebaut." Deuteronomium 13, 17 (Leopold Zunz: Die vierundzwanzig Bücher der Heiligen Schrift, S. 364). Oder: „Darum siehe, Tage kommen, ist der Spruch des Ewigen, und ich lasse meine Posaune erschallen über Rabbat der Söhne Ammons Lärm des Krieges, und es soll zum wüsten Schutthaufen werden, und seine Tochterstädte sollen im Feuer aufgehen." Jeremia 49, 2 (Leopold Zunz: Die vierundzwanzig Bücher der Heiligen Schrift, S. 938). Aber u. a. heißt es auch freundlicher: „Also spricht der Ewige: Siehe, ich führe zurück die Gefangenen der Zelte Jaakob's, und seiner Wohnungen erbarme ich mich, und gebaut

Ähnlich wie im Denkmal für die ermordeten Juden Bremens spricht das Bild des „Tränenhügels" damit nicht nur Trauer, sondern auch dahinterliegende aggressivere Gefühle der Überlebenden an.[942]

Abraham Jehuda Flamm

Das Grab Abraham Jehuda Flamms (s. S. XXXVI) ist eines der Gräber, die die jüdische Gemeinde 1955 gegenüber dem Gartenbauamt als Gräber von Opfern des Nationalsozialismus auf dem jüdischen Friedhof bezeichnete. Der ursprünglich aus Polen stammende Altwarenhändler Abraham Jehuda Flamm kam um die Jahrhundertwende aus Hannover nach Bremen. Durch Vermittlung eines Schadchens, des traditionellen jüdischen Heiratsvermittlers, heiratete er 1908 die jüdisch-polnische Schirmnäherin Rifka-Laja Wandstein.[943] Sie sei eine „sehr feine Frau, gut, religiös und sehr gut mütig"[944] gewesen, beschrieb sie ihr Sohn Sigismund später. Dem Paar wurden zehn Kinder geboren, fünf Söhne und fünf Töchter. Eine Tochter starb schon als Kind, die anderen Töchter wurden 1938 in die von den Nationalsozialisten eroberten Gebiete im Osten deportiert und ermordet. Zwei Söhnen gelang die Flucht vor den Nationalsozialisten. (Max emigrierte schon 1929 illegal in die USA.) Jacob gelangte mit dem letzten Schiff nach Amerika. Schmuel ging 1936 mit seiner Frau nach Palästina. Die Familie wohnte zunächst in der Seebaldsbrücker Heerstraße 89, dann in der Hastedter Heerstraße 481. Der jüngste Sohn Siegmund, damals gerade 15 Jahre alt, wurde zusammen mit dem Vater, der als staatenloser Jude galt, 1938 in „Schutzhaft" genommen und nach Buchenwald deportiert. Er arbeitete im Krematorium von Buchenwald. Nach dem Ende des Zweiten Weltkrieges emigrierte auch er in die USA.[945] Der Vater kam 1940 nach Dachau, wo er am 26. Mai 1941 starb. Seine Ehefrau, die später in Minsk ermordet wurde, erhielt die Urne. Daraus erklärt sich wohl die Differenz zwischen Sterbe- und- Begräbnisdatum von mehr als drei Wochen auf dem Grabstein.

---

wird die Stadt auf ihrem Schutthaufen, und der Palast sei bewohnt in früherer Weise." Jeremia 30, 18 (Leopold Zunz: Die vierundzwanzig Bücher der Heiligen Schrift, S. 899 f. Weitere Hinweise auf entsprechende Bibelstellen im Artikel „tel" in: Wilhelm Gesenius: Hebräisches und Aramäisches Handwörterbuch, S. 879).

[942] Rabbiner Dr. Wiener stritt allerdings in seinem Interview in der „tageszeitung" auf die Frage „Hatten Sie Hass auf die Bremer?" gerade solche Gefühle ab: „Nein. Wir hatten ja auch gute Bekanntschaften. Es waren nicht alle so. Ich erinnere mich allerdings an Leute, die von einem Tag zum anderen von Kommunisten zu Nazis mutierten. Das habe ich nicht verstanden. Sie haben gesagt: Wir sind angebrannte Pfannkuchen – innen rot, außen braun." (Artikel: Die „dead-end-school" in Bremen, tageszeitung (Bremen), 31.5/1.6.1997)

[943] Zur Familie Flamm: Anne Dünzelmann: Juden in Hastedt, S. 137 – 140; Christoffersen, Peter u.a.: Stolpersteine, Mitte, S. 120 f.

[944] Christoffersen, Peter u.a.: Stolpersteine, Mitte, S. 120.

[945] Er heiratete dort die Witwe seines verstorbenen Bruders Max. 1971 verstarb er mit 48 Jahren an Herzversagen.

Die Inschrift preist ihn – in traditioneller Eulogie – als redlichen und rechtschaffenen Mann. und hebt seine Religiosität hervor. „Er fürchtete Gott, jagte seinen Geboten nach und fand Gefallen an ihnen", heißt es in einer Variante des Psalms 34, 13-15.

Schanghai-Rückkehrer

Nur wenige Juden kamen in den ersten Nachkriegsjahren aus der Emigration nach Deutschland zurück. Erst in den fünfziger und sechziger Jahren sollten es mehr werden. Die größte Gruppe unter den Rückwanderern der ersten Phase waren die Rückkehrer aus Shanghai, die China wegen der schlechten Lebensbedingungen verließen, während die Rückkehrer aus England, den USA und Israel eher Einzelfälle waren. Von den insgesamt 732 Personen ließen sich 429 in der russischen, 234 in der britischen und 69 in der amerikanischen Besatzungszone nieder.[946]

Die Auswandererkartei des Bremer Staatsarchivs weist drei Rückkehrer aus Shanghai nach, die sich in Bremen ansiedelten und schließlich hier verstorben sind. Zwei von ihnen, der kaufmännische Angestellte Erich Conin (s. S. XXXVII) und der Kaufmann Heinrich Pinkus, wurden auf dem jüdischen Friedhof beerdigt. Conin[947], am 9. August 1896 in Landsberg geboren, kam mit 54 Jahren nach Bremen. Eine Zeitlang, vom 3. Januar bis 4. Juni 1952, lebte er bei der plattdeutschen Schriftstellerin Alma Rogge, Dillener Straße 85, in Blumenthal. Er starb im September 1955 in einem Bremer Krankenhaus. Heinrich Pinkus[948] war im Tirpitz-Lager[949] in Gröpelingen, einem Auswanderer- und Verschiffungslager für „Displaced Persons", untergebracht. Er starb im Alter von 58 Jahren am 31. März 1951 in der „Städtischen Krankenanstalt" und wurde am 4. April 1951 auf dem jüdischen Friedhof beigesetzt.

Schon vor 1945 hatte hingegen der Altwarenhändler Jan oder auch Johann Kornblum[950] in Bremen gelebt. Er wurde 1877 im polnischen Niepolomicze geboren, verbrachte aber seine Kindheit und Schulzeit bereits in Bremen. Es scheint ihm zeitweise

---

[946] Michael Brenner: Nach dem Holocaust, S. 87 und 196 f.
[947] Zu Conin vgl. STAB E 46/9, Conin, Erich; Zentralarchiv B 1/10 Bremen, 20, Jahresbericht von 1955, S. 1; Grab-Nummer D 1/18. Ein weiterer Rückkehrer aus Shanghai war Joseph Metz (STAB E 4609).
[948] Zu Pinkus, geboren am 31.1.1893 in Hindenburg / Ostpreußen vgl. STAB E 4608, sowie den Brief eines Münchner Rechtsanwalts als Vertreter der Erben von Pinkus und die Antworten der Israelitischen Gemeinde vom 12.5.1960 bzw. 18.5.1960; in: Zentralarchiv B 1/10, Nr. 1077.
[949] Das Tirpitz-Lager hatte eine Kapazität von 1100 Betten. Dass DP's, die in Bremen aus verschiedenen Gründen „hängengeblieben" waren, in solchen Lagern in eigenen Wohnungen dauerhaft wohnten, z. B. auch im Lager Lesum, scheint nicht ungewöhnlich gewesen zu sein. Zur Auswanderung nach 1945 über Bremen und zum Tirpitz-Lager vgl. Engelbert Klugkist: Die Auswanderung über Bremen und Bremerhaven, 1991, S. 181 – 190; Wolfgang Jacobmeyer: Die „Displaced Persons" in Deutschland, 1981, S. 85-108; Arno Armgot: Bremen, Bremerhaven, S. 108 und 111.
[950] Zu Jan Kornblum vgl. STAB 4,54 – E 1201; STAB 4,82/1-1795, Kornblum, Jan; sowie Zentralarchiv B 1/10, Nr. 860. Die Kartei der jüdischen Gemeinde verzeichnet: „Kornblum, Jan, Bremen, Yorckstr. 86, 3.10.1877 Niepolomicze DR., gesch. mos. Händler." Grab-Nummer D 1/14.

recht gut gegangen zu sein. Er hatte zwei Töchter, die während des Nationalsozialismus schon erwachsen waren, und betrieb in Wilhelmshaven ein „gut gehendes Rohproduktengeschäft."[951] 1928 zog er von Rüstringen erneut nach Bremen, wo er sich in der Yorkstraße 56 ein Haus kaufte und einen Hausierhandel mit Manufakturen und Kurzwaren anmeldete. Später erweiterte er diesen um Tee, Kaffee und Gewürze. Ein weiteres Grundstück erwarb er in der Wiesenstraße.[952] 1930 heiratete er, offenbar zum zweiten Mal. Seine Frau trennte sich aber bereits nach einem knappen Jahr von ihm, die Ehe wurde 1932 geschieden. Während des Novemberpogroms verhaftete man ihn und deportierte ihn nach Sachsenhausen. Wegen seines hohen Alters entlassen, mußte er sich täglich bei der Gestapo melden. Am 20. Februar 1939 emigrierte er auf Druck der Gestapo, die ihn zur Auswanderung aufforderte, nach Schanghai. Mittellos lebte er im Schanghaier Ghetto. Seine beiden Töchter aus erster Ehe sind mit ihren Ehemännern in Bremen geblieben. Die Tochter Gisela[953] wurde mit ihrem jüdischen Mann im November 1941[954] nach Minsk deportiert und ermordet. Die andere Tochter Lilly nahm sich 1943 das Leben, um – wie es im Entschädigungsantrag des Vaters heißt – „vor den Verfolgungen weiter verschont zu bleiben."[955] Das Haus in der Yorckstraße, das Jan Kornblum seinen Töchtern in die Ehe mitgegeben hatte, war Lillys Ehemann Georg Machon[956] überschrieben worden, mit dem sie einen kleinen Sohn hatte[957]: Machon war „Arier", so konnten die Nationalsozialisten das Haus nicht beschlagnahmen. Nach dem Tod seiner Frau brachte Georg Machon den gemeinsamen Sohn vermutlich zu Verwandten in das spätere besetzte Polen, nach Kattowitz. 1947 kehrte Jan Kornblum nach Bremen zurück und wohnte zunächst im jüdischen Altersheim in Gröpelingen, dann in seinem ehemaligen Haus in der Yorckstraße 86. Das Hauptgesundheitsamt Bremen bestätigte ihm eine Erwerbsminderung von 40 %, die man auf seinen Ghetto-Aufenthalt zurückführte, „da der Beginn der Herzerkrankung und das Auftreten des doppelseitigen Leistenbruchs in diese Zeit fallen."[958] Seine Arbeit als Hausierer nahm er trotz seines Alters und seiner Beschwerden aus der Emigration wieder auf. Am 13. Oktober 1952 starb er in Bremen (s. S. XXXVII). Mit seinem Schwiegersohn scheint er sich nicht besonders gut gestanden zu haben. Kornblum bat das Entschädigungsamt um Erhöhung seiner Rente, da sein Schwiegersohn einen finanziellen Zuschuß von monatlich 50 DM nicht mehr zahle. Mit

---

[951] Bescheinigung von Carl Katz vom 26.1.1951; in: STAB 4,54 – E 1201.
[952] Wiesenstraße 2. Aus ihm ziehen die Nationalsozialisten später „Reinnutzungen". Das Grundstück ist schließlich Teil der Entschädungsansprüche der Erben Jan Kornblums, Georg und Manfred Machon.
[953] Geboren am 23.9.1905 in Bant-Rüsringen, nach einer anderen Angabe 1913 ebendort. Vgl. auch Regina Bruss: Die Bremer Juden, S. 312.
[954] Voranmeldung der Ansprüche auf Wiedergutmachung vom 1.7.1950; in: STAB 4, 54-E 1201.
[955] Geboren am 13.2.1906. Vgl auch Regina Bruss: Die Bremer Juden, S. 311.
[956] Geboren am 26.3.1900 in Dom / Kattowitz. Voranmeldung der Ansprüche auf Wiedergutmachung vom 1.7.1950; in: STAB 4, 54-E 1201, Kornblum, Jan.
[957] Manfred Gregor Machon, geboren am 19.5.1935.
[958] Hauptgesundheitsamt Bremen am 25.11.1950; in: STAB 4,54 – E 1201.

Georg Machon hatte die jüdische Gemeinde im Oktober 1954 schließlich noch eine Auseinandersetzung um die Überweisung des Geldes für den Grabstein.

Alfred Ries

Begraben auf dem jüdischen Friedhof ist auch Alfred Ries (1897 – 1967).[959] Er wuchs mit seinen beiden Brüdern, dem späteren Schauspieler und Theaterdirektor Walter Dagobert, geboren 1892, und Adolf Ries, dem späteren Kursmakler, geboren 1899, in Bremen auf. Sein Vater Eduard war bis ins hohe Alter Geschäftsführer der Viehmarktsbank am Bremer Schlachthof. Alfred Ries trat mit 12 Jahren in den Verein Werder Bremen ein. Mit 26 Jahren war er schon im Vorstand von Werder Bremen, mit 27 Jahren Werbeleiter von Kaffee Hag und schließlich Direktor der Böttcherstraße. Sie wurde vom Eigentümer und Gründer der Kaffeefirma Ludwig Roselius, der den Nationalsozialisten ideologisch nahe stand, und seinem Architekten Bernhard Hoetger gebaut. Zu Beginn der NS-Zeit ging Ries als Vertreter von Kaffee Hag nach Zagreb. Zagreb gehörte damals zum formal unabhängigen Königreich Kroatien, das faktisch aber unter italienischem und deutschem Protektorat stand. Mit dem Einmarsch deutscher Truppen tauchte Ries 1941 unter. Er verbrachte zwei Jahre in Gefängnissen und Konzentrationslagern.

Nach 1945 holte ihn Nachkriegsbürgermeister Wilhelm Kaisen nach Bremen zurück. Auch seine beiden Brüder konnten emigrieren und überlebten, dagegen wurden seine Eltern deportiert und ermordet.

Ries wird Leiter des staatlichen Außenhandelskontors und im gleichen Jahr auch wieder zum Vorsitzenden von Werder Bremen gewählt. Später ist er im Vorstand des nationalen und internationalen Olympischen Komitees und Mitglied des Vorstandes im deutschen Fußballbund. 1953 bis 1963 arbeitet Ries im diplomatischen Dienst der Bundesrepublik, zunächst in Jugoslawien und Indien, ab 1959 als Botschafter in Liberia. 1963 kommt er nach Bremen zurück und wird wieder Vorsitzender von Werder Bremen. 1965 kandidierte er für den deutschen Bundestag. Auf die Frage, wie er nach der Ermordung seiner Eltern als Botschafter für Deutschland tätig sein konnte, soll er geantwortet haben: „Wer Versöhnung will, muss sie praktizieren."[960]

Seinen Grabstein mit seinem Namen in schwungvollen lateinischen Buchstaben (siehe Seite XXXVIII) findet man in der gleichen Reihe wie die Grabsteine der Opfer des Bremer Novemberpogroms, Heinrich Rosenblum und Selma Zwienicki.

---

[959] Zu Alfred Ries: Landeszentrale für politische Bildung u. a. (Hg.): Lebe! Chai! Die jüdische Gemeinde in Bremen 1945 (Ausstellungs-CD); Monika Felsing: Die letzte Bremer Adresse vor Theresienstadt; in: Weser-Kurier vom 06.10.2010; Arnd Krüger u. Bernd Wedemeier-Kolwe (Hg.): Vergessen, verdrängt, abgelehnt, S. 58 ff.

[960] Zitiert nach: Monika Felsing: Die letzte Adresse vor Theresienstadt, in: Weser-Kurier vom 06.10.2010.

Carl Katz

Mit Carl Katz (1899 – 1972) liegt auf dem jüdischen Friedhof in Bremen eine der umstrittenen Führungspersönlichkeiten der deutsch-jüdischen Nachkriegsgeschichte.[961]

Katz war – wie schon sein Vater – Abfall- und Altwaren-Händler. Bereits seine Eltern gehörten der jüdischen Gemeinde Bremen an. Katz wurde Ende 1941 Vorsitzender der jüdischen Gemeinde Bremen. Er war seit 1939 zunächst Angestellter, dann Vorsitzender der Reichsvereinigung der Juden in Deutschland in Bremen. In dieser Funktion unterschrieb er die Deportationsbefehle an die in Bremen verbliebenen Juden und arbeitete eng mit der Gestapo zusammen. Katz kümmerte sich insbesondere um die Versorgung der Insassen des jüdischen Altersheims in Gröpelingen, mit denen man ihn am 24. Juli 1942 nach Theresienstadt deportierte. Hier wurde er aufgrund seines organisatorischen Geschicks innerhalb der jüdischen Selbstverwaltung bald zum Blockältesten und dann zum Gebäudeältesten der sogenannten „Kavalierskaserne", einem der schlechtesten Wohnquartiere des Ghettos „fast ohne Waschgelegenheit, in dem auf engstem Raum ohne die sonst übliche Trennung der Geschlechter, ihrem zumeist ungeschulten Personal ausgeliefert und von ihm nicht selten bestohlen, alte und geistig gestörte Menschen untergebracht waren."[962]

Schließlich wurde Katz zum Leiter der Gebäudeleitung ernannt. Als Gebäudeältester war er mit der Weitergabe der Tagesbefehle und der „Aufrechterhaltung von „Ruhe, Sauberkeit und Ordnung" befasst. Zugleich kümmerte er sich um die Belange der alten Menschen, Nach dem Zeugnis eines Mitinhaftierten versuchte er, deren Schicksal erträglicher zu gestalten.[963]

Als Leiter der Gebäudeleitung entschied er über die Vergabe der Wohnungen und war ein sogenannter B-Prominenter. Als B-Prominenter der jüdischen Selbstverwaltung hatte er Privilegien wie bessere Unterkunft und die Zusammenlegung mit den Angehörigen, im Gegensatz zu den von der NS-Lagerleitung ausgesuchten A-Prominenten jedoch keinen Schutz vor dem Weitertransport in den Osten. Katz wurde von Überlebenden vorgeworfen, nicht nach den Vorschriften gehandelt zu haben und als Judenältester gezielt Menschen in den sogenannten Weisungstransporten weggeschickt zu haben. Außerdem habe er Gemeindegut, das von Bremen nach Theresienstadt geschickt worden war, veruntreut.

---

[961] Zu Carl Katz siehe verschiedene Zeitungsartikel in: STAB u. Radio Bremen; Max Plaut (Hg.): Festschrift zum 60. Geburtstag von Carl Katz, 14. September 1959; Max Markreich: Geschichte der Juden, S. 272, 285. Zu Carl Katz in der NS-Zeit und Nachkriegszeit siehe insbesondere: Günther Rohdenburg: Die Beteiligung der Juden an den Deportationen – das Problem der „Helfershelfer"; in ders. Hg.: „... sind Sie für den geschlossenen Arbeitseinsatz vorgesehen ...", Bremen 2006, S. 151 – 158.
[962] H.G. Adler, Theresienstadt 1941 – 1945, Tübingen 1955, S. 77.
[963] Berthold Simonssohn; in: Festschrift zum 60. Geburtstag von Carl Katz, S. 16.

Carl Katz gelangte mit Frau, Tochter und Schwiegermutter nach Theresienstadt und überlebte das Ghetto mit Frau, Tochter und künftigem Schwiegersohn. Nach seiner Rückkehr wurde Katz Vorsitzender des Rates der „Displaced Persons" in der britischen Besatzungszone und Leiter der Abteilung für Wirtschaft und soziale Hilfe. Zwi Asaria, zunächst Oberrabbiner der jüdischen Gemeinden in der britischen Besatzungszone und später Rabbiner in Hannover, beschreibt eines der Zusammentreffen mit seinem späteren Mitarbeiter folgendermaßen: „Meine dritte Begegnung hatte ich bei einer Sitzung des Zentralkomitees in Bergen-Belsen mit einem Mann, der noch gediegener und besser als Norbert Wollheim aussah, der nicht den Eindruck machte, als käme er aus Theresienstadt. Mit einer guten Zigarre im Mund stellte er sich kurz mit einem zischenden Katz vor. Das war Carl Katz."[964]

Zielstrebig baute Katz die seit 1933 niedergegangene väterliche „Rohprodukten"-Firma wieder auf, wurde Vorsitzender verschiedener Wirtschaftsverbände und karitativer und gemeinnütziger Vereinigungen – u. a. war er erster Vorsitzender des „Handelsvereins e.V. Bundesrepublik Deutschland – Deutsche Demokratische Republik", Vorsitzender des Vorstandes bei den „Hadernsortierbetrieben in der Bundesrepulik-Deutschland e.V., Bad Nauheim", Mitbegründer der Deutschen Bruderhilfe sowie Mitvorsitzender der Gesellschaft für Brüderlichkeit.

1960 erhielt Katz für seine Verdienste um die jüdischen Menschen während des Nationalsozialismus, um den Wiederaufbau der Bremer Gemeinde nach 1945 und die christlich-jüdische Zusammenarbeit das Bundesverdienstkreuz Erster Klasse.

Die hebräische Grabsteininschrift für Carl Katz (s. S. XXXVII) nennt traditionsgemäß den Namen des Verstorbenen: „Mischael Sohn des Jerachmeel Hacohen". Sie bezeichnet ihn als „Fackellicht" und damit als Ausbund von Wahrheit und Gerechtigkeit,[965] als „wahren Freund der Bedürftigen" und „Wohltäter", lobt ihn als „teuren Leiter" des „Restes seines Volkes" und als „beliebten" Vorsitzenden seiner Gemeinde. Sie spielt mit diesen z. T. traditionellen Formen der Eulogie wohl insbesondere auf Katz' Aktivitäten nach 1945 an, bei der Neugründung der Gemeinde und Restitutionsangelegenheiten ehemaliger emigrierter Gemeindemitglieder. Die erschreckende Nähe und aktive Rolle der idealisierten Vaterfigur zur nationalsozialistischen Judenverfolgung und -vernichtung blendet die Eulogie jedoch vollständig aus, als ob die Nachfahren die negativen Aspekte des Vaters vor sich und der Gemeinde nicht wahrhaben wollten und deshalb verbergen mussten. Abwehr der bedrückenden As-

---

[964] Zwi Asarja; in: Festschrift zum 60. Geburtstag von Carl Katz, S. 8. Zu Asaria siehe auch: https://de.wikipedia.org/wiki/Zvi_Asaria.

[965] Das Licht der Fackel ist u. a. Symbol der Wahrheit und Gerechtigkeit, Zeichen des Lebens und des Fortschritts, z. B.: „Um Zijon's Willen schweig' ich nicht, und um Jeruschalajim's willen ruhe ich nicht, bis wie Lichterglanz hervorgeht sein Heil, und seine Hilfe wie eine Fackel brennt." Jesaja 62, 1. Vgl. den Artikel „Fackel" und verwandte Wörter in: Wilhelm Gesenius: Hebräisches und Aramäisches Handwörterbuch, S. 388 f.; Deutsches Wörterbuch von Jacob und Wilhelm Grimm. Bd. 3, Leipzig 1862, Sp. 1227 – 1229; Deutsches Wörterbuch in sechs Bänden. Hg. von Gerhard Wahrig, Hildegard Krämer und Harald Zimmermann. Bd. 2, Wiesbaden / Stuttgart 1981, S. 643 f.

pekte der eigenen Vergangenheit mochte dabei eine Rolle gespielt haben, ebenso die Schwierigkeit in der Nachkriegszeit zu einer Opfer-Täter-Identität zu stehen, die das Ansehen der Familie und das Nachkriegsansehen der jüdischen Gemeinde beschädigen konnte. Auch die öffentliche Rezeption Katz' blendete bis in die Gegenwart problematische Aspekte seiner Vergangenheit aus.[966] Zeitgenossen wie Zwi Asaria war die Einbindung Carl Katz in die NS-Vernichtungsmaschinerie dagegen bewußt. Diese Art der Verleugnung der Realität teilten Katz' Nachfahren jedoch durchaus mit den Kindern der NS-Täter.[967]

---

[966] Hinweise dazu finden sich so gut wie nicht in den Zeitungsartikeln zu seiner Person und auch nicht in der Ausstellung zum 200 jährigen Gemeindebestehen 2003.
[967] Das Problem der Täter-Kinder ist eine „abgewehrte, nicht bereute Schuld". Familiensolidarität spielt dabei eine Rolle ebenso die psychische Abwehr in die Gestalt des guten Vaters die negativen, mörderischen Aspekte zu integrieren. taz-nord, 14., 15., 16. Mai 2016, S. 41, sowie: S. 43-45.

Worterklärungen

In der voranstehenden Darstellung sind einzelne Begriffe aus dem jüdisch-religiösen Bereich in verschiedener Schreibweise enthalten. Dabei handelt es sich um Differenzen, die auf der unterschiedlichen Aussprache der europäischen Juden des Hebräisch beruhen. Das heutige Hebräisch ist von der Aussprache der sephardischen Juden, die vor allem im Mittelmeerraum ansässig waren, geprägt. Diese Aussprache benutzten seit dem Humanismus auch die christlichen Gelehrten. Sie wurde auch auf jüdischer Seite zunehmend verwandt und seit 1919 in hebräischen Sprachschulen in Deutschland, zunächst in Berlin und Breslau, gelehrt.[968] Die aschkenasischen Juden, die vor allem in Deutschland, Polen und Rußland bzw. der ehemaligen Sowjetunion lebten, charakterisierte eine dunklere Tonung der Aussprache, die u. a. die langen A-Laute, also das Kamaz im Hebräischen, das zu O wurde, betraf.[969] Allerdings waren nicht alle Wörter, in denen Kamaz gesprochen wurde, davon betroffen. Werner Weinberg unterscheidet drei Schichten: bei einigen Wörtern blieb die voraschkenasisch-sephardische Aussprache erhalten, also das Kamaz als A, andere Wörter erhielten sich durch den Einfluss christlicher Gelehrter wie etwa Johannes Reuchlin und Sebastian Münster im 16. Jahrhundert, und schließlich wirkte auch die sephardische Aussprache des modernen Hebräisch. Typisch war in jedem Fall für das aschkenasische Hebräisch die Betonung des Wortes auf der vorletzten Silbe.

Die Umgangssprache der Aschkenasen in Deutschland war das dem Ostjiddischen verwandte Westjiddische, nach einigen Forschern eine Variante des Deutschen mit deutscher Grammatik, nach anderen eine Nahsprache des Deutschen. Ostjiddisch wie Westjiddisch wurden ursprünglich mit hebräischen Lettern geschrieben. Seit der Emanzipation aber setzte sich das Hochdeutsche als Sprache der Gebildeten und als Verkehrssprache in Deutschland zunehmend durch, mit dem im Deutschen üblichen lateinischen Alphabet.[970]

---

[968] Siehe: Artikel „Hebräische Sprache" bzw. „Hebräische Sprachschulen"; in: Jüdisches Lexikon. Bd. 2, Berlin 1927, Sp. 1475 bzw. Sp. 1484, sowie mit weiteren Literaturhinweisen: Bettina Simon: Jiddische Sprachgeschichte, 1988, S. 41; Astrid Starck (Hg.): Westjiddisch / Le Yiddish occidental,1994.

[969] Im sephardischen Hebräisch wird dagegen nur in unbetonten geschlossenen Silben Kamaz Alef zum O-Laut. Zu den Ausspracheregeln für das religiöse Hebräisch im Westjiddischen siehe u. a.: Werner Weinberg: Lexikon zum religiösen Wortschatz, S. 13 ff.

[970] Seit dem 18. Jahrhundert erlosch das Jiddische als Sprache der Westjuden. Offizielle Dokumente mussten die Gemeinden als Tribut für die Emanzipation in Preußen und Österreich ohnehin auf Deutsch abfassen. Die deutschen Juden des 19. Jahrhunderts lehnten das Jiddisch der Juden Polens und Rußlands ab und bezeichneten es abwertend als „Jargon". Jiddisch ist dem Deutschen nahe verwandt, hat jedoch eine eigene Grammatik. Worte deutscher Herkunft weisen häufig im Jiddischen Bedeutungsdifferenzen auf. Erst nähere Kontakte mit den sogenannten Ostjuden im Ersten Weltkrieg führten bei deutschen jüdischen Intellektuellen zu einer stärkeren Anerkennung des Jiddischen. Siehe u. a. Zosa Szajkowsi: The Struggle for Yiddish, S. 565 – 589; Horst H. Munske: Germanische Sprachen und deutsche Gesamtsprache. Kontrastive Aspekte; in: Lexikon der germanistischen Linguistik, Tübingen 1980, S. 661 – 672, insbesondere S. 669.

Die meiner Arbeit zugrundeliegenden Quellen, soweit sie von Vertretern der jüdischen Gemeinde erstellt wurden, sind alle in der deutschen „Hochsprache" abgefaßt.[971] Einzelne hebräische Worte erscheinen darin zumeist in der als „richtig" angesehenen sephardischen Aussprache in deutscher Umschrift. Leopold Rosenack, der erste Rabbiner der Bremer Gemeinde, wurde nicht zuletzt deswegen eingestellt, weil er noch Ostjiddisch, die Sprache der durch Bremen geschleusten ostjüdischen Emigranten verstand, was für die Mehrzahl der Bremer Juden – soweit sie nicht der hauptsächlich in Hastedt ansässigen kleinen Gruppe ostjüdischer Zuwanderer angehörten – nicht zutraf.[972]

Dennoch erscheinen in den Texten immer wieder auch Begriffe aus dem jüdischen Kultus, Segenssprüche u. ä., die auf den Gebrauch einer regional geprägten aschkenasischen Aussprache des religiösen, hauptsächlich hebräischen Wortschatzes[973] unter den Mitgliedern der Gemeinde verweisen. Max Markreich, der Gemeindevorsitzender in den zwanziger und dreißiger Jahren und Verfasser der „Geschichte der Juden in Bremen und Umgegend"[974] benutzt die aschkenasische Aussprache des Hebräischen für religiöse Begriffe z. T. selbstverständlich und unbefangen in seinem Buch. Im anschließenden Glossar führe ich diese Begriffe zunächst in der heute üblichen, auch wissenschaftlichen Gepflogenheiten entsprechenden sephardischen Aussprache des Hebräischen an, wie ich sie auch in meinem Text verwendet habe, danach liefere ich die abweichende Bezeichnung in Anführungszeichen, wie sie in den Quellen auftritt, sowie eine kurze Erläuterung. Im Jiddischen wie im Hebräischen gibt es keine Großbuchstaben. Doch in meinen Quellen werden die benutzten religiösen Begriffe entsprechend den Regeln der deutschen Grammatik zumeist mit großen Anfangsbuchstaben geschrieben.

Ich gebe im Folgenden den sephardischen Ausdruck mit kleinen Buchstaben in deutscher Umschrift, bei der ich mich im Wesentlichen an die von Werner Weinberg entwickelte, der deutschen Schrift und Aussprache entsprechenden Form halte. Das aschkenasische Zitat führe ich aber in der in den Quellen gefundenen Schreibweise an. Im vorangehenden Text wie auch in den folgenden Erläuterungen selbst schreibe ich jedoch hebräische und jiddische Begriffe entsprechend den Regeln der deutschen Grammatik groß.

---

[971] Dem entspricht, dass die christliche Bremer Bevölkerung – selbst die Oberschicht z. T. noch bis zum Ende des 19. Jahrhundert – plattdeutsch sprach, aber als Schrift das „Hochdeutsche" benutzte. Vgl.: Heinrich Bunning: Studien zur Geschichte der Bremischen Mundart, S. 64 – 68.

[972] Siehe das Interview mit seiner Tochter Hanna, der späteren Frau des Rabbiners Felix Aber, im Dokumentarfilm von Ulrike Wache, Offene Videowerkstatt Westend „Heimatzwitter", Bremen 1995.

[973] Das überwiegend aus hebräischen Worten und Phrasen bestehende religiöse Vokabular deutscher Juden konnte sehr umfangreich sein. Weinberg kommt auf über 33.000 hebräische Stichworte in seinem Lexikon. Werner Weinberg: Lexikon zum religiösen Wortschatz, S. 14 f.

[974] Max Markreich: Geschichte der Juden, passim.

el male rachamim = „*el mole rachamim*"

„Gott voller Barmherzigkeit" ist der Anfang und Name eines Gebets für einen Verstorbenen. Es wird bei Beerdigungen, Jahrzeiten und zur Seelengedächtnisfeier zusammen mit anderen Gebeten, aber auch an Jom Kippur, gesprochen.[975] Weinberg meint, dass der Brauch, die Seelengedächtnisfeier nicht nur an Jom Kippur, sondern auch an den drei Wallfahrtsfesten (Pessach, Schavuot und Sukkot) zu halten, eine Sitte der osteuropäischen Juden sei, jedoch keine der deutschen Juden. Ähnlich spricht das von S. E. Blogg 1905 herausgegebene und von A. Sulzbach überarbeitete „Sefer hachajim" davon, dass die Sitte, das sogenannte „Jiskor" bzw. „Maskir" an den anderen Feiertagen aufzusagen, in den Gemeinden mit „polnischen Ritus" üblich sei. Dagegen heißt es im „Sidur sefat emet", dem von Rabbiner S. Bamberger übersetzten alltäglichen Gebetbuch nur, dass der Rabbiner in „vielen Gemeinden" bei der „Seelen-Gedächtnisfeier" „El male rachamim" und ein weiteres Gebet, „Av harachamim", „Vater des Erbarmens", bete.[976] Im sefardischen Hebräisch „male" (voller) wird im aschkenasischen „mole" aufgrund der Verdunklung des Kamaz-Lautes ausgesprochen.[977] „El mole rachamim" hingegen im Westjiddischen mit ei-Diphtong. Werner Weinberg schreibt „eil molei rachamim" und weist darauf hin, dass die e- oder ei-Aussprache häufig freie Varianten gewesen seien und viele Wörter in seinem Lexikon in beiden Aussprachen erscheinen. Die Entscheidung für ei bzw. e sei ihm oft schwer gefallen und nur nach gründlichem Befragen von Gewährsleuten erfolgt.[978]

erew rosch chodesch adar = „*Erew Rausch Chaudesch Adar*"

Der „Erew rosch chodesch adar" ist der Abend des Beginns des Monats Adar. In der vorexilischen Zeit ruhte im alten Israel am Neumondstag wie am Schabbat jegliche Arbeit. Die Erinnerung an ihn und die Ausrufung des neuen Monats mit Gebeten für Gottes Segen im kommenden Monat ist bis heute Teil des synagogalen Gebets geblieben. Die „Neumondsverkündigung" beginnt zunächst mit der Bitte um Segen, Leben, Frieden, Unterhalt und Gottesfurcht im neuen Monat („Jehi razon mi lefanecha" / Möge es Dein Wille sein). Dann folgt das Gebet „Mi sche assa nissim le awotenu" (Der Wunder gebracht hat für unsere Väter), in dem um Erlösung und Gottes Hilfe

---

[975] Siehe die Artikel „rachamim" und „eil" mit weiteren Verweisen in: Werner Weinberg: Lexikon zum religiösen Wortschatz, S. 93, 117, 129 und 216.
[976] Vgl. ebd., S. 117 (Artikel „haskoras neschomaus"); S. G. Blogg (Hg.): Sefer Hachajim. Israelitisches Gebet- und Erbauungsbuch, S. 232. Hier wird dies auch als „polnische Sitte" (minhag polnia) bezeichnet; vgl. dagegen: Sidur sefat emet, S. 273.
[977] Siehe neben Weinberg auch: Jiddisches Wörterbuch (Duden Taschenbuch), S. 122; Uriel Weinreich: English – Yiddish, S. 248. „Rachamim", Barmherzigkeit, kann im Jiddischen in anderen Verbindungen auch als „rachmones", "rachmoneß" oder „rachmim" auftreten. Vgl.: Fred Kogos: A Dictionary of Yiddish Slang & Idioms, New York 1966, S. 68; Uriel Weinreich: English – Yiddish, S. 407; Jiddisches Wörterbuch (Duden Taschenbuch), S. 147.
[978] Werner Weinberg: Lexikon zum religiösen Wortschatz, S. 22 f. und 93.

gefleht wird. schließlich die eigentliche Verkündigung des Neuen Monats, bei der der Vorbeter die Thora-Rolle in den Arm nimmt. Die Verkündigung endet mit dem gemeinsamen Gebet „Jechadscheihu" (Möge er ihn erneuern).[979]

Die Doppelvokalisation „au" in „Rausch Chaudesch" entspricht der in Norddeutschland typischen Diphtongierung vieler Worte[980] und damit auch der für das hebräische Vokalzeichen Cholam oder des Waws üblichen Aussprache als „au" im Jiddischen.[981]

hoschana rabba = „*Hoschana-rabbo*"

Übersetzt „das große Hilf doch" oder „viel hilf doch".[982] Hoschana rabba ist der siebte und letzte Tag des Sukkotfestes und zugleich im jüdischen Bewußtsein der Abschluss der Hohen Feiertage. Er ist die letzte Möglichkeit am Ende des jüdischen Jahres zu sühnen, nach dem Neujahrstag und Jom Kippur. Sukkot ist das letzte der drei Erntefeste im alten Israel gewesen und ein freudiges Fest. An Hoschana rabba werden mit dem „Lulaw", dem Pflanzenstrauß, bestehend aus einem Palmenzweig, drei Myrtenzweigen und zwei Bachweidenzweigen, zusammen mit einer zitronenähnlichen Frucht, dem Etrog, sieben Rundgänge um die Thorarolle gemacht, an den vorangehenden Feiertagen jedoch nur jeweils einer. Jeder Mann,[983] der einen solchen Zweig hat, nimmt daran teil. Die bei den Rundgängen gesagten Gebete enden alle auf „Hoschana". An diesem Tag werden daher besonders viele (rabba) Hoschanot[984] gesagt.

1930 bezeichnet das Gemeindeblatt den Tag als „Hoschana rabba" nach sephardischer Aussprache, ebenfalls 1937, 1931 aber als „Hoschana rabbo".[985] Nach aschkenasischer Aussprache müsste der Feiertag „Hauschano rabbo" bzw. mit Schwächung der Endvokale „hauschane rabbe" genannt werden.[986] Im Bemühen um ein „korrek-

---

[979] Zum Rosch Chodesch: Jüdisches Lexikon. Bd. IV, Sp. 1486. Artikel „rausch chaudesch" mit weiteren Verweisen in: Werner Weinberg: Lexikon zum religiösen Wortschatz, S. 72 f. und 200 f.

[980] Nach Franz J. Beranek ist die Aussprache „au" eine Variante des gedehnten mittelhochdeutschen O-Lautes, der hier „au" ausgesprochen wird. Franz J. Beranek: Westjiddischer Sprachatlas, S. 118 f. Eine andere Erklärung liefert W. Heymann für das zeitgenössische Bremer Platt. In ihm gab es – so Heymann – eine Reihe von Au-Diphtongen, die das Hochdeutsche nicht aufwies, sondern z. B. als O- bzw. A-Laut wiedergab, z.B. drauhen (drohen), krauen (kratzen). W. Heymann: Das bremische Plattdeutsch, S. 29. Ähnlich auch im räumlich angrenzenden niederländischen Jiddisch „rosj choudesj". H. Beem: Sherit. Resten von een taal, S. 103.

[981] Weinberg schreibt entsprechend den Regeln für die deutsche Schriftsprache zur Darstellung des „sch-"Lautes „rausch chaudesch". Werner Weinberg: Lexikon zum religiösen Wortschatz, S. 22, 25 f., 217 und 325.

[982] Zu Hoschana rabba siehe ebd., S. 119; S. Ph. de Vries, Jüdische Riten, S. 106; I.M. Lau,: Wie Juden leben, S.209 f.

[983] In modernen Synagogen-Gemeinden heutzutage natürlich auch die Frauen.

[984] Plural von Hoschana in sephardischem Hebräisch.

[985] Jüdisches Gemeindeblatt Bremen, 1.10.1930 und 1.10.1931, Jüdisches Gemeindeblatt für die Synagogengemeinden in Preußen / Norddeutschland, 1.9.1937.

[986] Werner Weinberg: Lexikon zum religiösen Wortschatz, S. 119 und 347.

tes" sephardisches Hebräisch ist den Autoren der Mitteilung im „Jüdischen Gemeindeblatt Bremen" wohl die heimatliche Aussprache in die Quere gekommen.

janùchu be schalom al mischkewotam, t'n'z'w'h' =
„Januchu b'Schalom al mischkewossom, T'N'Z'W'H"

„Sie werden ruhen in Frieden an ihren Ruheplätzen. Ihre Seele sei dem Lebensbunde eingegeben." Anspielung auf Jesaja 57, Vers 2, wo es um das Leben des gerechten, gottesfürchtigen Menschen geht. Ihm wird versprochen in der Übersetzung von Zunz, der die Form „januchu", die auch als Futur übersetzbar wäre (sie werden ruhen), als Präsens überträgt: „Er geht ein zum Frieden, (wo) sie ruhen auf ihren Lagern, der in seiner Geradheit wandelt."[987] Die Gerechten (zadikim), die auf ihren Lagern ruhen sind jene Menschen, die sich nach den sieben noachitischen Geboten (Verbote: Vielgötterei, Blutschande und Mord, Genuß des Gliedes eines noch lebenden Tieres, Gotteslästerung und Raub; Gebot: Verpflichtung zur Rechtsstaatlichkeit) richten. Sie wie auch die Juden, die zum Halten von 613 Geboten und Verboten verpflichtet sind, haben nach jüdischer Überlieferung Anteil an der kommenden Welt.[988]

Die auf jüdischen Grabmalen seit dem 17. Jahrhundert gebräuchliche und zur Formel erstarrte Abkürzung „T'N'Z'B'H" („Möge seine / ihre Seele eingebunden sein in das Bündel des Lebens") bezieht sich auf 1. Samuel 25, 29.[989] Hier begrüßt Abigail den vor König Saul fliehenden David: „Wenn sich ein Mensch erhebt, um dich zu verfolgen und nach deinem Leben zu trachten, so möge die Seele meines Herren (Davids) eingebunden sein in das Bündel des Lebens beim Ewigen, deinem Gott. Die Seele deiner Feinde aber möge Er fortschleudern mit der Schleuderpfanne." Abigails Begrüßung bezieht sich auf die Gegenwart, auf die Rettung des Flüchtlings vor feindlicher Nachstellung. Rabbinische Schriftdeutung interpretierte den Wunsch jedoch in Bezug auf das Leben nach dem Tod. Die aramäische Bibelübersetzung spricht vom Aufbewahrtsein der Seele im ewigen Leben. Nach Rabbi Elieser werden die Seelen der Frommen aufbewahrt unter dem göttlichen Thron, während die Seelen der Frevler gefesselt sind und ein Engel sie von einem Ende der Welt zum anderen schleudert.

Im Sephardischen müßte es eigentlich „mischkewotam" heißen. Markreichs aschkenasische Aussprache macht aber das Taw, also den T-Laut zu einem S, den A-Laut, also das Kamaz, zu O. So findet es sich in seiner „Geschichte der Bremer Juden" als „mischkewossom".[990] Die Spirantisierung des stimmhaften Verschlußlautes entspricht einer binnendeutschen Sprachentwicklung, hat aber auch ähnliche Gründe

---

[987] Leopold Zunz: Die vierundzwanzig Bücher der Heiligen Schrift, S. 829.
[988] In Israel werden heute mit dem Titel „Gerechte der Völker" all jene Menschen geehrt, die Juden während des Nationalsozialismus uneigennützig geholfen haben. Zu den Gerechten der Völker siehe: Roland Gradwohl: Frag den Rabbi, S. 68 und 108.
[989] Zum Folgenden: Ebd., S. 71.
[990] Max Markreich: Geschichte der Juden, S. 155.

im Hebräischen, wo es durch das Fehlen des „dagesch forte" veranlaßt wird[991]. Das Taw wird dabei zu einem scharfen „s" verschliffen.[992]

Die Schreibung von „Schalom" (Friede) wie in der sephardischen Aussprache und nicht etwa als „scholaum" bzw. „scholem"[993] läßt sich – nach Werner Weinberg – auf den Einfluß des sephardischen modernen Hebräisch auf das Westjiddische zurückführen.[994]

menucha nechona-Gebet = „Menacho nechanno-Gebet"

Im Sephardischen „Menucha nechona-Gebet", sind beim Druck offensichtlich die Vokale in „menucha" vertauscht worden. Das auslautende o in „menacho" und „nechanno" entspricht der im Jiddischen üblichen Aussprache des hebräischen Kamaz als o.[995] Die aschkenasische Variante müßte eigentlich „menucha nechauno" bzw. „menuche nechauno" lauten, mit Diphtongierung des Cholams zu au (siehe auch oben).[996] Eigentlich ist es – nach einer darin benannten Passage – das „richtige oder festgegründete Ruhe-Gebet". Im „Sefer Hachajim" wird es jedoch als „süße Ruhe" übersetzt. Der Anfang des Gebetes lautet: „Der allgütige Gott nehme deine Seele zum Guten auf! Er gebe dir einen sanften Schlaf, eine süße Ruhe im Grabe! Dein Verdienst schütze mich zur Zeit der Not! Deine Seele sei in den Bund des ewigen Lebens, in die Gemeinschaft der frommen Männer und Frauen, der seligen Bewohner Edens, aufgenommen! Amen!"[997]

minjan = „Minjen"

Notwendige Anzahl von zehn religionsmündigen Männern zum Sprechen aller Gebete in einem Gottesdienst oder auf dem Friedhof. „Minjen"[998] ist mit der üblichen jiddischen Aussprache identisch, in der die Nach- (zumeist auch die Vor-) Tonsilbe – so Franz J. Beranek – „geschwächt" wird. Sie wird zu einem kurzem unbetontem „e".[999] Dem entspricht die deutsche Substantivbildung: sowohl im Hochdeutschen

---

[991] Josef Weissberg: Jiddisch. Eine Einführung, S. 78.
[992] In Psalm 59, 1 wird „al – taschehet" also „al-taschehes" ausgesprochen und in Psalm 60, 3 „anafta" mit dagesch als „onafto". (Hinweis von Michah Claßen)
[993] Werner Weinberg: Lexikon zum religiösen Wortschatz, S. 243.
[994] Ebd., S. 23; zu „schalom" siehe dort auch S. 226 und 223 („schabbat schalom").
[995] Ebd., S. 23.
[996] Ebd., S. 184 und 333.
[997] S. G. Blogg (Hg.): Sefer Hachajim, S. 194 f.
[998] Siehe die Statuten des „Kranken-Wohltätigkeitsvereins" von 1853, 1862 und 1910 sowie die Statuten des Wohltätigkeitsvereins Hannover von 1853; in: STAB 2-T.6.p.I.2.
[999] Siehe: F.J. Beranek: Westjiddischer Sprachatlas, S. 224; zu „minjen" siehe auch: Werner Weinberg: Lexikon zum religiösen Wortschatz S. 190 und 333; Jiddisches Wörterbuch (Duden Taschenbuch), S. 120; Uriel Weinreich: English – Yiddish, S. 543. Im niederländischen Jiddisch scheint diese Schwächung bzw. die Anpassung des Wortes an das Niederländische noch stärker zu sein. Hier ist „minje" überliefert; H. Beem: Sherit, S. 79. Die Endungen „-tje" bzw. „-tsche" sind zudem typische

wie im Niederdeutschen sind Substantiva bzw. flektierte Substantiva auf „-en" nichts Ungewöhnliches.[1000] Das Niederdeutsche des 17. und 18. Jahrhunderts wies sogar eine Reihe von Worten auf, bei denen in der Endsilbe aus d vor n j wurde, was im städtischen Bremen nicht üblich war: „Unsere Bauern machen aus dem d, wenn es auf ein n folgt, ein j, und sprechen gebunden bunjen, Kinder Kinjer usw.", heißt es in einer Quelle.[1001] Obwohl einige viel gebrauchte Worte wie „tefille" (tefila), „broche" (bracha) und eben auch „minjen" (minjan) mit Kamaz auslauten, werden sie im Jiddischen nicht mit „o" ausgesprochen, sondern mit „e".[1002]

Seuda = „Sudah"

Die ursprüngliche Bedeutung des hebräischen Verbs „saad" ist befestigen, unterstützen, helfen bzw. „saad lev" das Herz stärken mit Speise.[1003] Die davon abgeleitete talmudische Bezeichnung Seuda bedeutet Mahl bzw. Festmahl.[1004] Ein solches Essen war zu bestimmten Anlässen, wie etwa bei Feiertagen, der Bar Mizwah, der Erklärung der Religionsmündigkeit des halbwüchsigen Jungen, oder der Beschneidung, rituell vorgeschrieben. Die jiddische, volkssprachliche informelle Bezeichnung Suda – dem Jiddischen noch mehr angeglichen sind „ssude" bzw. „zude" (siehe auch die Erklärung zu Minjan), bei der der Murmelvokal (Schwa) zusammen mit dem Ajin ausgefallen ist[1005] – leitet sich hingegen auch vom Mittelhochdeutschen „sot" bzw. „sud", was sieden bzw. kochen bedeutet,[1006] ab.

tahara = „Taharo"

Rituelle Reinigung der Leiche.[1007] Nach dem Beleg für Taharo in der Satzung des „Krankenwohltätigkeitsvereins" von 1910 und 1911 finden sich etwas später, etwa

---

Verkleinerungsendungen der Niederlande bzw. der Nordseestädte. Vgl. : F.J. Beranek: Westjiddischer Sprachatlas, S. 92 f.
[1000] Heinrich Bunning: Studien zur Geschichte der Bremischen Mundart, S. 133-136.
[1001] Zitiert nach: Ebd., S. 116.
[1002] Werner Weinberg meint, Minjen gehöre mit broche, tefille etc. zu den so häufig benutzten Worten im Jiddischen, dass man sie nie formell, z. B. als „minjon" ausgesprochen hätte (Werner Weinberg: Lexikon zum religiösen Wortschatz, S. 22.), aber eine Form „minjon" hat es nicht gegeben. Kamaz glich sich eben mehr oder weniger dem deutschen Sprachgebrauch an. (Hinweis von Michah Claßen)
[1003] Wilhelm Gesenius: Hebräisches und Aramäisches Handwörterbuch, S. 548.
[1004] Vgl. Georg Herlitz u. Bruno Kirchner (Hg.): Jüdisches Lexikon. Bd. 5, Sp. 379.
[1005] Zu den Wortformen und Erklärungen siehe insbesondere: Werner Weinberg: Lexikon zum religiösen Wortschatz, S. 20 f., 252 und 330; des Weiteren: Georg Herlitz u. Bruno Kirchner (Hg.): Jüdisches Lexikon. Bd. 5, Sp. 379; Uriel Weinreich: English – Yiddish, S. 517; siehe auch die Bezeichnung „ßúde", die hier allerdings nur aus dem Hebräischen abgeleitet wird, in: Jiddisches Wörterbuch (Duden Taschenbuch), S. 167.
[1006] Zu „sut" bzw. „sot" vgl.: Siegmund A. Wolf: Jiddisches Wörterbuch, S. 165.
[1007] Der Artikel „Tahara". In: Jüdisches Lexikon. Bd. 5, Sp. 833.

seit 1914 die sephardische Aussprache Tahara.[1008] Mit noch dunklerer Aussprache des Hebräischen, das auch den sonst „A" ausgesprochenen Patach-Laut und nicht mehr allein das Kamez betrifft, heißt es in anderen Texten „Tohora". Stärker der jiddischen bzw. der deutschen Wortbildung mit der Schwächung des Schlußvokals entspricht „Tare".[1009]

tachrichim = „Sargenes"

Die Tachrichim[1010] sind die schlichten, für alle gleichen Sterbekleider aus weißem Leinen, die Toten beiderlei Geschlechts für die Beerdigung angezogen werden. Tachrichim waren nach der Erinnerung von S. Ph. de Vries früher ein „fester Bestandteil der Aussteuer". Ältere Menschen fertigten sie selbst an oder ließen sie anfertigen. Sind sie dazu nicht bereit, fällt diese Aufgabe, was oft vorkommt, der Chewrah Kaddischa zu.[1011] Bei den Juden Westdeutschlands hieß das dem männlichen Toten angezogene Oberkleid „sarkenes" bzw. „sargenes" oder „ßargenäß". Die Wortbildung ist aus verschiedenen Sprachen ableitbar, so heißt französisch Sterbehemd „serge"; spanisch sarga. Mittelhochdeutsch „sarc" und altfränkisch „sarkeu" für Sarg könnten nach Siegmund Wolf ebenfalls eingewirkt haben. Das „Jüdische Lexikon" leitet „sargenes" von einem Wort romanischer, d. h. altitalienischer Herkunft, das ein grobes Tuch bezeichnet, ab: „sargano". Ein anderes Wort für „sargenes" ist „kittel". Das „sargene" bzw. den „kittel" trägt der jüdische Mann zu Lebzeiten zusammen mit einer Haube (miznefes) unter anderem an Jom Kippur als Zeichen der Reinheit über den Kleidern.[1012] In Nordostdeutschland und im Osten und Süden Deutschlands wurde – nach Franz J. Beranek – für das Sterbehemd nicht sargenes, sondern eine jiddische Form für tachrichim, nämlich tachrichem, benutzt. (Siehe auch die Erklärungen zu „minjan")

[1008] Siehe: CJA 1, 75 A Br. 5, Nr. 3; Jüdisches Gemeindeblatt Bremen, 12.4 1929, 15.4.1930 und 18.6.1930; Jüdisches Gemeindeblatt für die Synagogengemeinden in Preußen und Norddeutschland, 1.3.1937.
[1009] Siehe zu Tohora bzw. Tare den Artikel „Leichnam". In: Jüdisches Lexikon, Bd. 3, Sp. 1031 f.; auch Werner Weinberg: Lexikon zum religiösen Wortschatz, S. 260.
[1010] Zur Erklärung des Wortes „Sargenes" siehe: Siegmund A. Wolf, Jiddisches Wörterbuch, S. 163; Werner Weinberg: Lexikon zum religiösen Wortschatz, S. 147, 220 f. und 258. Artikel „Leichnam"; Jüdisches Lexikon. Bd. 3, Sp. 1032. In den Niederlanden werden hingegen nach Beranek sowohl der Begriff „Sargenes" wie auch „Tachrichem" benutzt. F.J. Beranek: Westjiddischer Sprachatlas, S. 164.
[1011] S. Ph. de Vries: Jüdische Riten, S. 292.
[1012] Siehe Werner Weinberg: Lexikon zum religiösen Wortschatz, S. 258, sowie S.G. Blogg: Sefer Hachajim, S. 258. Die Traditionen des Kittel-Tragens sind dabei offenbar regional unterschiedlich und bei den osteuropäischen Juden stärker ausgeprägt. Israel M. Lau, Oberrabbiner und in Israel und Polen aufgewachsen, erwähnt den weißen Kittel des Vorbeters als Bekleidung für „Hoschana rabba" (s. o.), für Rosch Haschana und Jom Kippur. Nach Siegmund A. Wolf wird dagegen das „Sargene" bei der Hochzeit, am Seder-Abend, dem ersten Tag des Pessach-Festes und an Jom Kippur getragen. Siehe mit weiteren Literaturangaben: Israel M. Lau: Wie Juden leben, S. 210; Siegmund A. Wolf: Jiddisches Wörterbuch, S. 163.

Bildteil

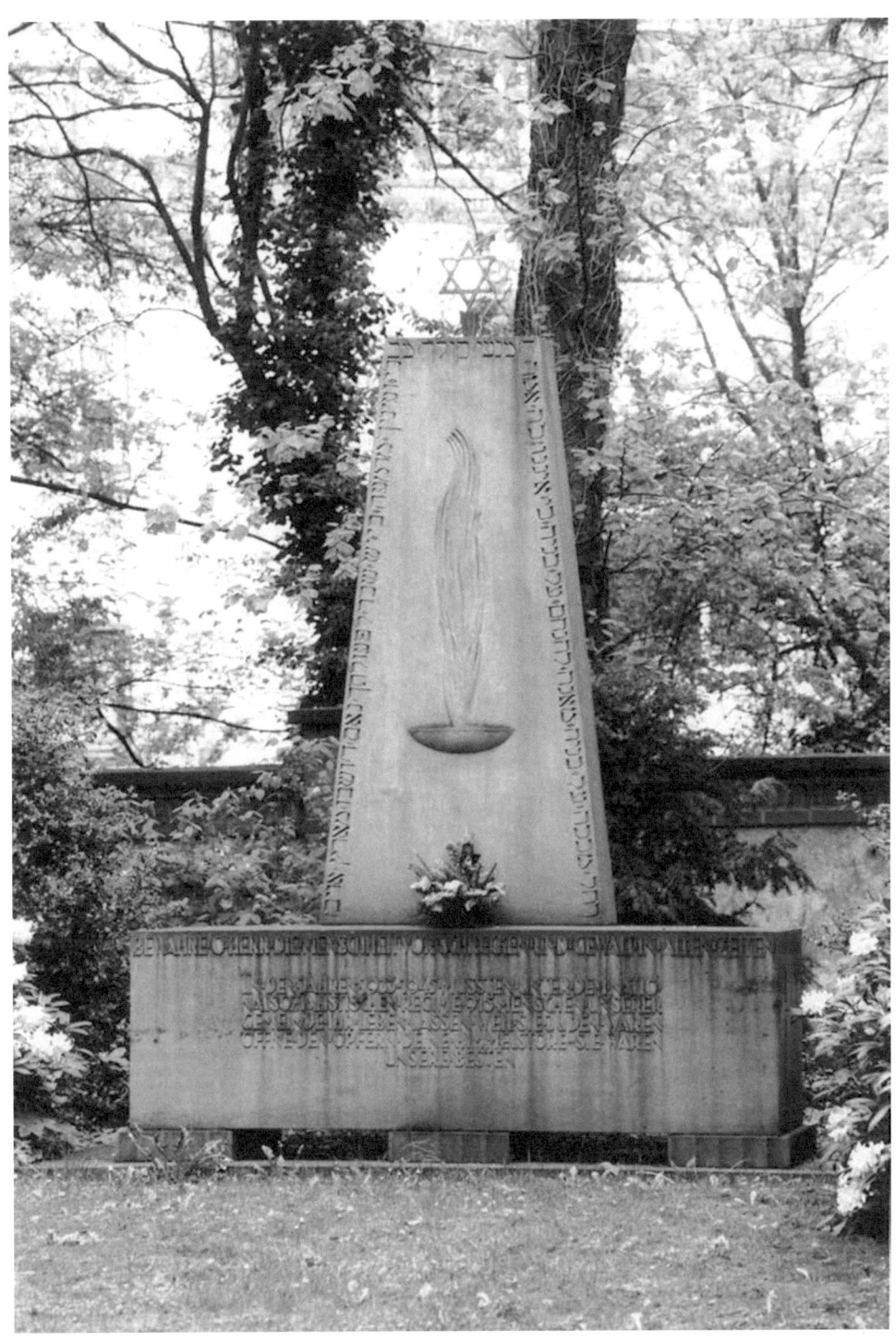

Denkmal für die jüdischen Opfer des Nationalsozialismus

פ"נ	1
איש תם וישר ל"ב"	2
שנה הי' בעושר ישלם ה'	3
פעלו בלי חוסר עניים נתן טרף	4
ומזון זהבו לדלים מפזר ראוי	5
לשאת עטרה ונזר	6
ליפמן ב"ה יעקב גרשון מלונדן	7
נפטר ונקבר ביום ד" ד"ט מרחשון	8
ת"ק"נ"ז" לפ"ק	9
ת"נ"צ"ב"ה	10
Lewis Simeon of London	11
OBIIT	12
20. NOVEMBER 1796	13
Aged 32 years	14

1 Hier liegt begraben
2 ein redlicher und rechtschaffener Mann. 32
3 Jahre lebte er in Reichtum. Gott wird sein Wirken
4 belohnen ohne Abschlag. Armen gab er Speise
5 und Nahrung. Sein Gold verteilte er unter den Mittellosen. Er ist würdig,
6 Krone und Diadem zu tragen.
7 Lipman, Sohn des ehrenwerten Herrn Jaakov Gerschon, aus London.
8 Er verschied und wurde begraben am Mittwoch, 29. Marcheschwan
9 557 nach der kleinen Zählung.
10 Seine Seele sei eingebunden in das Bündel des Lebens!

Abkürzungen:

3 ה': השם
7 ב"ה: בן הרב

Sterbedatum (hebr.): Mi, 29. Marcheschwan 5557: = 30.11.1897

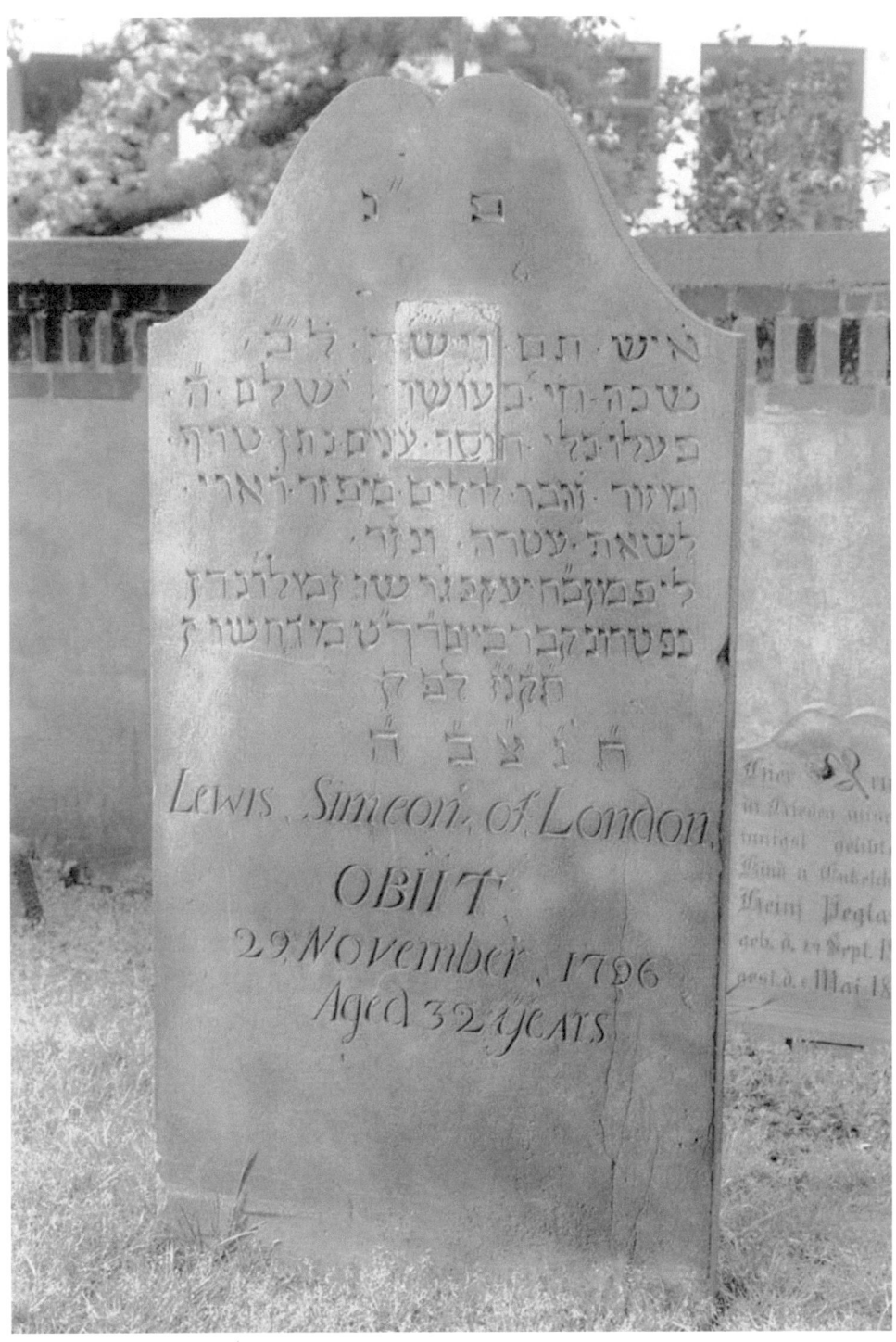

Der älteste Grabstein auf dem jüdischen Friedhof Bremen von Lewis Simeon

1	פ"נ"
2	האשה היקרה והצדקת אשת
3	חיל עקרת הבית יראת אלהים
4	וחוננת דלים : על כן כל מכיריה
5	כבדוה ויהללו בשערים מעשיה
6	מרת שלאטכה בת כ"ה מרדכי
7	אשת ר" משה : נולדה בעיר
8	רעטהעם בשנת ת"ק"כ"ט" לפ"ק
9	ומתה במקום יושביה אכים כ' כסלו
10	ת"ק"צ"ז" ל"פ"ק
11	ת'נ'צ'ב'ה'

1 Hier liegt begraben
2 die teure und die wohltätige Frau, eine tüchtige
3 Frau, Hausfrau, gottesfürchtig
4 und barmherzig mit den Mittellosen. Deswegen achten sie
5 all ihre Bekannten und preisen in den Toren ihre Taten.
6 Frau Schlatche, Tochter des ehrenwerten Herrn Mordechai,
7 Gattin des Herrn Mosche. Sie wurde geboren in der Stadt
8 Rethem im Jahre 529 nach der kleinen Zählung,
9 und sie starb an ihrem Wohnort Achim am 20. Kislew
10 597 nach der kleinen Zählung.
11 Ihre Seele sei eingebunden in das Bündel des Lebens!

Geburtsdatum: 12.9.1768-1.10.1769
Sterbedatum: Di, 20. Kislew 5597: = 29.11.1836

Bemerkungen: Rethem an der Aller, Kreis Soltau-Fallingbostel

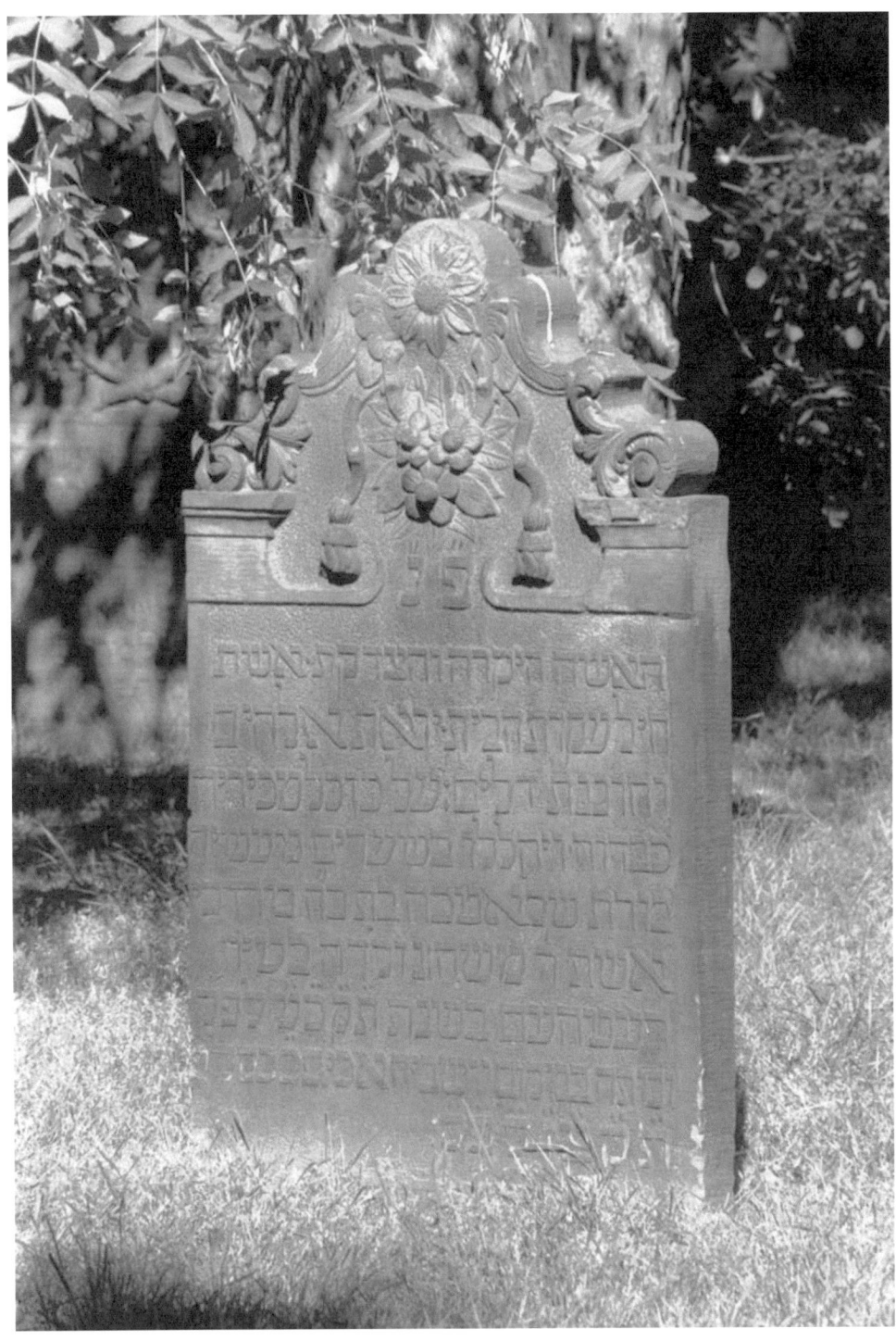

Grabstein von Schlatche, Tochter von Mordechai, 1836 (A 7/10)

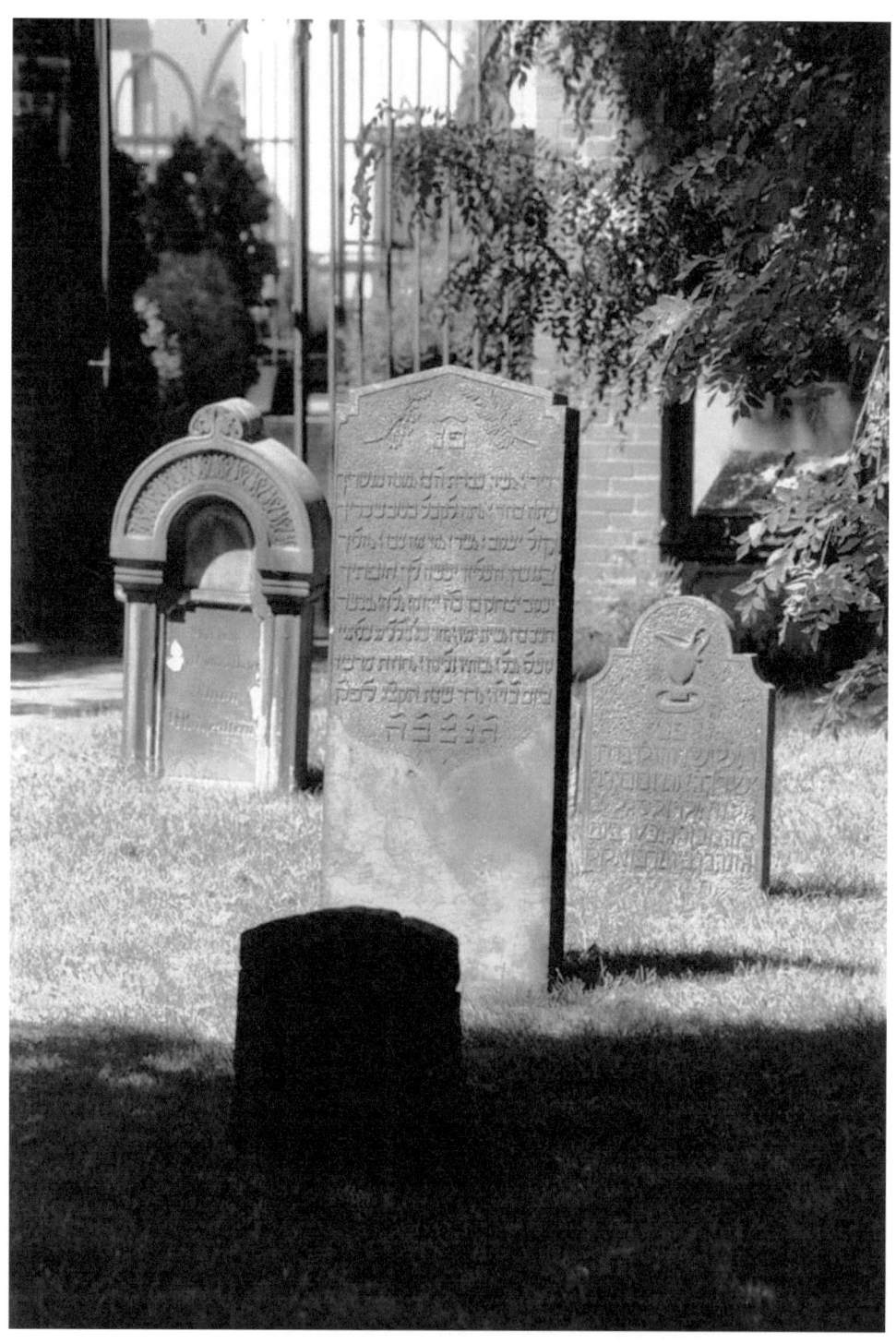

Grabstein von Jakob Isaak, Sohn des Hesekiel Hastedt, 1833 (A 7/4)

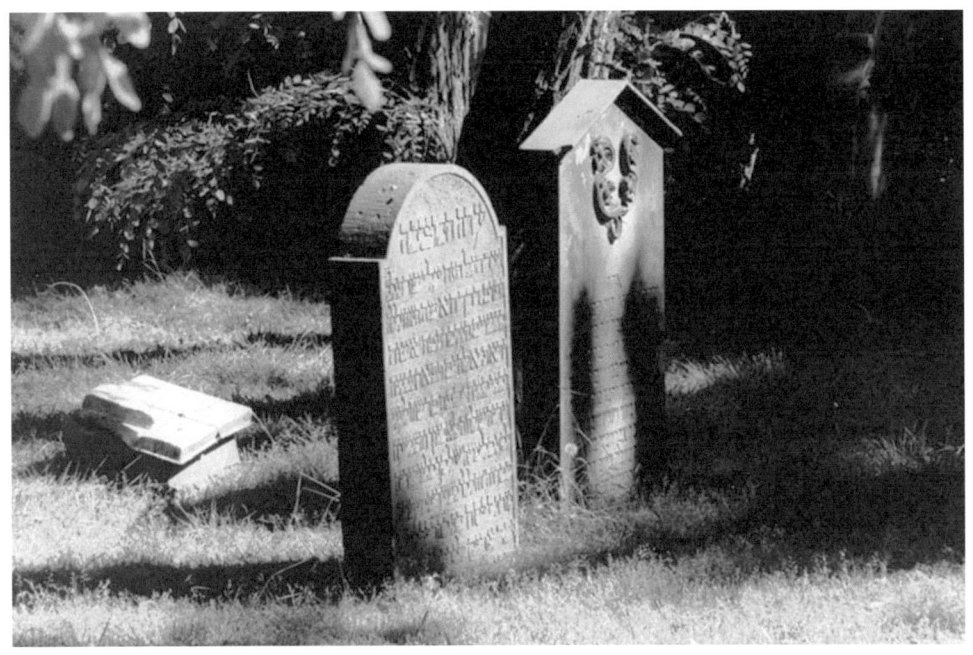

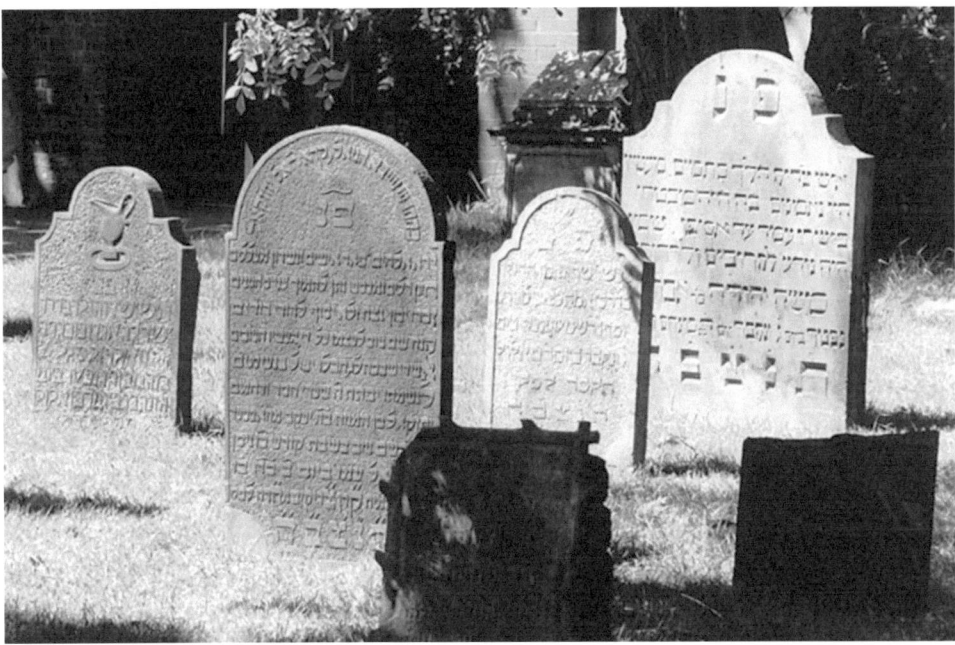

Oben: Grabstein (links) von Siese, Frau des Hastedter „Schutzjuden" Hesekiel Jakob Alexander, 1842 (A 3/16), und von (rechts) Hesekiel Abraham, ebenfalls einer der Hastedter „Schutzjuden", 1847 (A 3/18). Unten: Grabsteine aus der ersten Hälfte des 19. Jahrhunderts, Ansicht aus dem ältesten Teil des jüdischen Friedhofes

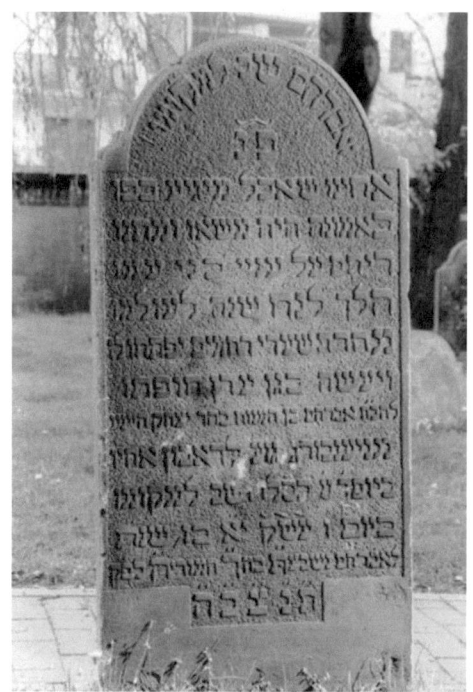
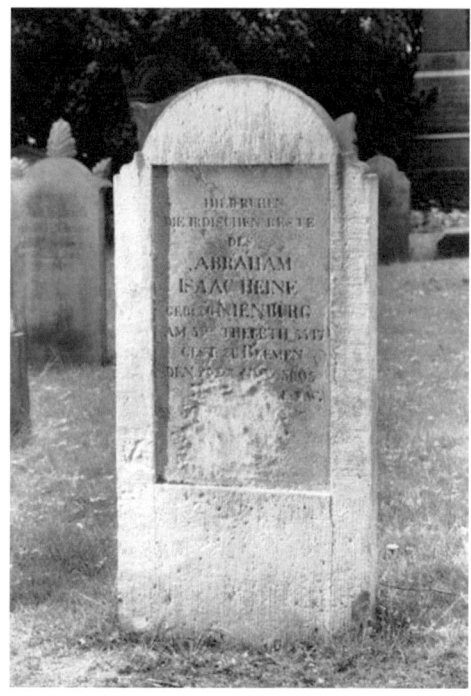
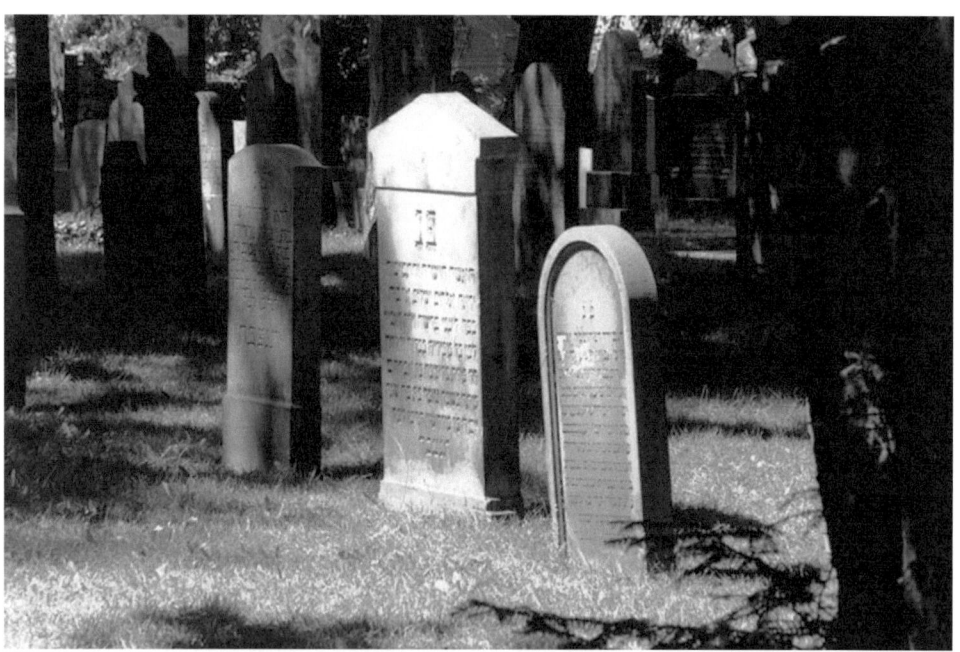

Oben: Vorder- und Rückseite des Grabsteins von Abraham Isaac Heine (links), 1845.
Unten: Grabstein (rechts) von Blümche, Tochter von Abraham, 1866 (A 13/13), und von Gnendel, Tochter des Jakob aus Achim, 1866 (A 13/14)

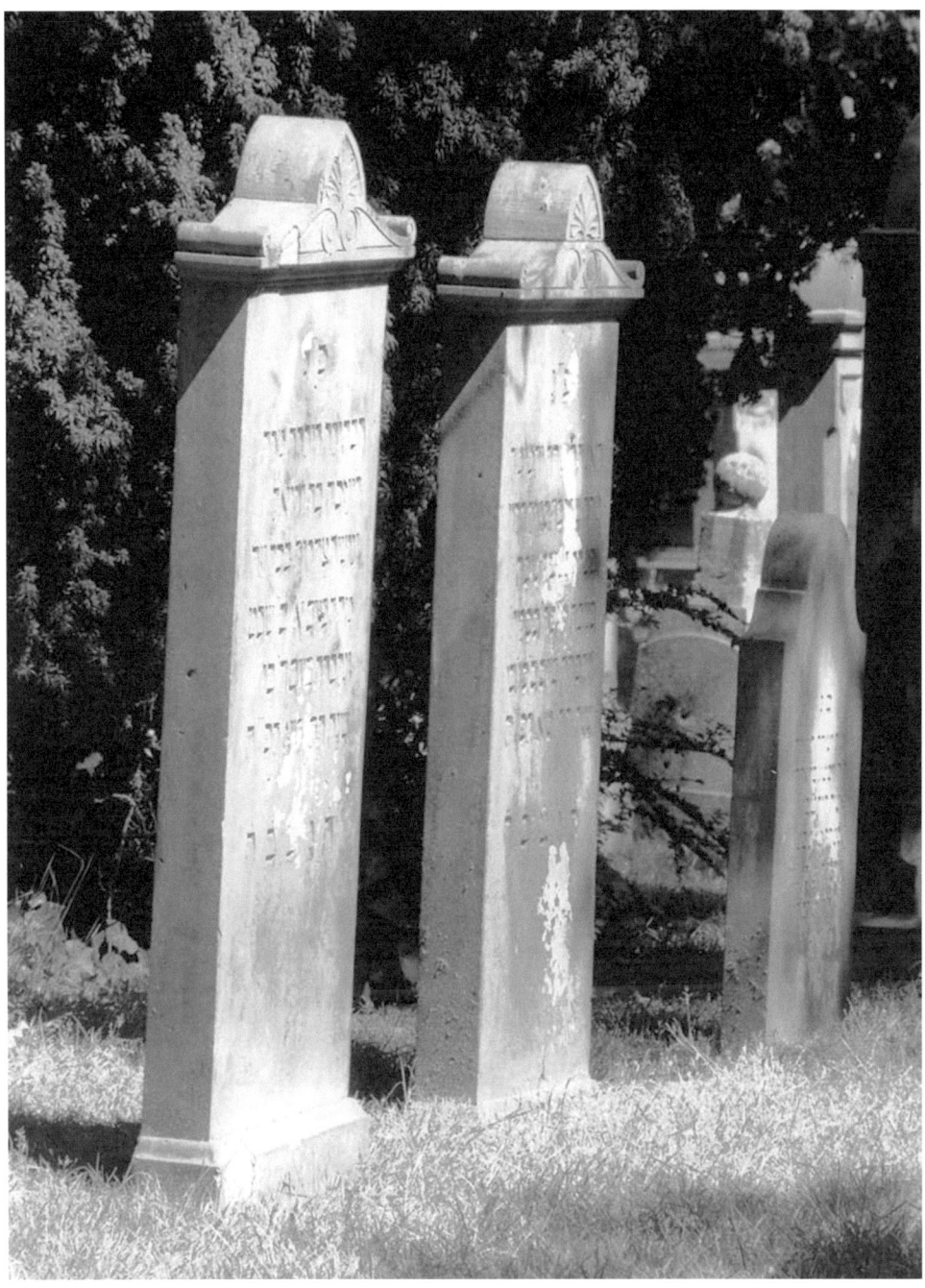

Grabstein (links, vorn) von Roselle bzw. Rösche Goldschmidt, Tochter von Jehiel, 1881 (A 17/2), sowie von (zweiter Stein, daneben) Sophele bzw. Sarah Frank, Tochter von Snerl Levi, 1880 (A 17/3), und von (dritter Stein) Henriette bzw. Etta Assenheimer, Tochter von Aaron und Frau von David Zwi, 1880 (A 17/4)

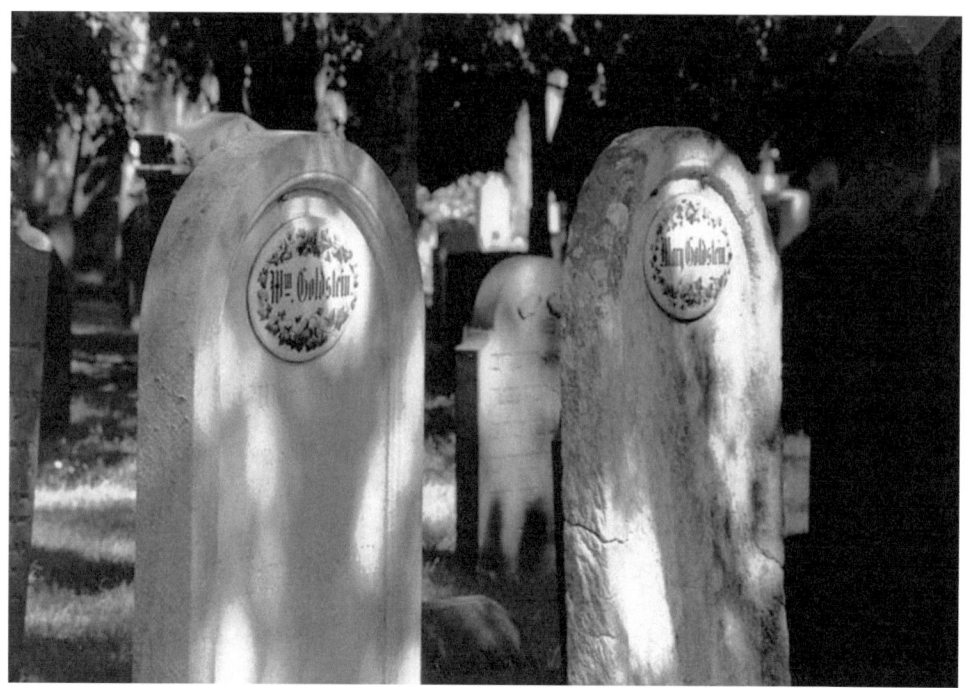

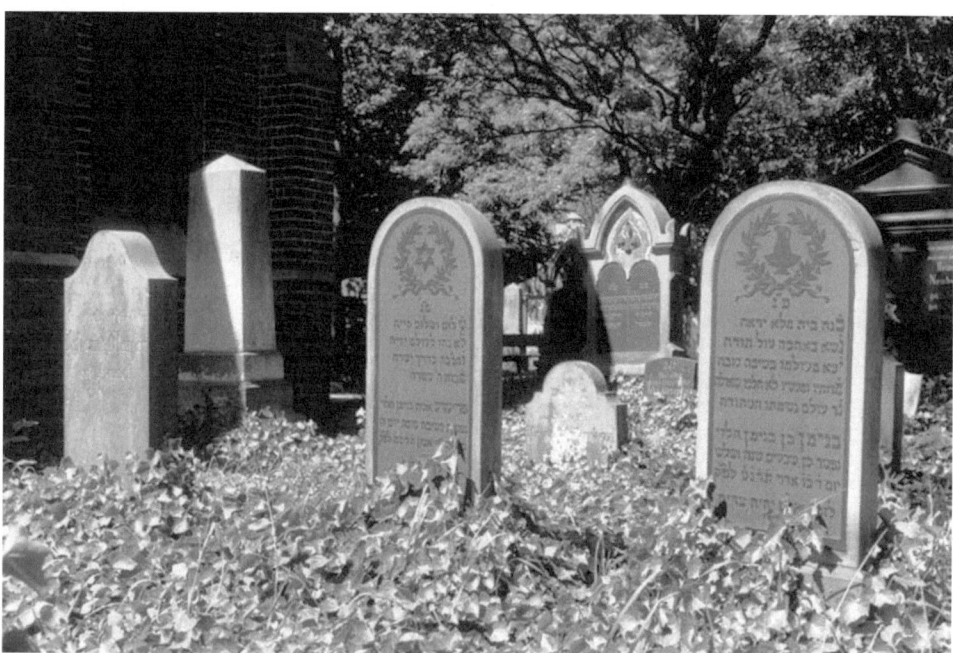

Oben: Grabsteine des Ehepaars William bzw. Zeev, Sohn von Arie, 1898 (A 15/3), und Mary Goldstein (A 15/2). Unten: Grabsteine des Ehepaars Frieda (Mitte, rund), 1905, und Benjamin Levi (rechts), 1899

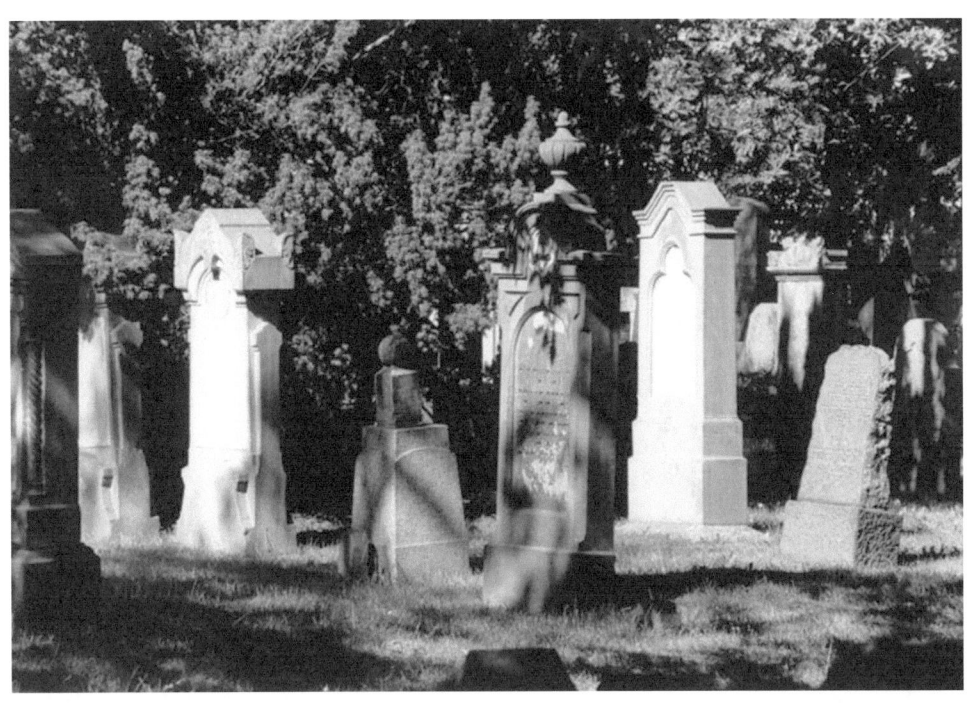

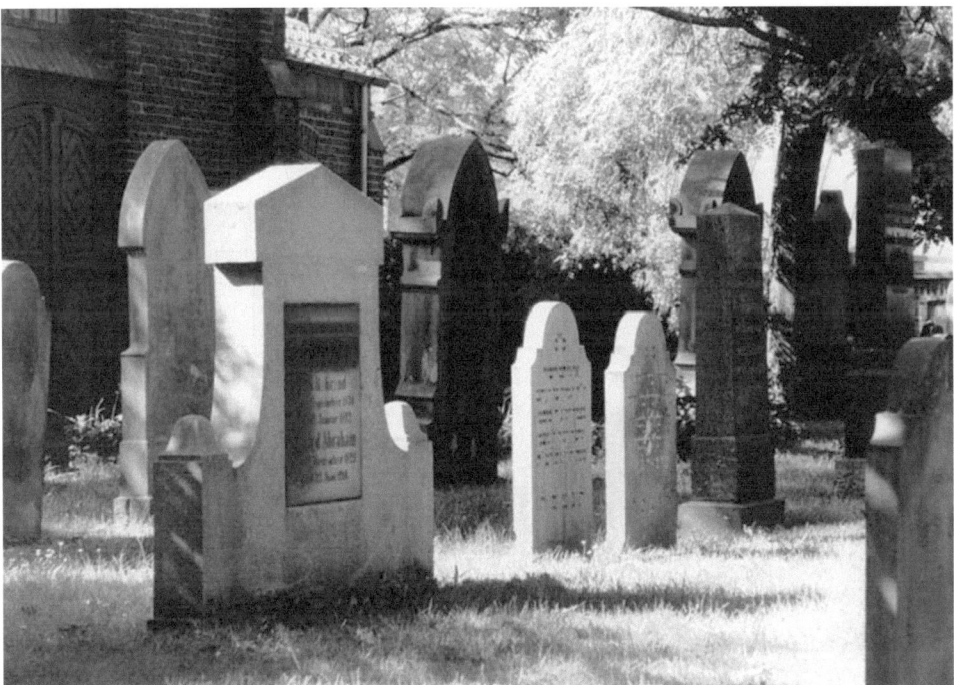

Oben und unten: Teilansicht des Friedhofes mit Grabsteinen aus der Zeit Ende des 19. Jahrhunderts

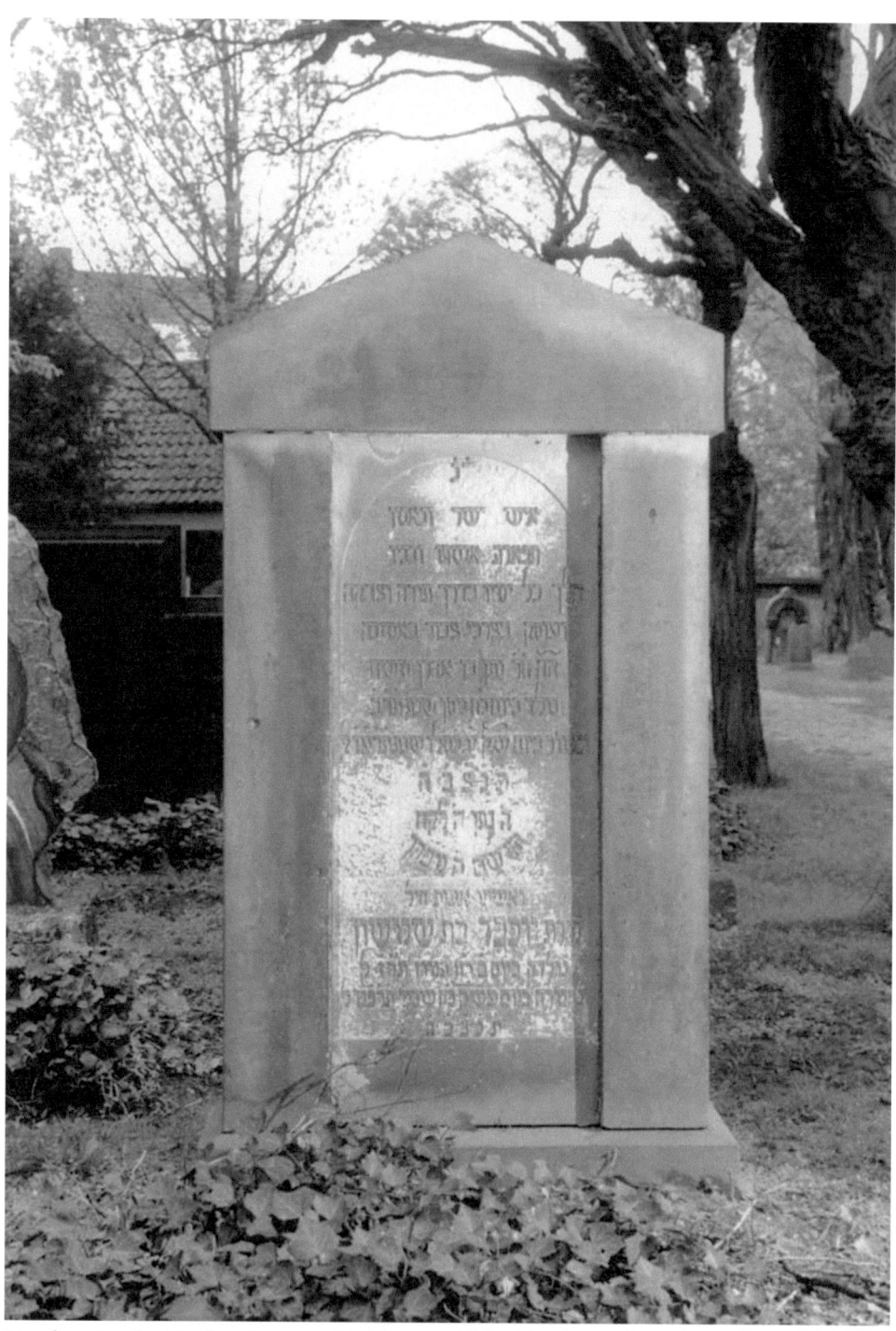

Vorderseite des Grabsteines von Nathan und Ida Abraham, den Eltern des Psychoanalytikers Karl Abraham, 1915/1929

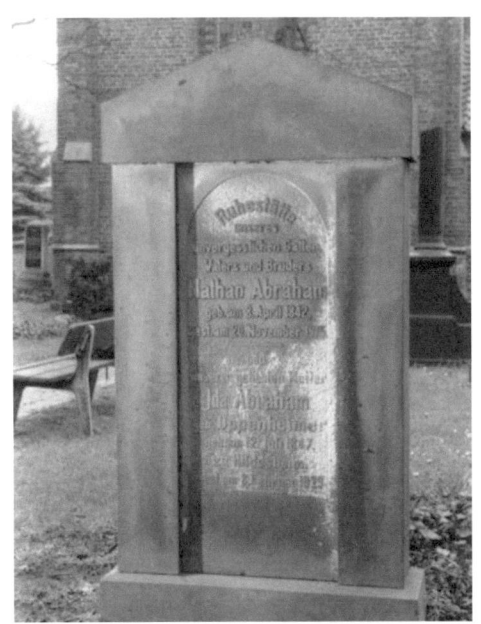 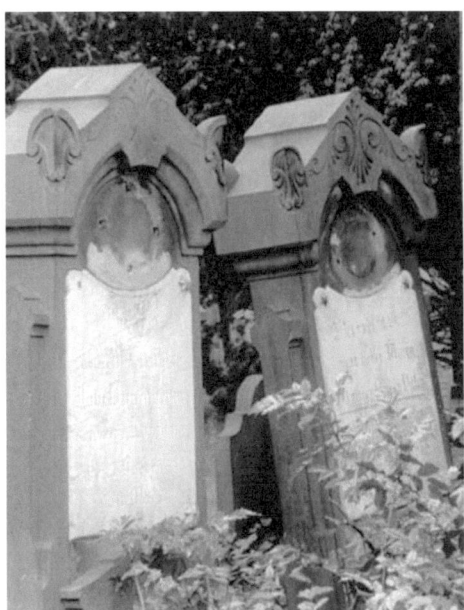

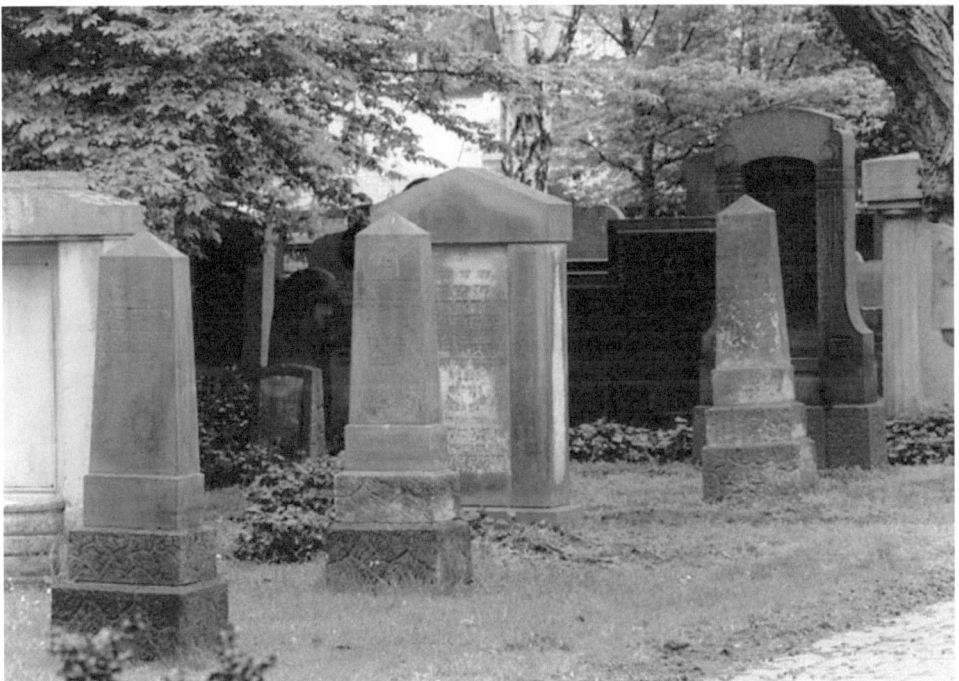

Oben links: Rückseite des Grabsteines der Eltern Karl Abrahams. Oben rechts: Grabsteine von Julie und Samson Oppenheimer, den Großeltern Karl Abrahams. Unten: Sandsteinpilaster von Adolf, Jeanette und Johanne Abraham, dem Onkel und Tanten von Karl Abraham, in der Mitte der Grabstein von Nathan und Ida Abraham

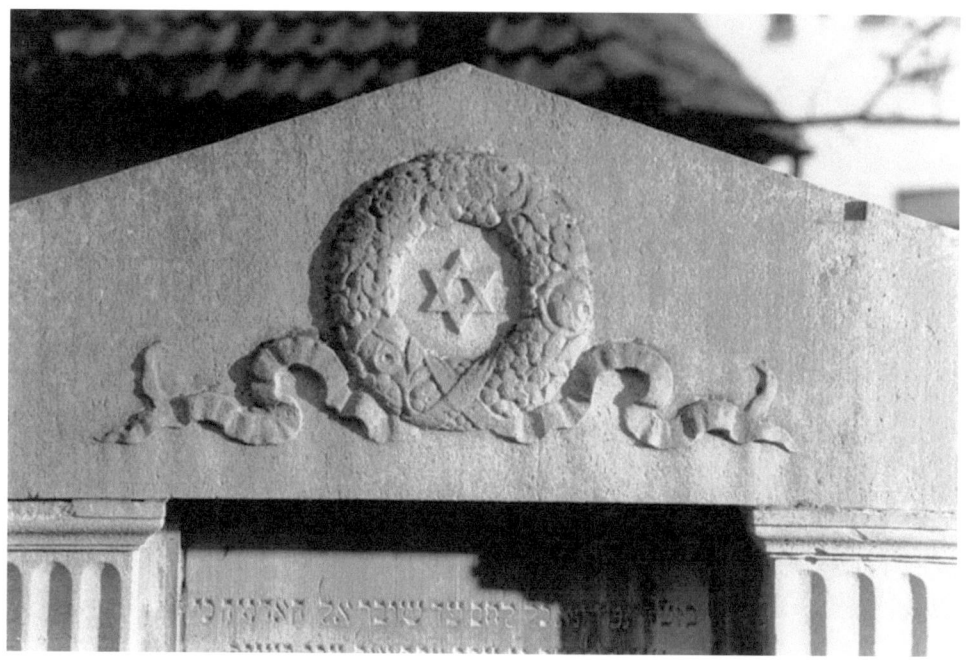

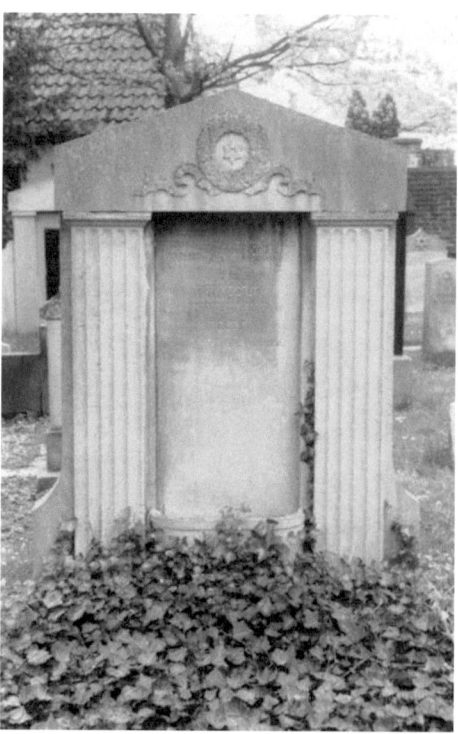
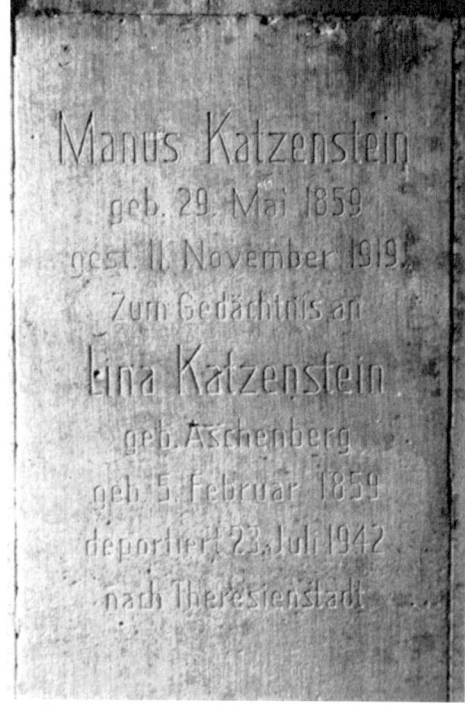

Oben: Detail des Grabsteins von Manus und Lina Katzenstein, den Eltern des Schriftstellers Josef Kastein. Unten links und rechts: Grabstein von Manus und Lina Katzenstein, 1919/1942

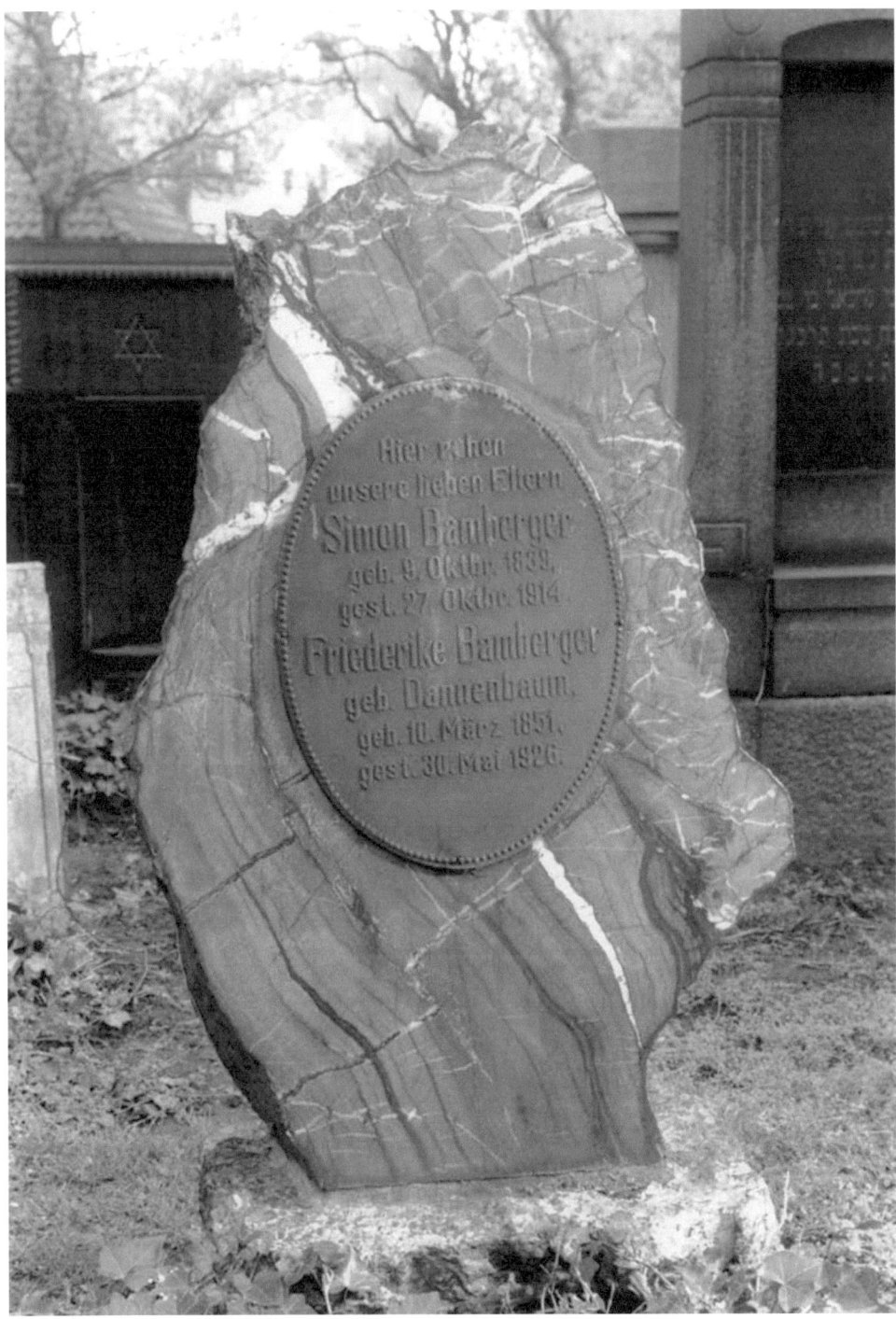

Grabstein von Simon und Friederike Bamberger, den Eltern des Bremer Kaufhausbesitzers Julius Bamberger, 1914/1926

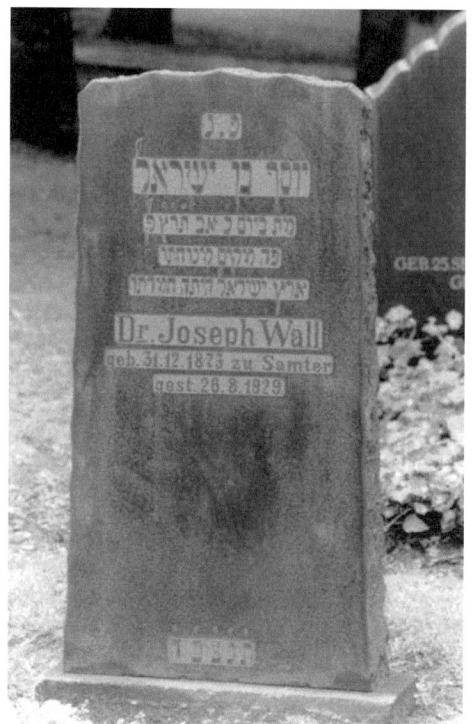
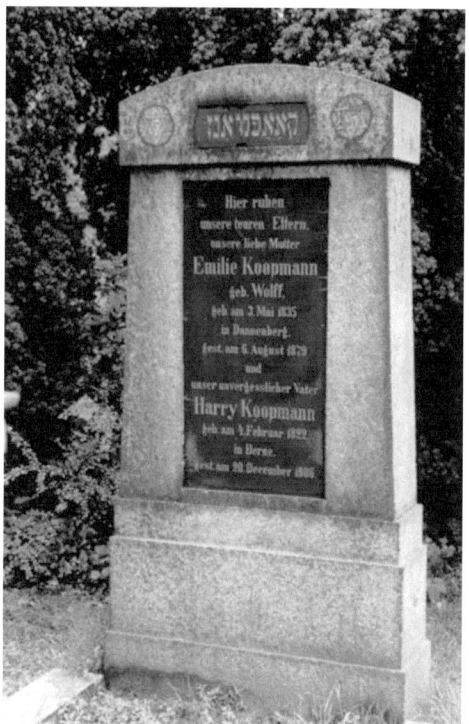
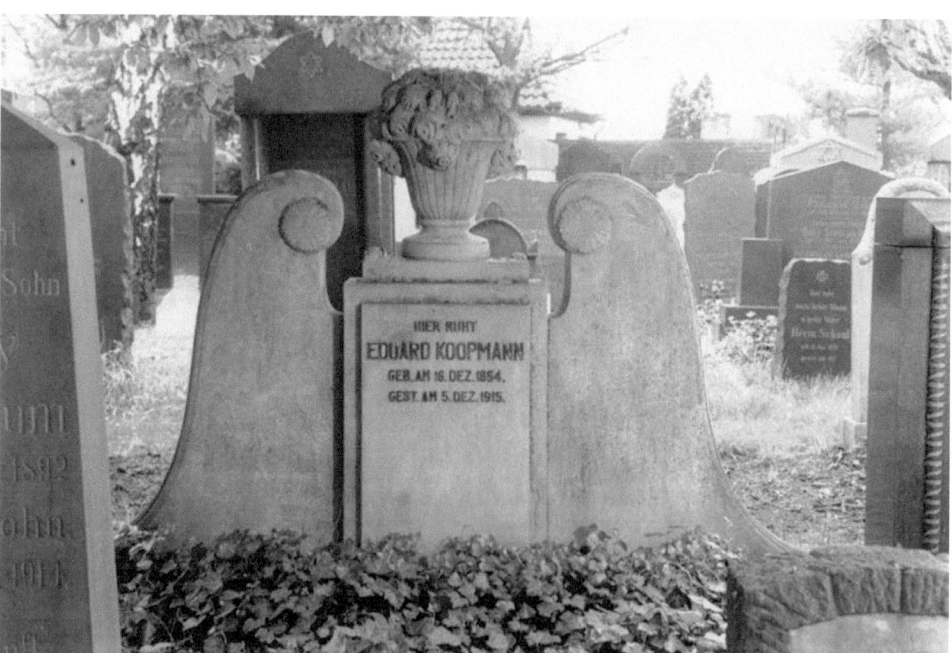

Oben links: Grabstein von Joseph Wall, 1929. Oben rechts: Grabstein von Harry und Emilie Koopmann, 1906. Unten: Grabstein von Eduard Koopmann, 1915

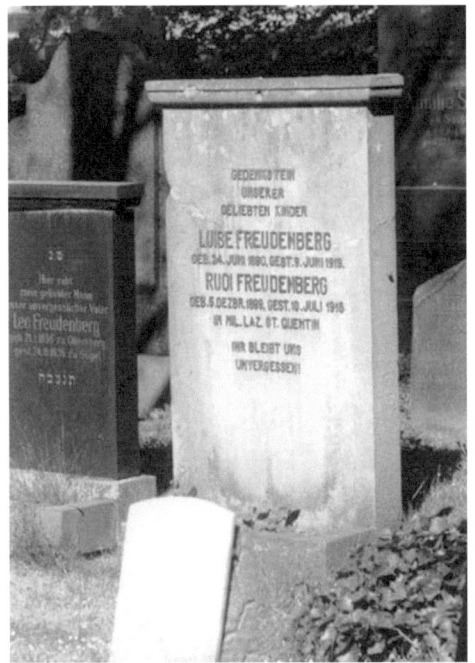
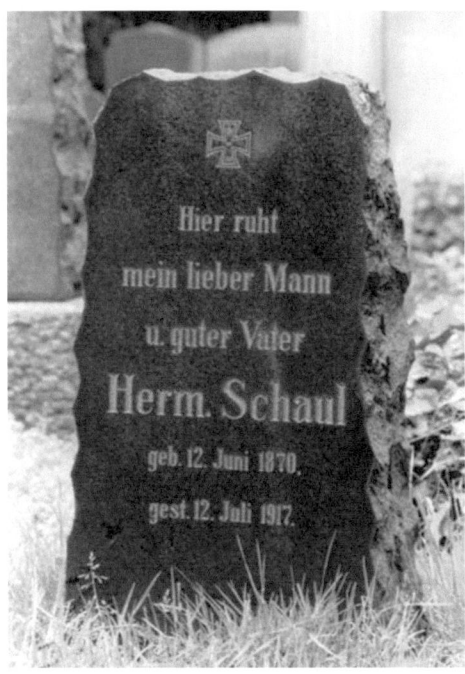
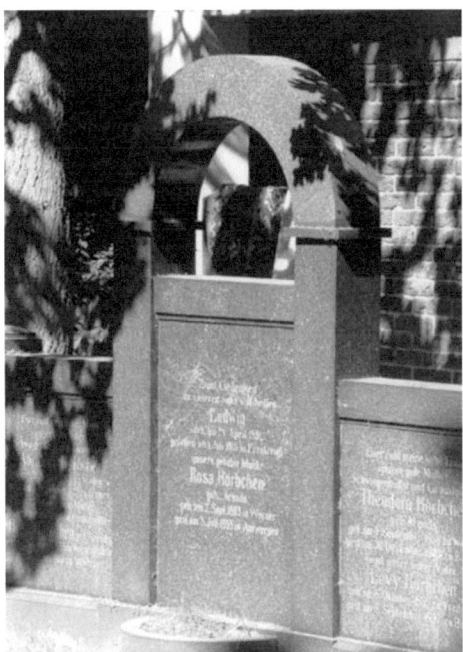
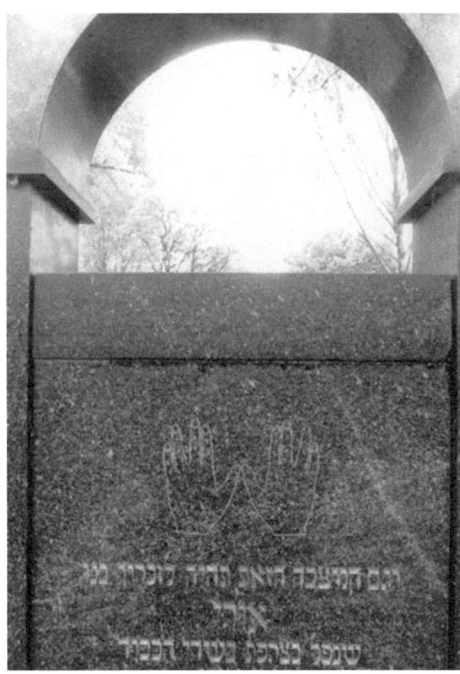

Oben links: Gedenkstein von Luise und Rudi Freudenberg, 1918/19. Oben rechts: Grabstein von Hermann Schaul, 1917. Unten: Teilansicht der Grabanlage der Familie Körbchen, u.a. von Rosa und Ludwig Körbchen, 1916 (C 3/10)

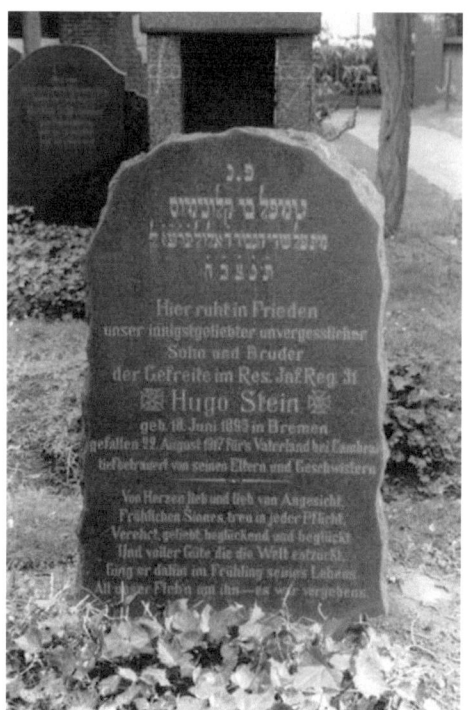
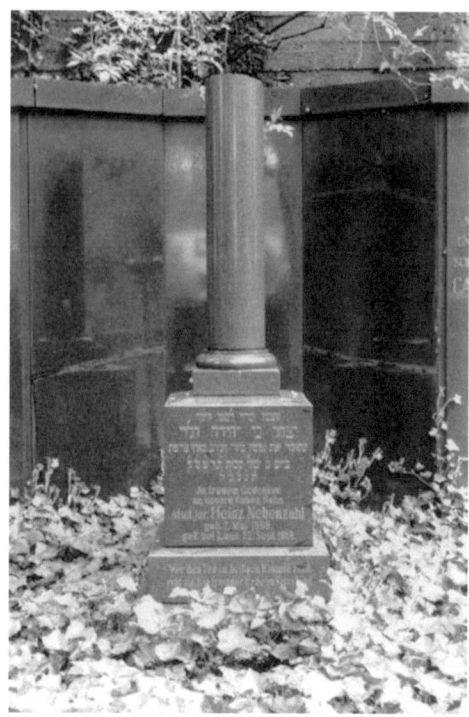
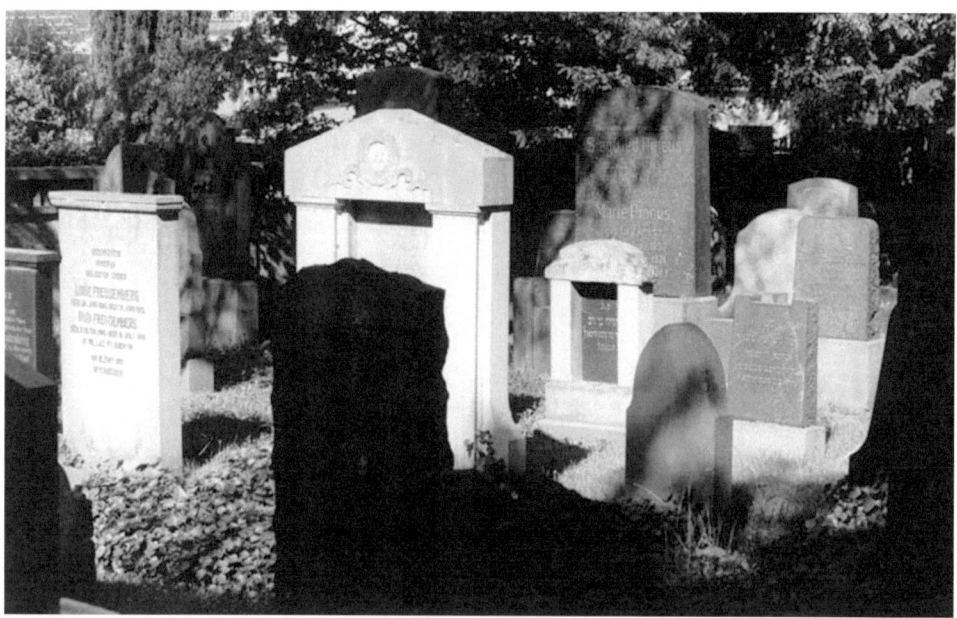

Oben links: Grabstein von Hugo Stein, 1917. Oben rechts: Grabstein von Heinz Nebenzahl, 1918. Unten: Teilansicht des Friedhofes mit Gräbern aus der Zeit Anfang des 20. Jahrhunderts

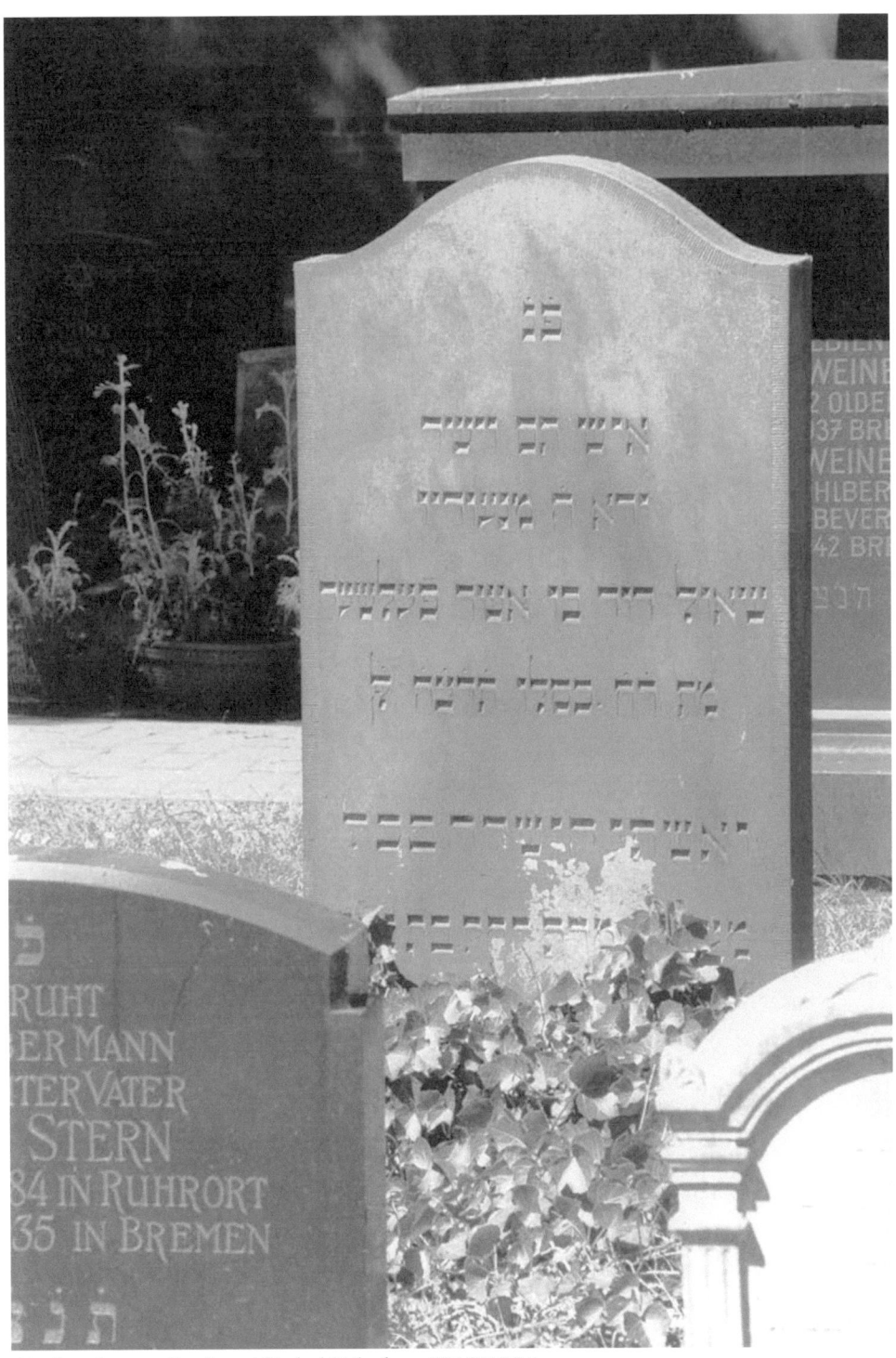

Grabstein von Saul und Rahel Felscher, 1918/1938

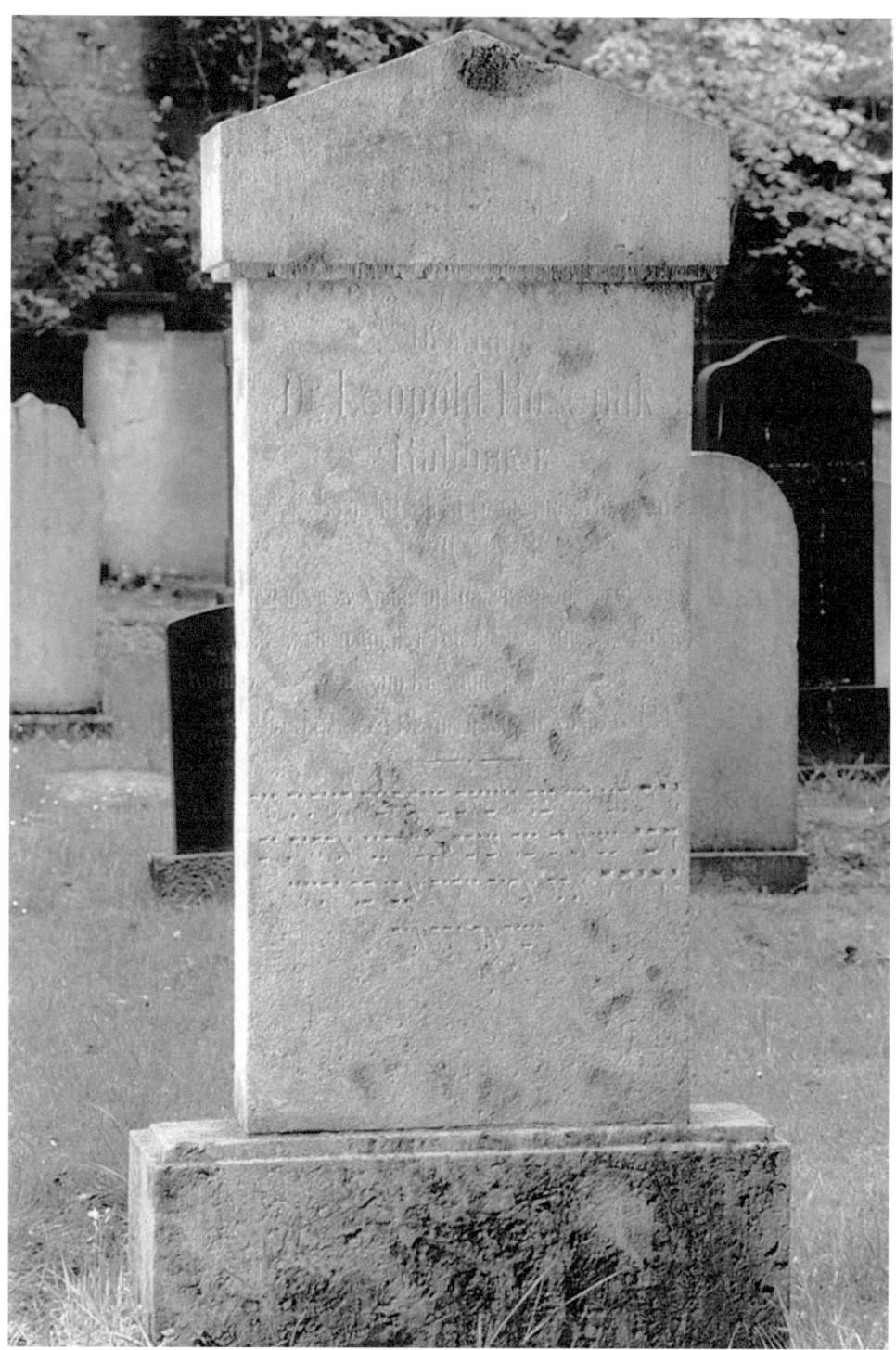

Rückseite des Grabsteins von Rabbiner Leopold Rosenak, 1923

1	פ״ט
2	צורנו הרבני מנהיג ומשכלל עדתנו
3	לוחם כגבור בעד כבוד תורתנו
4	הרה״ג מרדכי יהודה ⟨בן⟩ מהר״ר שמואל
5	המכונה ד״ר ראזענאק
6	שישב כ״ז שנה על כסא הרבנות בקהלתנו
7	ונפטר באניה בשובו מדרך מצוה יום ד׳ ג׳ אלול
8	תרפ״ג לפ״ק
9	מר בכו ידידיך ומכיריך כי עזבתם
10	דאגה אחזה בני קהלתך בשמעם
11	כי המות קטפך בשובך מעבר לים
12	יזכרו מעשיך הטובים והמתוקנים עד עולם
13	הרבית לעשות חסד לקרובים ולרחוקים
14	ועזר היית במלחמה לעניים מדוחים
15	דרשת ויגעת להציל פליטי קרב ושרידים
16	הרחבת הלבבות בנועם אמריך המתוקים
17	ת׳נ׳צ׳ב׳ה׳

1 Hier ruht
2 unser Fels, der Toragelehrte, vollkommener Leiter unserer Gemeinde.
3 Er kämpfte wie ein Held für die Ehre unserer Tora.
4 Der große Rabbiner Mordechai Jehuda, <Sohn> unseres Lehrers und Meisters, des Herrn Schmuel,
5 der genannt wird Dr. Rosenak,
6 welcher 27 Jahre lang auf dem Rabbinerstuhl in unserer Gemeinde gesessen hat.
7 Und er verschied auf dem Schiff bei seiner Rückkehr von einer Mizwa-Reise am Mittwoch, 3. Elul
8 683 nach der kleinen Zählung.
9 Bitter weinen deine Freunde und deine Bekannten, denn du hast sie verlassen.
10 Sorge ergriff die Mitglieder deiner Gemeinde, als sie hörten,
11 daß der Tod dich gepflückt hat bei der Rückkehr von jenseits des Meeres.
12 Sie werden deine guten und vollkommenen Werke in alle Ewigkeit im Gedächtnis behalten.
13 Du hast viel Barmherzigkeit geübt an Nahen und an Fernen.
14 und warst ein Helfer während des Krieges für vertriebene Arme.
15 Du hast dich sehr darum bemüht, Kriegsflüchtlinge und Überlebende zu retten.
16 Du hast die Herzen weit gemacht mit deinen angenehmen und süßen Reden.
17 Seine Seele sei eingebunden in das Bündel des Lebens!

Abkürzungen:

4 בן: הסר; הרה״ג: הרב הגדול; מהר״ר: מורנו הרב רבי
5 ד״ר: Dr.

Sterbedatum (hebr.):   Mi, 3. Elul 5683; = 15.8.1923

Bemerkungen: Akrostichon: Mordechai Jehuda
    3: Oder: Ehrung der Tora
    6: Mizwa-Reise: Reise zur Ausübung eines religiösen Gebotes, häufig zum Geldsammeln zur Unterstützung Bedürftiger
    12: Oder: Es werden in Erinnerung bleiben

Rückseite:

Hier ruht	1
Dr. Leopold Rosenak	2
Rabbiner	3
der Israelitischen Gemeinde Bremen	4
1896 – 1923	5
geboren zu Nadas in Ungarn am 30.Septbr. 1868	6
gestorben auf der Rückreise von ...	7
am 15. August 1923	8
bestattet zu Bremen am 18. August 1923	9
מר לנו על משיב טוב רעה למתוק מר	10
דכי נשא ים על עוב....תני ארחות ים	11
יהודה אתה יודוך אכן כל יתומי	12
ישראל יקראוך	13

10 Bitter ist es uns, bitter, weil Gutes zum Schlechten verändert wurde, Bitteres anstelle von Süßem ist.
11 Tosen erhob das Meer über ... Meerespfade.
12 Jehuda, dich preisen deine Brüder. Fürwahr, alle Waisen
13 Israels rufen zu dir.

Bemerkungen: 6: Nádos, nordöstlich von Debrecen
    10: Vgl. Jesaias 5,20
    12: Vgl. Psalm 93,3
    13: Genesis 49,8

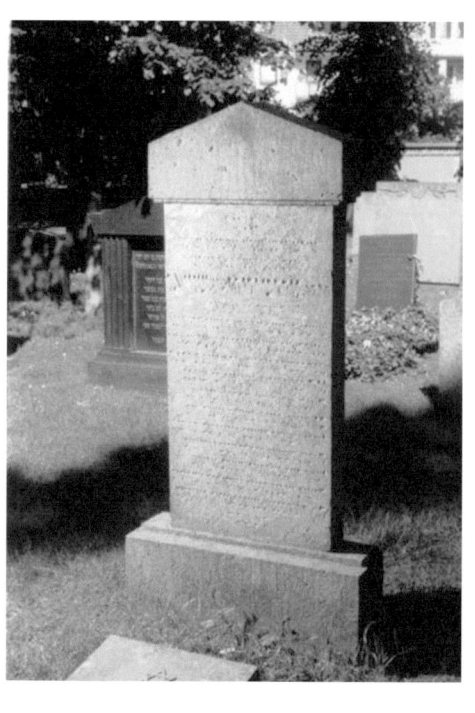
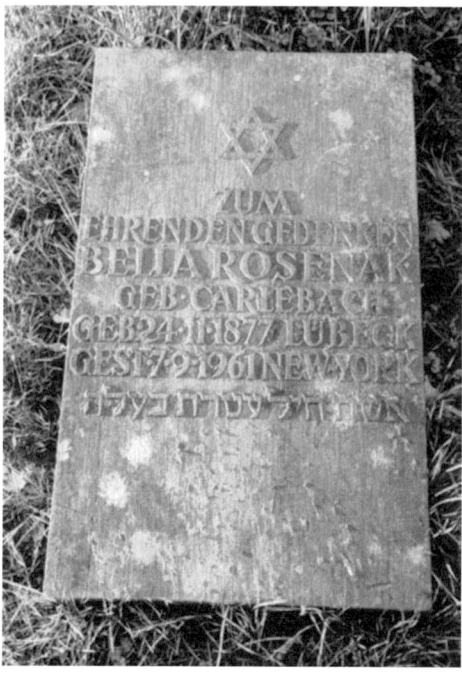
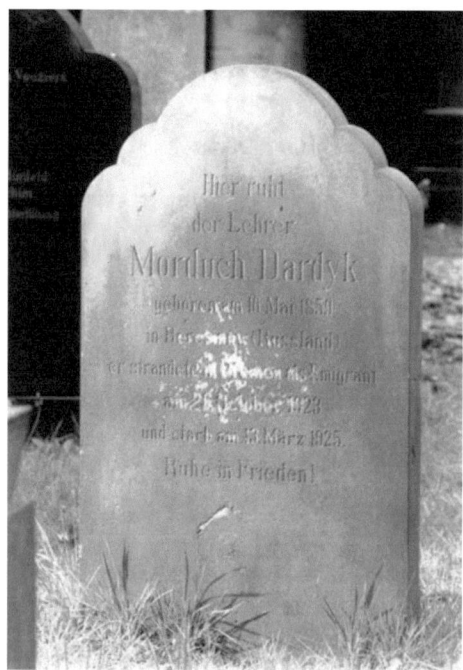
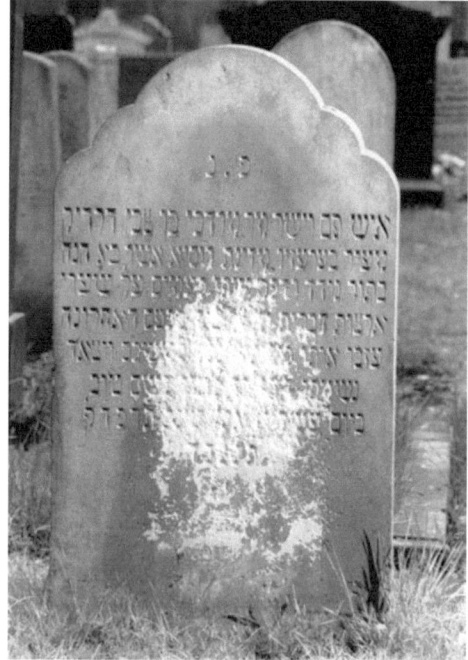

Oben links und rechts: Vorderseite des Grabsteines von Leopold Rosenak und Gedenkstein für Bella Carlebach-Rosenak. Unten: Grabstein von Morduch Dardyk, 1925 (C 3/10)

1	פ. נ
2	איש תם וישר מר מרדכי בן צבי דרדיק
3	מעיר בערעזין מדינת רוסיא אשר בא הנה
4	בתור נודד ודפק [הרבה] פעמים על שערי
5	ארצות הברית ... בפעם האחרונה
6	עזבו אותו ... שכב ויצאה
7	נשמתו [...] בשם טוב
8	ביום עש"ק י"ט ניסן שנת תרפ"ה לפ"ק
9	ת'נ'צ'ב'ה'

1 Hier liegt begraben
2 ein redlicher und rechtschaffener Mann, Mordechai, Sohn des Zvi Dardyk,
3 aus der Stadt Berezin im Staate Rußland, welcher hierher kam
4 als Emigrant. Und er klopfte [viele] Male an die Tore
5 der Vereinigten Staaten ... Beim letzten Mal
6 verließen sie ihn ... legte er sich nieder, und es verließ ihn
7 seine Seele [...] in gutem Namen
8 am Vorabend des Heiligen Schabbat, 19. Nissan des Jahres 685 nach der kleinen Zählung.
9 Seine Seele sei eingebunden in das Bündel des Lebens!

Rückseite:

1 Hier ruht
2 der Lehrer
3 Morduch Dardyk
4 geboren am 16. Mai 1859
5 in Beresinow (Russland)
6 er strandete in Bremen als Emigrant
7 am 26. October 1923
8 und starb am 13. März 1925.
9 Ruhe in Frieden!

Abkürzungen: 8 עש"ק: ערב שבת קדש

Sterbedatum (hebr.): Fr, 19. Nissan 5685: = 13.3.1925

Bemerkungen: Berezinow in Weißrußland

1	פ"נ
2	שליח צבורנו ומורה צדק הנאמן
3	הח"ר יעקב בן בנימין מערגוט
4	שהלך לעולמו בש"ק י"ג אדר
5	ונקבר ביום ב' ט"ו בו שנת הרצ"ג לפ"ק
6	יראת שמים נטועה בלבו
7	עשה רק טובה לבריות בעתו
8	קולו נעים מקור כונתנו
9	בטחון ומצות למד לילדינו
10	לא יסור זכרונו מתוך קהלנו
11	מת פתאים ובכו על צדיק עינינו
12	ת'נ'צ'ב'ה'

1 Hier liegt begraben
2 unser Kantor und zuverlässiger More Zedek,
3 der Chaver, Herr Jaakov, Sohn des Binjamin Mehrgut,
4 welcher in seine Welt ging am Heiligen Schabbat, 13. Adar,
5 und begraben wurde am Montag, 15. desselben, im Jahre 693 nach der kleinen Zählung.
6 Gottesfurcht war in sein Herz gepflanzt.
7 Er tat zu Lebzeiten nur Gutes an den Menschen.
8 Seine angenehme Stimme war Quelle für unsere Andacht.
9 (Gott)vertrauen und die Gebote lehrte er unsere Kinder.
10 Sein Andenken wird nicht aus unserer Gemeinde weichen.
11 Er starb plötzlich, und unsere Augen beweinen einen Gerechten.
12 Seine Seele sei eingebunden in das Bündel des Lebens!

Rückseite:

1 HIER RUHT

2 MEIN HERZENSGUTER MANN

3 UNSER GÜTIGER VATER

4 JAKOB MEHRGUT

5 LEHRER UND OBERKANTOR

6 DER ISRAELIT. GEMEINDE

7 1897-1933

8 GEB. 9. SEPT. 1862 ZU RONSHAUSEN

9 GEST. 11. März 1933 ZU BREMEN

Abkürzungen: 3 הח"ר: החבר רבי

Sterbedatum (hebr.): Sa, 13. Adar 5693: = 11.3.1933

Bemerkungen: Akrostichon: Jaakov ist nicht tot.
                   More Zedek: „Lehrer der Gerechtigkeit": ein aufgrund seines Ansehens und seiner Bildung zu religiösen Funktionen geeigneter Mann; Beisitzer im Rabbinatsgericht
                   Chaver: Ehrentitel für einen frommen Mann

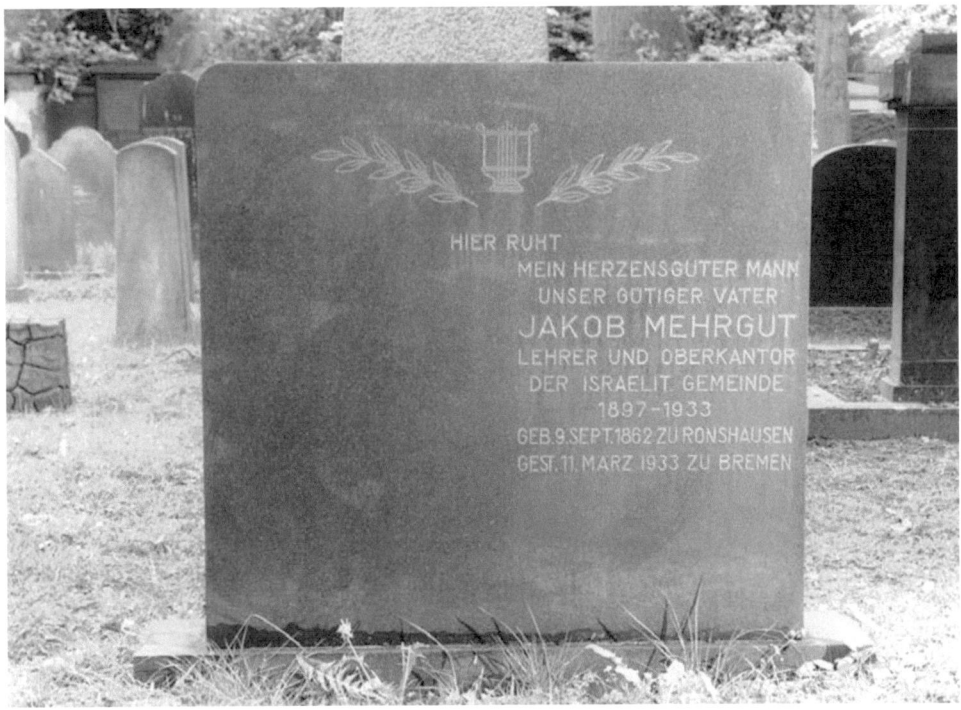

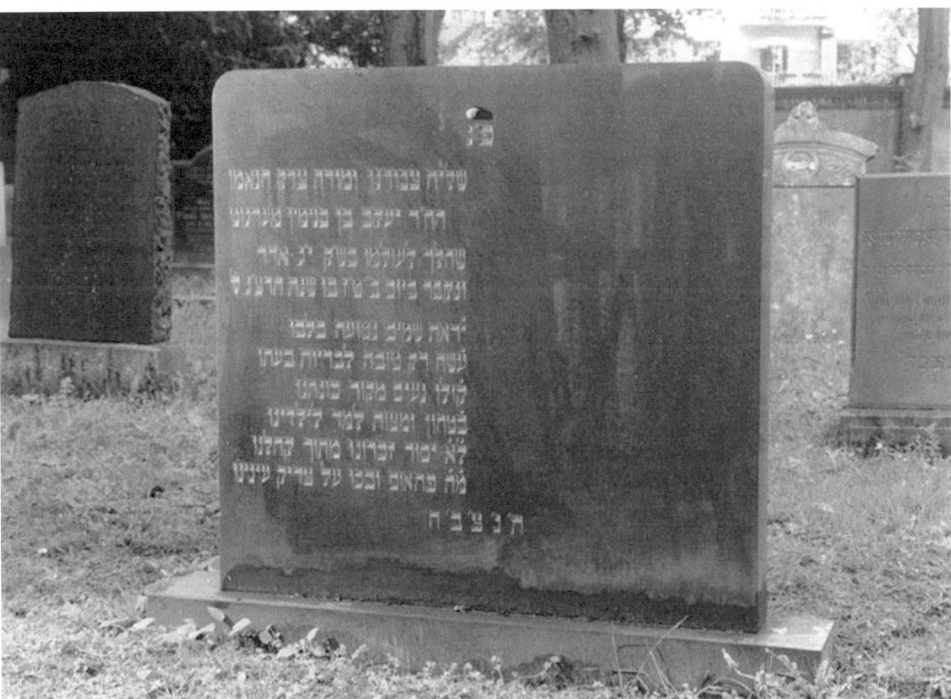

Vorder- und Rückseite des Grabsteins von Jakob Mehrgut, 1933 (C 8/7-8)

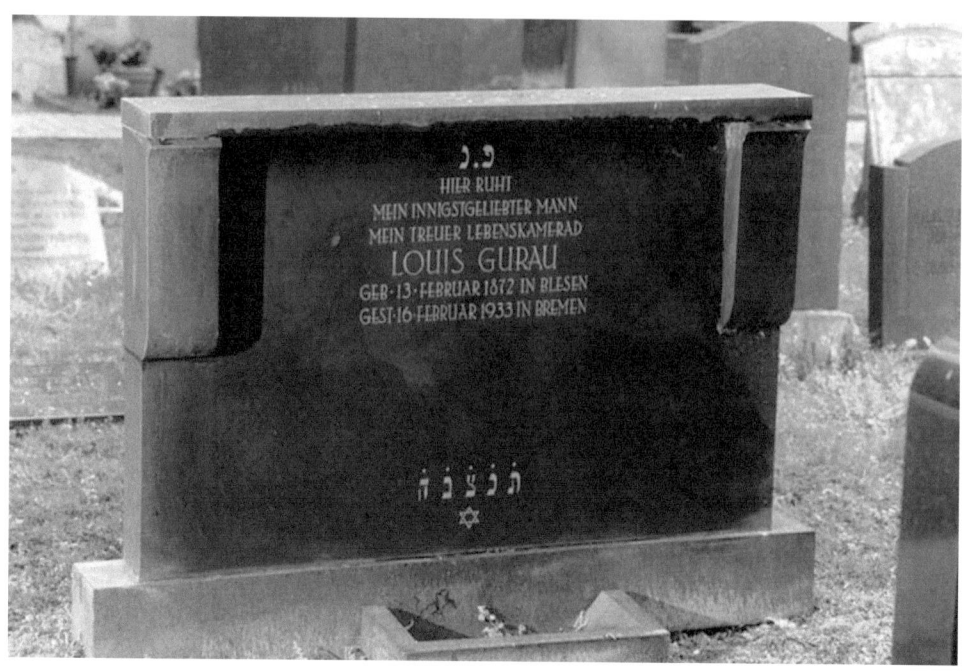
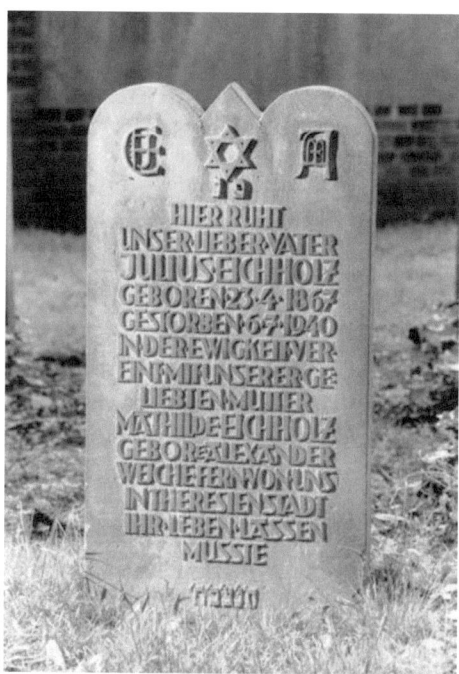
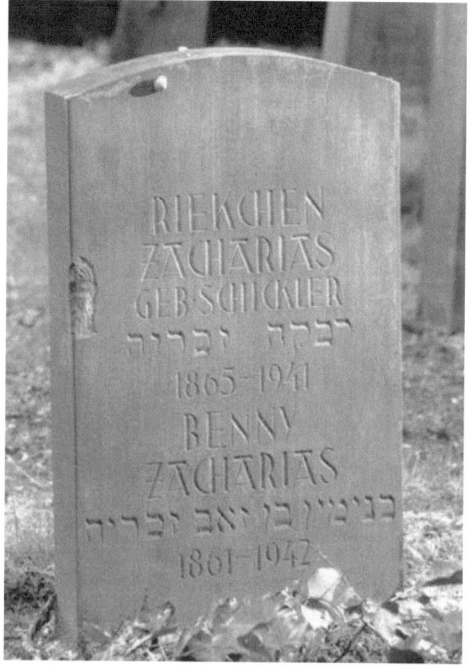

Oben: Grabstein des Kaufmanns Louis Gurau, 1933 (C 8/34). Unten links: Grabstein von Julius und Mathilde Eichholz, 1940. Unten rechts: Grabstein von Rieke und Benny Zacharias, 1941/42

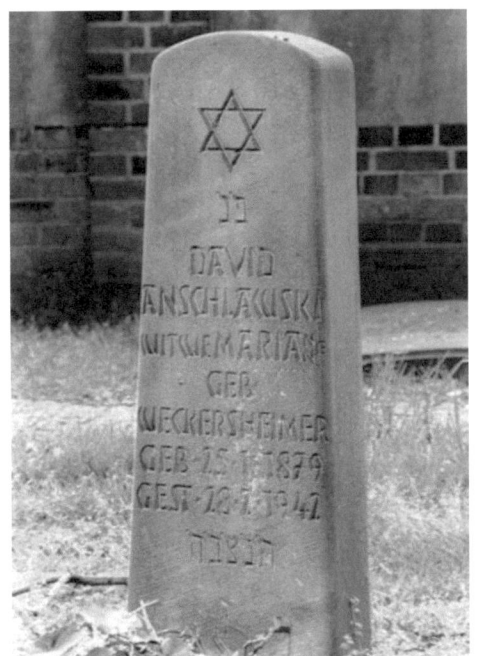 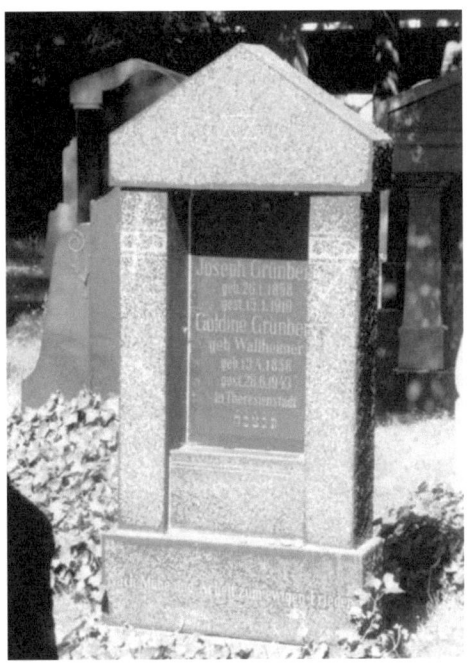

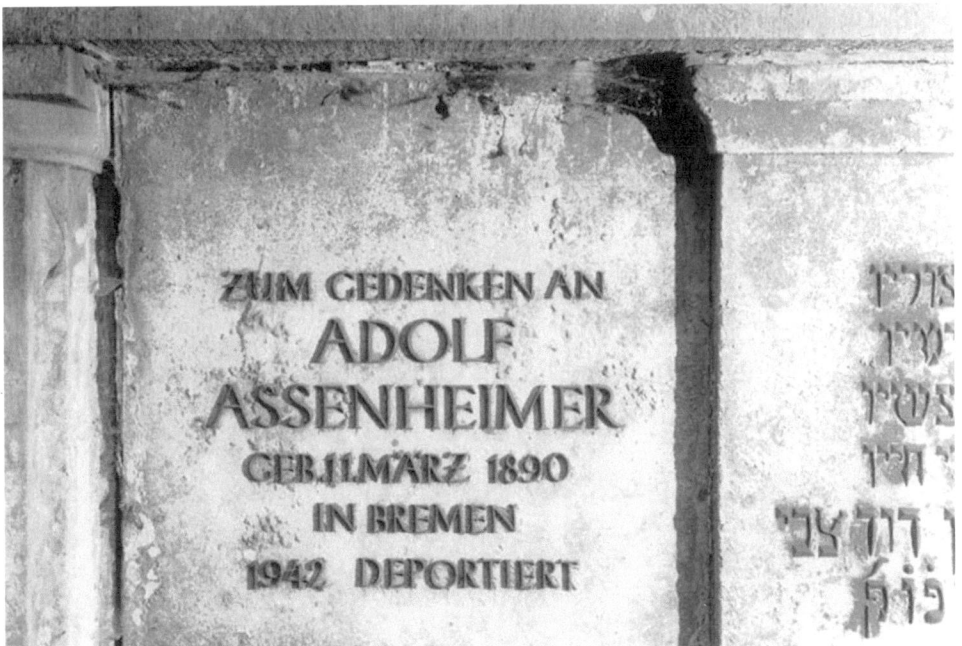

Oben links: Grabstein von Marianne Anschlawski, 1942. Oben rechts: Grabstein (Vorderseite) von Joseph und Goldine Grünberg, 1919/1943. Unten: Gedenkstein für Adolf Assenheimer, 1942

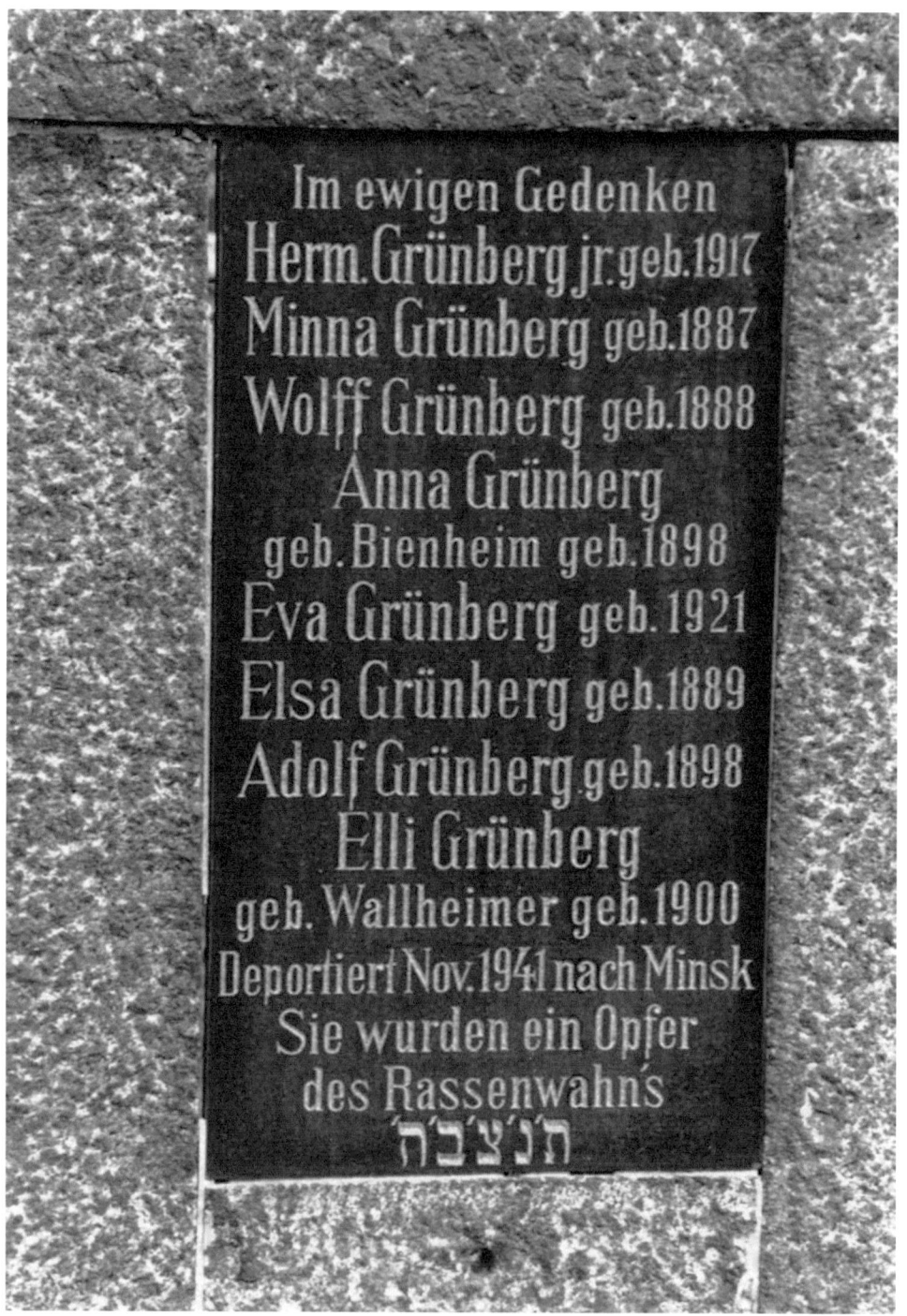

Gedenkstein (Rückseite) für Hermann, Minna, Wolff, Anna, Eva, Elsa, Adolf und Elli Grünberg, 1941

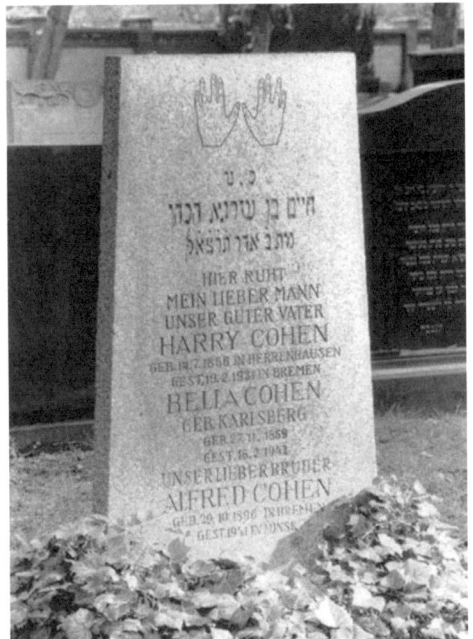
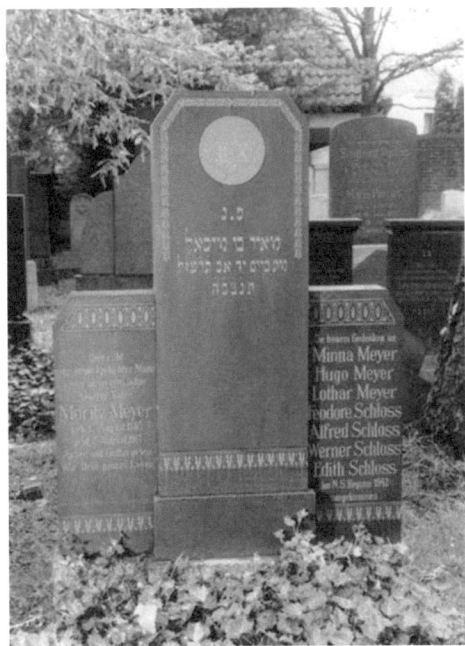
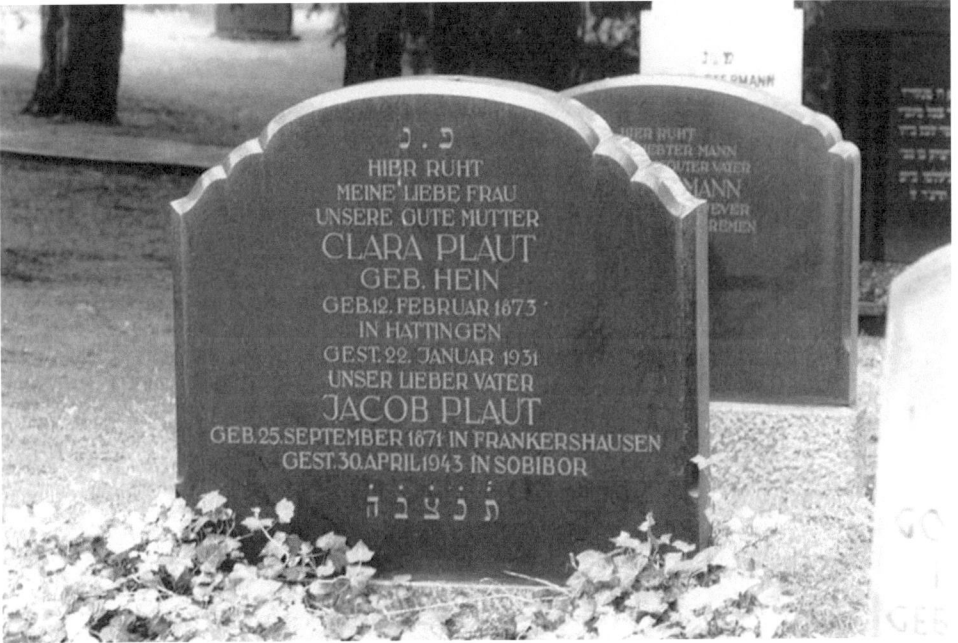

Links oben: Grabstein Harry, Bella und Alfred Cohen, 1931/1942/1941. Rechts oben: Grabstein von Moritz, Minna, Hugo und Lothar Meyer sowie von Feodore, Alfred, Werner und Edith Schloss, 1917/1942. Unten: Grabstein von Clara und Jacob Plaut, 1931/1943

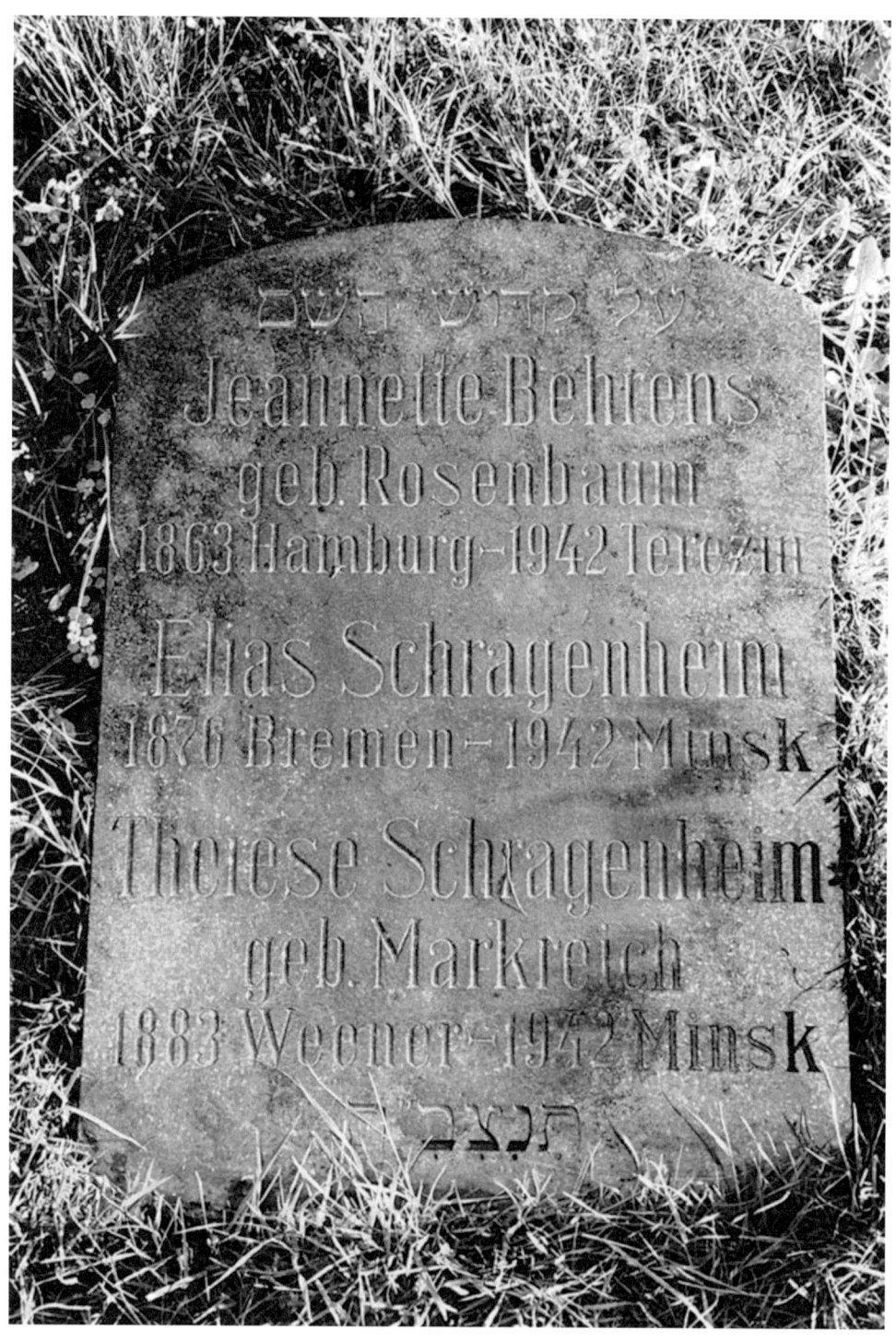

Gedenkplatte für Jeannette Behrens und Elias und Therese Schragenheim, 1942

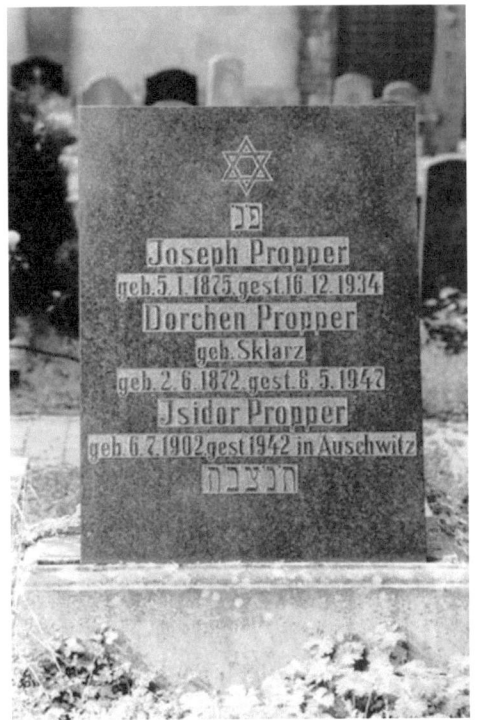
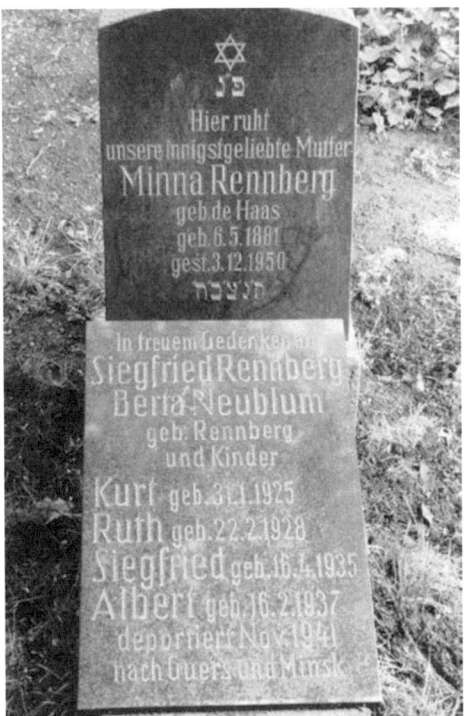
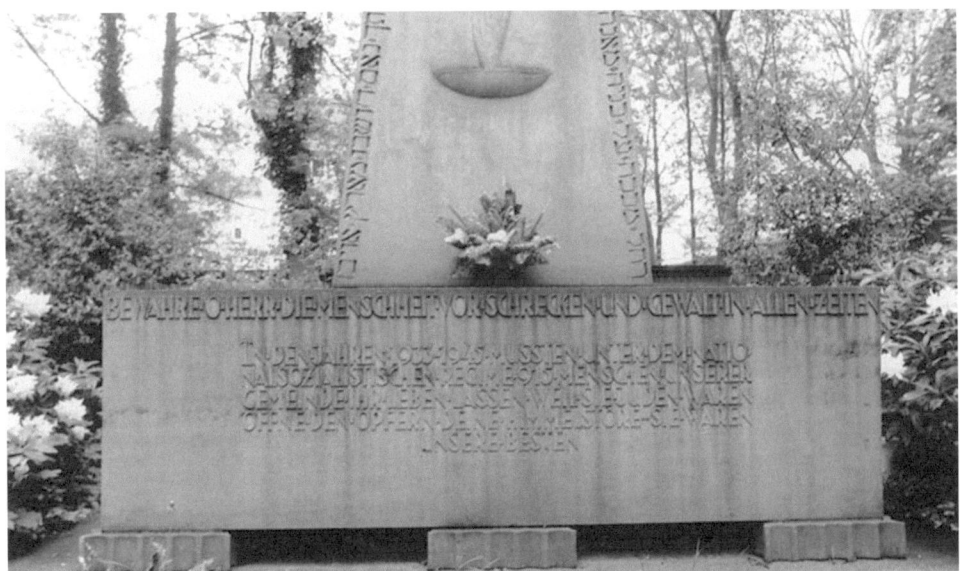

Links oben: Grabstein von Joseph, Dorchen und Isidor Propper, 1934/1947/1942. Oben rechts: Grabstein von Minna, Siegfried, Berta, Kurt, Ruth, Siegfried und Albert Rennberg, 1950/1941. Unten: Untere Ansicht des Denkmals für die jüdischen Opfer des Nationalsozialismus

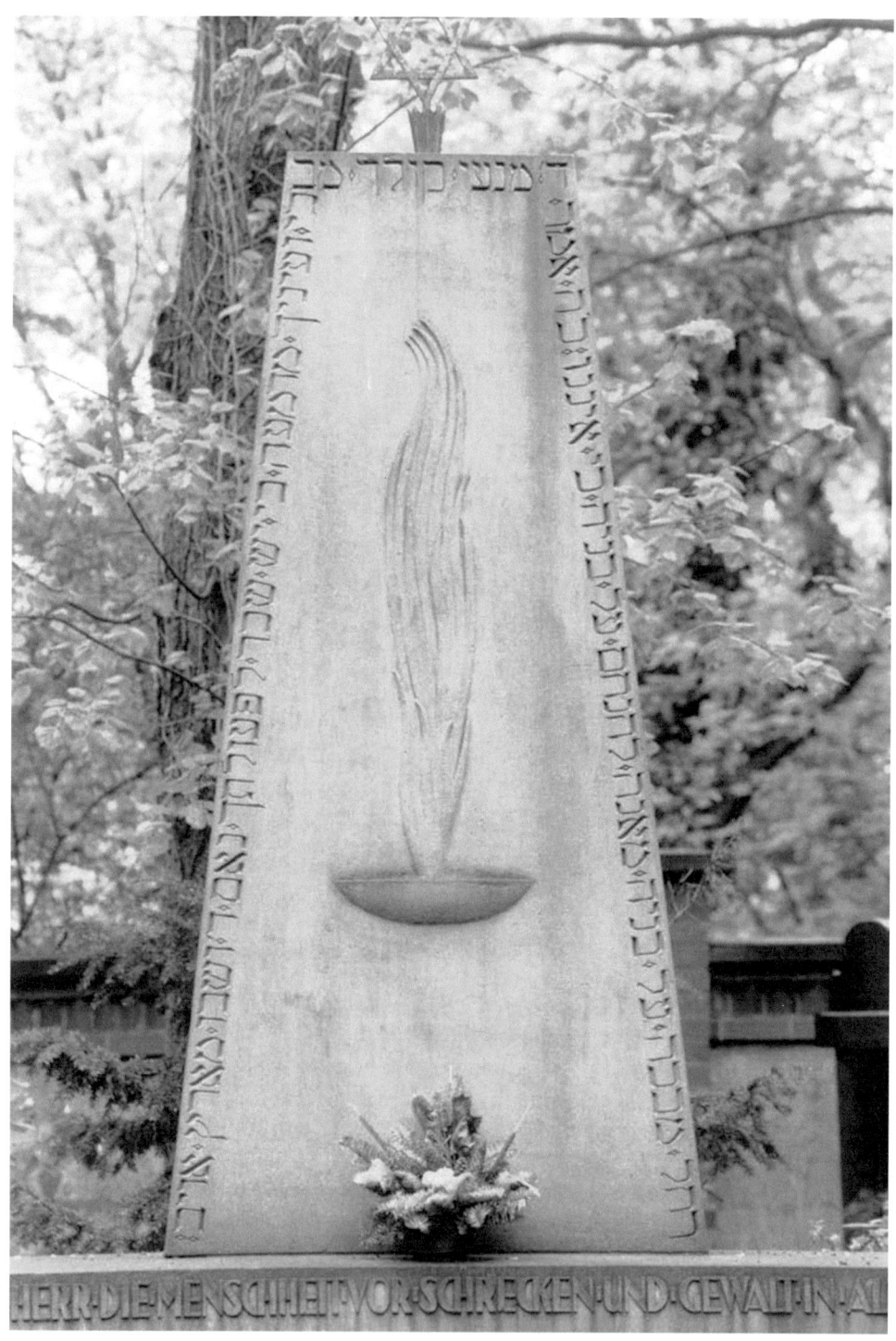

Obere Ansicht des Denkmal für die jüdischen Opfer des Nationalsozialismus

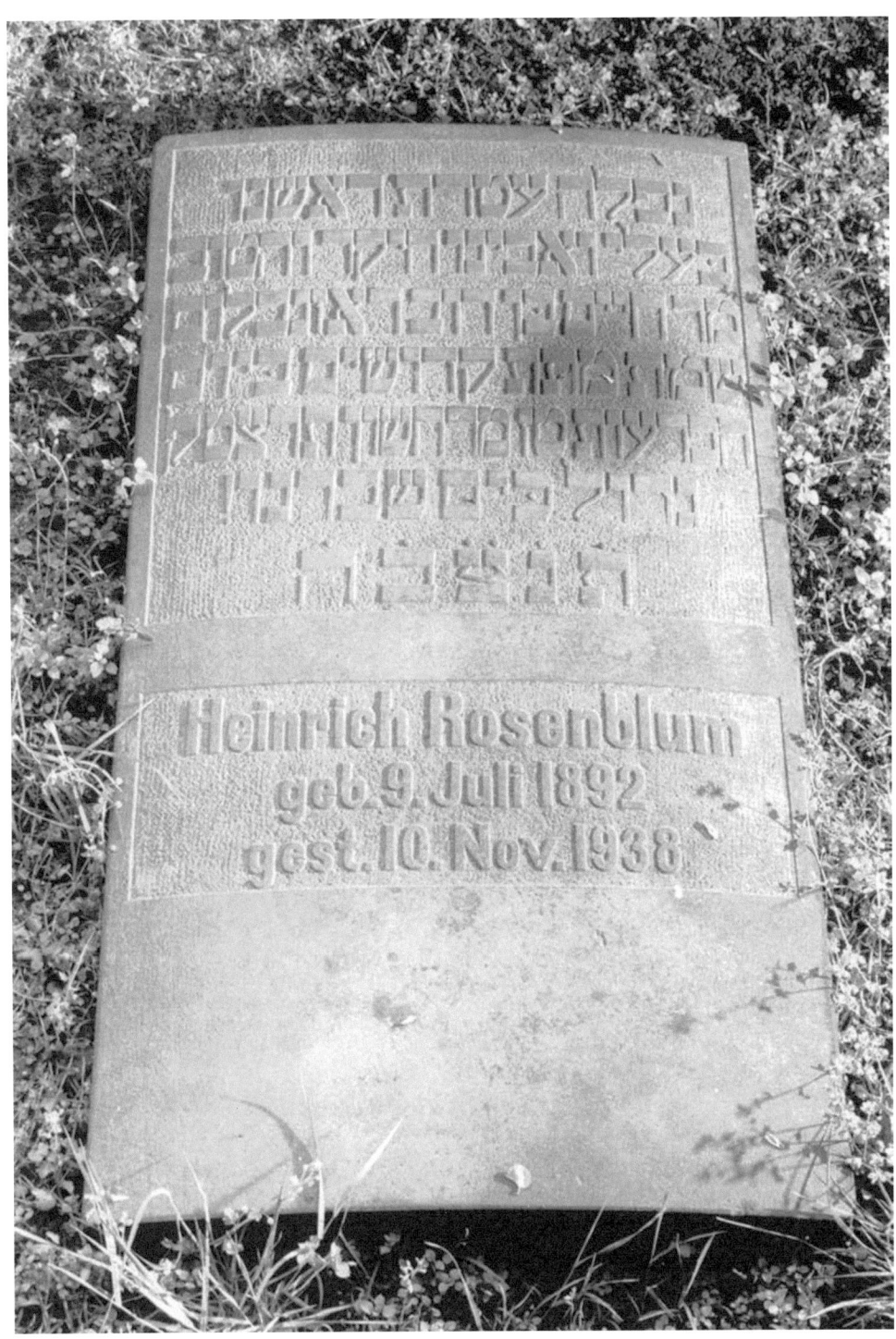

Grabstein von Heinrich Rosenblum, 1938

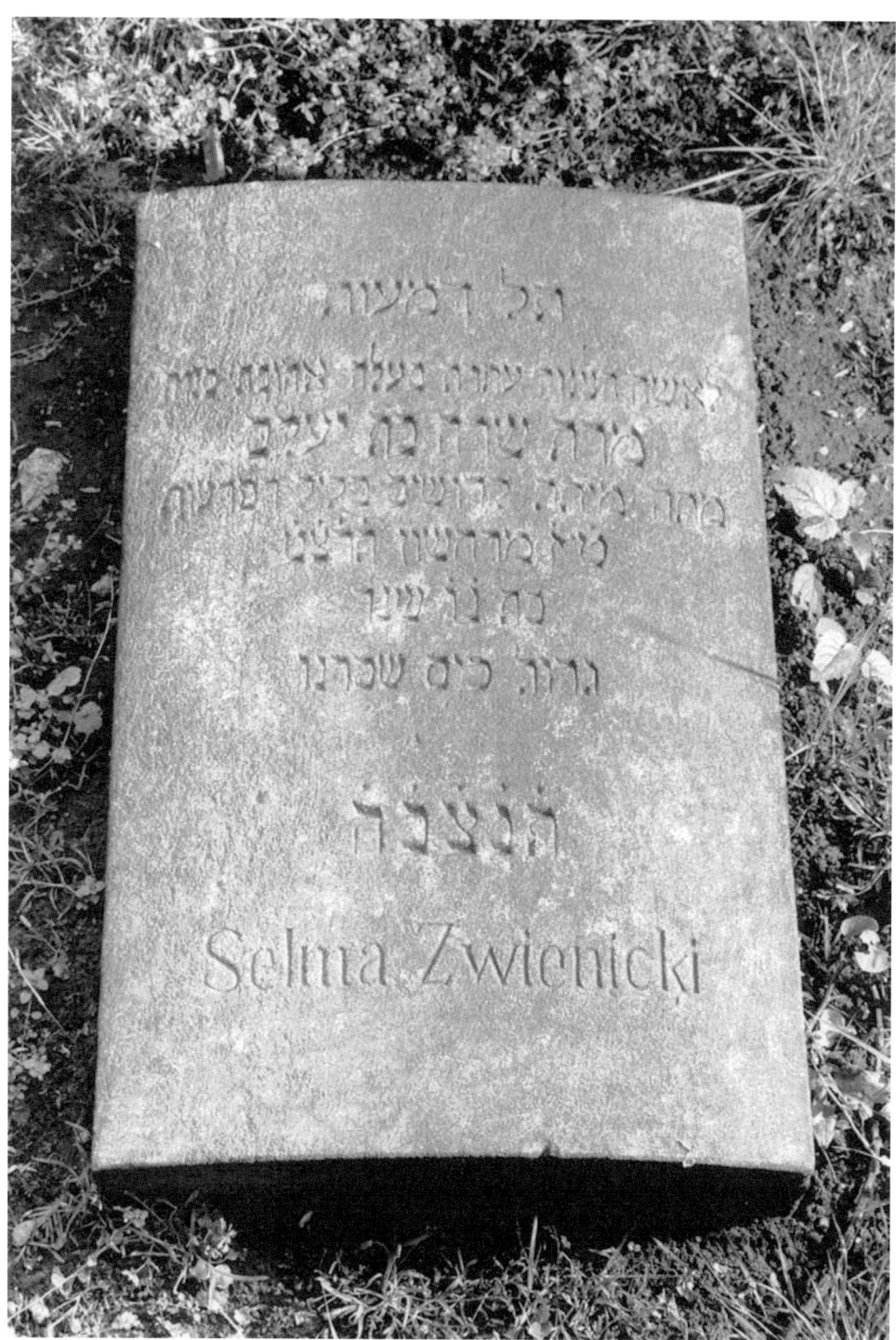

Grabstein von Selma Zwienicki, 1938

1	תל דמעות
2	לאשה הענוה עתרת בעלה אהובת בניה
3	מרת שרה בת יעקב
4	מתה מיתת קדושים בליל הפרעות
5	ט'ז' מרחשון ת'ר'צ'ט'
6	בת נ'ו' שנה
6	גדול כים שברנו!
7	ת'נ'צ'ב'ה'
8	Selma Zwienicki

1 Hügel der Tränen
2 für die bescheidene Frau, Krone ihres Gatten, geliebt von ihren Kindern,
3 Frau Sara, Tochter des Jaakov.
4 Sie starb den Märtyrertod in der Pogromnacht,
5 16. Marcheschwan 699,
6 im Alter von 56 Jahren.
7 Groß wie das Meer ist unser Unglück!
8 Ihre Seele sei eingebunden in das Bündel des Lebens!

Fehler: 2 עתרת: צ"ל: עטרת

Sterbedatum (hebr.): 16. Marcheschwan 5699: = 10.11.1938

Bemerkungen: Zeile 7: Vgl. Klagelieder 2,13

1	נפלה עטרת ראשנו
2	בעלי ואבינו היקר והטוב
3	מר חיים בן דוב ראזנבלום
4	שמת מתת קדושים ביום
5	הפרעות טז מרחשון תרצט לפ"ק
6	גדול כים שברנו!
7	ת'נ'צ'ב'ה'
8	Heinrich Rosenblum
9	geb. 9. Juli 1892
10	gest. 10. Nov. 1938

1 Es fiel die Krone unseres Hauptes,
2 mein Gatte und unser teurer und guter Vater,
3 Herr Chaim, Sohn des Dov Rosenblum,
4 welcher den Märtyrertod erlitt am Tag
5 des Pogroms, 16. Marcheschwan 699 nach der kleinen Zählung.
6 Groß wie das Meer ist unser Unglück!
7 Seine Seele sei eingebunden in das Bündel des Lebens!

Sterbedatum (hebr.): 16. Marcheschwan 5699: = 10.11.1938

Bemerkungen: Zeile 1: Zitat aus Klagelieder 5,16
Zeile 6: Vgl. Klagelieder 2,13

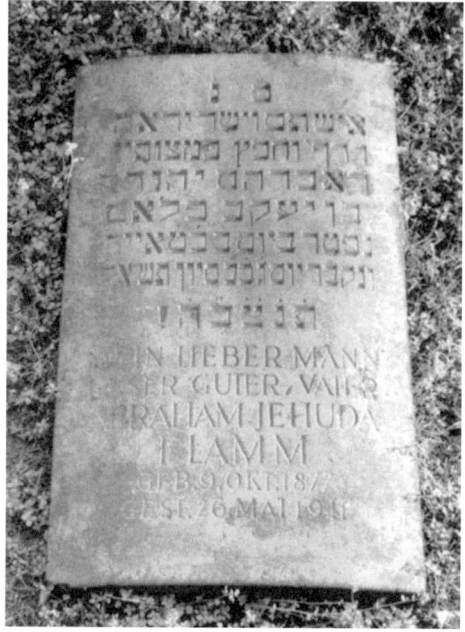 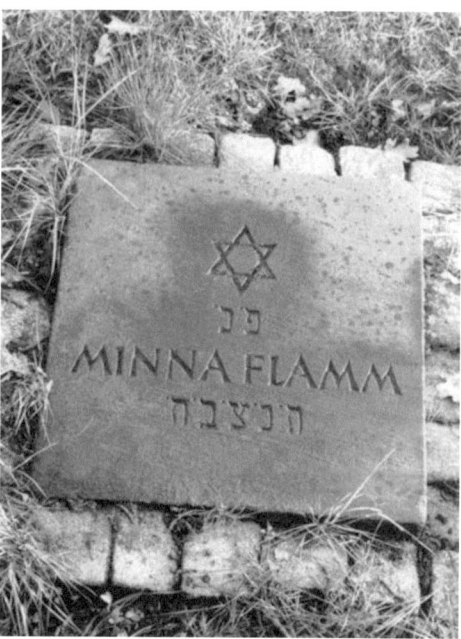

Links: Grabstein von Abraham Jehuda Flamm, 1941. Rechts: Grabstein von Minna Flamm

פ' נ'	1
איש תם וישר ירא ה'	2
רדף וחפץ במצותיו	3
ר' אברהם יהודה	4
בן יעקב פלאם	5
נפטר ביום ב' כ'ט' אייר	6
ונקבר ביום ג' כ'ב' סיון תש"א לפ"ק	7
ת'נ'צ'ב'ה'	8
MEIN LIEBER MANN	9
UNSER GUTER VATER	10
ABRAHAM JEHUDA	11
FLAMM	12
GEB. 9. OKT. 1877	13
GEST. 26. MAI 1941	14

1 Hier liegt begraben
2 ein redlicher und rechtschaffener Mann. Er fürchtete Gott,
3 jagte seinen Geboten nach und fand Gefallen an ihnen.
4 Herr Avraham Jehuda,
5 Sohn des Jaakov Flamm.
6 Er verschied am Montag, 29. Ijjar,
7 und wurde begraben am Dienstag, 22. Siwan 701 nach der kleinen Zählung.
8 Seine Seele sei eingebunden in das Bündel des Lebens!

Abkürzungen: 2 ה': השם

Sterbedatum (hebr.): Mo, 29. Ijjar 5701: = 26.5.1941
Begräbnisdatum: Di, 22. Siwan 5701: = 27.6.1941

Bemerkungen: Zwischen Todesdatum und Begräbnisdatum liegen mehr als drei Wochen.

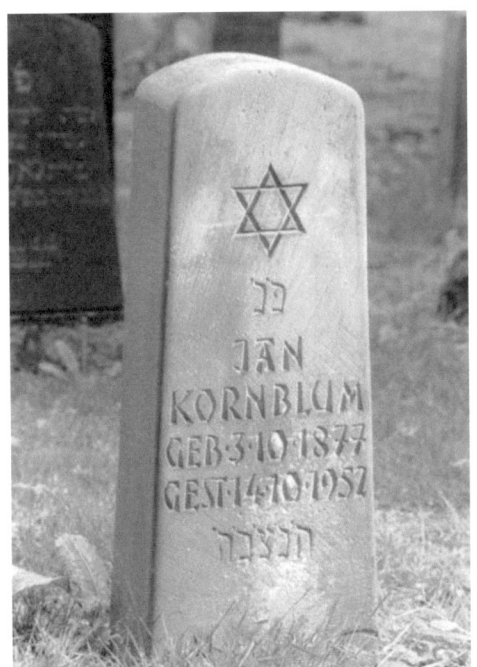
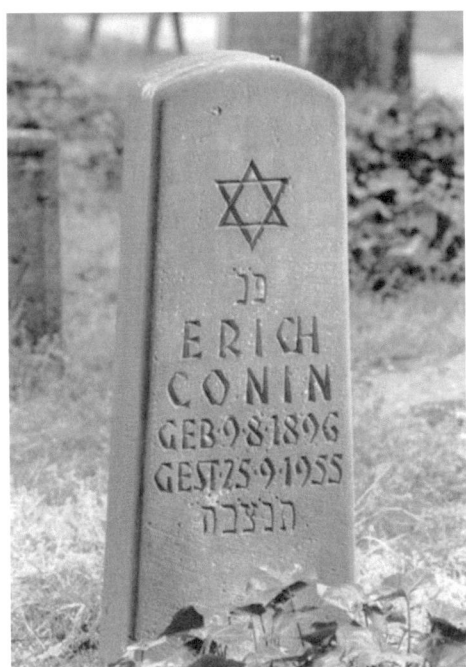
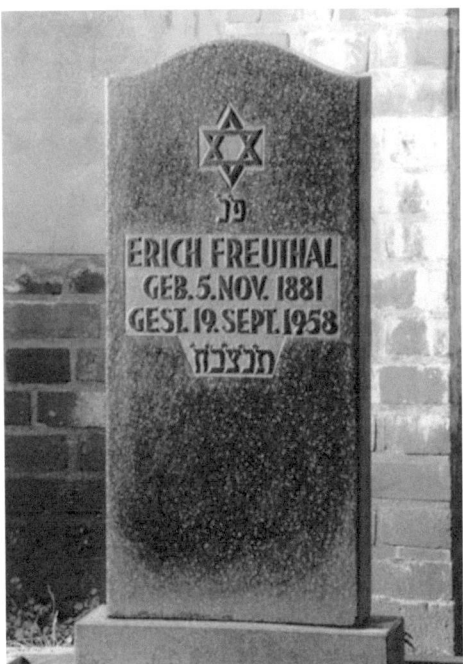
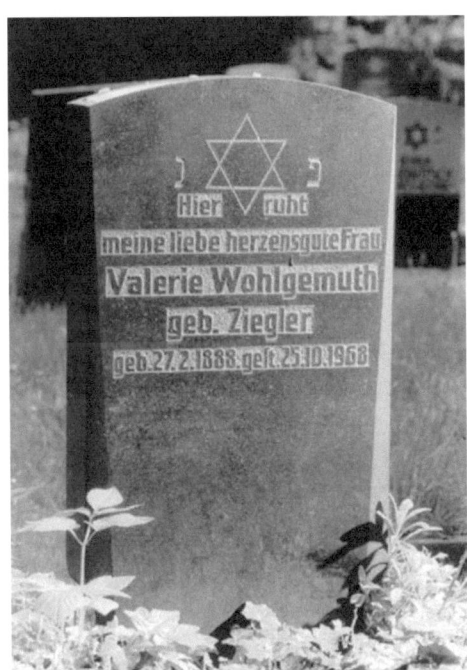

Oben links: Grabstein von Jan Kornblum, 1952. Oben rechts: Grabstein von Erich Conin, 1955. Unten links: Grabstein von Erich Freuthal, 1958 (D 7/10). Unten rechts: Grabstein von Valerie Wohlgemuth, 1968 (E 3/4)

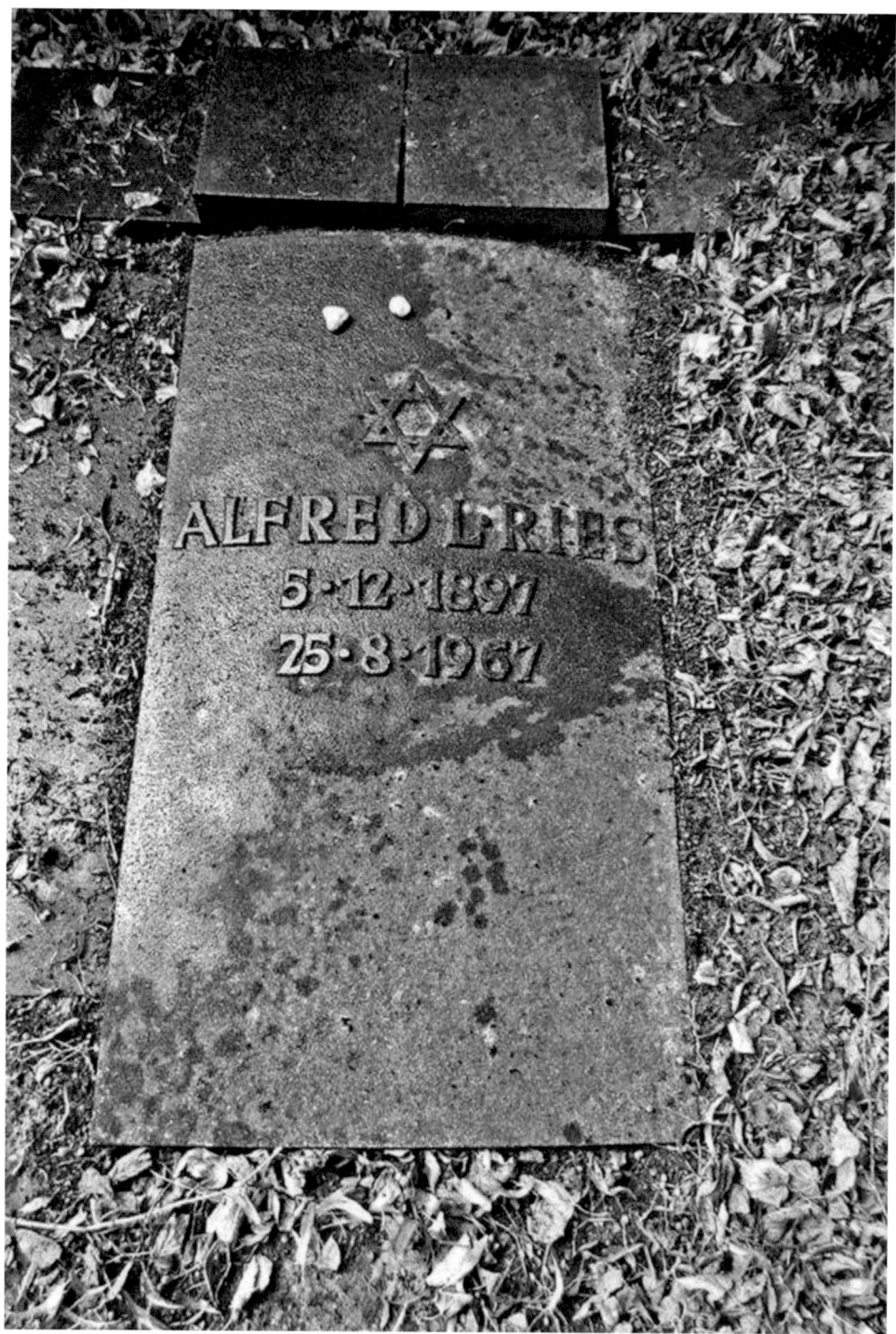

Grabplatte von Alfred L. Ries, 1967

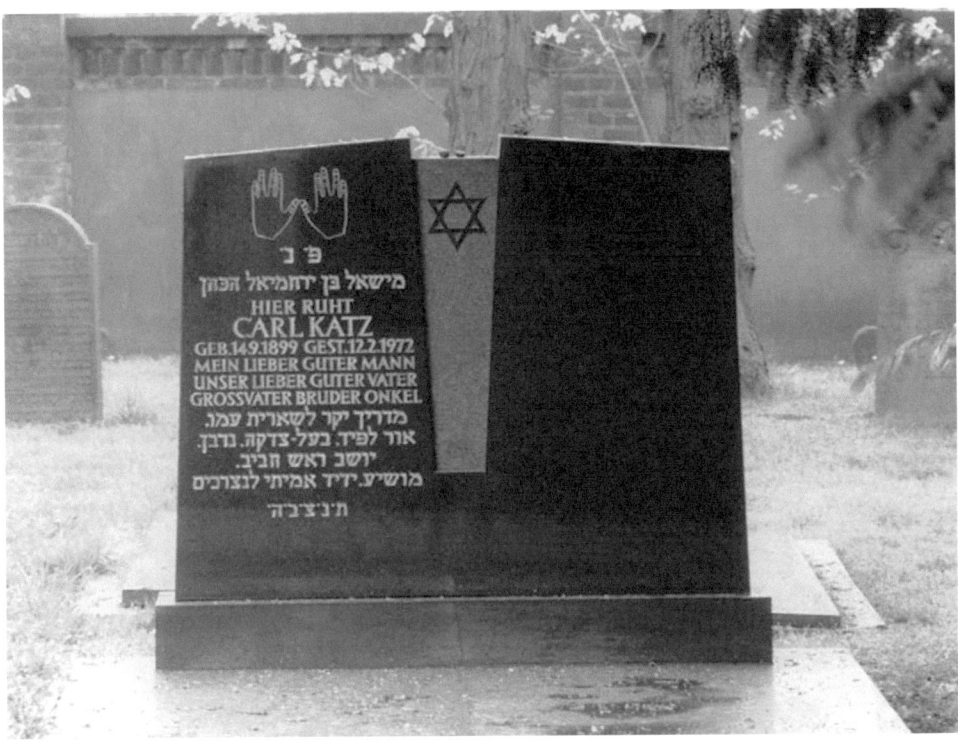

Grabstein von Carl Katz, 1972

פ'נ'	1
מישאל בן ירחמיאל הכהן	2
HIER RUHT	3
CARL KATZ	4
GEB.14.9.1899 GEST.12.2.1972	5
MEIN LIEBER GUTER MANN	6
UNSER LIEBER GUTER VATER	7
GROSSVATER BRUDER ONKEL.	8
מדריך יקר לשארית עמו.	9
אור לפיד. בעל צדקה. נדבן.	10
יושב ראש חביב.	11
מושיע. ידיד אמיתי לנצרכים	12
ת'נ'צ'ב'ה'	13

1 Hier liegt begraben
2 Mischael, Sohn des Jerachmeel Hakohen.
...
9 Ein teurer Leiter für die Übriggebliebenen seines Volkes.
10 Fackellicht. Wohltäter. Freigebiger.
11 Beliebter Vorsitzender.
12 Retter. Wahrer Freund der Notleidenden.
13 Seine Seele sei eingebunden in das Bündel des Lebens!

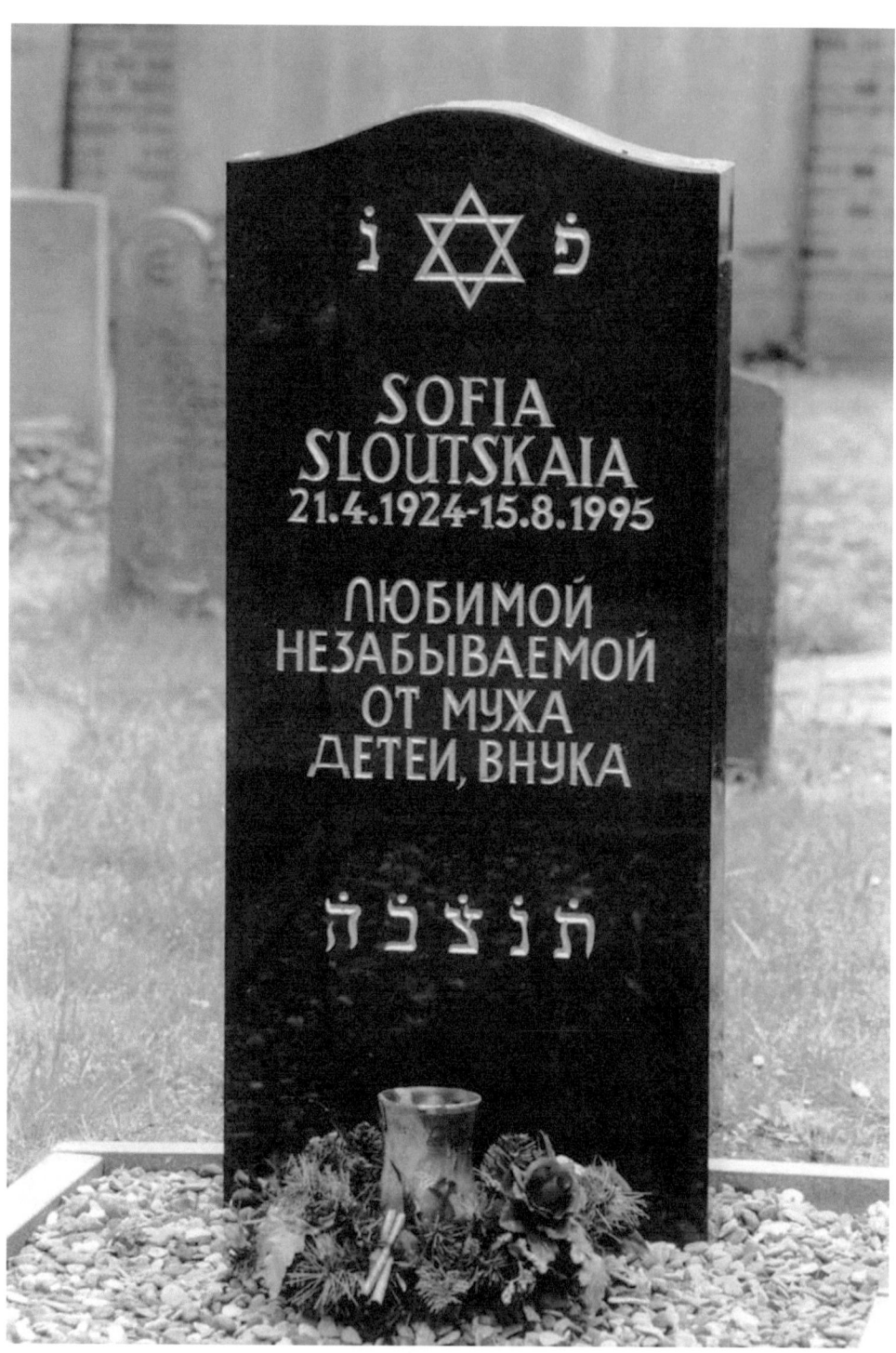

Grabstein von Sofia Sloutskaia, 1995 (D 1A/8-9)

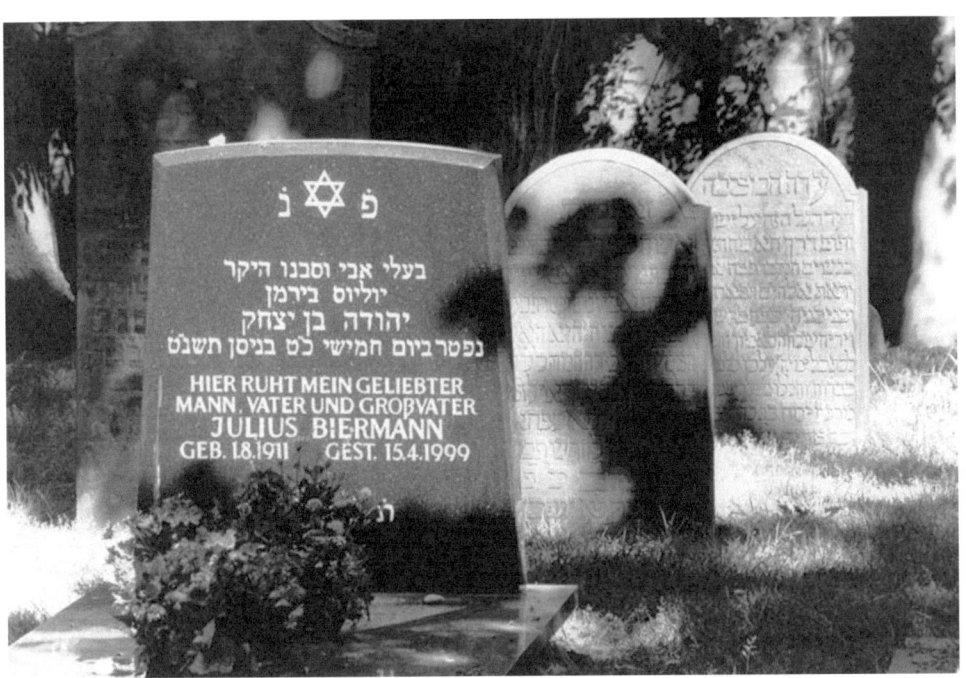

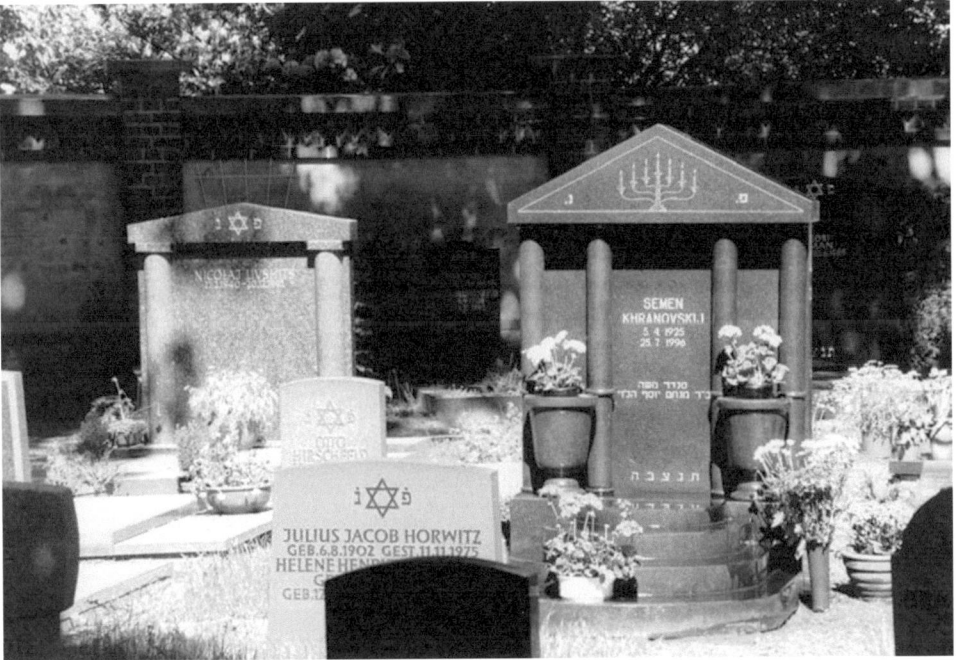

Oben: Grabstein von Julius Biermann, 1999. Unten: Grabstein von Semen Khranovskiy, 1996. Blick auf den neuen, hauptsächlich mit russischen Flüchtlingen belegten Teil des Friedhofs.

Literaturverzeichnis

Darstellungen, Biographien und Aufsätze

Abraham, Hilda: Karl Abraham. Sein Leben für die Psychoanalyse, München 1976

Adler, H.G.: Theresienstadt 1941-1945, Tübingen 1955

Alheit, Peter u.Wollenberg, Jörg (Bearb.): Käthe Popall – ein schwieriges politisches Leben. Erzählte Geschichte, Fischerhude 1985

Amtsblatt der Freien Hansestadt Bremen, Nr. 64, 8. Oktober 1987

Archivpädagoge des Staatsarchiv Bremen und Wissenschaftliches Institut für Schulbildung (Hg.): Wir schritten durch eine schweigende Stadt, Bremen 1991.

Ariès, Philippe: Geschichte des Todes, München / Wien 1980

Ariès, Philippe: Bilder zur Geschichte des Todes, München / Wien 1984

Armgot, Arno: Bremen, Bremerhaven, New York 1683-1960. Geschichte der europäischen Auswanderung über die Bremischen Häfen, Bremen 1991

Asaria, Zwi: Die Juden in Niedersachsen von den ältesten Zeiten bis zur Gegenwart, Leer 1979

„Auch dich gehts an", o.O. o.J. [ca. 1936] (AB 99997-2b)

Bachmann, Elfriede: Das kirchliche Frauenstimmrecht in der Stadt Bremen; in: Hospitium Ecclesiae 9, 1975, S. 55-132..

Baer, Fritz: Der Ursprung der Chewra; in: Zentrale Wohlfahrtsstelle der deutschen Juden (Hg.): Zeitschrift für jüdische Wohlfahrtspflege, 1. Jg., Berlin 1929, S. 241-247

Barfuß, Karl Marten u.a. (Hg.): Geschichte der Freien Hansestadt Bremen von 1945 bis 2005, Bd. 1 u. 2, Bremen 2008/20010.

Behrenbeck, Sabine: Der Kult um die toten Helden. Nationalsozialistische Mythen, Riten und Symbole 1923 bis 1945, Vierow bei Greifswald 1996

Benz, Wolfgang (Hg.): Antisemitismus in Deutschland. Zur Aktualität eines Vorurteils, München 1995

Benz, Wolfgang (Hg.): Zwischen Antisemitismus und Philosemitismus. Juden in der Bundesrepublik, Berlin 1991

Berger, Michael u. Gideon Römer-Hillebrecht (Hg.): Jüdische Soldaten – jüdischer Widerstand in Deutschland und Frankreich, Paderborn 2011

Berger, Michael u. Gideon Römer-Hillebrecht (Hg.): Juden und Militär in Deutschland. Zwischen Integration, Assimilation, Ausgrenzung und Vernichtung, 2009

Berkemann, Jörg u. Lorenz, Ida: Streitfall jüdischer Friedhof Ottensen. Wie lange dauert die Ewigkeit, Bd. 1 (Chronik), Hamburg 1995

Berthold, Klaus: Bremer Kaufmannsfeste. Rituale, Gebräuche und Tischsitten der bremischen Kaufmannsschaft, Bremen 2007

Bodemann, Micha: Gedächtnistheater. Die jüdische Gemeinschaft und ihre deutsche Erfindung. Mit einem Beitrag von Jael Geis, Hamburg 1996

Böning, Holger u. Michael Nagel: Erster Weltkrieg und Bremer Presse, Bremen 2014

Böttcher, Ulrich: Anfänge und Entwicklung der Arbeiterbewegung in Bremen von der Revolution 1848 bis zur Aufhebung des Sozialistengesetzes 1890, Bremen 1953

Brämer, Andreas: Rabbiner und Vorstand. Zur Geschichte der jüdischen Gemeinde in Deutschland und Österreich 1808-1871, Wien / Köln / Weimar 1999 [= Aschkenas. Zeitschrift für Geschichte und Kultur der Juden, Beiheft 5]

Brayer, Menachem: The Jewish woman in rabbinic literature. A psychohistorical perspective. Vol. I und II, New Jersey 1986

Bremische Biographie 1912-1962. Hrsg. von der Historischen Gesellschaft zu Bremen und dem Staatsarchiv Bremen, Bremen 1969

Bremische Biographie des neunzehnten Jahrhunderts. Hrsg. von der Historischen Gesellschaft des Künstlervereins, Bremen 1912

Brenner, Michael: Nach dem Holocaust. Juden in Deutschland 1945-1950, München 1995

Brocke, Michael: Der alte jüdische Friedhof in Frankfurt am Main, unbekannte Denkmäler und Inschriften. Hrsg. von der Kommission zur Erforschung der Geschichte der Frankfurter Juden, Sigmaringen 1996

Brocke, Michael: Der jüdische Friedhof in Soest. Eine Dokumentation in Text und Bild; in: Soester Beiträge, Bd. 50, Soest 1993

Brocke, Michael (Hg.): Der jüdische Friedhof in Solingen. Eine Dokumentation in Wort und Bild, Solingen 1996

Brocke, Michael u.a. (Hg.): Eingebunden in das Bündel des Lebens. Jüdische Friedhöfe ein Leitfaden, Duisburg 1986

Brocke, Michael, Ruthenberg, Eckehart u. Schulenburg, Kai Uwe (Hg.): Stein und Name. Die jüdischen Friedhöfe in Ostdeutschland (neue Bundesländer / DDR und Berlin), Berlin 1994

Bruhns, Julius: Es klingt im Sturm ein altes Lied. Aus der Jugendzeit der Sozialdemokratie, Berlin 1921

Brumlik, Micha u. Petra Kunick (Hg.): Reichspogromnacht. Vergangenheitsbewältigung aus jüdischer Sicht, Frankfurt a.M. 1988

Brumlik, Micha u.a. (Hg.): Jüdisches Leben in Deutschland seit 1945, Frankfurt a.M. 1986

Bruss, Regina: Die Bremer Juden unter dem Nationalsozialismus, Bremen 1983

Buck, Inge: Manuskript zum Hörbild „Denn der Stein ist für ewig". Die Geschichte des jüdischen Friedhofs in Bremen. Radio Bremen 2, Sendung vom 8.5.1999

Buck, Inge unter Mitarbeit von Elisabeth Meyer-Rentschhausen: Käthe Popall. Ein schwieriges politisches Leben; in: Renate Meyer Rentschhausen (Hg.): Frauen ins Parlament., S. 1934 ff.

Bunke, Hendrik: Die KPD in Bremen 1945 bis 1968, Köln 2001.

Burgdorf, Dagmar: Blauer Dunst und Rote Fahnen. Ökonomische, soziale, politische und ideologische Entwicklung der Bremer Zigarrenarbeiterschaft im 19. Jahrhundert, Bremen 1984

Buschan, Georg: Das deutsche Volk in Sitte und Brauch, Stuttgart / Berlin / Leipzig 1922

Buse, Dieter K.: Antisemitism in Mid-Nineteenth Century in Bremen; in: Konrad Kwiet: From the Emanzipation to the Holocaust. Essays on Jewish Literature and History in Central Europe, o.J. o.O [ca.1987], S. 1-16

Carlebach-Rosenak, Bella: Lebenserinnerungen. Niedergeschrieben auf Wunsch unserer Kinder für meine Enkel und Urenkel kurz vor dem 80. Geburtstag, o.O. o.D. [ca. 1957] (STAB Ai 297)

Christoffersen, Peter, Cochu, Michael, Eberling, Barbara u. Johr, Barbara (Hg.): Stolpersteine in Bremen. Biografische Spurensuche. Mitte. Altstadt-Bahnhofsvorstadt, Bremen 2015.

Clausen, Jens Peter: Historisch-kritischer Bibelüberblick, Bonn 2000-2003

Cyrulnik, Boris: Mit Leib und Seele. Wie wir Krisen bewältigen, Hamburg 2007

Cyrulnik, Boris: Rette dich, das Leben ruft!, 3. Aufl., Berlin 2014

Cyrulnik, Boris: Scham. Im Bann des Schweigens - Wenn Scham die Seele vergiftet, Hünfelden 2011

Das Bremer Haus, Geschichte, Programm, Wettbewerb mit Beiträgen von Johanes Cramer, Niels Gutschow, Karl-Jürgen Krause u. Wilfried Turk, Bremen 1982.

Das Schweigen brechen. Zum fünfjährigen Bestehen des Beratungszentrums esra (Berlin). Hilfe für NS-Verfolgte und deren Kinder, 8.11.1996

Decke, Bettina: „Du mußt raus hier! Lottie Abraham-Levy: Eine Jugend in Bremen, Bremen 1997

Decke, Bettina: Karl Abraham: Familie, Kindheit und Jugend in Bremen; in: Luzifer-Amor. Zeitschrift zur Geschichte der Psychoanalyse, Heft 20, 1997, S. 7-63

Dinné, Olaf, Grünwaldt, Jochen u. Kuckuk, Peter (Hg.): Anno dunnemals in Bremen, Bremen 1998

Donat, Helmut u. Jung, Reinhard (Hg.): „Mit Gott dem Herrn zum Krieg?" Bremer Pastoren für den Frieden vom Kaiserreich bis zur Ära Adenauer, Bremen 1988

Donat, Helmut u. Röpcke, Andreas (Hg.): „Nieder die Waffen – Die Hände gereicht!" Friedensbewegung in Bremen 1898-1958, Bremen 1989

Drechsel, Wiltrud Ulrike / Röpcke, Andreas: Denazification. Zur Entnazifizierung in Bremen, Bremen 1992 (= Beiträge zur Sozialgeschichte Bremens, Heft 13)

Drechsel, Wiltrud (Hg.): Geschichte im öffentlichen Raum. Denkmäler in Bremen zwischen 1450 und 2001, Bremen 2011.

Dreyer, Alfred: Josef Kastein, ein jüdischer Schriftsteller (1890-1946); in: Bremisches Jahrbuch, Bd. 58, Bremen 1980, S. 93-143

Dünzelmann, Anne, Timm, Angelika u. Rathjen, Wilhelm D.: Hastedt. Ein Dorf wird zum Stadtteil, Bremen 1990

Dünzelmann, Anne: Juden in Hastedt. Zur Geschichte jüdischen Lebens in Bremen seit 1782, Bremen 1995

Dünzelmann, Anne: Vom Gaste, den Joden und den Fremden. Immigration, Rezeption und Exkludierung Fremder am Beispiel Bremens vom Mittelalter bis 1848. Phil. Diss. Bremen 1997 (unveröffentl. Manuskript)

Dünzelmann, Anne E.: Vom Gaste, den Joden und den Fremden. Zur Ethnographie von Immigration, Rezeption und Exkludierung Fremder am Beispiel der Stadt Bremen vom Mittelalter bis 1848, Hamburg 2001.

Einweihung der Friedhofskapelle und Enthüllung des Ehrenmals für die Opfer der Jahre 1933-1945 auf dem Friedhof der israelitischen Gemeinde Bremen in der Deichbruchstraße, 18. Mai 1952, Düsseldorf-Benrath o. J. [1952]

Elbogen, Ismar u. Sterling, Eleonore: Die Geschichte der Juden in Deutschland, Frankfurt a.M. 1966

Engelbertz, Susanne: Heimatgeschichtlicher Wegweiser zu Stätten des Widerstandes und der Verfolgung 1933-1945, Bd. 6 (Bremen, Stadt Bremen, Bremen-Nord, Bremerhaven). Hrsg. vom Studienkreis „Deutscher Widerstand", Frankfurt a.M. 1992

Engelmann, Hans: Kirche am Abgrund. Adolf Stoecker und seine antijüdische Bewegung, Berlin 1984

Felsing, Monika: Die letzte Bremer Adresse vor Theresienstadt; in: Weser-Kurier vom 06.10.2010.

Festschrift zum 60. Geburtstag von Carl Katz, 14. September 1959, gewidmet von der Israelitischen Gemeinde Bremen, Red. Max Plaut, Bremen 1953 (STAB Ai-9998-17)

Foedrowitz, Michael: Bunkerwelten. Luftschutzanlagen in Norddeutschland, Berlin 1998

Formen der Vermögensbildung privater Haushalte, 49. Jg., Heft 5, o.O. 1995

Frank, Edgar: Zum 125 jährigen Bestehen der Beerdigungs-Brüderschaft der Deutsch-Israelitischen Gemeinde zu Hamburg; in: Jahrbuch für die Jüdischen Gemeinden Schleswig-Holsteins und der Hansestädte und der Landgemeinde Oldenburg. Hrsg. vom Verband der Jüdischen Gemeinden Schleswig-Holsteins, Nr. 8, 1936/37, S. 96-104

Fränzel, Jürgen: Der Bürgerpräsident. Dieter Klink – Ein Lebenslauf in Interviews und Reportagen, Bremen 1996

Fricke, Dieter: Antisemitismus in Bremen. Eine Untersuchung anhand von Quellenmaterial der Nachrichtenstelle der Polizeidirektion Bremen aus den Jahren 1919 bis 1933 aus dem Staatsarchiv der Freien Hansestadt Bremen, Bremen 1989 (unveröffentl. Magisterarbeit – STAB U-97)

Galperin, Peter: Die Ehrenzeichen der Freien Hansestadt Bremen, Frankfurt a.M. 1980

Gebhardt, Hartwig: Zeitung und Journalismus in Bremen in der ersten Hälfte des 20. Jahrhunderts; in: Bremisches Jahrbuch, Bd. 57, Bremen 1979, S. 209 ff.

Gebhart, Hartwig: Der Weg nach rechts. Anmerkungen zur politischen Funktion der bürgerlichen Zeitungen Bremens 1928-1932. In: Bremisches Jahrbuch; Bd. 69, Bremen 1990, S. 191-202

Geeb, Hans Karl, Kirchner, Heinz u. Theemann, Wilhelm: Deutsche Orden und Ehrenzeichen, Köln / Berlin / Bonn / München ^{4}1985

Geiger, Paul: Deutsches Volkstum in Sitte und Brauch, Berlin / Leipzig 1936

Gimble, John: Amerikanische Besatzungspolitik in Deutschland, Frankfurt a.M. 1971

Gerstenberger, Heide: Die Bürger und die Anderen; in: Beiträge zur Sozialgeschichte Bremens, Bd. 7, Bremen 1984, S. 219-255

Goslar, Gustav: Die Israelitische Gemeinde 1851-1871. Erinnerungen eines alten Bremers. überg. von M.(J.J.: Max Markreich) : in Jahrbuch für die jüdischen Gemeinden Schleswigholsteins und der Hansestädte und der Landgemeinde Oldenburg, Hrsg. Vom Landesverband der jüdischen Gemeinden Schleswig-Holsteins, Nr. 6, Hamburg, 194/5, S. 36-41

Grab, Walter: Der preußisch-deutsche Weg der Judenemanzipation; in: Franz J. Bautz (Hg.): Geschichte der Juden von der biblischen Zeit bis zur Gegenwart, München 1983, S. 140-164

Grözinger, Karl E.: Die Totenruhe im Judentum; in: Menorah, München 1993, S. 259-272

Guerrand, Roger-Henri: Private Räume, in: Philippe Ariès und George Duby (Hg.): Geschichte des privaten Lebens, Bd. 4 (von der Revolution zum Großen Krieg, hrsg. von Michelle Perrot, Frankfurt am Main 1992, S. 331-393

Habermas, Rebekka: Auf der Suche nach dem Bürgertum im Niedersachen des 19. Jahrhunderts. Erkundungen von Bremen bis nach Togo; in: Niedersächsisches Jahrbuch für Landesgeschichte, Bd. 82, 2010, S. 1-26

Hank, Sabine, Uwe Hank u. Hermann Simon: Feldrabbiner in den deutschen Streitkräften des 1. Weltkrieges, Berlin 2013

Haß-Zumkehr, Ulrike: Mahnmaltexte in Südniedersachsen; in: Rainer Sabellek (Hg.): Juden in Südniedersachsen. Geschichte, Lebensverhältnisse, Denkmäler. Beiträge zu einer Tagung am 10. November 1990 in Göttingen, Hannover 1994, S.191-204

Hauser, Andrea: Tabakstadt Bremen; in: Hartmut Roder (Hg.): Bremen – Handelsstadt am Fluß. Veröffentlichungen des Freundeskreises des Übersemuseums e.V., Bremen 1995, S. 239-246

Heinrich, Gerda: Akkulturation und Reform. Die Debatte um die frühe Beerdigung der Juden zwischen 1785 und 1800; in: Zeitschrift für Religions- und Gestesgeschichte, 50. Jg., Leiden / Boston / Köln 1998. S. 137-155

Heitmann, Claus: Von Abraham bis Zion. Die Ortsgemeinden der Bremischen Evangelischen Kirche, Bremen 1985

Herzig, Arno: Jüdische Geschichte in Deutschland von den Anfängen bis zur Gegenwart, München 1997

Historische Gesellschaft zu Bremen / Staatsarchiv Bremen (Hg.): Bremische Biographien 1912-1962, Bremen 1969

Honigmann, Peter: Dokumentation jüdischer Grabinschriften in der Bundesrepublik Deutschland; in: Aschkenas. Zeitschrift für Geschichte und Kultur der Juden, Nr. 1, Wien / Köln / Weimar 1993, S. 267-273

Initiativkreis Gedenkfahrt nach Minsk (Hg.): Deportation Bremer Juden nach Minsk. Liedtexte vorgetragen von Uta Garcia, begleitet am Klavier von Rainer Rafalsky. Gedenkveranstaltung aus Anlaß des 49. Jahrestages der Deportation Bremer Juden am 18. November 1941 in das NS-Vernichtungslager bei Minsk, Bremen 1991

Israelitische Gemeinde Bremen, Beerdigungsregister des Krankenwohltätigkeitsvereins 1890-1940, Staatsarchiv Bremen, Xeroskopie 1980

Jacobmeyer, Wolfgang: Die „Displaced Persons" in Deutschland 1945-1952; in: Bremisches Jahrbuch, Bd. 59, Bremen 1981, S. 85-108

Jansen, Hans / Meyer-Braun, Renate: Bremen in der Nachkriegszeit 1945-1949. Politik, Wirtschaft und Gesellschaft, Bremen 1990

Kampmann, Wanda: Deutsche und Juden. Die Geschichte der Juden in Deutschland vom Mittelalter bis zum Beginn des ersten Weltkrieges, Frankfurt am Main 1981

Kaplan, Marion: Schwesterlichkeit auf dem Prüfstand. Feminismus und Antisemitismus in Deutschland 1904-1938; in: Feministische Studien, Heft 1, Weinheim 1984, S. 128-139

Kaplan, Marion A.: Sisterhood under Siege. Feminism and Antisemitism in Germany 1904-1938; in: Bridenthal, Renate, Grossmann, Atina u. Kaplan, Marion: When Biology became Destiny. Women in Weimar and Nazi Germany, New York 1984, S. 174-196

Kastein, Joseph: Melchior. Ein hanseatischer Kaufmansroman. Hrsg. von Jürgen Dierking und Johann-Günther König, Bremen 1997, S. 269-288

Kazmeier, Martin: Die deutsche Grabrede im 19. Jahrhundert. Aspekte ihrer Funktion innerhalb der bürgerlichen Bestattungsfeierlichkeiten. Phil. Diss., Stuttgart 1977

Kertesz, Lilly: Von den Flammen verzehrt. Erinnerungen einer ungarischen Jüdin, Bremen 1998

Klugkist, Engelbert: Die Auswanderung über Bremen und Bremerhaven nach dem Zweiten Weltkrieg. Ein wenig bekanntes Kapitel bremischer Nachkriegsgeschichte; in: Bremisches Jahrbuch, Bd. 70, Bremen 1991, S. 181-190

Knauf, Diethelm / Schröder, Helga (Hg.): Fremde in Bremen. Auswanderer, Zuwanderer, Zwangsarbeiter, Bremen 1993

Köhne, Helgard: Hans Koschnick. Der Bürgermeister, Bremen 1985

Koch, Tankred: Lebendig Begraben. Geschichte und Geschichten vom Scheintod, Leipzig 1990

Koschnick, Hans (Hg.) unter Mitarbeit von Wilhelm Lührs, Hartmut Müller, Reinhard Patemann, Eugen de Porre und Klaus Schwarz: Zuversicht und Beständigkeit. Wilhelm Kaisen. Eine Dokumentation, Bremen 1977

Kreuter, Maria-Luise: Emigration; in: Benz, Wolfgang / Graml, Hermann / Weiß, Hermann (Hg.): Enzyklopädie des Nationalsozialismus, Stuttgart 1997, S. 296-308

Krüger, Arnd u. Bernd Wedemeier-Kolwe (Hg.): Vergessen, verdrängt, abgelehnt. Zur Geschichte der Ausgrenzung im Sport. Tagungsbericht der 10. Hoyaer Tagung zur Sportgeschichte vom 10. bis 12.Oktober 2008, Berlin 2009, S. 58 ff.

Kwiet, Konrad: Gehen oder Bleiben. Die deutschen Juden am Wendepunkt; in: Walter H. Pehle (Hg.): Der Judenpogrom 1938. Von der Reichskristallnacht zum Völkermord, Frankfurt a.M. 1988, S. 132-145

Landeszentrale für politische Bildung: Lebe! Chai! Die jüdische Gemeinde in Bremen 1945 (Ausstellungs-CD).

Lange, Hermann: Die christlich-jüdische Ehe. Ein deutscher Streit im 19. Jahrhundert; in: Menora. Jahrbuch für deutsch-jüdische Geschichte, München / Zürich 1991, S. 47-80

Latouche, Serge: Es reicht. Abrechnung mit dem Wachstumswahn, München 2015. (franz. Orginalausgabe: Fayard, 2007)

Lau, Israel M.: Wie Juden leben. Glaube, Alltag, Feste, Gütersloh ³1993

Lebe! Chai! Die Jüdische Gemeinde in Bremen nach 1945, Ausstellungs-CD, o.O. 2003.

Leibfried, Stephan / Niermann, Charlotte: Die Verfolgung jüdischer und sozialistischer Ärzte in Bremen in der NS-Zeit, Bremen 1988

Leonhard, Jörn: Die Büchse der Pandora. Geschichte des Ersten Weltkrieges, 5. Aufl., München 2014

Levi d'Ancona, Luisa: Philanthropy and Politics. Strategies of Jewish Bourgois in Italy, France and England between the End of the 19th and the Beginning of the 20th Centuries; in: traverse, Zeitschrift für Geschichte, Bd. 13, 2006, S. 83-100.

Lettau, Jürgen u. Uwe Riedel: So wohnen die Bremer, in Gröpelingen, Neustadt, Steintor, Kattenturm und Horn-Lehe, Bremen 1988.

Lohse, Jürn Jakob: Die Holocaust Denkmäler in Bremen, Bremen 2005.

Lorenz, Ina u. Jörg Berkemann: Streitfall jüdischer Friedhof Ottensen. Wie lange dauert die Ewigkeit. Bd. 1 (Chronik), Hamburg 1995

Lührs, Wilhelm u.a. (Hg.): „Reichskristallnacht" in Bremen. Vorgeschichte, Hergang und gerichtliche Bewältigung des Pogroms vom 9. /10. November 1938, Bremen 1988

Mai, Gunther: Sozialgeschichtliche Bedingungen von Judentum und Antisemitismus im Kaiserreich. In: Klein, Thomas / Losemann, Volker / Mai, Gunther (Hg.): Judentum und Antisemitismus in der Antike bis zur Gegenwart, Düsseldorf 1984, S. 113-136

Markreich, Max: Die Beziehungen der Juden zur Freien Hansestadt Bremen 1065-1848, Frankfurt a.M. 1928 [= Schriften der Gesellschaft zur Förderung der Wissenschaft des Judentums, Nr. 32]

Markreich, Max: Ein Judenschutzbrief des Senats der Freien Hansestadt Bremen und seine Vorgeschichte; in: Jahrbuch für die Jüdischen Gemeinden Schleswig-Holsteins und der Hansestädte und der Landgemeinde Oldenburg. Hrsg. vom Verband der Jüdischen Gemeinden Schleswig-Holsteins, Nr. 1, Hamburg 1928/30, S. 141-144

Markreich, Max: Geschichte der Juden in Bremen und Umgegend, San Francisco 1955

Markreich, Max: Geschichte der Juden in Bremen und Umgegend, hrsg. von Helge Baruch-Burwitz, Bremen 2009.

Markreich, Max: Historische Daten zur Geschichte der Israelitischen Gemeinde Bremen 1803-1926, Bremen 1926

Markreich, Max: Zur Geschichte der jüdischen Fürsorgetätigkeit in Bremen; in: Zeitschrift für jüdische Wohlfahrtspflege, 2. Jg., Berlin 1931, S. 423-425

Markreich, Max: Zwei Epochen der Geschichte der Juden in Bremen; in: Jahrbuch für die jüdischen Gemeinden Schleswig-Holsteins und der Hansestädte, Nr. 8, 1936/37, S. 91ff.

Marschalk, Peter: Der Erwerb des bremischen Bürgerrechts und die Zuwanderung nach Bremen um die Mitte des 19. Jahrhunderts; in: Bremisches Jahrbuch, Bd. 66, Bremen 1988, S. 295-305

Marßolek, Inge u. Ott, René: Bremen im 3. Reich. Anpassung – Widerstand – Verfolgung, Bremen 1986

Marßolek, Inge u. Wiebke Davids: „Man hängt immer zwischen Himmel und Erde…" Jüdische Emigrantinnen und Emigranten (1933-1945) aus Bremen berichten, Bremen 1997

Marßolek, Inge u. Hartmut Müller: Antisemitismus in Bremen 1918-1933; in: Wilhelm Lührs u.a. (Hg.): „Reichskristallnacht" in Bremen. Vorgeschichte, Hergang und gerichtliche Bewältigung des Pogroms vom 9. /10. November 1938, Bremen 1988, S. 14-20.

Marx, Albert: Geschichte der Juden in Niedersachsen, Hannover 1995

Meiring, Kerstin: Die christlich-jüdische Mischehe in Deutschland 1840-1933, Hamburg 1998

Melcher, Peter: Weissensee. Ein Friedhof als Spiegelbild jüdischer Geschichte in Berlin, Berlin 1986

Meyer, Michael u. Michael Brenner (Hg.): Deutsch-jüdische Geschichte. Bd. 3 (1871-1918), München 1997

Meyer-Hüsing, Peter: Religiöse Gemeinschaften in Bremen. Ein Handbuch, Marburg 1990

Müller, Hartmut: Löb Simon Cohn und andere Juden in Brinkum, Bremen 1990 (STAB 2086 C)

Niemeyer, Ulf: Julius Bamberger – Leben und Wirken des jüdischen Kaufhausbesitzers; in: Archipäd. Archivsplitter vom 15.11.1997- Kleine Ergebnisse der Archivarbeit. Anregungen für den Unterricht. Hrsg. vom Archivpädagogen am Staatsarchiv Bremen, Bremen 1997

Niermann, Charlotte u. Leibfried, Stephan: Die Verfolgung jüdischer und sozialistischer Ärzte in Bremen in der NS-Zeit, Bremen 1988

Obenaus, Herbert u.a. (Hg.): Historisches Handbuch der jüdischen Gemeinden in Niedersachsen und Bremen, Bd. 1.

Paulmann, Christian: Die Sozialdemokratie in Bremen 1864-1964, Bremen 1964

Penßel, Renate: Der Wiener Kongress und der Rechtsstatus der jüdischen Gemeinden in Deutschland; in: Heinz Durchhardt u. Johannes Wischmeyer (Hg.): Der Wiener Kongress – eine kirchenpolitische Zäsur, Göttingen 2013, S. 217-252.

Popall, Käthe. Ein schwieriges politisches Leben. Erzählte Geschichte. Bearbeitet von Peter Alheit und Jörg Wollenberg Fischerhude 1985

Peters, Fritz: Über die Herkunft der bremischen Senatoren von der Verkündigung der ersten demokratischen Verfassung bis zur Gegenwart (1849-1955); in: Jahrbuch der bremischen Wissenschaften, Bd. 1, Bremen 1955, S. 189-240

Philipson, David: The Reform movement in Judaism. A Reissue of the New and Revivised Edition with an Introduction by Salomon B. Freehof, o.O. 1967

Puvogel, Ulrike / Stankowski, Martin (unter Mitarbeit von Ursula Graf): Gedenkstätten für die Opfer des Nationalsozialismus. Eine Dokumentation. Bd. 1, Bonn ²1995

Rabitz, Cornelia: Und keiner schaut hin. Verfassungsschutzbericht 1997: Rechtsextreme Gewalt in Deutschland nimmt zu; in: Allgemeine Jüdische Wochenzeitung (Bonn), 14.5.1998, S. 1

Reichel, Peter: Politik mit der Erinnerung. Gedächnisorte im Streit um die nationalsozialistische Vergangenheit, München / Wien 1995

Reichsbund Jüdischer Frontsoldaten (Hg.): Ein Gedenkbuch. Die jüdischen Gefallenen des deutschen Heeres, der deutschen Marine und der deutschen Schutztruppen 1914-1918, Berlin 1933

Reinike, Karl: Das bremische Bürgerrecht; in: Bremisches Jahrbuch, Bd. 32, Bremen 1929, S. 195-232

Richarz, Monika: Jüdisches Leben in Deutschland. Selbstzeugnisse zur Sozialgeschichte im Kaiserreich. Bd. 2, Stuttgart / New York 1979

Rohdenburg, Günther: „Das war das neue Leben." Leben und Wirken des jüdischen Kaufhausbesitzers Julius Bamberger und seiner Familie, Bremen 1999

Rohdenburg, Günther (Bear.): „... sind Sie für den geschlossenen Arbeitseinsatz vorgesehen ...". Judendeportationen von Bremerinnen und Bremern während der Zeit der nationalsozialistischen Gewaltherrschaft, Bremen 2006

Rosenak, Minnie: The Rosenaks of Bremen. Father and son. A chapter of german-jewish history, Jerusalem 1988

Rosenthal, Jacob: Die Ehre des jüdischen Soldaten, Frankfurt am Main 2009

Roth, Ernst: Zur Halachah des jüdischen Friedhofs; in: Udim. Zeitschrift der Rabbinerkonferenz in der Bundesrepublik Deutschland. Bd. IV und Bd. V, Frankfurt a.M. 1973, S. 97-121, und 1974/75, S. 89-124

Rübsam, Rolf: Die Brombergers. Schicksal einer Künstlerfamilie, Bremen 1992.

Rübsam, Rolf: Sie lebten unter uns. Zum Gedenken an die Opfer der „Reichskristallnacht" 1938 in Bremen, Bremen 1988

Schenk, Herrad: Die feministische Herausforderung. 150 Jahre Frauenbewegung in Deutschland, München ³1983

Schepp, Heike: Jüdisches Leben in Bremen zwischen 1869 und 1933. Daten und Fallstudien zur sozialen und kulturellen Entwicklung der Bremer Juden, Bremen 1994 (unveröffentl. Magisterarbeit)

Schepper-Lambers, Friederike: Beerdigungen und Friedhöfe im 19. Jahrhundert in Münster. Dargestellt anhand von Verordnungen und Archivalien, Münster 1992 [= Beiträge zur Volkskultur in Nordwestdeutschland. Hrsg. von der Volkskundlichen Kommission für Westfalen, Landschaftsverband Westfalen-Lippe, Heft 73]

Schmidt-Degenhardt, Meinhard: Hans Koschnick. Von der Macht der Moral, Zürich 1998

Schoeps, Julius H.: Sepulcra hostium religiosa nobis non sunt. Zerstörung und Schändung jüdischer Friedhöfe in der Bundesrepublik Deutschland seit 1945; in: Silbermann, Alphons / Schoeps, Julius H.: Antisemitismus nach dem Holocaust. Bestandsaufnahme und Erscheinungsformen in deutschsprachigen Ländern, Köln 1986, S. 33-39

Schoeps, Julius H.: Theodor Herzl 1860-1904. Wenn ihr wollt, ist es kein Märchen. Eine Text-Bild-Monographie, Wien 1995

Schulz, Andreas: Vormundschaft und Protektion. Eliten und Bürgertum in Bremen 1750- 1880, München, 2002.

Schulz, Karin (Hg.): Hoffnung Amerika. Europäische Auswanderung in die Neue Welt, Bremerhaven 1994

Schwarzwälder, Harry: Freie Hansestadt Bremen. Senatoren, Bürgermeister, Präsidenten des Senats, Bremen 1997 (STAB Ai 346 LS, Biographien 11)

Schwarzwälder, Herbert: Bremer Geschichte, Bremen 1993

Schwarzwälder, Herbert: Geschichte der Freien Hansestadt Bremen. Bd. I-V, Bremen 1995

Schwebel, Karl H.: Die Bremische Evangelische Kirche 1800-1918; in: Andreas Röpcke: Bremische Kirchengeschichte im 19. und 20. Jahrhundert, Bremen 1994, S. 15-171

Silbermann, Alphons u. Sallen, Herbert: Juden in Westdeutschland. Selbstbild und Fremdbild einer Minorität, Köln 1992

Simon, Bettina: Jiddische Sprachgeschichte, Frankfurt a.M. 1988

Sommer, Karl Ludwig: Wilhelm Kaisen,. Eine politische Biographie. Bonn, Diez 2000.

Sommer, Karl Ludwig: Politik im Zeichen von Kaufleuten und Arbeiterschaft; in: ders. (Hg.): Bremen in den 50er Jahren. Politik, Wirtschaft, Kultur, Bremen, Steintor, 1989, S. 8-79.

Sonntag, Waldemar: Todtencultus alter und neuer Zeit und die Begräbnisfrage. Eine culturgeschichtliche Studie, Halle 1878

Staatsarchiv Bremen (Hg.): Es geht tatsächlich nach Minsk. Texte und Materialien zur Erinnerung an die Deportation von Bremer Juden am 18.11.1941 in das Vernichtungslager Minsk, Bremen 1992

Starck, Astrid (Hg.): Westjiddisch / Le Yiddish occidental, Aarau / Frankfurt a.M. / Salzburg 1994

Statistisches Landesamt Bremen in Zusammenarbeit mit dem Landeswahlleiter (Hg.): Statistische Mitteilungen – Heft 89: Bundestagswahl '94 im Land Bremen. Vorläufiges Wahlergebnis. Heft 89, S. 32-34 und 39

Statistisches Landesamt Bremen in Zusammenarbeit mit dem Landeswahlleiter (Hg.): Statistische Mitteilungen. Wahl zur Bremischen Bürgerschaft am 23. September 1987. Vorläufiges Wahlergebnis. Heft 71, Juli 1988

Statistisches Landesamt Bremen in Zusammenarbeit mit dem Landeswahlleiter (Hg.): Statistische Mitteilungen. Wahl zur Bremischen Bürgerschaft am 14. Mai 1995.Vorläufiges Wahlergebnis, Heft 91

Statistisches Landesamt Bremen: Statistische Monatsberichte, Endgültige Ergebnisse der Bundestagswahl 1994 in den Wahlkreisen des Landes Bremen, 46. Jg., Heft 11, 1994

Statistisches Landesamt Bremen: Statistische Monatsberichte. Trends und Entwicklungslinien der Wahlen vom 14. Mai 1995

Statistisches Landesamt Bremen: Wahl zur Bremischen Bürgerschaft am 14. Mai 1995 – Endgültige Ergebnisse. Wahlen zu den Beiräten im Gebiet der Stadt Bremen am 14. Mai 1995 ausgegeben im Juni 1995

Strauss, Herbert A.: Akkulturation als Schicksal. Einleitende Bemerkungen zum Verhältnis von Juden und Umwelt, in: ders. u. Christhard Hoffmann (Hg.): Juden und Judentum in der Literatur, München 1985, S. 9-26

Stürzer, Heinz-W.: Hans im Glück? Die Ära Koschnick, Bremerhaven 1985.

Szajkowsi, Zosa: The Struggle for Yiddish During World War I: The Attitude of German Jewry; in: Joshua A. Fishman (Hg.): Never say Die! A Thousand Years of Yiddish in Jewish Life and Letters, The Hague / Paris / New York 1981, S. 565-589

Tacke, Wilhelm: Die Mär von den toleranten Bremern oder der weite Weg zur Toleranz, Respekt und Ökumene in der Freien Hansestadt Bremen, Bremen 2016

Timm, Angelika, Anne Dünzelmann u. Wilhem Rathjen: Hastedt – Ein Dorf wird zum Stadtteil, Bremen 1990.

Toury, Jacob: Jewish Aspekts as Contributing Factors to the Genesis of the Reichsbanner Schwarz-Rot-Gold. In: Leo Baeck Institut Year Book, Bd. XXXVII, 1992, S. 237-257

Toury, Jacob: Soziale und politische Geschichte der Juden in Deutschland 1847-1871, Düsseldorf 1977

Voigt, Wolfgang: das Bremer Haus, Wohnungsreform und Städtebau 1880-1940, Schriftenreihe des Hamburger Architekturarchivs, Hamburg 1992

Volkov, Shulamith: Die Erfindung einer Tradition. Zur Entstehung des modernen Judentums in Deutschland. In: dies: Das jüdische Projekt der Moderne. Zehn Essays, München 2001, S. 118-137.

Volkov, Shulamit: Jüdische Assimilation und jüdische Eigenart im deutschen Kaiserreich. Ein Versuch. In: Rürup, Reinhard (Hg.): Juden in Deutschland zwischen Assimilation und Verfolgung. In: Geschichte und Gesellschaft, Heft 3/1983, S. 331-348

Vorbeck, Inge: Außenseiter in einer Gesellschaft von Etablierten. Juden in Bremen von 1803 bis 1832, Bremen 1992 (unveröff. Magisterarbeit – STAB U 877)

Vries, S. Ph. de: Jüdische Riten und Symbole, Reinbek bei Hamburg 1990

Wahl in Bremen. Eine Analyse der Bürgerschaftswahl am 13. September 1987, Berichte der Forschungsgruppe Wahlen e.V. Mannheim, Nr. 50, 16. September 1987

Wache, Ulrike: Dokumentarfilm „Heimatzwitter", Offene Videowerkstatt Westend „Heimatzwitter", Bremen 1995

Walzer, Michael: Exodus und Revolution. Aus dem Amerikanischen von Bernd Rullkötter, Berlin 1988.

Wissmann, Sylvelin: Ein gutes Zeichen der Zeit. 200 Jahre Verein zum Wohlthun in Bremen, Bremen 2004

Wissmann, Sylvelin : Wohltätigkeit im Verein. Zum Wahrnehmen und Lindern städtischer Armut durch die Bremer Bürgereliten im 19. Jahrhundert, insbesondere bis 1870 ; in: Kühlberger, Christoph u. Clemens Sedmak (Hg.): Aktuelle Tendenzen der historischen Armutsforschung, Wien/LIT, 2005, S. 167-188. (Geschichte in Forschung und Wissenschaft, Bd. 10)

Wissmann, Sylvelin: Wohltätigkeit für Wohltäter. Vom doppelten Nutzen der Philanthropie an Bremer Beispielen des 19. Jahrhunderts; in: traverse, Zeitschrift für Geschichte, Bd. 13, 2006, S. 47-61

Wissmann, Sylvelin: Vom Gemeinwohl zur „Liebe zur Sache". Perspektiven- wandel im System der Bremer privatbürgerlichen Sozialinitiativen infolge der Beteiligung des Mittelstandes ab etwa 1850; in: Niedersächsisches Jahrbuch für Landesgeschichte, Bd. 82, 2010, S. 67-93

Wissmann, Sylvelin: Stadtväter-Hausväter- Wohltäter. Paternale Philanthrophie an Beispielen der Bremer Armenpflege und Privatwohltätigkeit seit der Reformation bis etwa 1850, in: Malte-Christian Gruber u. Sascha Ziemann (Hg.): Die Unsicherheit der Väter. Zur Herausbildung paternaler Bindungen, Berlin 2009, S. 223-238

Winter, Rabbiner Dr.: Geschichte und Satzung der Talmud Thora-Vereine in Moislingen und Lübeck; in: In: Jahrbuch für die Jüdischen Gemeinden Schleswig-Holsteins und der Hansestädte und der Landgemeinde Oldenburg. Hrsg. vom Verband der Jüdischen Gemeinden Schleswig-Holsteins, Nr. 4, Hamburg 1932/33, S. 23-31

Wippermann, Wolfgang: Jüdisches Leben im Raum Bremerhaven. Eine Fallstudie zur Alltagsgeschichte der Juden vom 18. Jahrhundert bis zur NS-Zeit, Bremerhaven 1985

Witte, Claudia: Arthur Dinther – Die Karriere eines professionellen Antisemiten; in: Barbara Dankworth, Thorsten Querg, Claudia Schöning (Hg.): Historische Rassismusforschung. Ideologen – Täter – Opfer, Hamburg 1995, S. 113 – 151

Zunz, Leopold: Die vierundzwanzig Bücher der Heiligen Schrift nach dem masoretischen Text, Tel Aviv / Stuttgart 1997

Nachschlagewerke, Lexika, Gebet- und Wörterbücher

Beem, H.: Sherit. Resten von een taal. Woorden boekje van het Nederlandse Jiddisch, Assen 1967

Beranek, Franz J.: Westjiddischer Sprachatlas, Marburg 1965

Blogg, S.G. (Hg.): Sefer Hachaim. Israelitisches Gebet- und Erbauungsbuch. Gebete bei Krankheitsfällen, in einem Sterbehause und bei dem Besuche der Gräber von Verwandten. Betrachtungen und Lehrvorträge im Trauerhause und Zusammenstellung aller Trauer-Gebräuche und – Vorschriften. Bearbeitet von Prof. Dr. A. Sulzbach, Basel [11]1905

Boberach, Heinz, Thommes, Rolf u. Weiß, Hermann: Ämter, Abkürzungen, Aktionen des NS-Staates. Handbuch für die Benutzung von Quellen der nationalsozialistischen Zeit. Amtsbezeichnungen, Ränge und Verwaltungsgliederungen, Abkürzungen und nichtmilitärische Tarnbezeichnungen, München 1997

Bracha,Yaniv, Zohar, Hanegbi u. Shalom, Sabar: Jerusalem Index of Jewish Art Survey of Synagoges. Hebrew Inscriptions and their translations, Jerusalem 1988

Brocke, Michael u. Julius Carlebach (Hg.): Biographisches Handbuch der Rabbiner, Teil 2 (Die Rabbiner im Deutschen Reich 1871-1945), bearb. von Katrin Nele Jansen, Bd. 2, München 2009

Brocke, Michael u.a. : Eingebunden in das Bündel des Lebens. Jüdische Friedhöfe – Ein Leitfaden, Duisburg 1986

Brockhaus Wahrig: Deutsches Wörterbuch in sechs Bänden. Hrsg. von Gerhard Wahrig, Hildegard Krämer und Harald Zimmermann, Wiesbaden / Stuttgart 1981

Bunning, Heinrich: Studien zur Geschichte der Bremischen Mundart. Seit dem Untergang der mittelniederdeutschen Schriftsprache, Hamburg 1933

Deutsches Wörterbuch in sechs Bänden. Hg. von Gerhard Wahrig, Hildegard Krämer und Harald Zimmermann, Wiesbaden / Stuttgart 1981

Deutsches Wörterbuch von Jacob und Wilhelm Grimm. Bde. 1-16, Leipzig 1862-1893

Encyclopaedia judaica (engl.), Vol. 1-16, Jerusalem 1971/72

Encyclopaedia judaica – Das Judentum in Geschichte und Gegenwart, Bd. 1-10, Berlin 1928-34

Geeb, Hans Karl, Kirchner, Heinz, Theemann, Hermann Wilhelm: Deutsche Orden und Ehrenzeichen, Köln / Berlin / Bonn / München, 1985

Gesenius, Wilhelm: Hebräisches und Aramäisches Handwörterbuch über das alte Testament, unveränderter Neudruck der 1915 erschienenen 17. Auflage, Berlin / Göttingen / Heidelberg 1962

Gradwohl, Roland: Frag den Rabbi. Streiflichter zum Judentum, Stuttgart 1994

Herlitz, Georg / Kirschner, Bruno (Hg.): Jüdisches Lexikon – Ein enzyklopädisches Handbuch des jüdischen Wissens in vier Bänden, Berlin 1929-1930

Heymann, W.: Das bremische Plattdeutsch. Eine grammatische Darstellung auf sprachgeschichtlicher Grundlage, Bremen 1909

Hüttenmeister, F.G.: AHG. Abkürzungsverzeichnis hebräischer Grabinschriften, Frankfurt a.M. 1996

Jiddisches Wörterbuch [= Duden Taschenbuch] Mannheim / Leipzig / Wien / Zürich 1992

Werner Kloos: Bremer Lexikon, Bremen 1997

Kogos, Fred: A Dictionary of Yiddish Slang & Idioms, New York 1966

Munske, Horst H.: Germanische Sprachen und deutsche Gesamtsprache. Kontrastive Aspekte; in: Lexikon der germanistischen Lingiustik, Tübingen 1980, S. 661-672

Schoeps, Julius H., Jasper, Willi u.Lang, Dieter (Hg.): Neues Lexikon des Judentums, Gütersloh 1992

Sefer haggada shel pessach, Die Pessach-Haggada, Victor Goldschmidt Verlag Basel o.J.

Sidur sefat emet. Mit deutscher Übersetzung von Rabbiner Dr. S. Bamberger, Basel 1993

The Universal Jewish Encyclopaedia in ten volumes. Edited by Isaac Landman, New York 1938/48

Wasmuths Lexikon der Baukunst. Bd. 2, Berlin 1930

Weinberg, Werner: Lexikon zum religiösen Wortschatz und Brauchtum der deutschen Juden. Hrsg. von Walter Röll, Stuttgart 1994

Weinreich, Uriel: English – Yiddish; Yiddish – English Dictionary, New York 1968

Weissberg, Josef: Jiddisch. Eine Einführung. Gedruckt mit Hilfe der Alexander von Humboldt-Stiftung, Bern u.a. 1988

Wolf, Siegmund A.: Jiddisches Wörterbuch, Mannheim 1962

Zeitungen und Zeitschriften

Allgemeine Jüdische Wochenzeitung

Bremer Nachrichten

Bremisches Jahrbuch

Die Zeit

Focus

Freitag

Jüdisches Gemeindeblatt. Mitteilungsblatt der Israelitischen Gemeinde. Amtliches Organ der Gemeindeverwaltung Bremen

Jüdisches Gemeindeblatt für die Synagogengemeinden in Preußen und Norddeutschland, Berlin

Gemeindeblatt für die jüdischen Gemeinden Preußens, Berlin

tageszeitung (Bremen)

Weser-Kurier

Zeitschrift für jüdische Wohlfahrtspflege. Hrsg. von der Zentralen Wohlfahrtsstelle der deutschen Juden, Berlin

Benutzte Archive und Aktenbestände mit ihren Abkürzungen

Bauordnungsamt Bremen: Akte Städtischer Friedhof, Deichbruchstraße 1 und 2

CJA: Stiftung Neue Synagoge Berlin - Centrum Judaicum Archiv

Denkmalschutzamt Bremen: Akte zum jüdischen Friedhof

STAB: Staatsarchiv Bremen

Stadtgrün Bremen: Akte des ehemaligen Gartenbauamtes Bremen zum Jüdischen Friedhof

Zentralarchiv B.: Zentralarchiv zur Erforschung der Geschichte der Juden in Deutschland (Heidelberg)

Akten zur Israelitischen bzw. Jüdischen Gemeinde Bremen

Inhalt

Vorwort zur 2. verbesserten Auflage 5

Vorwort zur 1. Auflage 5

Einleitung 7

Von den Anfängen bis zum Beginn des 20. Jahrhunderts 13
    Die Bremer „Civilstandsordnung" und die jüdische Gemeinde 17
    Nachbarschaftskonflikte, Vergrößerung und Ausgestaltung 25

Die Chewra Kadischa 33
    Der „Israelitische Krankenwohltätigkeits-Verein"
    und der „Israelitische Frauen-Verein" 34
    Organisation und Mitglieder 50
    Das Gemeinnützige Bestattungs-Institut 54

Zeichen der Säkularisation und Assimilation 56
    Friedhofspflege mit „geringer Mühe" 60
    „Mehr Würde …" 62
    Das Begräbnis des jüdischen Zigarrenmachers Julius Lewin 63
    Ohne „Sargenes" und Erde aus dem Heiligen Land –
    das Begräbnis des Rabbiners Leopold Rosenak 67

Auswanderer aus Osteuropa 70

Reflexion zur Bedeutung des Ortes 74

Erster Weltkrieg und Volkstrauertag: Kriegsfreiwillige und „Mörder" 75

Der Nationalsozialismus 87
    Die Machtübernahme: Einschüchterung und Anpassung 87
    Antisemitismus, Auswanderung, Kriegszerstörung, Bunkerbau –
    der Friedhof als gefährdeter Ort jüdischer Identität 91

Nach dem Holocaust 100
    Wiedergutmachungen, Nachkriegsidentitäten
    und das „Problem von Schuld und Sühne" 100
    Der Friedhof als politisches und religiöses Symbol und die „Einweihung"
    am 18. Mai 1952 – Wilhelm Kaisen, Carl Katz und Felix Aber 104
    Die Bedeutung des Ortes für Juden nach 1945 115
    Das Mahnmal 116
    Der Rechtsstreit zwischen Bund und Ländern 122

Die Chewra Kadischa nach 1945	130
Der Fall des Kellners Albert Wohlgemuth und seiner Frau Valerie	133
Friedhofspflege nach 1945	134
Das schwierige Gedenken	137
Friedhofsschändungen, Fonds und „kollektiver Lernprozeß"	143
Der Friedhof als Objekt historischer Forschung	147
Biographien	157
Einleitung	157
Abraham Isaak Heine	160
Benjamin Benjamin und Friede Levy	163
Grabsteine der Familie des Psychoanalytikers Karl Abraham	165
Grabstein der Eltern des Kaufhausbesitzers Julius Bamberger, Friederike und Simon	167
Grabstein der Eltern des Juristen und Schriftstellers Josef Kastein, Manus und Lina Katzensteins	170
Zionismus	173
Harry und Emilie Koopmann	173
Eduard Koopmann	174
Joseph Wall	175
Erster Weltkrieg	176
Leopold Rosenak und Bella Carlebach-Rosenak	178
Nationalsozialismus	182
Benny und Rieke Zacharias	183
Heinrich Rosenblum und Selma Zwiniecki	184
Abraham Jehuda Flamm	188
Schanghai-Rückkehrer	189
Alfred Ries	191
Carl Katz	192
Worterklärungen	195
Bildteil	203
Literaturverzeichnis	247
Darstellungen, Biographien und Aufsätze	247
Nachschlagewerke, Lexika, Gebet- und Wörterbücher	261
Zeitungen und Zeitschriften	263
Benutzte Archive und Aktenbestände mit ihren Abkürzungen	264